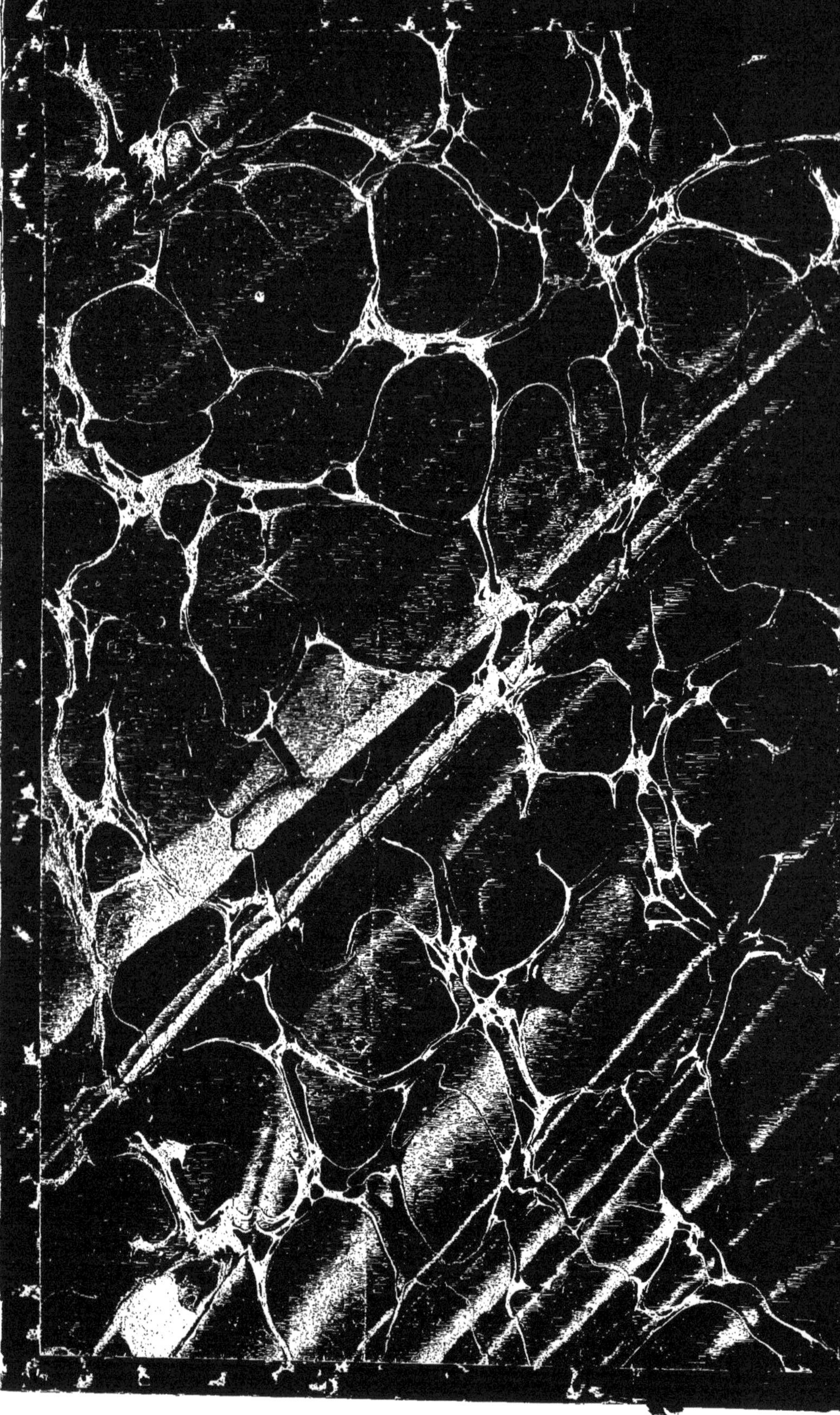

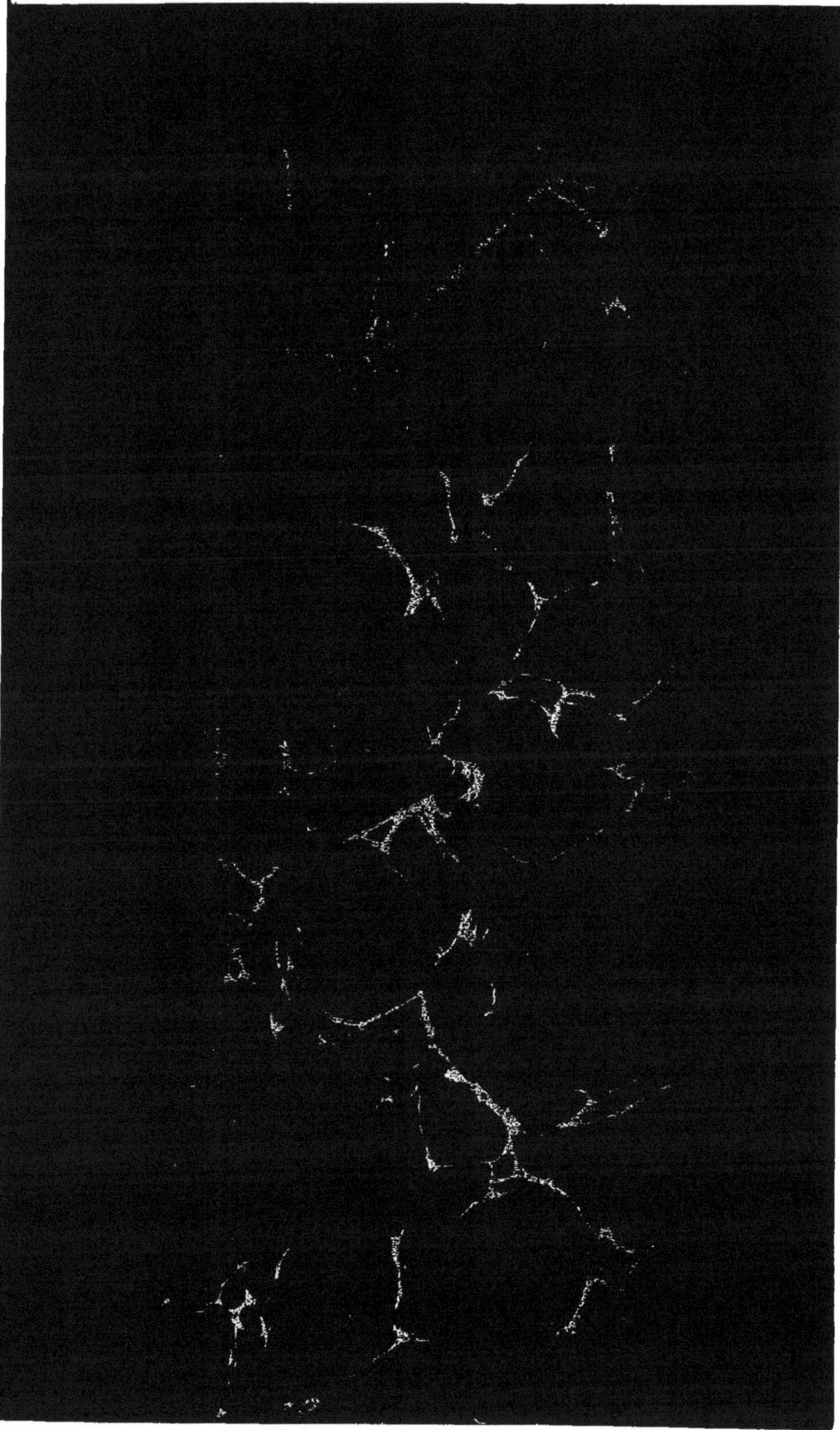

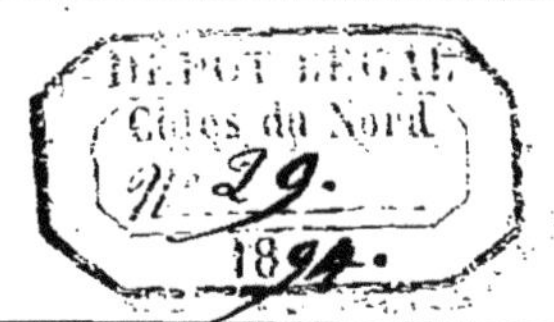

ENCYCLOPÉDIE D'HYGIÈNE ET DE MÉDECINE PUBLIQUE

Directeur : Dr JULES ROCHARD

COLLABORATEURS : MM. ARNOULD, BERGERON, BERTILLON, BROUARDEL, LÉON COLIN
DROUINEAU, LÉON FAUCHER, GARIEL, ARMAND GAUTIER
GRANCHER, LAYET, LE ROY DE MÉRICOURT, A.-J. MARTIN, HENRI MONOD
NAPIAS, NOCARD, POUCHET, PROUST
DE QUATREFAGES, RICHARD, RICHE, EUGÈNE ROCHARD, STRAUSS, VALLIN, VIRY

TOME SEPTIÈME

Avec figures intercalées dans le texte

33e FASCICULE

PARIS
ANCIENNE MAISON DELAHAYE
L. BATTAILLE ET Cie, ÉDITEURS
PLACE DE L'ÉCOLE-DE-MÉDECINE

1894

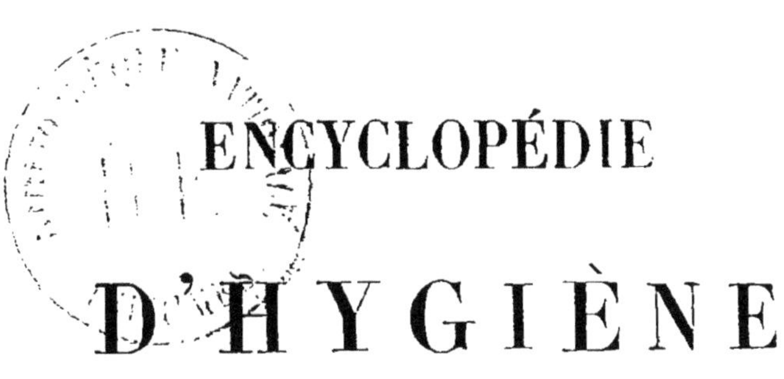

ENCYCLOPÉDIE

D'HYGIÈNE

ET DE

MÉDECINE PUBLIQUE

VII

ENCYCLOPÉDIE
D'HYGIÈNE
ET DE
MÉDECINE PUBLIQUE

Directeur : Dr JULES ROCHARD

COLLABORATEURS : MM. ARNOULD, BERGERON, BERTILLON, BROUARDEL Léon COLIN
DROUINEAU, Léon FAUCHER, GARIEL, Armand GAUTIER
GRANCHER, LAYET, LE ROY DE MÉRICOURT, A.-J. MARTIN, Henri MONOD
NAPIAS, NOCARD, POUCHET, PROUST
DE QUATREFAGES, RICHARD, RICHE, Eugène ROCHARD, STRAUSS, VALLIN, VIRY

TOME SEPTIÈME

Avec 126 figures intercalées dans le texte

LIVRES VII & VIII

PARIS
ANCIENNE MAISON DELAHAYE
L. BATTAILLE et Cie, ÉDITEURS
PLACE DE L'ÉCOLE-DE-MÉDECINE

1895

ENCYCLOPÉDIE
D'HYGIÈNE ET DE MÉDECINE PUBLIQUE

LIVRE VII

HYGIÈNE MILITAIRE

Par M. Viry.

CHAPITRE PREMIER

HYGIÈNE MILITAIRE EN GÉNÉRAL

Si l'on adopte la définition que le médecin inspecteur Arnould a donnée de l'hygiène en général (1), on peut dire que l'hygiène militaire est l'étude : 1° des rapports sanitaires de l'homme présent sous les drapeaux avec le monde extérieur, et 2° des moyens de faire contribuer ces rapports au développement physique du soldat dans le présent et à la viabilité de sa race dans l'avenir.

L'hygiène militaire s'adresse à un groupe d'hommes dont les conditions de vie sont absolument particulières ; elle met en œuvre des moyens d'action qui lui sont propres : aussi a-t-elle un domaine spécial.

Le groupe militaire, examiné dans la plupart des nations européennes et notamment en France, est constitué, pour l'armée active présente

(1) « L'hygiène est l'étude des rapports sanitaires de l'homme avec le monde extérieur et des moyens de faire contribuer ces rapports à la viabilité de l'individu et de l'espèce ». — (J. Arnould, *Nouveaux éléments d'hygiène*, Paris, 1881, p. 1).

sous les drapeaux d'une façon permanente, par des adultes ayant subi une sélection au point de vue de leur valeur corporelle, à peu près du même âge, vivant en commun, le plus souvent dans les localités qui ne sont pas leur lieu d'origine, soumis à une réglementation uniforme quant au logement, à l'alimentation, au vêtement et aux occupations qui leur sont imposées et qui peuvent devenir extrêmement pénibles en campagne. Cette vie réglementée donne naissance à des impressions morales particulières, soit en temps de paix, soit en guerre.

Quant aux moyens d'action propres à l'hygiène militaire, ils résultent de l'existence, au milieu des troupes, de conseillers hygiéniques qui sont les médecins militaires, de la transformation en règlements sanitaires des avis dont la science et l'expérience ont démontré l'utilité ; puis de l'obéissance à ces prescriptions, assurée par la discipline militaire.

En outre, par le fait même de sa constitution, l'armée peut fournir à la science des informations précises et régulières qui permettent d'apprécier avec sûreté les résultats hygiéniques observés.

De telle sorte que l'étude des questions d'hygiène militaire comprend, à côté des données théoriques et expérimentales qui sont la base des préceptes de l'hygiène, l'exposé des règlements relatifs à l'application de ces préceptes ainsi que la détermination des principes qui règlent l'intervention légale des hygiénistes militaires.

« Ce sont », dit le médecin-inspecteur Dujardin-Beaumetz, « les travaux des médecins et des chirurgiens militaires qui ont fait connaître l'étiologie, la marche et le mode de développement et de propagation des maladies épidémiques les plus graves, la translation des germes infectieux par les troupes en marche, leur aptitude à se constituer en foyers, leur atténuation immédiate et leur extinction rapide par la dissémination des malades sur de larges surfaces de terrain bien exposé, et par le campement bien espacé des soldats sous les tentes : tous ces résultats ont été observés, prévus, annoncés, conseillés avec une autorité scientifique dont l'armée a souvent éprouvé l'heureux effet ; aussi tous les grands médecins de l'armée, Percy, Desgenettes, Larrey, Gama, Bégin, Scrive, qui savaient bien que la discipline fait la force principale des armées, ont-ils conclu de leur vaste expérience, qu'après la discipline, il n'y a de puissant, en garnison comme en campagne, que l'hygiène : sans elle, ainsi que l'a dit Michel Lévy, la médecine n'est qu'une lugubre agitation ; sans elle la chirurgie voit échouer les plus légitimes espérances d'un art dont les blessés ont supporté inutilement les douloureuses pratiques ; sans elle l'administration s'ingénie vainement, et les ressources qu'elle accumule n'empêchent pas le développement des épidémies meurtrières » (1).

(1) N. T. DUJARDIN-BEAUMETZ, Conférence donnée aux officiers de la garnison d'Alger en 1882.

Le rôle des médecins militaires est capital en hygiène. Il a d'ailleurs singulièrement grandi en France depuis que la loi du 16 mars 1882 sur l'administration de l'armée, complétée par la loi du 1er juillet 1889, a définitivement établi l'*autonomie du corps de santé militaire*, fonctionnant désormais sous la seule autorité du commandement, avec lequel les médecins correspondent directement. Cette réforme féconde permet en toutes circonstances à l'hygiéniste de faire entendre sa voix à ceux qui, ayant le devoir de l'écouter, ont qualité pour traduire, sous forme d'ordres exécutoires par tous, les conseils donnés au nom de la science.

« Le colonel » dit le décret du 20 octobre 1892, portant règlement sur le service intérieur des troupes, « apporte toute sa sollicitude à la conservation et à la santé des hommes. Tenant compte des indications du médecin chef de service et, s'il y a lieu, des renseignements fournis par le régiment qui l'a précédé dans la localité, il arrête les prescriptions hygiéniques nécessaires. Le même devoir incombe à tout chef de détachement ». Et ce qui est vrai du chef de détachement ou du chef de corps l'est aussi de ceux qui, à tous les échelons plus élevés de la hiérarchie, jusqu'au Ministre de la guerre, exercent un commandement. Le Ministre lui-même a auprès de lui un Directeur du service de santé, son émanation directe, agissant pour lui et par son ordre dans les questions sanitaires. De plus le Ministre consulte, lorsqu'il le désire, un Comité technique ou Conseil de santé, auquel il soumet l'étude des mesures d'hygiène générale. De telle sorte que le médecin militaire se trouve aujourd'hui, à tous les degrés de l'échelle hiérarchique, le conseiller légal du commandement pour toutes les choses intéressant la santé des troupes.

S'il est presque impossible aux médecins militaires actuels de faire individuellement *mieux* que leurs prédécesseurs, les institutions qui les régissent leur permettront assurément de faire *plus*, parce qu'ils feront désormais par eux-mêmes le bien qu'ils ne pouvaient réaliser par le défaut de l'organisation ancienne (1).

Le médecin militaire français, par l'instruction qu'il reçoit, non seulement dans les facultés de médecine, mais encore dans les écoles de médecine militaire (école du service de santé militaire de Lyon — école d'application de médecine et de pharmacie militaires du Val-de-Grâce à Paris), est parfaitement préparé à ce rôle d'hygiéniste qu'il cumule incessamment, pendant tout le cours de sa carrière, avec celui de praticien, d'administrateur et de chef militaire de son service spécial. Aussi possède-t-il, dans les hôpitaux et les formations sanitaires, l'autorité effective et, en toute circonstance, l'autorité morale, qui lui est indipensable pour agir utilement auprès du commandement et de ceux qui, par la spécialité de leur arme ou de leur service, sont appelés à l'exécution des

(1) N. T. Dujardin-Beaumetz, *Archives de médecine et de pharmacie militaires*, 1885, t. V, p. 163.

prescriptions hygiéniques. On le trouvera à côté d'eux lorsqu'il sera question de construire des casernements ou des hôpitaux, de choisir l'emplacement d'un camp ou de juger de la qualité des denrées alimentaires, pour ne citer que quelques exemples.

Le médecin militaire est du reste l'éducateur hygiénique de ces officiers. Nos règlements prescrivent que les médecins des corps de troupe fassent chaque année aux officiers et aux sous-officiers des conférences d'hygiène et, à l'école spéciale militaire (Saint-Cyr), comme dans les écoles des sous-officiers (Saint-Maixent, Saumur, Versailles), des médecins de l'armée enseignent l'hygiène. Cet enseignement vient d'être rétabli à l'école polytechnique et à l'école d'application de l'artillerie et du génie et il a pris l'importance qui lui convient à l'école supérieure de guerre.

Enfin l'hygiène militaire fait incessamment appel aux documents qui, rédigés pour ainsi dire chaque jour par les médecins de l'armée, se centralisent et se groupent pour constituer des rapports statistiques d'ensemble qui permettent de relier les effets aux causes et de juger de la valeur des prescriptions sanitaires. Limitée à des individus comparables entre eux et hiérarchisée dans ses moyens de recherches, cette hygiène spéciale trouve des éléments essentiellement féconds pour sa constitution et ses progrès. C'est ainsi par exemple que l'étude de la mortalité et de la morbidité de l'armée lui assure une base solide, en lui indiquant les points où elle doit particulièrement porter son action bienfaisante.

Les progrès de l'hygiène contemporaine ont contribué à donner aux prescriptions sanitaires une très large place dans les règlements militaires les plus récents, mais l'importance des préceptes propres à conserver les effectifs avait été reconnue de tout temps, surtout pour les armées en campagne.

Le grand nombre des expéditions lointaines des Romains, l'étendue de leurs conquêtes, la stabilité de leurs colonies prouvent que leurs généraux s'entendaient à faire mouvoir des masses armées à travers les climats les plus différents, sans payer un tribut considérable aux maladies qui se déclarent dans les grandes réunions d'hommes. Des déserts de l'Afrique aux forêts de la Germanie, leurs soldats portaient, outre leurs armes, leur nourriture pour plus de quinze jours, tout ce qui était à leur usage, ce qu'il faut pour se retrancher et se fortifier. Comment auraient-ils joui d'une pareille immunité, si une police de salubrité, si une discipline hygiénique assurée par la discipline militaire ne les eussent garantis contre les causes morbides de destruction et contre leurs propres excès ?

Montesquieu remarque que les armées romaines qui faisaient la guerre en tant de climats ne paraissaient pas périr beaucoup par les maladies, au lieu qu'il arrive continuellement aujourd'hui que des armées, sans avoir combattu, se fondent, pour ainsi dire, dans une campagne.

Telle a été, à diverses époques, l'influence des maladies sur les armées en campagne que les fièvres palustres ont sauvé Rome de l'invasion des Gaulois, et qu'il est acquis à notre histoire que, en 1415 après Azincourt, comme en 1792, en Champagne, la dysenterie, ravageant les armées ennemies, a sauvé la France qu'elles allaient inévitablement accabler ; qu'en 1854, le désastre de la Dobrutscha a été causé par le choléra ; qu'en 1859, l'expédition du Maroc a été entravée par le même fléau. Les derniers hommes levés pour la campagne de 1812 étaient d'un âge trop peu avancé : dès les premières marches, les jeunes soldats moururent de faim et de fatigue et bientôt, de 126.000 hommes d'infanterie exclusivement française, il n'en resta pas 64.000. En 1813, Napoléon conduit à la mort des générations de jeunes gens, d'adolescents, d'enfants, comme il les appelait, qui, ainsi que la jeunesse de 1812, fondaient comme la neige, non pas au feu de l'ennemi, mais au souffle empoisonné des maladies épidémiques.

L'empereur lui-même, le soir de la bataille de la Moskowa, n'avait-il pas éprouvé l'importance de la santé pour l'homme de guerre, lorsque, retenu par une fièvre ardente et une dysurie cruelle que renouvelait chaque mouvement trop violent et toute longue et forte émotion, il se sentit physiquement incapable de monter à cheval pour reconnaître les positions et compléter une victoire si chèrement achetée ? Il avait écrit quinze ans plus tôt, en Italie : « La santé est indispensable à la guerre et ne peut être remplacée par rien, » et sur le champ de bataille d'Austerlitz, il s'était écrié : « Ordonner est usé : on n'a qu'un temps pour la guerre ; j'y serai bon encore six ans, après quoi, moi-même, je devrai m'arrêter. » Il ne s'arrêta pas, et la vigueur de notre race fut profondément atteinte dans sa racine.

Les erreurs hygiéniques ont produit dans les armées de véritables désastres.

La guerre de Crimée nous a coûté environ 95.000 hommes. Trois batailles, deux assauts, un combat gigantesque d'artillerie pendant onze mois, un grand nombre de petits engagements, une lutte de tous les jours, de toutes les nuits dans les tranchées, en un mot, le feu de l'ennemi a causé une perte de 10.000 hommes tués, auxquels s'ajoutent 10.000 hommes morts de leurs blessures ; 75.000 sont morts de maladie, et il est prouvé que sur les 10.000 blessés qui ont péri dans les ambulances, la moitié au moins a succombé, non pas aux suites naturelles des blessures, mais à des conditions morbides d'infection : *infection purulente, pourriture d'hôpital, typhus,* toutes maladies évitables par l'application des données de l'hygiène, c'est-à-dire par la dissémination des malades ou des sujets sains, *choléra,* maladie contagieuse dont on eût dû et pu entraver la marche, *dysenterie*, maladie provenant de causes multiples dont plusieurs étaient susceptibles d'être diminuées ou écartées. Et la preuve de la vérité de ces affirmations résulte de la comparaison de nos pertes avec celles de l'armée anglaise, dont le service médical rationnellement dirigé a su éviter, après plusieurs mois d'une cruelle expérience, les fautes hygiéniques de l'administration française.

Nous pourrions multiplier ces exemples, car l'histoire de toutes les expéditions est là pour enseigner la valeur de l'hygiène pendant les guerres.

Cependant l'hygiène militaire ne se borne pas à l'étude de la conservation de la santé des troupes en campagne : l'obligation du service personnel a fait *sujets* de l'hygiène, dès le temps de paix, tous les citoyens du pays : tous, à un moment donné, subissent l'influence physique et morale du milieu militaire. Aussi est-il devenu nécessaire que l'élite de la nation au point de vue physique non seulement n'éprouve pas de déchéance organique par son passage dans l'armée, mais encore en sorte fortifiée, pour porter dans la famille future des éléments de vigueur et de régénération. Il convient en outre que les habitudes de vie contractées au régiment soient conformes à celles qu'il est désirable de voir pénétrer dans toutes les parties du pays : il est nécessaire que le séjour sous les drapeaux constitue une véritable éducation hygiénique. Nous écrivions en 1874 : « Placer l'homme dans des conditions telles que son organisme s'y affaiblisse et que sa mortalité augmente, alors qu'il est possible de faire autrement, c'est une œuvre mauvaise. Ne pas songer que l'homme est un capital qui doit produire un revenu déterminé, empêcher la production en exposant le capital à des stagnations fréquentes qui deviennent sources de dépenses inutiles comme les maladies, ou à la perte complète qu'amène la mort : c'est une faute économique ». L'importance sociale de pareilles erreurs grandit singulièrement, alors que la vie humaine acquiert une valeur d'autant plus élevée dans notre pays, qu'il est établi que la natalité y diminue.

Aussi, malgré sa spécialisation bien réelle, l'hygiène militaire n'est pas sans franchir les limites que lui assigne le particularisme de l'armée : les éléments constitutifs de l'armée retournent à la population civile, apportant à cette dernière des éléments favorables ou défavorables, selon que les règles hygiéniques auront exercé sur les individus une influence bonne ou mauvaise. De plus, la population militaire vit au contact de la population civile, et l'action de l'une sur l'autre se manifeste très fréquemment : elles subissent toutes deux les impressions des milieux cosmiques, urbains ou ruraux par exemple ; elles agissent l'une sur l'autre par l'élaboration dans les organismes des principes nocifs que font naître la densité de la population et la souillure des milieux, ou par l'un quelconque de ces facteurs étiologiques des maladies que ne sauraient arrêter les barrières professionnelles : il est constant qu'un très grand nombre d'épidémies naissent dans nos casernes, importées du dehors, et que d'autre part les troupes en marche ont quelquefois transporté avec elles des germes morbides.

CHAPITRE II

RECRUTEMENT

ARTICLE Ier. — CONDITIONS GÉNÉRALES DE L'APTITUDE AU SERVICE MILITAIRE.

L'histoire du recrutement des armées constitue un chapitre considérable de l'histoire militaire de chaque pays, le recrutement ayant nécessairement varié avec l'état social des diverses puissances. Ce qui est demeuré constant, au milieu des variations amenées par le cours des siècles, c'est la nécessité comprise de tout temps par les chefs d'armée, de n'enrôler que des soldats vigoureux. A Rome, les magistrats intervenaient pour éliminer de l'armée les indignes et les malingres. Les recruteurs de tous les pays ont toujours jeté leur dévolu sur les plus beaux hommes, et l'on sait avec quelle passion le roi de Prusse, Frédéric-Guillaume recherchait, pour son armée, les jeunes gens de haute taille.

Cependant il faut arriver jusqu'à l'époque contemporaine pour trouver, à la base de l'organisation des armées, l'intervention légale d'un expert médical, appliquant des règles scientifiques à la mesure de la valeur corporelle des recrues et assurant ainsi à l'hygiène militaire *des sujets* qui représentent avec certitude, une élite au point de vue physique.

Le 15 brumaire an II (5 novembre 1793), le premier Conseil de santé de la République demandait au Ministre de la Guerre de faire admettre par décret un tableau indiquant les motifs d'exemption et de réforme du service militaire car, disait le Conseil, « le service militaire exige le libre exercice de tous les organes, le soldat qui en a quelqu'un de vicié souffre ; la peine produit la douleur, la douleur les maladies, les maladies affligent l'humanité, affaiblissent les armées, ruinent le trésor public (1) ». Le rapport du Conseil de santé fut repris par la Commission de santé du

(1) Lettre du Conseil de santé au Ministre de la Guerre, extraite des archives du Comité technique de santé. — Voyez *Archives de médecine et de pharmacie militaires*, t. XIV, 1889, page 150 et suivantes.

Comité de salut public et approuvé par ce Comité le 2 nivôse an III (22 décembre 1894).

Cette instruction a servi de base à celles qui l'ont suivie, instructions du 14 novembre 1845, du 2 avril 1862, qui resta en vigueur jusqu'à celle du 3 avril 1873, nécessitée par la loi nouvelle sur le recrutement et qui a été remplacée elle-même par celle du 27 février 1877, puis par celle du 17 mars 1890 qui vient d'être remplacée par celle du 13 mars 1894.

« Le service militaire, dit l'instruction du Conseil de santé des armées du 27 février 1877, exige des sujets qui entrent ou qui se trouvent dans l'armée, des conditions d'aptitude intéressant à la fois la population et l'Etat. Les militaires doivent être sains et vigoureux, non-seulement pour exécuter les exercices et les travaux qui leur sont imposés, et résister aux fatigues qui en résultent, mais encore afin de puiser, dans le sentiment de la force organique, l'énergie nécessaire pour lutter contre les intempéries, supporter les privations, braver les obstacles et les périls, s'habituer à toutes les vicissitudes auxquelles expose le métier des armes en temps de guerre et même en temps de paix ».

Ces quelques lignes indiquent bien l'importance du choix des recrues, expliquent pourquoi, aujourd'hui, dans tous les pays, le législateur a souci de l'entourer de garanties scientifiques. La profession militaire est en effet, une des plus rudes que l'on puisse embrasser : la vie en commun particulièrement à l'âge où l'on incorpore les jeunes soldats, les fatigues du service, en temps de paix et surtout en temps de guerre, exposent les individus à des causes de maladies et de mort, auxquelles ne peuvent se soustraire que des organismes bien trempés, et il importe à l'armée de ne pas s'encombrer d'hommes incapables de lui être utiles. De plus les militaires faibles, sont : « une charge pour l'État qu'ils grèvent de journées d'hôpital, une perte pour la société qui pourrait les employer utilement dans d'autres positions, car beaucoup meurent soldats qui auraient pu vivre dans les conditions de la vie civile ». (*Même instruction*).

Les hommes débiles sont absolument incapables de servir en campagne où ils deviennent rapidement la proie des épidémies : ce sont autant d'unités perdues pour le combat et d'embarras pour le commandement dans les marches et le jour de l'action. L'armée est faite pour se battre et ceux-là seuls sont en état de porter utilement les armes pour la défense du pays, qui sont physiquement bien constitués.

Pour déterminer l'aptitude physique au service miltaire, plusieurs facteurs entrent en ligne de compte ; ce sont : notamment l'*âge* et la *taille* auxquels il convient d'ajouter le *poids*, le périmètre *thoracique et les rapports entre ces différents éléments.*

I. **Age**. — L'âge moyen de recrutement en Europe est vingt ans. Il est bien certain qu'à cet âge, le corps n'a pas atteint son maximum de vigueur, le système osseux n'a pas achevé son développement, et c'est de vingt-cinq à trente ans seulement que l'homme acquiert son maximum de force rénale. Si le jeune homme de vingt à vingt-trois ans a en général une force suffisante, avec un maximum de souplesse et de facilité d'accommodation aux habitudes et aux milieux, c'est de vingt-cinq à trente ans qu'il offre le plus de résistance et de vigueur. Aussi les législateurs, en incorporant les contingents vers l'âge de vingt ans et en admettant des engagements volontaires avant cet âge, ont-ils obéi à des considérations d'ordre social, bien plus qu'à des arguments empruntés à la physiologie et à l'hygiène.

Nous avons parlé déjà de l'influence de l'âge sur la morbidité et la mortalité militaires en temps de paix. Cette influence est encore plus marquée en campagne.

La grande armée composée d'hommes de vingt-trois à vingt-cinq ans va presque sans malades de Boulogne à Austerlitz. Les conscrits provenant des levées de 1808 et 1809 et qui n'avaient pas vingt ans, tombent épuisés d'étapes en étapes, remplissant de malades les hôpitaux de la ville de Vienne. En 1813, l'empereur réclamait 300.000 hommes, mais il voulait des hommes faits et non des enfants « qui ne servent qu'à encombrer les hôpitaux. » Pendant la guerre de Crimée, d'après Chenu, le duc de Newcastle informait lord Raglan qu'il avait 2.000 recrues à lui envoyer et ce général répondait : « Je préfère attendre ; ceux que j'ai reçus étaient si jeunes et si peu développés qu'ils ont tous été saisis par les maladies ; ils ont été fauchés comme des épis. » Pendant la guerre de 1870, on a remarqué que les classes de 1869 et 1870 sont celles qui partout ont le plus souffert. Pendant l'expédition de Tunisie, ce sont encore nos jeunes soldats qui ont payé le plus lourd tribut à la fièvre typhoïde. En Algérie, même dans les garnisons, la même loi se vérifie journellement. On n'envoie dans les colonies anglaises que des hommes ayant au moins vingt ans d'âge et une année de service, et Parkes déclare qu'enlever à leur campagne des jeunes gens de dix-huit à vingt ans, c'est se livrer à un véritable gaspillage et se montrer cruel, étant donnée la mortalité du soldat à cet âge.

Notre loi de 1872 sur le recrutement, en réduisant à cinq années le service dans l'armée active, en admettant les engagements volontaires d'un an et de plusieurs années (ils ont été d'environ 25.000 par an), en abaissant l'âge auquel on autorisait les rengagements, a eu pour conséquence de donner une valeur numérique moindre à la moyenne indiquant l'âge de nos soldats présents sous les drapeaux. Ce que nous avons vu de la morbidité et de la mortalité relativement à la durée du service, faisait craindre qu'il ne se produisît en conséquence une augmentation de la mortalité militaire générale : celle-ci non seulement n'a pas augmenté mais même a diminué, ce qui montre bien l'amélioration des autres conditions hygiéniques de notre armée.

La loi de 1889 tout en n'appelant au service que les jeunes gens ayant au moins vingt ans et huit mois, affaiblit encore le chiffre moyen de l'âge des soldats puisque la durée du service dans l'armée active n'est plus que de trois ans : de plus, cette loi, en autorisant le renvoi dans leurs foyers d'une partie des jeunes gens qui ont accompli une année de service, augmente d'une façon appréciable la proportion des hommes les plus jeunes. De plus, le renouvellement incessant des contingents fait que les soldats quittent le service actif au moment où s'achève la période si dangereuse de l'acclimatation militaire, qu'avant 1870 on considérait comme durant deux ou trois années et qui, dans la période de 1862-1869 inclus, a fourni un nombre si considérable de déchets. C'est là une condition défavorable qui vient ajouter son action fâcheuse à l'abaissement de l'âge moyen de nos soldats.

En revanche, nos troupes de la réserve et de l'armée territoriale offriront certainement en campagne, grâce à leur âge, une résistance physique dont témoigne leur attitude pendant les périodes d'instruction, et leur solidité corporelle sera analogue à celle observée, en 1870-71, chez les troupes similaires allemandes.

D'autre part, ne doit-on pas espérer que des jeunes gens que leur séjour dans l'armée a vraisemblablement fortifiés physiquement et moralement et que l'on rend à la vie civile, non plus après sept ans, mais après trois ans de séjour au régiment, vont faire bénéficier le pays tout entier des bonnes habitudes hygiéniques qu'ils ont contractées ? Ne peut-on pas prévoir qu'ils auront une action favorable dans la solution de ce problème social complexe : diminuer, dans notre pays, la mortalité, y augmenter la matrimonalité et la natalité ?

II. **Taille, poids, périmètre thoracique. — Rapports entre le poids, la taille et le périmètre thoracique.** — L'importance de la taille a été diversement interprétée. Certains ont voulu voir dans son développement l'expression physiologique de la force constitutionnelle et de la résistance vitale aux causes de destruction. Cette opinion est reconnue erronée car les hommes de haute taille sont très souvent d'une constitution médiocre ou faible : la force de résistance résulte en réalité de l'harmonie existant dans le développement de toutes les parties du corps et qu'on rencontre plus fréquemment chez les individus de taille moyenne que chez les sujets de très haute ou de très petite stature. La taille est surtout une question de race, comme le démontrent les études démographiques françaises et étrangères. En France, la moyenne de la taille varie suivant les départements ; cependant, le régime alimentaire, l'état social, etc., modifient l'influence de la race en imprimant à la croissance harmonieuse de l'organisme un mouvement de progression ou d'arrêt, selon que ces conditions sont favorables (aisance, vie au grand air, etc.), ou défavorables (travail dans les manufactures, misère, excès, etc.)

Sous l'ancienne monarchie, les armées françaises permanentes étant peu nombreuses, on a pu ne recruter en France que des hommes de haute taille, mais lors des levées en masse du commencement du siècle, tout homme valide, quelle que fût sa taille, a été requis pour le service.

La loi de l'an VIII a admis le minimum de taille de $1^m,54$; en 1813 on abaissa ce minimum jusqu'à $1^m,52$ pour revenir, en 1832, à $1^m,55$ puis, en 1872 et 1889, à $1^m,54$.

Ce chiffre semble ne pas pouvoir être abaissé de beaucoup pour le service armé. — Ne faut-il pas que le fantassin soit capable de porter son équipement et de manœuvrer son arme, le cavalier de seller son cheval, l'artilleur d'atteindre toutes les partie du canon ?

Une taille, inférieure à $1^m,54$ entraîne, d'après la loi française actuelle, l'ajournement pendant deux ans, puis le classement dans le service auxiliaire.

La taille minima dans les principales armées étrangères est la suivante :

Suède	$1^m,60$
Empire d'Allemagne	1 ,57
Belgique	1 ,57
Italie	1 ,56
Suisse	1 ,55
Angleterre	1 ,50
Espagne	1 ,50
Portugal	1 ,50

L'inaptitude ordinaire des hommes de trop haute taille à supporter longtemps les fatigues du service militaire est un fait démontré et l'excès de taille peut être un cas d'exemption, comme le défaut ou l'insuffisance de taille, toutes les fois que la constitution physique n'est pas développée dans de justes proportions.

Dans nos conseils de révision, l'emploi de la balance n'est pas en usage, comme dans d'autres armées, mais il résulte des travaux de Quételet, Boudin, Allaire, Champouillon, Champenois, Vincent, Bernard, Robert, Seeland, Hammond, etc., qu'il existe un rapport utile à connaître entre la taille, le poids et le périmètre thoracique, bien que la race semble intervenir dans les moyennes des poids comme dans celle des tailles.

La quantité d'air introduite dans les poumons à chaque inspiration (capacité respiratoire) est certainement un des éléments déterminant la force réelle de l'individu et par suite le diamètre de la poitrine est une des données importante à considérer, surtout si on l'envisage dans ses relations avec la taille et le poids.

Dès 1840, Michel Lévy avait éveillé l'attention sur cette question, sans cependant donner aucun chiffre. L. Laveran fit remarquer que si l'on groupe les soldats en forts et en faibles, les premiers ont un périmètre moyen de $0^{m},83$ les seconds de $0^{m},79$. Allaire, en 1883, avait noté l'importance du périmètre thoracique et cherché à établir la loi qui relie le poids à la taille. Robert (1863) pensait, qu'à $0^{m},10$ d'augmentation de la taille, correspondait une augmentation de poids de $3^{kg.},70$. Bernard établit que la fréquence des maladies était en raison inverse de la largeur de la poitrine, quelle que fut l'élévation de la taille, et fixa à 3,50 le rapport de la taille au poids. Malheureusement les conclusions de ces travaux, entrepris sur des corps de troupe spéciaux, ne sauraient être généralisées avec certitude. Hammond cependant avait calculé qu'un homme de $1^{m},65$ doit peser au moins $56^{kg.},70$ et que chaque centimètre d'augmentation dans sa taille correspondait à $900^{gr.}$ d'augmentation de poids. Hildesheim a étudié la question dans l'armée prussienne et Neudœrfer dans l'armée autrichienne. Ce dernier disait : « Si nous considérons l'homme comme une machine en travail, l'aptitude à l'action de cette machine dépendra de la masse et de la force vive développée en une unité de temps et sera proportionnelle à ces quantités : $L = f(mp)$, c'est-à-dire que L, aptitude à l'action, est une fonction de la masse m et de la force vive p développée en une unité de temps. Par conséquent, l'aptitude à l'action augmentera ou diminuera selon que la masse et la force vive développée en une unité de temps augmenteront ou diminueront elles-mêmes. Admettons que la densité des hommes bien portants soit uniforme, la masse sera proportionnelle à la section transversale du corps multipliée par sa hauteur $m = gh$. La hauteur h est déterminée par la mesure ; la section transversale, c'est-à-dire le développement des muscles et des os, par la pesée. »

En 1873, le capitaine Saniewski publia une traduction des mémoires de Stolaroff et de Seeland (1).

Stolaroff établit le tableau suivant :

NOMBRE des hommes mesurés.	TAILLE.	DEMI-TAILLE	PÉRIMÈTRE thoracique.	POIDS.
55	$1^{m},534$ à 1,555	$0^{m},772$	$0^{m},856$	$56^{k},270$
726	1 ,555 1,600	0 ,789	0 ,861	58 ,210
1.273	1 ,600 1,645	0 ,811	0 ,876	61 ,215
1.451	1 ,645 1,689	0 ,833	0 ,892	63 ,975
932	1 ,689 1,734	0 ,856	0 ,903	66 ,910
376	1 ,734 1,778	0 ,878	0 ,911	70 ,165
117	1 ,778 1,823	0 ,900	0 ,919	72 ,565
MOYENNES				
4.930	1 ,659	0 ,829	0 ,887	63,526

(1) STOLAROFF, *De l'aptitude des recrues au service militaire, déterminée par la mesure de la poitrine et le poids des hommes. Revue militaire russe* de décembre 1871. SEELAND. Rapport sur le même sujet. Traduction des deux mémoires par Saniewski, Paris, 1873.

Ce qui démontre, dit-il, « que chaque centimètre d'augmentation de taille entraîne une augmentation régulière et progressive du poids et du périmètre thoracique absolu, tandis que le périmètre thoracique relatif (rapport du périmètre absolu à la demi-taille) diminue ; c'est-à-dire que plus l'homme est grand moins sa poitrine est relativement développée. Le rapport harmonieux entre la taille, le périmètre thoracique et le poids est surtout sensible chez les hommes de taille moyenne ou petite. Les hommes de $1^{m},778$ à $1^{m},823$ et au-dessus ont, en proportion, un poids plus petit et une poitrine moins développée, aussi leur constitution est-elle moins résistante. Par conséquent, plus le périmètre thoracique et le poids sont grands, la taille restant dans les limites moyennes, plus l'homme est fortement constitué ». Enfin, il admet que, pour les tailles moyennes, le périmètre thoracique doit être supérieur de deux centimètres au moins à la moitié de la taille et fait de cette mensuration thoracique la véritable base de l'acceptation ou du refus de la recrue. Seeland confirme par des chiffres cette manière de voir.

Stolaroff et Seeland prenaient leurs mesures au niveau des mamelons. On a proposé de placer le ruban métrique sous l'aisselle, puis on a reconnu les avantages que présente la mensuration de la poitrine au-dessous de la saillie des pectoraux.

En 1854 on mesura le thorax d'une partie des soldats prussiens et ce mode d'investigation devint réglementaire en 1867. Cependant, l'instruction allemande du 28 septembre 1875 ne prescrit pas la mensuration pendant l'expiration et Roth et Lex (1877) restent dans l'incertitude sur les chiffres à déterminer. Une instruction ultérieure a fixé à $0^{m},80$ le minimum pendant l'expiration et à $0^{m},85$ pendant l'inspiration. Fetzer, en 1880, estimait, qu'avec un périmètre de $0^{m},76$ et même $0^{m},75$, les mesures étant prises au niveau des mamelons, certains sujets étaient encore très aptes au service. Il remarquait du reste que la mensuration thoracique n'a pas grande valeur, car elle n'est pas toujours en rapport avec la capacité pulmonaire et cette dernière n'a pas de relations constantes avec la taille. Il attachait plus d'importance aux pesées : un poids de $60^{kg.}$ indiquerait la limite inférieure de l'aptitude physique ; il serait rare de trouver parmi les hommes de 1,57 et au-dessus des sujets qui, pesant moins de $60^{kg.}$, feraient de bons soldats. Aujourd'hui la mensuration n'est plus employée que pour les sujets douteux.

En 1867, une instruction destinée aux médecins autrichiens prescrivait la mensuration du thorax par la ligne bimammaire et exigeait que le périmètre de la poitrine dépassât de $0^{m},025$ au moins la moitié de la taille. Tout homme, dont la poitrine mesurerait $0^{m},79$ et au-dessous, devrait être considéré comme impropre au service militaire. En 1869, il a été prescrit, dans l'armée autrichienne, de ne pas rejeter l'homme bien constitué du reste qui aurait un périmètre inférieur à $0^{m},752$, mais d'exempter tout individu dont le périmètre serait inférieur à cette mesure. Aujourd'hui avec ce minimum de périmètre, le conscrit peut être accepté, s'il est bien musclé.

Pour l'armée suisse, en 1875, il fut ordonné d'exempter les hommes dont le périmètre thoracique ne dépasserait pas la demi-taille pour les tailles moyennes ; pour la haute taille, le périmètre thoracique ne devait pas être inférieur à $0^m,80$. La mensuration a été supprimée en 1890.

Dans l'armée anglaise, dit Parkes, le désir de la majeure partie des officiers est d'avoir des hommes de haute taille et les régiments de cavalerie ont les soldats les plus grands. Malgré beaucoup de divergences, on peut admettre, pense-t-il, qu'à dix-neuf ans la moyenne de la taille est de $1^m,65$ (65 pouces) et la moyenne du poids de $60^{kg.}$ (125 livres). Le poids exprimé en livres doit être environ le double de la taille exprimée en pouces. D'après Longmore, les rapports entre l'âge et la taille, le poids et le périmètre thoracique sont indiqués de dix-sept à vingt-deux ans par les chiffres du tableau de la page 36 (nombres réduits en mesures métriques). Et c'est d'après les données de ce tableau, qu'on a établi les règles qui, pour chaque corps de l'armée anglaise, déterminent le périmètre en relation avec la taille exigée.

Au Portugal, d'après l'ordonnance du 20 octobre 1887, on accepte les formules suivantes : $C > \frac{A}{2}$ et $\frac{P}{A} > 38$ dans lesquelles A représente la taille, C, le périmètre thoracique et P, le poids.

Dans les provinces du nord des États-Unis d'Amérique (d'après Frœlich, *Der Militärartz*, octobre 1891, p. 145), chez les hommes dont la taille est comprise entre 5 pieds 4 pouces et 5 pieds 7 pouces, le périmètre thoracique, mesuré au moment de l'expiration, doit dépasser d'un demi-pouce la moitié de la taille ; chez les hommes dont la taille est comprise entre 5 pieds 8 pouces et 5 pieds 10 pouces et au-delà, le périmètre peut être relativement un peu plus petit.

La relation désirable, d'après l'instruction sur le recrutement, est la suivante :

Taille exprimée en pouces.	Poids exprimé en livres.	Taille exprimée en pouces.	Poids exprimé en livres.
—	—	—	—
64	128	69	148
65	130	70	155
66	132	71	162
67	134	72	169
68	141	73	176

En Belgique, une instruction de 1880 établit que la relation entre la taille et le poids ne doit pas être inférieure de plus de $7^{kg.}$ au chiffre donné par les décimales de la taille chez les hommes de $1^m,65$ de haut et doit être supérieure à $7^{kg.}$ chez les autres.

AGE		NOMBRE d'observations.	TAILLE					POIDS					PÉRIMÈTRE THORACIQUE		
De	A		Moyenne.	Maximum.	Minimum.	Différence entre les deux.	Accroissement en 5 ans.	Moyenne.	Maximum.	Minimum.	Différence entre les deux.	Augmentation	Moyenne.	Maximum.	Minimum.
17	18	127	1m,64	1m,80	1m,48	0m,32	»	52k,770	66k,85	38k,07	28k,15	»	0k,79	0k,901	0k,69
18	19	81	1 ,67	1 ,84	1 ,51	0 ,33	0m,03	56 ,850	71 ,05	42 ,02	29 ,03	4k,08	0 ,80	0 ,90	0 ,71
19	20	114	1 ,68	1 ,85	1 ,51	0 ,34	0 ,01	58 ,680	73 ,32	44 ,04	29 ,28	1 ,83	0 ,81	0 ,901	0 ,72
20	21	139	1 ,71	1 ,86	1 ,57	0 ,29	0 ,03	62 ,975	82 ,06	43 ,35	39 ,25	4 ,03	0 ,83	0 ,95	0 ,71
21	22	106	1 ,71	1 ,82	1 ,60	0 ,22	0 ,00	88 ,150	88 ,63	47 ,67	40 ,96	5 ,17	0 ,82	0 ,94	0 ,70

Jansen, en 1888, estime que chez les individus bien constitués, le poids croît avec la taille dans une proportion constante ; de plus, tout homme de vingt ans qui ne pèse pas au moins 322gr. par centimètre de taille, soit 50kg. pour un individu de 1m,55, n'est pas suffisamment fort pour le service militaire.

Vallin pense qu'entre 1m,54 et 1m,70, le poids minimum de 50kg. doit s'élever à mesure que la taille augmente. Les hommes d'une taille au-dessus de 1m,70 sont tenus de peser au moins 60kg. et ceux d'une taille de 1m,80 au moins 70kg.

Enfin, Morache est d'avis que :

Vers 1m,55 le poids doit dépasser 55kg.
Vers 1 ,60 le poids doit varier de 58 à 60kg.
— 1 ,65 — de 61 à 62
— 1 ,70 — de 63 à 64

Et ainsi de suite en diminuant le rapport de la taille au poids pour les hommes de vingt à vingt-deux ans.

Lehrnbecker (*Deutsch. Militärärzt. Zeitsch*, 1886, 5, p. 208), a étudié les rapports qui peuvent exister entre la taille, le périmètre thoracique, le poids et la mesure de la partie supérieure du thorax et du bassin. Ses expériences ont porté sur 900 hommes et il est arrivé aux résultats suivants :

Rapport du périmètre thoracique et du périmètre scapulaire.

a). — Le périmètre scapulaire est en moyenne de 0m,17 plus grand que le périmètre thoracique. Dans cette augmentation, le développement des muscles du bras a une grande importance ; aussi la différence entre le périmètre thoracique et le périmètre scapulaire est-elle plus petite chez les recrues et chez les hommes d'apparence débile.

b). — L'augmentation du périmètre scapulaire est proportionnelle à l'augmentation du périmètre thoracique (abstraction faite de légères oscillations pour certaines tailles) ; le graphique qui les indiquerait montrerait deux lignes sensiblement parallèles.

Rapport du périmètre du bassin avec le périmètre thoracique.

a). — Le périmètre du bassin est en moyenne de 0m,031 plus grand que le périmètre thoracique.

b). — Chez les recrues et les hommes faibles, cette différence en faveur du périmètre du bassin est plus élevé et atteint 0m,039.

c). — L'augmentation du périmètre du bassin n'est pas proportionnelle celle du périmètre thoracique.

d). — Chez les hommes vigoureux, le développement du corps en largeur se manifeste surtout par la grandeur du périmètre scapulaire relativement au périmètre thoracique, tandis que chez les débiles, le développement en largeur est surtout indiqué par l'augmentation du périmètre du bassin (relativement au périmètre thoracique).

Rapport de la taille et du périmètre thoracique.

a). — Chez les hommes faits, d'une taille moyenne de $1^{m},685$, le périmètre thoracique a été trouvé de .... $0^{m},858$.

Chez les recrues d'une taille moyenne de $1^{m},670$, le périmètre thoracique a été trouvé de .... 0 ,835.

Chez les hommes faibles d'une taille moyenne de $1^{m},776$, le périmètre thoracique a été trouvé de.. ... . $0^{m},765$.

b). — En général, le périmètre thoracique augmente avec la taille ; il atteint chez les hommes faits (jusqu'à la taille de $1^{m},72$) et chez les recrues (jusqu'à la taille de $1^{m},66$), plus de la moitié du chiffre de la taille. Chez tous les débiles, il ne mesure jamais la demi-taille.

Rapport de la taille et du périmètre scapulaire.

a). — Le périmètre scapulaire moyen mesure en moyenne $0^{m},171$ de plus que le périmètre thoracique moyen.

b). — Le périmètre thoracique croît, en général, avec l'augmentation de la taille.

Rapport de la taille et du périmètre du bassin.

Le périmètre du bassin croît, en général, avec la taille, mais d'une façon variable suivant la constitution des sujets.

Rapport de la taille avec le périmètre scapulaire et celui du bassin.

Le développement du corps en largeur est généralement proportionnel à la taille, et d'une façon d'autant plus marquée que l'homme est plus vigoureux.

Rapport de la taille et du poids.

a). — Le poids minimum de l'homme apte au service militaire est de $55^{kg.}$ à $53^{kg.}$

b). — Le poids moyen des hommes faits a été trouvé de $65^{kg.}$ pour une taille moyenne de $1^{m},685$.

c). — Le poids augmente avec la taille dans la proportion d'environ $0^{kg.},750$ pour un centimètre de taille.

Le médecin-major Mackiewicz (1) reprenant ces recherches a mesuré 1.092 soldats et est arrivé aux conclusions ci-dessous :

1° Le *périmètre sous-pectoral* a été trouvé inférieur à $0^{m},80$ chez 111 militaire, 17 avaient ce périmètre au-dessous de $0^{m},78$;

2° Chez les ajournés l'année précédente et déclarés bons pour le service actif, on en a rencontré 400 sur 1.000 ayant le périmètre sous-pectoral inférieur à $0^{m},80$; 130 le périmètre inférieur à $0^{m},78$, et 130 le périmètre inférieur à $0^{m},70$;

3° Sur 1.000 individus pesant moins de $54^{kg.}$, on en trouve 469 dont le périmètre sous-pectoral est inférieur à $0^{m},78$;

(1) *Essai sur la valeur des indications fournies par le poids, les périmètres thoracique, des épaules et du bassin pour juger de l'aptitude au service militaire.* (*Archives de médecine et de pharmacie militaires*, t. XII, 1889, p. 161).

4° Chez les individus ayant une taille inférieure à $1^m,61$, on en trouve 232 sur 1.000 ayant le périmètre sous-pectoral inférieur à $0^m,80$ et, sur ces 232 hommes, 32 l'ayant inférieur à $0^m,78$;

5° Le périmètre des épaules et le périmètre du bassin expriment le développement en largeur du corps, ou autrement dit, le développement musculaire et osseux de l'individu, puisque les dits périmètres se rencontrent à leur minimum presque exclusivement chez les sujets ayant le périmètre sous-pectoral inférieur à $0^m,80$, et puisque le périmètre du bassin égale ou surpasse le périmètre bi-axillaire seulement chez les malingres et les sujets de haute taille ;

6° Sur 1192 militaires, on n'a trouvé deux de ces trois périmètres au-dessous du minimum, chez le même individu, que lorsque celui-ci avait le périmètre sous-pectoral inférieur à $0^m,80$. Or un individu qui, outre un développement minimum de la poitrine a un développement minimum du corps dans le sens de la largeur, est insuffisamment développé ou faible de constitution. Si donc le minimum du périmètre sous-pectoral était fixé à $0^m,80$, on pourrait dire que tout individu est incomplètement développé et inapte au service armé si, n'ayant pas un périmètre thoracique de $0^m,80$, il présente un périmètre des épaules inférieur à $1^m,01$, et un périmètre du bassin inférieur à $0^m,81$, ou bien un périmètre des épaules inférieur à $1^m,01$, et un périmètre bi-axillaire inférieur à $1^m,84$, ce dernier périmètre étant égal ou inférieur à celui du bassin.

Cependant il ajoute : « Si le périmètre sous-pectoral minimum était fixé à $0^m,80$, on pourrait, d'après les moyennes observées précédemment, donner comme signes nouveaux de la faiblesse de constititution ou du développement incomplet du corps, incompatibles l'un et l'autre avec le service actif : taille généralement peu élevée, poids au-dessous de 54^{kg}, périmètre des épaules inférieur à $1^m,01$, périmètre du bassin inférieur à $0^m,80$, ou bien égal ou supérieur à $0^m,81$ et au périmètre bi-axillaire, lequel est ordinairement alors inférieur à $0^m,84$.

Ces signes nous paraissent dès maintenant, s'ils sont tous réunis chez un sujet ayant seulement $0^m,79$ ou $0^m,78$ de périmètre sous-pectoral, dénoter un développement incomplet ou une faiblesse de constitution incompatible avec le service actif ; *à fortiori* s'il s'agit d'un sujet ayant moins de $0^m,78$ ».

Cette méthode que l'on pourrait appeler *des minima* pourra peut-être conduire à des résultats plus pratiques que celle des moyennes.

Seggel (1) est arrivé après de nombreuses mensurations aux conclusions suivantes : 1° lorsque la largeur des épaules et le diamètre de la poitrine égalent ou dépassent la demi-taille, l'homme peut être déclaré bon sans

(1) Oberstabsartz Seggel. — *Ueber den Werth des Messung von Schulterbreite und Sagittaldurchmesser der Brust für die Beurtheilung der Diensttauglichkeit* (*Deutsch. militärartzlich. Zeitsch.*, 20e année, 1891, p. 697).

qu'on fasse d'autre mensuration : 2° lorsque la largeur des épaules et le diamètre de la poitrine sont tous deux au dessous de la demi-taille, ou bien lorsque le peu de largeur des épaules n'est pas compensé par une grande largeur de la poitrine ou vice versa, il est nécessaire de mesurer la circonférence thoracique et la capacité respiratoire. Si les chiffres donnés par ces dernières recherches sont favorables ou assez favorables (celles qui ont trait à la capacité respiratoire surtout), l'homme peut être déclaré apte au service, surtout si son poids est élevé ; 3° lorsque une ou plusieurs de ces mesures sont notablement trop faibles, il ne faut se prononcer sur l'aptitude au service qu'après exploration complète des organes thoraciques et en tenant compte de l'hérédité, de l'alimentation, etc., du sujet.

L'instruction du conseil de santé de l'armée française du 3 avril 1873 disait : « Eu égard au minimum légal ($1^m,54$) de la taille, la circonférence thoracique pour les hommes de petite taille doit dépasser la demi-taille de manière à mesurer au moins $0^m,784$. Quant aux hommes de taille plus élevée, le rapport entre la taille et la circonférence thoracique servira de guide pour le jugement à porter. »

En réalité, l'application trop rigoureuse de la formule de Stolaroff, peut-être les différences de race, ont amené des mécomptes en Autriche, comme en Belgique et en France, bien que Capdevielle ait cru vérifier, au Val-de-Grâce, l'exactitude des conclusions des auteurs russes.

Mackiewicz a pesé et mesuré 771 hommes réformés pour tuberculose et a constaté que rien dans les chiffres obtenus ne décelait la tuberculose latente. Cependant il estime que les nombres faibles, exprimant les périmètres thoraciques et les poids, se rencontrent chez les tuberculeux quatre fois plus souvent que chez les sujets sains (*renseignement oral*).

Aussi l'instruction ministérielle française du 27 février 1887 est-elle moins absolue que la précédente ; elle dit : « La mensuration de la circonférence de la poitrine ne peut être considérée comme un élément absolu d'appréciation de l'aptitude physique au service militaire, le périmètre thoracique variant, avec la race, l'âge et la taille, les habitudes et la profession des individus. Toutefois on peut en tenir compte, dans de certaines limites, lorsque le périmètre thoracique est au-dessous de $0^m,78$, la mensuration étant faite immédiatement au-dessous de la saillie des muscles pectoraux, pendant l'intervalle de deux respirations normales, les bras tombants. » L'instruction du 17 mars 1890 sur l'aptitude physique au service militaire et celle du 13 mars 1894, ne déterminent plus aucun chiffre qui doive être pris en considération absolue, l'expérience ayant prouvé que l'insuffisance du périmètre thoracique ne saurait seule motiver l'exemption ou la réforme.

En réalité, il appartient au médecin expert de juger l'ensemble de l'individu et de voir s'il n'est pas trop *faible de constitution*. De même qu'il est impossible de nettement définir la bonne constitution, la constitution faible se reconnaît mieux qu'elle ne se décrit, à la mollesse du tissu, à la gracilité des formes, à l'insuffisance du développement du squelette et des muscles et au manque d'harmonie entre les différentes parties du corps.

Le jugement à porter sur les maladies et infirmités qui peuvent faire exempter du service, exige aussi de la part des experts une science et une expérience consommées.

Cependant il ne suffit pas, pour assurer aux armées un contingent apte à la guerre, de n'admettre que des hommes valides, il est nécessaire d'en rejeter les non-valeurs physiques. Des règlements particuliers déterminent, dans chaque puissance, la procédure à suivre pour éliminer les hommes devenus impotents au service du pays et pour leur assurer une juste indemnité.

ARTICLE II — RECRUTEMENT DE L'ARMÉE FRANÇAISE

Sous les Mérovingiens, l'armée était formée de leudes et des hommes auxquels le roi avait donné des terres sous la condition du service militaire. Cette institution fut confirmée et généralisée par Charlemagne qui, vers 798, comprit aussi des mercenaires parmi ses troupes. Après la chute de l'empire de Charlemagne, chaque seigneur se fit une armée de ses vassaux, le roi ayant lui aussi ses hommes d'armes qu'il ne pouvait retenir plus de quarante jours. Louis VI (1110) commença à joindre à sa cavalerie une infanterie composée de milices communales forcées d'aller à la guerre et de mercenaires. Ces milices servaient à leurs frais et choisissaient leurs chefs. Tout capitaine de bande, du reste, était entrepreneur de recrutement, achetait ses hommes à prix débattu et les vendait le plus cher qu'il pouvait au roi ou aux provinces. Charles VII, par les ordonnances de 1439 et 1448, créa une armée permanente et soldée par le roi. Les armées de Louis XI, de Charles VIII, de Louis XII, de François Ier et de ses successeurs étaient en partie recrutées en France, en partie formées de mercenaires étrangers. Ce recrutement donna lieu à de graves abus, d'autant que les engagements n'étaient que d'un mois ; en vain Henri II voulut-il les porter à trois mois. Pendant les guerres civiles qui précédèrent le couronnement de Henri IV, on voit les lansquenets et les reitres accourir en France, attirés par l'appât du butin et les recruteurs employer la violence et la fourberie pour se procurer des hommes. Cette situation dura jusqu'en 1688, année où Louis XIV créa une milice temporaire, en levant 25.000 hommes pris dans toutes les communes, qui devaient les fournir armés et équipés. Le service fut fixé à deux ans et d'autres levées eurent lieu jusqu'à la paix de Ryswick (1697). La milice devint permanente en 1726, sous Louis XV et elle ne fut abolie que par le décret du 16 décembre 1789 qui décida que les troupes françaises seraient recrutées par enrôlements volontaires.

Bientôt aux enrôlements volontaires succéda la levée en masse prescrite par la loi du 4 juin 1791, puis vint la loi du 24 février 1793 qui mit en réquisition permanente tous les citoyens âgés de dix-huit à quarante ans. Cette même loi admit l'enrôlement volontaire et les appels et posa le principe du remplacement.

La conscription militaire fut introduite dans notre législation par la loi du 19 fructidor an VI. Louis XVIII l'abolit par la charte de 1814 et créa les engagements volontaires avec prime de 50fr. L'effectif des légions ne put pas être maintenu au chiffre réglementaire et, sur l'initiative de Gouvion-Saint-Cyr, les Chambres adoptèrent la loi du 10 mars 1818. L'engagement volontaire resta le principe du recrutement, mais, en cas d'insuffisance du nombre des engagements, les effectifs étaient amenés à leur chiffre normal par des appels que déterminait le tirage au sort, les contingents étant répartis dans les départements proportionnellement à la population. La durée du service, d'abord fixée à six ans, fut portée à huit ans par la loi du 9 juin 1824.

Cette loi fut remplacée par celle du 21 mars 1832 qui faisait dépendre l'appel du tirage au sort, admettait des exemptions pour motif de santé ou dans l'intérêt de certaines catégories d'individus, autorisait la substitution des numéros et le remplacement, permettait l'engagement volontaire mais sans prime, enfin réglait les rengagements. Les détails d'application de cette loi ont été déterminés par les instructions du 18 mai et du 29 juin 1840, faisant suite à celle du 30 mars 1832, en ce qui concerne les opérations des conseils de révision et par la circulaire ministérielle du 10 avril 1855.

La loi du 26 avril 1855 fonda la caisse de la dotation de l'armée et améliora notablement les conditions du remplacement, sans pouvoir cependant faire cesser tous ses abus.

Après les désastres de 1870, le service militaire devint obligatoire pour tous, le remplacement fut aboli, la présence dans l'armée active fut réduite à cinq ans, avec passage ultérieur dans les différentes réserves jusqu'à l'âge de quarante ans. Enfin les principes généraux posés par la loi de 1872 ont reçu une application plus rigoureuse par la loi du 20 novembre 1889, modifiée depuis dans quelques-uns de ses articles par les lois du 6 novembre 1890, 10 juillet 1892, etc., qui nous régit actuellement et qui a réduit à trois ans le service dans l'armée active et porté à quarante-cinq ans l'âge de la libération complète de tout service militaire.

En tête de cette loi, il est écrit, « que tout Français doit le service militaire personnel pendant vingt-cinq années » Elle permet les engagements volontaires pour trois, quatre et cinq années, aux jeunes gens ayant au moins dix-huit ans, (seize ans dans l'armée de mer) ; elle autorise les rengagements pour deux, trois et cinq ans pour diverses catégories d'hommes de troupe, de telle sorte que certains sous-officiers peuvent demeurer quinze ans dans l'armée active ; elle admet en outre la position de « *commissionné* » pour des groupes déterminés, jusqu'à la même limite d'âge.

Tout Français reconnu propre au service militaire fait partie successivement :

De l'armée active pendant trois ans ;

De la réserve de l'armée active pendant dix ans ;

De l'armée territoriale pendant six ans ;

De la réserve de l'armée territoriale pendant six ans.

La loi du 15 juillet 1889 diffère de la loi de 27 juillet 1872 en ce que la dernière en date abolit le volontariat d'un an et fait disparaître toute dispense de service avant un an de présence sous les drapeaux.

Comme la loi de 1872, elle n'exempte que les jeunes gens déclarés inaptes à tout service par suite de leur état physique. Elle classe dans le *service auxiliaire* ceux qui, sans être capables de porter les armes, sont utilisables dans certains emplois : ouvriers, secrétaires, conducteurs de voitures etc. Elle prescrit *l'ajournement* pendant deux années de suite des jeunes gens « qui n'ont pas la taille réglementaire de $1^{m},54$ ou qui sont reconnus d'une complexion trop faible pour un service armé ».

La loi de 1872 avait déjà fait cesser le remplacement à prix d'argent qu'admettait la loi de 1832.

La loi de 1889, en appliquant d'une facon plus étroite que celle de 1872 le service personnel, augmente les contingents annuellement disponibles et fait *sujets* de l'hygiène militaire, à un moment de leur vie, tous les jeunes gens du pays, capables de porter les armes.

Chaque année on établit par canton, pour la formation de la classe, des tableaux de recensement comprenant les jeunes gens qui ont atteint l'âge de vingt ans révolus dans l'année précédente et domiciliés dans l'une des communes du canton. Après quoi a lieu le tirage au sort.

L'examen médical des recrues devant les conseils de révision avait été prévu par les lois précédentes, mais l'importance attribuée successivement à l'expertise scientifique est de plus en plus nettement déterminée.

La loi de 1832 disait : « Dans les cas d'exemption pour infirmités, les gens de l'art seront consultés » et des décisions ministérielles avaient prescrit une série de dispositions, desquelles il résultait que le médecin expert devait être un médecin militaire du grade de major de 2e classe au moins, et ne pas tenir garnison dans le département où il était appelé à voir les conscrits, afin de se trouver, le plus possible, à l'abri des obsessions des familles.

La loi du 27 juillet 1872 stipulait qu'il serait attaché au conseil de révision « un médecin militaire ou à défaut (en cas de mobilisation, par exemple), un médecin civil ». L'art. 28 spécifiait que « dans le cas d'exemption pour infirmités, le conseil ne se prononcera qu'après avoir pris l'avis du médecin qui assiste au conseil ».

L'art. 19 de la loi du 25 novembre 1889, dit qu'un médecin militaire, ou à défaut un médecin civil désigné par l'autorité militaire, assiste aux opérations du Conseil lequel « ne peut statuer qu'après avoir entendu l'avis du médecin. Cet avis est consigné dans une colonne spéciale, en face de chaque nom sur le tableau de recensement ».

La loi de 1889, constitue deux conseils de révision, le cantonal et le départemental.

Le premier, le plus important au point de vue de l'hygiène militaire, est composé du préfet président, d'un conseiller de préfecture, d'un membre du conseil général, d'un membre conseil d'arrondissement, d'un officier général ou supérieur. Un sous-intendant militaire, le commandant du recrutement et un ou plusieurs médecins militaires assistent le conseil.

Tous les hommes portés sur les listes de recensement sont examinés par le médecin, et le conseil les classe définitivement en *aptes au service ;* en *ajournés ;* en *dispensés après un an de service ;* en *aptes* seulement *aux services auxiliaires ;* en *exemptés.*

Quand les listes de recrutement de tous les cantons du département ont été arrêtées, se réunit le *conseil de révision départemental* formé des mêmes membres que le conseil cantonal, mais auxquels se joignent deux autres représentants du conseil général. Le conseil de révision départemental statue sur les dispenses à accorder à titre de soutiens de famille et fixe la taxe militaire à payer par les exemptés, dispensés ou ajournés.

L'incorporation du contingent a lieu du 1er au 16 novembre, le passage successif des classes dans la réserve de l'armée territoriale et sa réserve se fait le 1er novembre.

Le recrutement, en France, n'est pas régional mais les recrues (non les engagés volontaires, les réservistes et les territoriaux) sont envoyées plus ou moins loin de leur lieu d'origine. Ce système dit de recrutement *national*, compte un certain nombre d'adversaires : les uns invoquent l'augmentation de dépenses qu'entraînent les voyages des hommes, les autres la longueur des trajets, quelques-uns des motifs tirés des considérations hygiéniques. Pour le sous-intendant militaire Boissonnet (1) le recrutement régional aurait le grand avantage de permettre un mouvement incessant de petites permissions accordées à tour de rôle à tous les hommes de l'effectif entretenu, ce qui rendrait possible la réalisation d'économies et diminuerait la densité de la population des casernes. Il nous paraît bien douteux que ce système d'absences multiples entraîne

(1) C. Boissonnet, *Le recrutement et l'hygiène de l'armée* (*Journal des sciences militaires*, 9e série, t. LXIV, 1892, p. 442).

d'heureuses modifications hygiéniques car les contacts répétés avec la population civile sont le moyen le plus habituel d'apport des maladies dans les casernes. Néanmoins le non dépaysement placerait incontestablement la recrue dans de meilleures conditions qu'un transport dans un climat et dans un milieu autres que ceux dans lesquels elle a vécu antérieurement.

Pourtant, grâce à la facilité des communications entre les différents points du territoire, le souci de l'éloignement qui hantait si péniblement nos soldats, il y a quelque trente ans, a considérablement diminué, et aujourd'hui non seulement le dépaysement ne cause plus la nostalgie, mais son influence générale sur le fonctionnement de l'organisme, à moins qu'il ne s'agisse de ruraux transportés dans les villes, a notablement perdu de sa fâcheuse influence.

L'armée active est constituée en France par : 1° les jeunes gens de vingt-et-un à vingt-quatre ans appartenant aux trois classes présentes sous les drapeaux ; 2° les engagés volontaires qui peuvent avoir de dix-huit ans à vingt-quatre ans ; 3° les rengagés qui peuvent avoir au maximum trente-cinq ans ; 4° les officiers dont la limite d'âge varie avec le grade (sous-lieutenants, cinquante-deux ans ; généraux de division, soixante-cinq ans).

Au moment des appels des réservistes, l'armée du temps de paix est augmentée d'un certain nombre d'hommes de vingt-cinq à trente-quatre ans et, au moment de l'appel des territoriaux, elle peut recevoir des hommes de trente-trois à quarante-cinq ans. En temps de guerre l'armée pourra être constituée par tous les hommes valides de vingt à quarante-cinq ans, sans compter les engagés volontaires ayant au moins dix-huit ans.

Quel que soit le mode d'entrée dans l'armée, engagement volontaire ou appel, le jeune homme est soumis à un examen physique soit au bureau de recrutement, s'il s'engage volontairement, soit au conseil de révision dans le cas contraire. Deux nouveaux examens médicaux ont lieu lors de l'incorporation : au moment du départ pour le régiment et à l'arrivée de la recrue au corps dans lequel elle doit servir. L'aptitude physique à remplir par le jeune soldat est déterminée par l'instruction ministérielle en date du 13 mars 1894.

Elle recommande au médecin expert d'interroger chaque organe et de s'assurer par tous les moyens d'investigation : « 1° si les jeunes gens sont sains, bien conformés et si rien ne porte obstacle à la plénitude des mouvements nécessaires à la profession des armes ; 2° si aucune partie ne peut souffrir du port des vêtements, de l'équipement et des armes ; 3° si par suite de faiblesse organique, de prédispositions morbides ou de maladie déjà existante, la santé et la vie du sujet ne seraient directement pas compromises par les circonstances habituelles de la vie militaire ; 4° si quelque infirmité ou maladie, sans gêner l'exercice des fonctions est de nature à être transmise ou à exciter le dégoût et par cela même incompatible avec la vie en commun des soldats ».

L'instruction énumère un certain nombre de motifs d'exemption du service armé et donne ainsi un guide précieux au médecin expert.

Cette instruction, comme celles qui l'ont précédée, notamment celle du 17 mars 1890, a tenu compte des progrès de la science et aussi des nécessités de l'armée, en n'admettant plus comme motifs d'exemption des défauts physiques qui ont cessé d'être incompatibles avec le service actuel, tels par exemple la perte de certaines dents, etc., d'une myopie corrigible par le port de lunettes, de déformations peu importantes de la main, etc.

La présence de deux médecins militaires devenue la règle lorsque le nombre de conscrits à examiner est un peu considérable, permet désormais de procéder à l'examen des cas difficiles avec plus de rigueur qu'anciennement.

Un notable progrès a été réalisé aussi, en mettant à la disposition des médecins des conseils, les instruments de diagnostic indispensables pour les mensurations, l'examen des organes des sens, etc.....

Déjà l'instruction de 1877 avait dressé la liste des vices de conformation incompatibles avec le service actif mais compatibles avec le service auxiliaire. L'instruction de 1889, et surtout celle de 1894, ont amélioré cette nomenclature et la dernière dit à ce sujet : « Les jeunes gens reconnus impropres au service actif ou armé ne doivent être désignés pour le service auxiliaire que s'ils ont l'aptitude nécessaire pour remplir les obligations qui leur incomberont lorsqu'ils seront appelés à servir » dans les bureaux, les magasins, les arsenaux, ateliers, chantiers de terrassement, etc., mais ils ne doivent en aucune circonstance « avoir aucune maladie ou infirmité qui puisse diminuer d'une manière notable la faculté de travailler ou constituer une difformité repoussante. » S'il est nécessaire de ne pas s'encombrer de non-valeurs au moment de la mobilisation, il importe cependant d'utiliser chacun suivant ses moyens et de donner au plus grand nombre l'éducation militaire appropriée à leur état.

La possibilité d'*ajourner* pendant trois ans les hommes de taille insuffisante ou de constitution douteuse et l'organisation du *service auxiliaire* diminuent notablement le nombre des hommes exemptés définitivement. « La faiblesse de constitution », disait, en 1871, le général Berge (*Etudes sur la réorganisation des forces militaires de la France*, p. 55) « fait renvoyer, en France, 25,000 jeunes gens, tandis qu'en Allemagne, les hommes compris dans cette catégorie sont ajournés aux années suivantes. Ils ne sont définitivement rejetés que quand ils ont dépassé la limite d'âge ; et l'expérience démontre que les plus chétifs à vingt ans sont souvent parfaitement robustes à vingt-deux ou vingt-trois ans ». Il a été tenu compte de cette observation et l'on peut dire aujourd'hui avec le même auteur : « Du moment où l'axiome *tout citoyen est soldat* est d'accord avec les mœurs, chacun doit servir selon ses facultés ; on ne doit pas plus échapper au recrutement par une légère imperfection physique que s'y soustraire à prix d'argent » (*ibid.*).

Une question médicale très importante du recrutement est le classement des hommes dans les différentes armes.

La taille exigée est la suivante :

Infanterie	1m 54
Cavalerie	1m 63
Artillerie	1m 64

Mais la taille n'est pas le seul élément à faire intervenir et l'instruction du 13 mars 1894 dit :

« *Infanterie.* — L'aptitude à l'infanterie comporte : 1° l'aptitude à la marche, résultant de l'intégrité des membres inférieurs et de leur bonne conformation ; 2° l'aptitude à porter le fusil, les munitions, l'équipement, fardeau actuellement de 28 kilogrammes environ, qui exige une grande vigueur musculaire et que l'on imposerait inutilement à des sujets grêles ; 3° l'aptitude au tir à longue portée qui n'est possible qu'à la condition de posséder une acuité visuelle normale, au moins pour l'un des deux yeux, le tir pouvant s'effectuer par l'habitude avec autant de précision de l'œil gauche que de l'œil droit. Les hommes incorporés dans l'infanterie qui ne réunissent pas ces aptitudes, ne peuvent être employés utilement que dans les services accessoires des corps. La deuxième condition d'aptitude n'est pas indispensable pour les officiers de l'arme, ceux-ci n'étant pas soumis à l'obligation de porter la charge du soldat

» *Cavalerie.* — L'aptitude à la cavalerie comporte : 1° l'aptitude physique à l'équitation, qui demande plus de souplesse que de vigueur, exclut l'obésité et les cuisses trop courtes ; la conformation des jambes et celle des pieds peut d'ailleurs ne pas être irréprochable ; l'aptitude au service d'exploration qui exige une acuité visuelle normale, sinon des deux yeux, du moins de l'un d'eux, et un champ de vision binoculaire bilatéral supérieur à 1/2. Il faut ajouter que les hommes employés comme télégraphistes doivent pouvoir distinguer nettement le vert du rouge. Les conditions d'aptitudes relatives à l'équitation et au service d'exploration sont indispensables aux officiers de l'arme, les obligations du service étant sous ces rapports, pour eux, au moins égales, sinon plus importantes, que celles des hommes de troupe.

» *Artillerie.* — L'aptitude à l'artillerie comporte pour les servants à pied ou à cheval, les conducteurs de batteries de montagne et les pontonniers : 1° l'aptitude à la marche, qui résulte de l'intégrité des membres inférieurs et de leur bonne conformation ; 2° l'aptitude aux manœuvres de force, c'est-à-dire être vigoureusement musclés et sans hernie ; 3° l'aptitude au pointage des pièces pour le tir à longue portée qui exige une acuité visuelle normale, au moins pour l'un des deux yeux. Les pontonniers doivent, en outre, pouvoir distinguer le vert du rouge. Ces aptitudes ne sont pas indispensables à l'officier de l'arme, même celles qui sont relatives au tir, attendu qu'il peut, à l'aide d'une lunette de campagne, donner satisfaction aux besoins de ce service. En revanche, l'aptitude physique à l'équitation lui est nécessaire, ainsi qu'aux servants à cheval et aux conducteurs des batteries montées et à cheval. Ces derniers doivent être assez vigoureux pour porter des fardeaux, mais la conformation des pieds peut ne pas être irréprochable.

» *Génie.* — L'aptitude au service du génie comporte : 1° les aptitudes physiques nécessaires à l'infanterie, surtout au point de vue de la marche ; 2° les aptitudes aux manœuvres de force ; 3° les perfections de la vue sont moins indispensables que dans l'infanterie, le tir à longue portée n'étant qu'accidentel pour l'arme du génie, où les aptitudes professionnelles deviennent particulièrement prépondérantes ; mais les hommes du régiment des chemins de fer doivent pouvoir distinguer nettement le vert du rouge. Les conducteurs du génie sont en petit nombre et ils sont triés au régiment même, après l'incorporation, dans les mêmes conditions que ceux de l'artillerie. Les aptitudes physiques des officiers du génie doivent être identiques à celle des officiers d'infanterie, les obligations matérielles du service étant les mêmes.

» *Sapeurs-pompiers.* — L'aptitude au service dans le régiment des sapeurs-pompiers comporte : 1° une constitution très robuste, l'intégrité absolue des organes de la respiration et de la circulation, l'absence de tendance aux varices et de dilatation des anneaux inguinaux, une vue normale ; 2° une aptitude particulière aux manœuvres de force et aux exercices gymnastiques.

» *Gendarmerie et garde républicaine.* — L'aptitude au service dans la gendarmerie comporte, en général, les mêmes conditions que pour l'infanterie et la cavalerie, suivant qu'il s'agit de candidats se destinant à l'arme à pied ou à l'arme à cheval. Mais on ne devra admettre dans la garde républicaine, dont le service est particulièrement pénible, que des hommes absolument robustes et ne présentant aucun signe de déchéance ou d'affaiblissement pouvant disposer l'organisme à la tuberculose.

» *Train des équipages.* — L'aptitude au train des équipages comporte pour les conducteurs des mulets de bât : 1° l'aptitude à la marche ; 2° l'aptitude aux manœuvres de force. Les autres cavaliers du train doivent réunir les mêmes conditions physiques que les conducteurs à cheval de l'artillerie, c'est-à-dire posséder l'aptitude physique à l'équitation et être assez vigoureux pour porter des fardeaux. Les hommes dont les membres sont mal conformés pour la marche et ceux dont la vision n'est pas irréprochable, peuvent satisfaire à ce service. Pour les officiers de l'arme, les obligations physiques n'exigent que l'aptitude physique à l'équitation.

» *Artificiers, ouvriers d'artillerie et d'administration, infirmiers militaires.* — Dans les compagnies d'ouvriers d'artillerie et d'artificiers, dans les sections de commis et ouvriers d'administration, et dans les sections d'infirmiers, les aptitudes professionnelles sont prépondérantes et les aptitudes physiques secondaires : l'aptitude à la marche peut être médiocre, et la vision imparfaite. Cependant les ouvriers des sections d'administration doivent posséder la vigueur nécessaire pour porter les fardeaux, et il faut écarter des sections d'infirmiers les hommes de constitution chétive qui offriraient peu de résistance à l'atteinte des maladies contagieuses auxquelles ils sont particulièrement exposés ; des hommes assez vigoureux y sont aussi nécessaires pour exécuter la manœuvre de force qui consiste à soulever un malade dans son lit ou à le porter seul d'un lit à un autre. »

Un certain nombre d'auteurs ont étudié, selon l'expresion d'Ely, les *ressources du recrutement en France.* Cette partie importante de l'étude du recrutement en général est basée sur des données démographiques qui sont en dehors du cadre limité de l'hygiène militaire proprement dite. Le jeune homme qu'elle soumet à ses influences multiples, qu'il soit du nord ou du midi, qu'il soit d'une race ou d'une autre, se présente avec ses qualités et ses défauts personnels, sans qu'il importe essentiellement de connaître les ressources en conscrits que présente la région de laquelle il provient.

Cependant il est utile de se rendre compte de la sélection que crée le mode de recrutement adopté depuis 1872.

Avant cette époque, notamment sous le régime de la loi de 1832, une portion seulement des inscrits est appelée à être examinée, et il est impossible d'établir la proportion absolument rigoureuse des hommes aptes au métier de soldat. Cependant, comme c'est le sort qui seul décide le rang suivant lequel les jeunes gens sont présentés devant le conseil de révision, on peut admettre que les chiffres obtenus donnent la moyenne physique de tous les inscrits, et les nombres fournis par les statistiques de cette époque sont assez logiquement comparables à ceux postérieurs à 1872, alors que tous les inscrits sont examinés par les conseils.

Si l'on se reporte aux conditions de recrutement fixées par les lois antérieures, on trouve que, de 1831 à 1843, inclus, 2.280.540 jeunes gens ont tiré au sort et que sur ce nombre près de 200.000 ont été renvoyés pour insuffisance de taille ; déduction faite de ces exemptés, il reste près de 2.100.000 individus parmi lesquels 680.000, soit 32 p. 100, ont été rejetés pour inaptitude physique.

De 1844 à 1868, les résultats ont été, année par année, d'après Morache (1), ceux indiqués au tableau de la page 50.

On ne saurait ne pas être frappé du nombre considérable des exemptés pour infirmités ou pour défaut de taille, par rapport au nombre des hommes déclarés aptes au service militaire, que produisit la loi de 1832.

L'application de la loi de 1872 modifie ces moyennes, ainsi que l'indique le tableau de la page 51, également emprunté à Morache (*loc. cit.*, 2e édit., p. 140), sauf pour les années postérieures à 1884, pour lesquelles les renseignements sont puisés aux comptes-rendus annuels officiels du recrutement.

Pour 227.264 jeunes gens reconnus aptes, 41.109 seulement sont rejetés définitivement (13,5 0/0).

Cette différence si considérable reconnaît deux causes principales : le système des ajournements et la création du service auxiliaire, qui utilise une moyenne annuelle de 17.082 hommes ; de telle sorte que la loi de 1872, tout en faisant porter son choix sur un plus grand nombre de jeunes gens, a permis aux conseils de révision de n'éliminer qu'un nombre

(1) MORACHE, *Traité d'hygiène militaire*, 1re édition, Paris, 1874, p. 233.

Résultats généraux du recrutement en France de 1844 à 1868

(Soit pendant les 25 dernières années de l'application de la loi de 1832).

CLASSE.	Contingent demandé.	NOMBRE de jeunes gens inscrits sur les listes de tirage	NOMBRE de jeunes gens sur le sort desquels le Conseil a statué.	EXEMPTÉS. Total des exemptés pour infirmités et exemptions légales.	EXEMPTÉS. Dont : pour défaut de taille.	EXEMPTÉS. Dont : pour infirmités.	EXEMPTÉS. Proportion des exemptés sur 100 examinés.	Déduits sans bénéfice pour l'armée (pour 100).	Perte réelle de l'armée sur la classe (pour cent).
1844	80.000	308.900	173.462	93.370	11.800	54.565	35,83	0,96	54.79
1845	80.000	300.775	172.288	92.083	11.690	53.891	53,44	1,10	54,54
1846	80.000	307.091	173.910	93.734	11.203	56.013	48,70	0,96	49,66
1847	80.000	304.905	160.460	89.738	10.768	41.884	40,71	0,94	49,65
1848	80.000	305.124	166.994	86.739	11.791	49.217	51,92	0,97	52,89
1849	80.000	304.023	167.543	87.360	11.172	49.775	52,14	0,93	53,07
1850	80.000	305.712	164.405	84.245	10.256	48.433	51,24	0,97	52,21
1851	80.000	311.218	161.077	80.991	9.699	46.838	51,28	1,06	51,34
1852	80.000	295.762	159.939	79.780	9.889	45.644	49,89	1,00	50.89
1853	80.000	301.295	255.749	117.485	15.329	62.376	47,60	1,04	48.64
1854	140 000	306.662	261.121	122.972	17.951	62.564	47,60	1,08	48.68
1855	140 000	317.855	268.039	130.158	18.466	65.417	48,56	1,12	49.68
1856	100.000	310.289	211.620	111.726	13.322	60.673	52,80	1,04	53,84
1857	100.000	294.761	210.019	110.313	13.393	58.514	52.53	1,07	53,60
1858	140.000	305.339	267.333	130 236	16.491	63.829	48,72	0,58	49,30
1859	100.000	306.314	206.168	106.241	12.178	55.481	51,53	1,18	52,71
1860	100.000	312.204	204.216	104.255	12.148	54.177	51,05	1,14	52,19
1861	100.000	321.455	205 093	104.992	11.710	56.524	51,19	1,11	52,30
1862	100.000	323.070	204.047	103.994	11.428	56.885	50,97	1,14	52,11
1863	100.000	325.127	204.870	104.827	11.421	57.659	51,16	1,11	52,27
1864	100.000	324.561	198.216	98.801	10.609	54.926	49,62	1,74	51,35
1865	100.000	326.075	196 730	96.584	10.741	52.875	49,09	1,38	50,47
1866	100.000	312 078	192.930	92.750	9.847	50.737	48,07	1,34	49,41
1867	100.000	292.750	195.094	85.021	7.605	49.310	45,98	1,31	48,24
1868	100.000	309.756	188.959	88.705	7.655	52.138	46,94	1,31	48,25
Moyennes	96.800	309.367	198.849	99.892	11.943	54.413	49,42	1,09	50,92

ANNÉES.	NOMBRE de jeunes gens inscrits sur les listes de tirage.	RECONNUS NON PHYSIQUEMENT APTES AU SERVICE DANS L'ARMÉE ACTIVE.				RECONNUS PHYSIQUEMENT APTES AU SERVICE DE L'ARMÉE ACTIVE.			
		Exemptés définitivement pour infirmités.	Ajournés à un an. — 5e partie de la liste.	Classés dans le service auxiliaire. — 4e partie de la liste.	TOTAL des jeunes gens reconnus non aptes au service actif immédiat. Total des colonnes 3, 4, 5	Dispensés conditionnels du service d'activité en temps de paix. 3e partie de la liste.	Dispensés du service d'activité en temps de paix. — 2e partie de la liste.	Inscrits dans la 1re section de la liste de recrutem[1].	TOTAL des jeunes gens reconnus non aptes au service actif immédiat. Total des colonnes 7, 8, 9
1	2	3	4	5	6	7	8	9	10
1875	283.768	29.797	19.508	21.259	70.564	30.073	42.268	140.863	213.204
1876	279.846	32.551	21.236	17.407	71.194	31.426	40.724	136.502	208.652
1877	294.382	31.730	23.545	17.916	73.191	34.746	45.633	140.812	221.191
1878	286.107	33.812	26.373	16.246	76.431	33.331	44.518	131.827	209.676
1879	295.924	33.543	27.955	15.669	77.167	31.550	45.410	141.797	218.757
1880	316.662	34.857	30.686	17.240	82.783	32.336	49.041	152.502	233.879
1881	306.833	34.659	30.927	14.909	90.495	30.452	48.847	147.039	226.338
1882	309.689	40.262	37.751	15.427	93.440	30.738	48.086	137.425	216.249
1883	312.924	38.784	38.589	15.562	92.935	31.292	49.428	139.269	220.989
1884	313.951	37.812	39.105	16.090	93.037	31.525	50.463	138.926	220.914
1885	309.097	37.728	38.318	16.694	92.740	31.746	48.832	135.779	216.357
1886	306.854	39.760	39.726	16.531	96.017	31.875	46.466	132.496	210.837
1887	316.090	36.401	43.115	18.543	98.059	32.806	46.779	138.446	218.031
1888	308.245	33.282	40.166	18.263	91.711	31.787	44.698	140.049	226.534
1889	295.707	30.632	39.231	18.481	88.344	32.[illegible]05	44.405	130.453	207.363
TOTAUX*	4.535.979	616.640	495.231	256.237	1.398.108	478.192	693.618	2.184.185	3.258.971
MOYENNES	302.398	41.109	33.015	17.082	93.207	31.879	46.241	145.612	217.264

relativement restreint d'hommes, et d'utiliser pour l'armée tous ceux qui peuvent véritablement lui être utiles, soit sous les armes, soit dans les services annexes.

La loi de 1889 a-t-elle apporté des modifications encore plus profondes ? Bien qu'elle n'ait pas eu le temps de faire sentir son influence d'une façon qu'on puisse apprécier sans cause d'erreur, il y a tout lieu de croire qu'au point de vue qui nous occupe, ces modifications sont peu marquées. Les principes fondamentaux des deux lois sont les mêmes et les différences provenant de la réduction du service de cinq à trois années ne sont pas de nature à modifier la proportion des incorporés et des exemptés.

Nous n'avons pas à tenir compte non plus d'une classe d'individus, heureusement fort restreinte, que la loi de 1872 éliminait complètement de l'armée. Nous voulons parler des condamnés que les articles 4 et 5 de la loi de 1889 incorporent dans les bataillons d'infanterie légère d'Afrique ou mettent à la disposition du ministère de la marine, suivant les cas.

Il suffit de jeter un coup-d'œil sur le tableau suivant pour comparer les effets des deux lois.

	INSCRITS.	EXEMPTS définitivement.	AJOURNÉS.	SERVICE auxiliaire.	TOTAL des inaptes immédiatement.	APTES immédiatement.
De 1875 à 1889	302 398	41.109	33.015	17.082	93.207	217.264
1890	310.275	29.620	39.997	22.792	92.409	217.775
1891	300.247	28.685	42.709	22 324	93.718	206.436
1892	277.425	25 884	40.167	20.295	86.346	191.079
Moyenne 90-91-92	295.982	28.063	40.957	21.803	87.491	205.096

Le total des admis avec la nouvelle loi, (312.105) est sensiblement égal à la moyenne donnée par la loi précédente (217.264) ; mais on constate cependant une différence : le nombre des exemptés définitivement qui est de 41.109 avec la loi de 1872, n'est plus que 28.063 avec la loi de 1889.

Tout en faisant la part de cette circonstance que trois années sont insuffisantes pour permettre un jugement définitif, on doit peut-être voir dans ces chiffres, non pas un résultat nécessaire de l'application de la loi, mais la preuve de la tendance de plus en plus marquée des conseils de révision à ajourner le plus grand nombre possible de ces hommes insuffisamment développés, qu'on aurait rejetés d'emblée autrefois.

Le tableau suivant donne, à titre de renseignement, le détail des hommes jugés aptes au service militaire pendant les années 1890 et 1891.

ANNÉES.	1re PARTIE de la liste.	DISPENSÉS article 21.	DISPENSÉS articles 23 et 50.	LIÉES au service.
1890............	140.718	40.915	3.401	32.741
1891............	132.399	35.182	3.073	34.882

Les jeunes gens visés dans les articles 21 et 23 de la loi de 1889 peuvent ne faire qu'une année de service. L'article 50 intéresse les jeunes gens qui résident hors d'Europe ; dans certaines conditions ils échappent au recrutement, mais leur nombre est trop faible pour changer les conclusions que nous avons données précédemment.

Outre les effectifs fournis par les contingents annuels de la métropole, l'armée française d'une part comprend la légion étrangère constituée par des engagés volontaires d'autres nationalités et qui, depuis 1870, a compté dans ses rangs un très grand nombre d'Alsaciens-Lorrains, et d'autre part, elle utilise dans une certaine proportion, des éléments fournis par les indigènes de ses colonies, qui héréditairement acclimatés dans leur pays d'origine constituent pour l'armée coloniale des éléments précieux.

Les conditions physiques à remplir par les hommes de la légion étrangère et par les indigènes algériens qui s'enrôlent dans les tirailleurs ou les spahis sont les mêmes que celles exigées du contingent français.

En Annam et au Tonkin, le recrutement des indigènes est déterminé par les articles suivants du règlement du 10 février 1886 :

« Art. 1er. — La force militaire au Tonkin comprend :

» 1° L'armée active ; 2° la réserve ; 3° les milices des confins militaires.

» La durée du service des Tonkinois est de trois ans dans l'armée active, après lesquels ils passent dans la réserve pour deux ans.

» Le service dans les milices des confins militaires est l'objet d'une organisation spéciale.

» Art. 2. — L'armée active est recrutée suivant le mode adopté par l'administration tonkinoise pour le recrutement des soldats provinciaux dans les mêmes conditions.

» Art. 3. — Le gouvernement du protectorat fixe dès le principe le maximum de soldats que chaque province aura à fournir pour l'armée active.

» Les gouvernements tonkinois, de concert avec les résidents, en feront la répartition par village, proportionnellement au chiffre des inscrits, et en dresseront un état qui deviendra définitif après approbation du commandant en chef. Cet état fixera le nombre maximum des soldats à fournir par village.

» Les villages sont tenus de tenir au complet sous les armes le nombre qui leur est demandé dans la limite de ce maximum.

» Art. 4. — Tous les ans, au 1er mars, le gouvernement du protectorat remet aux gouverneurs tonkinois l'état distinct, par arme, des hommes que chaque province devra fournir pour remplacer ceux qui sont libérés de l'armée active après l'expiration de leur temps de service, et indique les points sur lesquels il y a lieu de diriger le contingent ou les diverses fractions du contingent.

» Art. 5. — Les gouverneurs informent aussitôt les villages du nombre et des catégories d'hommes, suivant les professions exercées, que chacun d'eux aura respectivement à fournir, en leur enjoignant de les présenter à la date fixée.

» Art. 6. — Dans chaque village, les autorités communales désignent les hommes à présenter aux commissions pour le service militaire.

» Art. 7. — Les hommes ainsi désignés doivent être rendus aux points indiqués le 1er avril (le 1er mai en 1886) et présentés à une commission militaire qui constatera leur aptitude au service et prononcera leur admission.

» Un fonctionnaire français de la résidence, désigné par le résident, fait partie de la commission avec voix consultative.

» Art. 8. — Les autorités tonkinoises ne peuvent désigner pour être incorporés que des hommes de 21 à 35 ans. Exceptionnellement, quelques hommes n'ayant pas 20 ans pourront être admis, à la condition qu'ils présentent toutes les qualités requises pour le service militaire.

» Art. 9. — Ne seront incorporés que les hommes reconnus aptes par la commission.

» Les hommes sont examinés par une commission formée d'un chef de bataillon, d'un capitaine et d'un médecin militaire. »

Les motifs d'exemption sont ceux spécifiés dans les instructions ministérielles en vigueur sur l'aptitude au service militaire. Mais étant donné la petite taille de la race, il a fallu accepter le minimum de 1m,44. On a admis que l'âge pouvait varier de 20 à 35 ans, et la pratique a démontré combien il est difficile de le déterminer avec exactitude.

Sur 619 examinés en 1886, le médecin-major Hassler (1) a trouvé 488 hommes aptes au service et 131 impropres au service, savoir : 24 par défaut d'âge et faiblesse de constitution, 18 pour âge trop avancé, 5 pour défaut de taille, 21 pour gale invétérée, 15 pour intoxication chronique par l'opium, 3 pour cachexie palustre et 40 pour affections diverses.

La moyenne de la taille observée par Hassler a été 1m,56 avec un maximum de 1m,72 bien que les tailles au-dessus de 1m,60 soient rares. Le périmètre thoracique dépasse de 0m,01 à 0m,02 la demi-taille.

Les noirs africains sont en général grands, bien faits et bons marcheurs ; d'après Jousset, la taille maxima est 1m,54 et les mensurations ont donné les chiffres suivants :

	Age.	Périmètre.	Pour une taille de
Hindou........	23 à 32 ans.	0m,84	1m,65
Sénégambien...	23 à 32 ans.	0 ,86	1 ,70
Congo..........	23 à 38 ans.	0 ,84	1 ,66
Antilles.......	23 à 36 ans.	0 ,87	1 ,69

Il estime la force rénale des nègres à 14kil.,2 et celle des mulâtres à 15kil.,8.

(1) *Recrutement annuel des indigènes tonkinois* (*Archives de médecine et pharmacie militaires*, t. XI, 1888, p. 39).

CHAPITRE III

HABITATION DU SOLDAT

L'étude hygiénique complète de l'habitation militaire comprend celle du logement en temps de paix et en temps de guerre, selon que les hommes sont en bonne santé ou malades, qu'ils se trouvent installés dans leurs quartiers habituels ou dans des abris provisoires. Le logement est variable suivant les grades ; il peut différer suivant que les militaires font partie d'un corps de troupe ou sont affectés à des services particuliers.

Etant donné que le groupement des militaires par unités constituées est le cas le plus général, on peut diviser l'habitation du soldat bien portant en *habitation permanente* et en *habitation temporaire*.

L'habitation est permanente lorsqu'elle est destinée à loger d'une façon continue, dans ses garnisons, le soldat valide faisant un service normal ; elle est temporaire lorsqu'elle ne doit être utilisée que durant une période de temps plus ou moins courte, pour parer aux nécessités qu'amènent les manœuvres, les changements de garnison, certaines conditions spéciales d'instruction, etc., et enfin les opérations de guerre.

L'habitation permanente comprend la *caserne*, la *casemate*, le *camp permanent*.

L'habitation temporaire est fournie par le *camp temporaire*, le *logement chez l'habitant*, le *cantonnement*, le *bivouac*.

L'hygiène de l'habitation du soldat malade appartient à l'hygiène hospitalière. Nous ne traiterons pas de ce qui se rapporte à l'hygiène des bâtiments utilisés par la justice militaire ou les services administratifs, ces questions dépendant de l'hygiène pénitentiaire ou professionnelle. Nous ne décrirons pas non plus d'une façon particulière les écoles militaires qui sont, à proprement parler, des casernes dans lesquelles il y a lieu d'observer un certain nombre des principes de l'hygiène scolaire.

ARTICLE I. — HISTORIQUE SOMMAIRE DU CASERNEMENT DES TROUPES

Le mode de logement des hommes de troupe à toutes les époques de l'histoire militaire a été intimement lié à l'organisation des armées. Aussi est-il vraisemblable que les premiers casernements destinés à abriter les soldats d'une façon permanente sont contemporains des Romains. Le guerrier grec, en effet, habitait sa maison, et les *phyllaxies* ou postes des remparts n'étaient occupés que par ceux que leur service y appelait à tour de rôle.

Les historiens estiment que les Romains possédaient dans les *castra prætoriana* des habitations plus ou moins spacieuses et permanentes. A Pompéï on a trouvé un bâtiment qui semble avoir servi de caserne. Il était formé de deux étages entourant une cour intérieure bordée d'une galerie sur laquelle s'ouvraient les chambres du rez-de-chaussée qui n'avaient pas d'autre moyen d'aération que la porte.

Carthage possédait des casernes et des écuries pour ses chevaux de guerre et ses éléphants.

Les empereurs d'Occident firent élever des logements permanents pour un certain nombre de leurs soldats, et l'on a souvent cité le vaste bâtiment que l'on voit à Scutari et qui semble avoir été destiné à loger plusieurs milliers d'hommes. Les sultans, lorsqu'ils occupèrent Constantinople, imitèrent cet exemple et installèrent les janissaires dans des bâtiments particuliers.

Les considérations relatives à la santé des troupes sont loin d'avoir toujours guidé anciennement, et même dans les temps modernes, les architectes militaires. Cependant, pour se rendre compte de la valeur hygiénique du logement militaire, il est nécessaire d'examiner les phases principales qu'a parcourues la construction des casernes. Cette étude historique est particulièrement intéressante dans notre pays, qui utilise encore un très grand nombre de constructions anciennes.

Nous passerons donc en revue, d'une façon rapide, ce qui a trait à l'histoire du casernement en France, à l'étranger et dans les pays chauds (1).

§.I. — Casernement en France.

Au moyen-âge, il n'y a pas d'armée permanente, partant pas de casernes, car on ne saurait donner ce nom aux postes qui, dans les châ-

(1) Les principaux éléments de cette étude historique sont empruntés aux sources suivantes : GRILLON, *Etude sur le casernement de la cavalerie en France* (*Mémorial de l'officier du génie*, n° 22, 1874); *Etude sur le casernement de l'infanterie en France* (*ibidem*, n° 23), *Etude sur le casernement à l'étranger* (*ibidem*, n° 25); *Revue du génie militaire* jusqu'en 1892, *passim*; *Mémoires de médecine, de chirurgie et de pharmacie militaires* jusqu'en 1883, et *Archives de médecine et pharmacie militaires* depuis 1883, *passim*. — BOISSEAU, article *Caserne* du *Dictionnaire encyclopédique des sciences médicales*, Paris, et même article du *Dictionnaire de l'armée de terre*, de BARDIN, Paris, 1851. — Nos emprunts aux mémoires si importants du général Grillon sont particulièrement fréquents.

teaux féodaux ou dans les villes de guerre, abritaient les hommes d'armes de service.

Au milieu du xve siècle, les armées permanentes commencèrent à se former, et bientôt on chercha à grouper les soldats dans des logements qui leur fussent spécialement affectés et de les séparer d'avec les bourgeois chez lesquels ils habitaient. Pour arriver à ce but, on délogea les bourgeois et l'on affecta aux hommes de guerre les maisons d'un *quartier*. Là, les soldats s'entassèrent, utilisant les mêmes locaux pour le coucher, la cuisine, le nettoyage des effets, etc., occupant à trois un même lit.

Une ordonnance du 14 août 1623, institua en France les *casernes de passage*, dans le but de soulager les habitants, du logement personnel des troupes en marche. Une autre ordonnance de 1665 entreprit de faire cesser les inconvénients de tout genre qu'entraînait le logement des militaires en *cantons*, c'est-à-dire dans des maisons isolées, et l'on commença à construire des bâtiments spéciaux pour les troupes.

Ce fut naturellement dans les forts où n'existait pas de population civile et dans les places de guerre où l'on entretenait des garnisons permanentes, qu'on songea, au début, à compléter par de nouvelles constructions les ressources en locaux que fournissaient les vieilles fortifications. La disposition des *cantons* servit de modèle : elle présente en réalité une qualité précieuse, l'isolement pour une fraction de troupe ; le soldat l'apprécie au point de vue de sa tranquillité, de son bien être et de ses relations de camaraderie ; les chefs de compagnie, de leur côté, concentrent facilement leur autorité, dans l'intérêt de l'ordre, de la discipline et de la conservation du matériel. Aussi les premières casernes ne sont-elles rien autre chose que la réunion d'un certain nombre de petites maisons simples, ayant chacune leur escalier qui dessert de part et d'autre une chambre à chaque étage, les chambres du rez-de-chaussée s'ouvrant soit sur la cage d'escalier, soit directement sur la rue. Ces maisons accolées sur un seul rang, forment les bâtiments simples ; lorsqu'elles sont placées sur deux rangs et adossées l'une à l'autre, elles constituent des bâtiments doubles. C'est d'après ce système qu'ont été construites la plupart des casernes de passage érigées conformément à l'ordonnance du 14 août 1623.

Ce type domina jusque vers le milieu du règne de Louis XIV. Les constructions de ce genre ont presque toutes disparu et l'hygiène ne saurait s'en plaindre : la plupart ne prenaient jour que d'un côté et le rez-de-chaussée était parfois voûté ou en sous-sol, tandis que l'étage représentait un grenier.

Les Espagnols cependant avaient bâti, dans les provinces qui furent annexées à la France sous Louis XIV, des casernes dont l'aménagement était mieux entendu que celui des casernes françaises de l'époque. Plusieurs étaient munies de galeries extérieures en maçonnerie ou en bois (caserne d'Andalousie à Perpignan). Mais cette disposition ne tarda pas à se modifier dans le nord de la France et dans les Flandres, par la substitution à la galerie, d'un corridor appliqué contre les façades.

De telle sorte, qu'avant Louis XIV, il y avait en France des casernes de deux types principaux : le premier, constitué par des maisons ayant chacune leur escalier indépendant, accolées sur un ou deux rangs (bâtiments simples ou doubles) ; le second, formé par des bâtiments à grandes ou à petites chambres, desservis aux étages par des galeries ouvertes ou des corridors fermés, régnant le long d'une des façades. Dans l'un comme dans l'autre système, chaque chambre était pourvue de sa cheminée où le soldat cuisait ses aliments. Les rez-de-chaussées recouverts de voûtes ou de planchers à entrevous, servaient indifféremment d'écuries ou de logements ; ils étaient pavés et pourvus à la fois de cheminées, de mangeoires et de rateliers, en sorte que l'on ne faisait encore, à cette époque, aucune distinction entre le casernement de l'infanterie et celui de la cavalerie, ni même, sauf quelques exceptions, entre le logement des hommes et celui des chevaux (Grillon).

Les choses en étaient là lorsque, par l'ordonnance du 1er mars 1685, Louvois chercha à loger dans des casernes toute l'infanterie du royaume et, de cette époque seulement, date la séparation entre les casernements d'infanterie et ceux de cavalerie. Un nom personnifie les travaux considérables entrepris à ce moment : c'est celui de Vauban qui avait pris, en 1677, la direction des travaux de casernement et de fortifications, avec le titre de *commissaire général des fortifications*.

Dans toutes les places qu'il construisit en Flandre, en Artois, dans les Ardennes, en Lorraine, en Alsace, en Franche-Comté, en Dauphiné et en Provence, il organisa des casernements d'après un des types déjà existants, celui des petites chambres auxquelles on accédait par de grands et nombreux escaliers. Le plus souvent les casernes de Vauban étaient doubles, c'est-à-dire adossées l'une contre l'autre, de telle sorte que, dans chaque élément, il y avait quatre chambres à chacun des étages, desservis deux à deux par un escalier. La chambre, éclairée par une ou deux fenêtres, donnait 12^{m^3} d'espace à chacun des habitants et était munie d'une haute cheminée destinée au chauffage et à la cuisson des aliments. Etablies en bordure de la rue du rempart, les casernes de Vauban atteignent parfois une longueur considérable (la grande caserne de Givet mesure 430^m de long) ; d'autres fois elles sont disposées sur des rangs parallèles et peu espacés : à Condé il n'y a que $6^m,50$ d'intervalle entre les constructions. Très souvent aussi les bâtiments enserrent une cour parfois très peu spacieuse.

Tandis que Vauban assurait le casernement dans les places de guerre, certaines villes construisaient des casernes à leurs frais ou bien aux frais de la province, et d'après des plans différents de ceux de Vauban. En 1692, le roi prescrivit par édit l'établissement de casernes pour loger les gardes françaises et suisses: « ce sera » dit l'ordonnance royale, « un grand soulagement pour les habitants de la ville et des faubourgs de Paris ». Et cependant la première caserne de Paris ne fut élevée qu'en 1745, par le ministre d'Argenson. Mais à Montpellier, en 1697, à Nîmes en 1697 et 1702, on vit apparaître des logements militaires à corridor central.

Néanmoins malgré l'édification d'un assez grand nombre de casernes, tout le royaume n'était pas pourvu des constructions nécessaires, au commencement du XVIIIe siècle, puisque le 25 octobre 1716, une ordonnance royale prescrivit la location de maisons particulières, jusqu'au jour où des édifices spéciaux pour le logement des troupes auront pu être élevés. Le 25 septembre 1717 il fut ordonné de construire des casernes gîtes d'étapes et leur plan fut donné en 1718 par l'ingénieur Mazin.

Par suite de l'embarras des finances, ces ordonnances restèrent à peu près lettre morte et, le 11 octobre 1724, Louis XV autorisa les villes à édifier à leurs frais des logements militaires. C'est de 1731 que date la caserne Coislin, que l'évêque de ce nom, donna à la ville de Metz. Le roi Stanislas fit construire le quartier de Nancy.

A la fin du règne de Louis XV les types de casernes sont, outre *le type de Vauban* (simple ou double) et la caserne à *corridor central* ou *appliqué sur l'une des façades*, le type *à grandes chambres*, type intermédiaire dont le quartier Chambière à Metz est un exemple : c'est un type Vauban modifié par la substitution de voûtes, dans le rez-de-chaussée, aux planchers à entrevous, et par la suppression plus ou moins complète du mur de refend longitudinal, d'abord au rez-de-chaussée puis aux étages. Cette modification a été conservée jusqu'à nos jours dans tous les casernements remontant à cette époque. Enfin dans les places fortes on rencontre des *logements à l'épreuve.*

Les casernes à corridor central ont souvent un caractère architectural auquel se prêtaient peu les longs corps de bâtiment de Vauban, répétant indéfiniment les mêmes éléments : cependant l'aspect agréable de l'habitation, constitue un avantage dont l'hygiéniste doit se préoccuper, au point de vue de l'influence qu'exerce le logement sur le moral de ses habitants. Mais le corridor central a l'inconvénient de ne pas permettre la ventilation des chambres par des fenêtres opposées, d'être souvent obscur lorsqu'il est long, d'exposer à des courants d'air froids incommodes ou nuisibles ceux qui traversent ce même corridor. De plus, les bâtiments à corridor central ont souvent été groupés autour d'une cour qu'ils enserrent, dont l'air ne se renouvelle pas et qui demeure toujours humide.

Presque tous ces défauts se rencontrent dans les constructions à corridor appliqué contre une façade : l'École militaire de Paris en offre un exemple.

Les corridors, dans les constructions de ces deux genres, ont en général de $2^{m},50$ à 3^{m} de large. Les chambres ont souvent 12^{m} de long sur $6^{m},15$

de large et 4m de haut ; elles contiennent vingt-quatre places, ce qui donne un espace cubique d'environ 12m³ par homme. Les bâtiments sont d'ailleurs rectilignes ou repliés autour d'une cour intérieure fermée.

Les casernes à grandes chambres ont été adoptées pour le logement de certains corps spéciaux à effectif restreint d'hommes, avec des cadres nombreux en sous-officiers et officiers (gardes du corps, gardes françaises). Les hôtels des gardes françaises à Paris ont tous été construits en 1770 par un particulier, puis acquis par l'État. Ils forment aujourd'hui les casernes de Popincourt, de la Courtille, de la Nouvelle-France, de Penthièvre, de Babylone et de la Pépinière.

Les casernes à l'épreuve sont très nombreuses dans les places fortifiées par Vauban. Ces logements ne prennent jour que d'un côté et sont souvent en contre bas du sol voisin. Le pavillon d'officiers du fort de Bitche (1745), construit sur un souterrain voûté, à l'épreuve, peut être considéré comme formant la transition entre les casernements ordinaires et ceux proprement nommés à l'épreuve.

Le 21 août 1773, le Ministre de la Guerre, Monteynard, écrit au brigadier directeur des fortifications de Mézières, Ramsault de Raulcourt, pour le charger d'examiner la question de la substitution de types définitifs de casernes aux divers systèmes essayés jusqu'à ce jour. Les nombreuses études entreprises à cette époque aboutissent presque toutes à cette conclusion : « que les corridors intérieurs sont à abandonner complètement, que les galeries extérieures ne sont guère admissibles que dans les pays chauds et plus particulièrement au rez-de-chaussée ; que les corridors placés contre les façades ont l'inconvénient d'enlever le jour et l'air aux chambres sur un des côtés ; qu'il y a avantage à renoncer aux corridors de toute espèce et à multiplier les escaliers pour éviter les ébranlements, faciliter l'évacuation des bâtiments et séparer les fractions constituées ; que les casernes à cour intérieure fermées de tous côtés sont sombres et humides ; qu'enfin les écuries longitudinales à deux rangs de chevaux contre les façades sont préférables aux écuries transversales » (Grillon).

Ces principes ont inspiré le programme ou *prospectus* du concours que le Ministre de la Guerre ouvrit en 1788, pour la rédaction de deux projets de caserne, l'une d'infanterie, l'autre de cavalerie.

Les principales dimensions fixées dans ce prospectus sont :

dimensions des lits : un lit pour deux hommes ...	longueur ...	1m,90
	largeur	1m,08
	hauteur.... .	0m,32 à 0m,40

ruelle entre les lits, 0m,54 ; espace libre entre deux rangées de lits, 1m,95 ; hauteur minima des chambres, 4m,33 à 4m54.

Les bâtiments doubles sont indiqués comme préférables aux bâtiments simples ; il ne doit pas y avoir plus de deux étages et le rez-de-chaussée sera élevé de trois pieds au-dessus du sol et bâti sur cave ; il y aura un escalier par quatre chambres. On ne parle pas de leur aération. Aux grandes cheminées des chambres seront substitués des fourneaux ou des cheminées économiques.

La Révolution empêcha le concours d'aboutir. En même temps la suppression des communautés religieuses et la confiscation des biens des émigrés mirent aux mains de l'Etat un grand nombre de couvents et de châteaux qui furent affectés au logement des troupes et successivement aménagés, d'une façon plus ou moins heureuse, pour cette nouvelle destination. Aussi, pendant la période de la Révolution et de l'Empire, vit-on s'élever peu de casernes nouvelles : quelques parties de l'Ecole militaire, la caserne du quai d'Orsay, à Paris, et plusieurs quartiers de Versailles, pour ne citer que les plus importants.

Pourtant on retrouve la trace des idées des rédacteurs du prospectus

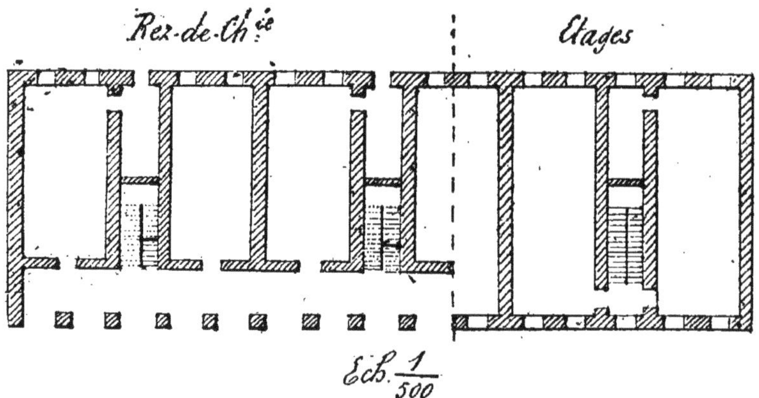

Caserne Haxo (d'après Gœtschy, cours autographié à l'école de Fontainebleau, 1886).

de 1788 dans une instruction du 29 floréal an VII (19 mai 1799) portant fixation de l'assiette des établissements militaires. On y lit, entre autres prescriptions, celles d'installer dans chaque caserne une infirmerie pour les hommes atteints de maladies légères, des chambres et des logements spéciaux pour les gradés, des magasins d'habillement, des locaux disciplinaires, etc. Mais pourtant il n'est pas encore question de cuisines en dehors des chambres.

En vertu d'un décret de 1808, la propriété des casernes fut abandonnée aux municipalités, à charge pour elles de les entretenir. Après la Restauration, tous les casernements se trouvaient dans un état de délabrement considérable, tant à cause du peu de soin que les villes avaient mis à remplir leurs obligations, qu'à cause de l'occupation des casernements, et il fallut songer à les réorganiser, d'autant que les effectifs du temps de paix dépassèrent beaucoup, dès cette époque, les effectifs des armées de l'ancienne monarchie.

En 1818, l'Etat reprit à sa charge l'entretien des casernements, dont la nue propriété cependant demeura aux villes. En 1820, le comité des fortifications adopta le type du général Haxo, qui n'est autre que la caserne double de Vauban débarrassée du mur de refend longitudinal, des grandes cheminées et d'un des escaliers desservant chaque élément. Les chambres ont 5^{m},80 de large et donnent 12^{m3} d'espace par homme; elles sont desservies deux à deux par un escalier (voyez fig. p. 40). L'espace devenu libre par la suppression du second escalier est utilisé pour loger les sous-officiers dans une chambre, à laquelle on n'accède qu'en traversant les dortoirs des hommes. Au rez-de-chaussée, destiné aux accessoires du casernement, existe une galerie à arcades formant corridor contre la façade et fournissant ainsi un espace couvert utilisable pour certains exercices.

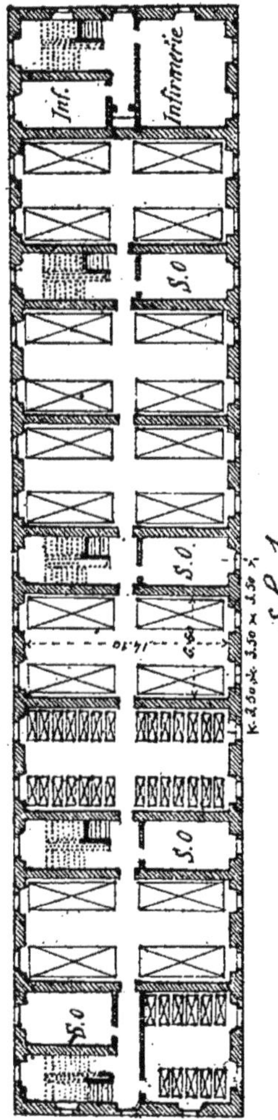

Caserne Emy (d'après Gœtschy, *loc. cit.*).

En 1822, le colonel Emy (V. fig. p. 41) améliore le type précédant en fixant la largeur des chambres à 6^{m},50 et celle des escaliers à 3^{m}, en reportant l'escalier au fond de la cage, ce qui donne un vestibule au rez-de-chaussée et, au-dessus, l'espace nécessaire pour des chambres de sous-officiers, dans lesquelles on pénètre désormais par le palier et qui sont ainsi rendues indépendantes. Les murs de refend transversaux sont pourvus de portes qui ne s'ouvrent que pour les rondes et inspections, et demeurent normalement closes.

C'est d'après ce système qu'on a construit notamment la caserne des Allées, à Foix, et, en 1825, la grande caserne à trois étage de Pau, qui mesure 173^{m} de largeur et dont le toit est remplacé par une terrasse.

En 1823, le colonel Belmas présente un autre type (V. fig. p. 42). Les portes que le colonel Emy tenait fermées, le colonel Belmas les ouvre, et il obtient ainsi un corridor central; mais au lieu de clore ce corridor par deux cloisons pleines qui le rendraient obscur, il remplace cette cloison de l'ancien corridor central par deux rangées de colonnes, dans l'alignement desquelles sont disposées des armoires contenant les effets des hommes et surmontées de râteliers d'armes. Ce passage central permet de diminuer le nombre des escaliers, dont les cages acquièrent une largeur de 6m,50 qui est aussi celle des chambres, lesquelles, d'autre part, ont 5m,50 de longueur. Chaque chambre est éclairée par une seule grande fenêtre placée dans l'axe, facilement accessible et moins rapprochée des lits que les fenêtres plus nombreuses du système Haxo. Les dimensions des chambres sont basées sur l'emploi des couchettes en fer pour un homme, définitivement adoptées en remplacement des anciens lits en bois à deux places (règlements du 20 juillet 1824 sur le service des lits militaires et du 17 août 1824 sur le casernement). Belmas groupe les locaux de punition, les cuisines et les magasins des ordinaires au rez-de-chaussée d'un bâtiment spécial dont l'étage sert de réfectoire aux sous-officiers.

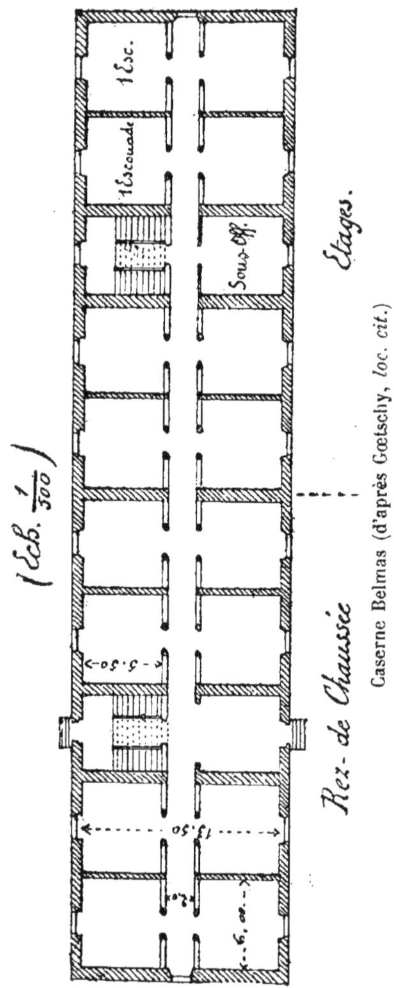

Caserne Belmas (d'après Gœtschy, *loc. cit.*)

Le type du colonel Belmas ne reçut pas la sanction officielle et aucune caserne ne fut construite exactement conforme à son plan. Ses idées cependant eurent une influence réelle et l'on retrouve certaines des dispositions qu'il indique dans les casernes élevées de 1830 à 1860. Telle est notamment la construction de larges escaliers desservant plusieurs chambres non indépendantes. Cependant, le plus souvent, le corridor central a été interrompu par des portes ; on a remplacé les colonnades par des stalles en bois coupant la chambre à mi-hauteur, au niveau des lits placés au milieu de la pièce. La caserne du fort Lamothe à Lyon, construite de 1832 à 1834, se rapproche assez du type Belmas.

Le type Emy sans arcades et le type Belmas ne tardèrent pas à se combiner de façons très variées. On voit un exemple de cette fusion dans la caserne du fort de Nogent près Paris, qui garde du type Belmas les percées dans les murs de refend et le corridor du rez-de-chaussée, tandis qu'on est revenu aux chambres à deux fenêtres et aux escaliers plus étroits.

L'auteur de l'article *Caserne* du *Dictionnaire de l'armée de terre* de Bardin, estime que « le Ministère de la Guerre n'a pas vu de haut la question des casernes. Une circulaire s'occupait, en 1827, de l'utilité des chats ; elle ne les regardait pas précisément comme hôtes obligés des couvents de soldats, mais invitait qu'on les y tolérât ». Ce qui est certain, c'est que si l'on s'attacha à des détails de ce genre, ce ne fut qu'après 1830 que les considérations hygiéniques entrèrent officiellement en ligne, d'une façon sérieuse, dans les projets de construction des casernes.

En 1845, dans un mémoire couronné par le Conseil de santé des armées, Godelier éveillait l'attention sur la fréquence de la tuberculose dans l'armée et il disait : « Ceux qui visitent souvent les casernes savent quelle odeur infecte, presque suffocante, vous saisit le matin en entrant dans une chambrée, avant qu'elle ait été largement ouverte. C'est cependant ce même air que les soldats ont respiré toute la nuit. Il est donc évident que la capacité des dortoirs militaires, étant de beaucoup inférieure à celle que la science indique comme nécessaire, et ces locaux, dépourvus pour la plupart d'appareils ventilateurs ou n'en possédant que d'insuffisants, l'atmosphère respirée par les soldats se trouve triplement viciée par les causes que nous avons signalées. Le défaut d'espace force encore souvent à occuper, dans les casernes, les pièces situées au rez-de-chaussée, qui demeurent presque toujours froides et humides, si elles ne sont pas exposées au midi et largement aérées. Enfin l'emplacement d'un grand nombre de casernes, couvertes par les remparts dans la plupart des villes fortifiées, donne en général les qualités nuisibles du froid humide à la moitié inférieure des bâtiments ; leur exposition et leur distribution intérieure en rend quelquefois toute une face extrêmement malsaine. Cela a lieu quand leurs côtés principaux regardent le nord et le sud. Les chambres sont partagées par une cloison parallèle à la longueur du bâtiment, de telle sorte qu'elles ne prennent jour que par un seul côté, soit le nord, soit le sud, et que celles qui sont au nord ne sont jamais visitées par le soleil ».

Ce fut une question d'hygiène vétérinaire qui amena la détermination du type des quartiers de cavalerie, type qui, il est vrai, laissait fort à désirer au point de vue de l'hygiène des hommes.

Alors que les propositions Haxo, Emy, Belmas étaient étudiées et discutées pour les casernements d'infanterie, rien n'était encore déterminé pour ceux de cavalerie. On construisait tantôt des écuries séparées du logement des hommes, tantôt des écuries surmontées de chambres ; les chevaux étaient placés selon le grand axe du bâtiment ou bien perpendiculairement à cet axe. Cependant la morve sévissait sur les chevaux de l'armée de telle façon qu'une commission fut chargée, en 1837, de

(1) GODELIER, *Mémoire sur les causes de la phtisie pulmonaire dans l'armée. Mémoires de médecine de chirurgie et pharmacie militaires*, 1re série, t. LIX, p. 1, 1845.

rechercher les moyens d'enrayer des manifestations épidémiques si onéreuses pour l'État. Les comités de cavalerie et des fortifications furent d'accord pour demander plus d'espace et d'air dans les écuries, ainsi que l'amélioration du pavage du sol et de l'écoulement des liquides. La circulaire du 6 janvier 1842 dit que le casernement d'un régiment de cavalerie comportera par escadron 180 hommes logés au-dessus d'une écurie double, contenant 136 chevaux, le surplus des animaux, soit 37, occupant une écurie simple.

La circulaire du 8 novembre 1843 modifia légèrement ce plan et eut pour résultat l'adoption de la caserne à chambres à quatre rangs de lits, deux contre les murs de refend et deux contre une cloison médiane, ne s'élevant pas jusqu'au plafond et interrompue soit par un passage central soit par deux passages contre les façades. C'est ce type que l'on retrouve dans la plupart des dortoirs de l'école de Saint-Cyr et dont un des

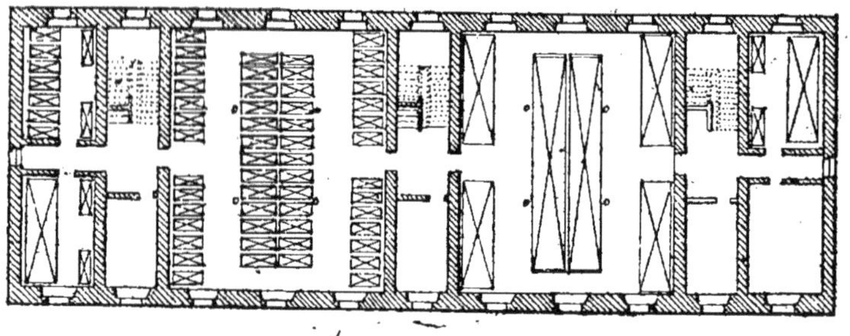

Éch. $\frac{1}{500}$

Caserne avec chambres à quatre rangs de lits (d'après Gœtschy, *loc. cit.*).

exemples a été la caserne Napoléon à Paris (1852). La caserne du Château-d'Eau à Paris, bâtie en 1857-58, la caserne Saint-Charles à Marseille (1861-63) et un grand nombre de bâtiments construits de 1860 à 1870 (quartier de Blois, caserne du Jardin des Plantes d'Avignon, etc.) sont d'un modèle analogue. Les chambres ont $13^{m},05$ de large, $14^{m},50$ de long et $4^{m},20$ de haut ; elles contiennent 54 lits : on y dispose donc d'une capacité d'air de 14^{m^3} environ par homme. Elles sont éclairées par trois fenêtres sur chaque façade. Il est évident que si les grandes chambres sont peu favorables à la discipline, elles ne facilitent pas le repos des hommes et qu'elles ont l'inconvénient grave d'augmenter le nombre des habitants d'un même local.

Les escaliers, dans ce type de caserne, sont placés dans des cages de 3^{m} de large et desservent, à chacun des étages, une demi-chambre de chaque côté. Ils sont quelquefois très nombreux : la caserne d'Avignon en renferme sept.

En 1845, le comité des fortifications avait admis pour les cuisines, une disposition qui heureusement est tombée en désuétude, et qui consistait à les accoler aux latrines, dans le but de faciliter la ventilation de ces dernières.

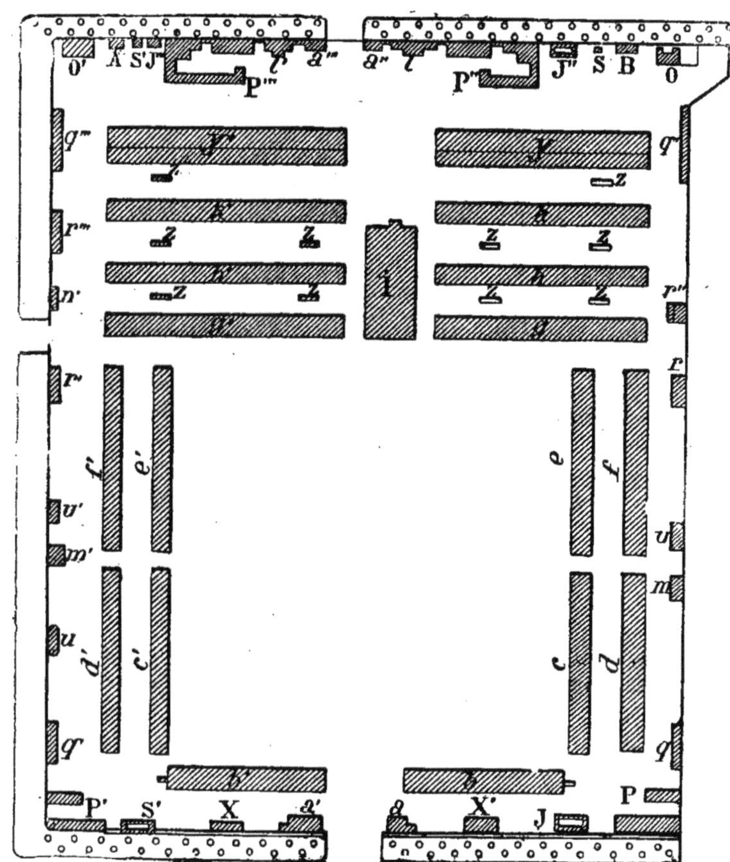

Quartier de la Part-Dieu, à Lyon (Échelle : 0m,0001 par mètre).

a a' a'' a''', pavillons d'entrée ; — *b b'*, magasins, cantines et accessoires ; — *c c' e e'*, écuries et logements (de 120 chevaux chacune) ; — *d d' f f'*, écuries et selleries (de 160 chevaux chacune) ; — *g g'*, écuries et logements (de 160 chevaux chacune) ; — *h h'* écuries et selleries (de 160 chevaux chacune) ; — *i*, manège ; — *j j' j'' j'''*, pédiluves ; — *k*, écurie et sellerie ; — *l l'*, cuisines et accessoires ; — *m m'*, cuisines et latrines ; — *n n'* latrines ; — *o o'*, locaux disciplinaires ; — *p p' p'' p'''*, infirmeries vétérinaires ; — *q q' q'' q'''*, magasins aux fourrages et magasins aux vivres ; — *r r' r'' r'''*, magasins aux fourrages ; — *s s'*, magasins aux munitions ; — *u u'*, lavoirs, ; — *v v'*, dépôts de fumiers ; — *w*, châteaux d'eau ; — *y y'* écuries (de 334 chevaux chacune ; — *z*, abreuvoirs ; — *x x'*, ateliers d'armuriers ; — A B, norias.

Ce plan général a été plusieurs fois modifié dans certains détails : des manèges ont été construits et le quartier s'est étendu au delà de la clôture *q'' q* ; — des infirmeries régimentaires ont été établies sur le prolongement des bâtiments *y*, *k*, *l*, *g*.

C'est en 1846 que commença la construction du quartier de cavalerie de la Part-Dieu à Lyon, qui peut loger quatre régiments de cavalerie. Malgré l'espacement des pavillons, cette ville militaire a souvent été un foyer d'épidémies soit à cause de la densité de sa population, soit à cause de la difficulté d'éviter la souillure du sous-sol par un entretien convenable des rues et par un écoulement bien aménagé dans les égoûts.

Le 30 juin 1856, le Ministre de la guerre, maréchal Vaillant, signa un règlement sur le casernement, destiné à remplacer le règlement du 17 avril 1824. L'influence du règlement de 1856 a été d'autant plus considérable, qu'il est encore applicable aujourd'hui dans la plupart de ses parties. Il a cependant été modifié par des décisions ultérieures, dont plusieurs ont une portée notable au point de vue de la salubrité. Telles sont notamment l'instruction ministérielle du 4 décembre 1889 sur l'aménagement de certains locaux, celle du 9 décembre 1893 sur l'établissement du *tout à l'égout* et celle du 5 février 1894. Désormais aussi les médecins militaires sont appelés à donner leur avis lorsqu'il s'agit de la construction, de l'appropriation, de la location et de l'aménagement des bâtiments affectés au service de santé (note ministérielle du 9 février 1887). Un médecin militaire fait partie de la commission de casernement chargée de déterminer l'assiette du logement (circulaire ministérielle du 21 octobre 1884), et des commissions qui ont à s'occuper des questions intéressant la salubrité des locaux d'habitation (décret du 23 octobre 1893 portant règlement sur le service des places). Une décision ministérielle en date du 3 février 1890 prescrit qu'il y aura toujours entente entre le service du génie et les services intéressés, chaque fois que des travaux de construction ou d'aménagement importants devront être entrepris, et que le service du génie sera tenu de faire connaître les motifs qu'il pourrait avoir de ne pas satisfaire aux demandes des chefs de corps. Un règlement du 20 juin 1888 a décidé que les corps de troupes prendraient à leur charge, sur les ressources d'une masse dite de *casernement*, les réparations locatives des casernes, ce qui facilite les améliorations de détail pour lesquelles l'intervention du service du génie cesse d'être indispensable.

Faut-il ajouter que si peut-être, à certaines époques, il a pu exister quelques divergences entre les vues du service du génie et celles du service de santé, il semble bien qu'aujourd'hui médecins et officiers du génie se rencontrent dans le commun désir d'assurer les meilleures conditions sanitaires possibles à l'habitation du soldat, et que les exigences de l'hygiène quant au logement des troupes sont appréciées par les officiers du corps du génie, qui leur accordent l'importance qu'elles méritent. Des conférences sont toujours prescrites pour l'étude des questions communes à plusieurs services, et les intérêts des uns et des autres y sont exposés avec toute liberté, ce qui fournit en somme à l'autorité supérieure et au Ministre tous les éléments permettant de juger en pleine connaissance de cause et de donner aux desiderata exprimés par les médecins, les satisfactions légitimes.

Lorsqu'après les évènements de 1870-71, la réorganisation de l'armée, en même temps que la perte de nos casernements d'Alsace-Lorraine, amena l'augmentation de l'armée active et la nécessité de loger momentanément les hommes de la réserve et de l'armée territoriale, il fallut créer des casernes nouvelles. Les critiques élevées, au nom de l'hygiène surtout, contre le système à grandes chambres, engagea à revenir au modèle Emy, comprenant des chambres à deux rangées de lits, éclairées

Plan d'ensemble

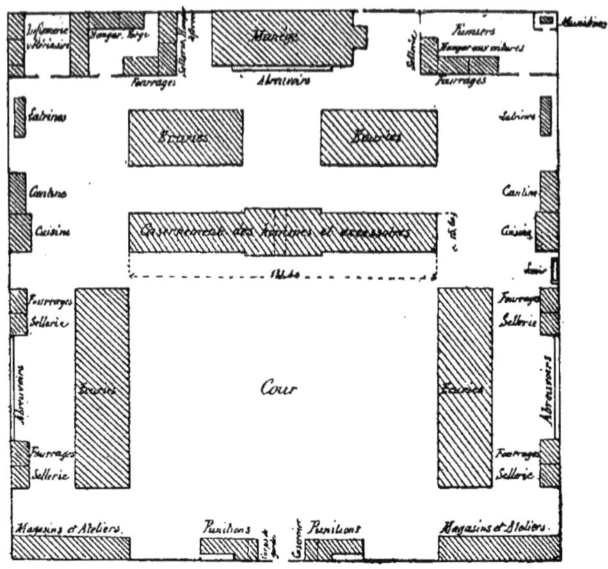

Plan d'ensemble d'une caserne d'infanterie, type 1875 (d'après Gœstchy, *loc. cit.*).

sur les deux façades, desservies par des escaliers situés au fond des cages ; chacun de ces escaliers conduit, à chaque étage, à deux chambres, d'hommes indépendantes et à une chambre de sous-officier ; des baies pratiquées dans les murs de refend permettent de communiquer au besoin d'une chambre à l'autre. Ce type combiné avec celui des casernes à corridor central, appliqué surtout au rez-de-chaussée, aboutit au type mixte dit de 1875, dont l'organisation est réglée par l'instruction ministérielle du 20 mars 1875. Les casernes de ce genre comportent trois bâtiments principaux destinés au logement et disposés à angle droit à l'extérieur d'une cour, entourée de tous côtés par un mur de $3^{m},30$ de haut. Les bâtiments comprennent un rez-de-chaussée, deux étages et des combles qui ne doivent être occupés que pendant les appels des réservistes. La figure p. 47, montre la disposition générale adoptée pour le casernement d'un régiment d'infanterie, la figure p. 48 celle réglementaire pour un régiment de cavalerie.

Les décrets du 28 décembre 1883 et 25 novembre 1889 sur le service de santé prescrivant que les infirmeries régimentaires seront installées dans des pavillons isolés, il y a lieu de prévoir ce bâtiment dans toutes les constructions nouvelles. Les lois et décrets successifs relatifs à l'amélioration de la situation des sous-officiers rengagés ont nécessité l'extension de leurs logements, de telle sorte que les aménagements du début ont dû être modifiés à cet égard.

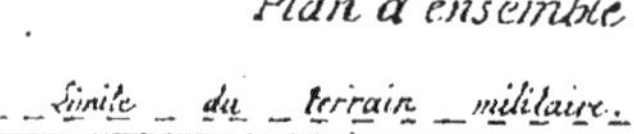

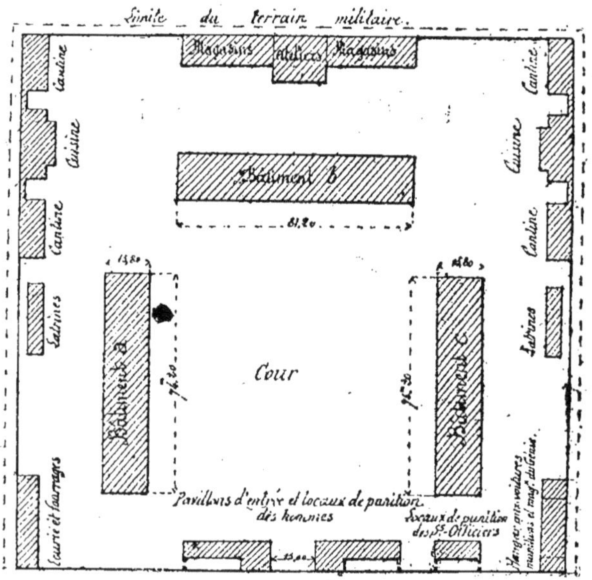

Plan d'ensemble d'un quartier de cavalerie, type 1875 (d'après Gœstchy, *loc. cit.*).

La surface nécessaire pour le casernement d'un régiment d'infanterie est de 3 à 4 hectares. La cour intérieure a environ 100^{m} sur 100^{m}.

Dans les casernements de cavalerie, les chevaux sont logés dans des écuries-docks indépendantes du logement des hommes. La surface nécessaire à l'ensemble du quartier est d'environ 6 hectares. La cour principale a 120^{m} sur 130^{m}.

La disposition générale des chambres est la même dans les quartiers de cavalerie et d'infanterie.

Une décision ministérielle du 5 décembre 1889 a approuvé une étude de casernements types, pour les différentes armes, présentée par le service du génie. D'après cette décision, qui s'est inspirée des notions de l'hygiène contemporaine dans les différents détails, ainsi que nous aurons l'occasion de le montrer dans la suite de cette étude, il convient d'attribuer aux bâtiments d'une caserne une superficie variant de la huitième à la dixième partie de la surface totale du terrain affecté à l'ensemble du quartier.

Dans les casernements d'infanterie chaque bataillon a un pavillon spécial à deux étages avec combles plafonnés, mesurant 76^m de long sur 18^m de large. Dans une caserne destinée à un bataillon, le pavillon est situé au milieu d'une cour de 170^m sur 155^m. De chaque côté de l'entrée de la cour, et faisant face au pavillon d'habitation, se trouvent deux petites constructions à un étage, sans mansarde de 9^m sur 20^m destinées à la salle d'honneur, à l'école, aux bureaux du major, du trésorier, au poste de police et aux logements des sous-officiers mariés. Derrière chaque pavillon de bataillon sont placés ses réfectoires, en arrière d'eux sa cuisine; à la périphérie du quartier, le long du mur de clôture, sont rangés d'autres petits pavillons pour le mess des sous-officiers, les locaux disciplinaires, les cantines, les ateliers, les lavoirs et leurs dépendances, le hangar pour les exercices, les latrines, l'écurie.

Le pavillon destiné au logement d'un bataillon est partagé en autant de sections indépendantes que de compagnies. Chaque compagnie a sa chambre, possède un escalier propre, ce qui supprime le corridor central et permet l'ouverture des fenêtres sur les deux façades opposées. Au rez-de-chaussée, surélevé au-dessus du niveau de la cour de 1^m environ, sur un couloir central s'ouvrent huit pièces par compagnie : les lavabos, la chambre de l'adjudant de compagnie, deux chambres pour deux sous-officiers chacune, la chambre du sergent-major, celle du fourrier et deux magasins. Au premier étage, de chaque côté du palier, se trouve une chambre pour vingt-huit hommes et en face de l'escalier une chambre pour un sous-officier rengagé. La disposition est la même au deuxième étage, avec cette différence que la chambre du sous-officier est remplacée par une chambre pour six hommes. L'étage mansardé est établi sur le même plan et peut éventuellement recevoir le même effectif que les autres étages.

Quand le quartier est affecté à deux bataillons d'infanterie, on construit au centre de la cour, perpendiculairement à l'entrée principale et se faisant face, deux pavillons distants l'un de l'autre, de 100^m. La cour mesure alors 200^m de long sur 190^m de large.

Lorsque les trois bataillons d'un même régiment sont réunis dans le même quartier, les pavillons d'habitation sont disposés à peu près comme dans le type de 1875. Le pavillon central est alors un peu plus grand, de manière à loger la section hors rang avec le petit état-major, et la cour a 250^m de côté. Les deux pavillons latéraux établis sur les ailes du pavillon qui fait face à l'entrée sont placés en retrait, et perpendiculairement à lui : ils en sont distants d'une vingtaine de mètres en avant et d'autant sur les côtés et sont eux-mêmes séparés l'un de l'autre par une distance de 130^m. Sur le même alignement que les pavillons latéraux, sont placés, dans les mêmes conditions de symétrie par rapport au pavillon central, d'un côté la cantine, de l'autre les magasins et ateliers. Les autres locaux accessoires sont disposés comme dans le quartier à un seul pavillon.

Pour les régiments de cavalerie on prévoit un pavillon par deux esca-

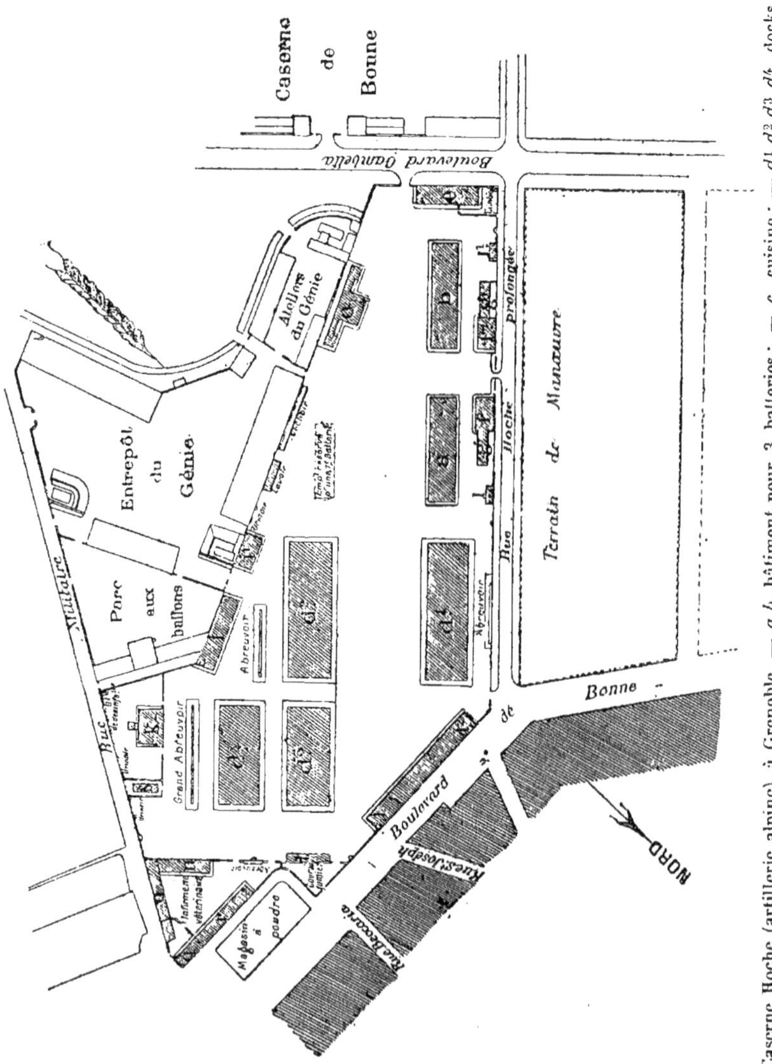

Caserne Hoche (artillerie alpine), à Grenoble. — *a b*, bâtiment pour 3 batteries ; — *c*, cuisine ; — d^1 d^2 d^3 d^4, docks pour 28 chevaux ; — *e*, cantine et mess ; — *f* f^1, pavillon d'entrée ; — *g* g^1, locaux disciplinaires ; — *i* i^1 i^2, sellerie et magasins à fourrages ; — *j*, hangar aux voitures ; — *k*, infirmerie des hommes ; — *l* l^1, latrines ; — *n*, maréchalerie ; — *o p q r*, infirmerie vétérinaire ; — *s*, hangar aux munitions ; — *t*, pédiluves.

drons. Les chambres sont de vingt-quatre hommes ou de douze hommes. Sans les combles, chaque escadron dispose de huit places pour sous-officiers et de cent vingt-quatre pour hommes de troupe. Dans les régiments d'artillerie un pavillon abrite un groupe de trois batteries. Les chambres logent vingt-quatre hommes. Les combles comprennent pour chaque batterie dix places de sous-officiers et quatre-vingt-seize places d'hommes de troupe.

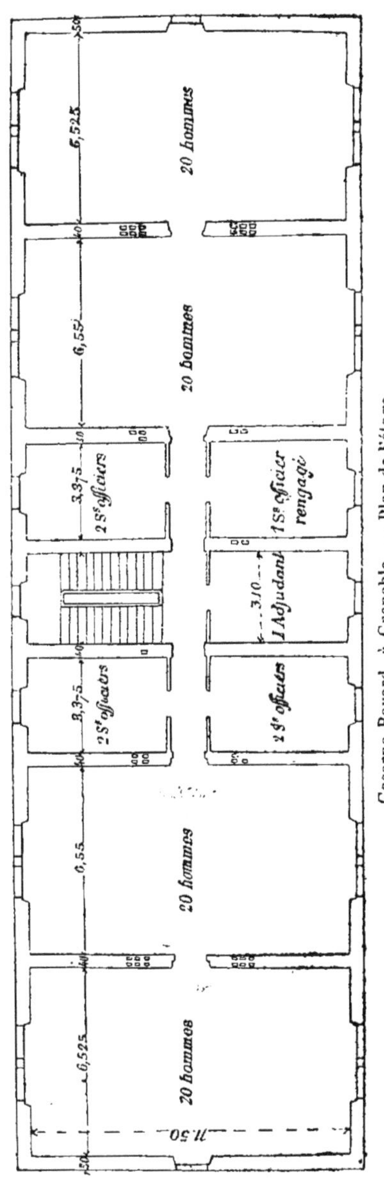

Caserne Bayard, à Grenoble. — Plan de l'étage.

C'est d'après des principes analogues qu'ont été édifiées notamment la caserne Hoche, achevée à Grenoble en 1890 (v. fig. p. 50), où est casernée l'artillerie alpine, la caserne Bayard de la même ville (v. fig. p. 51), qui est, à proprement parler, formée de pavillons isolés et enfin le nouveau quartier de cavalerie de Vincennes achevé en 1893 (v. fig. p. 73), qui est la réalisation à peu près complète du type de 1889.

Le système à pavillons isolés a été adopté par la ville de Paris lorsqu'elle a construit la caserne Schomberg occupée, depuis 1884, par trois compagnies de la Garde républicaine.

En même temps la Ville de Paris construisait des casernements pour les sapeurs-pompiers, celle de Chaligny par exemple où, comme à celle de Schomberg, a prévalu le principe des petites chambres. Nous aurons occasion de faire connaître certains progrès hygiéniques réalisés dans ces constructions qui échappent à une description d'ensemble, le plan de chacune étant différent.

Pourtant, dès 1870, des motifs divers avaient amené le logement des hommes sous baraques. Les études entreprises en Angleterre, l'expérience de la guerre de sécession des États-Unis, le réveil des idées hygiéniques avaient engagé le commandement à se préoccuper du logement des hommes dans des pavillons isolés se rapprochant autant des camps baraqués que des casernes proprement dites. Quelques-uns de ces casernements sont absolument fixes, cependant nous renvoyons leur étude, pour ce qui est de l'armée française, au chapitre consacré aux camps baraqués.

§ II. — Casernement en Prusse et dans l'Empire d'Allemagne.

Avant 1820, le logement des soldats incombait en Prusse, d'une façon complète, aux municipalités, aussi plusieurs d'entre elles construisirent-elles des casernes pour alléger cette charge. La plupart des constructions de cette époque furent du système quadrangulaire : quatre bâtiments élevés entourant une cour sombre et humide ; les bâtiments se divisaient en petites chambres desservies par des corridors placés soit contre une façade, soit dans l'axe du bâtiment.

A dater de 1820, le Gouvernement prit à sa charge la construction des casernes et créa *une administration de garnison*, chargée de garder et d'entretenir les logements des troupes. Cette administration dépend de l'Intendance régionale ; elle est représentée, dans chaque garnison, par un administrateur et, dans chaque bâtiment, par un employé de rang plus inférieur. Les constructions élevées de 1820 à 1843 sont encore du système quadrangulaire, mais il a été aboli, sauf des cas exceptionnels et particuliers, par le règlement de 1843, auquel a fait suite celui de 1869 relatif à l'ameublement. La loi du 14 juin 1873 sur les améliorations à apporter à la situation des sous-officiers, a amené des modifications dans le logement de ces derniers et, en 1874, a paru une refonte complète des anciens règlements.

Néanmoins le type de caserne demeuré réglementaire est celui de 1843. Il est constitué par des constructions formées par un long corps de bâtiment terminé à ses extrémités par des ailes en retour très courtes ; entre ces bâtiments dont chacun est destiné à un bataillon, se trouve la cour principale. Quand un régiment entier est réuni, on élève un nombre de pavillons égal à celui des bataillons ; ces pavillons sont placés soit sur le même alignement, soit sur les trois côtés d'une cour dont le quatrième côté est occupé par une salle de manœuvres peu élevée qui ferme la cour. Le rez-de-chaussée est presque totalement affecté au logement des hommes ; il y a généralement deux étages et les sous-sols, ainsi que les combles, sont réservés aux cuisines, réfectoires, magasins, etc.

D'après le règlement de 1874, la capacité cubique des chambres doit être de 15^{m3} à 16^{m3}, le nombre des habitants étant de dix à douze hommes.

La nouvelle caserne récemment construite à Sarrebourg est considérée par les Allemands comme un modèle ; elle ne comporte que des pavillons séparés par des rues spacieuses.

Après les évènements de 1870, la garnison de Dresde fut portée à 7.000 hommes, ce qui amena la construction de casernements, d'autant plus intéressants au point de vue de l'hygiène, qu'on doit les considérer comme l'expression la plus complète des vues du médecin général Roth (1).

Deux casernes d'infanterie, chacune pour un régiment, et pouvant contenir 1.800 hommes, ont été élevées à Dresde dans l'Albertstadt qui constitue une véritable ville militaire. L'édifice est entièrement construit en pierres de grès et couvert en ardoises. Il comprend un rez-de-chaussée, trois étages et des combles. Les escaliers, dont les volées ont 3^m de large, sont en granit. L'aire du sous-sol, constituée en ciment, se trouve à $1^m,20$ au-dessous du niveau de la cour, et le sol du rez-de-chaussée est à $2^m,30$ au-dessus du même niveau. Les locaux du sous-sol, qui sont voûtés, ont $3^m,15$ sous clef. La hauteur d'étage est de $3^m,65$. Les chambres sont planchéiés; le sol du corridor qui longe tout le bâtiment du côté de la cour est cimenté. Sur ce corridor s'ouvrent des chambres de jour pour dix-sept ou vingt-quatre hommes. Elles sont éclairées par deux fenêtres jumellées; leurs parois sont peintes en vert. Elles donnent, par heure, environ $7^{m3},4$ d'air par homme et à chacun une superficie de 2^{m2}. Les dortoirs peints en bleu clair ont des fenêtres opposées (huit de chaque côté) et abritent cent vingt hommes qui ont chacun un espace cubique de 13^{m3} et une superficie de $3^{m2},6$.

Un certain nombre de locaux sont réservés au logement des officiers célibataires, à celui des sous-officiers mariés et au casino des officiers, très luxueusement installé.

Les deux casernes sont séparées par un espace de $110^m,6$. En arrière de chacune d'elles il y a une cour d'exercice fermée, d'une surperficie de 11 hectares, et, en dehors de l'enceinte de cette cour, un parc boisé est à la disposition des hommes.

Adossé au mur d'enceinte on rencontre un hangar aux manœuvres pour les deux régiments. Ce hangar a $235^m,50$ de long et $21^m,50$ de large; sa hauteur sous tirant et de 8^m. Il est éclairé par quarante-sept grandes fenêtres circulaires comprenant une partie mobile s'ouvrant autour d'un axe horizontal. L'aire est en béton de $0^m,25$ d'épaisseur; la couverture en carton bitumé est percée de vingt-sept cheminées d'aération de $0^m,70$ de diamètre.

Contre le mur de clôture et symétriquement par rapport au hangar précédent, existent encore deux écuries, chacune pour douze chevaux, deux hangars à matériel et deux abattoirs.

Chacune des casernes peut contenir 1.800 hommes.

(1) Tous ces détails nous sont fournis par GRILLON : *Les nouvelles casernes de Dresde*, (*Revue du Génie militaire*, t. I, 1887, page 205 et suivantes). Voir aussi ROTH et LEX, *Handbuch der Militär-Gesundheitsphlege*, Berlin, 1872.

C'est d'après le plan général de la caserne prussienne que seront modifiées et construites successivement les casernes badoises et hanovriennes.

Ces dernières, comme les casernes saxonnes, présentent une particularité digne de remarque, c'est qu'elles possèdent presque toutes des *chambres de jour* distinctes des dortoirs. Mais la capacité de ces dortoirs n'est que de 12^{m3}, bien qu'ils renferment de vingt-six à trente-trois lits. Les chambres de jour donnent 7^{m3} à 9^{m3} d'espace par homme.

En Saxe, où la même chambrée reçoit de dix-sept à cent quinze hommes, les chambres n'ont qu'un cubage de 8 à 11^{m3} et les chambres de jour de 7^{m3} à 9^{m3}.

§ III. — Casernement en Autriche-Hongrie.

En Autriche-Hongrie, les premiers règlements sur le casernement remontent à 1748 pour les provinces allemandes héréditaires et à 1751 pour le royaume de Hongrie ; ils furent rendus par l'impératrice Marie-Thérèse, fixèrent les règles du logement chez l'habitant et autorisèrent les communes à construire des casernes à leurs frais. Ce ne fut cependant qu'au commencement de ce siècle que les municipalités élevèrent quelques casernes ou baraquements à l'aide de leurs propres deniers.

Les casernes autrichiennes construites avant 1848 ont toujours enserré une cour entre leurs bâtiments, et la caserne François-Joseph, bâtie en 1849, est encore du type quadrangulaire. Elle occupe un espace de 10.000^{m2} et abrite deux régiments. L'existence de latrines et de cuisines à chaque étage, l'aspect sombre et humide des cours donnent à ce monument une apparence de tristesse que justifient les statistiques qui le signalent comme la caserne la plus insalubre du royaume.

L'arsenal de Vienne a été construit de 1849 à 1854 ; il renferme sept casernes d'artillerie embrassant un carré. Celles situées aux angles sont du système quadrangulaire, les autres du type en fer à cheval sans interruption des bâtiments aux angles du fer à cheval. C'est encore au système quadrangulaire qu'appartiennent la caserne des équipages de la flotte à Polo, ainsi que la caserne Rodolphe, à Vienne, construite en 1875 et qui est regardée comme insalubre.

Les événements de 1866 contraignirent l'Autriche à réorganiser son armée et, en 1871, le règlement de 1858, qui visait surtout le logement chez l'habitant, fut remplacé par un nouveau règlement (*Instruction für die Ausmittlung der Raumbedürfnisse der K. K. Heeres*) qui supprima en principe le logement chez l'habitant et groupa les hommes par unités constituées, dans des locaux qui se juxtaposent les uns aux autres suivant les nécessités du groupement des troupes, les bâtiments affectant le type linéaire.

C'est d'après les principes de ce règlement qu'ont été construits une caserne d'infanterie à Cracovie en 1877, puis, à Buda-Pesth, le quartier de cavalerie François-Joseph I, achevé en 1866 (1). Il réalise de nombreux progrès, d'autant plus appréciables que les troupes autrichiennes sont généralement assez mal casernées ou bien encore cantonnées chez l'habitant.

Le plan général du quartier François-Joseph est conçu de façon à attribuer à chacune des unités constitutives du régiment des bâtiments distincts, tant pour le logement des hommes que pour celui des chevaux, dans de nombreux bâtiments largement espacés. L'eau y est partout abondamment distribuée. Le tout à l'égout y est installé dans des conditions excellentes.

Les bâtiments destinés à la troupe comprennent un rez-de-chaussée élevé de trois marches et un étage. Les chambres, affectées à dix-sept hommes et à un sous-officier, fournissent à chaque habitant une surface de $4^{m2},70$ et un espace cubique de $18^{m3},75$. Elles sont éclairées par cinq fenêtres de dimension telle que la surface vitrée est de $0^{m},68$ par homme. Chacun de ces bâtiments renferme un lavabo. En arrière et au centre du bâtiment principal, dans un petit pavillon situé à 10^{m} de distance et relié par un corrider, se trouvent les latrines formées par huit cabinets avec chasses d'eau automatiques.

Le casernement renferme huit douches pour bains par aspersion.

C'est d'après le type de la caserne de Dresde que doivent être reconstruites les casernes de Vienne dont l'insalubrité a été reconnue.

Un grand nombre de municipalités ont bâti de bonnes casernes d'après des types rationnels, mais il n'en est pas moins vrai qu'on reconnaît en Autriche qu'il y a intérêt, afin de faire disparaître plus rapidement le logement chez l'habitant, là où il existe encore, de préconiser les constructions économiques. C'est dans ce but que le lieutenant Tilschkert (2) de l'armée autrichienne, propose de construire des casernements à rez-de-chaussée, dont les quatre murs n'auraient pas de fondations très profondes mais seraient entourés, sur une hauteur de $1^{m},50$ à $1^{m},80$, d'une couche de terre circonscrivant tout l'édifice : entre le mur et la terre on placerait une substance imperméable et de cette façon on se garantirait contre le froid et l'humidité. Les murs seraient faits avec du sable calcaire ou des briques d'argile soutenues par des piliers en maçonnerie. Comme toiture on placerait des planches recouvertes elles aussi de $1^{m},12$ de terre.

(1) Goestchy, *Le quartier François Joseph I à Buda-Pesth*. — *Revue du génie militaire*, t. II, p. 367, 1888. — Richard et Longuet, *Archives de médecine et de pharmacie militaires*, t. X, 1887, p. 495.

(2) Victor Tilschkert, *Gemauerte Baracken mit Erdeinhüllungen*, *Kasernen miendere Kategorie. Streffleur's Oesterr. milit. Zeitschrift*, janvier 1893, et *Kirchensberger Deutsch. militärärztl. Zeitf.*, sept. 1893, p. 399.

La transformation de toutes les casernes de Vienne en des bâtiments édifiés d'après les règles de l'hygiène est chose décidée et il semble que ce changement radical va entrer sous peu dans la phase d'exécution.

§ IV. — **Logement des troupes en Angleterre** (1).

Les premières casernes anglaises ont été élevées par les ordres de Pitt, qui en couvrit le pays, à la fin du siècle dernier. Elles étaient généralement quadrangulaires ; un bâtiment réservé aux officiers occupait un des côtés du carré. Le plus ordinairement le type comportait un corridor central, sur lequel s'ouvraient des chambres étroites. La population de ces casernes était très dense et l'insalubrité du logement due à ces conditions défectueuses se démontrait par les résultats statistiques : la mortalité de l'armée anglaise atteignait alors à l'intérieur le chiffre de 17,5 pour 1.000 h.

Après la guerre de Crimée, une commission fut nommée pour rechercher les causes de cette léthalité. Cette commission dont firent partie lord Herbert et Parkes, consigna ses observations dans deux rapports qui n'ont pas cessé de faire autorité, en matière d'hygiène du casernement (2). Le Gouvernement, à la suite de ces rapports, prescrivit une réforme complète de l'habitation conformément aux conclusions des hygiénistes et les bienfaits de cette réforme se traduisirent immédiatement par une diminution notable des décès.

Aux bâtiments massifs à plusieurs étages ont été substitués des pavillons à un, deux et exceptionnellemént trois étages (Chelsea à Londres). Ces bâtiments, au lieu de former un carré, sont isolés les uns des autres, de telle sorte que le renouvellement de l'air de l'un d'eux ne soit pas gêné par le voisin et que chacun reçoive les rayons du soleil. L'axe de chaque pavillon doit, autant que possible, être dirigé du nord au sud et la distance entre deux constructions être au moins égale à la hauteur de l'édifice.

Les dimensions des chambres, dit Parkes (3), commandent en quelque sorte la forme des pavillons. La commission avait admis des chambres

(1) Voir GRILLON, *Etude sur le casernement à l'étranger* (*Mémorial de l'officier du génie*, 1875, N° 25, p. 1 et s.).

(2) *Report of the Commissionner's appointed to inquire into the regulations affec tesig the sanitary condition of the Army, the organisation of military hospitals and the treatment of the sick and wounded*, London, 1858. — *General report of the Commission appointed for improving the sanitary condition of barracks and hospitals* London, 1861.

(3) PARKES, *A Manual of practical Hygiène, edited of*, F. de Chaumont, *Seventh edition*, London, 1887.

pour douze hommes, mais ces petites chambres sont d'un agencement difficile et on leur préfère aujourd'hui des chambres pour vingt-quatre hommes, c'est-à-dire pour une section. Elles ont des fenêtres opposées et ne renferment que deux rangées de lits qui sont placés le long de chaque grand côté. Un des pignons est percé par la porte, l'autre comporte une cheminée. Pour que chaque homme ait 17^{m3} d'espace, il convient de donner à la chambre $18^m,28$ de long, $6^m,05$ de large et $3^m,05$ de haut.

Parkes estime que les casernements de ce type seront parfaits quand on aura ajouté aux chambres dortoirs, des chambres de jour et des locaux pour nettoyer les armes et les effets.

La chambre, telle que l'a conçue la commission, peut constituer un élément isolé comme dans la caserne de Colchester où le pavillon n'a qu'un rez-de-chaussée comprenant, outre deux chambres de sous-officier, deux chambres pour vingt-six hommes chacune, pourvues de lavabos. Mais le plus souvent il existe un étage et deux pavillons se trouvent juxtaposés par leurs pignons : entre les deux se placent alors des chambres de sous-officiers, des lavabos, des latrines; dix pavillons de quatre chambres permettent de loger un régiment. Ce type est celui de la nouvelle caserne de cavalerie d'Yorck.

La caserne de Chelsea (New-Chelsea Barracks) à Londres comprend un rez-de-chaussée et trois étages. Six pavillons sont accolés bout à bout de telle sorte que l'aspect général rappelle au premier abord le système linéaire. Cependant il n'y a pas de communication entre les pavillons, d'étage à étage.

Au camp d'Aldershot (1) le casernement permanent de l'infanterie est constitué, pour le logement des hommes, par six pavillons groupés deux à deux et comprenant chacun un rez-de-chaussée et deux étages. Les pavillons sont distants l'un de l'autre de $24^m,17$ et reliés par un hangar salle de manœuvre. Chaque pavillon mesure $78^m,70$ de long sur $17^m,18$ de large; il est divisé en dix chambres d'environ $16^m,30$ sur $6^m,75$, s'ouvrant sur une galerie extérieure qui règne aux deux étages sur toute la longueur du bâtiment et qui conduit à un escalier à chaque extrémité du pavillon. Les bâtiments du camp d'Aldershot sont sur la limite des casernes d'une part et d'autre part sur celle des camps baraqués dont il sera question un peu plus loin.

Ils ont fait l'objet, en 1890, de deux rapports d'enquête adressés au Ministre de la Guerre, sur sa demande, par deux ingénieurs civils, Richard Creed et Fréderic-Thomas Piltrington qui n'y ont critiqué que quelques détails, sauf en ce qui concerne le chauffage; ils demandent notamment, pour assurer une protection plus efficace contre le froid,

(1) LANGLOIS, *Note sur le casernement en Angleterre* (*Mémorial de l'officier du génie*, N° 25, p. 585 et suivantes).

qu'on substitue des toitures ordinaires au feutre goudronné, actuellement employé pour les couvertures.

Dans la plupart des anciennes casernes anglaises de cavalerie, les écuries sont placées au-dessous du logement des hommes. L'indépendance des chambres et des écuries n'a été décidée qu'en 1863.

Les casernements anglais renferment des dépendances beaucoup plus nombreuses que les nôtres. Ce sont, d'après Parkes : la chambrée, à laquelle sont attenantes des chambres pour certains officiers non commissionnés, les quartiers pour les soldats mariés, les quartiers pour les sergents-majors, les mess des sergents, les quartiers pour les officiers, les cuisines, les bains, les lavabos, les latrines et les urinoirs, les salles de rapport et les bureaux, les locaux disciplinaires, les magasins, les cantines, la salle de lecture, la chapelle, les écoles pour les enfants des militaires casernés, la salle de lecture des hommes. Il faudrait y ajouter encore, pour satisfaire pleinement l'hygiène, les salles de manœuvre qui existent dans certains casernements, les réfectoires et les salles pour le nettoyage des effets.

De telle sorte que le plan d'ensemble de l'habitation d'un corps de troupe a l'apparence d'un village ou d'une petite ville.

§ V. — Logement des troupes en Russie.

L'armée russe est logée dans des casernes dépendant de l'administration militaire, dans les logements des places fortes, dans des casernes n'appartenant pas à l'État, ou bien les hommes sont cantonnés chez l'habitant.

Les casernes appartenant à l'État sont des bâtiments construits pour servir au logement des troupes (casernes proprement dites ou casemates) ou bien des bâtiments ayant eu primitivement une autre destination (anciens hôpitaux, couvents, etc.). Un certain nombre de logements militaires, surtout parmi ceux qui n'ont pas été établis pour servir de casernes, laissent beaucoup à désirer par leur manque d'espace, d'aération, par leur humidité, par le peu d'épaisseur des murailles et par les difficultés qu'on éprouve à y entretenir la propreté. Les casernements n'appartenant pas à l'État sont encore plus défectueux : ils abritent cependant la majeure partie des troupes de l'empire ; ce n'est que dans la Finlande, le Turkestan et le Caucase que dominent les bâtiments dont l'État est propriétaire. Le logement chez l'habitant est souvent insalubre, surtout lorsqu'il est fourni par des populations pauvres comme il arrive notamment dans les régions de l'ouest.

Un grand nombre de casernes sont du système quadrangulaire avec cour étroite encaissée entre les bâtiments. Beaucoup d'entre elles sont construites en terre argileuse ou hygroscopiques et sont humides. Les chambres ne sont pas toujours munies de plafonds et fréquemment les parois ne sont pas enduites de mortier ; l'espace cubique est restreint et la ventilation insuffisante. Les latrines sont trop souvent d'un modèle tout à fait primitif. Les bains ne sont pas convenablement installés. Les corps de garde, les locaux disciplinaires sont mal aménagés.

Aussi les médecins militaires et le commandement ont-ils fait de vigoureux efforts pour améliorer cette situation et les réformes sont en pleine voie d'exécution, depuis l'établissement, en 1883, d'une commission des bâtiments, dont le travail actif et bien conduit porte déjà ses fruits. On est en train d'améliorer les parois des chambres ; on organise des latrines avec sol asphalté ou métallique ; on assure la ventilation des chambres ; on draine le sol ; on organise des réfectoires, des salles de bains et des salles d'exercice et de réunion (salles à thé). Depuis 1889 les casernements de Saint-Pétersbourg ont été chauffés, éclairés et ventilés d'après les principes modernes. Dans le district de Vilna, depuis 1890, une partie des troupes sont logées dans des casernes en bois, à pavillons séparés à un étage, avec réfectoires, ateliers, etc., et cabinets d'aisance chauffés. Depuis 1890 aussi, dans les districts de Varsovie et de Moscou, des améliorations très importantes ont été réalisées, notamment dans les constructions élevées par le génie militaire, qui adopte souvent le type de baraquements en bois avec couverture en chaume et sol planchéié ou asphalté. Il en est de même dans le district de Kasau. De telle sorte que l'on peut prévoir l'époque, relativement prochaine, où sur l'immense étendue de l'empire russe, les troupes seront logées dans les conditions conformes aux principes de l'hygiène (1).

§ VI. — Logements des troupes dans les pays chauds.

Protéger contre la chaleur et les variations brusques de température, garantir contre les émanations et l'humidité du sol et assurer le renouvellement de l'air : telles sont les conditions essentielles que doit remplir tout casernement dans les pays chauds.

Si au début de l'occupation d'une colonie, il peut être indispensable de loger les troupes au point de débarquement, il devient sage, dès que le séjour se prolonge et à plus forte raison s'il devient définitif, de bâtir des casernes à une altitude suffisante : l'augmentation de l'altitude assurera l'éloignement des foyers de malaria, procurera une température plus fraîche et moins pénible en même temps qu'une diminution de la tension de la vapeur d'eau. En outre, Parkes estime que dans les pays à

(1) Renseignements puisés dans le compte-rendu publié (*Deutsche militärärtzl. Zeitschf.* 22e année 1893, p. 414 et 493) par l'Oberstabsartz Nicolaï, du rapport annuel 1889-1890 sur l'état sanitaire de l'armée russe, établi par le médecin inspecteur général du service de santé de cette armée.

fièvre, le rez-de-chaussée de la caserne doit toujours être élevé de 2m ou 3m au-dessus du sol ; il fait remarquer que, lorsque l'élévation est suffisante, les arcades construites sous le logement sont d'excellents locaux pour les exercices.

En toute circonstance, le logement militaire sera aussi éloigné que possible des localités à malaria, abrité contre les vents soufflant des marais et le sous-sol sera soigneusement drainé.

La seule barrière efficace contre la chaleur, après l'altitude, est un matelas d'air entourant la maison, ce que l'on obtient par l'établissement de doubles parois qui laissent entre elles un espace suffisant, et dont l'air peut se renouveler, grâce à l'existence d'ouvertures convenablement disposées. La grande épaisseur des murailles ne saurait remplacer cette couche d'air peu conductrice du calorique. Le toit en terrasse, s'il n'est pas lui-même séparé de la chambre par un courant d'air, est un abri insuffisant. La plupart des observateurs préfèrent à la terrasse, même bien construite et qui procure, il est vrai, un lieu agréable de repos le soir, le double toit qui offre une pente plus favorable à la ventilation des locaux et qui permet de garantir les appartements contre le soleil, pour peu que ce toît, déborde les parois mêmes du bâtiment. Il est nécessaire aussi que l'habitation soit pourvue d'une ou de plusieurs vérandahs dont la disposition sera variable suivant la localité, l'orientation du bâtiment et les vents dominants. Enfin on choisira des matériaux mauvais conducteurs de la chaleur.

L'expérience a démontré aussi que les petits pavillons sont plus frais que les grands bâtiments qui, une fois qu'ils sont échauffés, ne se refroidissent plus qu'avec une extrême lenteur.

Le renouvellement de l'air à l'intérieur des chambres doit être très largement assuré par tous les moyens en usage dans nos pays. Il est cependant des localités où l'air est si chaud et si peu agité que l'on est obligé de recourir à la ventilation artificielle par aspiration, à l'aide d'appareils mus par l'eau, les animaux ou la vapeur.

Le punkah est un moyen de ventilation parce qu'il déplace des couches d'air, tend à les éloigner de l'habitation et à les faire remplacer par des couches nouvelles ; son emploi est commun dans toutes les colonies et le capitaine anglais Moorson, a donné la description d'un vaste punkah à faire mouvoir par des chevaux ou des bœufs.

Néanmoins ces règles générales sont susceptibles de modifications pour ainsi dire indéfinies, suivant les conditions spéciales du climat et de l'influence tellurique. Nous bornerons notre exposition à ce qui a plus particulièrement trait au logement des troupes en Algérie, au Tonkin, aux Indes anglaises et dans quelques autres colonies.

I. **Algérie.** — Dans les dix premières années de l'occupation algérienne, nos troupes ont bivouaqué, s'abritant sous des gourbis ou des tentes improvisées, puis sous la tente abri qui fut inventée en Algérie, sous la pression de la nécessité dans laquelle on s'est trouvé de ne pas passer les nuits sans aucune protection contre le refroidissement nocturne si propice à l'infection palustre.

Vers 1840 seulement, on entreprit l'établissement de casernements définitifs. Le type généralement adopté a été le type Belmas pour les casernements d'infanterie et de cavalerie, les chevaux occupant dans ces derniers, des bâtiments distincts de ceux destinés aux hommes (Aumale, Orléansville, Miliana, Mostaganem, Bel-Abbès, etc.). Cependant la caserne de Guelma a des chambres à deux rangées de lits.

Ces bâtiments à l'européenne protègent mal contre la chaleur, là surtout où l'on a omis de munir les fenêtres de persiennes et on peut désirer qu'à l'avenir on se rapproche pour les constructions à établir, même dans le Tell et sur les Hauts plateaux, du type de l'habitation mauresque, pourvu qu'on coupe les angles du carré que forme ce genre de construction et qu'on munisse les chambres d'orifices de ventilation; pourvu aussi que l'espace cubique attribué à chaque homme soit très largement calculé et que le casernement soit protégé contre toutes les causes d'insalubrité provenant du voisinage.

Le type des casernes de France est absolument inapplicable dans les postes du Sud où, d'une part, le transport des pierres est impossible, où d'autre part les constructions de nos pays sont insuffisantes pour se garantir contre la chaleur. C'est pourquoi à Tuggurt la caserne est formée d'un rez-de-chaussée voûté avec étage couvert en terrasse. A Biskra on a édifié une caserne rectangulaire à un étage couvert d'une terrasse; les chambres s'ouvrent sur une galerie intérieure et y prennent jour par une porte et une fenêtre, tandis qu'au côté extérieur il n'existe qu'un petit créneau par chambre.

Ces dispositions parfaitement convenables pour diminuer les inconvénients qu'amène l'excès de la chaleur, exigent une surveillance incessante pour assurer le renouvellement de l'air. On s'imagine combien il faut d'attention et de persévérance pour obtenir des hommes l'ouverture des portes ou des fenêtres au moment précis où l'absence de soleil permet de ventiler par ce procédé : aussi avec ce genre de construction, et dans les régions du Sud, un mode de ventilation artificielle automatique nous semble-t-il absolument nécessaire. Le médecin-major Sérizia a proposé d'utiliser à Biskra le courant de la seguia pour mouvoir un ventilateur et cette idée pourrait amener à des résultats pratiques en plus d'une oasis. Ce qui démontre que le renouvellement de l'atmosphère des chambres est nécessaire non-seulement pour assurer la bonne qualité de l'air à respirer, mais encore pour diminuer la température intérieure, ce sont notamment les observations de Galand et Lahache (*Archives de médecine et de pharmacie militaires* 1888, t. XII, p. 421). Ces deux médecins militaires ont constaté, par des mesures thermométriques prises à Biskra que, dans des logements dont les parois n'ont pas une épaisseur supérieure à 0m,45, les soldats vivent dans une atmosphère qui se maintient, en été, pendant plusieurs semaines, à une température voisine de 37°, alors que, dans les cours, elle n'est que de 18° à 21°, la température moyenne de Biskra étant de 24°.

A El-Oued on a construit, en 1886-1887 pour les officiers, un bordj et des logements à parois très épaisses qui s'ouvrent sur des galeries voûtées. Dans le Sud-Algérien, l'épaisseur des murailles serait certainement avantageusement remplacée par les doubles parois emmagasinant de l'air, en usage dans les autres colonies.

Dans quelques postes d'Algérie où l'eau est très abondante, les latrines se déversent à l'égout (Miliana par exemple) : grâce à la décomposition rapide produite par l'ardeur du soleil, l'absence de siphons obturateurs ne produit pas, dans ces conditions, de trop sérieux inconvénients (1). La fosse fixe qui est le système le plus généralement employé dans les habitations militaires, a des défauts plus évidents encore qu'en Europe, et les tinettes mobiles installées dans beaucoup de casernements leur sont évidemment supérieures. En 1877, le médecin inspecteur Fée a montré, en l'installant à l'hôpital de Biskra, combien peut être utile l'*earth system*, que les indigènes emploient presque exclusivement d'une façon aussi rudimentaire que les Hébreux dans le désert.

Les règlements généraux pour les casernements de France sont appliqués aux casernements algériens et tunisiens qui dépendent, comme en France, du service du génie. Par suite, les installations de bains, lavabos, filtres, etc., sont analogues à celles des casernes en France.

La zone des casernes s'arrête au-delà de Saïda où existe une construction à trois étages, insuffisante pour abriter la totalité de la garnison. Plus au sud, les troupes sont baraquées, logées sous la tente ou dans des gourbis.

Les baraques ont de 16m à 18m de long sur 6m à 7m de large et 4m de haut sous plafond. Elles sont en bois, torchis et briques, sans plancher, à plafond formé d'un lattis enduit de plâtre peu résistant. Elles sont couvertes en tuiles. Les portes s'ouvrent dans les pignons et il existe quatre fenêtres de chaque côté. Quelques-unes sont pourvues d'une vérandah.

A défaut de baraque, on utilise la tente marabout ou le gourbi, baraque rudimentaire à murs de torchis et moellons, sans plancher, à toit formé de troncs d'arbres que protège une couche de pisé.

II. **Tunisie.** — En Tunisie, nos troupes sont généralement ou campées ou logées dans des pavillons se rapprochant plus ou moins de ceux du camp de Châlons (V. chap. IV, art. V).

Cependant, à Tunis, on vient de construire trois nouvelles casernes

(1) Viry, *Le Tout à l'égout à Miliana* (*Revue d'hygiène*, t. VI, 1885, p. 637).

d'après un type spécial. La figure page 63 représente l'élévation et la coupe de celle du 4e chasseurs d'Afrique.

Le bâtiment, composé d'un rez-de-chaussée et d'un étage, est entouré d'une galerie continue formant vérandah. Les chambres destinées à quinze hommes sont voûtées en briques ; leur sol, comme celui de la vérandah, est dallé au ciment. Les fenêtres des chambrées s'ouvrent sur la vérandah. La ventilation des chambres est assurée par un canal installé sous le sol de la pièce et qui y amène l'air de l'extérieur en le déversant par des bouches situées dans le plancher. Ces bouches sont recouvertes d'un panier grillagé destiné à recevoir les balayures. L'air vicié s'échappe par quatre cheminées débouchant au-dessus du toit. Les chambres logent chacune trente hommes, ayant chacun 17^{m3} d'espace.

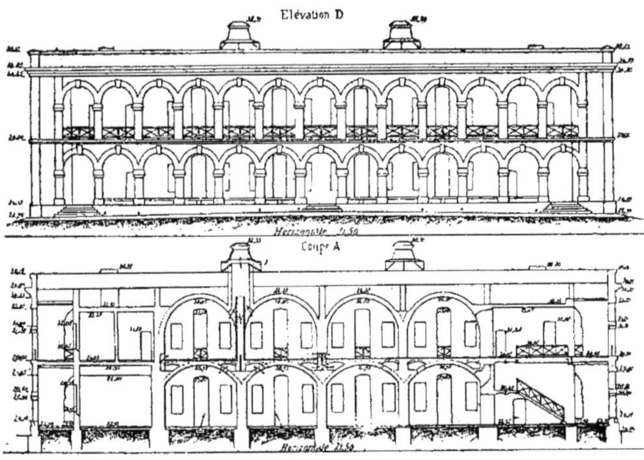

Caserne du 4e chasseurs d'Afrique à Tunis.

Un escalier de fer, à chaque extrémité du bâtiment, fait communiquer l'étage avec le rez-de chaussée.

La vérandah maçonnée protège les murs de façade auxquels elle est reliée par un plancher en fer. Une murette entoure la galerie du rez-de-chaussée à hauteur de siège, ce qui permet de l'utiliser comme réfectoire en y plaçant des tables. Au premier étage la murette est remplacée par une grille sur laquelle les hommes peuvent étendre leurs effets pour les brosser et les aérer.

La caserne est pourvue de bains-douches et d'une salle de lecture.

Les latrines et d'autres locaux accessoires occupent de petits pavillons situés dans la cour du quartier.

III. **Tonkin.** — Les troupes envoyées au Tonkin ont été logées de façons différentes, selon l'époque de l'occupation et selon qu'elles se trouvaient en station ou en marche.

L'habitation stable a présenté trois périodes : d'abord les hommes ont été cantonnés dans les habitations abandonnées par les gens du pays et plus ou moins améliorées ; puis le génie militaire a construit des logements d'un caractère moins provisoire, sur le type des maisons des indigènes, enfin le génie militaire a élevé de véritables bâtiments de plusieurs types.

Le Tonkinois est en général logé dans une sorte de pavillon connu sous le nom de *paillotte*. Le sol de cette habitation est en terre battue et légèrement surélevé. Les parois et les cloisons sont constituées par des treillage de lames de bambou contre lesquelles on tasse de chaque côté un torchis composé de terre glaise et de paille hachée. Ces parois sont supportées par une charpente en bambou. Pour former la toiture, on étend sur cette charpente, par rangées, une couverture dite, à proprement parler, *paillotte*, généralement formée de lattes de bambou longues d'environ 1m,50, coupées en trois dans la longueur et tressées de manière à retenir entre elles, soit des feuilles d'un palmier d'eau, soit de la paille de riz (dans le Delta), soit de longues herbes (brousse), surtout dans les régions montagneuses. Les éléments de la couverture sont imbriqués de bas en haut, de façon à obtenir dans tous les points une double épaisseur. Le toit, plus ou moins incliné, dépasse de beaucoup la verticale, de telle sorte qu'il forme, surtout en avant, une vérandah très basse qui souvent ne permet d'entrer dans la maison qu'en se baissant.

La maison tonkinoise n'a ni étage, ni sous-sol ; elle est généralement divisée en trois compartiments dont un seul, celui du milieu, correspond à la porte qui sert en même temps de fenêtre ; les deux autres sont obscurs, s'ouvrent sur la première pièce et servent de dépôt pour la provision de riz, les instruments, etc.

Les latrines sont inconnues : le ruisseau ou la rivière voisine servent à l'évacuation des matières usées de toute provenance.

Il n'existe pas de cheminées : trois pierres sur lesquelles on installe la marmite au riz constituent un foyer mobile. La seule ouverture de la maison (car il n'y a jamais de fenêtre) se ferme avec une porte en bambou tressé, sans gonds et qui s'attache au moyen de liens en bambou ou en rotin.

Les Tonkinois plus riches, au lieu d'une maison, en ont deux mais construites sur le même type et séparées l'une de l'autre par une cour intérieure. Quelquefois cette seconde maison n'est qu'une étable pour le buffle qui sert à labourer les rizières. On ne rencontre qu'exceptionnellement des maisons tonkinoises à parois de pierres, à sol dallé ou planchéié et à toiture en tuiles, quoique les Chinois possèdent souvent des maisons à un étage, en pierres et couvertes de tuiles, en général composées de deux corps de logis l'un derrière l'autre séparés par une cour : le premier, en avant sur la rue, constitue le magasin, l'entrepôt de marchandises, le second l'habitation.

Quelques rares Annamites aussi possèdent une maison en briques, de dimensions très restreintes, ainsi que les règlements de police l'obligent à en construire sur les rues, mais par derrière se trouve alors une paillotte ordinaire qui sert de logement.

Les constructions les plus utilisées pour les troupes ont été les pagodes, où l'on pouvait facilement percer des fenêtres, ajuster des portes avec gonds et qui, ainsi, se transformaient en logements relativement salubres, grâce à leurs murs épais, à leur exhaussement au-dessus du niveau du sol et à leur situation en dehors des groupements d'habitations indigènes.

Les magasins à riz, en général très spacieux, à murs épais et construits sur un sol moins humide, ont fourni des logements précieux, surtout dans les citadelles, où, comme à Hanoï, on les a transformés en salles de malades, construisant, à proximité, des paillottes pour les locaux hospitaliers accessoires.

En colonne, on bivouaquait très rarement, du moins dans le Delta, en raison de l'humidité du sol et aussi de la quantité considérable des villages que l'on rencontrait. On se contentait, la plupart du temps, de creuser une tranchée pour la feuillée (V. chap. IV, art. II, § V) et d'ouvrir largement les parois latérales des paillottes afin d'y laisser pénétrer l'air. On trouvait presque toujours des lits en bambou ou, à défaut, de la paille de riz en abondance, dont on fabriquait d'excellentes paillasses.

Les habitations provisoires construites par le service du génie ont été analogues à celles des indigènes. Mais le sol était très notablement surélevé et fortement tassé. Les fermes principales étaient en bois et le reste de la charpente en bambou mâle, c'est-à-dire presque plein et très solide. Les paillottes pour les toits étaient confectionnées en paille de riz ou en brousse soigneusement coupées. La vérandah, plus large et à pente plus douce que le toit, s'étendait tout autour de l'habitation. Les parois intérieures étaient blanchies à la chaux.

Pour certaines paillottes, principalement pour celles affectées aux malades, le toit était double, de manière à emprisonner un certain volume d'air et mieux protéger l'habitation contre la chaleur et la pluie, le toit supérieur seul se continuant avec la vérandah.

Les hôpitaux ou ambulances étaient constitués par de petits pavillons (contenant douze à dix-huit lits) et suffisamment séparés les uns des autres pour éviter les incendies. Les latrines, placées à une distance assez grande, se composaient également d'une petite paillote avec plancher en bambou à claire-voie, pourvu à la partie moyenne d'un orifice correspondant à un baquet qu'on emportait et vidait au loin tous les jours et même deux fois par jour, en été.

Ces habitations, on le conçoit, ne pouvaient être salubres qu'à la condition d'être provisoires ; le sol en terre battue, s'infectait rapidement, les fermes en bois et en bambou étaient facilement mangées par les termites et exposées à se décomposer.

Des lits de camp en bambou, légèrement inclinés pour soulever la tête, constituaient, dans les casernes de tirailleurs tonkinois, une couchette commune à plusieurs hommes. Les malades et les soldats européens avaient chacun leur lit distinct, le plus souvent fixé en terre par quatre pieds et par conséquent non mobile. Cette fixité, qui rendait le nettoyage difficile, a été évitée dans les infirmeries et les hôpitaux. Les fournitures de couchage comprenaient une paillasse remplie de paille de riz ou mieux de fougères qu'on changeait fréquemment et d'un matelas.

Un complément obligé était la moustiquaire, large enveloppe de mousseline à mailles assez fines, pendue au plafond et dont les bords étaient repliés sous le matelas. Des tables et quelques siéges en bambou ou en bois complétaient ce mobilier sommaire.

Le chauffage était nul. Il aurait été utile pendant certains jours froids et pluvieux de février et de mars, d'autant plus que la toiture laissait souvent passer la pluie, et que les portes et fenêtres en bambou tressé fermaient assez mal, inconvénients du reste aussi fâcheux en été qu'en hiver.

On palliait un peu toutes ces imperfections en plantant tout autour de ces habitations, à la mode annamite, des bananiers, des bambous et autres plantes à croissance rapide qui garantissent de la chaleur et en même temps drainent le sol par leurs racines.

Enfin, dans certains des postes les plus importants et les plus salubres, on a élevé des habitations plus confortables. A Haï-Dzong et à Haï-Phong, une société française a fait construire une caserne et deux pavillons d'hôpital. A Phu-Hy le génie militaire a édifié des casernes avec des briques tirées des fours annamites ; les planchers ont été construits en fer et briques, la toiture en tuiles reposant sur des fermes du système Moisant (1).

Ces charpentes métalliques légères, facilement transportables par les jonques et à l'abri des attaques des insectes, ont été très appréciées ; malheureusement des confusions se produisirent plusieurs fois entre les différents types adoptés, et l'on arriva à élever, pour l'habitation, des baraques du modèle destiné aux magasins, c'est-à-dire dépourvues de vérandahs, ce qui les rendit inhabitables. D'autre part, l'expérience démontra que, même dans le type affecté aux casernements, la largeur des vérandahs qui ne dépassait pas 2m,25, était insuffisante et que, pendant

(1) Ces renseignements sont empruntés à des communications orales de nos camarades, notamment du médecin-major Lapasset, au travail du capitaine du génie Kreitman : « *Le Service du génie au Tonkin sous l'administration de la Marine*, 1874-1885 (*Revue du génie militaire*, t. II, 1888, p. 196 et 604, et t. III, 1889, p. 5), et à celui du capitaine du génie Joffre, sur le *Type de caserne à adopter pour le Tonkin* (*Ibidem*, t. III, 1889, p. 185 et s.)

une partie de la journée, les rayons solaires surchauffaient les murs extérieurs et même l'intérieur des chambres.

Dès 1883, on construisit à Nam-Dinh quatre pavillons d'ambulance du système Tollet, qu'on établit sur un rez-de-chaussée voûté.

Depuis 1889, on a adopté le type de la caserne de Viétri, tant pour les hôpitaux que pour les casernements.

Les constructions de ce genre se composent pour ainsi dire de deux maisons, dont l'une enveloppe l'autre, en laissant circuler un courant d'air continu entre elles. Cette circulation est obtenue grâce à l'échauffement du toit par les rayons solaires, de telle sorte que plus la chaleur est grande, plus le courant d'air est rapide. En outre, la ventilation est facilitée par la disposition des chambres qui toutes prennent jour à la fois sur les deux façades.

Les dimensions de la vérandah qui entoure le pavillon sont calculées de telle façon qu'elle procure une protection contre le soleil, tout en laissant arriver assez de jour dans les chambres. En outre, le bord inférieur de la toiture ne dépasse pas sensiblement la partie supérieure des portes et fenêtres qui peuvent ainsi recevoir toute la brise.

Partout où les matériaux sont abondants on construit des murs aussi épais que possible.

Les chambres sont de dix hommes et occupent exclusivement l'étage, le rez-de-chaussée étant réservé pour les différents services. Le couchage comprend ou les lits de fer règlementaires dans la marine ou des lits en bambou, munis d'un matelas dit cambodgien, formé de coton cardé légèrement comprimé, d'un traversin garni de paille de riz, d'une natte en jonc, de draps et d'une moustiquaire. On utilise, lorsque la température l'exige, la petite couverture de campement dont l'homme est généralement détenteur (1).

L'orientation du logement a, au Tonkin, une très grande influence sur sa salubrité.

Joffre estime que « sur tout le territoire du Tonkin, compris entre le 19e et le 23e degré de latitude boréale, le soleil se trouve au nord pendant une courte période de temps, dont le milieu est le solstice d'été et qui est d'autant moins longue que l'on est plus éloigné de l'équateur. Une façade dirigée de l'est à l'ouest recevra donc le soleil pendant une petite partie de l'année, au moment des fortes chaleurs, si elle est exposée au nord, et tout le reste du temps si elle est exposée au sud : mais dans les deux cas, les rayons solaires la frapperont sous une incidence très faible pendant l'été. Par conséquent, si l'on a soin de donner aux deux longues faces d'un bâtiment l'orientation est-ouest, les vérandahs tiendront, pendant la saison chaude, les rayons solaires suffisamment éloignés des

(1) BARATIER, *L'administration militaire au Tonkin*, 1885-86 (*Revue du service de l'intendance militaire*, t. II, p. 250 et s.)

murs pour préserver ceux-ci de l'échauffement. Les deux pignons seuls seront chauffés : celui de l'est le matin et celui de l'ouest le soir. La face exposée au sud ne sera pas abritée pendant l'hiver : elle recevra de ce fait un supplément de chaleur, qui sera loin d'être nuisible dans cette saison, où la température est suffisamment basse pour que l'on soit parfois amené à faire du feu dans les appartements ». Et il ajoute : Une autre orientation que celle indiquée ci-dessus exposerait au soleil les longues faces du bâtiment et par conséquent rendrait celui-ci plus chaud dans toute sa longueur pendant l'été. On peut constater cet inconvénient dans quelques constructions du Tonkin et en particulier dans l'ancien hôpital de la concession de Hanoï, où la chaleur rend l'habitation des chambres très pénible l'après-midi.

En été, le temps est souvent très clair au Tonkin, et la chaleur y est excessive. Aussi convient-il d'y protéger avant tout les bâtiments contre l'échauffement produit par le contact des rayons solaires et de leur donner l'orientation est-ouest qui seule leur assure cette protection.

Les indications tirées de la considération de la brise conduisent souvent au même résultat. En beaucoup de points, et notamment à Hanoï et à Viétri, il souffle du sud-est, pendant une bonne partie de l'été, un vent assez faible, mais cependant très sensible. L'orientation ci-dessus indiquée permet à la brise de traverser toutes les chambres qui ont des ouvertures sur les deux façades, et d'augmenter l'impression de fraîcheur que l'on ressent dans ces pièces.

Toutefois, nous estimons que cette dernière considération doit être négligée lorsqu'elle donne des indications contraires à celles qui résultent de la nécessité de se protéger contre le soleil ; et c'est, dans tous les cas, l'orientation est-ouest qu'il convient d'adopter.

En résumé, le type de la caserne de Viétri semble bien réaliser les conditions les plus importantes que doit présenter une habitation dans ce pays. Joffre résume ces conditions comme il suit :

« Placer à l'étage les chambres des hommes et réserver le rez-de-chaussée pour les bureaux, les magasins, les réfectoires et autres locaux accessoires ; donner aux longues faces des bâtiments l'orientation est-ouest ; organiser la vérandah de façon à ce que le bord inférieur de sa couverture soit environ à 3^{m},75 en distance horizontalement de la façade et à 2^{m},40 au-dessus du sol extérieur de la caserne ; faciliter autant que possible la ventilation et disposer les chambres de façon à ce que chacune d'elles ait des ouvertures sur les deux façades ».

Sera-t-il possible d'édifier partout des constructions analogues, notamment dans le haut Tonkin, en raison de la grande difficulté qu'on a de transporter les matériaux et de se procurer la main d'œuvre ? Pourtant c'est surtout dans les petits postes situés dans cette région qu'il est particulièrement utile de créer des habitations salubres et confortables qui certainement feraient baisser considérablement le chiffre des dysentériques et des paludiques dont le grand nombre oblige à renouveler fréquemment le personnel de ces postes peu privilégiés.

Les baraques Dœcker n'ont pas été employés au Tonkin, mais au Dahomey : elles ont été reconnues insuffisantes quoique ayant rendu quelques services pour protéger contre la chaleur. A 0m,50 au-dessus du toit, on dut en établir un second en paille, le débordant de tous côtés pour former vérandah. Ces constructions ne sont pas assez élevées au-dessus du sol pour servir dans les pays chauds et leurs matériaux ne résistent pas à l'action combinée du soleil et de la pluie dans ces régions. (Giraud, Renaud).

IV. **Indes anglaises**. — Les Anglais ont essayé dans leurs possessions indiennes d'abord les rez-de-chaussée à demi-enterrés, puis les hautes casernes à deux et même trois étages, pour adopter enfin, depuis 1873, un type à rez-de-chaussée surélevé, qui est aujourd'hui réglementaire.

Comme exemples d'anciennes casernes on peut citer celles de Calcutta qui remontent à 1830. Ce furent d'abord des rez-de-chaussée casematés, puis on éleva sur les casemates trois étages et, afin de soustraire les chambres à l'action directe du soleil, on entoura les bâtiments de vérandahs-corridors et l'on construisit, au-dessous du toit, des greniers pour envelopper tout l'édifice d'un matelas d'air. Ces casernes sont unanimement considérées comme mauvaises, trop chaudes quand les portes sont fermées, trop froides quand elles sont ouvertes (1).

Les casernes de Cawnpore et Peschawer n'ont qu'un étage. Les premières sont disposées en échelles et orientées Nord-Sud, les autres sont groupées en quinconces et orientées Est-Ouest. Les portes de vérandahs du rez-de-chaussée sont pleines ou murées. Chaque caserne forme un rectangle de 50m de long, sur 25m de large ; toutes sont surélevées de 1m,50 au-dessus du sol naturel. Une vérandah d'une longueur de 3m, le long des façades, et de 5m en pignon, entoure complètement le rez-de-chaussée, qui se divise symétriquement, par des murs de refend, en quatre chambres de troupe, dont deux au milieu, de 25m de long, et deux aux extrémités, de 7 à 8m. Ces chambres sont divisées par des murs parallèles aux façades, en trois travées, qui sont percées de portes de 2m, espacées d'axe en axe, de 5m en 5m. La hauteur sous plafond est de 7m au rez-de-chaussée. Les fenêtres basses et très larges montent jusqu'à 0m,50 du plafond. Les lits sont disposés contre les parois des travées. Cependant, en temps normal, la travée centrale seule est occupée et les latérales servent de réfectoires. A Peschawer, où l'hiver est assez froid, on a installé des cheminées de chauffage.

(1) Ces détails et la plupart de ceux qui suivent sont empruntés au travail du lieutenant-colonel de Torcy, *Revue du génie militaire*, t. II, 1888, page 129. *Note sur le casernement des troupes européennes dans l'Inde anglaise.*

Les constructions dites du type de 1873 existent dans presque toutes les grandes places de l'Inde, dont les effectifs ont été successivement renforcés dans ces vingt dernières années. Les premières constructions de ce genre cependant sont antérieures à 1860. Elles sont généralement en briques, parfois les angles et soubassements sont en pierres de taille ; elles sont couvertes en tuiles. Leurs dimensions sont variables : 134^{m} sur 23^{m} à Luchnow et Cawnpore ; 100^{m} sur 25^{m} à Lahore et Peschawer ; 50^{m} sur 18^{m} à Poonah. Elles comprennent toujours un rez-de-chaussée exhaussé au-dessus du sol, quelquefois elles sont bâties sur voûtes. Elles sont séparées en chambres de grandeur différente et sans exception aucune, pourvues d'un corridor vérandah de 2^{m} à 4^{m} de large, à baies closes de nattes. Leur hauteur varie entre 10^{m} et 13^{m} ; tantôt elles ont un plafond, tantôt elles n'en ont pas, mais alors il existe, pour la ventilation, des fenêtres placées entre les deux toits et des orifices ouverts tout le long du faitage.

Dans certains casernements les lavabos et salles de bains sont aménagés dans les baraques-chambres ; plus généralement ils sont installés dans des baraques spéciales à sol asphalté avec canaux d'écoulement pour les eaux. La même baraque contient le lavabo et les cabines pour les baignoires au-dessus desquelles s'ouvre un robinet pour l'eau froide. Le lavabo est constitué soit par une table bétonnée formant réservoir, où passe un courant continu d'eau, soit par une table servant à supporter des cuvettes individuelles.

Les latrines sont généralement placées dans des baraques spéciales divisées en cabinets, dans lesquels on trouve un siège en bois analogue à celui d'une chaise percée : en dessous est placé un vase en terre à anse qu'un vidangeur indigène, toujours présent dans le corridor qui conduit aux cabinets, enlève après chaque visite. Le vase est vidé dans un cylindre de fer monté sur roues, nettoyé et replacé. Chaque soir le vidangeur attelle le véhicule porteur du cylindre de fer et va le vider à quelques kilomètres du camp, dans un dépotoir public.

Les cuisines à Poonah occupent une construction rectangulaire de 15^{m} à 18^{m} de long sur 15^{m} de large. Deux murs de refend, distants de 3^{m} des deux pignons, forment, aux extrémités de la baraque, deux retraits, qui ne sont en réalité que d'énormes cheminées ; dans cette partie, en effet, les murs extérieurs sont élevés sur une hauteur de 10^{m} et reliés à la partie supérieure par une sorte de terrasse maçonnée laquelle est elle-même percée d'orifices pour la sortie de la fumée. Au fond de chacun des deux retraits cheminées sont les fourneaux composés d'une simple plaque de tôle élevée à 0^{m},40 du sol et posée sur de petits appuis maçonnés ; dix ou douze ouvertures sont pratiquées dans cette plaque de tôle, au-dessous de laquelle les cuisiniers indigènes allument des petits feux de bois.

Les casernements dont il vient d'être question sont affectés exclusivement aux troupes anglaises ; les troupes indigènes habitent des baraquements élevés par les soldats eux-mêmes. L'État anglais ne construit pour les cantonnements indigènes que les locaux accessoires : corps de garde, magasins, ateliers, infirmerie-hôpital. Les corps élèvent, moyennant une subvention, les habitations des officiers indigènes tenus de loger près de leurs hommes : ce sont des baraques au ras du sol, en pisé ou en briques crues, couvertes d'un léger faîtage en bambou, en nattes, etc.

La question de l'espace cubique à attribuer aux hommes dans les casernements de l'Inde a souvent préoccupé les hygiénistes anglais. En 1864, le gouvernement de l'Inde recommandait 52^{m^3},894 en pays de plaine et 40^{m^3},692 en pays élevé. Webb, qui s'est particulièrement occupé de l'encombrement des casernes de l'Inde, trouve ces chiffres insuffisants. Il était prescrit déjà du temps de Parkes, de laisser entre les lits et la muraille un intervalle de 19 pouces et de ne placer que deux lits dans l'espace séparant deux portes et fenêtres contiguës. Chaque homme doit avoir à sa disposition une surface de 7 pieds 1/2 en pays de plaine et de 7 pieds en pays de montagne.

V. **Indes Néerlandaises.** — Un fait absolument spécial dans l'organisation de l'armée néerlandaise des Indes est la présence de femmes dans les chambrées. Chaque soldat amboinien ou indigène est autorisé à avoir auprès de lui une femme légitime ou concubine et, si l'on en croit le capitaine du génie Marga (1), le séjour des femmes dans les casernes n'a d'inconvénient ni pour la moralité ni pour la discipline. Les lits des indigènes dans les casernes sont des tables de bois dressées sur des hauts tréteaux ; ils s'y étendent sur des nattes. Sous ces tables vit la famille, femme et enfants, cachée aux yeux des spectateurs indiscrets par des carreaux bigarrés, la plupart du temps formés des jupes de la femme.

Les baraques qui servent de casernement sont constituées par un rez-de-chaussée non exhaussé au-dessus du sol, entouré d'une vérandah et couvert d'un toit en pente douce débordant les parois latérales. Elles comprennent le plus souvent une aile principale pour les chambrées (24 ou 100 hommes par chambre) et une petite aile perpendiculaire, qui se joint au centre du bâtiment principal et qui abrite les bureaux et une salle de réunion pour la journée. Quelquefois les officiers ont des pavillons particuliers. Dans d'autres baraques on trouve à la fois des ateliers pour les hommes et des ateliers pour les femmes, des latrines pour les hommes, les femmes et les sous-officiers et des cabinets de bains.

Enfin des constructions spéciales renferment une cuisine par compagnie, les accessoires de la cuisine, les réfectoires et les ateliers des cordonniers et tailleurs.

(1) MARGA, *Sur le casernement dans les Indes néerlandaises* (*Revue du génie militaire*, t. III, 1889, p. 173).

HABITATION PERMANENTE

ARTICLE II. — CASERNE

§ I. — Plan général de la caserne.

Si on laisse de côté les monuments primitivement destinés à d'autres usages tels que châteaux, couvents, etc., et qui ont été ultérieurement transformés pour être habités par la troupe, on est amené à admettre le groupement des casernes, quant à leur plan d'ensemble, sous l'un des titres suivants :

1° Casernes quadrangulaires ;
2° Casernes en fer à cheval ;
3° Casernes linéaires ;
4° Casernes à pavillons séparés.

1° *Casernes quadrangulaires.* — Elles sont constituées par quatre bâtiments qui se rencontrent à angle droit, enserrant une cour close de toute part. Les bâtiments sont généralement à plusieurs étages.

Vauban a souvent donné la disposition quadrangulaire à ses constructions, mais ce genre de caserne se rencontre dans tous les pays et il ne tend à disparaître que sous l'influence progressive des conseils des hygiénistes. La disposition quadrangulaire rend la surveillance facile et fournit, pour les exercices, une cour fermée aux regards indiscrets du public : mais l'inconvénient capital de ce type provient précisément de cette cour, d'autant plus dangereuse que les bâtiments sont plus élevés. Plus les constructions sont hautes, moins l'air de la cour participe aux mouvements généraux de l'atmosphère, et moins aussi le soleil pénètre dans les étages inférieurs. Les orifices de ventilation des chambres s'ouvrant sur la cour, ne sauraient fournir aux habitants que de l'air vicié par les émanations de tout genre accumulées dans cette sorte de puits à atmosphère stagnante et incessamment souillée.

Le logement fourni par ces casernes est souvent humide, certains points des bâtiments ne reçoivent jamais les rayons du soleil, ou ne sont frappés par eux que durant de courts instants et ainsi plusieurs parties des étages où de plus les habitants sont souvent trop nombreux pour la surface occupée, sont privées de l'action bienfaisante d'assainissement et de désinfection que produit la lumière solaire.

De plus, l'humidité fréquente, sinon constante de la cour elle-même, est une cause de malpropreté pour les escaliers, les corridors, les chambres, etc., les hommes rapportant sans cesse de la boue à leurs chaussures.

Faut-il ajouter enfin que l'aspect de ces monuments est triste et peut affecter péniblement le moral du soldat ?

2° *Casernes en fer à cheval.* — Elles dérivent de la caserne quadrangulaire à laquelle on a enlevé un de ses côtés : la cour se trouve ainsi

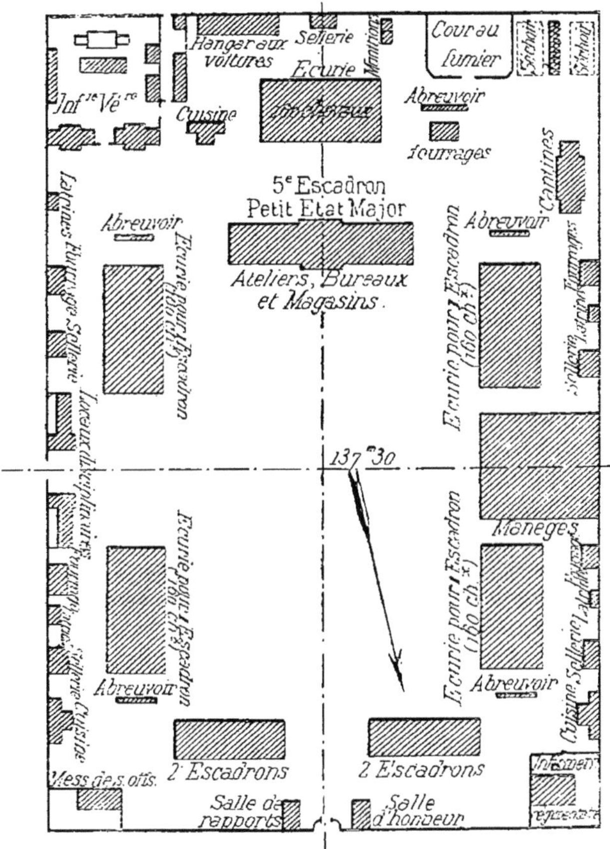

Nouveau quartier de cavalerie de Vincennes (1892-93).

assainie en partie, et si l'on coupe les deux angles droits du fer à cheval, on obtient trois bâtiments séparés autour desquels l'air circulera, que le soleil visitera, pourvu que les constructions soient convenablement orientées et suffisamment espacées : C'est le type français de 1875 (fig. p. 47 et 48).

Pour ne pas perdre les avantages que présente ce mode de construction, il est indispensable que la disposition des bâtiments accessoires ne vienne pas intercepter le renouvellement de l'atmosphère, soit en obturant le quatrième côté du carré, soit en formant des écrans, dans les points laissés vides entre les deux bâtiments latéraux.

Il est malheureusement facile de donner à ces casernes une population très dense et par suite de les rendre insalubres : il suffit pour cela d'augmenter la longueur et la hauteur des bâtiments ou même de grouper à côté les unes des autres une série de constructions formant des fers à cheval successifs.

On peut jusqu'à un certain point rattacher au système en fer à cheval le quartier de cavalerie de Vincennes terminé en 1892, dont les bâtiments les plus élevés, ceux d'habitation qui ont trois étages, affectent cette disposition générale. Chaque escadron a, dans ce casernement, un bâtiment d'habitation spéciale; les écuries, infirmeries, etc., sont isolées les unes des autres sur un espace de 8^{hc},160. Les bâtiments sont disposés de façon à ménager une cour intérieure de 180^{m} de long sur 150^{m} de large, où l'air peut circuler facilement autour de chaque construction.

C'est aussi à ce système qu'appartiennent les deux casernes achevées à Stockholm en 1890, dont les aménagements intérieurs semblent supérieurs au plan de masse (*Edholm-Tidskrift i militär helsovärd 1891*).

3° *Casernes linéaires.* — Les casernes constituées par un seul bâtiment linéaire ou par un bâtiment muni de petites ailes en retour, sont tantôt du type Vauban, tantôt du type à corridor central, tantôt du type à grandes chambres. Lorsque la ligne des constructions s'étend trop longue, et surtout lorsque les étages se superposent trop nombreux, la population devient très dense et la caserne linéaire peut arriver à mériter les reproches adressés aux systèmes précédents, d'accumuler les hommes sur un espace superficiel trop restreint. Cependant, un bâtiment recevant air et lumière sur ses deux faces principales, est théoriquement bien compris.

Pourtant, si l'on place à quelques mètres seulement de lui un ou plusieurs autres bâtiments linéaires, tout le bénéfice du système disparaîtrait, et l'on ne sait s'il y a beaucoup plus à blâmer la cour close intérieure du système quadrangulaire, que les cours en forme de couloirs humides résultant de la juxtaposition d'édifices parallèles trop resserrés (anciennes casernes de Condé, par exemple).

Les dispositions des chambres permettant leur ventilation par des ouvertures opposées assurent au système linéaire son maximum d'utilité, tandis que le corridor central ou le corridor accolé à une façade lui font perdre beaucoup de ses avantages.

C'est au système linéaire qu'on peut rattacher (malgré les petites ailes sortantes), la caserne Saint-Charles à Marseille, la caserne type prussienne (celle de Lubeck par exemple), les casernes de l'Alberstadt à Dresde, la caserne d'infanterie à Verviers (1) terminée en 1890, etc. C'est aussi à ce

(1) Dr Félix PUTZEYS et E. PUTZEYS, *La construction des casernes*, Liège, 1892.

système qu'appartient la caserne de Lichterfelde, construite de 1881 à 1884, pour 569 hommes.

4° *Casernes à pavillons séparés.* — C'est le système recommandé par la Commission anglaise dès 1858 et réalisé dans les casernements de Chelsea, d'Yorck, etc. La caserne François I à Buda-Pesth peut leur être comparée.

En France, les pavillons Tollet, comme les baraques de nos différents camps, sont, à proprement parler, des habitations de ce genre (V. chapitre III, article V).

La caserne Hoche, à Grenoble, occupée par six batteries d'artillerie logées dans deux pavillons, dans un quartier où les bâtiments d'habitation occupent une surface qui représente à peine les 0,08 de celle de la totalité du quartier, se rapproche de ce système, comme la nouvelle caserne de Chambéry et la caserne Bayard, à Grenoble, dont les pavillons de $39^{m},40$ de long de long sur $12^{m},50$ de large, comprennent un rez-de-chaussée surélevé, un étage et des combles qui ne sont habités qu'éventuellement.

Le quartier de cavalerie achevé, près de Stockholm, en 1881, qui a une surface de 48.000 mètres, est également formé de pavillons séparés (Edholm, *Tidskrift i militar lelsovän*, 1891).

Le *block system* a fait ses preuves et il représente le plan d'ensemble le plus favorable à la santé des troupes. En effet, il diminue dans des proportions énormes la densité de la population ; il assure le renouvellement facile de l'air dans les logements ; il permet l'accès du soleil et, pourvu que les matériaux employés offrent une protection suffisante contre les intempéries, il réalise tous les desiderata des habitations collectives. La seule objection qu'on puisse lui adresser, c'est qu'il exige de vastes terrains et que la construction de nombreux pavillons à deux ou trois étages au plus et suffisamment espacés, entraîne à des dépenses considérables. Mais n'est-il point opportun en pareille matière de mettre en regard de ces dépenses la valeur du capital homme et d'examiner ce qui cause le plus de déficit réel, des frais d'installation d'un bon casernement ou de l'exagération de la morbidité et de la mortalité du soldat ?

§ II. — Choix de l'emplacement de la caserne. — Orientation. — Matériaux.

On s'est préoccupé de déterminer la surface à donner sur le sol à une caserne, relativement au nombre d'hommes qu'elle est destinée à contenir. D'après nos anciens règlements, cette surface devait être de 3^{m2} par fantassin et de 4^{m2} par cavalier. Peu de nos casernes anciennes présentent ce rapport ($3^{m2},70$ à la caserne Napoléon à Paris ; $2^{m2},43$ à la caserne Saint-

Charles à Marseille, de terrain bâti et non bâti). La commission anglaise admet comme minimum un chiffre plus élevé, celui de 9^{m2},9 de terrain bâti par homme, du moins dans les pays chauds. Nos casernements les plus récents sont à cet égard, comme nous l'avons dit, dans de très bonnes conditions, et dans les constructions nouvelles, on tiendra compte, ainsi qu'il a été fait à Chambéry, à Grenoble, à Vincennes, etc., de la décision ministérielle du 4 décembre 1889 qui dit : Dans l'étude du projet d'ensemble du quartier à construire « il convient d'attribuer aux bâtiments une superficie variant de la huitième à la dixième partie de la surface totale des terrains. »

« Tout terrain destiné à la construction d'un casernement doit remplir les conditions suivantes : 1° pouvoir être alimenté abondamment en eau de bonne qualité, soit en raison de 70 litres à 100 litres par homme et par cheval ; 2° ne pas être placé sur un site ni trop élevé, ni trop bas ; 3° être éloigné de tout foyer insalubre ; n'avoir pas été lui-même contaminé par une destination antérieure » (même décision) et permettre l'établissement de la canalisation nécessaire pour mener au loin les matières usées.

Les règles applicables au choix et à la préparation du sol sur lequel s'élèvera la caserne sont celles qui sont déterminées pour toutes les habitations collectives (V. Léon Faucher et Eugène Richard, t. III de l'*Encyclopédie d'hygiène*, p. 320 et s.).

Pour ce qui est du choix de la localité, il convient de « placer les casernes autant que possible en dehors et à proximité des villes » : tel est le principe général formulé par E. Trélat et admis avant lui par tous les hygiénistes militaires. Mais il faut bien reconnaître que l'application de cette règle offre plus d'une difficulté, soit qu'il s'agisse d'utiliser un terrain appartenant à l'Etat ou cédé par une municipalité, soit que des raisons d'organisation de service ou de défense imposent un emplacement urbain.

En tout cas, les règles relatives à la salubrité du voisinage de l'habitation ne sauraient être oubliées lorsqu'il s'agit de l'édification d'un logement collectif qui, par l'importance de sa population, va constituer un véritable milieu urbain, et qui est destiné à abriter des hommes que leur âge même prédispose aux maladies favorisées par l'agglomération des personnes.

La question de l'*orientation* des casernes est fort difficile à résumer en une formule partout applicable : sa détermination dépend, en réalité, d'une série de facteurs variables suivant les climats. Si l'exposition du midi dans les pays froids, du levant ou plutôt du sud-est dans les pays chauds ou tempérés, semble rationnelle, la hauteur des constructions voisines, la largeur de la rue, les vents dominants dont il faudra chercher à se garantir et la distribution même des locaux viendront, pour chaque construction, modifier la règle générale.

Au Tonkin comme on l'a vu, Joffre préconise l'orientation est-ouest; c'est aussi celle que demande Trélat pour cette région. Coste, au contraire, estime que les habitations, dans ce pays, surtout s'il n'est pas possible d'éloigner les casernes des foyers à malaria, doivent être placées de l'ouest-sud-ouest au sud-sud-ouest de ces foyers, de façon à ce que, pendant l'été, alors que les miasmes sont le plus dangereux, elles se trouvent sous la mousson du sud-ouest qui souffle à cette époque et à laquelle il semble très salutaire d'être exposé.

Le colonel du génie Gripois pense, d'après ses calculs, qu'aux latitudes voisines de 45°, l'orientation doit, autant que possible, être nord-sud et qu'il convient de l'adopter pour tous les bâtiments, ce qui serait la condamnation de la disposition des bâtiments d'après le type de nos casernes 1875. Cette opinion est d'accord avec les idées défendues par Trélat pour l'orientation dans nos climats, malgré l'adoption si générale, pour les grands édifices de nos pays, de l'orientation *royale* est-ouest. La décision ministérielle du 4 décembre 1889 conseille la direction nord-sud dans les pays froids, est-ouest dans les pays chauds.

Les *matériaux* utilisés pour la construction des casernes sont ceux en usage pour l'édification des autres habitations. Ce qui a trait à cette question a été étudié notamment par MM. L. Faucher et E. Richard, t. III de l'*Encyclopédie d'hygiène*, p. 337 et s.

E. Trélat, critiquant les casernes du type 1875, blâme surtout la quantité de matériaux qu'elles renferment à leur intérieur et qui échappent à l'aérage direct. Il calcule que chaque soldat est « menacé par une éponge miasmatique de 2m³,15 de volume. » Fort heureusement il n'est pas impossible de se garer contre les dangers pouvant provenir des miasmes et des microbes des parois des chambres et, tout en reconnaissant qu'il convient de diminuer, dans la mesure du possible, les cloisons intérieures des bâtiments, nous ne saurions, par crainte du danger de ces cloisons, conseiller les grandes chambres que préconise Trélat : mieux vaut des petites chambres séparées les unes des autres par des matériaux imperméables, comme nous le montrons dans un des paragraphes suivants.

Le danger des grands cubes de maçonnerie signalé par Trélat n'est peut-être pas du reste aussi certain que le pense le séduisant auteur. « En supposant même », disent MM. Putzëys (*loc. cit.*), « que les refends soient des nids de microbes, rien n'autorise à englober dans les proportions établies (par Trélat) les cages d'escaliers, les séparations des locaux servant de magasins, etc., etc., et l'on ne devrait faire intervenir que les murs des chambrées. D'autre part les bois, c'est-à-dire les planchers, sont certainement les plus infectables de tous les matériaux entrant dans les constructions et ce sont eux cependant que l'argumentation de M. Trélat laisse dans l'oubli. Or, les meilleurs casernements étant ceux où notamment la surface du plancher est considérable, on arriverait à une conclusion inverse, si le raisonnement (de E. Trélat) était exact. »

C'est particulièrement dans l'immense étendue de l'empire russe qu'on peut se rendre compte de la diversité des matériaux utilisables dans les habitations militaires. Il existe des casernes (notamment celles qui ne sont pas bâties par l'Etat) qui sont construites en bois, d'autres en pierres ou en briques, suivant l'abondance de chacun de ces matériaux dans la région. Quelques-unes sont réputées par leur humidité due à l'emploi de pierres calcaires ou argileuses (Nicolaï). Si, dans la plupart des puissances européennes, les toits sont formés de tuiles ou d'ardoises, on trouve encore en Russie des couvertures métalliques, de paille tressée, de chanvre, de roseaux, etc.

§ III. — **Éclairage, chauffage et réfrigération.**

1. **Éclairage.** — *L'éclairage diurne* des casernes est assuré par des fenêtres qui seront en quantité suffisante et disposées de telle sorte qu'elles laissent pénétrer largement la lumière solaire dans toutes les parties du bâtiment. Dans les chambrées, il est admis que le rapport de la surface vitrée à celle de la surface de la chambre doit être de 1/7 à 1/8 au moins.

Dans les locaux servant d'école, de bibliothèque ou de salle d'étude, les règles générales de l'éclairage des écoles seront rigoureusement suivies : lumière abondante et autant que possible venant de gauche.

L'*éclairage nocturne* est variable suivant les garnisons. Dans les villes, l'éclairage au gaz est le plus ordinaire. Cependant, très souvent, en France, le gaz utilisé dans les cours, les corridors et les escaliers n'est pas amené dans les chambrées. Celles-ci sont alors éclairées à l'huile. L'éclairage au gaz est de règle en Angleterre.

La nouvelle caserne de Dresde est éclairée au gaz ; cependant l'huile et surtout le pétrole sont le plus souvent employés en Allemagne ainsi qu'en Italie et en Russie. L'emploi des huiles minérales n'est pas réglementaire en France. Cependant les perfectionnements apportés dans les brûleurs et le choix d'huiles suffisamment épurées, à l'exclusion des essences, diminuent beaucoup les chances d'incendie inhérentes à l'usage du pétrole et de ses dérivés.

L'éclairage est généralement trop parcimonieusement distribué. La plupart du temps, la seule lampe que possède la chambrée ne saurait éclairer suffisamment les soldats qui, le soir, voudraient se réunir autour de la table de la chambre commune pour y lire ou pour y travailler ; aussi, en attendant que l'on puisse créer partout des salles de lecture, est-il désirable qu'on améliore notablement l'éclairage des chambres, en se basant sur les données fournies par l'expérience. En admettant que l'éclairement produit, à une distance de 1^m par un jour normal, sur une surface bien exposée est équivalent à cinquante bougies, il faut pour lire et pour écrire sans fatigue un éclairement d'au moins dix bougies, à 1^{m} de distance.

Tous ces modes d'éclairage vicient l'atmosphère. L'adultération et l'échauffement de l'atmosphère par l'éclairage au gaz seraient notablement diminués par l'emploi des brûleurs perfectionnés ou lampes à récupération (Wenham, Cromartie, Deselle, la Rouennaise, Faugeron, etc.) qui, à lumière égale, produisent cinq fois moins d'acide carbonique, sept fois moins de vapeur d'eau et deux fois et demie moins de chaleur que les becs en papillon. Il est particulièrement facile, en outre, avec les appareils nouveaux, de placer au-dessus des brûleurs un tuyau ventilateur qui assurera la circulation de l'air dans l'appartement, en même temps que l'évacuation des produits de la combustion. L'usage du bec Auer (brûleur Bunsen couvert d'un manchon formé par un tissu de coton complètement comburé et imprégné de solution d'oxydes terreux), diminue la quantité d'acide carbonique qui se répand dans l'air et permet en même temps de réaliser de notables économies.

On ne saurait cependant perdre de vue les dangers réels d'incendie et d'explosion que présentera toujours une canalisation pour le gaz. Aussi l'éclairage par l'électricité qui diminue beaucoup les chances d'incendie, commence-t-il à s'introduire dans les bâtiments militaires : des arsenaux, des moulins, des buanderies, la caserne Bernard à Epinal (depuis 1887), celle de Lure, etc., possèdent actuellement ce mode d'éclairage ; des lampes à arc avec régulateur sont installées dans les cours, des lampes à incandescence dans les corridors et les chambrées. Si l'éclairage électrique prive du bénéfice de la ventilation économique que peut procurer l'éclairage au gaz, la lampe à incandescence offre cet immense avantage qu'elle n'échauffe que très peu l'atmosphère et ne la souille pas.

L'école spéciale militaire (Saint-Cyr), qui cependant possédait une usine à gaz, a remplacé, en 1888, le gaz par l'électricité, sans que le prix de revient de la lumière ait augmenté. Les grandes études (38^{m},40 sur 14^{m},75) de cet établissement sont éclairées par des lampes à arc. Celles-ci sont entourées par des réflecteurs en tôle blanchie, de forme spéciale, qui dirigent la lumière vers le plafond, d'où elle est dispersée dans toute la salle, sans projeter aucune ombre et sans être le moins du monde offensante pour les yeux des élèves.

Les bâtiments que construit la ville de Lyon pour l'école du service de santé militaire seront éclairés à l'électricité et il est bien certain que ce mode d'éclairage est appelé à se substituer à tous les autres dans les établissements militaires. Il ne semble pas que la question économique soit un obstacle à ce progrès ; l'installation de l'électricité au quartier Bernard à Epinal, qui comporte, outre les générateurs, les moteurs, les conducteurs, cinq lampes à arc et deux cent quatre-vingt-six lampes à incandescence n'a exigé qu'une dépense de 33.900 fr.

Le capitaine du génie E. Dubois (1) estime que, dans l'état actuel des choses en France, l'éclairage électrique ne peut être établi économiquement dans les casernes, qu'à condition que les corps installent et exploitent eux-mêmes les appareils qui la produisent. En employant les dispositions préconisées par cet auteur, la lumière électrique permet de réaliser sur l'éclairage au gaz une économie annuelle de 2.000 fr. dans un casernement d'infanterie, avec une installation qui aura coûté 2.300 fr., et une économie de 1.000 fr. dans un casernement de cavalerie, avec une installation qui aura fait débourser 2.100 fr. Ces résultats seront obtenus aux conditions suivantes : emploi de moteurs à gaz, pourvu que le prix du gaz ne dépasse pas 0f,25 le mètre cube ; installation séparée par caserne et même par régiment, pour laisser aux différents corps de troupe toute initiative au point de vue des heures d'allumage et d'extinction ; établissement de dynamos excités en dérivation (dynamos shunt) et pourvus de régulateurs de champ magnétique ; organisation d'une canalisation générale à trois conducteurs qui amène une économie de 70 p. 100, en mettant par moitié, sur chaque circuit, les lampes qui s'allument et s'éteignent aux mêmes heures ; utilisation exclusive de lampes à incandescence pour tous les locaux ; diminution de moitié, vers dix heures du soir, de l'intensité lumineuse de l'éclairage ; mise en œuvre, pour l'éclairage de nuit, d'un petit moteur à gaz avec un des deux dynamos de l'installation. Pour assurer le bon fonctionnement du service, il conseille du reste la division en deux parties égales et interchangeables du matériel de force motrice et de production de l'électricité, afin de parer à un accident qui surviendrait à l'une des machines et permettre d'assurer l'éclairage avec les autres. Il pense que sur le tableau des connexions, il convient de conjuguer et disposer en *block system* les manœuvres électriques à faire aux changements de régime, afin d'éviter tout à coup. Un tableau de service dressé par le chef de corps, doit régler chaque jour le service de l'éclairage qui sera assuré uniquement par les soldats préposés à l'exploitation de l'installation (2).

II. **Chauffage.** — Dans la plupart des casernes, les locaux habités sont chauffés à l'aide de poêles ou de cheminées. Il n'existe de calorifères que dans quelques rares établissements militaires.

En France, il est alloué aux corps de troupe, en temps de paix, des allocations en argent pour le chauffage (masse de chauffage) proportionnelles aux effectifs, de telle sorte que chaque corps se procure lui-même directement le combustible dont il a besoin, bois ou charbon, selon les régions, conformément à des tarifs variables, suivant les gar-

(1) E. Dubois, *L'éclairage des casernes par l'électricité* (*Revue du génie militaire*, t. VII, 1893, p. 92).

(2) Voyez sur la question de l'éclairage éclectrique, Gariel, *Encyclopédie d'hygiène*, t. IV, p. 258 et suiv.

nisons. Le service du chauffage est régi par le décret du 15 janvier 1890. Dans la zone froide, les distributions se font du 1er novembre au 31 mai, dans la zone tempérée du 16 novembre au 15 mars, et dans la zone chaude du 1er décembre au 15 mars.

Les quantités de combustible alloué sont insuffisantes pour entretenir du feu toute la journée et dans toutes les chambres : force est de se contenter d'en faire le soir et d'en avoir l'apparence après les exercices. Néanmoins on ne saurait recommander de ne chauffer que quelques chambrées et d'y réunir un grand nombre d'hommes dans les moments de loisir, ainsi qu'il est trop souvent d'usage. Lorsque des chambres de jour seront partout installées, le chauffage des dortoirs deviendra inutile dans la plupart des garnisons, et les soldats pourront, sans trop grands inconvénients, être groupés assez nombreux, en dehors des heures de travail, dans des locaux qu'il sera possible d'assainir, après que les hommes auront gagné la chambrée à l'heure du coucher.

Dans les casernes françaises et allemandes les poêles en fonte et en tôle sont les appareils de chauffage les plus usités.

Les poêles en fonte utilisent jusqu'à 85 et 90 p. 100 de la chaleur produite, et ce rendement avantageux peut encore être augmenté par l'allongement du tuyau d'échappement de la fumée, pourvu que la fumée y conserve une température de 70° ; ils s'échauffent vite, grâce à la grande conductibilité du fer pour la chaleur, mais ils se refroidissent aussi vite qu'ils s'échauffent et dessèchent rapidement l'air de l'appartement. On cherche à remédier à ce défaut en plaçant sur le poêle, comme le prescrivent les règlements, un récipient rempli d'eau qui, pour être tout à fait efficace, devrait avoir une surface d'évaporation égale au moins au quart de la surface de chauffe.

On a accusé les poêles de fonte de laisser transsuder de l'oxyde de carbone : la chose ne serait possible que si le courant des gaz se faisait de l'intérieur à l'extérieur par suite d'un vice de tirage, et Coulier a démontré qu'il faudrait en outre que la fonte fût portée au rouge. Ces appareils de fonte sont un médiocre agent de ventilation, cependant avec un bon tirage, un poêle peut entraîner 7^{m3} d'air par kilogramme de charbon brûlé. Comme tous les poêles, ils exposent au reflux, dans la chambre des produits de la combustion, surtout lorsque la clef est fermée et que par suite la combustion est ralentie ou bien lorsque l'appareil, par sa construction même, est à *combustion lente* et que les gaz qu'il envoie dans la cheminée à fumée y parviennent à une température peu élevée (Moissan, *Séance de l'académie de médecine*, du 13 mars 1894).

Les poêles de fonte en usage dans nos casernes sont généralement de modèles assez primitifs. Nous voudrions y voir introduire des poêles utilisant mieux la chaleur produite, tels par exemple les poêles Pierron Boutier, les nouveaux appareils Michel Perret pour appartements, le poêle rationnel de F. Dehaitre ou bien encore les poêles Musgrave qui, revêtus à l'intérieur de briques réfractaires, conservent longtemps la chaleur à l'instar des poêles en faïence, et empêchent le métal de rougir. L'emploi des briques réfractaires est surtout avantageux, lorsqu'il existe entre l'enveloppe métallique et les briques un espace où l'air puisse circuler (Kori). Des ailettes verticales placées sur la surface externe du poêle, convenablement séparées les unes des autres multiplient la surface de chauffe tout en permettant le nettoyage du poêle.

Pour les chambres des hommes, il est affecté, en France deux poêles par unité administrative d'un effectif réel moindre de cent hommes, trois poêles par unité administrative d'un effectif supérieur.

Pour les logements des sous-officiers, il est concédé un poêle par chambre (note ministérielle du 21 août 1889).

En Allemagne, on se sert volontiers du poêle Meidinger, formé essentiellement d'un cylindre en fonte enchâssé dans deux enveloppes concentriques en tôle dont l'extérieure seule entoure l'appareil dans toute sa hauteur : l'air de la chambre pénètre par des ouvertures ménagées à la base de l'appareil et s'échappe par les orifices du couvercle ; l'enveloppe interne qui ne s'élève pas jusqu'au tuyau situé à la partie supérieure du poêle, est surtout destinée à protéger contre un rayonnement trop vif.

On améliore notablement les conditions de salubrité de la chambrée en amenant dans le foyer du poêle de l'air puisé à l'extérieur (poêles dits ventilateurs).

Les poêles à *combustion lente* ne sauraient être tolérés dans les chambres de casernes.

La cheminée serait évidemment préférable aux poêles, si la raison d'économie ne s'opposait à son emploi dans nos climats. Elle est seule employée en Angleterre.

En Russie et en Hollande, les casernes sont généralement chauffées par des poêles en faïence. Dans ce dernier pays cependant, on rencontre quelques cheminées et des calorifères à air chaud. Les casernes achevées à Stockholm en 1891 sont également pourvues de calorifères à air chaud. Les poêles en faïence sont employés dans la caserne de Lichterfelde. Dans les postes alpins du 14e corps, on a expérimenté des poêles en briques qui ont donné d'assez bons résultats.

La nouvelle caserne Sainte-Catherine, à Briançon, est chauffée par un calorifère à air chaud qu'a décrit le capitaine Dubois (*Revue du génie militaire*, t. V, 1891, p. 521). Les foyers sont du système Michel Perret et permettent d'utiliser les combustibles peu riches de la région. Les gaines de chaleur sont disposées vers le milieu des murs de refend et à chacune d'elle correspond une cheminée d'appel située dans le mur de refend opposé et du côté des façades, de telle sorte que l'air chaud qui arrive vers le milieu d'une grande chambre d'hommes, balaie en diagonale chaque moitié de cette chambre. Les figures *a* et *b* p. 83 donnent une idée suffisante du système dont le fonctionnement semble satisfaisant.

Le climat de Briançon étant tout particulièrement sec et l'air destiné aux chambres perdant encore par le chauffage une partie de sa vapeur d'eau, passe par des saturateurs, récipients plats en tôle galvanisée, disposés au-dessus des caisses de chauffe.

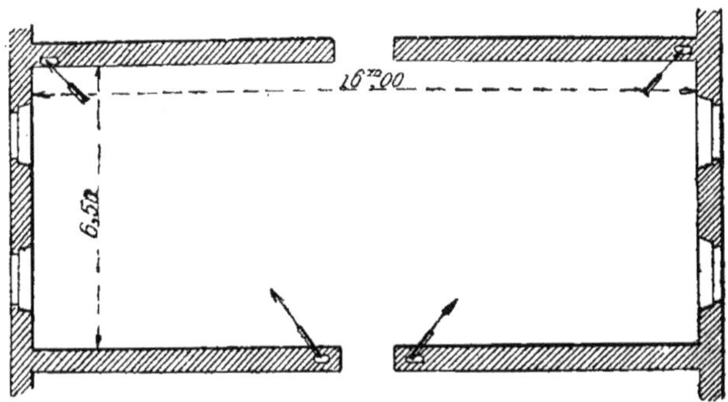

Fig. *a*. — Coupe horizontale d'une chambre de la caserne de Briançon (1/200) indiquant l'emplacement des bouches de chaleur et de ventilation. L'air chaud et pur est figuré par des flèches barbelées, l'air refroidi et vicié par des flèches simples (*Revue du génie militaire*, *loc. cit.*).

Nous ne connaissons pas d'établissement militaire où l'on ait expérimenté le principe de Trélat, du chauffage des parois des chambres.

Dans toutes les nouvelles casernes de Dresde, les réfectoires de la troupe, les chambres des sous-officiers, les logements des officiers et ceux des ménages sont chauffés par les poêles ventilateurs à enveloppe de fonte ou de terre cuite qui sont d'un usage général en Allemagne. Les chambres de jour, les dortoirs, les lavabos et les salles des casinos sont chauffés par des calorifères. Le système Kelling est employé dans la caserne d'infanterie et le calorifère Reinhardt dans les autres.

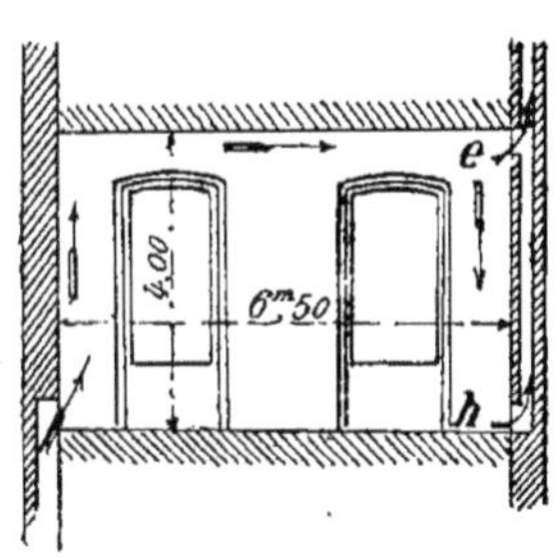

Fig. *b*. — Coupe transversale de la même chambre (1/200). — *e*, bouche de ventilation pour l'été, fermée l'hiver ; — *h*, bouche de ventilation pour l'hiver.

Le calorifère Kelling est un appareil destiné à la fois au chauffage et à la ventilation.

Chacune des salles à chauffer est en communication indépendante avec le calorifère par deux canaux pratiqués dans un mur de refend : un *canal d'air chaud* (fig. *a* et *b* p. 84) et un *canal dit de circulation*. Le canal d'air chaud 1 part du sommet de la chambre de chauffe et débouche dans les chambrées non loin du plafond. Le canal de circulation 2 part de la partie inférieure de la chambre de chauffe et s'ouvre dans les chambrées à 0m,20 au-dessus du plancher. Enfin un troisième canal 3 appelé *ventilateur* fait suite au précédent et se continue jusqu'au toit. Deux registres,

x et y, font communiquer ou séparent le canal de circulation et le ventilateur.

Quand on commence à chauffer on ferme le registre x (fig. a, p. 122), ainsi que la prise d'air extérieur du calorifère. L'air de la salle est appelé par le canal 2 dans la chambre 4 et s'échauffe au contact des tubes à feu 5, remonte dans la salle par le canal 1, y cède sa chaleur aux murs, retombe au niveau du sol et retourne à la chambre de chauffe par le canal 2. Le chauffage des parois de la chambre s'obtient donc rapidement

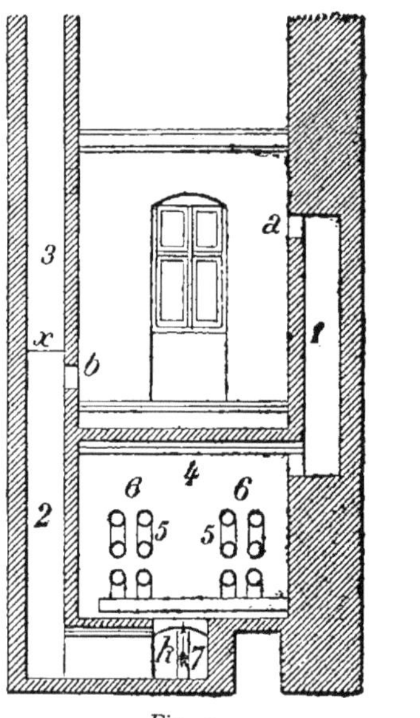

Fig. a.

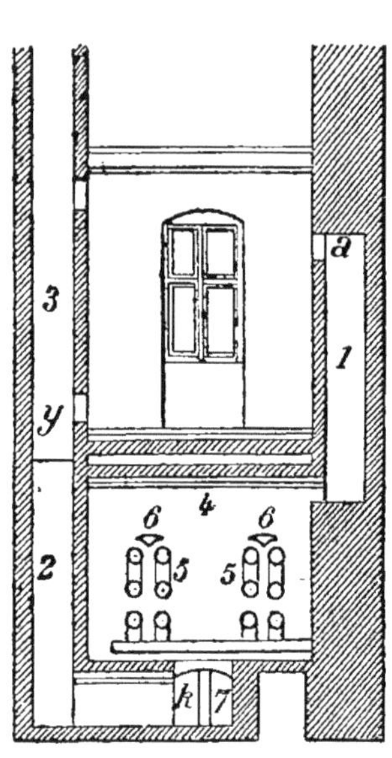

Fig. b.

Calorifère Kelling de la caserne de Dresde (d'après Grillon, *Revue du génie militaire*, 1887, p. 220).

1, conduit de chauffage ; — 2, canal de circulation ; — 3, canal de ventilation ; — 4, chambre de chaleur ; — 5, tuyaux de chaleur ; — 6, bassins d'eau ; — 7, Prise d'air extérieure ; — x, y, registres.

par la circulation d'un volume d'air non renouvelé. Lorsqu'on a atteint la température voulue, on ferme le registre y (fig. b, p. 84), on ouvre la prise d'air k et l'appareil lance alors dans la salle de l'air neuf échauffé, lequel, en se refroidissant graduellement et se chargeant d'acide carbonique, tombe en nappes horizontales sur le sol et est refoulé dans le canal 3 qui l'évacue à l'extérieur (1). En réalité, le trois canaux 1, 2, 3, séparés dans les croquis schématiques des figures sont réunis dans le même mur de refend.

En été, on rafraîchit l'air en le faisant passer sur les tubes métalliques

(1) GRILLON, *Revue du génie militaire*, t. I, 1887, p. 205 et s.

froids de la chambre 4, il arrive dans les chambres par l'orifice *a*. Le canal 3 étant fermé, l'air de la salle échauffé et vicié s'élève et est évacué par les châssis mobiles des fenêtres qui doivent toujours rester ouverts.

Le calorifère Reinhardt fonctionne d'après les mêmes principes ; il ne diffère du précédent que par des détails de construction.

Nous ne connaissons pas de caserne chauffée par la vapeur à basse pression. La nouvelle école du service de santé militaire de Lyon sera chauffée par ce système dont les avantages bien connus sont indiqués par E. Richard et J. Rochard, p. 619 du t. III de l'*Encyclopédie d'hygiène*.

III. **Réfrigération**. — Les moyens de réfrigération dont les soldats peuvent disposer sont, outre ceux dépendant de l'exposition de la caserne et des plantations d'arbres, le punka, l'ouverture ou la fermeture des fenêtres, persiennes, stores, etc., et l'évaporation d'une certaine quantité d'eau, soit qu'on la répande sur le parquet, ce qui n'est pas sans inconvénient, soit qu'on imbibe d'eau des linges qu'on suspend aux fenêtres : ce dernier procédé nous a donné d'assez bons résultats en Algérie. On a essayé le revêtement des murs extérieurs et des fenêtres par des paillassons, mais sans obtenir un abaissement bien notable de la température des appartements.

Profitant de l'abaissement de la température d'un liquide pulvérisé, bouillonnant dans une atmosphère très sèche, on pourrait peut-être, d'après des expériences faites au Val-de-Grâce en 1891, avec le pulvérisateur Bernard, rafraîchir l'air des salles. La caserne de Dresde est la seule que nous connaissions où existent des appareils pour la circulation d'un air refroidi, par son passage dans un appareil spécialement construit dans ce but.

La question de la distribution du froid dans les habitations est aujourd'hui à l'étude et quelque jour peut-être, les casernes auront-elles une canalisation spéciale pour le recevoir. A Denver (Colorado), depuis 1889, à Saint-Denis (Minouri) depuis 1890, fonctionne un « système de réfrigération artificielle par stations centrales et tuyaux établis dans les rues », basé sur le froid produit par la vaporisation du gaz ammoniac, liquéfié et brusquement décomprimé (*La Nature* du 24 février 1894, p. 207).

§ IV. — **Évacuation des immondices. — Latrines**

L'assainissement des casernes, comme celle de toute habitation collective, dépend en grande partie de l'évacuation des immondices.

Les ordures ménagères volumineuses des casernes (débris de légumes, os, balayures, etc.) sont généralement enlevées par les soins d'industriels qui passent des marchés à cet effet. Il en est de même d'une partie des eaux ménagères (eaux grasses) qui alors doivent être recueillies, comme le prescrivent nos règlements, dans des récipients étanches métalliques.

Le reste des eaux ménagères des casernes s'écoule généralement dans les égouts. Toute la canalisation qui les charrie doit être souterraine et étanche, afin, d'éviter la souillure du sous-sol et des eaux de boisson. Les égouts et conduits de tout genre seront séparés de l'atmosphère par des siphons hydrauliques, et de préférence par des siphons dont le bon fonctionnement sera assuré par la ventilation de l'appareil (siphon français). Les éviers seront également munis de siphons. Les eaux de pluie seront conduites à l'égout et, comme le prescrit la décision ministérielle du 4 décembre 1889, les cheneaux, dans les bâtiments d'habitation à étage, seront établis au-dessous de la corniche, pour empêcher que les hommes n'y jettent des objets solides ou des liquides malpropres.

Quant à l'évacuation des matières fécales et des urines, elle dépend du système de latrines adopté.

Latrines. — Les latrines de nos casernes ont été longtemps et sont encore en bien des localités, installées d'une façon très défectueuse. Cependant les progrès réalisés depuis plusieurs années dans un grand nombre d'établissements et les règlements nouveaux sur la construction de cette partie du casernement permettent d'entrevoir le moment assez prochain où les lieux d'aisance cesseront d'être une menace continuelle pour la santé des troupes.

I. Latrines de jour. — Les latrines de jour seront placées, autant que possible, hors des bâtiments d'habitation, du côté opposé aux vents régnants, par rapport à ces bâtiments d'habitation, disent les règlements. Elles seront désormais construites en fer et briques avec persiennes et portes en tôle et lanterneaux d'aération. Elles seront divisées en boxes par des cloisons ne montant pas jusqu'au toit (circulaire du 4 décembre 1889). Les angles des parois seront arrondis et les parois imperméabilisées.

D'une façon générale, on peut dire que les cabinets d'une caserne pour être bien aménagés sont tenus de remplir les conditions suivantes : 1° être ventilés ; 2° être pourvus de prises d'eau ; 3° être séparés de l'atmosphère de la fosse ou de l'égout par un système d'occlusion hydraulique situé entre la cuvette et le tuyau de chute (siphon) ; 4° avoir des parois revêtues d'enduits imperméables (de préférence carreaux de faïence ou de lave émaillée) ; 5° être largement éclairés de jour et de nuit.

Mais il faut se hâter d'ajouter que la possibilité de la bonne tenue des cabinets dépend en grande partie du système d'évacuation des matières usées.

1° La *fosse fixe* a été pendant très longtemps exclusivement employée dans les casernes pour recevoir les matières fécales et les urines. Au-dessus de la fosse un tuyau de chute correspondant à une cuvette placée à ras du sol pour la défécation accroupi (trou à la turque), tel a été longtemps le type le plus habituel des latrines dans tous nos établissements militaires. La fosse plus ou moins étanche, généralement trop vaste pour pouvoir être vidangée complètement, n'était par conséquent, jamais ou presque jamais visitée avec soin. Un tuyau d'évent la faisait communiquer avec l'atmosphère au-dessus du bâtiment où se répandaient les gaz odorants, à moins qu'ils ne refluassent dans le cabinet sous l'influence de la pression atmosphérique.

On considéra comme un réel progrès l'adoption de clapets automatiques métalliques (système Rogier-Mothes) placés à la partie supérieure du tuyau de chute. Ces clapets cependant fonctionnent généralement mal, s'altèrent rapidement au contact de l'urine et des matières fécales et sont incapables de s'opposer à tous les dégagements gazeux.

Faut-il ajouter que les garnisons où la vidange s'effectue à l'aide d'appareils perfectionnés et offrant quelque sécurité hygiénique, en diminuant les effets désagréables de cette hideuse opération, sont de beaucoup les moins nombreuses ? Aussi ne saurait-on trop applaudir aux décisions ministérielles qui, en 1888 et 1889, ont décidé en principe la suppression des fosses fixes dont la disparition aura lieu progressivement dans un avenir peu éloigné.

Cependant, en attendant qu'elles aient pu être remplacées par d'autres systèmes, elles existent encore dans bien des casernes et il importe de diminuer leurs dangers dans la mesure du possible.

Il semble que, dans beaucoup d'endroits, les cuvettes pourraient être munies à leur partie inférieure de siphons hydrauliques obturateurs. Sans doute les entrepreneurs de vidanges seront plus exigeants dans les conditions de leurs marchés, par suite de la projection d'un excès d'eau dans les fosses, mais ces fosses sont généralement, dans les casernes, assez grandes pour que ce surcroît de liquide ne nécessite pas des vidanges trop fréquentes. De plus les appareils de chasse perfectionnés donnent une très grande force à l'eau de nettoyage et permettent ainsi de diminuer la quantité d'eau employée. A défaut de ces appareils, on pourrait à la rigueur, imiter ce qui se pratique dans un grand nombre des maisons particulières de Lyon où, entre la fosse fixe et les cabinets, sont placés des obturateurs dont le liquide se renouvelle après chaque présentation, soit par la projection d'eau à l'aide d'une cruche, soit par le jeu de la soupape d'un réservoir ; malgré son imperfection évidente, ce système est encore supérieur à l'obturation par clapet : il arrête les gaz odorants et ne crée aucune difficulté pour trouver adjudicataire pour les matières à vidanger.

Les mauvaises odeurs qui se dégagent si fréquemment des fosses fixes peuvent être atténuées par la combustion dans le tuyau d'évent d'un bec brûlant du gaz d'éclairage. On a aussi placé dans le tuyau d'évent l'appareil de Palst et Girard qui consiste essentiellement en une colonne en grès remplie de morceaux de coke arrosés d'acide sulfurique (E. Richard).

L'ingénieur Page a inventé un appareil qui a été expérimenté avec succès dans la place de Nantes. Il se compose d'une conduite de $0^m,20$ de diamètre partant de la fosse et débouchant à 1^m au-dessus du sol. Sur le trajet de cette conduite et dans son intérieur est disposé un brûleur à gaz Bunsen coiffé de trois cloches en fonte superposées et munies de trous de telle sorte que chaque cloche communique avec celle qui la recouvre. Au-dessous du brûleur est tendue une toile métallique destinée à empêcher les explosions. La flamme est réglée de façon que l'ascension des gaz est assez lente pour qu'ils soient obligés à séjourner dans les cloches le temps nécessaire à leur combustion, à la température de 200° environ qui y est développée. Il est nécessaire de luter hermétiquement la dalle de vidange et de réduire au minimum la section béante des orifices de chute, soit à l'aide de valves, soit au moyen de tampons (E. Richard, *Archives de médecine et de pharmacie militaires*, t. XV, 1890, p. 225).

La désinfection des fèces avant leur projection dans la fosse s'impose lorsqu'on a affaire à des cholériques, à des typhoïdiques, à des dysentériques, mais cette pratique relativement aisée dans les hôpitaux ou les infirmeries, est évidemment impraticable lorsqu'il s'agit d'hommes qui commencent à être malades dans les casernes : aussi la propagation des épidémies, par l'intermédiaire des fosses fixes, si favorables à la pullulation de nombreux germes pathogènes, a-t-elle été mainte fois observée dans les casernements. On peut dire que, dans les casernes, la fosse fixe exige d'une façon continue l'emploi des désodorisants et qu'on fait bien de choisir parmi ces agents ceux qui sont en même temps désinfectants.

Les plus usités en France, sont le sulfate de fer, l'huile lourde de houille, le lait de chaux et le crésyl (notice sur la désinfection annexée au règlement sur le service de santé du 25 novembre 1889).

Le sulfate de fer s'emploie en solution à 1/10, à raison d'un quart de litre environ par jour et par personne fréquentant les cabinets. On a proposé de lui substituer le sulfate ferrique qui est actuellement en expérience dans plusieurs hôpitaux militaires.

L'huile lourde de houille est versée d'ordinaire dans les tuyaux de chute par doses fractionnées à raison de $0^{m3},03$ d'huile par jour et par personne faisant usage des latrines (Emery-Desbrousses). On peut émulsionner en la mélangeant à l'eau. L'émulsion s'obtient en mélangeant 5^{kg} d'huile lourde de houille ($d = 1.050$) à 500^{gr} de poudre de colophane, 500^{gr} de lessive des savonniers ($d = 1.332$) et 500^{gr} de savon vert (note ministérielle du 6 juillet 1892).

Le lait de chaux est un désodorisant en même temps qu'un désinfectant agissant sur le bacille typhique et sur le bacille cholérique. Il faut $0^{m3},04$ cubes de lait de chaux par homme et par jour.

Pour le crésyl, $0^{m3},10$ d'une émulsion à 1/10 sont nécessaires par jour pour chaque personne. Il est désodorisant et désinfectant.

Le médecin principal E. Richard a calculé qu'avec le sulfate de fer on dépense pour 1.000 hommes, 2f,56 par jour; avec l'huile lourde de houille, 0f,50; avec le crésyl, 1f,10, et avec le lait de chaux, 0f,04.

Quand on se sert du sulfate de cuivre, on prépare une solution à 5/100; 9kg de sel sont nécessaires par mètre cube de fosse. Cet excellent désinfectant peut à la longue altérer les appareils.

Le chlorure de zinc est usité en solution à 2/1000 ou même 2/100.

Dans un régiment des gardes du corps à Saint-Pétersbourg on a essayé d'installer des pulvérisations de bichlorure de péroxyde d'hydrogène, de manière à fabriquer de l'ozone. C'est un procédé original de désinfection qui pourrait trouver son application dans des cas particuliers.

Le nettoyage des pots et des urinoirs se fait avec de l'eau pure ou avec de l'eau aiguisée d'acide chlorhydrique au 1/10 : on badigeonne les surfaces à l'aide d'un balai portant un linge trempé dans le mélange. On peut aussi se servir de l'acide chlorhydrique plus concentré qui ne corrode pas les enduits généralement employés, à condition qu'on lave à grande eau, en frottant avec un balai rude, immédiatement après avoir passé l'acide sur les parties souillées. L'acide chlorhydrique dissout les sels et les ferments de l'urine, mais non tous les sels que peuvent déposer sur les parois des urinoirs les eaux d'irrigation.

Pour faciliter le nettoyage des latrines à fosse fixe, on pourrait y employer, dans certaines circonstances, lorsqu'il s'agit d'installations où l'on n'exige pas des visiteurs de s'asseoir, des cuvettes analogues à celles décrites p. 92 et p. 101. Depuis 1891, des sièges de ce genre sont placés dans les latrines des bâtiments où sont situés les bureaux du service du génie à Lyon. Cet immeuble civil est pris à loyer par l'Etat, et quoiqu'il n'y existe que des fosses fixes, on n'a pas craint l'emploi de ces appareils à effet d'eau qui n'exigent que 10l pour assurer le lavage à chaque chasse.

Cependant, le mauvais aspect des latrines à fosse fixe, leur disposition générale, leur lavage même à l'aide du balai et de l'eau qu'on projette sans précaution sur leur sol à plein seau, tout leur fonctionnement contribuent à leur donner un aspect tel que bien peu d'hommes s'y astreignent aux précautions les plus élémentaires de propreté. Si la propreté, comme on l'a dit avec raison, appelle la propreté, on peut bien supposer, en visitant ces cabinets, que la réciproque de ce dicton renferme sa part de vérité.

2° La *fosse Mouras* a été installée depuis quelques années dans un certain nombre de casernements. Les rapports sur son utilité donnent des conclusions variables. Ce système a pu être considéré comme supérieur à la fosse fixe ordinaire, en ce qu'il abolit la mauvaise odeur des cabinets, et pallie un certain nombre des inconvénients les plus apparents de la fosse fixe ordinaire. Mais il faut bien reconnaître que la fosse Mouras laisse accumuler dans la maison les matières en fermentation, et que dans la plupart des localités elle nécessite des vidanges plus ou moins fréquentes. D'après Mauriac cependant, on ne les vidangerait jamais à Bordeaux, ce qui tient à la quantité énorme d'urine et d'eau que ces appareils reçoivent, ce qui les transforme en simples dilueurs (Vallin).

La fig. p. 90 montre une fosse qu'a examinée à Rome, le médecin inspecteur Vallin, qui en a conservé une impression assez favorable et qui serait peut-être utilisable dans certaines casernes (1). Au voisinage

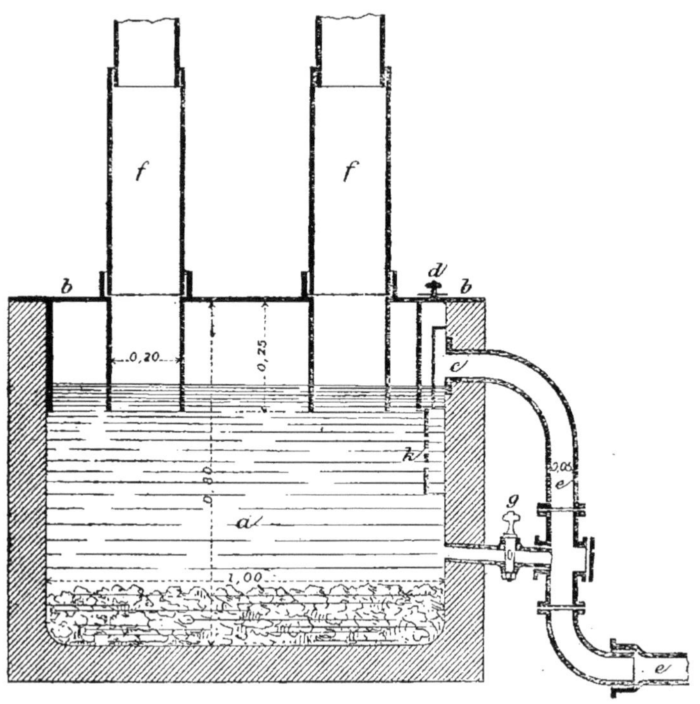

Fosse automatique type Pagliani et Rostelli (d'après Vallin, *Revue d'hygiène*, t. XIV).

a, fosse ; — *b*, couvercle métallique avec prolongements immergés ; — *c e*, orifice et tuyau de trop plein ; — *d*, regard de visite ; — *k*, grille ; — *g*, robinet de décharge ; — *f*, tuyau de chute.

immédiat de cette vidangeuse, Pagliani a fait construire une fosse maçonnée remplie de tourbe et de laquelle les liquides sortent, après filtration, contenant encore 2gr,15 d'azote par litre, alors que les eaux d'égout de Paris n'en contiennent que 0gr,06 par litre.

3° *Fosses mobiles.* — *La fosse mobile* usitée dans l'armée française est la tinette mobile du système Goux. Le tuyau de chute très court est à sa

(1) VALLIN, *Sur quelques perfectionnements des vidangeuses automatiques* (*Revue d'hygiène et de police sanitaire*, t. XIV, 1892, p. 328 et s. et *ibidem*, t. XVI, 1894, p. 74).

jonction avec l'orifice supérieur, entouré de paille tressée qui doit être renouvelée fréquemment ; il se déverse, sans y plonger, dans un petit tonneau bien étanche de 140^l à 150^l dont le fonds et les parois sont garnis d'un mélange pulvérulent (terre desséchée, poudre de charbon ou de tourbe, cendres ou autres matières absorbantes sèches). Ce tonneau (ou tinette) est placé dans un caveau spécial, de façon à pouvoir être enlevé par une porte s'ouvrant au dehors et au-dessous du cabinet d'aisance. La tinette pleine est emportée et remplacée par un récipient vide, aussi souvent que nécessaire.

Il s'est produit, vers 1860, un véritable engouement en faveur des fosses mobiles. A cette époque le conseil d'hygiène de Bruxelles faisait leur éloge et elles ont été installées dans un grand nombre de nos établissements militaires. Ce sont elles aussi qui remplaceront les fosses fixes, dans toutes les casernes où le *tout à l'égout* ne pourra pas être organisé.

En supposant une bonne installation de tinettes Goux, et en imaginant des cabinets convenablement tenus, on est amené à reconnaître qu'aux dangers du long séjour des matières dans les fosses fixes non étanches, les fosses mobiles substituent le progrès de l'enlèvement rapide des matières fécales hors de l'habitation. Cependant, à côté de cette tinette mobile qui doit recevoir le moins de liquide possible, il est nécessaire d'établir dans la caserne des urinoirs, et si les urines ne se rendent pas à l'égout, on arrivera à creuser, pour les recevoir, des fosses fixes qui présenteront presque tous les inconvénients des fosses ordinaires recevant urines et matières solides, puisqu'il est établi que la majeure partie de l'azote des matières excrémentitielles (les 9/10 au moins) est contenue dans l'urine et que c'est la fermentation du liquide urinaire qui donne naissance aux odeurs les plus pénétrantes et les plus désagréables : les installations du camp de Chalons où existent des tinettes mobiles et des urinoirs est particulièrement probante à cet égard. Si au contraire les urines sont reçues dans l'égout, on ne voit pas pourquoi les matières fécales elles-mêmes n'y seraient pas admises.

Cependant que vont devenir les germes pathogènes qui seront projetés dans la tinette ? Le milieu pulvérulent dans lequel ils sont reçus ne leur procurera-t-il pas un excellent terrain de culture s'il n'est pas composé de matières véritablement désinfectantes ? Et ici nous constatons le grand vice du système : il *est ennemi de l'eau*.

L'*Earth system* trouve, il est vrai, des applications utiles dans les circonstances déterminées, mais il a de nombreux inconvénients comme procédé ordinaire (Voyez *Encyclopédie d'hygiène*, t. III, p. 648), bien qu'il soit usité dans un certain nombre de casernes anglaises et autrichiennes. Nous l'avons vu fonctionner dans de bonnes conditions à l'ambulance de la Grande-Gerbe du parc de Saint-Cloud, en 1871. F. Fée l'avait heureusement installé à Biskra en 1873 (*Mémoires de médecine, de chirurgie et de pharmacie militaires*, 1875, 3e série, t. XXXI, p. 515). Il est, depuis Moïse (1), employé par les caravanes et les troupes en marche ou campées, mais on ne saurait le considérer comme le procédé normal à mettre en usage dans les agglomérations militaires urbaines stables, qu'on se serve de terre préparée spécialement à cet effet, de sable argileux ou de tourbe. La tourbe de mousse (*sphagmeus*), produit de la carbonisation lente des plantes des couches inférieures des marais de mousse possède, en raison de sa composition en fibres de structure tubulaire, la faculté de s'imbiber d'une grande quantité de liquides et de condenser les gaz : elle transforme ainsi les immondices qui lui sont mélangées en une poudre presque inodore et relativement sèche. Ces propriétés sont mises en pratique à Brunswich et ont été expérimentées avec succès, dit-on, dans l'arrondissement militaire de Vilna (2). Ces modes de désinfection ne sauraient cependant donner pleine sécurité et tous ces faits ne prouvent pas que les tinettes remplies de matières pulvérulentes constituent le meilleur mode d'éloignement des immondices.

De plus, le système Goux ne peut être admis qu'au rez-de-chaussée : l'expérience a démontré les difficultés et les inconvénients que présente la manœuvre des tinettes à l'aide d'ascenseurs et condamne également les tuyaux de chute de plusieurs mètres de long, dans lesquels il n'est pas possible de faire circuler une quantité convenable d'eau de lavage.

La propreté des sièges des tinettes mobiles, par cette même absence d'eau de nettoyage, laissera toujours à désirer. Le siège pour défécation accroupi, proposé par le capitaine du génie Comandré, pour les latrines à tinettes et qui a été installé dans des casernes de Lyon et de Vienne (Isère), peut beaucoup améliorer l'état des cabinets, mais encore faut-il qu'on emploie au moins la quantité d'eau nécessaire pour le lavage du siège. Celui-ci forme une sorte de cuvette en gré sérame d'une seule pièce, placée un peu en contre-bas du cabinet ; la place des pieds y est marquée par des saillies et il est impossible, grâce aux courbures de la cuvette, de les placer ailleurs que sur l'emplacement destiné à cet usage ; enfin la partie antérieure de l'appareil présente une rampe disposée de telle sorte que l'urine, sans que le visiteur puisse la répandre devant lui sur le sol du cabinet, trouve son écoulement forcé par l'orifice assez large de la cuvette.

Les tinettes mobiles présentent encore d'autres défauts constatés dans un certain nombre de casernes. Dans beaucoup de garnisons, soit que les cahiers des charges imposés aux industriels n'aient pas été rédigés avec assez de précision, soit qu'on ne tienne pas la main avec assez de fermeté

(1) « Vous aurez un lieu hors du camp pour vos besoins naturels..... et portant un bâton pointu à votre ceinture, lorsque vous voudrez vous soulager, vous ferez un trou rond que vous remplirez de la terre sortie du trou, après vous être soulagé. » (*Deutéronome*, XXIII, 12, 13, 14, trad. Sacy).

(2) L. Collin, *Archives de médecine et de pharmacie militaires*, 1893, t. XXII, p. 278, d'après le *Génie sanitaire*, 1893, et d'après le *Journal des ingénieurs russes*.

et de compétence à leur stricte exécution, on est arrivé à substituer à des tinettes contenant des matières pulvérulentes, des récipients ne renfermant que de la paille ou des matières non absorbantes ou même ne renfermant absolument aucune préparation. De plus la vidange des

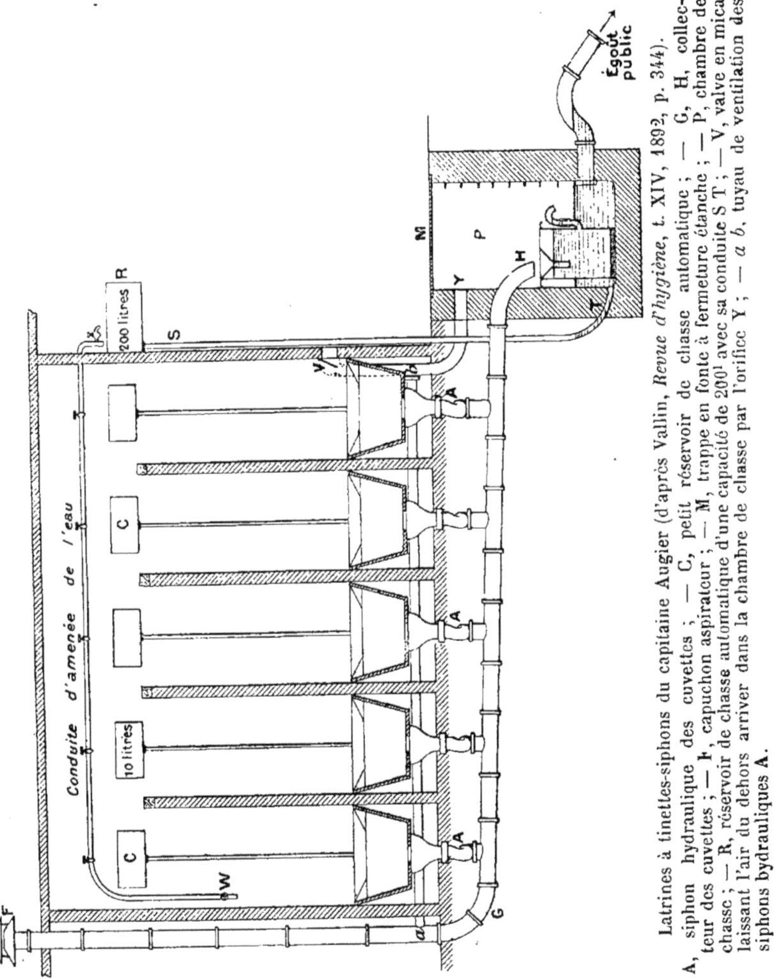

Latrines à tinettes-siphons du capitaine Augier (d'après Vallin, *Revue d'hygiène*, t. XIV, 1892, p. 344).

A, siphon hydraulique des cuvettes ; — C, petit réservoir de chasse automatique ; — G, H, collecteur des cuvettes ; — F, capuchon aspirateur ; — M, trappe en fonte à fermeture étanche ; — P, chambre de chasse ; — R, réservoir de chasse automatique d'une capacité de 200l avec sa conduite S T ; — V, valve en mica laissant l'air du dehors arriver dans la chambre de chasse par l'orifice Y ; — *a b*, tuyau de ventilation des siphons hydrauliques A.

tinettes est quelquefois impossible, comme à Paris, où le genre d'engrais qu'elles fournissent ne trouve pas d'acquéreurs.

Lorsque le service n'est pas régulier, ou bien lorsque l'enlèvement n'est pas pratiqué avec soin, il se produit des débordements et l'on se trouve en somme en présence d'une fosse fixe, avec cette aggravation que trop souvent le sol sur lequel repose la tinette, même lorsqu'il est étanche sous la tinette, n'est pas aménagé pour parer aux dangers des écoulements un peu abondants.

Si la tinette mobile réalise un progrès sur la fosse fixe, ce progrès n'est que relatif : il représente une solution d'attente et devra faire place à l'évacuation directe à l'égout au fur et à mesure que les circonstances le permettront (1). « Toute municipalité qui s'est imbue de cette idée que le mouvement c'est la vie et que la stagnation des rebuts est incompatible avec la santé, est bien près d'avoir réalisé l'assainissement (2) ». Cette idée n'est complètement applicable que par l'évacuation immédiate et continue hors de la caserne par la projection à l'égoût des matières usées de toute provenance.

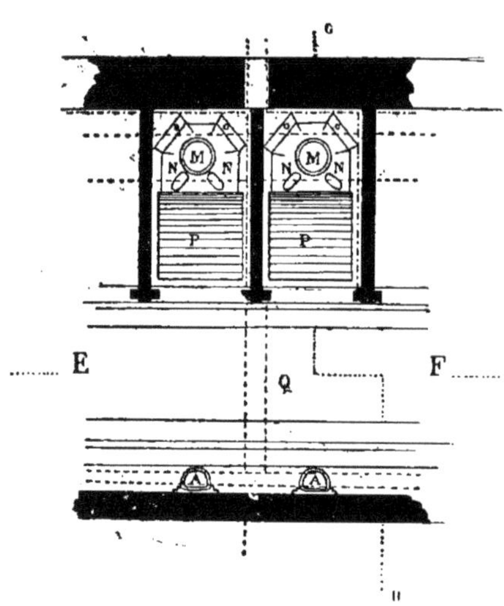

Plan des latrines de la caserne Schomberg à Paris. M, orifice supérieure du pot aboutissant aux tuyaux d'évacuation ; — N N, place des pieds : — O O, parois inclinées des cabinets ; — P, grille sous laquelle coule de l'eau et destinée à empêcher la souillure du sol par les urines ; — E Q F, couloir central ; — A A, pots d'urinoirs.

4° Le *tout à l'égoût* peut être direct ou indirect.

Nous ne discuterons pas le principe du *système diviseur* qu'on a si bien caractérisé en le nommant l'*hypocrisie du tout à l'égout* et qui ne peut plus être défendu.

Quelquefois on a interposé entre le tuyau de chute et l'égout une fosse Mouras ; c'est là une pratique pour le moins inutile et qui peut être dangereuse, pour les motifs que nous avons indiqués plus haut.

Pourtant, il est des circonstances dans lesquelles on est amené dans les établissements militaires, à installer l'écoulement indirect : dans le cas, par exemple, où des règlements de police peu rationnels défendraient l'envoi direct à l'égout, des matières de toute provenance, tout en autorisant leur déversement après dilution. Il peut être utile aussi d'installer des appareils provisoires qui deviendraient facilement utilisables le jour où la projection à l'égout serait autorisée. On peut faire usage dans ces diverses circonstances de l'appareil exposé

(1) Rapport de la Commission chargée de rechercher et d'étudier à l'exposition de 1889 les objets, appareils et procédés pouvant intéresser l'armée, fascicule N° VIII, *Sous Commission du service de santé*, p. 59.

(2) De Freycinet, *Principes sur l'assainissement des villes*, Paris 1870.

en 1889, par la maison Geneste et Herscher sous le nom de siphon dilueur ou bien d'autres systèmes analogues.

Le capitaine du génie Augier (1) préconise dans ce but un appareil qu'il nomme *tinette-siphon* qui ne laisse arriver à l'égout que des liquides. Ce système qu'il a imaginé pour la grande caserne de Saint-Denis (Seine) y fonctionne régulièrement. La figure p. 94 montre l'ensemble de ces latrines. La tinette-siphon est un récipient cylindrique en tôle galvanisée de 0m,60 de diamètre et 1m,10 de hauteur, muni d'un siphon et d'un

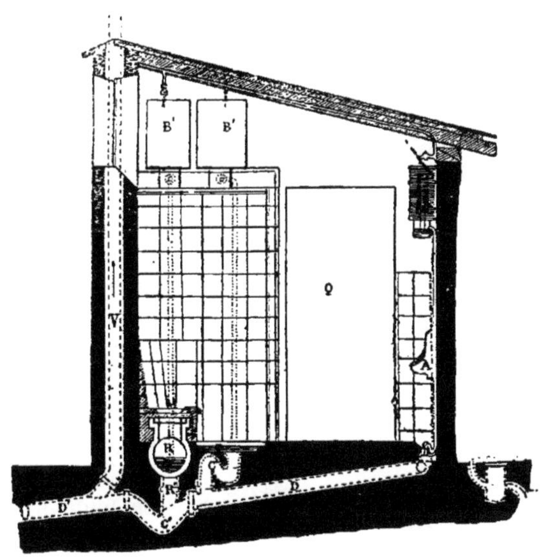

Coupe sur G H de la fig. p. 134 des latrines de la caserne Schomberg.

D'un côté du couloir central Q se trouvent les lunettes à la turque, de l'autre les urinoirs. Les parois des cabinets et le sol sont revêtus de lave émaillée ; -- M, orifice supérieur du pot R aboutissant au tuyau d'évacuation R' qui se rend dans le conduit D D' lequel communique avec l'égout ; — c c', siphons hydrauliques ; — P, grille sous laquelle circule de l'eau renouvelée comme celle des siphons c et c' par le jeu des réservoirs de chasse B B' ; — A, pot d'urinoir en porcelaine avec son tuyau d'échappement dans le conduit O, son siphon obturateur C et son réservoir de chasse B ; — V, gaine ventilatrice du conduit D'.

entonnoir à bords évasés et terminé par un tube plongeur de même diamètre que celui du petit siphon. Au moment des chasses, les matières plus lourdes que l'eau arriveront dans la tinette et y seront retenues. Au bout de quelque temps (deux jours pour la tinette d'un cabinet servant à 400 hommes), elle devra être vidangée. Si la vidange ne se fait pas en temps opportun tout se passe comme dans le tout à l'égout par écoulement direct.

M. Bourdaret a installé, dans quelques habitations de Lyon, un système

(1) Augier, *Revue du génie militaire*, 1890, t. IV, p. 210.

particulier qui pourrait offrir certains avantages dans des casernements éloignés d'un égout, en admettant, comme l'affirme l'inventeur, que ses appareils fonctionnent avec une économie suffisante. Les matières sont reçues dans un réservoir étanche et bien clos où elles se divisent; les solides se rendent à une tinette qui a la forme d'un petit tonneau facilement maniable et qu'on enlève aussi souvent que nécessaire; les liquides sont recueillis dans une bâche métallique bien close, où l'on fabrique, par l'addition de réactifs convenables, du phosphate ammoniaco-magnésien, qui trouve son emploi comme engrais; de la bâche le liquide ainsi traité, passe dans une chaudière où il est porté à 120°; il peut alors être abandonné à la rue, ayant perdu toute mauvaise odeur, toute matière fermentescible et tout germe dangereux. La chaudière elle-même est construite de telle façon qu'elle ne répand, dans la cave où elle est logée avec tout l'appareil très peu encombrant, aucune chaleur fâcheuse. Son tirage serait suffisant, au dire de l'inventeur, pour qu'elle fût alimentée par les ordures ménagères de toute nature, qu'une conduite partant des étages amène à la porte du foyer (1).

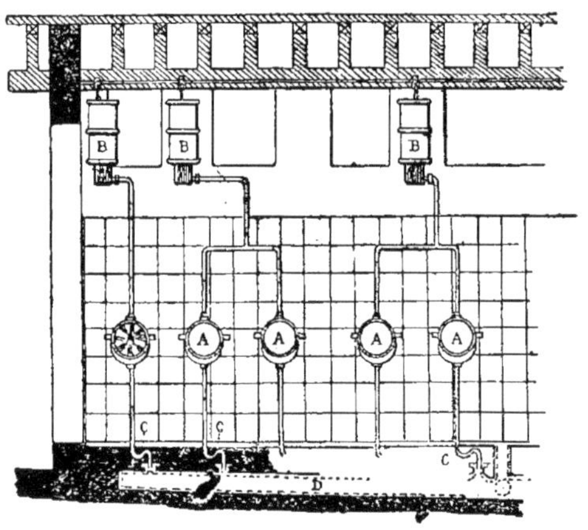

Urinoirs de la caserne Schomberg. — Elévation sur E F de la figure p. 133

A A A, pots d'urinoirs en porcelaine émaillée, appliqués le long de la paroi du cabinet faisant face à la paroi occupée par les lunettes; — C C C, siphons hydrauliques obturateurs; — B B B, réservoirs de chasse.

Le *système Berlier*, qui fonctionne à la caserne de la Pépinière, à Paris, depuis 1872, assure, non pas l'écoulement direct à l'égout, mais l'évacuation immédiate et continue des matières usées hors de l'habitation. Il est certain que le système Berlier a largement contribué à l'assainissement du quartier de la Pépinière, mais la complication, et peut-être la délicatesse des appareils, lui feront préférer, pour les habitations militaires, l'écoulement à l'égout, chaque fois que les deux conditions essentielles au fonctionnement de ce système se trouveront réunies : à savoir la distribution dans la caserne d'une quantité d'eau suffisante et la proximité d'un égout.

Jusqu'à présent il avait été d'usage de placer dans les casernes un nombre considérable de sièges de latrines. La circulaire ministérielle

(1) A. Bourdaret, *Nouveau système de vidange*, Lyon, 1893.

déjà citée du 4 décembre 1889, porte au contraire que ce nombre sera restreint dans les installations des tinettes et le fixe à un par soixante-dix hommes, quand on emploie le tout à l'égout.

Le tout à l'égout est adopté dans tous nos établissements militaires où ce mode d'évacuation est possible (circulaire ministérielle du 4 décembre 1891). Il a été établi tout d'abord à Paris, à la caserne Schomberg, puis dans la nouvelle caserne de Lourcine, et successivement à Paris et en province dans d'autres établissements dépendant du ministère de la guerre, récemment au nouveau quartier de cavalerie de Vincennes. Les figures p. 94, 95, 96 et 104 montrent les dispositions générales et de détail adoptés à la caserne Schomberg.

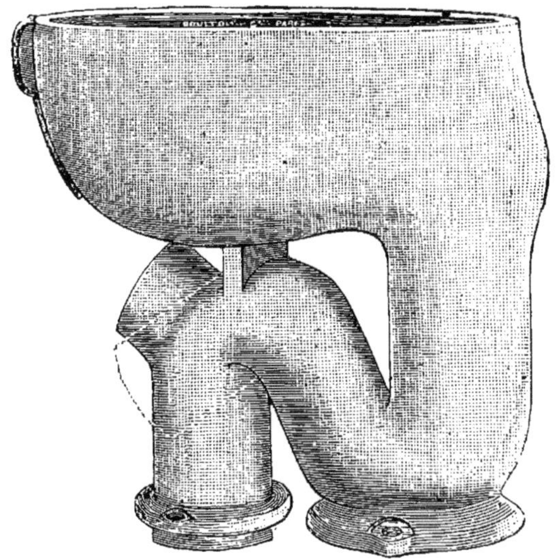

Cuvette et siphon réunis en une seule pièce, en faïence unie (Système combinaison Doulton).

Les conditions que doit remplir l'installation du tout à l'égout dans une caserne sont celles reconnues indispensables par Rochard, t. III, p. 277 et suivantes de l'*Encyclopédie d'hygiène*, et nous nous bornerons à indiquer ici quelques points particuliers.

a) Quels *appareils récepteurs des matières fécales* convient-il d'adopter dans les latrines de caserne? E. Richard a particulièrement préconisé, pour les latrines de la troupe, la cuvette à retenue d'eau et à siège mobile *(combinaison)* qu'il a fait installer au Val-de-Grâce dans des latrines situées entre deux salles de malades (V. fig. p. 97). Les résultats ont été excellents, et cette cuvette sera très souvent utilisable dans les établissements militaires, d'autant plus qu'elle peut servir d'urinoir et qu'à la rigueur elle satisfait ceux qui ne veulent pas s'astreindre à la défécation assis. On peut employer aussi un quelconque des nombreux modèles de siège actuellement connus des constructeurs, pourvu qu'ils soient bien vernissés, facilement nettoyables et d'un seul morceau. On fait bien de les recouvrir d'une couronne arrondie en ébonitoïde, interrompue en avant, et qui empêche de monter sur le siège.

E. Richard estime qu'il faut interdire dans les casernes la défécation accroupi, si l'on ne veut pas compromettre l'hygiène. Cette opinion nous paraît trop radicale et, sans vouloir discuter la possibilité de la transmission des maladies contagieuses par les sièges destinés à la défécation assis, ni les considérations physiologiques sur lesquelles on a voulu baser la supériorité de la position accroupi comparée à la position assis, il faut reconnaître que l'éducation ou les préjugés d'un très grand nombre de personnes sont tels, qu'on n'obtiendra pas actuellement que, dans des latrines communes, tous les hommes se décident à faire usage d'un siège banal. Il est possible, du reste, de disposer les choses de telle sorte que la défécation accroupi présente un minimum d'inconvénients : il suffit de contraindre le visiteur, par l'inclinaison du siège et en indiquant la place où doivent se placer les pieds, à prendre une position qui assure la disparition du bol fécal dans la cuvette et empêche l'urine de souiller le sol.

Plusieurs dispositions ont été essayées dans ce dernier but. On a couvert de ciment ou d'un terrasson en plomb le sol légèrement incliné vers l'orifice de la cuvette, et l'on a placé en avant d'elle un caniveau en grès vernissé, mis en communication avec la canalisation par l'intermédiaire du siphon. Cet aménagement est insuffisant : l'urine ne tarde pas à imprégner le sol, et l'homme, en descendant du siège, emporte à ses chaussures des substances odorantes et peut-être nocives. A la caserne Schomberg on a construit au devant du siège un caniveau rempli d'eau, recouvert d'une grille mobile et muni d'un siphon de chasse et d'un siphon obturateur. La grille s'est très vite chargée de sels et de ferments dont il est devenu impossible de la débarrasser. On lui a substitué en certains endroits (hôpital Saint-Martin à Paris, par exemple) une plaque de verre cannelée, beaucoup plus facile à entretenir propre, mais trop fragile. On a imaginé des cuvettes de différents modèles destinées à recevoir à la fois les fèces et les urines, mais aucun appareil n'a été aussi heureusement combiné que celui que le capitaine du génie Comandré, a fait établir, en 1891, pour l'hôpital militaire d'instruction Desgenettes (Lyon), par la Cie Jacob et Cie de Pouilly-sur-Saône. Ce siège-cuvette, calqué sur celui que nous avons indiqué comme utilisable au-dessus des tinettes mobiles et même des fosses fixes devait réaliser le programme suivant :

1° Être du système à la turque ; 2° être constitué en grès cérame émaillé, pour en faciliter le lavage ; 3° ne permettre à l'occupant qu'une seule position (accroupi) et un emplacement déterminé, afin d'empêcher, autant que possible, les souillures par les matières solides ; 4° recueillir, en même temps que les matières fécales, l'urine, pour qu'elle ne fût pas répandue, soit par rejaillissement, soit directement, dans le local où seraient placées ces cuvettes : en un mot, empêcher toute projection quelconque en dehors du siège ; 5° prévoir un emplacement pour les pieds disposé de façon à ce qu'il ne fût pas souillé, afin d'éviter que les chaussures de l'occupant ne s'imprégnassent d'humidité et empêcher par suite, l'entraînement hors des latrines de substances odorantes ou de germes dangereux ; 6° être lavé automatiquement par des chasses.

Ce siège dont l'expérience nous a démontré l'excellent fonctionnement a le même aspect que celui dont il est parlé p. 89 et 92, avec cette différence que la lunette est plus petite et qu'il présente à la partie postérieure un orifice pour l'arrivée de l'eau de la chasse de nettoyage. Ce qui le caractérise surtout, c'est qu'il est placé en contre-bas du sol du cabinet et que sa paroi antérieure a une courbure telle que le visiteur est obligé de diriger le jet d'urine vers la lunette, de telle sorte que *ni le sol ni la porte du cabinet ne peuvent être souillés*. Dans une note adressée au Ministre de la Guerre, le 15 février 1893, le capitaine Comandré décrit ainsi cet appareil : « Le siège est d'une seule pièce. De ce fait, on évite l'adjonction antérieure d'un terrasson et on supprime ainsi un joint qui se dégrade d'ordinaire assez vite sous l'action de l'urine, comme on peut le constater dans les installations de ce genre faites dans certaines casernes. Le siège forme dans son ensemble une sorte de cuvette dont les courbes et les pentes amènent tout ce qui y tombe vers l'orifice d'évacuation. L'urine se répand dans le siège même, dont l'avant-bec empêche son rejaillissement à l'intérieur du cabinet. Les emplacements des pieds sont déterminés et leurs saillies prononcées empêchent les chaussures de s'imprégner d'humidité. Il est impossible de placer les pieds ailleurs que sur ces emplacements pour deux raisons : 1° Toutes les surfaces autres que ces saillies ont des pentes qui ne permettent pas de se tenir stable ; 2° ce sont les seules parties non émaillées et garnies de stries où la chaussure ne glisse pas. En outre, les portes des latrines placées à 0m,15 environ du bec, obligent l'occupant à se placer à l'intérieur de la cuvette. Le siège étant en grès cérame émaillé, ne s'imprègne pas. S'il est accidentellement souillé par les matières fécales, l'eau seule suffit à les détacher de son émail. Le nettoyage se fait automatiquement par une chasse qui, partant de l'arrière, envoie l'eau en lame sur toute la surface. Cette eau de lavage épouse ainsi complètement la forme du siège. Une partie de cette eau contourne les saillies pour pieds, avant de s'échapper, et lave la partie antérieure du siège. Le siège est complété par une série de sept plaques de revêtement en grès cérame émaillé, qui viennent s'adapter à la demande du contour supérieur et qui sont placées assez haut pour être difficilement souillées. De plus, l'eau des chasses ne passant pas sur ces plaques, les joints ne seront pas détériorés de ce fait. Leur lavage se fait avec facilité : de l'eau légèrement acidulée par de l'acide chlorhydrique, qui n'attaque pas l'émail et est peu coûteux, permet de nettoyer à fond et on obtient alors un brillant remarquable ».

A l'hôpital Desgenettes les cuvettes Comandré ont été placées au-dessus d'un collecteur à *auge*, siphoné à son départ du cabinet et conservant toujours une retenue d'eau suffisante pour immerger, en temps ordinaire, les matières qui y sont projetées.

Ce système à *auge*, opposé au système qui munit chaque siège d'un siphon particulier, permet de réaliser quelques économies dans la construction ; le siphon terminal assez volumineux est assez facile à désobstruer si des visiteurs peu soigneux projettent par la lunette, des objets quelconques et, à la rigueur on peut tolérer cette sorte de fosse permanente que forme l'*auge* ou réservoir commun, à condition que les chasses soient fréquentes et que le diamètre de l'auge soit tel que les matières fécales qui y demeurent entre deux chasses, plongent toujours dans l'eau. Néanmoins nous préférons de beaucoup l'installation d'un siphon par tuyau de chute. Comme le fait remarquer la note ministérielle du 9 décembre 1893, sur l'installation du tout à l'égout dans les établissements militaires, le collecteur commun s'engorge facilement, « parce que, à certaines heures de la journée, tous les trous de chute peuvent être occupés en même temps et d'une façon continue dans l'intervalle de deux chasses ». De plus, l'eau retenue dans le caniveau peut rejaillir jusqu'au visiteur au moment de la chute des matières.

b). Chasses d'eau et canalisation. — En général, on préfèrera les chasses automatiques ou les chasses réglées par des robinets laissés à la disposition du seul personnel chargé de les mettre en œuvre ; cependant dans les latrines d'officiers, dans celles des ménages ou dans les latrines de nuit, les systèmes à tirage direct ou actionnés par la porte seront souvent utilisables.

Les différents appareils de chasse généralement en usage et qui ont été très perfectionnés ces dernières années sont applicables dans les casernes, suivant les indications spéciales à chaque construction. Dans l'installation faite à la grande caserne de Saint-Denis par le commandant Vieillard, secondé par le capitaine Augier, on s'est servi du siphon de chasse de Geneste et Herscher (1). Le capitaine Vallernaud (2) décrit un siphon de chasse construit par la maison Rogier-Mothes, sur les indications d'un officier du génie, et auquel il donne le nom de *siphon du génie militaire* ; il aurait les avantages suivants : le détenteur constitué par un tube courbe est extérieur au siphon et placé dans la partie supérieure, ce qui le rend facilement accessible ; le détenteur n'est immergé dans l'eau que durant la période de compression, ce qui diminue les chances d'obstruction ; enfin le siphon peut, si on le veut, être placé en dehors du bassin de chasse.

Les figures p. 101 font comprendre son mécanisme.

(1) VIEILLARD et AUGIER, *Installation d'une canalisation à petite section* (*Revue du génie militaire*, 1888, t. II).

(2) VALLERNAUD, *Etude sur l'assainissement des établissements militaires* (*Revue du génie militaire*, t. III, 1889, p. 301 et 385).

Il convient que les siphons de chasse soient disposés de telle sort qu'on puisse, à un moment donné et pour une latrine déterminée, produire une chasse de nettoyage, sans attendre que l'heure soit venue de la chasse automatique se produisant à des intervalles réguliers. Il arrive en effet, qu'à des heures déterminées, certaines latrines sont plus particulièrement fréquentées et il est nécessaire alors d'en assurer la propreté, immédiatement après le moment de ces visites particulièrement nombreuses. C'est pourquoi aussi l'alimentation en eau des réservoirs de chasse doit être régulière et bien assurée, et il peut y avoir certains

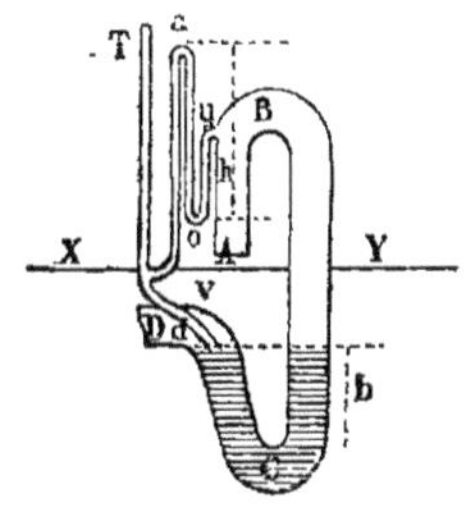

Le réservoir vient de se vider.

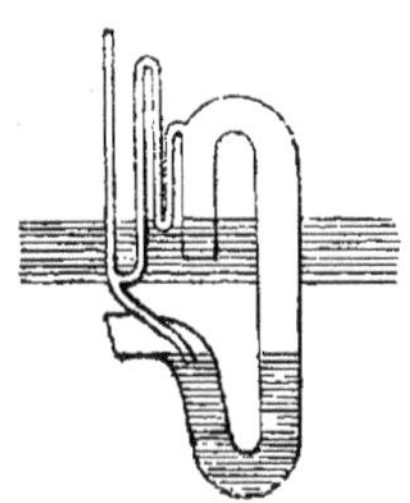
L'eau commence à monter.

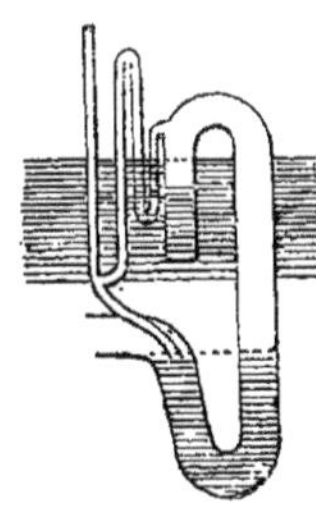
L'air se comprime.

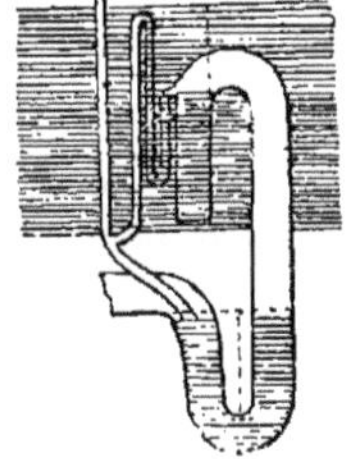
Le siphon va s'amorcer.

Siphon de chasse du génie militaire.

avantages à ne pas exagérer leur capacité, les réservoirs trop grands demandant un trop long temps pour se remplir.

On sera d'autant moins parcimonieux de l'eau de lavage qu'elle coûtera moins cher et l'on facilitera beaucoup son utilisation par l'emploi d'une canalisation de petit diamètre. Pour une latrine de quatre à six trous de chute, le diamètre du collecteur des cuvettes, sera de 0m,15 à 0m,20, celui des collecteurs principaux de la caserne de 0m,25 et celui du collecteur secondaire aura une mesure intermédiaire (note ministérielle du 9 décembre 1894).

Les tuyaux seront en poterie vernissée, les égouts en maçonnerie devant être réservés par les longs parcours : la section, si on en construisait, serait ovoïde. Tel est aussi l'avis de Vieillard et Augier lorsqu'ils disent (*loc. cit.*) : « On aura toujours avantage, tant au point de vue économique qu'au point de vue hygiénique, à recourir à des conduites de petit diamètre pour des périmètres limités, de préférence à un égout en maçonnerie à grande section, à condition toutefois que l'on ne rencontre pas de difficultés, soit pour obtenir la pente suffisante, soit pour installer les chasses d'eau absolument indispensables au bon fonctionnement des canalisations à petite section ». Durand Claye recommandait, pour transformer utilement les anciens égouts en maçonnerie, de placer sur leur radier des demi tuyaux de poterie de faible diamètre.

On facilitera l'effet des chasses en « faisant déboucher les divers branchements le long de la conduite maîtresse, suivant un ordre judicieux. On cherchera, dans ce but, à constituer un drainage qui soit à contamination minima, c'est-à-dire un drainage dans lequel les eaux les plus chargées d'impuretés et de matières fermentescibles aient un parcours minimum, les chasses d'eau les moins souillées ayant au contraire un parcours de nettoiement maximum. Ce résultat sera obtenu en adoptant autant que possible l'ordre suivant pour les branchements à partir de l'amont : eaux superficielles des cours et des toitures ; eaux ménagères ; liquides des urinoirs ; matières de vidange (Vallernaud, *loc. cit.*, p. 325).

Des appareils de chasse pour les collecteurs principaux de la caserne seront placés aussi nombreux qu'il sera nécessaire. Il convient aussi d'utiliser, sous forme de chasses, toute l'eau provenant des lavoirs, réservoirs, abreuvoirs, etc. Pour cela il suffit, à défaut de siphons de chasse, de munir ces différents bassins de larges bondes d'évacuation, fermées en temps ordinaire par des vannes ou des clapets et qu'on ouvre aussi souvent qu'il le faut ; ne les ouvrirait-on qu'une fois toutes les quarante-huit heures, l'assainissement des égouts y gagnerait beaucoup plus que si l'écoulement de l'eau de ces bassins se faisait d'une façon continue et sans pression.

On ne perdra jamais de vue la nécessité d'avoir, pour toute la canalisation, des tuyaux parfaitement lisses, jointés avec le soin le plus scrupuleux et ne formant jamais d'angles droits, ayant autant que possible une pente de $0^{m},025$; on établira des regards de visite à tous les changements de direction de la canalisation et à tous les branchements. Ces regards seront ventilés, parfaitement étanches et normalement clos par des trappes en fonte (système Geneste et Herscher). Vieillard et Augier à Saint-Denis (*loc. cit.*), pour faciliter les visites ont toujours fait passer leur canalisation dans les regards, sous forme de demi-tuyaux en grès vernissé, raccordés, soit en alignement droit, soit en courbe, aux extrémités des tuyaux afférents et déférents.

Quand l'eau est rare, on emploie, dans certaines villes d'Angleterre, pour l'évacuation des matières fécales, les eaux ménagères, soit qu'elles se rendent directement de l'évier dans la cuvette du cabinet, soit qu'elles s'accumulent au préalable dans un vidoir à bascule (tipper). Ce système (slop closet) exige des siphons obturateurs placés entre l'évier et la cuvette, entre la cuvette et l'égout et ne peut être employé qu'en dehors de l'habitation ; s'il a l'avantage d'user peu d'eau et d'être économique et solide, il a certainement l'inconvénient grave de faire le lavage avec de l'eau sans pression (Dr Parsons, d'après Vallin, *Revue d'hygiène et de médecine publique,* t. XIV, 1892, p. 525). Il pourrait cependant trouver son application dans certaines casernes de petites villes.

La canalisation intérieure de la caserne sera toujours disposée de façon à que la visite des conduites soit facile.

c). Siphons obturateurs. — Les siphons obturateurs à employer dans les casernes n'ont rien de particulier. On veillera à ce qu'ils aient toujours une plongée de $0^{m},07$ et soient munis d'une ouverture qui permette de les nettoyer. Ils peuvent être en plomb (petits siphons) ou en poterie vernissée. Les siphons en fonte s'oxydent assez vite. Il est établi que le siphon ventilé (*siphon français*) donne plus de sécurité que le siphon ordinaire, et c'est celui que préconise la note ministérielle du 9 décembre 1893.

Il sera placé des siphons obturateurs partout où l'égout pourrait communiquer avec la caserne, particulièrement dans chaque latrine et à la fin de la canalisation, là où elle aboutit à l'égout public.

De même les éviers, décharges d'eau des bains ou des lavabos, conduites d'eaux ménagères etc., seront soigneusement séparés de l'atmosphère de l'égout par des siphons nombreux et judicieusement installés.

Les *siphons de cour* destinés à recevoir les eaux de surface, seront d'un des modèles dont l'expérience a montré la supériorité (Jacquemin, Geneste et Herscher, etc). Jamais on n'admettra la bonde siphoïde dont la protection est trop souvent illusoire.

Pour les eaux ménagères de la cuisine, il peut être utile de placer à l'origine de la canalisation une *caisse à graisse* pour précipiter les matières grasses.

II. Latrines de nuit. — La circulaire ministérielle du 4 décembre 1889 prévoit, comme celle du 25 mars 1885, l'organisation, par le service du génie, de *latrines de nuit* situées dans les étages et comportant chacune un siège et un urinoir. Il en a été installé dans un certain nombre d'anciennes casernes, et d'une façon très heureuse, dans le nouveau quartier de cavalerie de Vincennes, où on les a aménagées dans des *bow-windows* analogues à ceux des nouvelles maisons parisiennes, et qui ornent la façade des constructions. Chaque cabinet loge un urinoir et un siège. Leur ossature est en fer ; les revêtements sont en ardoise ; les tuyaux de chûte en fonte cannelée, sont placés à l'extérieur. Ces latrines offrent à l'intérieur un grand aspect de propreté ; elles sont éclairées au gaz et d'un accès commode (1).

(1) Barillot, *Le nouveau quartier de cavalerie de Vincennes* (*Revue du génie militaire*, 1893, t. VII, p. 286).

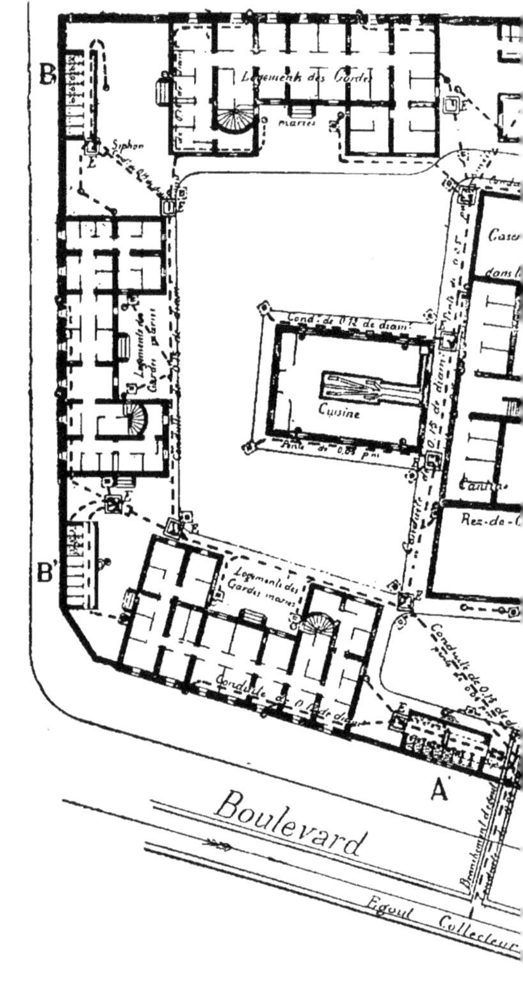

Plan de la caserne Schomberg, à Paris (archite

(Cette figure est une réduction d'une

A A', cabinets pour la troupe ; — B B', cabinets pour les fe souterraine construite en tuiles de faïence vernissée qui produits des latrines. - Les petits carrés dessinés à trai des conduites. — Les carrés dessinés en traits séparés, so canalisation est siphonée, aérée et nettoyée par de puissa

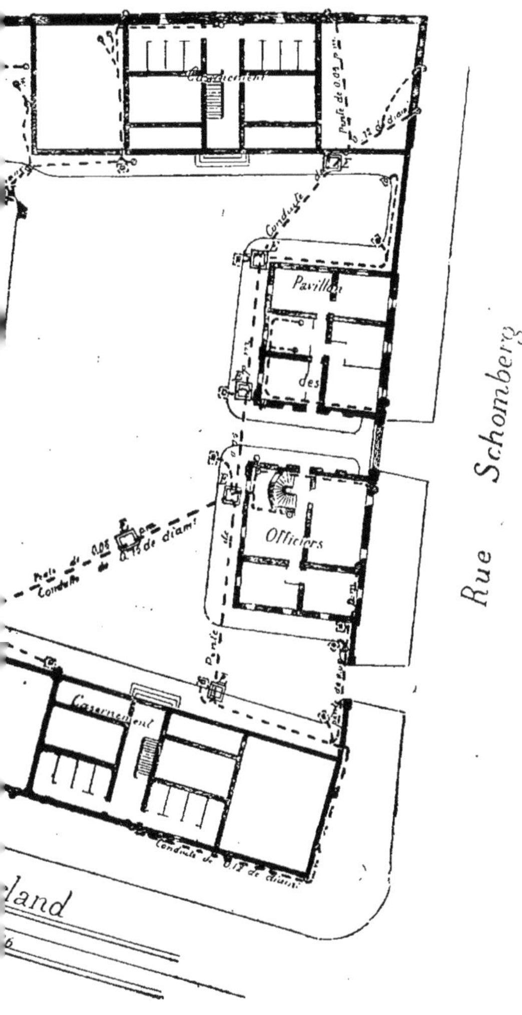

ouvard ; ingénieurs, MM. Durand-Claye et Masson).

ubliée par MM. Durand-Claye et Masson).

s lignes formées de traits séparés ---- indiquent la canalisation
tir à l'égout et reçoit les eaux de pluie, ménagères et tous les
marqués E, sont des regards disposés à chaque entrecroisement
es d'eau, tuyaux d'air, eaux collectées de pluie, etc — Toute la
es d'eau automatiques.

Là où des latrines de nuit n'ont pas pu être construites par le service du génie, les médecins et les chefs de corps se sont ingéniés pour parer plus ou moins heureusement à leur absence. Dans certaines casernes on a disposé sur les paliers des baquets ou des urinoirs en bois, appareils détestables, non étanches, mal odorants, d'aspect repoussant et qui devraient absolument disparaître de tous les bâtiments militaires. Dans plusieurs localités, à la citadelle de Cambrai par exemple, on a installé une tinette mobile qu'on désinfecte journellement, pourvue d'escaliers, marche-pieds, montants et appuis. A Castelnaudary on a placé, dans les escaliers, des urinoirs fermés le jour, qu'on ouvre chaque soir, avec récipients en poterie dont le contenu se déverse dans des tinettes qui ne séjournent que la nuit : l'ensemble de cette installation est relativement satisfaisant et serait utilement généralisée, à la condition que les vases et tinettes employés fussent parfaitement étanches et vernissés à l'intérieur.

Les latrines de nuit, non seulement protègent les cours et les corridors contre toute souillure, mais de plus elles ont l'avantage très appréciable, surtout dans les contrées froides et en hiver, de soustraire les hommes aux causes de refroidissement qu'entraine la nécessité de descendre de la chambre pour gagner, dans le fond des cours, les cabinets de jour nécessairement trop éloignés.

III. Urinoirs. — Les urinoirs des casernes sont installés dans les cabinets des latrines ou à proximité des latrines de jour, ou bien ils sont destinés à n'être employés que la nuit.

Plus que dans toute autre habitation il convient, dans les casernes, de réduire au minimum strictement nécessaire le nombre des urinoirs et, dans les urinoirs, les surfaces pouvant être souillées par les urines.

A la caserne Schomberg et dans d'autres établissements on a adopté l'urinoir à bassin (V. fig. p. 96).

L'urinoir à auge plus facile à nettoyer, présente quelques avantages, pourvu que l'auge soit assez saillante du côté du visiteur, pour que ce dernier ne puisse pas souiller le sol.

On substitue généralement aujourd'hui, pour le nettoyage des urinoirs, au lavage en larmes toujours insuffisant, le lavage en lames par débordement et mieux encore le lavage par des chasses. Mais le nettoyage automatique ne saurait dispenser de celui qui se fait à la main, seule capable d'enlever les dépôts que forme l'urine. Vallin estime que, d'une façon générale, trois irrigations par jour, d'une durée de trois minutes chacune, précédées d'un lavage rapide chaque matin avec une brosse rude, et tous les quinze jours avec un peu de solution d'acide chlorhydrique au cinquième, assurent la propreté d'une façon beaucoup plus efficace et plus économique que l'irrigation permanente de jour et de nuit, ou que des chasses intermittentes fournissant toutes les cinq minutes, 25^l par cinq places d'urinoir.

La rareté de l'eau dans bien des établissements militaires, donne un intérêt particulier aux expériences faites à Vienne (Autriche) par M. G. Beetz, sur l'emploi d'une matière grasse pour préserver les parois des urinoirs contre les dépôts des sels urinaires. Il renonce complètement à l'emploi de l'eau et badigeonne chaque jour la surface libre des plaques verticales (en fer ou en ardoise) de l'urinoir avec une petite quantité d'une huile minérale, réputée désinfectante, dont il tient la composition secrète. Vallin a fait, en 1892, quelques expériences, dont nous avons été témoin, sur l'utilisation de la vaseline pour remplacer l'huile inconnue de Beetz : il a été constaté que l'urine chaude liquéfie et entraîne la graisse ; il estime que la paraffine pourrait peut-être rendre des services (paraffine 150gr dans un litre d'essence de pétrole, le tout chauffé au bain marie à 40°). (V. *Revue d'hygiène*, 1893, t. XV, p. 45).

Comme on le voit, l'évacuation rapide par canalisation de toutes les matières usées de la caserne, tel est l'objectif que doit poursuivre l'hygiéniste militaire.

Pour organiser ce système d'assainissement deux choses sont essentielles : une quantité d'eau suffisante ; l'éloignement possible des matières au sortir de la canalisation de la caserne.

La quantité d'eau nécessaire est estimée (note ministérielle du 9 décembre 1893), pour une caserne de 1.000 hommes environ à 37^{m3} par jour avec des chasses automatiques, à 49^{m3} par jour avec des chasses périodiques, sans tenir compte de la dépense d'eau dans les urinoirs).

Si pour une ville, le tout à l'égout ne peut guère se concevoir sans champs d'épandage (Dantzig, Berlin, Breslau, Florence, Paris, plus de cent villes anglaises, etc.), il n'est pas impossible de l'organiser quelquefois dans les habitations militaires, alors même qu'il n'existe pas pour l'ensemble de la population civile.

C'est ainsi qu'on devra étudier la possibilité de son installation, sans champs d'épandage, s'il passe à proximité de la caserne un fleuve ou une rivière : von Pettenkofer, en effet, a posé ce principe que les eaux vannes peuvent être déversées impunément dans une rivière, pourvu que le volume de leur débit n'excède pas la quinzième partie du volume des eaux de cette rivière.

Dans les casernes situées loin des villes où il n'existe pas d'égouts publics construits pour recevoir les matières usées, la question peut se poser de savoir s'il ne serait pas possible de pratiquer l'épandage des eaux vannes sur des terrains voisins, à l'aide d'une canalisation spécialement construite à cet effet.

Nous avons pensé que le problème de l'évacuation des eaux de toute provenance pouvait être résolu ; ainsi pour l'école spéciale militaire (Saint-Cyr) et en, 1885, nous avons présenté un projet qu'avaient bien voulu rédiger, avec leur haute compétence et sur nos indications, Durand-

Claye et Masson. On aurait établi le tout à l'égout pour toute l'école, en utilisant les conduites existantes et en construisant quelques autres, et l'on aurait fait l'épandage dans quatre hectares de jardins appartenant à l'école, situés à 600m des bâtiments les plus rapprochés. Cette proximité des logements fit écarter le projet : en vain nous avons fait valoir tout ce qu'on sait aujourd'hui sur l'innocuité du voisinage des champs d'épandage et sur l'absence d'odeurs qui s'en dégagent. L'exemple de la prison de Plotzensee, près de Berlin, est particulièrement probante à cet égard. Le médecin principal Richard l'a visitée en 1886, et nous a confirmé ce que l'on avait dit déjà : depuis 1872, on pratique l'épandage des matières d'égout de cette prison (eaux usagères de toutes provenances, urines et matières fécales) dans des champs distants de 50m et 200m des bâtiments où logent 2.000 personnes, sans que ce voisinage ait jamais paru ni insalubre ni même incommode.

§ V. — Aération et propreté.

I. **Aération.** — L'atmosphère de la chambrée est incessamment viciée par la respiration pulmonaire de ses habitants, par leurs exhalaisons et sécrétions cutanées, par l'éclairage nocturne, par le chauffage, par les poussières provenant des effets de vêtement et d'équipement. C'est par la combinaison de ces différents éléments que se produit l'*air confiné* des casernes, dont l'odeur particulière est bien connue de ceux qui, il y a quelques années encore, ont fréquenté, surtout la nuit, les chambrées de nos hommes, odeur qui, hâtons-nous de le dire, tend de plus en plus à disparaître.

Dès 1866, les expériences de Lemaire, confirmées ensuite par celles de Leblanc, par celles de Chaumont en 1867, et depuis lors par celles de tous les expérimentateurs, ont démontré la richesse en germes de l'air des casernes. En analysant l'air d'une chambre de soldats au réveil, Kiener a trouvé jusqu'à 220 germes par litre. Il est à présumer que parmi eux il peut s'en rencontrer un certain nombre qui soient pathogènes, et il n'est pas douteux qu'introduits dans les voies respiratoires, ils soient capables alors de déterminer des maladies transmissibles.

Pour parer à la souillure de l'air que respirent les hommes dans les casernements, il y a lieu d'étudier : 1° l'espace cubique alloué dans les dortoirs militaires ; 2° le renouvellement de l'air dans les chambrées, ainsi que la propreté de ces locaux.

1° *L'espace cubique.* — Si l'on envisageait d'une façon absolue et théorique la question du cubage de place à assurer à chaque homme dans les casernes, on estimerait que le cube de place de la chambrée devrait être tel que, pendant les périodes de temps où le renouvellement de l'air est peu facile, les fenêtres étant closes, la dilution de l'acide carbonique demeure à un taux inoffensif pour les hommes. En admettant une surface de plancher de 8^{m2} par homme, on demanderait des chambrées de 4^{m} de hauteur (comme le prévoit notre règlement de 1889), afin d'obtenir par individu un espace cubique de 32^{m3}, qui serait à la rigueur suffisant pour que l'air ne renfermât pas théoriquement plus de 4 à 5 p. 100 d'acide carbonique, après les huit heures que le soldat passera dans son dortoir, portes et fenêtres closes. Cet espace de 32^{m3} peut cependant être abaissé, le chiffre théorique d'acide carbonique étant toujours diminué par le renouvellement accidentel de l'air, qui s'insinue par les interstices des portes et des fenêtres, par les pores des parois, par l'ouverture momentanée d'une porte, etc. La diminution de l'espace cubique au-dessous du chiffre de 32^{m3} est surtout légitime si la ventilation et surtout la propreté sont convenablement assurées. Cette diminution est particulièrement admissible dans les petites chambres qui abaissent en somme la densité de la population sur une surface donnée et amoindrissent ainsi les dangers de la vie en commun. En effet, on admet, d'une façon générale, que la proportion d'acide carbonique peut servir de mesure pour juger de la souillure de l'atmosphère d'une habitation tant par les produits gazeux que par les parties solides (poussières et germes); mais il faut bien reconnaître que les produits organiques en suspension dans l'air d'un espace clos sont, plus que la production d'acide carbonique, en relation étroite avec le nombre des habitants, leur état de propreté et le bon entretien de l'appartement. De plus, les échanges gazeux entre l'atmosphère de la chambre et l'atmosphère extérieure ne sont jamais complètement interrompus, tandis que les particules solides que renferme l'atmosphère d'une habitation ont de la tendance à se déposer sur les parois, les meubles, les planchers et exigent, pour être expulsés, un déplacement particulièrement énergique de l'air de la chambrée.

De fait, les fixations réglementaires de l'espace cubique dans les différentes armées sont inférieures à 32^{m3}. En Angleterre il est alloué $16^{m3},98$ dans les casernes, avec un renouvellement d'air fournissant 85^{m3} par heure et par homme; 18^{m3} dans les casernes nouveau type; en Prusse, 13^{m3} à $15^{m3},30$; en Autriche, $15^{m3},30$. Le conseil de santé suédois, demande, pour les dortoirs des hommes, une superficie de $4^{m2},96$ et un espace cubique de 17^{m3}.

Depuis 1889 il est prescrit de ménager 17^{m3} à chaque habitant dans les casernements français à contruire. Mais dans la plupart de nos casernes les anciens chiffres du règlement de 1856, c'est-à-dire 12^{m3} dans les casernements d'infanterie et 14^{m3} dans ceux de cavalerie servent encore de base à l'assiette du casernement, quoique, dans certaines casernes, l'espace soit beaucoup plus large. La caserne Schomberg donne 32^{m3} à chaque habitant.

Ce cubage de 32^{m3} étant basé sur la durée de l'habitation nocturne des chambrées, on conçoit l'importance qu'il faut attacher à la création de locaux où le soldat puisse se tenir dans la journée, sans vicier l'atmosphère de son dortoir.

Le cube de place ne doit jamais être réalisé par l'augmentation exagérée d'une seule des dimensions de la chambre. Il y a toujours lieu de ménager une certaine étendue de surface de plancher afin que les lits ne soient pas trop rapprochés, et que la respiration des dormeurs ne se fasse pas de bouche à bouche. De plus, une élévation trop grande de la chambre est inutile : l'air vicié, échauffé au moment où il est expulsé du poumon et ayant, par le fait de sa température, une densité moindre que l'air ambiant, s'élève tout d'abord et entraîne avec lui l'acide carbonique; mais si l'équilibre de température venait à s'établir, grâce à une hauteur exagérée de l'appartement, l'acide carbonique, en vertu de sa grande densité, tendrait à gagner les couches inférieures, et à se mettre en contact intime avec les hommes couchés. De plus, une élévation trop grande empêche le nettoiement facile du plafond.

Faut-il ajouter que l'augmentation du cubage par l'établissement dans une chambre de sortes de fosses au-dessous du niveau du plancher, serait absolument funeste, par la formation de cloaques d'air impur impossible à renouveler. Nous avons, en 1873, fait combler des trous de ce genre, qu'au camp de Saint-Germain-en-Laye, on avait imaginé de creuser sous les lits des hommes, dans le but d'augmenter le cubage d'air d'un casernement baraqué !

2° *Ventilation.* — Jusque dans ces derniers temps, la plupart des hygiénistes demandaient que le renouvellement de l'air d'une habitation fût assuré à raison de 60^{m3} par heure et par habitant, mais un tel apport d'air n'a jamais pu être pratiquement réalisé, et l'on reconnaît aujourd'hui ce que cette exigence a d'exagéré (V. *Encyclopédie d'hygiène*, t. III, p. 541 et s.).

Cependant il est indispensable que, dans une chambrée de caserne, l'air se renouvelle et se renouvelle le plus complètement possible ; aussi la ventilation devra être d'autant mieux assurée et d'autant plus fréquente, que le cubage de place sera plus petit, que le nombre des habitants sera plus grand dans un espace donné, et que l'aménagement général des chambrées laissera plus à désirer. On admet aujourd'hui qu'une bonne ventilation doit être calculée sur la base suivante : un décimètre carré d'ouverture par homme logé, soit 0^{m2},05 pour l'entrée de l'air et 0^{m2},05 pour la sortie; de plus, il est nécessaire :

a). Que l'air qui pénètre dans la chambre soit de bonne qualité. L'air des villes si particulièrement riche en impuretés de tout genre, l'air des cours encaissées, l'air qui a passé sur un marais, l'air puisé dans un corridor mal ventilé, sont de mauvaise qualité. Au moins veillera-t-on à ce que les orifices puisant l'air pour la chambrée, le recueillent là où il est le moins altéré. L'indépendance des chambrées les unes des autres, pour la ventilation, est une conséquence de ce principe ;

b). Que la ventilation par grands courants d'air, indispensable de temps en temps, puisse n'avoir lieu que pendant l'absence des hommes ;

c). Qu'une ventilation incessante, mais non perceptible à l'homme, fonctionne constamment le jour et surtout la nuit.

La *ventilation dite naturelle* se fait dans les casernes par les interstices des portes et des fenêtres, par l'ouverture accidentelle d'une porte pendant la nuit, par l'ouverture simultanée de toutes les issues, lorsque les hommes quittent les chambres. L'énergie de ce mode de ventilation est, on le sait, très considérable (Voyez *ibidem*, t. III, p. 547).

Les fenêtres seront larges et hautes, s'ouvrant presque jusqu'au plafond. La meilleure manière de les disposer est de les percer en regard les unes des autres dans chaque façade. Cette disposition ne saurait exister dans le type à corridor central ou à corridor longeant une façade. — Mais, même dans les casernes les plus modernes, les chambres ne s'étendent pas toujours d'une façade à une autre. Dans le type de 1875, afin d'assurer l'indépendance complète des pièces, sans multiplier les escaliers, on a été conduit quelquefois à faire un corridor de 2m,50, coupant en deux les chambres de 24 hommes (v. p. 82). Ce corridor est éclairé et ventilé par des impostes vitrées au-dessus des portes. Cette disposition ne saurait être louée, pas plus que celle qui consiste à couper les grandes pièces par des cloisons, afin d'adosser des lits : ces cloisons, même lorsqu'elles sont à claire-voie, ne partent pas du ras du plancher, et ne remontent pas jusqu'au plafond, sont des obstacles sérieux à la ventilation, et multiplient les surfaces où s'arrêtent et se fixent les poussières. On voit cette disposition dans certains casernements en France (École de Saint-Cyr par exemple). En Saxe, ce système est appliqué dans des chambres qui logent jusqu'à 115 hommes, mais qui ne servent, il est vrai, que de dortoirs, les hommes ayant toujours à leur disposition des chambres de jour (v. p. 54).

Les portes seront disposées de telle façon que l'air pénétrant par la baie ne frappe pas directement les hommes couchés. Au besoin, les lits voisins des portes et des fenêtres, seront protégés par des paravents fixes en bois, s'élevant de 1m à 2m au-dessus du lit.

On diminuera aussi dans la mesure du possible les saillies et les angles qui sont des points morts pour la ventilation.

La ventilation naturelle peut aussi se faire par des appareils simples spécialement aménagés pour l'évacuation de l'air vicié et son remplacement par de l'air neuf. Ces appareils peuvent être ceux adoptés dans d'autres habitations collectives (V. *Encyclopédie d'hygiène*, t. II, p. 549 et s.). On les trouve surtout dans les casernes neuves, françaises ou étrangères. A l'avenir, il en sera fait certainement, en France, un usage plus fréquent encore, car la décision ministérielle du 4 décembre 1889 prescrit que « les chambres seront pourvues d'un système de ventilation aussi perfectionné que possible. »

Anciennement on n'employait guère que des ventouses ménagées dans les murs de façade, d'un côté au niveau du plancher, de l'autre près du plafond. Les courants d'air ainsi établis étaient fort gênants pour les hommes, qui, en dépit de la surveillance exercée, trouvaient toujours moyen d'obturer les orifices qui les incommodaient. Plus récemment, on s'est servi d'orifices adaptés aux fenêtres elles-mêmes.

Telles sont les toiles métalliques remplaçant une vitre; ces toiles se chargent vite de poussières qui entravent l'entrée de l'air et elles doivent être rejetées, d'autant plus que, pour qu'elles se laissent traverser par l'air, il est nécessaire que leurs mailles soient larges, et alors elles produisent un courant désagréable et ne s'opposent plus à la pénétration de la pluie. Il en est à peu près de même des carreaux en toile à voile.

Les vitres perforées de Trélat et Herscher qui empêchent l'air de tomber sous forme d'une douche pénible, donnent de bien meilleurs résultats, mais il est bon qu'elles puissent, à un moment donné, être complètement masquées par un carreau ordinaire, afin d'éviter la pénétration de la pluie, si elle vient à frapper la fenêtre perpendiculairement à l'axe des ouvertures.

Les rosettes à ailettes sont tapageuses et leur action est incertaine. Les impostes mobiles sont aujourd'hui très employées dans nos casernes, et elles rendent les meilleurs services, pourvu qu'elles soient facilement maniables, et qu'on soit maître de régler à volonté leur ouverture. Un dispositif très simple et véritablement avantageux est le système à crémone avec chassis oscillant autour d'un axe situé vers le centre de la hauteur du carreau ou à sa partie inférieure.

Les châssis mobiles sont aussi réglementaires dans les casernes anglaises ou autrichiennes. Tantôt ils s'ouvrent directement par glissement, tantôt, et le plus ordinairement, en forme de soufflet.

Dans les casernes anglaises, il est fait un usage fréquent des tubes de Robin, de la ventouse Seringham et de la corniche de ventilation dont Foucher et E. Richard notamment ont donné la description (*Encyclopédie d'hygiène*, t. III, p. 552 et 553).

Dives (de Ham) a proposé un ventilateur assez analogue à la ventouse de ventilation. Il est formé d'une pièce de bois de 0m,06 d'épaisseur, percée de cinquante trous obliques de 0m,08 de diamètre, dont la coupe est telle que l'air qui pénètre par eux est dirigée vers le plafond. Devant cette planche percée glisse un obturateur mobile qu'on fait manœuvrer à l'aide d'un cordonnet, et qui permet l'occlusion de tous les orifices, à l'exception de ceux de la rangée supérieure.

Le médecin-major Castaing (1) a proposé une disposition ingénieuse

(1) CASTAING, *Nouveau dispositif d'aération pour les chambres de caserne* (*Arch. de méd. et de phar. milit.*, t. XVII, 1891, p. 142 et s.).

facile à adapter à toutes les fenêtres et qui permet d'assurer une ventilation automatique et sans courant d'air gênant. Son système consiste essentiellement en deux vitres parallèles laissant entre elles un espace de 0m,08 à 0m,010. La vitre extérieure *b* ne repose pas sur la feuillure inférieure, mais laisse libre, sur toute la longueur, un espace de 0m,04. De même la vitre intérieure E n'est pas fixée à la feuillure de la fenêtre, comme le montre la figure p. 113. L'air extérieur plus froid que l'air intérieur arrive entre les deux vitres, s'échauffe au contact de la vitre intérieure, qui est plus chaude, et pénètre dans la chambre par la partie supérieure.

Le médecin-major Dardignac (1) a amélioré ce mode de ventilation en rendant mobile la vitre intérieure, de telle sorte que le nettoyage des

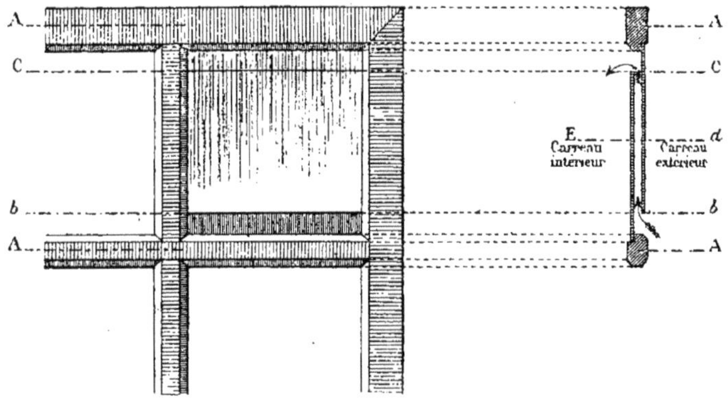

Cadre d'une fenêtre munie du dispositif de la ventilation Castaing et coupe montrant les ouvertures d'entrée et de sortie de l'air.

A A, cadre de la fenêtre ; — *b*, bord inférieur de la vitre intérieure ; — C, bord supérieur de la vitre intérieure.

deux vitres est possible. A cet effet « la vitre intérieure, celle dont la partie supérieure est coupée trop courte, sera plus large que la vitre extérieure et taillée de façon à déborder de 0m,015 latéralement la vitre extérieure qui, elle, est maintenue à la feuillure de la fenêtre comme à l'ordinaire. Un châssis incomplet (V, W, X, Y, fig. p. 114) c'est-à-dire composé seulement de deux montants latéraux réunis par une traverse inférieure (X, Y) reçoit par glissement de haut en bas et maintient solidement en place cette vitre intérieure, grâce à une feuillure ménagée à la face interne du châssis. Celui-ci, simplement appliqué sur le montant de la fenêtre, par conséquent, facile à adapter partout, doit être en bois dur et solide, en chêne, de façon à pouvoir supporter et maintenir l'ensemble du système ».

(1) Dardignac, *Note sur une modification au système de l'aération automatique par les vitres parallèles* (*Revue d'hyg. et de police san.*, t. XV, 1893, p. 204).

Il résulte des expériences et des calculs de Dardignac à l'infirmerie du 51e d'infanterie, dont une pièce cubant 158m³ a été munie, à chacune de ses deux fenêtres, d'un appareil de ce genre, que l'atmosphère peut être renouvelée en trente-cinq minutes environ ; les vitres étaient écartées de 0m,035 et il estime qu'il faut donner aux ouvertures ménagées au-dessus et au-dessous de chacune d'elles, une dimension supérieure de quelques millimètres à l'écartement des lames de verre.

Avec ce dispositif ou celui des vitres perforées on peut assurer le renouvellement de l'air d'une chambrée comme l'indiquent les fig. p. 115.

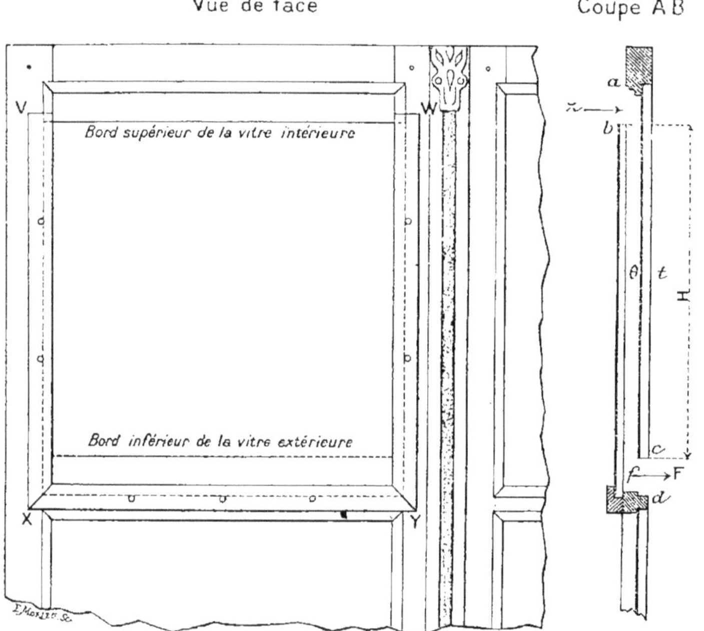

Vue de face et coupe du système de ventilation Castaing, modifié par Dardignac.

Il y a lieu de remarquer cependant que les orifices d'extraction pour l'air vicié placés à la partie supérieure des chambres hâtent l'évacuation de l'air chaud et entravent par conséquent d'une façon notable le chauffage économique. De là, l'utilité d'avoir à sa disposition des ventouses d'extraction vers le plafond pour l'été, vers le plancher pour l'hiver.

Lorsque le chauffage est fourni par un calorifère, la ventilation peut être réglée comme il a été fait à la caserne Sainte-Catherine à Briançon (V. fig. p. 83).

L'appareil de chauffage et ventilation combinés, en usage dans tous les hôpitaux civils et militaires de Berlin (fig. p. 116), réalise de bonnes conditions sur la ventilation d'hiver. « Il se compose de deux poêles ventilateurs ordinaires à double enveloppe, à travers laquelle circule, en s'échauffant, l'air neuf qui arrive du dehors par un conduit situé sous le

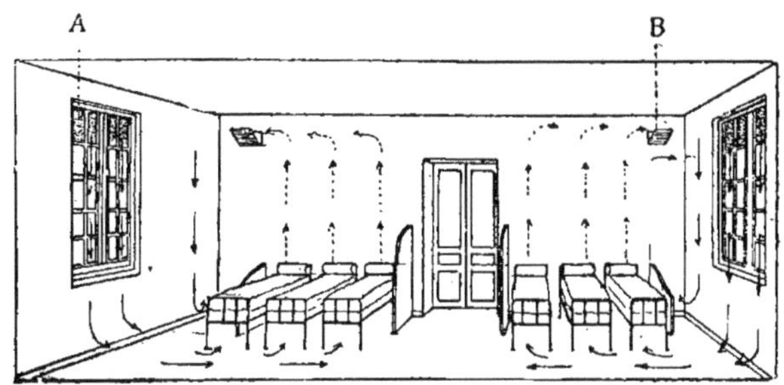

Schéma de la circulation de l'air dans une chambre de caserne la nuit.

L'air chaud partant de chaque dormeur s'élève et s'échappe par les orifices A et B, comme l'indiquent les flèches, tandis que l'air frais pénètre par les vitres perforées dont sont munies les fenêtres à leur partie supérieure, en descendant dans la direction des flèches.

plancher ; les tuyaux de fumée, qui ont leur origine assez près du sol, vont obliquement l'un vers l'autre pour se réunir en un tuyau unique

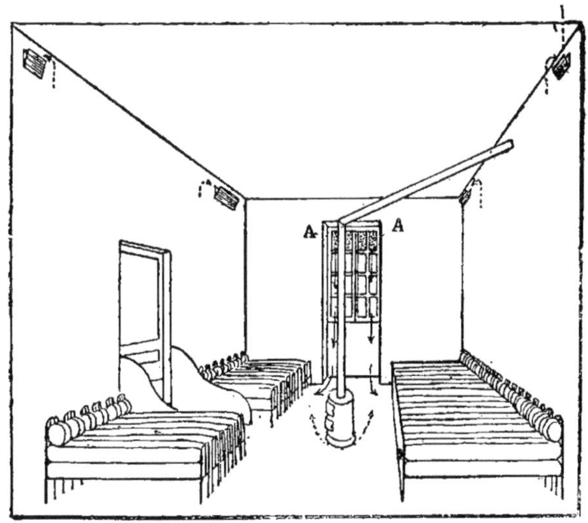

Schéma de la circulation de l'air dans une chambre de caserne chauffée et à fenêtre munie à sa partie supérieure de vitres perforées.

L'air échauffé au contact du poêle s'élève et s'échappe par les orifices d'évacuation situés près du plafond, tandis que l'air neuf pénètre par les vitres perforées A A et descend dans la direction marquée par les flèches.

qui monte directement vers le toit ; ce tuyau unique est entouré d'une large gaîne concentrique en tôle, qui, partant du plancher, s'ouvre au-dessus du toit et qui, à sa partie inférieure, est percé d'une fenêtre grillagée par laquelle l'air de la salle est aspiré dès que les poêles sont allumés et que l'air de la gaîne est échauffé. Cette disposition est parfaitement rationnelle : d'abord elle combine l'extraction d'air vicié avec l'introduction d'air neuf ; ensuite elle enlève l'air vicié par la partie voisine du sol, enfin l'air neuf étant plus chaud que celui du sol, monte directement vers le plafond d'où il est complètement déprimé par les nouvelles couches ascendantes d'air chaud et n'est évacué qu'après avoir servi à la respiration et au chauffage (1).

La circulaire ministérielle du 12 juillet 1884 recommande d'établir dans les murs de refend, vers le plafond des chambres, des ouvertures abou-

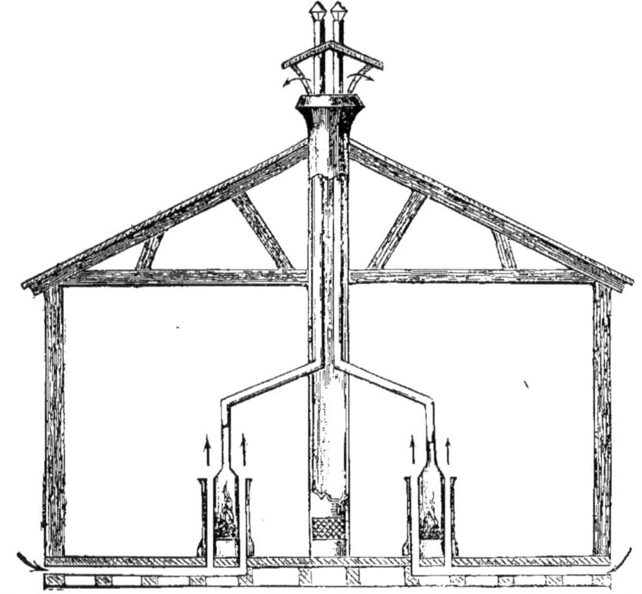

Appareil de chauffage et de ventilation combinés, usités dans les hôpitaux de Berlin (d'après E. Richard).

tissant à des conduites accolées aux souches des cheminées, de façon à utiliser l'appel produit par la chaleur de ces dernières. L'entrée de l'air neuf se fait par les portes et les fenêtres. C'est la disposition adoptée à la caserne Bayard à Grenoble.

Le ventilateur inventé par le commandant Renard (ventilateur Bellot et Retterer) utilise aussi l'aspiration fournie par les gaînes de cheminée. Il consiste essentiellement en une boîte cubique en zinc, ayant une paroi grillagée du côté de la chambre et dont la face opposée s'ouvre dans la cheminée, près du plafond. La partie grillagée est mobile pour le nettoyage

(1) E. Richard, *Le musée d'hygiène de Berlin* (*Revue d'hygiène et de police sanitaire*, t. VIII, 1886, p. 1023).

et contre elle vient s'appliquer un rideau en toile qui est suspendu à la partie supérieure seulement, de telle sorte que le courant d'air sortant le soulève, tandis qu'il est abaissé par l'entrée d'un courant venant de l'extérieur vers la chambre. Il n'est utile que lorsque la cheminée est chauffée ; trop souvent il fait pénétrer de la suie dans la chambre et, lorsqu'il fonctionne bien, il cause fréquemment des courants d'air intolérables pour ceux qui ont leurs lits à son voisinage.

Il résulte des expériences du général Morin que l'aspiration naturelle produite par la seule différence de température à l'extérieur et à l'intérieur d'une cheminée ordinaire peut parfois déterminer l'évacuation de 400^{m3} d'air, sans qu'on ait allumé de feu, aussi une circulaire ministérielle du 28 mars 1886 prescrit-elle de munir à l'avenir, dans les casernements à construire ou en construction, « chaque chambre de troupe (24 hommes) de deux cheminées d'aérage. Afin de ne pas incommoder les hommes par le mouvement de l'air à travers la section d'évacuation, cette section doit être assez grande pour que la vitesse de l'air qui la traverse ne dépasse pas 0^{m},70 par seconde. Dans cet ordre d'idées, il convient d'adopter pour les ouvertures intérieures, la forme et les dimensions des cheminées d'appartements et de les faire déboucher au niveau des planchers. Les parois des gaînes doivent être lisses. L'expérience a donné lieu de reconnaître qu'on pouvait faciliter beaucoup, dans certaines circonstances, le mouvement ascensionnel de l'air, en surmontant les gaînes d'aspiration de cheminées en tôle qui conservent assez longtemps la chaleur solaire. Ces cheminées doivent être munies de girouettes pour que le vent détermine une succion à la partie supérieure ».

La combustion permanente dans ces cheminées d'un ou plusieurs becs de gaz augmenterait, sans conteste, leur efficacité.

L'adoption de tuyaux de ventilation au-dessus des becs de gaz servant à l'éclairage, est un excellent mode de ventilation, facilité, comme nous l'avons dit, par l'emploi de lampes à récupération.

Dans les locaux de l'hôpital Desgenettes servant temporairement de salles d'études aux élèves de l'école du service de santé militaire, on a installé au-dessus des lampes Welnam des conduits de ventilation. L'ingénieur Vanderpol et le médecin-major Martino, ont conclu d'expériences anémométriques et d'analyses de l'air, qu'on peut aisément, en ne brûlant que les quantités de gaz nécessaires pour l'éclairage, extraire par heure, d'une de ces salles, un volume d'air vicié variant, de 150 à 300 fois le volume du gaz brûlé ; ce qui revient à dire qu'il est possible, sans aucune dépense autre que celle de la première installation des conduits et cheminées de ventilation, de renouveler une à deux fois par heure le volume d'air de la salle (1). On a ainsi rendu habitables et salubres des locaux qui n'eussent pas pu être occupés sans cet heureux dispositif.

(1) A. VANDERPOL, *Ventilation des bâtiments et édifices éclairés par le gaz*, Paris, 1890.

Toutes les casernes éclairées par le gaz, devraient utiliser les becs d'éclairage pour la ventilation, soit à l'aide de simples conduites comme nous l'avons fait à l'hôpital Desgenettes, soit par l'installation de l'appareil aspirateur-ventilateur Levallois ou de tout autre système.

Il est très facile de disposer les choses de façon à ce que tout le système soit hors de la portée des hommes, car il est indispensable que la manœuvre des robinets à gaz et des ventilateurs soit toujours laissée aux mains de personnes spécialement chargées de ce service.

Il n'existe pas en France de caserne pourvue d'un système de *ventilation artificielle*, et nous ne demandons pas qu'on en organise dans les casernes à construire, à cause de la difficulté du bon fonctionnement de ces appareils, de leur rendement peu économique et de leur utilité problématique, à moins qu'il ne s'agisse des ventilateurs à eau, actionnés par la pression des eaux de distribution : ces derniers appareils sont les seuls d'une installation facile et donnant la sécurité d'un fonctionnement régulier.

Lorsque la lumière électrique sera généralisée dans nos casernes, il sera aisé d'utiliser des moteurs électriques pour actionner des ventilateurs plus ou moins analogues à ceux qu'on commence à construire en ce moment (ventilateur Cadiot par exemple).

Nous avons vu que la caserne de Dresde possède un système de ventilation combiné avec le chauffage. Il en est de même de la caserne du bataillon de tirailleurs finlandais de Nyland.

De ces considérations il résulte qu'une chambrée sera convenablement disposée, au point de vue du renouvellement de l'air, lorsqu'elle sera pourvue de fenêtres opposées, de chassis mobiles, de vitres perforées ou de vitres parallèles, et de ventouses d'aération avec orifices calculés à raison de $0^{m},01$ par homme. Il suffira alors de faire exécuter dans ces chambres les prescriptions de nos règlements :

« L'air des chambres doit être constamment renouvelé, le jour au moyen des fenêtres, la nuit au moyen des appareils de ventilation ouverts dans la mesure prescrite. Après le lever, et lorsque les hommes sont habillés, toutes les fenêtres d'un même côté sont ouvertes. Dès que les hommes sont sortis, les chambres sont aérées le plus possible. On ferme les fenêtres un instant, lorsque les hommes rentrent, ayant chaud. Dans les pays fiévreux, les fenêtres sont toujours fermées la nuit, surtout en été » (art. 354 *inf.* du décret du 20 octobre 1892 sur le service intérieur des corps de troupe).

Le caporal ou le brigadier de chambrée « dès que les hommes sont levés, fait ouvrir les fenêtres des chambres, pour renouveler l'air » (*ibid.*, art. 178).

Cependant on ne saurait perdre de vue que les conditions de bonne aération d'une caserne dépendent en grande partie de la qualité de l'air qu'on y introduit. L'expérience a démontré que tel casernement rural, médiocrement ventilé est plus salubre, que tel casernement urbain dont l'air, qui se renouvelle facilement, est un air sali par les poussières inorganiques et vivantes d'une grande cité, et il faut ajouter que, toutes choses égales d'ailleurs, moins la population d'une caserne sera dense, plus cette caserne sera salubre.

II. **Propreté.** — La propreté d'une caserne dépend, indépendamment de l'éloignement des immondices et de l'enlèvement des ordures ménagères, d'un certain nombre de précautions dont nous indiquerons les principales.

Tout d'abord on cherchera à diminuer autant que possible la production des poussières à l'intérieur de l'habitation. C'est pourquoi le battage et le nettoyage des effets d'habillement, le cirage des chaussures et l'astiquage des armes devraient toujours se faire en dehors des chambrées, le battage des couvertures en dehors de la caserne. De plus, comme le prescrit le décret du 20 octobre 1892, les objets exhalant de l'odeur, tels que les selles, les brides, les couvertures de chevaux et, s'il est possible, les chaussures seront placés hors de la chambre ; on n'y épluchera pas les légumes ; les armoires et les planches à pain, les planches à bagages, les rateliers d'armes, les tables, les bancs, les poêles seront essuyés chaque jour ; les ordures descendues à l'aide de boîtes spéciales fermées, seront déposées dans la partie du quartier désignée ou mieux encore brûlées en hiver, imprégnées d'un liquide désinfectant en été. Les boîtes à ordures sont toujours métalliques dans les casernes anglaises.

Il est défendu de fumer dans les chambres pendant la nuit, d'y cracher, d'y vider les pipes ailleurs que dans les crachoirs, et d'y entrer avant d'avoir décrotté ses chaussures (Art. 355, inf. 348, Cav. du décret du 20 octobre 1892).

Il serait de bonne règle de ne pas transporter les aliments à travers les escaliers et les corridors jusque dans les chambres qui, d'une façon générale, devraient servir exclusivement de dortoirs.

Ces principes ne seront partout applicables que lorsque toutes les casernes seront pourvues de selleries (elles existent aujourd'hui dans presque tous nos casernements de cavalerie) et de dépôts de chaussures, comme dans les casernes de sapeurs-pompiers de Paris. De plus il nous faut installer pour nos hommes, à l'instar de la Saxe, du Hanovre, de l'Angleterre, de la Suède, etc., des chambres de jour, des salles d'exercice, des réfectoires, des locaux pour le nettoyage des effets. En Belgique, la commission chargée de la révision du casernement a conclu à l'adoption des réfectoires qui serviraient, après les repas, de lieux de réunion pour les hommes. Les salles de manœuvre font partie, en Allemagne, de tous les casernements ; la salle de manœuvre du parc des Invalides de Berlin a été construite dès 1803 ; on peut y exercer simultanément

390 recrues. Les salles de jour sont de règle en Suède ainsi que les réfectoires ; celui de la caserne des recrues de Skeppsholm peut recevoir simultanément 800 hommes. Toutes les casernes occupées à Paris par la garde républicaine sont aujourd'hui munies de réfectoires ; cette amélioration s'est étendue depuis à un certain nombre de nos casernes ; elle est prescrite par une circulaire ministérielle du 5 février 1894.

On sait avec quelle facilité les micro-organismes se déposent sur les parois des espaces clos. Dans les cloisons verticales et horizontales des logements collectifs, ils trouvent des habitats dans lesquels l'expérimentation les a maintes fois démontrés. Les planchers sont particulièrement exposés à être envahis : ceux-ci reçoivent fréquemment des parcelles d'aliments, des débris qui se séparent incessamment du corps des habitants, des vêtements et surtout des chaussures souillées par les boues de la rue, de la cour, des cuisines ou des latrines ; il s'y ajoute les particules qui s'échappent des parois ou du plafond des chambres aux moindres trépidations dans les appartements situés à côté ou au-dessus, ou bien celles qui peuvent être aspirées des étages inférieurs, ou qui séjournent dans les entrevous ; ces poussières, lorsqu'elles sont organiques, sont putrescibles et favorables à la vie des microbes, lorsqu'elles sont vivantes renferment souvent les germes mêmes de certaines maladies (fièvre typhoïde par exemple).

Par conséquent un des facteurs les plus importants de la propreté des casernes et surtout des chambrées, et par suite de l'assainissement de leur atmosphère, c'est le bon état de leurs parois et de leur plancher.

Parois. — Dans la plupart des casernes, les murs des chambres sont badigeonnés à la chaux. D'après les règlements en vigueur en France, ils doivent être blanchis à l'eau de chaux additionnée de colle, à deux couches, deux fois par an et la circulaire du 5 février 1894 prescrit de créer une équipe permanente de badigeonneurs qui exécutera les réparations au fur et à mesure des besoins. Les badigeonnages annuels sont pratiqués au mois de mai, c'est-à-dire à l'époque de l'éclosion des œufs que les insectes de toute espèce ont pu déposer dans les joints et fissures des murs. Le blanchissage, disent les règlements, doit être précédé du grattage, du brossage et du lavage préalables des murs et plafonds. D'après les expériences du médecin-major Lapasset (1), ces trois opérations seraient inutiles. En effet, les couches anciennes ne contiennent qu'une quantité insignifiante de germes ; ceux-ci sont inoffensifs dans les conditions ordinaires et une application de lait de chaux suffit pour détruire les germes contenus dans les poussières adhérentes à la surface des murs. Mais il importe que le badigeon ne contienne pas de carbonate de chaux. La formule qu'il préconise, d'accord avec Vallin, est :

(1) Lapasset, *La désinfection des murailles* (*Revue d'hygiène et de police militaire*, t. XIV, 1892, p. 481).

eau froide 5[l], chaux fraîchement éteinte 2[kg] et l'on ajoute d'autre part une solution de colle faite avec 250[g] à 300[g] de gélatine pour 5[l] d'eau bouillante. Pour assainir un mur à l'aide de sublimé il faut employer une solution à 5 pour 1.000.

La substitution au badigeonnage d'une peinture à l'huile avec vernis permettrait de laver, à l'aide des solutions antiseptiques, les murs ainsi rendus imperméables. La peinture est réglementaire dans nos hôpitaux militaires (note ministérielle du 5 février 1882) et a été employée dans un certain nombre d'établissements, notamment dans les écoles militaires. Le vernis est indispensable avec la peinture à l'huile pour effacer les irrégularités laissées par le pinceau qui a appliqué la couleur et pour permettre le lavage des parois. Les peintures aux sels de plomb seront absolument prohibées et remplacées par celles à base de zinc.

Dans plusieurs bâtiments militaires français, on a employé des peintures spéciales, capables de résister au lavage et de longue durée : telle la *prismatique*, de la *Compagnie des peintures chimiques*, ou les peintures vernissées de la *Compagnie des gommes nouvelles et vernis économiques ;* ces dernières ont fourni d'excellents résultats, notamment à l'hôpital militaire Saint-Martin et dans quelques parties du ministère de la guerre à Paris. Elles donnent aux parties qu'elles recouvrent l'aspect de l'émail et de la porcelaine, sèchent rapidement, deviennent très dures et se lavent avec une extrême facilité. On a essayé la *marmoreine*, de H. Vallin, qui imperméabilise et durcit le plâtre. On a proposé un enduit à la paraffine (paraffine 1 pour huile de goudron de houille 2 ou 3) qui protège contre l'humidité. On a expérimenté dans le même but une préparation à base de caoutchouc dite *émailline* de Bayard, enduit très adhérent, absolument impénétrable à l'humidité, mais qui a l'inconvénient d'être très cher.

Le service du génie met en usage, en France, depuis peu de temps, une préparation dont la base est une substance dite *silexore*, qui peut être employée sans l'addition d'aucune autre substance à la silicatisation des parements même extérieurs des édifices, ou servir de base à des sortes de vernis qui donnent aux peintures des murs et des plafonds une ténacité et une dureté extrêmes, et rendent possible le lavage à grande eau (circulaire ministérielle du 21 juin 1879). Les différents stucs pourraient être employés dans les chambres des casernes si leur prix, plus élevé que les revêtements déjà indiqués, n'engageait à donner la préférence à ces derniers.

Le coaltar ou goudron de houille a été très souvent employé avec un réel succès, dans ces derniers temps, pour imperméabiliser le bas des murs des chambrées, notamment dans le VIe corps, suivant les indications du médecin inspecteur Dauvé. L'application se fait à chaud ; sur le plâtre plusieurs couches sont nécessaires. Pour rendre le coaltar moins désagréable à l'œil, on le mélange à de l'essence de térébenthine, ou l'on emploie un des procédés dont il sera parlé à propos des planchers. On a aussi fait usage de peintures à base de goudron.

Plancher. — Le sol des différentes parties des casernes est le plus souvent constitué par des carreaux en brique ou par des planchers en bois. En certains endroits cependant on rencontre diverses espèces de ciments ou de bitumes. Le sol d'une chambrée doit non seulement être imperméable, mais encore mauvais conducteur de la chaleur. C'est parce que cette dernière condition n'est pas remplie par les carrelages, ciments, bitumes, etc., que nous donnons la préférence, pour les chambrées, aux planchers de bois, au moins dans nos climats. Au contraire, dans le midi de la France et dans les colonies, l'emploi des ciments, des bitumes, des carreaux de porcelaine et surtout de grès cérame, qui s'est généralisé depuis quelques années, présente d'incontestables avantages. Le grès cérame particulièrement est très dur et parfaitement imperméable. Les carrelages en brique seront rejetés car leurs interstices emmagasinent les poussières; ils s'usent vite, s'écaillent et s'émiettent et ne se laissent pas facilement imperméabiliser.

A la caserne Bayard (Grenoble) on a établi un plancher du système Gourguechon. Une aire de béton a été coulée directement sur le sol ou sur une couche de sable et arrasée de niveau, à la partie supérieure, avec du plâtre grossier ou du mortier maigre. Sur cette aire on a appliqué une couche d'asphalte de $0^m,15$ à $0^m,20$ d'épaisseur dans laquelle on a incrusté à chaud les pièces du parquet, dont les lames sont taillées à biseau sur leurs tranches. Ces planchers sont absolument imperméables.

D'une façon générale le plancher des chambrées sera un parquet en chêne (les autres bois n'étant pas assez résistants), dont les feuilles seront bien jointées, unies les unes aux autres en s'engrenant par languettes et rainures. Il serait bon que le bois fût préalablement imperméabilisé. « Les chambres » dit la circulaire ministérielle du 4 décembre 1889, « seront parquetées en chêne sur lambourdes. Pour faciliter les nettoyages, les réparations et la désinfection en temps d'épidémie, on pourra faire usage de parquets démontables sans clous ». En effet, les expériences faites avec le parquet démontable sans clous (système Guérin) dont le prix est sensiblement le même que celui d'un parquet ordinaire ont donné, notamment à la caserne de la Pépinière à Paris, en 1884, d'excellents résultats, et il a été choisi pour le nouveau quartier de cavalerie de Vincennes, achevé en 1893.

Dans la plupart des vieilles casernes, les parquets existants, qu'ils soient en chêne ou en sapin, sont le plus souvent disjoints; ils n'ont pas été imperméabilisés lors de la construction; souvent ils ont été mal entretenus et durant de longues années insuffisamment nettoyés ou lavés, de telle sorte que beaucoup d'entre eux sont aujourd'hui dans un état tout à fait favorable à la pullulation, dans leurs interstices, de germes de toute nature. On a cherché cependant à les imperméabiliser par les moyens usités pour les planchers neufs, c'est-à-dire par la coaltarisation, l'emploi de l'huile de lin, les enduits à la paraffine et le cirage.

Le goudron ordinaire de houille ou *coaltar* s'applique généralement à chaud à l'aide du pinceau, sur le plancher préalablement bien nettoyé. Pour obtenir un enduit qui ne soit pas poisseux, il ne faut pas dépasser 1^{kg} de coaltar par 10^{m2} de surface de plancher. L'imperméabilisation de 1^{m2} de plancher consomme pour environ $0^{f},01$ de coaltar.

Il arrive parfois que le coaltar livré par le commerce est trop épais ; dans ce cas on y ajoute 1/10 de son poids d'esssence de térébenthine qui dissout en toutes proportions le goudron de houille et s'évapore assez rapidement ; la pénétration du mélange dans le bois est rendue plus profonde et plus complète et l'odeur désagréable du goudron est atténuée (Vallin). On peut aussi le mélanger d'eau (3^{kg} de coaltar pour 1^{l} d'eau). (V. circulaire ministérielle du 5 février 1894).

La dessication complète sans chauffage particulier demande quelquefois quinze jours. Pour parer à cet inconvénient, le médecin-major Munschina propose de promener, sur les parties qu'on vient de couvrir de goudron chaud, un chariot, dont le fond en toile métallique est rempli de charbon incandescent (*Archives de médecine et de pharmacie*, t. XVIII, 1891, p. 135). Ce procédé amène le séchage rapide, mais il exige une grande surveillance, car il faut craindre l'inflammation, qui se produit facilement, du coaltar déposé sur les planches.

On s'est bien trouvé aussi de l'addition au coaltar d'essence de goudron.

Quand on veut faire l'application du coaltar à froid, on peut employer un mélange à parties égales (1) de goudron et d'huile lourde de houille qui sèche en moins de quatre jours.

L'imperméabilisation donnée par le goudron est satisfaisante, mais l'aspect que prend le plancher est loin d'être agréable à l'œil, et toutes les poussières se voient sur le fond noir obtenu, comme sur un tableau d'école. Il faut dire aussi que le coaltar prend mal sur les vieux planchers quoi qu'il obture les fentes qui ne sont pas trop larges. Les résultats ont été bons dans les casernes de Paris et du VIe corps, ainsi qu'en Autriche (Schaffer) (2). Ils ont été moins favorables lorsqu'on a appliqué le coaltar après avoir calfaté les fentes avec de l'étoupe goudronnée : celle-ci ne résiste pas à la marche. Les planchers coaltarisés s'entretiennent facilement par le brossage ou à l'aide du linge humide, sans qu'il soit nécessaire de les encaustiquer à la paraffine, comme le conseillent Claudot et Follenfant (*loc. cit.*).

(1) CLAUDOT et FOLLENFANT préfèrent 1/4 d'huile en poids et 3/4 de coaltar. — V. le travail de ces deux médecins militaires ; *Essais d'imperméabilisation des parquets, murailles*, etc. (*Revue d'hygiène et de pol, sanit.*, t. XVI, 1894, p. 295 et s.)

(2) *Allg. Vien. Zeitung*, 1886, p. 231 et *Arch. de médec. et pharm. milit.*, t. VII, 1886, p. 430. V. *ibidem*, 1889, t. XIII, p. 337, *Rapport sur divers essais d'imperméabilisation des casernes*.

Il ne faut jamais appliquer une seconde couche de coaltar que six mois après la première, et généralement l'application de cette seconde couche n'est nécessaire qu'après une année.

L'*huile de lin* est règlementaire en Allemagne, du moins son usage est prescrit dans les écoles de cadets en Saxe et en Bavière (1), lorsque les planchers ne sont pas cirés. Elle a été vantée dans certaines de nos garnisons et nous avons eu à nous en louer. On l'applique au moyen d'une brosse ou d'un pinceau, en deux couches superposées, à une demi-heure d'intervalle. La dessication est complète en quelques heures. 300 grammes d'huile sont nécessaires par mètre carré.

L'aspect du parquet ainsi traité est agréable à l'œil, l'entretien est facile à l'aide d'un linge humide. Malheureusement le procédé est assez dispendieux et l'appplication de l'huile doit être renouvelée tous les six mois. De plus, l'huile n'obture pas les fentes qui existent entre les planches.

Le règlement bavarois dit que l'application d'huile bouillante doit se faire trois fois pendant trois semaines consécutives, puis ensuite deux fois par an.

Le médecin principal Delahousse, a substitué l'huile de résine à l'huile de lin. Elle s'applique bouillante : une seule couche suffit ; 100 grammes sont nécessaires pour 1^{m2} ; elle est plus économique que l'huile de lin (2) et donne au parquet une belle couleur de noyer ciré.

D'après E. Richard et Longuet (3), on préconise en Autriche un enduit dit *carbolineum*, à base de goudron et qui donne également aux parquets une belle couleur de noyer. Il a été fabriqué du carbolineum en France (4) ; il imperméabilise moins bien que le coaltar, d'après les expériences de Vallin (5), est moins économique que l'huile de résine et ne lui est supérieur en rien.

Les *enduits à base de paraffine* sont essentiellement formés de paraffine dissoute dans l'essence de pétrole. Ils sont excellents mais utilisables surtout sur les planchers neufs.

Dans le casernement provisoire de l'école du service de santé militaire à l'hôpital Desgenettes (Lyon) et dans les locaux de cet hôpital, on a employé, sur les indications du médecin inspecteur Vallin, un mélange de 200^{g} de paraffine pour 1^{l} de pétrole ordinaire. L'application se fait très facilement. Le récipient contenant la solution paraffinée est placé sur un réchaud à charbon de bois mobile, le liquide est maintenu à la

(1) *Kaiserliche, Bayerische Bestimmungen*, vom 12 februar, 1874, § 19. *Kaiserliche Saxische Verordnung*, vom 3 april, 1873, § 6.

(2) L'huile de lin revient à 1 f. 40 le kilogr., l'huile de résine 0 f. 20 le kilogr.

(3) *Le Congrès d'hygiène et de démographie de Vienne* (*Archives de médecine et de pharmacie militaires*, t. X, 1887, p. 496).

(4) E. Richard, *Précis d'hygiène appliquée*, Paris, 1891.

(5) Vallin, *Assainissement des casernes* (*Revue d'hygiène*, t. X, 1888, p. 955).

température de 80° qu'on constate par la lecture d'un thermomètre qui y reste plongé. Le parquet préalablement passé à la paille de fer est badigeonné à l'aide d'un pinceau avec la solution chaude ; il convient de nettoyer fréquemment le pinceau par immersion dans du pétrole pur qu'on place à portée des ouvriers, mais un peu loin du réchaud. Par précaution on garde dans la salle du sable mouillé. Le prix de revient (main-d'œuvre non comprise) est de 0f,07 à 0f,09 par mètre carré.

Il résulte des expériences du médecin-major Martino, que l'imperméabilisation est parfaite et de longue durée et que le mélange agit même comme désinfectant.

Le bois de sapin (l'expérience est faite depuis cinq ans sur des tables de lavabos) prend une belle couleur blanche, comme s'il avait été lavé au savon. Les vieux planchers ressemblent à des planchers cirés. Pour mieux assurer encore cette couleur on peut mêler, par litre de solution de paraffine, 5gr d'orcanette préalablement dissoute dans de l'éther de pétrole.

Claudot et Follenfant (*loc. cit.*) se sont servis d'une solution de 200gr de paraffine dans un litre de benzine de pétrole pour remplir des rainures de plancher, en faisant couler le mélange dans les fentes, à l'aide d'une burette.

Le *cirage* des planchers se fait par des procédés connus : on enduit le plancher bien lavé d'une encaustique mélange de savon, de cire et de carbonate de potasse, qu'on entretient par le frottage à la brosse et de temps en temps par le frottage avec de la cire en bâton.

Baudens écrivait en 1857 : « Pourquoi les parquets cirés et frottés par les soldats ne remplaceraient-ils pas le carrelage si défectueux des chambrées ? Ce luxe est enfin parvenu à s'introduire dans les hôpitaux militaires malgré la résistance de la routine. Il peut entrer dans nos casernes et quand il y sera, on se demandera avec étonnement pourquoi une réforme si utile a tardé si longtemps » (1). Et de fait plusieurs casernes de la garde républicaine et des sapeurs-pompiers à Paris sont actuellement cirées. Il faut remarquer cependant que les conditions actuelles qui font de l'armée une école d'instruction militaire, ne laissent peut-être plus assez de bras disponibles pour la généralisation de cette mesure que nous appellerions de tous nos vœux si elle était encore réalisable, non seulement parce que l'imperméabilisation par la cire nous semble excellente, mais encore parce que la propreté d'un parquet ciré sera bien probablement respectée par les habitants.

L'imperméabilisation des planchers est essentielle, mais les soins de propreté à leur donner ainsi qu'aux entrevous sont au moins d'égale importance.

(1) BAUDENS, *Une mission médicale en Crimée*, in-8, t. XVII, p. 398. *Revue des Deux-Mondes*, 1885.

L'accumulation des poussières et des germes dans les entrevous crée des dangers qui ont été maintes fois démontrés, aussi bien que ceux qui résultent de l'emploi qui est fait trop souvent, pour les constructions neuves, de matières polluées, soit par un usage antérieur, soit par les déjections des ouvriers travaillant à la construction.

Emmerich (1) qui a fait ses recherches à Leipzig nous apprend que les architectes choisissent pour combler le vide existant entre le plafond d'un étage et le plancher de l'étage supérieur les matériaux les moins coûteux : argile, platras, sable fin ou gravier, cendres, débris de coke, etc., mais aussi trop souvent des matières organiques : copeaux des scieries, détritus de tanneries, paille, balle d'avoine, etc.

Michaëlis (2) a constaté que dans des casernes bien tenues et lavées on trouve au-dessous des planches, des croûtes larges, argileuses, brunes ou noires très odorantes, des moisissures et même des champignons. La poussière des entrevous est du reste riche en colonies de microbes. Dans la caserne de Rocca, à Riva, sous le plancher très propre du mess des officiers, Michaëlis a trouvé les mêmes végétations que sous les chambres des hommes.

Du Mesnil a fait connaître à la Société de médecine publique et d'hygiène professionnelle, qu'ayant raclé une planche provenant d'un dortoir de l'école vétérinaire d'Alfort et ayant ensemencé dans le liquide de Raulin la poussière obtenue, il a vu se développer des bactéries, des vibrions et des bacilles. Une injection de bouillon ainsi fécondé a été pratiquée sur un lapin qui succomba à une septicémie lente. Des copeaux de la même planche, soumis à l'ébullition avec de la potasse ont donné une faible quantité d'ammoniaque et le bois a été trouvé altéré et profondément imprégné de produits humides.

En 1884, dans deux chambres du fort de Romainville, cinq cas de diphtérie se succèdent rapidement, et on les attribue à des travaux de réparation des planchers (*Statistique médicale de l'armée*, 1885, p. 18). En 1885, Salle reconnait comme cause d'une petite épidémie de fièvre typhoïde à la caserne Saint-Paul, de Verdun, la réfection des planchers (*Archives de médecine et de pharmacie militaires,* t. XII, 1890, p. 662). Boucher confirme cette même observation en 1886 (3). Lavat, en 1889, constate des faits analogues à Granville. « Tryde, à l'occasion de l'épidémie qui frappa la caserne de la marine à Copenhague, a trouvé le

(1) *Die Verunreinigung der Zwischendecken unserer Wohnungen* (*Cent. f. med., Wiss.* 1883, N° 6 ; — *Arch. de médec. et de pharm. militaires*, 1884, t. III, p. 125).

(2) *Der Fusboden der Kaserne Internationale*, *Revue uber die Gesamenten Armeen, und Flottem*, octobre 1892, p. 45 et *Arch. de médec. et de pharm. militaires*, t. III 1884, p. 125.

(3) Kelsch, *Fièvre typhoïde dans les milieux militaires* (*Revue d'hygiène et de pol. sanit.*, t. XII, 1890, p. 662 (Voir aussi Kelsch, *Traité des maladies épidémiques*, Paris, 1894, t. I, p. 404).

bacille typhique dans une parcelle de terre prélevée sous le plancher du lit où reposait le premier marin atteint. Le typhus abdominal ayant plus spécialement éprouvé, pendant plusieurs années, les troupes de la caserne de Hammermann, à Zitornir (Russie), malgré tous les moyens de désinfection employés pour enrayer le mal, les poussières du sous plancher de cette caserne furent soumises à l'examen bactériologique en 1889. Il se trouva qu'un gramme de poussière renfermait quatorze millions de microbes, et parmi eux on put découvrir la présence du bacille typhique ». (Kelsch, *loc. cit.*). Vaillard a reconnu le bacterium coli commun dans la poussière des entrevous de chambrées de la caserne de Dreux où sévissait la fièvre typhoïde en 1892 et 1893 (Claudot et Follenfant, *loc. cit.*).

Il ne faut admettre comme remplissage des entrevous que des substances mauvaises conductrices de la chaleur et du son, incombustibles, imperméables à l'eau, ne retenant pas facilement les poussières et surtout exemptes de parties putrescibles, ne provenant pas par conséquent de démolitions ou de dépôts dans lesquels on aurait accumulé des immondices. On peut conseiller le coke, la laine de scorie et plus particulièrement la tourbe de chaux, mélange de quatre à six volumes de tourbe, dans un volume de chaux éteinte et réduite en bouillie dans l'eau, puis séchée sous forme de petits fragments. Le général Loyre propose l'usage des copeaux de menuisier ayant trempé dans un lait de chaux, et qu'on a ensuite fait sécher. On a aussi conseillé les débris de liège mêlés à un lait de chaux.

Lorsque les matières de remplissage sembleront de provenance douteuse, il ne sera peut-être pas impossible de les désinfecter à l'aide d'un lait de chaux, du bichlorure ou du soufre.

On a proposé aussi soit de diminuer la hauteur de l'entrevous, soit de le supprimer complètement (parquet sur bitume Gourguechon, parquet Cassard, parquet Klette, parquet Damman et Washer, préconisé par Putzeÿs, tous applicables dans les casernes). L'emploi des planchers démontables permettrait la visite, le nettoyage et la désinfection de l'entrevous aussi souvent qu'il serait nécessaire, mais cette opération qui ne laisse pas que d'avoir ses dangers, se fera toujours en l'absence des hommes et après enlèvement de la literie ; elle sera suivie de la désinfection complète de la chambre.

Quoi qu'on fasse pour diminuer les poussières, il en existera toujours et la ventilation, ainsi que l'ont démontré les expériences de Stern, est incapable de les enlever : elle les agite, mais ne les entraîne pas toutes hors des appartements. Les soins vulgaires de propreté, l'emploi de paillassons placés sur les paliers (Circulaire ministérielle du 5 février 1894), le lavage, le frottage, l'époussetage que prévoient les règlements, se trouvent ainsi élevés à l'état de pratiques hygiéniques de première importance. Les travaux dits de *propreté*, se feront toujours les fenêtres ouvertes, et l'on s'efforcera d'expulser hors de l'habitation les poussières qu'elles mettent en mouvement. On fera bien d'introduire dans les casernes l'usage de ces balais spéciaux qui recueillent les poussières dans une boîte au lieu de les faire voltiger, dès que le perfectionnement de ces appareils permettra de les employer, non plus seulement sur les tapis, mais encore sur toute espèce de plancher ou parquet.

Le lavage des parquets de nos casernes n'est autorisé que depuis le 31 décembre 1875 et le règlement dit que les chambres sont chaque jour arrosées et balayées, que tous les samedis, les planchers sont lavés et frottés avec du sable humide, additionné d'une petite partie de potasse ou de soude, ou, s'il y a lieu, d'acide phénique, que les vitres sont nettoyées. On peut aussi se servir pour le lavage d'une solution de chlorure de zinc à 1/1000.

Nous pensons qu'il convient de substituer toujours au lavage à grande eau, un lavage rapide et superficiel à l'aide d'un linge ou de la brosse, et que le meilleur mode de nettoyage est celui qu'on obtient en projetant sur le parquet de la sciure de bois légèrement humide, qui ramasse les souillures, puis se laisse enlever par le balai, sans se répandre en poussière : c'est le mode adopté depuis plusieurs années dans les parties non cirées de l'école du service de santé militaire de Lyon et de l'hôpital d'instruction Desgenettes qui lui est annexé.

Kirchner conseille le lavage avec de l'eau chaude qu'un linge sec doit éponger. Shirnow (*Sanit. Djello*, 1891), distingue le nettoyage d'hiver et celui d'été. Pour l'hiver, il conseille le sable mouillé. En été, profitant des semaines où la troupe est campée ou en manœuvres, on remplace les fenêtres par des chassis, on frotte le plancher avec du sable chaud, puis on lave à grande eau, après quoi on enlève quelques lames du parquet pour assurer le séchage et on ne les replace qu'à la rentrée des hommes.

Le bon entretien des effets de literie, la propreté des meubles et des vêtements, la propreté corporelle des soldats, jouent également un rôle dans l'assainissement des casernes.

Nos règlements ont prévu tout ce qui a trait à la propreté de la literie, et nous ne saurions mieux faire que de les résumer, pour préciser les préceptes de cette partie de l'hygiène :

Au réveil, dit l'art. 355 *inf.* du décret du 20 octobre 1892, on découvre les lits en relevant et ployant successivement au pied du lit les différentes parties de la fourniture ; les lits restent découverts au moins pendant une heure. Le caporal ou le brigadier de chambrée est particulièrement chargé de l'exécution de cette prescription, dont l'exacte observance est très importante.

Il est du reste « défendu de mettre du linge entre la paillasse et le matelas, de manger sur les lits, d'y déposer des aliments, de se coucher sur les lits avec la chaussure aux pieds. » (*Ibid*).

Il est indispensable que la literie soit souvent exposée à l'air : ces prescriptions sont déterminées par le règlement sur le service intérieur et notamment par les articles 89, 102, 149, 355 *inf.*, qui exigent que les couvertures et matelas soient battus.

D'après le cahier des charges du 30 septembre 1886, de la compagnie des lits militaires, les matelas et les traversins des fournitures de lit de soldat doivent être reconfectionnés tous les six trimestres. La laine et le crin des matelas sont écharpés ou cardés selon que leur état l'exige ; les enveloppes des matelas sont lessivées.

Les couvertures de lit de soldat et de salles de discipline sont lavées et foulonnées tous les six trimestres.

Les toiles de paillasse sont lavées tous les quatre trimestres quand elles servent dans les chambres, tous les quatre mois lorsqu'elles sont en usage dans les salles de discipline.

Les toiles des sommiers sont lavées tous les huit trimestres.

Les draps, les sacs de couchage, les toiles sont changés tous les vingt jours en été et tous les mois en hiver.

Le renouvellement de la paille des paillasses et des sacs à paille s'opère en entier tous les six mois pour les lits des chambres, tous les quatre mois pour les fournitures des salles de discipline.

Le foin des sommiers est renouvelé tous les ans.

Les fournitures sont changées chaque fois qu'elles passent d'un homme à un autre ou lorsque le médecin le juge néc ssaire en cas de maladie contagieuse.

Les fournitures sont désinfectées par les soins du corps et par les procédés indiqués au règlement sur le service de santé, sous la surveillance du médecin et chaque fois que ce dernier en reconnaît la néeessité.

Les châlits et couchettes sont sanifiés lorsqu'il est nécessaire.

En hiver, les hommes reçoivent, dans la proportion indiquée par le général commandant le corps d'armée, des couvertures ou des demi-couvertures à titre de supplément (art. 250 *inf.*, du décret du 20 octobre 1892)

En cas d'augmentation accidentelle de l'effectif, comme au moment des appels de réservistes et des territoriaux, par exemple, le matériel de la compagnie des lits militaires devient insuffisant. On a alors recours aux *fournitures auxiliaires* qui sont la propriété de l'Etat. Ces fournitures (décret du 20 octobre 1892, art. 350 *inf.*), comprennent deux sacs tente-abris tenant lieu de draps, un sac à paille (traversin) en toile, une paillasse et une couverture par homme. La paille est distribuée à raison de 10kg par paillasse et de 2kg par traversin, et renouvelable tous les mois. Ces quantités sont allouées lorsque les enveloppes sont placées sur le sol dont elles doivent alors être isolées au moyen de paillassons. Il est perçu 14kg de paille par paillasse et 2kg par traversin, lorsque les effets sont placés sur des chalits ; ces quantités sont renouvelables tous les quatre mois. Les sacs de couchage sont échangés tous les mois. Les toiles à paillasse et à traversin sont lavées à chaque renouvellement de paille. En hiver il est accordé des couvertures supplémentaires.

La propreté des vêtements et du linge de corps a une influence indirecte mais considérable sur la propreté et la salubrité de la chambre. Nous en parlerons au chapitre VII, mais nous pouvons dire que, grâce à la fermeté du commandement et à la vigilance des médecins militaires, il s'est produit dans ces détails si importants un immense progrès depuis plusieurs années.

Une question qui se rattache à la propreté des casernes est celle de la *destruction des insectes* et celle plus importante de la *désinfection.*

Les insectes, puces et punaises, sont tellement abondants dans certains casernements qu'ils empêchent parfois les hommes de reposer. Le décret du 12 octobre 1892 (art. 355, *inf.*) porte que « au printemps et plusieurs fois pendant l'été, si cela est nécessaire, le mobilier des chambres est lavé avec de l'huile de pétrole étendue d'eau dans la proportion de un dixième, pour détruire les insectes. » Dans le même but, on emploie deux fois par an de la poudre de pyrèthre. On peut recommander aussi les lavages avec une solution de bichlorure de mercure au centième. Un moyen très efficace de destruction des insectes est la combustion du soufre qui a cependant le grand inconvénient de laisser persister longtemps une odeur très désagréable qui imprègne les murs, et surtout les effets de literie, pendant des mois et des années.

Quant à la désinfection des différents locaux, des casernes, en cas d'épidémie, elle peut être pratiquée, sur la demande du service de santé, par les procédés généralement usités, parmi lesquels nous placerons en première ligne l'emploi du pulvérisateur de Geneste et Herscher.

§ VI. — De quelques locaux en particulier.

I. **Chambrée.** – *Situation.* — La situation normale de la chambre des hommes de troupe ou *chambrée* est dans les étages moyens de la caserne. Les sous-sols, et à plus forte raison les caves, sont absolument impropres au logement des soldats. La règle générale dans les casernes françaises est de ne pas placer de chambrées au rez-de-chaussée. Ceux-ci, en tout cas, pour n'être pas insalubres, ont besoin d'être exhaussés au-dessus du sol et d'être construits sur cave. C'est, du reste, la condition qu'ils remplissent généralement dans les casernes prussiennes, où ils sont affectés au logement de la troupe. Les mansardes et surtout les combles sont difficiles à chauffer en hiver et la chaleur y est excessive en été : aussi ces locaux ne devraient-ils jamais servir que comme logements temporaires, en cas d'appel des réserves, ainsi que le prescrivent du reste nos règlements actuels. Lorsqu'on occupera ces étages supérieurs, on calculera l'effectif de leurs habitants, non pas d'après la surface du plancher, mais d'après le cube de place et la facilité du renouvellement de l'air.

La chambre sera éloignée de tout foyer de décomposition de matières organiques (latrines, fumier, écurie, etc.), des ateliers odorants et à plus forte raison insalubres, ainsi que des locaux habités par des malades. La chambre pour être parfaite, devrait être séparée, même de la chambre voisine (block-system).

Les dimensions à donner aux chambres, sont d'une grande importance au point de vue de leur aération, ainsi que nous l'avons déjà montré. Ces dimensions varient suivant le type de la caserne, et l'on regarde généralement comme les plus convenables les pièces destinées à douze ou vingt-quatre hommes.

Nous n'insisterons plus sur ce qui a trait à la propreté des chambres dont nous avons parlé dans le paragraphe précédent.

2° *Ameublement*. — La chambrée est meublée, en France, de lits, de râteliers d'armes, de planches à bagages et à pain, de tables et de bancs.

Les lits sont rangés le long des murs, à 0m,10 de ceux-ci et séparés de 0m,25 au moins l'un de l'autre. On a généralement renoncé, avec raison, aux lits placés en surnombre au milieu des salles. Il faut également éviter d'installer les couchettes dans les coins où l'air ne se renouvelle pas. Le groupement des lits peut du reste varier suivant la forme de la chambre, mais on veillera, en toute circonstance, à ce que la circulation de l'air, ne soit pas entravée par des étagères pleines qu'on destinerait à renfermer les effets des hommes.

On a souvent regretté que notre soldat n'ait pas d'autre meuble personnel que son lit. En dehors des moments consacrés aux exercices, écrivait Aronssohn en 1875, le soldat y passe sa vie, « il se couche dedans la nuit, s'assied ou s'étend dessus pendant le jour, car il n'a ni chaise ni escabeau près de lui ; il s'habille et se déshabille sur son lit ; il étale dessus ses effets pour les brosser, cirer, astiquer, arranger... quand il a été chercher sa gamelle à la cuisine, il la pose sur son lit, en sorte que les débris de son repas salissent couverture et plancher ». Ce sont là des inconvénients sérieux, qui existent encore dans plus d'une caserne et que fera seule disparaître l'organisation de locaux spéciaux pour réfectoires, bibliothèques, chambres de jour, de hangars pour les exercices militaires.

Le lit du soldat français comprend le châlit, la paillasse, le matelas, le traversin, les draps et les couvertures.

Le châlit (bois de lit) se composait anciennement de deux tréteaux en bois ; ce système primitif, dont un des inconvénients était de servir de réceptacle aux punaises, est presque partout remplacé par des châlits composés d'une tête avec galerie et tréteau en fer et d'un autre

(1) ARONSSOHN, *Les nouveaux baraquements* (*Gaz. hebd. de méd. et de chirurg.*, 1875, p. 391).

tréteau, également en fer, formant le pied. La partie supérieure de ces tréteaux présente trois goujons qui viennent s'engager dans des trous pratiqués dans chacune des trois planches qui constituent le plancher de la couchette. Les tréteaux sont la propriété de l'État, les autres parties du lit appartiennent à la *Compagnie des lits militaires* qui, moyennant un abonnement, les tient à la disposition de l'armée.

La paillasse des lits militaires est formée d'une enveloppe en toile contenant 10^{kg} de paille qu'on change tous les six mois.

Le matelas se compose d'une enveloppe en toile de chanvre ou de lin comprenant 8^{kg} de laine et 2^{kg} de crin. Le crin est étendu au centre du matelas en une seule couche affectant la forme d'une ellipse ; il est placé entre deux couches égales de laine. Le matelas mesure 1^{m},950 de long sur 0^{m},675 de large et 0^{m},135 d'épaisseur.

Le traversin est constitué par une enveloppe contenant 2^{kg} de paille.

La couverture est en laine brune ou beige ; elle a de 2^{m},75 à 3^{m} de longueur sur 1^{m},65 à 1^{m},90 de largeur. Elle doit peser de 3^{kg},500 à 4^{kg},400.

Dans la saison froide il est délivré un couvre-pied ou petite couverture de même étoffe, généralement confectionné avec des couvertures hors de service, dans des conditions déterminées de poids. Le commandement prescrit en outre, quand il le juge utile, l'usage de couvertures ou demi-couvertures supplémentaires.

Les draps doivent avoir 3^{m},30 de longueur sur 1^{m},60 de largeur.

Nous avons indiqué p. 129 quelques détails relatifs à la propreté des effets de couchage.

En cas d'insuffisance de fournitures de l'entrepreneur des lits militaires, et en temps normal, le service du campement délivre des *fournitures auxiliaires* comprenant une enveloppe de paillasse, une enveloppe de traversin, un sac de couchage, une grande et une petite couverture. La couverture du service du campement est en laine grise et blanche mélangée ; elle mesure 2^{m},30 sur 1^{m},75 et pèse 3^{kg},100. Il a particulièrement été fait usage de ces fournitures après la guerre de 1870, la Compagnie des lits militaires ayant manqué de matériel, durant plusieurs années.

Le matériel normal de couchage de nos hommes présente deux défauts : les planches qui supportent la paillasse sont souvent envahies par les punaises ; la paillasse a de graves inconvénients : elle devient aisément le réceptacle de miasmes de tout genre et dangereux pour le soldat ; elle véhicule aussi, lorsqu'on la vend au moment des échanges, les matières organiques et les germes dont elle peut être infestée : mieux vaudrait l'incinérer quand elle ne sert plus au couchage des hommes. Mais ce qui constituerait le progrès le plus réel serait la suppression de cette fourniture et son remplacement par un sommier.

En 1887, le Ministre ouvrit un concours à cet effet, demandant un sommier qui pourrait s'adapter aux supports du châlit actuellement en usage, qui serait facilement mobile et assez peu compliqué pour être nettoyé par le soldat. En même temps il proposait la recherche d'un isolateur à interposer entre le sommier et le matelas, de façon à assurer la chaleur du lit.

Le sommier primé à ce concours a été le *sommier Thuau*. Il est composé d'un cadre en fer avec poulies, de cinq lames en acier vernies et d'une corde en chanvre qui passe sur les poulies et sert à tendre les lames. Pour éviter la déperdition de chaleur, on place sous le matelas un isolateur de $1^{m},73$ sur $0^{m},63$ qui est une toile de jute couleur cachou, doublée d'une couverture de laine rendue adhérente par un collage à base de caoutchouc, qu'on entretient propre par le brossage et le lavage à l'eau froide.

Plusieurs autres sommiers ont attiré l'attention au concours de 1887 et à l'Exposition de Paris de 1889.

Le *sommier Super*, perfectionnement du sommier Tucker, est constitué par un cadre en fer portant à chaque extrémité un rouleau arrondi, immobilisé par deux boulons et sur lequel sont fixés des ressorts d'acier qui s'attachent à des tringles en bois dont l'ensemble forme une claire-voie bombée destinée à recevoir le matelas.

Nous lui préférerions le *sommier Wohl* dont aucune partie n'est en bois et qui est essentiellement formé d'un tissu métallique composé de ressorts à boudin en fil d'acier galvanisé, enchevêtrés les uns dans les autres et très tendus sur un cadre en fer. Grâce à cette disposition, chaque entrelacement du fil d'acier reste indépendant, conserve son élasticité et fait ressort, tout en étant solidaire des autres. La mobilité des éléments du tissu métallique et le frottement des spires les unes sur les autres pendant l'usage s'opposent à la déformation de la surface et, jusqu'à un certain point à l'encrassement par la poussière.

Néanmoins, ce sommier nous semble quelque peu difficile à nettoyer, et nous considérons le *sommier Herbet* comme le plus convenable pour les lits militaires. Il a été adopté pour l'Ecole du Service de santé militaire où l'on a pu constater la persistance de son élasticité, sa solidité et l'extrême facilité de son nettoyage. L'Ecole polytechnique le substitue progressivement à ses précédents modes de couchage. Il représente une claire-voie bombée faite de lames d'acier reliées près de leurs extrémités par des traverses métalliques et que l'on pose sur des tringles fixées au châlit.

Le sommier *Amand Vigié* ressemble assez au sommier Herbet, étant comme ce dernier constitué par des lames métalliques; il en diffère en ce qu'il est fixé, non pas sur le châlit mais sur un cadre métallique élastique formé par deux ressorts d'acier ; ceux-ci donnent au sommier trop d'élasticité et une position trop inclinée vers le pied du lit.

Le sommier Herbet, le sommier Amand Vigié, comme le sommier Thuau ont besoin d'être munis d'un isolateur, à moins qu'on n'augmente le poids de laine et de crin du matelas du soldat ou qu'on ne lui accorde un second matelas.

C'est à cet effet qu'on a proposé le matelas ondulé ligneux Amand Vigié, matelas bourré de filaments de bois résineux et séparé par des coutures en plusieurs tranches, de façon à éviter les tassements du rembourrage. Ce matelas assez cher ne présente pas toutes les garanties d'assainissement que lui prêtent les inventeurs. M. Lévêque, de Paris, entrepreneur du couchage en Algérie et en Tunisie a exposé, en 1889, une fourniture dans laquelle la paillasse est remplacée, par un sommier piqué comme un matelas et rempli de varech ; de plus les planches du châlit sont en bois de cèdre rouge dont l'odeur éloigne la vermine ; cette fourniture serait certainement utile, peut-être économique en Algérie.

Pour ce qui est des isolateurs, il semble qu'il y a lieu de rejeter toutes les substances analogues au caoutchouc, au linoleum etc., sur lesquelles se produit pendant la nuit une condensation tellement abondante de la vapeur d'eau, que le matelas se trouve complètement mouillé le matin. Peut-être une toile tendue sous le châlit suffirait-elle pour emmagasiner entre elle et le matelas une couche d'air qui, momentanément soumise à une température plus élevée que celle de l'air libre de la chambre, assurerait au dormeur une quantité suffisante de chaleur.

On peut affirmer sans exagération, que le lit du soldat français, malgré ses imperfections, est le plus moelleux de tous les lits de soldats, comme le lit du paysan français est le meilleur de tous les lits des campagnards d'Europe. En Angleterre où tous les lits sont durs, le soldat couche sur un mince matelas reposant sur une toile tendue dans un cadre. Le soldat espagnol n'a qu'une paillasse ; il lui est alloué en outre un oreiller, deux draps, deux couvertures et une courte-pointe de couleur, quelquefois un couvre-pied en supplément. Le soldat allemand reçoit une paillasse et un traversin de crin. Le soldat autrichien, une paillasse, un grossier traversin, une ou deux couvertures, mais ni draps ni matelas. Jusque dans ces derniers temps le soldat russe couchait sur des lits de camp, on commence à lui donner des lits ordinaires.

Dans presque toutes les armées les lits sont en fer et placés à une certaine distance les uns des autres. C'est dans l'armée anglaise qu'ils sont le plus espacés. Dans certaines casernes autrichiennes, ils sont accouplés deux à deux, pour gagner de l'espace, puis le couple est séparé des lits de droite et de gauche de $0^{m},50$, ce qui est insuffisant. Cependant, dans les anciennes casernes suédoises, les chambrées sont garnies de couchettes superposées, formant deux étages.

Certains auteurs, parmi lesquels Morache, ont pensé que le hamac en usage de la marine, aussi bien à bord qu'à terre, devrait être employé dans les casernes. Ce mode de couchage, contraire aux habitudes de la plupart des soldats, leur semblerait certainement pénible.

On a proposé aussi l'adoption en France, de différents systèmes de lits pouvant se relever, de façon à rendre libre durant le jour, le milieu de la chambre. Au camp de Meudon, en 1872, on a expérimenté avec quelque succès le lit hamac de l'ingénieur Maurice, sorte de brancard qu'après le réveil on fixait au plafond des baraques, et dont les supports de pied et de tête pouvaient alors servir de banc et de table. La compagnie des lits militaires (1), le capitaine Bertillon, et d'autres constructeurs, ont depuis lors fait connaître des couchettes occupant, lorsqu'on le désirait, peu d'espace dans la chambrée. Malgré l'exiguité actuelle de nos casernements nous estimons avec A. Laveran que « toute tentative pour rendre les chambres plus habitables le jour, va à l'encontre de l'hygiène ». Dans les casernes anglaises cependant, les lits sont dissimulés pendant le jour : le matelas est plié en deux et placé à la tête de la couchette, les draps roulés dans la couverture sont posés sur le matelas, une courroie entoure tout cet ensemble qui forme dossier, tandis que la partie antérieure du lit, recouverte de la courte-pointe, sert de siège.

Les tables sont placées au centre de la chambrée et entourées de bancs : c'est là que le soldat, lorsqu'il n'utilise pas son lit, prend place pour ses diverses occupations.

Les objets que nos hommes gardent dans les chambres sont les armes, les vêtements et les effets d'équipement, le plus souvent les chaussures ; ces effets sont généralement pliés ou rangés d'une façon uniforme sur la planche à bagages placée au-dessus du lit, tandis que les armes sont déposées sur des rateliers spéciaux. Le capitaine du génie Barillot (2) remarque qu'il existe dans les types de chambres de vingt-quatre hommes, deux trumeaux de $1^{m},70$ de largeur moyenne, contre lesquels on fixe d'ordinaire ces rateliers. Il n'y aurait aucun inconvénient à les placer à $1^{m},50$ au-dessus du plancher, ce qui rendrait disponible dans chaque chambre deux portions de trumeau de $1^{m},70$ sur $1^{m},40$, qu'on pourrait utiliser en aménageant dans le mur deux placards de $0^{m},30$ de profondeur et de $1^{m},40$ de hauteur sur 1 mètre de largeur et qui, divisés en quatre rayons de $0^{m},35$ de hauteur, recevraient chacun six paires de chaussures, soit au total pour les deux placards quarante-huit paires, c'est-à-dire deux paires par homme. Ces placards seraient clos du côté de la chambre, mais une gaîne de ventilation partant du plafond du placard irait s'ouvrir sur la façade. La réalisation de cette idée amènerait une amélioration très réelle.

Il est désirable que toutes les parties de l'ameublement en bois soient imperméabilisées à la paraffine, employée comme il a été dit à propos des planchers.

Dans beaucoup de nos casernes, notamment dans celles du IVe et du XIe corps, on a commencé à remplacer la planche à pain, pendue au plafond, par des armoires closes. Presque partout il serait possible d'installer

(1) V. *Rapport de la sous commission des services administratifs à l'exposition de* 1889. Paris, 1890, p. 377.

(2) BARILLOT, *Le nouveau quartier de cavalerie de Vincennes* (*Revue du génie militaire*, t. VII, 1893, p. 289).

sous les fenêtres des sortes de garde-manger aérés, comme il en existe à la caserne Chaligny des sapeurs-pompiers de Paris ou bien de placer dans les chambres des caisses métalliques qui, tenues très propres et aérées par des orifices garnies d'ouate, mettraient le pain dans d'excellentes conditions de conservation. Il serait même mieux de conserver le pain dans des armoires de ce genre, installées dans les réfectoires (nouveau quartier de cavalerie de Vincennes). A défaut d'armoires, il convient au moins de couvrir le pain dans la chambre à l'aide de toiles d'emballage ou de lui donner un abri sur les planches à pain, à l'aide de toiles tendues sur des chassis sous forme de garde manger. Il résulte des expériences du médecin-major Maljean (1) que le pain de munition, stérile à la sortie du four, renferme des bactéries vivantes, non seulement à la surface, mais encore à l'intérieur, lorsqu'il a séjourné dans les chambres et a été entamé. Ces germes venant des poussières des chambres, se fixent sur la mie avec une grande facilité, et y conservent longtemps leur vitalité, sans cependant se reproduire. En temps ordinaire ces germes semblent inoffensifs, cependant le bacille typhique vit sur le pain pendant vingt jours, et s'il ne s'y cultive pas, même dans les conditions de température et d'humidité les plus favorables, il pullule rapidement dans l'eau pannée.

En Angleterre le mobilier des chambrées comprend un dressoir en bois blanc et à étagères qui reçoit les assiettes, les tasses, etc., ainsi que les pickles, les sauces et autres friandises que les hommes achètent sur leurs économies. Le soldat allemand dispose pour serrer ses objets personnels, d'une petite armoire fermée à clef, le soldat anglais d'une cassette également fermée à clef et placée sous le lit. Ce sont là des améliorations souhaitables pour nos hommes ; on peut aussi désirer pour eux un siège individuel et une place déterminée à table ; cette amélioration de leur vie matérielle aurait un retentissement heureux sur leur éducation morale.

En Angleterre, il n'est pas interdit au soldat d'orner le mur de la chambre, de gravures ou de souvenirs personnels, alors que chez nous les placards réglementaires d'instruction ou de théories sont les seuls objets appendus à la muraille. Parmi ces placards il en est quelques-uns qui intéressent plus particulièrement l'hygiène, ce sont ceux qui ont pour titre : *hygiène des hommes*, *secours aux noyés*, *instruction pour les militaires qui trouvent des obus*.

II. Corps de garde. — Locaux disciplinaires et autres locaux. — Cours. — Les *corps de garde* abritent pendant vingt-quatre heures les mêmes hommes, qui sont remplacés par d'autres hommes, sans que le

(1) MALJEAN, *Le pain des soldats et les poussières des chambres* (*Archives de médecine et de chirurgie militaires*, 1891, t. VIII, p. 40).

local reste jamais inhabité. Aussi l'aération et la propreté doivent-ils y être surveillés avec le même soin que dans les chambrées.

Pendant les nuits d'hiver, les hommes ont une tendance à surchauffer les corps de garde, et plus d'une fois les médecins ont eu à rapporter des maladies de poitrine au passage brusque des soldats, de l'atmosphère trop chaude du corps de garde à l'atmosphère froide de l'extérieur. On ne saurait trop louer les recommandations de l'art. 356 *inf.* du décret du 10 avril 1892 : « Le corps de garde doit être largement aéré ; le mobilier est tenu en bon état de propreté. En hiver, le feu est entretenu sans exagération et le poêle est surmonté d'un bassin plein d'eau pour prévenir le dessèchement de l'air. Le chef de poste veille à ce que les hommes qui vont prendre la faction ne se groupent pas près du foyer, afin qu'ils ne soient pas surpris par un brusque refroidissement. »

Les hommes de garde ne se déshabillent pas la nuit et s'étendent pour se reposer sur le *lit de camp*. Celui-ci est formé de planches inclinées, de 2^m de long, juxtaposées sur une largeur proportionnée au nombre d'hommes que cet appareil est destiné à recevoir, à raison de $0^m,60$ par homme. Une traverse débordante, clouée à la partie inférieure, sert de point d'appui aux pieds des dormeurs pour les empêcher de glisser. Il est grandement désirable que, partout où il est employé, le lit de camp devienne mobile, de façon à rendre possible son nettoyage et celui du sol situé au-dessous de lui (circulaire ministérielle du 5 février 1894).

Nous ne dirons rien des *logements des sous-officiers* et des *officiers*, ces logements étant justiciables des règles générales d'hygiène relatives aux chambres.

Les officiers logés par ordre dans les quartiers reçoivent des ameublements fournis par la Compagnie des lits militaires, d'après des règles spéciales déterminées pour chaque grade.

Les meubles des sous-officiers comprennent une fourniture de literie semblable à celle des soldats, une armoire, une chaise pour chaque sous-officier et une table pour deux.

Les adjudants sous-officiers ont de plus une seconde chaise, une table de travail et une table-toilette pour chacun.

Les sous-officiers rengagés ont droit à une chambre individuelle, les autres sont logés deux par chambre. On affecte deux chambres aux sous-officiers mariés qui ne logent pas en ville.

L'*infirmerie régimentaire*, dont les conditions d'installation ne nous occuperont pas ici, sera toujours isolée, dans le but d'éviter la propagation des maladies contagieuses qu'elles peuvent abriter ; elle aura ses latrines spéciales.

Les règles générales de la ventilation et de la propreté des chambres sont applicables aux *salles d'école*. On peut regretter qu'aucun des progrès modernes de l'hygiène scolaire n'y ait été introduit, quant à l'éclairage, aux tables, bancs, etc. C'est une lacune qui se comblera avec le temps et l'extension des connaissances en hygiène.

« Les prescriptions hygiéniques indiquées pour la tenue des chambres doivent être observées pour la tenue des *paliers*, des *corridors* et de toutes les autres parties du casernement des hommes. » (Art. 355 *inf.* du règlement du 20 octobre 1892).

Dans beaucoup de nos casernes, les cages d'escalier et les corridors sont des réservoirs et des conduites pour l'air qui pénètre dans les chambres ; il importe donc par-dessus tout que ces gaînes d'aération soient entretenues dans un grand état de propreté et soient munies de fenêtres nombreuses. La décision ministérielle du 4 décembre 1889 prescrit avec raison qu'elles seront surmontées de lanternaux avec châssis vitrés qui en faciliteront l'éclairage et la ventilation.

Le sol des *cours* devra être entretenu avec un soin d'autant plus rigoureux que les cours seront plus étroites et plus encaissées. Toute accumulation de fumier ou d'immondices est interdite dans le voisinage des parties habitées du casernement.

Jamais les eaux ménagères ne seront répandues dans les cours et tout sera disposé pour assurer leur prompte évacuation, ainsi que celle des eaux de pluie. Une canalisation souterraine pour l'écoulement de toutes les eaux remplacera partout les rigoles à ciel ouvert. Il semble que le pavage en bois qui supprime la boue, le bruit et la poussière serait avantageusement établi dans les cours des casernes, au moins dans celles d'infanterie. Nous ne saurions partager l'avis du docteur Sedgwick Saunders, médecin chargé de la salubrité de la cité de Londres, qui déclare « le pavage en bois le système de revêtement des chaussées le plus anti-hygiénique que l'homme ait créé. » (City-Press, 1893). En tout cas ce reproche disparaîtrait par l'emploi des bois de karri ou de jarrah qui sont imputrescibles et qu'on essaye à Paris en remplacement du bois de pin des Landes ou de Suède. Si le pavage des cours est fait en pierres ou en cailloux, il importe que le jointage en soit imperméable, ce qui est une condition difficile à obtenir. Nous accepterions volontiers, surtout pour les cours fréquentés par les chevaux qui glissent facilement sur le pavé ordinaire ou les revêtements en bois, l'emploi du pavage asphalte comprimé préconisé par le docteur Saunders, ou d'un autre enduit imperméable pouvant se laver, sans se laisser imprégner, par l'emploi de l'eau d'arrosage qui doit être journellement mise en œuvre et à laquelle on peut mélanger des désinfectants. En Russie, l'asphalte est fort en faveur. Le pavage en liége, expérimenté en Angleterre, pourrait être très utile s'il tient les promesses des inventeurs : ni humidité, ni poussière, absence de bruit, impossibilité pour les chevaux de glisser et incombustibilité ; il est formé d'un mélange de poussière de liége et de composés bitumineux : le tout est coulé en pains qu'on relie à l'aide d'un ciment asphaltique.

Dans les casernes construites en France depuis 1874 on a absolument renoncé à placer, comme on le faisait antérieurement et comme il a été longtemps d'usage dans les autres armées, les écuries sous les chambres des hommes. Celles-ci constituent aujourd'hui des bâtiments complètement séparés (V. fig. p. 48).

La propreté et la désinfection des écuries intéressent particulièrement la santé des animaux qu'elles abritent, mais leur bonne tenue est loin d'être indifférente pour l'hygiène du soldat, dont le logement est facilement influencé par les causes de méphitisme, d'infection ou de contagion que peut amener le voisinage des chevaux.

Les fumiers ne séjourneront dans les quartiers que le moins possible, et l'innocuité de leur accumulation momentanée sera assurée par l'étanchéité du sol sur lequel on les emmagasinera. Celui-ci sera constitué par une plateforme de niveau avec le sol, soit plane, avec une pente uniforme vers une extrémité, soit convexe, avec des pentes doucement inclinées vers une rigole de ceinture, soit concave, avec inclinaison légère vers l'axe. Le revêtement doit être en béton et l'aire entourée par une bordure en pierre, avec saillie suffisante pour prévenir l'irruption des eaux de pluie. C'est à cette cause qu'il faut rapporter la dilution du purin et les débordements qui l'entraînent dans la cour. Le fumier, grâce à sa température, est capable d'absorber et d'évaporer beaucoup plus d'eau que l'atmosphère ne peut lui en fournir, de telle sorte qu'il est inutile de l'abriter par un toit (1). Dans le nouveau quartier de Vincennes, les fumiers sont tout à fait isolés, peut-être un peu trop éloignés des écuries.

Le purin provenant des écuries ou des fumiers sera toujours reçu dans des canaux étanches et couverts. « Près des écuries, les pavés des trottoirs où se fait le pansage, devront présenter un écoulement suffisant et être entretenus avec le plus grand soin » (circulaire ministérielle du 5 février 1894). L'aménagement dans les écuries militaires du système du colonel Baserie constituerait, pour l'hygiène du casernement, un réel progrès. Il est sagement prescrit, depuis le 4 décembre 1889, de transporter les fumiers des écuries au dépôt à l'aide de brouettes en fer.

Au paragraphe IV nous avons traité des *latrines* et des *urinoirs*. Nous parlerons des *cuisines* à propos de l'alimentation du soldat.

Quant aux *locaux disciplinaires*, ils comprennent la *salle de police*, la *prison* et la *cellule*.

L'homme puni de salle de police n'est dispensé, en France, d'aucun service et ne séjourne dans le local disciplinaire qu'en dehors du temps consacré au service ou aux corvées. Lorsqu'il n'y a pas de service dans la journée, il est exercé au peloton de punition, pendant deux heures par jour. Il couche sur un lit de camp pourvu d'une paillasse et d'une couverture.

L'homme puni de prison ne fait pas de service, mais il est exercé pendant trois heures le matin et trois heures le soir au peloton de punition.

(1) F. Putzeys, *Hygiène des agglomérations militaires*, Liège, 1892, p. 363.

L'homme puni de cellule reste absolument séquestré.

Les militaires détenus dans les prisons des corps ou dans les cellules ne reçoivent qu'une couverture; toutefois, le chef de corps peut y faire ajouter la paille de couchage et une demi-couverture, lorsque la température l'exige, mais jamais de paillasse ou de matelas.

Dans beaucoup de casernes les locaux disciplinaires sont humides, mal aérés et d'une capacité cubique insuffisante, aussi le règlement prescrit-il leur surveillance spéciale « au point de vue de la propreté, de la ventilation et de la disposition du *baquet de propreté*. Les odeurs qui se dégagent du baquet sont corrigées par l'addition d'huile lourde de houille ». On cherche à isoler, par la construction d'une sorte de cabinet, ce baquet, meuble hideux, qui est heureusement remplacé, dans les casernes neuves, par une latrine spéciale, dont la vidange est pratiquée par l'extérieur. A la caserne Schomberg et au nouveau quartier de cavalerie de Vincennes, le tout à l'égout dispense de la vidange et assure une parfaite propreté. Dans cette dernière caserne le siège du modèle Comandré est renfermé dans un édicule en tôle.

Conformément à la décision ministérielle du 14 octobre 1889, les fenêtres des locaux disciplinaires devront être opposées aux portes; ces fenêtres seront larges, munies de persiennes en fer avec abat-jours inversés, comme il a été fait à Vincennes, en remplacement des anciens auvents et la ventilation sera assurée par des ventouses percées dans le plafond et communiquant avec des gaînes d'aération.

Les lits de camp seront mobiles afin de permettre le nettoyage quotidien complet du sol qui doit être imperméable comme les parois. Au nouveau quartier de Vincennes les lits sont à bâtis en fer et démontables et les locaux disciplinaires de ce quartier présentent encore cette particularité qu'ils peuvent être chauffés.

§ VII. — **Précautions contre les incendies.**

Les mesures prises dans les casernements français dans le but d'éviter les incendies, d'empêcher la propagation ou de parer aux dangers qu'ils font courir aux habitants, sont de différents genres.

Il est interdit aux hommes de détenir dans les bâtiments militaires des allumettes autres que celles au phosphore amorphe. Les règlements déterminent les époques auxquelles les cheminées doivent être ramonées. Les poêles ne doivent pas reposer directement sur le plancher en bois, mais reposer sur une plaque de tôle qui les déborde du côté de la porte du poêle. Les tuyaux conducteurs de la fumée sont entretenus en bon état et isolés des cloisons, planchers en boiseries de $0^{m},16$ au moins; lorsqu'ils traversent des parties en bois, le diamètre de l'ouverture faite dans la cloison, sera assez grand pour que le tuyau puisse être isolé par une large plaque en tôle ou en terre cuite.

Il existe dans les établissements des pompes à incendie que savent manier les hommes, et de plus dans beaucoup de bâtiments des prises d'eau sous pression, pourvues d'appareils à lance, permettant de projeter de l'eau à une grande hauteur. Il est prescrit de conserver aux étages et dans les combles des seaux remplis d'eau fréquemment renouvelée ou des tas de sable, s'il est fait usage du pétrole dans l'établissement. Enfin les casernes sont munies d'appareils *extincteurs*. Les plus répandus sont les appareils Zapfle, Mauclerc et Tabouët (1).

Le premier consiste en une petite pompe à main à l'aide de laquelle on projette sur le foyer menacé d'incendie, de l'eau dans laquelle on a fait dissoudre, dans la proportion d'environ un du liquide sur quatre d'eau, le *liquide extincteur* composé lui-même d'une combinaison saline. Les différentes commissions militaires chargées d'étudier cet appareil, lui ont été très favorables.

L'appareil Mauclerc (dit l'*incomparable*) se compose d'un cylindre métallique dans lequel on verse une solution de bicarbonate de soude, et surmonté d'un petit réservoir sphérique vissé, dans lequel on place une solution d'acide tartrique. La vis qui obture ce réservoir se ferme de gauche à droite et, lorsqu'on visse à fond, la barrette du bouchon vient heurter un buttoir qui fait ouvrir le récipient sphérique et permet à l'acide tartrique de se mettre en contact avec le bicarbonate de soude : d'où production d'acide carbonique qui est l'agent extincteur et qui, à l'aide d'une lance peut être projeté à quinze ou vingt mètres par l'ouverture du robinet de sortie. L'appareil se porte facilement à dos d'homme pendant sa manœuvre. L'appareil Tabouët est également fondé sur la production instantanée d'acide carbonique.

Il existe aussi dans nos établissements militaires des *grenades Labbé*, flacons de verre destinés à être brisés dans les foyers d'incendie commençant. Les différentes grenades destinées à l'extinction des incendies renferment une dissolution de produits tels que le chlorure de magnésium, de calcium ou de manganèse qui dégagent d'abondantes vapeurs non inflammables au contact du feu.

D'autres boîtes ou bombes éteignant le feu, sont formés de :

Salpêtre	60	parties.
Soufre	36	id.
Charbon	4	id.

On peut ajouter une quantité minime de sable et charbon, 1 p. 100 environ. On pile les différents ingrédients ; on les mélange soigneusement et on les comprime ensuite fortement dans des douilles en carton d'une résistance suffisante. Ce composé dégage, sous l'influence de la chaleur,

(1) Voir note ministérielle du 7 mars 1894.

une quantité de gaz non comburants : acide sulfureux, acide carbonique et d'azote ; c'est sur cette propriété que se base son emploi comme extincteur.

En cas d'incendie, on jette les boîtes dans le feu, elles s'allument facilement. On prend d'habitude une boîte de 1kg. de matière extinctive pour un local de 15^{m3}. Le résultat n'est certain que dans des locaux bien fermés et de grandeur moyenne.

Un certain nombre de formules ont été publiées pour la préparation de liquides extincteurs. Nous indiquerons seulement les suivantes.

Le liquide de Hanckel (*Union pharmaceutique,* du 15 octobre 1892), est composé de :

1° Chlorure d'ammonium	200
Eau	20,000
2° Alun calciné pulvérisé	350
Eau	10,000
3° Sulfate d'ammoniaque pulvérisée	3,000
Eau	5,000
4° Chlorure de sodium	2,000
Eau	20,000
5° Carbonate de soude	350
Eau	5,000
6° Verre soluble	4,500

On mélange les substances dissoutes séparément dans l'ordre indiqué et quand le liquide a une couleur jaune lactée, on ajoute encore 20^l d'eau.

Il suffit d'arroser avec cette solution les substances enflammées pour provoquer l'extinction du feu.

Le *Western Paper Trade*, d'après la *Revue scientifique*, donne la formule suivante pour préparer à peu de frais un autre liquide extincteur.

On prend 10kg. de sel ordinaire, 5kg. de sel ammoniac, et l'on fait dissoudre le tout dans un peu plus de 50^l d'eau. Quand la solution est complète, on la met en bouteilles bien bouchées que l'on place dans les différentes pièces.

La plus grande prudence est à observer dans l'emploi de tous ces engins à cause du dégagement des gaz irrespirables qui peuvent mettre en danger la vie des habitants de l'appartement.

Le règlement autrichien de 1871 sur le casernement, prescrit que les murs des cages d'escalier seront prolongés jusqu'au dessus du toit pour arrêter la propagation des incendies.

Il est désirable que les escaliers en pierre non altérables rapidement par le feu soient disposés de façon à permettre la sortie rapide des hommes en cas d'alerte. Dans les casernes des sapeurs-pompiers de Paris, les étages communiquent les uns avec les autres à l'aide de trappes normalement fermées, mais qui s'ouvrent aisément lorsqu'on veut en faire usage et permettent la descente rapide, le long des perches qui y accèdent, des pompiers appelés au feu. Il est souhaitable que ce mode d'évacuer les chambres soit installé dans toutes les casernes, pour parer aux dangers d'un incendie qui éclaterait dans des locaux accidentellement privés d'escaliers.

Enfin dans chaque place et dans chaque établissement, il est des consignes spéciales fixant les devoirs des hommes de piquet, des hommes de ronde et le détail des mesures à prendre lorsqu'il se déclare un commencement d'incendie.

§ VIII. — **Statistique localiste.**

Pour étudier utilement la salubrité d'une caserne, on se servira très avantageusement de ce que les Allemands ont appelé la *statistique localiste* (Port, Rotter). La fig. p. 144, empruntée à un travail de Rotter (*Arch. f. Hygiene,* 1884, p. 86), qui représente une coupe de la façade sud d'une caserne de Nüremberg montre de quelle façon on peut indiquer aisément, soit à l'aide de teintes particulières, soit au moyen de signes déterminés, les différentes maladies qui élisent domicile dans les chambres. Nous n'avons reproduit que les inscriptions relatives à la fièvre typhoïde et à la diphtérie, après une observation de cinq années (du 1er avril 1877 au 31 mars 1882).Un coup d'œil jeté sur le dessin fait voir la fréquence de la première maladie dans les chambres situées au-dessus d'une des cuisines (probablement par imprégnation du sol par des matières fermentescibles) et la persistance de la seconde dans une même chambre successivement habitée par plusieurs ménages.

Nous avons pendant plusieurs années employé un mode de notation analogue des cas morbides observés à l'école de Saint-Cyr. A cet effet nous avons dressé le plan horizontal des dortoirs et des salles d'études en y marquant les lits, les tables, les orifices d'aération ou de chauffage, l'emplacement des becs de gaz, etc., puis, à la place occupée par un élève devenu malade, nous avons indiqué l'hospitalisation par un trait de couleur et un numéro d'ordre, chaque maladie constituant une série numérique particulière, différant par sa couleur ; chaque numéro de chaque série se rapportait à un même élève ; ce numéro répété sur le plan des études et sur celui des dortoirs, faisait connaître le rang d'entrée à l'infirmerie-hôpital de l'école et renvoyait à un répertoire qui portait le nom des élèves classés ainsi par maladie et par date d'entrée ; le répertoire était complété par quelques indications relatives aux particularités de l'histoire morbide, à la date de la sortie, etc. Nous avons pu ainsi tirer des conclusions intéressantes pour l'hygiène de l'école, notamment dans une épidémie de diphthérie, une épidémie d'oreillons et deux épidémies de rougeole (1).

(1) *Note sur l'application des principes de la statistique localiste, à l'école spéciale militaire* (*Arch. de méd. et de pharm. milit.*, t. X, 1887, p. 3).

Un grand nombre de médecins de corps de troupe ont adopté, dans leur pratique journalière, ce genre de notations appelé à donner des renseignements importants, pour peu que l'observation soit suivie pendant plusieurs années.

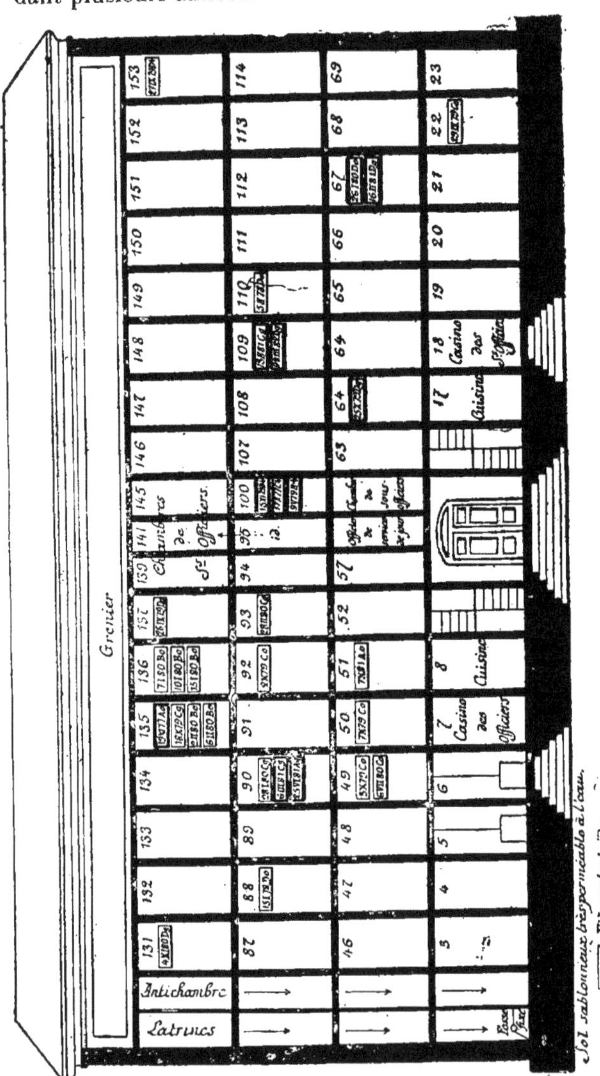

Coupe de la façade sud de la caserne Deutschau, à Nuremberg (statistique localiste).

Les numéros d'ordre désignent les locaux de la caserne. Ceux qui ne portent pas de mentions spéciales sont des chambres pour la troupe. Les rectangles représentent chacun un malade ayant habité la chambre où le rectangle est dessiné. Les rectangles blancs désignent les fièvres typhoïdes. Les rectangles teintés, les diphtéries. Dans chaque rectangle on trouve inscrit : 1° la date de l'invasion de la maladie (les mois étant indiqués par les chiffres romains de I à XII) ; 2° la durée d'habitation de la caserne par le malade avant sa maladie ; 3° la terminaison de la maladie. Quant à la durée d'habitation on a admis quatre classes, savoir : A, durée d'habitation inférieure à un mois ; B, durée d'habitation de un à trois mois ; C, durée d'habitation de trois à douze mois ; D, durée d'habitation de plus d'un an. La terminaison de la maladie est notée à l'aide de trois signes *g*, guérison ; *c*, congé ; +, décès. Exemple : chambre 131, un cas de fièvre typhoïde le 4 novembre 1880, après plus d'un an de séjour dans la caserne, guérison.

ARTICLE III. — CASEMATE.

Les casemates sont des locaux souterrains à l'abri des coups de l'artillerie. Elles constituent, à proprement parler, des habitations en sous-sol, soit qu'elles aient été véritablement creusées au dessous du niveau du sol, soit qu'artificiellement elles aient été recouvertes d'ouvrages de fortifications sur une ou plusieurs de leurs parois.

Ces constructions présentent deux grands défauts : elles sont généralement mal ventilées, par le fait même du plan qui a présidé à leur construction, et elles sont humides.

Dans les forts les plus récents, la casemate servant de logement est généralement à deux étages ; elle se compose de deux pieds-droits espacés de 6^m, supportant une voûte recouverte d'une couche de terre et de béton de plusieurs mètres d'épaisseur. Les pieds-droits ont 4^m de hauteur ; un plancher sur charpente en fer sépare les deux étages. Le plus souvent les casemates sont accolées et placées sous le massif du cavalier avec façade à larges fenêtres du côté opposé aux coups, et s'ouvrant sur une cour plus ou moins spacieuse. Du côté opposé à cette cour, existent des portes et fenêtres ayant vue et accès sur une gaîne-enveloppe qui sépare la chambre des terres de revêtement ; cette sorte de corridor qui communique avec l'extérieur, permet une circulation d'air et peut, toutes les portes et fenêtres de la chambre casematée étant ouvertes, assurer la ventilation de l'habitation par grand courant d'air lorsque les hommes sont absents.

En prenant les précautions nécessaires pour assurer l'aération des locaux et en espaçant assez les hommes pour qu'ils aient un cubage de place supérieur aux 10^{m3} prévus dans l'assiette du casernement, on peut autoriser l'habitation des casemates dès le temps de paix, sans inconvénient majeur pour la santé des soldats, mais à la condition qu'elles soient parfaitement sèches. Après les événements de 1870, plusieurs de nos casernes casematées ont dû être occupées hâtivement, avant leur assèchement complet, et l'on a vu se développer chez les hommes des accidents relevant étiologiquement du froid humide.

Le général Peaucelier a très bien défini les conditions de salubrité que doivent présenter les constructions casematées (1) : « Un local casematé ou souterrain quelconque bien construit, c'est-à-dire à l'abri des eaux d'infiltration, réunira », dit-il, « les conditions de salubrité voulues : 1° Si l'air s'y renouvelle en proportion suffisante ; 2° si l'humidité relative de cet air n'y dépasse pas celle qui se rencontre d'ordinaire dans nos habitations ou dans l'atmosphère libre. » Ce qui revient à dire qu'une ventilation continue est indispensable. « Si elle s'opère, en ce qui concerne l'arrivée de l'air nouveau, par les conduits d'amenée réservés à cet effet, cet air parviendra dans les casemates à une température voisine de celle des maçonneries ou du sol, selon l'emplacement de ces conduits.

(1) PEAUCELIER, *De la salubrité des constructions casematées au point de vue des phénomènes d'hygrométrie dus à la ventilation.* — (Mémorial de l'officier du génie, n° 26, 2e série, t. XI, 1885, p. 39).

Il pourra donc être sensiblemont plus froid que l'air extérieur, surtout pendant une grande partie de la saison d'été. Dans ces circonstances, il serait donc indispensable de lui restituer par le chauffage à peu près la totalité de la chaleur perdue, afin de le ramener à un degré de sécheresse convenable. Pour éviter cet inconvénient, il faudrait que le local considéré pût être mis en communication immédiate et aussi complète que possible avec l'atmosphère extérieure au moyen de larges baies pratiquées dans le mur de façade et embrassant presque tout le parement intérieur de ce mur. De cette manière on supprimerait sans inconvénient l'appel d'air par les conduits d'arrivée, pour le remplacer par une aération directe et beaucoup plus puissante, qui aurait pour effet d'empêcher un trop grand abaissement de la température intérieure et partant un excès d'humidité relative. Les conduits d'évacuation du système de ventilation seuls demeureraient ouverts en vue de favoriser cette aération naturelle. Les autres, comme on vient de l'expliquer, seraient obturés afin d'éviter l'admission d'un air trop humidifié.

Ainsi, pour toutes les casemates destinées à l'habitation, les murs de façade doivent être percés à jour le plus possible, pour que rien n'entrave leur aération et la tendance à l'équilibre de température avec l'extérieur. Par les mêmes raisons on ne devra pas, sans nécessité, exagérer la profondeur de ces locaux. Dans tous les cas, on fera habiter de préférence, durant la saison des chaleurs, la partie antérieure des casemates, c'est-à-dire celle qui bénéficie plus immédiatement des dispositions favorables que l'on vient d'indiquer.

La plupart des logements casematés, étant loin d'être conçus dans cet ordre d'idées, leur occupation permanente exigera fréquemment le secours du chauffage, si l'on ne veut exposer les hommes aux maladies qu'ils peuvent y contracter et qui, dans tous les pays, ont discrédité ce genre de logements au plus haut degré ».

Cependant pour que les parois intérieures des casemates ne soient jamais baignées de rosée, il importe que, quelle soit l'intensité de la ventilation, absolument indispensable, ces parois ne soient jamais plus froides que l'air qui les balaye incessamment.

« Quand la maçonnerie est bien sèche, elle est mauvaise conductrice de la chaleur; les parois se mettent alors promptement en équilibre de température avec l'air qui circule dans les casemates. Mais quand la maçonnerie est humide, elle devient conductrice de la chaleur ; sa surface participe de la température du massif des constructions et des terres et elle se comporte, par rapport à l'air, comme un condensateur de vapeur. La rosée qui s'y dépose est en partie absorbée par capillarité, en raison de la porosité des matériaux, et la maçonnerie s'entretient ainsi dans un état permanent de fraîcheur qui cause de nouveaux dépôts de rosée. Le remède consiste donc à isoler du massif de maçonnerie, la surface qui est au contact de l'air, c'est-à-dire doubler les voûtes d'une enveloppe intérieure étanche et mauvaise conductrice de la chaleur (1) ». Ce résultat s'obtient par différents moyens. Le général Peaucelier a employé le drainage en briques tubulaires; le capitaine Perboyre, des conduits draînés à l'aide de tubes en zinc. Enfin on a établi, dans les murs mêmes, des gaînes d'aération qui échauffent les parois intérieures de la casemate en hiver, la refroidissent en été, et l'on a construit des drains pour l'évacuation des eaux qui se condensent dans la muraille (Guinot). Les revêtements hydrofuges dont nous avons parlé précédemment semblent trouver là aussi une application utile : on a particulièrement utilisé les briques de liège et des plaques d'asphalte.

Les revêtements en béton en usage dans la fortification contemporaine semblent devoir donner une protection assez grande contre l'humidité, mais les murs verticaux qui enveloppent les locaux ou servent à soutenir les terres peuvent être déplacés et fissurés par la pression des eaux. C'est pourquoi on a proposé d'établir de 2^m en 2^m, dans la couche de pierraille ménagée en arrière du mur de revêtement, des puits de $0^m,30$ sur $0^m,30$, qui communiquent avec un égout longitudinal, lequel peut se vider par les barbacanes ménagées de 2^m en 2^m (2).

L'ameublement des chambrées de nos casemates présente cette particularité que les châlits en fer sont de hauts cadres donnant place à quatre hommes : deux se couchent à peu près à la hauteur d'un lit ordinaire, deux au-dessus ; chacun de ces lits à quatre places est distant de $0^m,35$ de son voisin.

En temps de paix les lits inférieurs sont seuls occupés et, bien que l'indépendance de la literie, matelas, draps et couvertures soit assurée, le couchage côte à côte, presque bouche à bouche, de deux dormeurs, ajoute ses conditions fâcheuses aux autres inconvénients des habitations casematées.

On doit ajouter encore à ces défauts hygiéniques ceux qui résultent de l'espace restreint occupé par les différentes dépendances du logement : cuisines, latrines, chambrées, locaux disciplinaires sont nécessairement juxtaposés ; l'écoulement des eaux ménagères n'est pas toujours facilement assuré et l'approvisionnement en eau potable est le plus ordinairement assez parcimonieux, d'où la nécessité d'une surveillance très grande pour que les soins de propreté du logement et de ses habitants ne soient pas négligés.

Si la casemate ne constitue pas, en temps de paix, une habitation de choix, elle n'est certainement pas améliorée par les dispositions que nécessite le temps de guerre ; alors chaque orifice est une porte ouverte aux projectiles et force est bien d'obturer plus ou moins complètement

(1) PEAUCELIER, *Des moyens employés pour diminuer l'humidité intérieure des casemates* (*ibidem*, t. XII), 1886.

(2) *Revue du génie militaire*, t. V, 1891, p. 287 et s.

les fenêtres et les meurtrières. D'autre part, la population augmente de densité et les conditions imposées aux habitants seront d'autant plus défavorables que le siège auquel ils seront soumis aura une plus longue durée. C'est pourquoi il est prudent de munir les casemates, non seulement de gaînes d'aération, ainsi qu'il a été dit, mais encore de larges cheminées dans lesquelles l'entretien du feu assurera la ventilation. Nous tenons de témoins oculaires ce que Morache, qui en fit aussi l'observation personnelle, rapporte au sujet du siège de Bitche (du 6 août 1870 au 27 mars 1871) : les casemates du fort pourvues de cheminées ont toujours joui d'une salubrité relative, tandis que, dans les casemates simplement aérées par les meurtrières, on dut, pour éviter des intoxications par le miasme humain, et malgré le danger auquel on exposait les hommes en les faisant sortir, exiger l'évacuation de ces locaux pendant plusieurs heures de la journée.

On ne peut songer à établir dans les casemates, surtout en temps de guerre, des latrines à effet d'eau. Morache et Von Echausen préconisent un système diviseur qui nécessite l'emploi des désinfectants. La fosse Mouras, malgré ses inconvénients, trouverait son indication dans certaines de ces constructions. Les tinettes mobiles peuvent y être employées, comme pis aller, lorsqu'il sera possible d'en transporter le contenu dans un endroit approprié.

ARTICLE IV. — CAMP PERMANENT

Il arrive fréquemment que les troupes sont appelées soit en temps de guerre, soit en temps de paix à occuper plus ou moins longtemps des camps dits permanents.

L'habitation y diffère de celle donnée par la caserne, en ce que le logement est fourni, non plus par un bâtiment en pierres à plusieurs étages, situé dans une ville, mais par une construction légère, se rapprochant plus ou moins de la baraque et située hors des villes.

On a vu pendant les guerres d'Afrique, en Crimée et en 1870, l'on voit encore en Algérie des camps permanents formés de tentes : mais ce genre d'abri doit être absolument réservé pour les habitations temporaires.

Les Romains ont assez souvent logé leurs troupes sous des huttes ou des baraques. On a distingué anciennement, dans l'armée française, des camps de huttes pour l'infanterie et des camps de baraques pour la cavalerie. Cependant au XVIIe siècle encore, lorsqu'il s'agit de baraques, on entend des abris constitués par des branchages supportés par une charpente légère et construits par les soldats qui doivent les occuper.

Les véritables camps baraqués construits méthodiquement, d'après un plan préétabli et par d'autres ouvriers que par les soldats combattants, ont pris naissance pendant les guerres de la Révolution. Il en fut établi un sur la Bidassoa en 1793, un autre sous Dunkerque, dans les dunes, en 1793 et 1794 (général Bardin). Cette même année, une partie de l'école de Mars fut installée sous baraques.

En 1803, on réunit, à Boulogne, 161.000 hommes sous des baraques bien ventilées ayant une lieue de long. Les hommes prenaient des bains de mer et l'armée, fortifiée par le climat maritime, quitta le camp en 1804 pour faire la campagne d'Austerlitz. Ce fut, à proprement parler, le premier camp baraqué permanent.

En 1840-41, pour loger les troupes employées à la construction de l'enceinte de Paris, on éleva de vastes baraques destinées chacune à une centaine d'hommes. « Les parois étaient en colombage, les couvertures en planches bituminées ou en tuiles, et le sol en terre battue. A l'intérieur existait un plafond sur lattes cloué sous des chevrons » (1).

En 1848, après les évènements de juin, de nouvelles baraques furent installées à Paris. « Elles avaient des parois en briques panneresses sur fondation en mortier hydraulique ; la couverture était en tuiles et l'intervalle entre les chevrons était hourdi en plâtre. Le sol du couloir entre les lits était carrelé et surélevé de 0m,40 au moyen des terres provenant d'un léger déblai fait sous les lits de camp » *(ibidem)*. Singulière faute hygiénique qui a été plusieurs fois renouvelée.

En 1853, on créa le camp de Sathonay, dont les anciennes baraques ont été remplacées en 1872.

Au moment de la guerre de Crimée, de 1854 à 1856, on réunit 100.000 hommes au deuxième camp de Boulogne.

On transporta, de France devant Sébastopol, des baraques dites pour seize hommes, en parois de planches avec couvre-joints : elles constituèrent des abris insuffisants.

En 1857, fut créé le camp de Châlons, où les troupes d'abord campées, puis baraquées, sont actuellement logées, du moins en partie, dans des pavillons en briques.

Les baraquements antérieurs à 1870, n'ont pas été généralement occupés d'une façon permanente par les mêmes troupes, été et hiver (sauf le camp de Boulogne en 1802), et c'est en France, en 1871, que furent réellement étudiés pour la première fois, au point de vue de l'hygiène, les camps dans lesquels les hommes séjournèrent d'une façon continue pendant plusieurs années : c'est à cette époque qu'aux camps d'instruction furent substitués les camps-casernes.

Cette vaste expérience amenée par la nécessité de maintenir aux environs de Paris les troupes victorieuses de l'insurrection de la Commune et qui étaient le noyau reconstitutif de l'armée française, après les dé-

(1) *Notes sur les baraquements des troupes* (*Rev. du génie milit.*, 1892, t. VI, p. 1, et suiv.).

sastres de la guerre de 1870, avait cependant pour précédent ce qui s'était passé en Amérique au moment de la guerre de Sécession. Les 500.000 volontaires que le gouvernement américain eut l'obligation de loger au début de la guerre, furent groupés dans des camps et logés dans des baraques en bois du type indiqué précédemment. Après la guerre, les troupes américaines chargées de garder les frontières de l'Ouest, furent réparties dans des postes où l'on établit des casernements baraqués dont

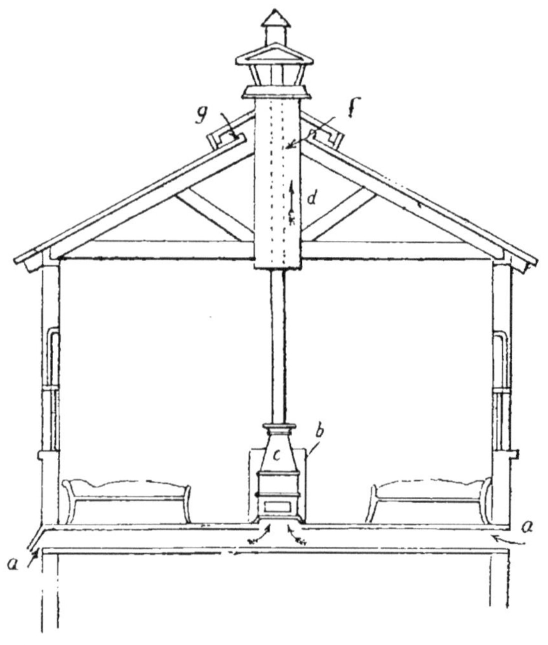

Coupe verticale de la baraque américaine (d'après Morache).

a a, gaînes d'apport de l'air ; — *b*, chambre à air concentrique au poêle *c* ; — *d*, gaîne concentrique au tuyau d'évacuation de la fumée *f* ; — *g*, double toit avec chassis mobile.

les types variables ont été portés à notre connaissance par un important ouvrage paru en 1870 (1), et dont le *Traité d'hygiène* de Morache a reproduit les principaux types.

Aujourd'hui les camps des environs de Paris, Villeneuve-l'Etang, Satory, Saint-Germain, Meudon, Rocquencourt, Saint-Maur ne sont plus tous habités, mais d'autres ont été créés ou réorganisés, parmi lesquels ceux d'Avor, de la Valbonne, etc.; de plus, un certain nombre de bara-

(1) *Circular n° 4, War departement, Surgeon general's. offic, Washington, december 5, 1870. — A. Report on Baraaks and Hospitals, with description of military posts. — Government printing office,* Washington, 1870, grand in-4° de XXXIII, 494 pages avec plans et figures.

ques construites en 1872 pour l'armée allemande d'occupation, ont été ou sont utilisées par nos troupes, et enfin à Châlons, Sathonay, etc., on a construit des baraques en briques, tandis qu'à Bourges, à Autun, etc., on a élevé des baraquements d'un système particulier, dit *système Tollet*, du nom de leur inventeur.

Les camps des environs de Paris étaient des camps baraqués; les baraques étaient en bois et leur type variait un peu dans les différents camps. Celles de Villeneuve-l'Etang, qui remplacèrent après un an un modèle très inférieur en forme de bonnet de police, avaient 18m,50 de long sur 5m,50 de large; la hauteur des petits côtés formant pignons était de 3m,25; ces petits côtés étaient percés chacun d'une porte et chaque grand côté de cinq fenêtres. Plusieurs avaient des doubles parois en bois, d'autres étaient revêtues à l'intérieur de briques non cuites ou de bousillage.

Les hommes y couchèrent d'abord sur des lits de camp et sur de la paille de couchage nue ou renfermée dans des sacs tente-abri.

Ces camps présentaient les défauts suivants :

1° Le sol des camps n'avait pas été préparé pour recevoir une telle agglomération d'hommes, ni aménagé pour assurer l'écoulement des eaux de toute provenance;

2° Les hommes étaient trop serrés dans les baraquements (6^{m3} d'espace à Villeneuve-l'Etang, 9^{m3},25 au camp de Saint-Germain);

3° Les différents modèles des baraques avaient tous plusieurs inconvénients : *a*) ces baraques étaient trop peu élevées au-dessus du sol; *b*) les fenêtres étaient trop peu nombreuses et trop petites; *c*) aucun procédé de ventilation artificielle ne suppléait à ce vice; *d*) les parois n'étaient pas imperméabilisées; *e*) les baraques étaient dépourvues de planchers; *f*) le chauffage était insuffisant en hiver; *g*) les lits de camp n'étaient pas mobiles;

4° Le sol des cuisines installées dans des baraques spéciales et munies de l'outillage en usage dans les casernes, n'était pas imperméabilisé, d'où son imprégnation par les eaux ménagères;

5° Les camps n'avaient ni lavabos ni endroits pour donner des bains, ni lavoirs pour le linge;

6° Dans plusieurs camps les latrines (fosses fixes ou mobiles) étaient d'une installation trop sommaire pour des camps permanents.

Dans ces baraquements, les hommes étaient couchés sur des châlits, comme dans les casernes.

D'une façon générale on peut dire que le séjour dans les camps baraqués a été favorable aux troupes. La morbidité et la mortalité y ont diminué lorsque les abris ont été suffisants et tant que le sol n'est pas devenu un foyer d'infection; les hommes, dans ces conditions, ont bénéficié de la vie au grand air, hors des villes, et du peu de densité de leur population par rapport aux larges espaces qu'occupaient les campements.

Nous avons constaté que dans des baraques à cubage insuffisant, qu'on ne pouvait ni nettoyer ni ventiler, et pourvus de lits de camps fixes, deux régiments, le 79e et le 90e ont eu, en 1871, une morbidité assez élevée ; mais aussi que ces deux régiments ont joui au contraire d'un état sanitaire excellent, aux camps de Villeneuve-l'Étang et de Saint-Germain lorsque les baraques ont été agrandies, assainies et que la ventilation et la propreté ont pu y être assurées.

Le deuxième camp de Boulogne a été décimé par le choléra ; en 1874 les camps des environs de Paris ont vu naître la fièvre typhoïde et la dysenterie et l'on a été porté à conclure de ces faits que les camps permanents, loin d'être favorables sont dangereux pour la santé des soldats.

Sans doute, le choléra et les autres maladies contagieuses importées dans les camps, s'y répandent assez facilement, quoique moins aisément que dans les casernes ; si la fièvre typhoïde vient à éclater dans un camp, c'est que l'eau de boisson est souillée ou plus souvent que le sol imprégné par les matières organiques a fait pulluler les germes de la maladie apportés sans doute à l'état inoffensif par les individus venus des milieux urbains et qui auront trouvé chez un premier sujet, plus ou moins surmené, un terrain propice à leur éclosion (Kelsch).

La statistique de tous les camps démontre que lorsque les lois de l'hygiène ne sont pas méconnues, la santé s'y améliore : la mortalité diminue, et c'est à peine si, de loin en loin, on note un décès par tuberculose. La vérité de cette observation est constante : elle a été vérifiée à Boulogne (Perrier), au camp de Châlons (Larrey, Goffres, Morin), dans nos camps des environs de Paris (Marvaud, Viry), en Angleterre, aux États-Unis (Vigo-Roussillon), en Russie (Heyfelder), en Allemagne, aux Indes et en Perse (Tholozan). Les épidémies des camps proviennent toujours, non pas du fait du campement, mais d'une circonstance particulière qui a fait violer les préceptes hygiéniques. C'est ainsi qu'il a fallu près de quatre ans, dans les camps des environs de Paris, pour que la souillure d'un sol évidemment mal protégé manifestât ses effets pernicieux. La fièvre typhoïde des camps sous Metz relève bien plus des vices d'alimentation, du surmenage et de toutes les conditions déprimantes accumulées comme à plaisir, que du fait même du campement.

La permanence de l'habitation n'est cependant pas indispensable pour engendrer la fièvre typhoïde dans les camps. Au mois de mai 1886 on réunit sous la tente, au camp du Pas-des-Lanciers, la division de réserve du corps expéditionnaire du Tonkin, forte de 8.500 hommes : du 15 mai au 24 juillet, cet effectif fournit 1.419 entrées à l'hôpital pour fièvre typhoïde. On ne saurait, dans ce cas, accuser ni la tente, ni la longueur du séjour sur un même terrain, ni le principe même du campement, mais bien le mauvais choix du sol trop peu perméable, l'absence de latrines et l'infection des habitants qui en est résultée, avec une rapidité extrême, à la suite de l'apport de germes pathogènes, par des hommes du 62e qui comptaient des typhoïdiques dans leurs rangs en arrivant au camp (1).

Pendant l'occupation de notre territoire, après la guerre de 1870-71, l'autorité médico militaire allemande a exigé, pour le baraquement de ses troupes, des installations qui ont été longtemps utilisées par nos propres soldats. Elles avaient des dimensions beaucoup plus vastes que les baraques des camps des environs de Paris. L'élévation du toit et la surface de la construction, assuraient aux chambres placées à droite et à gauche d'un corridor, un cubage proportionné à l'effectif. Toutes étaient exhaussées au-dessus du sol, munies d'un plancher, de larges fenêtres disposées de manière à permettre un facile renouvellement de l'air, sans gêner le placement de lits. Les parois étaient formées par une double rangée de planches avec couvre-joints, espacées d'une dizaine de centimètres. Le toit était revêtu de tuiles. Souvent on accédait dans les chambres par un corridor central et une sorte de tambour protégeait les dortoirs contre l'irruption de l'air froid. Le chauffage cependant était réputé difficile, avec le nombre de poêles que nous y avions placés, au moins dans les garnisons froides, comme nous l'avons constaté à Belfort de 1874 à 1878. Dans ces baraquements, les hommes étaient couchés sur des châlits comme dans les casernes.

En 1887 on a élevé dans l'est de la France des baraques à doubles parois bourrées de foin : généralement bien situées et spacieuses, elles eussent fourni de bons abris, si le bois employé eût été suffisamment sec pour ne pas se fendre, si le foin eût été assez bien retenu pour ne pas se tasser, et si le chauffage eût été plus facile. Il a fallu, pendant l'hiver rigoureux de 1890 à 1891, les revêtir d'un ciment de béton, plâtrer les plafonds ou au moins les cartonner. C'est à cause de ces inconvénients qu'il a été décidé que les parois de bois seraient remplacées par des murs de brique.

Nos réglements actuels prévoient que pour le chauffage des baraques, le nombre des poêles déterminés pour les casernes peut être augmenté, suivant la région, jusqu'à un poêle au maximum par 120^{m2} de surface, étant donné qu'une fraction de 60^{m2} au moins est nécessaire pour donner droit à un poêle supplémentaire (note ministérielle du 21 août 1889).

En réalité, aujourd'hui, aussi bien en France (Châlons, Sathonay, La Valbonne, etc.) qu'à l'étranger (Curragh et Aldershot en Angleterre, Beverloo en Belgique, etc.) on a substitué aux baraques en bois des constructions légères en briques, exhaussées au-dessus du sol, avec sol planchéié ou bitumé et toitures en tuiles, en un mot de véritables pavillons isolés, sans étage.

Au camp de Châlons, les murs en briques de $0^{m},11$ d'épaisseur, qu'on

(1) DUCHEMIN, *Épidémie de fièvre typhoïde au camp du Pas-des-Lanciers* (*Archives de médecine et de chirurgie militaires*, t. VII, 1886, p. 145).

avait construits d'abord, ayant été reconnus insuffisants pour protéger contre le froid, on a donné aux parois, dans les baraques les plus nouvelles, une largeur de 0m,50 et on s'est servi des briques crues reposant sur un soubassement en maçonnerie de 0m,70 de hauteur au-dessus du sol.

Les constructions de ce genre sont en quelque sorte l'intermédiaire

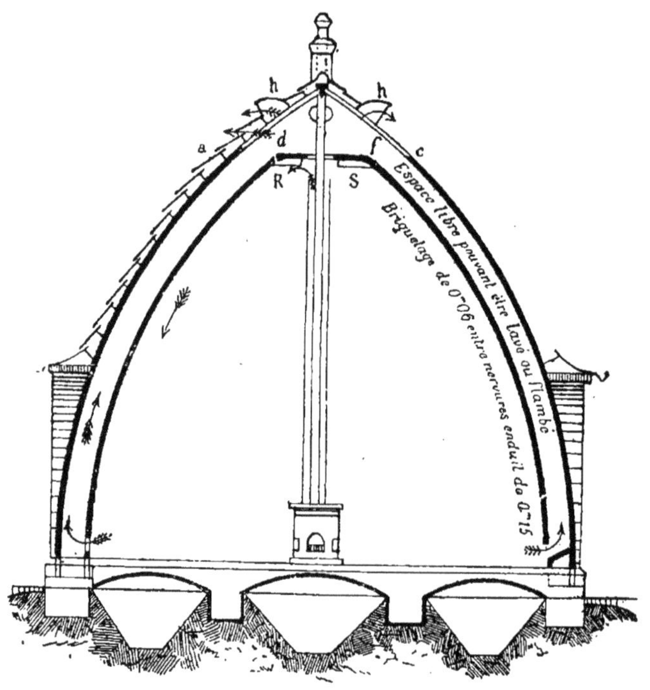

Coupe verticale d'un bâtiment *système Tollet* (pavillon d'hôpital).
D'après une figure empruntée à un travail autographié de M. Tollet, Paris, 1884.

Les flèches indiquent le sens de la ventilation favorisée par l'adaptation d'un tuyau excentrique au tuyau d'échappement de la fumée, comme dans la figure p. 150 ; — en *h h* sont des chattières grillagées. La partie la plus élevée de la couverture *a c* est bâtie alternativement de tuiles et de verre, la partie horizontale *d f* du coffrage inférieur est vitrée ; — R S, trappes à coulisses permettant à volonté le jeu de la ventilation ascendante et de la ventilation descendante.

entre la baraque en bois à parois simples ou doubles (en bois ou briques) et le pavillon Tollet. Ce dernier est essentiellement une construction de forme ogivale, à double paroi, composée de fer et de briques. Le coffrage ménage un vaste espace intérieur qui ne présente ni saillants ni rentrants. La ventilation y est assurée par des briques ventilatrices, par des fenêtres, des châssis, des impostes et par une baie longeant le faîte du toit et recouverte par un double toit.

Le type primitif (figure p. 154), a été notablement modifié dans ses détails selon les diverses applications qui en ont été faites. Les baraques qui, à Bourges, sont destinées au logement des artilleurs, ont 51m de long sur 6m,80 de large et donnent un cubage d'environ 23m3 par habitant. Les parois intérieures sont imperméabilisées.

Le système de construction Tollet établit la transition entre la caserne et le camp proprement dit : il se rapproche de la caserne par sa construction solide, mais l'espacement qu'il fournit aux hommes, dans un grand nombre de bâtiments absolument indépendants les uns des autres, sans étages, et disposés sur une grande surface, le rattache véritablement aux camps.

Il n'est, du reste, pas permis d'affirmer la supériorité absolue des constructions Tollet sur les autres systèmes de baraquements, malgré tous les perfectionnements qu'y a successivement introduits leur ingénieux inventeur. Les baraques Tollet sont exhaussées au-dessus du sol, elles sont ventilées, mais elles offrent un espace cubique exagéré et leur plafond en ogive est difficilement accessible, et par suite difficilement nettoyé. Une baraque en briques d'une autre forme peut présenter tous les avantages de la baraque Tollet qui, plus que les autres constructions analogues, a l'inconvénient, à cause de sa forme et aussi de sa charpente en fer, d'être très chaude en été et très froide en hiver. En tout cas elle est supérieure aux baraques en tôle ondulée, qu'a expérimentées l'armée allemande à diverses époques et tout récemment encore à Strasbourg.

C'est pour parer aux inconvénients résultant de l'emploi des métaux, que les ingénieurs Grüber et Volckerer ont proposé, en Autriche, des constructions non plus à toit de forme ogivale mais de forme ovale, à charpente de bois et comprenant dans les murs extérieurs, au-dessus du plafond, des chambres à air garnies de matériaux mauvais conducteurs de la chaleur.

Un certain nombre de baraques plus ou moins facilement démontables ont été proposées dans ces dernières années, mais ces divers systèmes dans lesquels les inventeurs ont surtout recherché la mobilité ne sauraient être appliqués au logement des troupes ; elles trouvent au contraire leur très heureuse utilisation dans certaines formations sanitaires de campagne où elles serviront à l'hospitalisation des malades et des blessés.

Mais ce que l'on peut répéter à propos des pavillons Tollet, comme à propos de toutes les baraques, c'est que le logement des hommes dans les locaux disséminés, empêche la trop grande densité de la population ; les baraques élevées loin des agglomérations urbaines ont toujours diminué la mortalité des troupes qu'elles ont abritées. Le baraquement n'est en somme que le *block system* qui a si bien réussi en Angleterre, c'est un block system plus économique que le système anglais et qui lui est supérieur encore par la possibilité qu'on aurait d'abandonner facilement un terrain devenu malsain par la souillure que lui aurait imprimée un séjour trop prolongé : la baraque est transportable en totalité ou en partie, la caserne est inamovible (1).

Dans les camps baraqués les hommes sont, en temps de paix, couchés comme dans les casernes. Si le camp baraqué était utilisé pendant la guerre, par une armée assiégeante par exemple, les moyens de couchage seraient ceux des camps sous tentes.

HABITATION TEMPORAIRE

ARTICLE V. — CAMP TEMPORAIRE

La tente, cet abri normal des peuples nomades, a été employée par les armées romaines ; elle était connue des guerriers grecs, et l'on peut dire qu'à toutes les époques, les camps, quel qu'ait été le mode le plus général des abris qu'on y a employés, ont toujours compté un plus ou moins grand nombre d'habitations essentiellement constituées par des toiles tendues sur des traverses et maintenues par des piquets.

Ce ne fut cependant que sous Louis XIV que l'usage des tentes devint régulier en France ; on en délivra à ce moment à la Maison militaire du roi et à quelques autres corps privilégiés. L'armée prussienne, la première, fut pourvue, pour tous les soldats, de tentes entretenues dès le temps de paix. La France imita la Prusse au XVIIIe siècle : les régiments se procurèrent, comme ils le purent, des tentes de différents modèles, sans qu'aucun type fût imposé.

Charriées derrière les troupes, elles devinrent très encombrantes pendant les campagnes de 1741 à 1756. L'armée de Dumouriez en fut pourvue, il en fut fait usage à Soissons en 1792 ; mais, pendant les guerres de la Révolution, elles cessèrent d'être employées par les Français ; peut-être « moins par système que par nécessité, Hoche chercha à persuader à ses troupes qu'il est plus militaire, plus républicain, plus glorieux de se passer de tentes que d'en traîner à sa suite. Elles disparurent de son armée et successivement de toutes les autres ». Napoléon considérait la

(1) Voy. MARVAUD, *Etude sur les casernes et les camps permanents*, Paris, 1873. — MORACHE, *Traité d'hygiène militaire*, 2e éd. Paris, 1886. — VIRY, *Etude sur le baraquement des hommes au camp de Villeneuve-l'Etang*, in *Bulletin de la Réunion des officiers*, 1872. *Considérations sur l'hygiène des camps permanents*, in *Trib. méd.*, 1874. *Etude sommaire sur le logement permanent des troupes en France*, in *Gaz. hebd. de méd. et de chir.*, 1876. — Art. CASERNE et CAMP du *Dict. encycl. des scien. méd.* — *Mémoires de méd., de chir. et de pharm. milit.* et *Arch. de méd. et de ph. milit.*, *passim*.

tente comme dangereuse, parce qu'elle fait connaître à l'ennemi la position des troupes ; il ne la tolérait que pour les chefs « qui ont besoin d'écrire et de consulter la carte ».

Pendant nos guerres d'Afrique, la nécessité de protéger les hommes contre le refroidissement nocturne, durant de longues expéditions, dans des pays dépourvus de maisons, amena l'invention de la tente-abri. Celle-ci a été fabriquée primitivement à l'aide du sac de campement dont était pourvu chaque homme : deux sacs décousus, réunis par leur grand côté et soutenus sur des fusils, formèrent un abri pour deux soldats. Perfectionnée et devenue un objet d'équipement réglementaire, elle se composa essentiellement de deux morceaux de toile de 1m,70 sur 1m,60 chacun, réunis par un des grands côtés à l'aide de boutons et de boutonnières, placés sur un support en bois et retenus par des piquets également en bois. Cette tente ainsi formée est ouverte des deux côtés et donne abri à deux hommes. Lorsque quatre hommes réunissent leurs toiles, la tente reste encore ouverte, mais pour un groupement de six hommes elle est fermée de toute part : elle est alors haute de 1m,20, longue de 3m,40 et cube environ 4m3,50. Cette tente, durant les marches, est portée sur le sac, chaque homme ayant une toile et la moitié des supports et piquets nécessaires à son érection. Les supports sont, à cet effet, fragmentés en deux parties qui se réunissent en s'engaînant à l'aide d'un ajustage en fer blanc. Employée d'abord pour les troupes d'Algérie, elle fut donnée ensuite à toute l'armée ; c'est avec elle que nos soldats ont fait les guerres de Crimée, d'Italie, du Mexique et la campagne de 1870-71. Elle a été supprimée en 1878 dans le paquetage individuel, excepté en Afrique, dans les colonies et en pays de montagne.

Au Dahomey, on s'est servi, pendant l'expédition du général Dodds, en 1892, des toiles de tente-abri pour former le toit de baraques mobiles dont la charpente était constituée par des tiges de palmier et dont les murs étaient d'immenses branchages engagés dans des montants transportables.

La tente-abri a rendu et rend d'excellents services, mais elle constitue une habitation éminemment temporaire qu'il est dangereux, à cause de son faible cubage, de rendre quelque peu permanente, ainsi qu'il a été fait encore pendant le siège de Metz, en 1870, par exemple. Aussi, l'art. 29 du décret du 26 octobre 1883 les affecte-t-elles exclusivement aux bivouacs.

Il avait été décidé que, lorsque l'approvisionnement actuel en sacs-tente-abris serait épuisé, on mettrait en service, pour les remplacer, la tente modèle Waldéjo. Elle est constituée par une toile losangique qui, employée seule, peut abriter un homme de deux côtés, en formant, lorsqu'elle est supportée par un piquet, deux côtés d'une pyramide triangulaire ; avec deux toiles, on obtient une pyramide quadrangulaire fermée sur toutes les faces. Avec quatre, six, huit toiles, on façonne une tente ayant la forme d'un solide dont la base serait un polygône irrégulier. Mais des expériences sont actuellement entreprises sur d'autres modèles de tente-abri individuelle et de tente-abri collective. Ces dernières, si elles étaient adoptées, seraient transportées par des voitures.

Les Allemands ne se sont généralement pas servis de tentes analogues dans leurs dernières guerres, mais le budget militaire pour l'empire, en 1892 et 1893, comprend une première prévision de 4.500.000 marks, à l'effet de munir les troupes de petites tentes portatives. Les tentes seraient particulièrement destinées aux corps qui doivent éventuellement opérer vers l'ouest de l'empire d'Allemagne; cependant elles ont été expérimentées pendant les grandes manœuvres de 1893, en Alsace. Chaque homme porte : la toile de tente en coton imperméable de coûleur brune, carrée, de 1^{m},65 de côté, munie d'œillets et de boutonnières; la corde de tente, dite aussi corde de cou, parce qu'elle peut servir à transformer la toile de tente en manteau contre la pluie; un montant en trois morceaux et trois petits piquets. La tente peut être placée dans le sac, son poids est de 1$^{kg.}$,750. En combinant plusieurs toiles on arrive, à l'aide de ces éléments, à dresser des abris plus ou moins spacieux : le groupement numérique des hommes a été laissé au choix du commandant de compagnie, à condition que les tentes fussent réunies autour du feu du bivouac. Cette manière de procéder, qui peut être avantageuse au point de vue de la protection des hommes contre les intempéries, rend certainement plus difficile l'appréciation à distance, par l'ennemi, des effectifs campés.

En Autriche, en 1891, on a également mis en expérience des tentes légères et l'on a adopté en 1893, et essayé pendant les manœuvres de cette même année, une tente bonnet de police pour deux hommes, divisible en deux parties à partager, pour le transport, entre deux soldats. D'après la *Revue du cercle militaire* (20 août 1893), la toile, en coton brun foncé, est constituée par deux triangles équilatéraux se touchant par un de leurs côtés et formant un losange de 2^{m} de côté. A l'un des angles obtus du losange, se trouve une ouverture elliptique, garnie d'un anneau de cuivre maintenu par des rivets,et dont la forme correspond à peu près aux dimensions moyennes du fourreau de la baïonnette. Les deux côtés adjacents à cet angle et un troisième côté encore portent, le long du bord, chacun neuf trous d'olive également espacés. Devant chaque trou, et à quelques centimètres vers l'intérieur de la toile, est cousu solidement, au moyen de fils de cuivre, un bouton olive en bois. Au deuxième angle obtus, ainsi qu'aux deux angles aigus et sur le milieu des deux côtés déterminés par ces trois angles, se trouve un cordon solidement fixé à l'étoffe. Enfin la toile est garnie sur ses quatre côtés d'une bande de cuir de 0^{m},04 de largeur. Un cordon court également le long de la plus courte diagonale. Le piquet de tente est en bois de frêne verni de 0^{m},01 de grosseur sur 0^{m},275 de longueur. Le support ou montant de tente est formé de six morceaux cylindriques du même bois, de 0m,02 de diamètre sur 0m,30 de longueur. Quatre d'entr'eux sont coupés en sifflet à leurs deux extrémités et sont munis d'une douille étamée qui permet de les réunir. Les deux derniers morceaux sont disposés comme les premiers à l'un des bouts seulement ; à l'autre bout ils sont ferrés en pointe. La corde de tente est longue de 2m,50 et a ses deux extrémités garnies de fil retors. Tout sous-officier ou soldat armé d'un fusil ne porte qu'une toile de tente et trois piquets. Ces derniers sont renfermés dans un chiffon et placés dans la toile de tente ; celle-ci est pliée à la grandeur du sac et portée sous sa pattelette. Si l'on doit marcher sans sac et emporter les tentes, on fixe la toile et les piquets au moyen de la courroie de marmite aux bretelles de cartouchière. Le poids de ce matériel dépasse à peine 1kg. (exactement 1kg.,170). Les hommes non armés de fusil portent en outre chacun trois morceaux de support et la corde de tente, entourée autour des piquets. Leur charge s'élève ainsi à 1kg.,470. Quand on campe, les tentes sont disposées derrière les faisceaux de chaque peloton. Normalement une tente est constituée au moyen de quatre toiles, et sert ainsi pour le groupe formé par deux files. Les tentes de deux toiles, pour une seule file, ne sont employées qu'exceptionnellement, dans les terrains très irréguliers. Les tentes d'officiers sont toujours de ce genre. Quand le temps est chaud et sec, on peut constituer de grandes tentes, jusqu'à une pour un demi-peloton. Les tentes à deux toiles forment une pyramide régulière à base quadrangulaire, dont les côtés ont 2m de long, ce qui donne 4m2 de surface couverte pour loger deux hommes, et au besoin trois, avec leur équipement. La hauteur de la pyramide est d'environ 1m,50. Pour dresser la tente, un homme placé au centre de la base tient verticalement son fusil après avoir mis au canon la baïonnette munie de son fourreau. Son camarade coiffe ce fourreau des deux toiles de tente boutonnées sur un de leurs côtés au moyen des olives Le côté non boutonné forme l'entrée. La corde de tente sert à fournir un appui pour résister au vent. Le support s'emploie de la même manière que le fusil, mais celui-ci est plus stable. Les tentes à quatre, six, huit toiles, etc., présentent une série de facettes. On les établit, en disposant tout près l'une de l'autre, deux, trois, quatre, etc., tentes à deux toiles, de façon à ce que les toiles voisines soient maintenues par un seul et même piquet. L'entrée est ménagée à un des angles ou sur l'un des grands côtés, en ouvrant un plus ou moins grand nombre de toiles. Le règlement interdit l'établissement de tentes pour les petits postes, les grand'gardes et les réserves d'avant-postes. Les troupes chargées de la garde du camp, des convois, etc., ne doivent pas, pour installer leurs tentes, se servir du fusil, mais bien de supports en bois. Les hommes auxquels l'emploi des tentes est interdit peuvent employer les toiles en guise de manteaux, en les jetant sur leurs épaules et les boutonnant par devant au moyen des olives, puis en se faisant un capuchon au moyen de l'angle aigu de la toile ramené sur la tête. Encore ce capuchon n'est-il pas permis aux vedettes, sentinelles, patrouilles, etc. La toile de tente peut être enfin employée comme couverture ou comme oreiller (en la roulant). Il est interdit de s'en faire un manteau pendant les marches (1).

L'armée russe s'est servie en Pologne, en janvier et février 1893, pendant des manœuvres qui ont eu lieu par une température variant de — 17 à — 25°, de tentes portées par les hommes, dites tentes yourtes. Les soldats à abriter par une de ces tentes peuvent être de quinze à quarante, le nombre de trente-six étant le plus favorable. Pour établir la tente à trente-six, il faut vingt-quatre morceaux d'étoffe. On les coud ensemble, de façon que huit soient employés à former le toit et les seize autres les quatre côtés de la tente. Le toit est soutenu aux quatre angles par quatre poteaux et présente au milieu une ouverture formée en relevant les coins des morceaux de toile, dont trois ne sont pas cousus aux autres jusqu'à leur extrémité. Quatre potelets soutiennent également le toit en son milieu, autour de l'ouverture qui s'y trouve ainsi ménagée, pour donner issue à la fumée du foyer. C'est autour du foyer que les hommes se groupent pour se coucher, les pieds du côté du feu. Dans ces tentes, la température a pu atteindre 6° jusque dans les parties les plus éloignées du foyer. En général, la température intérieure était plus élevée de 12° à 18° que celle du dehors et, grâce aux tentes, on n'a constaté aucun accident sérieux de congélation, les hommes étant du reste bien vêtus et abondamment pourvus de combustible. On a remarqué cependant que si les hommes dormaient de neuf heures du soir à trois heures du matin, à partir de cette heure ils sortaient fréquemment de la tente pour prendre du mouvement et se réchauffer et qu'à partir de quatre heures, la température de la tente était celle de l'air extérieur.

Ces tentes seraient supérieures à celles que l'armée du Caucase a utilisées pendant la guerre de Turquie en 1877-78 et qui, d'après Kosloff, se laissaient traverser par la pluie ; de plus leurs parois n'arrivant pas jusqu'à terre, le froid obligeait à en abaisser la partie supérieure et à recouvrir les toiles de terre, ce qui déterminait une telle viciation de l'atmosphère intérieure que le professeur Desbrolavine, chargé de l'inspection sanitaire des troupes, pensait que des tentes abris eussent été préférables.

Le colonel Tschebortajew (*Erfindung eines neuen Zeltes fur Kosaken Militär-Wochenblatt*, Sp. 860), a fait expérimenter dans les manœuvres, près de Narwa en 1890, une tente pour les cosaques qui antérieurement n'en possédaient pas. Elle est constituée par quatre lances, des cordes à fourrage et sept morceaux de toile à voile ; elle pèse (lances comprises) 23 livres et elle peut être montée en dix minutes.

(1) *Verordnungsblatt f. das Ka. und Kö. Heer*, du 9 août 1893, d'après la *Revue militaire de l'Etranger*, 1893, p. 435.

Quelques auteurs, notamment le major autrichien, Tilschkert, ont pensé qu'il serait bon de faire suivre les troupes en marche par des baraques transportables de construction simple. Assurément l'hygiène trouverait avantageuse une mesure de ce genre, reste à savoir si elle serait compatible avec les nécessités de la guerre.

La tente collective en usage dans l'armée française pour les camps temporaires, porte le nom de *tente à siège*, ou *tente marabout*, ou *tente turque*. Sa capacité est de 30^{m3}, son diamètre inférieur de 7^{m} ; elle peut abriter seize hommes, mais il est souhaitable que dix au maximum y soient logés. Elle est essentiellement constituée par un mât central en bois de 3^{m} de haut d'où rayonne une toile fixée par des piquets fichés en terre. Elle est percée de deux portes qui peuvent se relever, et pourvue, au-dessus du mât, d'un chapiteau qui abrite une petite ouverture circulaire d'aération. On peut reprocher à cette tente d'être lourde et encombrante. Elle a de plus cet inconvénient, que par le fait de l'obliquité de la toile, on ne peut se tenir debout qu'au centre de l'abri.

Pour remédier à ce défaut, Guilloux (de Paris) propose une tente reposant sur une armature à mât central en fer creux. Son diamètre est de $1^{m},66$, sa hauteur de $3^{m},66$. Elle cube 59^{m3}, la surface à la base est de près de 32^{m2}, et elle peut loger vingt-quatre hommes. D'un transport facile, par suite de son système de montage, elle ne pèse que 105^{kg} et a une forme octogonale conique permettant de se tenir debout dans toutes ses parties, et d'y placer des lits un peu élevés au-dessus du sol. Un système particulier permet aux hommes de tendre et de détendre la toile sans sortir de la tente. Trois hommes la montent en quinze minutes et la démontent en cinq minutes. Elle se transporte facilement, tous ses organes étant groupés en deux parties de poids égal, et pouvant être chargés à dos de mulet. Reste à s'assurer de sa solidité sur tous les terrains et de la possibilité de l'y installer.

On a mis en essai en 1893, au camp occupé par les compagnies chargées de l'installation du champ de tir de Maisons-Laffite, un modèle de grande tente du système Tollet, basé sur l'emploi de fermes en fer articulées, prenant point d'appui sur une sole également en fer. Ces tentes ne sont pas embarrassées au milieu par un piquet, ni à l'extérieur par de longs cordages. On s'y tient debout dans presque toutes les parties, et elles s'aèrent facilement par des fenêtres qu'on peut fermer par les mauvais temps. Leur seul inconvénient, c'est qu'elles sont plus lourdes que la tente conique, et que leur chargement sur les voitures est plus difficile.

Les officiers font souvent usage de la *tente* dite *de marche*, en forme de bonnet de police.

On a longtemps employé en France la *tente elliptique* à deux mâts ou tente *Taconnet*, qui était trop peu stable. Elle a disparu comme aussi toutes les tentes de formes et de dimensions variables suivant les armes et les grades, que décrivait encore le tarif du 13 mars 1831.

L'armée anglaise a des tentes rondes à la base qui mesurent 3m,80 de diamètre et d'une hauteur de 3m, destinées à quinze hommes ; cependant il en est du même type qui sont un peu plus grandes. Toutes sont d'une ventilation difficile.

Si l'on devait faire camper les troupes sous la tente d'une façon quelque peu prolongée, surtout en hiver, les tentes à doubles parois de toile seraient particulièrement utiles : telles sont par exemple les tentes système Tollet adoptées pour nos formations sanitaires de campagne. Dans l'armée allemande, il a été fait des essais de tentes de ce genre, mais il ne semble pas que leur usage puisse se généraliser pour des effectifs nombreux, à cause des difficultés du transport.

L'étoffe dont sera faite la tente sera imperméable et mauvaise conductrice de la chaleur : les étoffes de coton (tente Waldéjo) sont préférables à celles de toile, et la laine (tente arabe) est supérieure au coton. La toile de la tente conique et de la tente de marche est en tissu de lin ou de chanvre. Les toiles caoutchoutées qui ne laissent pas passer d'air, sont absolument à rejeter.

Le sol sur lequel on élève la tente doit, autant que possible, être asséché et battu, « décapé » ; on extrait les herbes et les racines, on creuse une rigole au pied de la tente pour l'écoulement des eaux et on ménage un rebord sur lequel on puisse étendre les effets quand il fait beau (art. 360 inf., du décret du 10 octobre 1892). En Russie, il est d'usage d'installer les tentes sur un tertre dont la base est consolidée à l'aide de planches ou de gazon.

Jamais on ne creusera le sol des tentes : les *taupinières* de Crimée ont été une des causes du typhus de notre armée et on ne perdra pas de vue que la *tente s'infecte comme une chambre* et que par conséquent il est indispensable de la ventiler. L'ouverture des auvents est généralement insuffisante. « Dès que le soleil paraît, les tentes sont ouvertes et relevées du côté du soleil ; la paille de couchage est remuée et exposée au grand air ; les effets sont sortis, étendus et battus, ainsi que les couvertures. »

Pour diminuer le danger de l'infection du sol, par suite de la continuité de l'habitation, il est prescrit de déplacer souvent toutes les tentes ou au moins de les abattre momentanément, pour mettre le sol au contact de l'air et du soleil ; le déplacement des tentes, d'après Baudens, doit être prescrit tous les quatre jours au moins.

Le médecin-major Marty a cru devoir attribuer des épidémies de fièvre typhoïde qui ont pris naissance dans les camps d'Algérie, à l'étroitesse de l'enceinte du camp, ce qui empêchait de changer les tentes de place comme il eût fallu le faire. « Quand il fait beau » dit Ewans (1) « on doit enlever les tentes le matin et les dresser de nouveau dans l'après-midi. Chaque fois que le temps le permet, le linge et les effets doivent être

(1) Thomas W. Evans, *Essai d'hygiène et de thérapeutique militaires*, Paris, 1865.

exposés à l'air. Il convient de laisser entre les tentes un espace assez grand pour que l'air puisse circuler librement. Lorsque les tentes ont été transportées dans un autre endroit, à moins qu'il ne s'agisse d'une distance considérable, on doit assainir le sol d'où on les a enlevées, en y jetant une grande quantité de charbon de bois, de la chaux ou tout autre agent désinfectant. Lorsque les circonstances ne permettent pas de déplacer les tentes, on doit assainir le sol au moyen de ces mêmes substances ».

Les hommes logés sous la tente n'ont pas de lit. En temps de paix, on peut mettre, sous la paillasse qu'on emploie, des planches ou des nattes de paille ou des claies de branchage qu'on fait fabriquer par les hommes. En campagne « lorsqu'il est distribué de la paille », dit le règlement, « on la répartit également sur le sol intérieur, principalement sur la partie où les hommes doivent placer la tête. Si l'on n'a pas de paille, on ramasse de l'herbe sèche, de la mousse, du foin, des feuilles sèches, pour éviter le contact du sol. Il ne faut jamais se coucher sur des plantes aromatiques ou odorantes, ni sur des joncs ou plantes vertes qui croissent dans les endroits marécageux » (art 360 *ibidem*).

Les tentes peuvent se chauffer à l'aide d'un poêle ou d'une cheminée, surtout si elles possèdent des parois doubles. Des rations de chauffage sont attribuées aux troupes campées ou baraquées.

L'habitation sous la tente, pourvu que la température ne soit excessive dans aucun sens, constituant en somme la vie en plein air, est favorable à la santé, à la condition que certaines règles soient observées.

Ce sont d'abord celles qui résultent de ce que nous venons de dire et qui ont trait à l'assainissement de la tente elle-même ; c'est ensuite une série de recommandations applicables à tous les camps permanents ou temporaires.

1° L'emplacement du camp sera choisi dans de bonnes conditions d'altitude, d'exposition et de voisinage, loin des foyers de fièvre palustre et d'infection de tout genre, jamais dans le lit d'une rivière, mais au-delà du thalweg et après le passage du point bas ; autant que possible sur un terrain légèrement déclive, non imperméable, préalablement asséché et, si possible, drainé ;

2° Les rues du camp seront entretenues comme celles d'une ville ;

3° Les immondices de toute nature seront enlevées : la tente et les alentours sont balayés avec soin ; les ordures sont portées au loin, brûlées ou enterrées (art. 360 *inf.*, du décret du 20 octobre 1892) ;

4° On veillera scrupuleusement pour empêcher l'infiltration du sol par les eaux ménagères, les urines (art. 360 *inf.*) et les matières fécales ; « les hommes qui feront leurs ordures en dehors des latrines seront sévèrement punis » ;

5° Les latrines seront, autant que possible, à tinettes mobiles, installées dans de bonnes conditions, à moins qu'on ne puisse utiliser des égouts étanches pour installer le *tout à l'égout*. Les tinettes mobiles, emportées et vidées par les indigènes, ont été employées dans les campements du général Dodds au Dahomey.

Si l'on a recours comme latrines *provisoires* aux *feuillées*, celles-ci seront placées, comme le prescrit le règlement, à cent cinquante pas en avant du camp. Chaque jour on enfouira les matières excrémentitielles, et les feuillées seront d'un accès facile et éclairées la nuit. On se gardera de donner aux fosses que l'on creuse trop de largeur : les hommes s'éloignent instinctivement des larges fosses de peur d'y tomber et souillent tout le terrain aux alentours. Il faut que la feuillée consiste en un *sillon* n'ayant pas plus de largeur que le fer de la pelle réglementaire et aussi profond que la pioche permet de creuser, soit de 1^m à $1^m,20$ environ : ce sillon doit être assez étroit pour que l'homme mette ses pieds l'un à droite, l'autre à gauche et soit comme à cheval sur la fosse au fond de laquelle tomberont les urines et les matières fécales. Les hommes, avant de quitter la feuillée, répandront un peu de terre meuble sur la matière qu'ils viennent de déposer. De plus, trois fois par jour, on y jettera de la terre et une solution désinfectante (sulfate de fer ou de cuivre, 25^{gr} pour 250^{gr} d'eau par fraction de 100 hommes ou lait de chaux ou solution de crésyl, etc.), ainsi que les cendres des foyers. Quand les sillons seront à moitié remplis, on les comblera ; on foulera fortement la terre de remplissage ; on disposera l'excédant en talus dans le sens de la feuillée ; on placera aux deux extrémités des branchages, une pierre, pour qu'une troupe de passage ne vienne ni stationner, ni fouiller le sol en cet endroit. Avant de quitter le campement, chaque troupe devra combler les feuillées qui auront été à son usage personnel (1) ;

6° Les eaux de sources ou de fontaines seront captées et leur propreté sera surveillée. Le puisage, s'il y a lieu, sera réglé de telle façon que l'eau destinée aux hommes soit recueillie en amont de celle qui servira aux animaux et au lavage du linge ; des rampes d'accès seront installées ainsi que des barrages, s'il est nécessaire ;

7° Les hommes se souviendront qu'il est défendu « de sortir la nuit sans être entièrement vêtu et chaussé » (art. 360 *inf.*, 353 *cav.*) ;

8° Il importe que les chevaux changent assez souvent de place pour que le sol ne devienne pas fangeux par le contact prolongé de leurs déjections ;

9° Les boucheries et le parc des animaux seront situés à une certaine distance des habitations ; les débris d'animaux seront enfouis et recouverts de chaux ou incinérés ;

10° Une surveillance rigoureuse sera assurée aux environs des camps

(1) *Instruction médicale à l'usage des postes militaires dépourvus de médecin, au Tonkin*, par le directeur du service de santé, Dujardin-Beaumetz, approuvée par le général Jamont, Hanoï, 1886 et circulaire ministérielle du 22 août 1889.

au point de vue de la vente d'aliments de mauvaise qualité et au point de vue de la prophylaxie des maladies vénériennes.

Quelques auteurs, prenant en considération les grands avantages qui résultent de la santé des hommes du séjour dans les camps et de l'évacuation temporaire des casernes, ont proposé, avec Morache, de caserner les hommes l'hiver et de les faire camper l'été. Cette idée séduisante en théorie est passible en pratique de plus d'une objection. L'amélioration des casernements par la diminution de la densité des habitants, par l'éloignement rapide et régulier des immondices, par l'imperméabilisation des parois des chambrées, par l'installation des réfectoires et des chambres de jour nous semble l'objectif à poursuivre plutôt que la création, pour nos grands effectifs, d'une habitation d'été et d'une habitation d'hiver.

ARTICLE VI. — BIVOUAC

On entend « par bivouac le lieu où les troupes s'établissent pour un séjour généralement très court, sous des abris improvisés ou en plein air et dans certains cas sous la petite tente » (art. 39 du décret du 26 octobre 1883).

Le cantonnement est la règle pour les armées en expédition ou en marche, mais on conçoit que plus d'une fois, soit à cause de l'élévation des effectifs, soit par absence de villages, soit pour des raisons stratégiques, les troupes seront appelées à stationner en plein air, de jour ou de nuit.

Le choix de l'emplacement d'un bivouac est soumis aux mêmes règles hygiéniques que l'assiette d'un camp.

Les hommes pourvus de la petite tente ne pourront pas toujours s'en servir faute de temps pour la dresser, et alors il ne saurait être question non plus de confectionner des maisonnettes légères ou des brise-vents qui, dans certaines circonstances, et pour de petits détachements, peuvent être rapidement construites à l'aide de perches et de branchages ou de paille ; les soldats alors passeront la nuit étendus sur le sol ou mieux, si possible, sur de la paille ou des copeaux, les pieds près des foyers, la tête sur le sac, enroulés dans leur capote, les brodequins desserrés.

Les feux seront alimentés, autant que faire se pourra, à l'aide des rations spéciales de chauffage attribuées, en toute saison, aux troupes bivouaquées, et que l'officier d'approvisionnement se procurera par achat ou réquisition.

Lorsque la pluie tombe d'une façon continue ou lorsque le sol est détrempé il est impossible aux hommes bivouaqués de se coucher et souvent il pourra sembler préférable de marcher dans le camp que de rester immobile sans changer de place. De même les troupes qui sont obligées de bivouaquer l'hiver par un froid excessif ne doivent pas se livrer au sommeil qui amène trop souvent la mort. On pourrait conseiller en pareille circonstance, outre le mouvement forcé, des onctions sur le corps, et surtout sur les pieds, avec les matières huileuses ou des graisses, selon l'usage des peuples du Nord.

En pays de montagne, quelques précautions particulières doivent être prises. Dans la région basse, pour les troupes placées aux avant-postes dans la vallée, le choix d'un bivouac sera généralement assez facile et l'installation pourra ne pas être trop défectueuse. Les hommes trouveront non seulement de l'eau mais encore des abris, du bois et un peu de paille. On évitera de s'établir auprès du lit des rivières à cause des courants d'air permanents qui y règnent et de la fraîcheur des nuits qui y est très grande. Dans la région des cols (1.500^{m} à 2.200^{m}), si la saison est avancée, les troupes pourront être très éprouvées. On ne trouvera, le plus souvent, que des broussailles pour alimenter les feux, et si l'on ne rencontre pas de châlets, on se servira de la tente-abri, sans pouvoir y faire un lit de paille ou de feuilles sèches. Dans ces conditions, il est prudent de forcer les soldats à se lever fréquemment pour s'approcher des feux ; on leur fera porter la veste sous la capote et les sentinelles seront relevées au moins toutes les heures. Si l'on rencontre des châlets occupés par des bestiaux, on fera parquer ces derniers et on occupera les châlets après les avoir nettoyés et, si possible, désinfectés. Il sera toujours prudent de faire à l'avance des provisions de bois tant pour le chauffage que pour la construction d'abris.

Les règles d'hygiène applicables aux camps le sont également aux bivouacs, notamment pour ce qui a trait à la propreté du sol, car si le même bivouac n'est généralement occupé qu'une seule nuit par les mêmes troupes, il est possible qu'il serve de lieu d'arrêt pour d'autres troupes, après le départ des premières.

La nuit au bivouac amène chez presque tous les hommes une sorte de courbature plus ou moins pénible et ne procure pas la réparation normale d'un bon sommeil, aussi, est-il désirable que la troupe ne bivouaque que très rarement.

C'est surtout lorsque le soldat supporte les fatigues qu'entraîne la vie au bivouac, notamment quand elle est la conséquence de revers ou d'insuccès, que l'influence morale des officiers aura à s'exercer avec le plus d'activité ; ils chercheront par tous les moyens possibles à empêcher les hommes de se laisser aller à la tristesse et au découragement : le soldat français sait heureusement réagir, pour peu qu'on l'y incite et qu'on lui donne l'exemple, contre les privations et les fatigues qu'entraînent nécessairement les nuits passées en plein air, particulièrement pénibles pendant les saisons froides ou pluvieuses.

ARTICLE VII. — LOGEMENT CHEZ L'HABITANT ET CANTONNEMENT

1° Logement chez l'habitant. — En cas d'insuffisance des bâtiments militaires destinés au logement des troupes, il y est suppléé au moyen de maisons ou d'établissements loués par le service de l'intendance, de concert avec le service du génie, ou au moyen du logement des officiers et des hommes de troupe chez l'habitant.

A défaut de bâtiments militaires, le logement est fourni de la même manière dans les villes, villages, hameaux et maisons isolées aux troupes détachées ou cantonnées, ainsi qu'aux troupes de passage et aux militaires isolés.

Le logement chez l'habitant comporte l'installation des hommes, des animaux et du matériel dans les parties des maisons, écuries, remises ou abris des particuliers reconnues, à la suite du recensement, comme pouvant être affectées à cet usage et fixées en proportion des ressources de chaque particulier; les conditions d'installation afférentes aux militaires de chaque grade, aux animaux et au matériel se rapprochent, autant que le permettent les circonstances locales (art. 340 *inf.* du décret du 20 octobre 1892), des conditions normales du casernement. A l'intérieur toute troupe logée chez l'habitant a droit, en toutes circonstances, *au feu et à la chandelle* (art. 16 de la loi du 3 juillet 1877) et tout logeur est tenu de fournir à ses hôtes (art. 25 de la décision ministérielle du 17 mars 1882) soit place au feu, soit un nombre de rations de combustible égal au nombre des hommes logés.

Tous les habitants sont tenus à la charge du logement, sinon dans leur propre domicile, du moins à leurs frais. Cette facilité amène souvent, surtout dans les grandes villes, le logement des soldats chez des *logeurs* où ils se trouvent confinés dans des chambres sans air et d'une propreté douteuse.

En général, chaque officier a une chambre avec un lit complet et il est accordé un lit pour deux soldats ou caporaux. Il appartient aux municipalités de reporter équitablement sur leurs administrés l'obligation du logement des troupes.

Lorsque le séjour des hommes chez l'habitant doit durer plus de vingt-quatre heures ou quarante-huit heures, durée maxima de l'arrêt d'une troupe changeant de garnison, le choix des locaux d'habitation, leur mise en état de propreté, leur adaptation aux nécessités de la vie militaire, notamment pour ce qui a trait à l'aération et à l'évacuation des matières putrescibles, à l'alimentation en eau et d'une façon générale à tout ce qui intéresse l'hygiène, sera l'objet d'une attention toute particulière de la part du commandement et du médecin militaire : le soldat doit être placé alors dans des conditions au moins aussi favorables que s'il habitait la caserne.

Quand des militaires allemands logent chez l'habitant pendant plus de six mois, ils ont droit à des chambres propres, bien closes, munies de fenêtres, d'un accès facile ; près des chambres doit se trouver un local où les hommes puissent s'habiller.

Chaque fois que la troupe s'installe dans une localité, soit qu'il s'agisse de logement chez l'habitant ou de cantonnement, le médecin militaire a le devoir de s'enquérir des maladies régnantes et, s'il y a lieu, de faire interdire les maisons infectées.

2° Cantonnement. — Dans le cantonnement il n'est pas tenu compte des conditions d'installation ordinairement attribuées, en ce qui concerne le logement, aux militaires de chaque grade, aux animaux et au matériel, mais on utilise, dans la mesure du nécessaire, la contenance des locaux, sous la réserve que les propriétaires ou détenteurs conservent toujours le logement qui leur est indispensable (art. 341 *inf.* du décret du 20 octobre 1893).

On distingue le cantonnement ordinaire et le cantonnement resserré. Dans le premier on abrite par habitant un officier ou cinq ou six hommes, ou deux chevaux ; dans le second, on ne laisse à chaque ménage que la jouissance d'une ou de deux pièces et on occupe tous les abris à raison de 2^{m2} de surface par homme.

Les locaux que vont occuper les soldats cantonnés seront nettoyés, dès l'arrivée du détachement ; on assurera leur ventilation par l'ouverture des fenêtres ou en perçant, s'il le faut, des ouvertures à la partie la plus élevée des murs. On place, pour la nuit, des lanternes dans les endroits d'un accès difficile ou dangereux et comme, dans le cantonnement, resserré surtout, les latrines des particuliers sont toujours insuffisantes, on installe des feuillées ou si possible des tinettes mobiles à raison de douze sièges par 1.000 hommes, et l'on empêche par tous les moyens possibles la souillure du sol par les urines.

Les repas sont généralement préparés et consommés en plein air. On cherche à éviter l'imprégnation du sol par les eaux ménagères et les débris fermentescibles, en creusant des rigoles, en faisant des lavages à grande eau, en exigeant l'enlèvement des ordures ménagères, leur désinfection par la chaux ou mieux encore leur incinération à l'aide du pétrole.

Les hommes couchent généralement sur de la paille, du foin, des copeaux. On ne doit se déshabiller complètement que si l'on dispose d'un lit.

Dans les pays chauds surtout, et en montagne également, une surveillance très grande sera exercée afin que les hommes se servent de leur ceinture de flanelle. Pendant la nuit, ils devront se couvrir les yeux avec la calotte de coton (art. 360 du décret du 20 octobre 1893).

En campagne, les troupes de passage cantonnées chez l'habitant peuvent recevoir, à *titre exceptionnel*, et sur l'ordre du commandant du corps d'armée, une ration ou une demi-ration de paille de couchage. Les troupes cantonnées sur un même point pendant plus de trois jours ont droit à la paille de couchage, à raison de 5^{kg} par homme.

On a été porté à utiliser pour le cantonnement les grands édifices publics. L'insalubrité de ces locaux, particulièrement des églises qui sont humides et mal ventilées dans leur partie inférieure, a été maintes fois démontrée par l'expérience, ils constituent des logements absolument dangereux, pour peu que le séjour des hommes s'y prolonge, même si l'on a soin d'enlever les fenêtres.

Le *cantonnement* est aujourd'hui l'habitation temporaire habituelle des troupes en campagne ou pendant les manœuvres. L'établissement du cantonnement doit être aussi fréquent que possible, dit notre règlement sur le service en campagne, et ainsi se trouve supprimée la règle générale du logement sous la tente de nos troupes en expédition, alors que ce mode d'abri avait été l'habitude dominante depuis nos guerres d'Afrique jusqu'en 1871 inclus.

S'il est vrai que le plus détestable cantonnement protégera mieux les hommes contre les intempéries que le meilleur des bivouacs, il est cependant des circonstances qui peuvent rendre le cantonnement très dangereux. C'est d'abord sa prolongation dans une même localité : la densité de la population, la difficulté et même l'impossibilité de la propreté de l'habitation et du sol voisin rendent alors le cantonnement aussi funeste pour la troupe que pour les habitants civils. De plus, lorsqu'on a la certitude qu'une maladie contagieuse sévit dans l'agglomération désignée pour cantonner, mieux vaut bivouaquer qu'exposer les hommes à être envahis par des germes morbides qui les infecteront et qu'ils transporteront au loin.

CHAPITRE IV

ALIMENTATION DU SOLDAT

ARTICLE Ier. — RÉSUMÉ HISTORIQUE

L'alimentation des soldats a nécessairement varié suivant les temps et les pays, mais son histoire précise est pleine d'obscurité et les documents font défaut pour éclairer l'histoire de l'évolution à travers les temps de cette partie si importante de l'hygiène des armées.

On sait cependant que le blé formait la base de la nourriture du guerrier grec et qu'il y adjoignait de la viande de porc salée, du fromage, des olives, des oignons, etc. Le soldat romain, pendant longtemps, a reçu du blé en nature : après la mouture qu'il pratiquait lui-même, il en fabriquait des galettes qu'il cuisait sous la cendre ou sur une plaque de fer posée sur des charbons ardents. Il composait aussi avec la farine une bouillie dans laquelle il faisait entrer du lait, lorsqu'il pouvait s'en procurer, et il se servait en outre de la farine pour assaisonner des légumes. Il mangeait aussi de la viande de porc. Plus tard, il toucha du pain en nature. Il recevait sous Constance une sorte de pain et une espèce de biscuit, puis du porc et du mouton un jour sur trois ; il lui était distribué à cette époque du vinaigre et du vin.

On raconte que, faute de subsistances en campagne, les armées de Cambyse se décimaient pour s'entre dévorer. L'anthropophagie ne semble pas non plus avoir été inconnue des Hébreux.

On ignore si les armées de Charlemagne et de ses successeurs possédaient quelque service organisé pour assurer leur alimentation ou si elles vivaient au hasard des ressources des pays traversés. Tout fait croire que les armées des croisés que ravagèrent la peste, le typhus, les épidémies de tout genre, ignoraient l'art du ravitaillement en vivres et des distributions régulières d'aliments aux troupes. On admet cependant qu'elles faisaient usage de biscuit (*béguiz*).

En 1356, le roi Jean créa les premiers *commissaires des guerres*.

L'organisation des commissaires reprise en 1373 fut très souvent modifiée, mais ils constituèrent, pendant près de cinq siècles, avec des attributions diverses, le corps administratif des milices françaises.

Les *munitionnaires* souscrivaient l'engagement de fournir aux armées le pain, la viande et les autres denrées alimentaires; ils devaient en outre établir près des camps, des marchés où les hommes trouveraient fruits, épices, liqueurs alcooliques et autres objets nécessaires.

En 1574, Montpensier, qui commandait les troupes royales devant Lusignan, fit approuver par le roi le premier traité en vue de la fourniture des subsistances de ses troupes.

Une ordonnance du 9 novembre 1588 parle du pain de munition; les pains pesaient alors douze onces et étaient constitués par un quart de farine de seigle et trois quarts de farine de froment; chaque homme à pied recevait deux pains par jour, les cavaliers n'en touchaient pas, hormis en temps de guerre. Il n'était pas fait à cette époque de distributions de viande, mais les hommes savaient s'en procurer par maraude, comme le montre une ordonnance du 10 octobre 1633 qui leur défend d'en manger le samedi. Cette même année 1633, un tarif fut établi pour le pain à fournir, dans les gîtes d'étapes, aux cavaliers comme aux fantassins. En 1651, il fut alloué à chaque homme de troupe, en garnison, une ration de vingt-quatre onces de pain fabriqué sous la surveillance des intendants de province, mais payé sur la solde, moyennant une retenue de deux sous par jour. Lorsqu'on ne pouvait pas se procurer de pain, les hommes touchaient du biscuit formé de pure farine de froment.

Vinrent alors les réformes de Louvois qui, avec les généraux de son temps, attacha une grande importance à l'alimentation des troupes. Il organisa les grands magasins d'où partaient les ravitaillements pour les armées, système souvent critiqué et auquel engagent à revenir, au moins en partie, le perfectionnement des moyens de transport dont on dispose aujourd'hui. Une ordonnance du 1er juin 1668 prescrit de fournir de la viande de vache à l'infanterie, chaque fois que cela est possible, et une ordonnance du 18 novembre 1674 accorde à chaque garde du corps, par jour de garde, trois livres de viande de bœuf ou de mouton. Une autre ordonnance du 1er novembre 1675 décide que les cavaliers en marche recevront de l'étapier deux livres de viande de bœuf, veau ou mouton, les capitaines six rations, les lieutenants quatre, et que dans l'infanterie les soldats toucheront une livre de viande.

Pendant la guerre de 1688 apparaissent les fours de campagne. Cependant des abus de tout genre naissent de l'usage de la retenue faite aux hommes sur leur solde pour leur alimentation et l'irrégularité des distributions ainsi que les fraudes des fournisseurs sont les causes de nombreuses désertions.

En 1690, on abaisse d'une demi livre le taux de la viande non désossée qui est distribuée chaque jour (excepté le vendredi).

L'ordonnance du 13 juillet 1727, qui reproduit en partie une ordonnance du 14 juin 1701 fixait les rations suivantes (estimées en grammes) :

Fantassin.........	Pain..........	750gr.
Id...........	Viande.... ...	500gr.
Id............	Vin...........	0l,931 ou bière ou cidre 0l,500.
Cavalier...........	Pain..........	1.250gr.
Id............	Viande..	1.000gr.
Id............	Vin...	0l,396 ou bière ou cidre 2l,250.
Dragon...........	Pain..........	750gr.
Id..	Viande........	750gr.
Id......	Vin...........	0l,931 ou bière ou cidre 1l,500.

Gardes du corps, gendarmes, grenadiers à cheval, chevaux-légers ou mousquetaires de la garde :

Pain...	1.500gr.
Viande..................	1.000gr.
Vin.....................	1l,862 ou bière ou cidre 3l.

Jusqu'en 1745, outre la retenue faite pour la viande, l'homme versait trois sous par jour à l'ordinaire et deux fois par jour mangeait de la soupe, souvent du lard, toujours des légumes auxquels les anciens hygiénistes militaires attachaient une grande importance ; il touchait toujours du sel en quantité suffisante.

De 1718 à 1757 la ration de pain a été tantôt de vingt-huit, tantôt de vingt-quatre onces. Cette dernière ration était généralement celle du temps de paix, tandis qu'en guerre on distribuait du pain de supplément : Colombier (1775) regardait cette allocation supplémentaire comme indispensable au début des campagnes. On donnait aussi assez fréquemment du riz.

D'après l'ordonnance de 1758, le pain de munition devait être composé d'un tiers de seigle et deux tiers de froment. En 1776, Saint-Germain adopta le méteil, moitié blé, moitié seigle, mais avec l'extraction de vingt livres de son. L'ordonnance du 18 septembre 1778 admettait le seigle pour un quart mais sans extraction de son. Une ordonnance du 1er juillet de cette même année prescrivait de mettre en commun le pain de chaque chambrée. En 1780, le ministre marquis de Ségur obtint de la Cour de Rome la dispense du maigre pour les soldats. Néanmoins, Colombier dit « qu'il est d'usage qu'on donne peu de viande au soldat et rien n'est mieux entendu, parce qu'elle est de tous les aliments celui qui est le moins sain ». A ce moment, la soupe pour le repas de midi (dîner) était faite « avec plusieurs morceaux de pain de munition (de pain blanc dans quelques chambrées) entassés dans une grande terrine ou l'on verse plus ou moins de bouillon de viande fraîche ou salée, un peu de lard, des choux, des navets ou des haricots cuits avec le bouillon ». Le souper était à peu près composé de même. « On conserve du bouillon pour tremper la soupe ; la viande fraiche est suppléée par un morceau de lard cuit avec une gamelée de choux, de pois ou d'haricots, par des pommes de terre ou autres légumes assaisonnés avec un peu de beurre et du sel » (1).

L'ordonnance du 5 juillet 1790 accordait gratuitement, et non plus au prix d'une retenue dont le taux avait plusieurs fois varié depuis 1688, à chaque homme de troupe de ligne, en temps de paix, une ration de vingt-quatre onces (768gr) de pain composé de trois quarts de froment et d'un quart de seigle sans extraction de son. La loi du 2 septembre 1792, rendit obligatoire le blutage à raison de quinze livres d'extraction de son par quintal de farine. La troupe de ligne avait une masse de boulangerie, les bataillons de volontaires n'en avaient pas, mais touchaient une paye plus forte : les hommes de troupe des corps de gardes nationales soldées, continuèrent à subir, pour prix du pain, une retenue sur la solde, jusqu'au jour où l'avilissement des assignats rendit cette retenue illusoire ; elle fut définitivement abolie par la loi de l'an II. Un arrêté de l'an III suspendit le blutage, à raison de la pénurie des temps, mais il fut rétabli en l'an V (1797) sur l'avis de l'Institut qui, consulté à cet égard, déclara, par l'organe de Parmentier, que l'absence de blutage était nuisible à la santé du soldat et demanda que le blutage fut porté à 18 p. 100.

L'instruction du 2 ventôse an V déterminait que le pain de troupe se composait de trois quarts de froment et d'un quart de seigle ou d'orge blutés à raison de sept hectogrammes un tiers pour 49kg. de farine ; la distribution devait avoir lieu tous les quatre jours. Un décret de 1810 régla les rations en campagne.

En 1792, après plusieurs dispositions transitoires, la viande entra définitivement dans les distributions régulières faites aux troupes. Il fut prescrit que la viande crue serait divisée par escouade en morceaux de deux ou trois livres et répartie à tour de rôle entre les soldats ; ces morceaux devaient être renfermés dans une toile propre pendant le long du havre-sac. Lorsque la viande était cuite, il en était fait une part pour chaque soldat.

Néanmoins, pendant les guerres de la République et de l'Empire, les distributions, on le conçoit, furent loin d'être toujours régulières. Napoléon substituant son autorité à celle des magistrats des pays occupés, levait des contributions et se procurait ainsi les vivres indispensables, lorsqu'il était vainqueur. Toujours soucieux des questions d'alimentation, il fit paraître en 1814 un décret prescrivant au soldat de faire son pain lui-même et, pendant les campagnes d'Espagne et de Russie, les hommes furent pourvus de moulins à bras. C'était l'application des idées qu'il exposa plus tard sur la nécessité de supprimer dans les armées tout bagage qui ne serait pas porté par les hommes.

Le service des vivres fut trop souvent, durant ces époques troublées, aux mains « d'avides entrepreneurs dont les dilapidations sans cesse renais-

(1) COLOMBIER, *Préceptes sur la santé des gens de guerre* ou *Hygiène militaire*, Paris, 1775.

santes épuisèrent les ressources de l'Etat et furent un véritable scandale pour la France » (Didiot). Les différents systèmes successivement en vigueur à ce moment aboutirent, après bien des essais, à la centralisation du service entre les mains du ministre de la guerre et, le 29 juillet 1817, fut créé le corps de l'Intendance militaire qui, plusieurs fois réorganisé d'une façon plus ou moins radicale, notamment en 1829 et en 1882, a été chargé depuis lors, sous sa propre responsabilité ou sous celle du commandement, des approvisionnements de l'armée, approvisionnements dont la gestion a été confiée successivement aux régies, agences, entrepreneurs, etc., et enfin aux officiers d'administration du service des subsistances (1).

Jusqu'en 1822, le blutage de la mouture du méteil avait généralement lieu (sauf à Paris où elle était plus parfaite) à raison de 15^{kg} d'extraction de son par 100^{kg} de farine. Une ordonnance du 2 octobre 1822 supprima le seigle dans le pain du soldat mais réduisit le blutage à 10 p. 100.

Le 1er septembre 1827 parut un règlement sur les subsistances qui a servi de bases aux différentes améliorations apportées depuis lors. Il établit que le blutage de la farine sera réglé à raison de 10 p. 100 d'extraction, pour toutes les troupes.

La circulaire du 31 mars 1832 régla le tarif des rations alimentaires.

En 1833 on distingua le blutage des blés durs qui devait être à 10 p. 100 d'avec celui des blés tendres fixé à 12 p. 100.

En 1840 les garnisons de Paris et des environs ont reçu du pain préparé avec de la farine blutée à 15 p. 100 et une décision ministérielle du 2 décembre 1845 a rendu cette mesure générale pour toutes les troupes du royaume, à partir du 1er janvier 1846. Mais ce taux réglementaire ne dépassait pas 12 p. 100, par suite du mode adopté à cette époque pour la fixation du rendement.

Après la Révolution de 1848, sous le ministère du général d'Hautpoul, le Conseil de santé des armées fut consulté sur les améliorations à introduire dans l'alimentation du soldat. Le Conseil émit l'avis, le 5 mars 1850, que 800^{gr} à 875^{gr} de pain avec 300^{gr} à 350^{gr} de viande doivent constituer la base de l'alimentation journalière, surtout si l'on introduit une certaine variété dans la préparation de la nourriture. « C'est en conséquence de toutes ces considérations que la circulaire ministérielle du 7 mars 1850 eut pour objet de faire mettre à l'essai, dans plusieurs régiments, un nouveau système d'ordinaire qui consistait dans l'achat direct du pain chez les boulangers au moyen d'une indemnité de 0^{f},16 par jour et par homme. Cette mesure devait avoir pour résultat d'appliquer l'économie faite, à l'achat de bonne viande de bœuf, mouton ou veau, et quelquefois de vin, et par conséquent pour avantage de procurer au soldat une nourriture plus substantielle et plus variée (circulaire ministérielle du 14

(1) Voyez Général LEWAL, *Tactique des ravitaillements* (*Journal des sciences militaires* 1889 et 1890).

juin 1850). Au système coûteux des manutentions, le Ministre substituait une prime en argent qui, venant s'ajouter au fonds de l'ordinaire, permettait au soldat d'acheter son pain de repas, comme il achète son pain de soupe, la viande et les légumes, et ce mode, tout en procurant une amélioration dans la nourriture du soldat, procurait une économie considérable au Trésor. On supprimait quarante-deux manutentions et on ne conservait que les établissements principaux où devait être concentré le personnel nécessaire pour former le noyau du service des subsistances en temps de guerre. Mais des considérations administratives et financières furent bientôt invoquées à l'appui du retour à l'ancien système manutentionnaire (1) » qui fut rétabli partout le 8 février 1851 sur la proposition du Ministre, général Randon, qui l'avait pris sous sa protection. Cependant le blutage fut effectivement porté à 15 p. 100, grâce aux efforts de la haute commission réunie au ministère de la Guerre en 1850 pour examiner les questions de subsistance. En 1853 le blutage fut fixé à 20 p. 100 pour les blés durs, à 12 p. 100 pour les blés tendres.

En 1852 on supprima la gamelle commune.

Le 26 mai 1866 fut édicté un règlement sur les subsistances encore en vigueur dans ses parties principales.

Le 1er juillet 1873 le taux de la ration journalière de viande fut porté de 250gr à 300gr. Enfin plus récemment on rendit réglementaire l'alimentation varié.

L'alimentation des armées est aujourd'hui basée sur les données de l'expérience et de la science, aussi bien en France que dans les pays étrangers et en réalité elle ne diffère pas essentiellement dans les principales puissances européennes, bien que chaque peuple y conserve ses habitudes spéciales. Elle est mixte, composée d'aliments d'origine végétale, animale et minérale et réglée, quant à la quantité des principaux aliments qui la constituent, à des tarifs réglementaires, soumise à une surveillance disciplinaire quant au mode de fourniture des denrées et à une surveillance hygiénique quant à leur choix et à leur qualité.

Le mode actuel du recrutement de notre armée donne en ce moment à la question de l'alimentation en temps de paix, une importance plus grande encore que celle que lui ont attribuée de tout temps les hygiénistes et les chefs militaires. En effet, le plus grand nombre des hommes appelés à servir dans l'armée active n'ont pas encore atteint, ainsi que nous l'avons exposé, leur complet développement, de telle sorte que l'alimentation doit être suffisante pour assurer non seulement l'entretien des organismes, mais encore leur croissance ; l'alimentation est tenue, en outre, de fournir des matériaux de réparation proportionnés aux déchets causés par un travail d'autant plus intense que la période d'instruction est désormais plus courte ; enfin il est nécessaire que l'alimentation procure

(1) DIDIOT, *Code des Officiers de santé de l'armée de terre*, Paris, 1863, p. 482.

au soldat les éléments de vigueur indispensables pour le mettre à même de résister aux influences morbides qui l'entourent. C'est de la façon dont ils seront nourris, que résultera en grande partie pour les jeunes gens valides du pays, la possibilité de traverser, sans déchéance organique, l'épreuve du passage sous les drapeaux, et de rentrer dans leurs foyers non pas affaiblis mais fortifiés, au moment où ils seront à la veille de devenir chefs de famille.

L'alimentation en temps de guerre est devenue, pour les effectifs nombreux qu'on mobilisera à l'avenir, un des problèmes les plus complexes de l'administration et de l'hygiène militaires.

ARTICLE II. — RATIONS ALIMENTAIRES DU SOLDAT FRANÇAIS

La *ration alimentaire du soldat français en garnison et à l'intérieur*, est, depuis le 1er juillet 1873, ainsi fixée :

	Poids	Azote	Carb.	Graisse
	kg.	gr.	gr.	gr.
Pain 1kg (750gr de pain de munition bluté à 20 p. 100 et 250gr de pain de soupe). Cette quantité peut être diminuée dans les repas variés (règlement du 23 octobre 1887)................	1,000	12,00	300,00	15,0
Viande 300gr (désossée, 240gr)................	0,300	5,41	19,80	3,6
Légumes frais (choux, carottes, etc.) approximativement 100gr........................	0,100	0,24	5,60	0.1
Légumes secs (haricots, fèves, etc.), 30gr.....	0,030	1,02	12,60	0,6
Totaux................	1,430	18,67	338,00	19,3

Cette ration est sensiblement la même que celle qui est généralement admise comme type de la ration mixte d'un adulte (V. Armand Gautier, *Encyclopédie d'hygiène*, t. II, p. 755).

Les quantités fixées pour les rations alimentaires tant par l'observation directe que par l'expérimentation physiologique ou le calcul, sont sensiblement concordantes et reviennent à peu de choses près aux chiffres établis par Payen. Or ce dernier admet qu'un adulte du poids de 74kg perd par jour :

Azote 2 gr,00	par l'urine........................	14gr,50
	par les selles et par la sueur................	5 ,50
Carbone 310gr,00	par la respiration..........................	250 ,00
	par les excrétions........................	60 ,00
Eau....................................		2,530 ,00
Sels, surtout du chlorure de sodium..................		25 à 30gr

De telle sorte que la ration réglementaire du soldat français, en temps de paix, est théoriquement suffisante.

Elle le sera effectivement pourvu que tous les principes alibiles de la ration soient utilisés pour l'organisme et que le travail exigé de l'homme soit modéré.

D'où il résulte que le choix et la préparation des aliments auront une importance capitale et qu'il sera indispensable d'augmenter la ration chaque fois qu'un travail quelque peu pénible sera prescrit, par exemple pendant les grandes manœuvres ou aux époques de l'année où les exercices sont très fréquents et fatiguants.

La ration d'un soldat travaillant dix heures par jour doit fournir, d'après Schindler, un rendement approximatif de : albuminoïdes 140gr, graisse 55gr, hydrates de carbone 500gr.

C'est pourquoi la ration en manœuvres pourrait être composée, d'après lui, de la façon suivante :

Pain	750gr	Viande fraîche	300gr
ou Biscuit	550	ou Lard salé	240
ou Pain biscuité	700	ou Conserve de viande	200
Riz	30	Saindoux	30
ou Légumes secs	60	Potage condensé (lorsqu'il est fait usage de conserve de viande)	25
Sel	16		
Sucre	21		
Café torréfié	16		

Et ce sont ces chiffres qui ont été adoptés par la décision ministérielle du 11 janvier 1894, avec cette seule différence que lorsque le café est en tablettes, il en est alloué 15gr au lieu de 16gr et que 19gr de café vert peuvent remplacer la ration de 16gr de café torréfié.

Il peut être accordé en outre sur l'ordre du commandement, 0l,25 de vin et 0l,0625 d'eau-de-vie.

En garnison, le soldat français touche du café noir qui est distribué chaque matin à raison de 5gr lorsqu'il est préparé au percolateur et de 8gr quand il est préparé par les méthodes ordinaires ; on y ajoute 8gr de sucre dans le premier cas, 10gr dans le second cas.

La ration du soldat français est uniforme quels que soient la taille et l'emploi de l'homme.

La ration de campagne, depuis le 19 mai 1890, se distingue en ration *forte* et ration *normale de campagne,* la première doit être allouée dans la période active d'une campagne, la seconde réservée aux stationnements de quelque durée ou aux périodes de la guerre n'imposant pas aux troupes des fatigues exceptionnelles.

La *ration forte* est constituée comme il suit : (décision ministérielle du 11 janvier 1893) :

Pain	750gr	Saindoux	30gr
ou pain biscuité	700	Potage condensé (le jour où il est consommé des conserves de viande)	25
ou biscuit (3 galettes en moyenne).	600	Sel	20
Viande fraîche	500	Sucre	31
ou lard salé	300	Café torréfié	24
ou conserves de viandes	250	ou vert	19
Légumes secs ou riz	100	ou café en tablettes	15

Dans la période active, il sera assez rare que les ordinaires se procurent du pain de soupe que l'administration ne pourra pas davantage assurer. La composition de la ration a été réglée dans cette prévision.

En outre des aliments ci-dessus, la ration simple de liquide ($0^l,25$ de vin, $0^l,50$ de bière, $0^l,0625$ d'eau-de-vie) est accordée de droit à tout homme de troupe bivouaqué.

La ration *normale* comprend :

Pain	750gr
ou pain biscuité	700
ou biscuit	600
Viande fraîche	400
ou lard salé	240
ou conserves de viande	200
Légumes secs ou riz	60
Saindoux	30
ou potage condensé (le jour il est consommé des conserves de viandes)	25gr
Sel	20
Sucre	21
Café torréfié	16
ou vert	19
en tablettes	15

A cette ration administrative, s'ajoutent naturellement les aliments complémentaires achetés par les corps au compte des ordinaires, savoir : du pain de soupe, des condiments et un complément de légumes frais ou secs ou autres denrées selon les circonstances, et accidentellement une ration de liquide accordée de droit à tout homme de troupe bivouaqué.

Il appartient au commandement de décider lequel des deux tarifs (ration forte ou normale) sera appliqué, et en toute circonstance quel que soit le tarif en vigueur, il a le droit de prescrire des suppléments extraordinaires à l'un de ces tarifs en raison des fatigues exceptionnelles supportées par une troupe ou en raison d'un effort particulier exigeant une plus grande réparation de forces ; il peut ordonner aussi toutes les substitutions d'aliments jugées nécessaires ou bien une indemnité pécuniaire en remplacement de vivres, lorsque les ressources locales sont abondantes. L'intérêt de la discipline et de l'hygiène, peuvent du reste faire préférer à ces allocations en argent, la nourriture chez l'habitant par bons de demi-journées de nourriture.

Les suppléments extraordinaires d'aliments les plus habituels sont :

La ration de liquides ou un tiers de ration de pain ($0^{kg},250$) ou un cinquième de ration de viande ($0^{kg},100$).

On peut aussi, dans certains cas, allouer une fraction déterminée de 1/2, 1/3, 1/4 de la ration forte ou normale.

Ces suppléments peuvent d'ailleurs être remplacés par des aliments d'égale valeur qu'on pourrait se procurer dans le pays occupé.

Les substitutions extrêmement variables suivant les pays ne sont pas susceptibles d'être réglementées d'une manière ferme. Néanmoins, les tarifs ci-après fournissent des indications applicables dans beaucoup de cas et sont données pour servir de guide.

On peut remplacer la ration de viande de bœuf par :

	Ration forte 500 gr.	Ration normale 400 gr.
Veau, mouton, porc, lapin, volaille, cheval, poisson frais.........	500gr	400gr
Boudin, œufs, fromage mou......	375	300

	Ration forte	Ration faible.
Morue salée....	300gr	250gr
Lard fumé et lard salé......	300	240
Cervelas, viande fumée, viande d'Amérique ou d'Australie fumée ou marinée et salée, thon mariné, hareng salé, sardines salées.....	250	200
Fromages de Gruyère ou de Hollande, Chester, Neuchâtel, Roquefort, Parmesan....	250	200
Saucisse ou saucisson fumé, caviar, hareng fumé.....	200	150
Sardines à l'huile........	150	100
Morue sèche, poudre de viande..	125	100
Lait de vache.........	3 lit.	3 lit 1/2

On peut remplacer la ration de légumes secs ou de riz par :

Pommes de terre..........	750gr	450gr
Navets, carottes, choux	1.000	600
Choucroute..........	600	360
Navets confits..........	600	360
Semoule, orge perlé	100	60
Châtaignes ordinaires ou décortiquées.....	150	90
Conserves de légumes (julienne, choux, épinards, carottes, navets).	120	70
Conserves de légumes en boîtes (haricots, flageolets, petits pois)...	120	70
Fruits secs.....	200	120
Farine de froment....	100	60
Pâtes d'Italie (nouilles, macaroni, vermicelle, etc.)...........	100	60
Farine de maïs.	100	60
Farine de haricots, lentilles, pois.	90	50
Fromage de Gruyère ou de Hollande.........	70	40
Fromage mou.	110	60

La ration réglementaire de café peut être remplacée par 5gr de thé, et la ration de graisse de saindoux par 40gr de graisse de bœuf.

On peut remplacer 250gr. de pain ou 200gr. de biscuit par :

Farine de froment, de maïs, de riz, de légumes.	180gr.
Pâtes d'Italie, semoules.....	180gr.
Pommes de terre...........................	1.300gr.

Le médecin-major Schindler estime que la ration minima de travail de guerre doit représenter un pouvoir calorigène de 3.739 calories dont 800 pour le travail mécanique intérieur (circulation, respiration, etc.) 2.352 pour le travail mécanique extérieur, 507 pour lutter contre le refroidissement nocturne. Le nombre de calories nécessaire sera fourni par la combinaison suivante :

Albuminoïdes assimilables	145 gr.	Correspondant à 3.745 calories.
Graisse......................	72	
Hydrates de carbone..........	610	

La commission d'études sur l'alimentation du soldat, réunie au ministère de la guerre, en 1890, a accepté ces chiffres à quelques unités près (albuminoïdes 145^{gr}, graisse 75^{gr} et hydrates de carbone 600^{gr}) et c'est d'après ces bases qu'elle a établi les rations que nous venons d'indiquer, en s'aidant des tables de Payen et de Steinert qui ont également servi de point de départ à la constitution des rations alimentaires des autres armées.

Les expéditions dans les diverses régions et dans les pays chauds nécessitent des substitutions que les mœurs de chaque peuple et les besoins du service font connaître aux chefs des armées.

Il est certain, d'autre part, qu'en campagne les distributions de vivres pouvant, par suite des péripéties de la guerre, être irrégulières à certains moments, il appartient au commandement de prescrire, lorsqu'il en a la facilité, le lendemain des jours de bataille ou après des marches particulièrement fatiguantes, etc., des distributions supplémentaires de viande, de café, d'eau-de-vie ou des autres aliments dont on serait largement pourvu.

Le général Lewal se servant des tables qui indiquent la teneur en azote et en carbone des différentes substances alimentaires a indiqué la composition de rations donnant théoriquement une proportion d'azote voisine de celle de la ration réglementaire et utilisables en campagne. Nous indiquons quelques-unes de ces formules qui peuvent servir de guide pour la composition des repas.

			Az.	C.
A	Pommes de terre	2^{kg},500	8^{gr},15	275^{gr}
	Morue salée	0 ,260	13 ,05	41 ,60
	Beurre frais	0 ,400	2 ,56	25
	Fromage de Hollande	0 ,050	2 ,40	22
	Accessoires	0 ,095	0 ,36	19 ,88
		3 ,305	26 ,52	383 ,48
B	Fèves ou pois	0^{kg},500	20^{gr}	205^{gr}
	Lard	0 ,300	3 ,54	213 ,42
	Choux et navets	1 ,000	2 ,70	19 ,80
	Accessoires	0 ,095	0 ,36	19 ,88
		1 ,895	26 ,60	458 ,10
C	Pommes de terre	2^{kg},000	6^{gr},60	220^{gr}
	Fromage de Hollande	0 ,400	19 ,20	174 ,16
	Accessoires	0 ,095	0 ,36	19 ,88
		2 ,495	26 ,16	414 ,04
D	Pommes de terre	2^{kg},000	6^{gr},60	220^{gr}
	Saucisses	0 ,450	13 ,50	103
	Choucroute	2 ,000	6 ,20	80 ,40
	Accessoires	0 ,095	0 ,36	19 ,88
		4 ,545	26 ,66	423 ,28

			Ar.	C.
E	Lentilles ou pois	0kg,300	11gr,61	132gr
	Viande fraîche	0 ,500	12 ,00	43 ,66
	Graisse ou lard	0 ,100	1 ,18	71 ,14
	Choux	0 ,600	1 ,62	21 ,84
	Accessoires	0 ,095	0 ,36	19 ,88
		1 ,595	26 ,77	288 ,52
F	Haricots			
	Harengs ou sardines	0kg,450	13gr,72	193gr,50
	Graisse	0 ,300	9 ,33	69 ,00
	Légumes verts	0 ,100	1 ,18	71 ,14
	Accessoires	0 ,700	1 ,89	21 ,00
		0 ,095	0 ,36	19 ,88
		1 ,645	26 ,48	374 ,52
G	Chataignes	1kg,000	6gr,40	350gr
	Viande fraîche	0 ,820	19 ,60	73 ,20
	Accessoires	0 ,095	0 ,36	19 ,88
		1 ,915	26 ,36	443 ,08
H	Farine de seigle	0kg,750	13gr	307gr
	Lait	2 ,000	11	160
	Beurre	0 ,400	2 ,56	33 ,2
	Accessoires	0 ,095	0 ,36	19 ,88
		3 ,245	26 ,92	520 ,08
I	Blé tendre en grains	0kg,800	14gr,48	312gr
	Beurre	0 ,300	1 ,92	24 ,90
	Fromage de Hollande	0 ,200	9 ,60	87 ,08
	Accessoires	0 ,095	0 ,36	19 ,88
		1 ,395	26 ,36	443 ,86
J	Pain	1kg,000	12gr	300gr
	Fromage de gruyère	0 ,280	14 ,04	105 ,56
	Accessoires	0 ,095	0 ,36	19 ,88
		1 ,375	26 ,30	425 ,44

Il est établi que, dans les pays chauds, le régime alimentaire doit produire moins de chaleur que dans nos climats, et nécessiter un moindre travail digestif et que, d'autre part, il faut toujours considérer les hommes comme ayant besoin d'une ration supérieure à celle d'entretien.

Les soldats européens en station dans nos colonies reçoivent en principe la ration du marin en campagne ainsi composée :

Pain	750gr
ou Biscuit	550
Viande fraîche	300
ou Lard	200
ou Endaubage	200
ou Fromage	200
ou Morue	120
Pois et haricots	120
Oseille	10gr
ou Choucroute	20
Sel	22
Café	20
Cassonnade	25
Huile	6
Eau-de-vie	0l,06
Vin	0 ,46

Cette ration correspond à 23gr,45 d'azote et 368gr,10 de carbone.

Elle peut être modifiée sur l'ordre du gouverneur de la colonie. D'après G. Reynaud (1) les rations suivantes sont allouées dans les différentes colonies :

Au Tonkin, depuis août 1885, les troupes européennes reçoivent :

		Az.	C.
Pain	750gr	9gr	225
ou Biscuit	500	»	»
Vin	0l,43	0,04	18
Tafia	0l,04	»	10
Café	24	0,30	3
Sucre	25	»	10
Viande fraîche	300	9,00	33
ou de conserve	200	»	»
ou Lard	225	»	»
ou Sardines	80	»	»
Sel	22	»	»
Légumes secs ou riz	60	2,50	24
		20,84	323

En colonne on a ajouté un supplément de 80gr de sardines qui a été fort apprécié et qui donnait un appoint de 9gr d'azote et 33gr de carbone. On distribuait aussi une boisson formée avec 4gr de thé, 0l,025 de tafia, 10gr de sucre, et une ration journalière d'alcoolé de quinquina. « Cette ration débarrassée des suppléments alloués en colonne et des compléments aléatoires fournis par l'ordinaire, est insuffisante pour faire face aux dépenses occasionnées par l'organisme » (Reynaud).

Depuis le 1er mai 1889, la ration à Diego Suarez est la suivante :

		Az.	C.
Pain	750gr	9gr	225
Vin (dont 0l,010 pour alcoolé de quinquina).	0l,60	0,056	26
Viande fraîche	500gr	12	44
Tafia	0l,04	»	»
Légumes secs: Haricots	120	5gr	48
Légumes secs: Pois du Cap	120		
Légumes secs: Lentilles	100		
Café (dont 20gr pour boisson hygiénique).	56gr	0,700	7
Sucre (dont 20gr pour boisson hygiénique).	46	»	18
Sel	30	»	»
		26,756	378

De plus, chaque homme touche 1kg,600 de bois à brûler et une indemnité de 0,023 pour légumes frais, qui est versée à l'ordinaire.

La ration au Soudan comprend :

(1) G. Reynaud, *L'armée coloniale au point de vue de l'hygiène pratique* (*Archives de médecine navale*, t. 58, 1892).

Pain	750 gr	ou tafia	0l,21
ou farine	500	Sucre cristallisé	40 gr
ou biscuit	550	Sel	20
ou riz	550	Sardines à l'huile (1 f. par sem)	50
Viande fraîche	500	Soupe Tacot (pois cassés 1 f. par s)	50
ou endaubage	350	Riz (3 fois par semaine)	60
ou lard	300	Huile	6
Vin de Bordeaux (en bouteilles)	0l,50	Saindoux	12 50

Cette ration donne en moyenne 22gr,50 d'azote par jour et 325gr d'hydrocarbures.

Depuis 1890, le tafia est remplacé dans toutes les rations par du café ou du thé, sur l'avis du Conseil de santé de la marine.

La culture de jardins fournit souvent, dans les colonies, un appoint très favorable de légumes frais.

Si en Algérie les tirailleurs sont soumis au même régime alimentaire que les Européens, en Indo-Chine, les troupes indigènes se nourrissent généralement sur leur solde. Cependant les chefs de corps leur imposent généralement un minimum de nourriture formé de riz, 800gr et sel 24gr, ce qui, avec le poisson salé et les condiments achetés par les hommes, donne une ration oscillant entre : azote, 16gr et 18gr ; hydro carbures, 328gr à 428gr. Grâce à la petite taille des Annamites et à leurs habitudes cette ration ne paraît pas au-dessous de ce qui leur est nécessaire.

§ II. — **Conserves alimentaires.**

Si en temps habituel les aliments du soldat sont le pain, la viande, les légumes et autres substances d'un usage ordinaire dans les différents pays, il peut devenir nécessaire d'employer, en temps de guerre, des aliments particuliers que nous passerons en revue sous le titre général de *conserves*.

Les immenses effectifs qui sillonneront le théâtre de la guerre ne pourront pas vivre exclusivement des ressources du pays occupé ou traversé ; dans bien des circonstances aussi, le ravitaillement par vivres venant de l'arrière sera entravé ; aussi est-on amené à prévoir des approvisionnements pour les places de guerre, pour les magasins fixes ou mobiles des armées, et à faire porter par chaque homme une certaine quantité de vivres qui assureront son existence à défaut de distributions régulières. Afin de faciliter les transports soit par des véhicules divers, soit par les soldats eux-mêmes, on cherche à condenser des matières alibiles sous un petit volume facilement maniable et d'une conservation assurée.

Ces aliments, afin de faciliter le renouvellement des approvisionnements, entrent nécessairement, à certaines époques, dans l'alimentation du soldat en temps de paix.

I. **Aliments de conserves destinés à remplacer le pain.** — Le *biscuit* est un pain incomplètement levé et peu riche en eau, capable de se conserver plus longtemps que le pain ordinaire. « On reconnait que le biscuit de munition est bien préparé aux caractères suivants : il a une couleur fauve pâle, une odeur et une saveur agréables ; sa surface présente plusieurs trous et n'est pas boursoufflée ; il est sonore, cassant, parfaitement sec, serré et uni et comme feuilleté, il ne présente pas les cavités que l'on remarque dans la mie de pain, la croûte est peu épaisse ; le biscuit de bonne qualité a une cassure nette, ne s'émiette pas et se gonfle dans l'eau ; il est parfaitement cuit dans toute son épaisseur, sans être brûlé. Les galettes ont une forme carrée ; le poids est environ de 200gr ; il peut varier de 185gr à 215gr. Le biscuit est préparé généralement avec de la farine de blé tendre blutée à 20 p. 100. » Trois et demi à quatre galettes font une ration de 735gr comprenant le biscuit de table et celui de soupe.

Les trous que portent les galettes et qui sont nécessaires à la fabrication, sont des nids à poussière que n'enlèvent complètement ni le brossage ni le lavage. De plus, le biscuit est facilement attaqué par des parasites. Strœbel (1) et Decaux (2) ont montré qu'il est envahi par des microlépidoptères de trois espèces différentes : *ephestia elutella*, *ephestia interpunctata*, *asopia farinalis*, que l'on trouve dans le biscuit à l'état d'œuf, de chrysalide et de chenille, le papillon étant abondant dans les biscuiteries. C'est au moment où le biscuit est mis à ressuyer ou dans des caisses ayant déjà servi à l'emballage de biscuits malades que se fait d'ordinaire la contamination.

Pour l'empêcher, le biscuit ne devrait être préparé que du 15 septembre au 15 mai, époque à laquelle il n'y a pas d'éclosion de papillon, puis être emballé dans des caisses métalliques ou dans des caisses en bois préalablement désinfectées et dont les joints soient couverts de papier collé (3).

Tout biscuit contenant ce parasite est à rejeter. Généralement le biscuit se conserve pendant une année.

Cet aliment a été très utile dans de nombreuses expéditions, alors qu'il a été impossible de se procurer du pain. Cependant son usage continu amène la diarrhée. Aussi est-il « convenable, surtout pour les » hommes à qui la guerre a fait éprouver des privations, de n'ordonner » la distribution des biscuits qu'une fois sur trois jours (4). »

(1) STRŒBEL, *Sur une altération du biscuit de troupe* (*Archives de médecine et de pharmacie militaires*, t. XIX, 1892, p. 18).

(2) DECAUX, *Les parasites du biscuit de troupe* (*Ibidem*, t. XX, 1892, p. 81).

(3) Voir note ministérielle du 20 avril 1894 *relative aux dispositions à observer pour l'aménagement et l'assainissement des magasins du service des vivres en vue de combattre leur envahissement par les insectes.*

(4) SCOUTETEN, *Rapport sur l'emploi du biscuit* (*Mémoires de médecine, chirurgie et pharmacie militaires*, 2e série, t. XVIII, 1856, p. 404).

Il est d'une mastication difficile, et pour le consommer on est obligé de le ramollir. Le plus souvent on le plonge dans de l'eau salée pendant quinze minutes environ, puis on le fait griller légèrement, ou bien on le mêle à la décoction de café (turlutine). On a essayé récemment d'autres préparations avec du beurre, des décoctions de légumes, de l'alcool, etc., sans que les hommes aient apprécié ces procédés. Ils acceptent quelquefois le biscuit grillé, puis servi avec du beurre, mais il est constant que nos soldats éprouvent pour le biscuit, en temps de paix, sous quelque forme qu'on le donne, une très grande répugnance. Il a été établi que sur 122.000 quintaux de biscuit distribués, 200 quintaux seulement étaient consommés, d'où un gaspillage annuel de denrées valant cinq millions de francs.

En vain a-t-on cherché à abaisser la ration journalière de 100gr à 50gr en augmentant proportionnellement la ration de pain à 85gr et en utilisant une partie du biscuit pour l'alimentation des chevaux ; en vain s'est-on ingénié à trouver des préparations culinaires agréables, il a fallu en arriver à rechercher la possibilité de diminuer la fabrication du biscuit ou de le remplacer entièrement par des produits analogues.

Balland propose de lui substituer du pain desséché lentement jusqu'à ce qu'il ne renferme plus que très peu d'eau. Pour déssécher des pains de 750gr assez pour qu'ils ne renferment plus que 12 à 14 p. 100 d'eau, il faut trente à quarante jours ; mais il n'en faut que huit à dix pour déssécher complètement de petits pains larges pesant de 70gr à 100gr. Ces pains, après dessication spontanée à l'air libre, ne contiennent pas plus d'eau que le biscuit ordinaire et ils se conservent, dit-on, aussi bien. Ils trempent facilement et prennent alors cinq à six fois leur poids d'eau, tandis que le biscuit en absorbe à peine son poids. Les pains à traiter par le procédé Balland doivent être fabriqués avec de la farine blutée à 30 p. 100, la cuisson avoir lieu à une température peu élevée et, lorsqu'ils sortent du four, il est nécessaire, avant de les exposer à l'air extérieur, de les garder pendant vingt-quatre heures dans un local modérément chauffé. On obtiendrait ainsi « un véritable pain de réserve, incontestablement supérieur à tous les biscuits et dont on pourrait assurer le renouvellement en le substituant à raison de 200gr par jour aux 250gr de pain de soupe » (1).

Les autres produits plus ou moins analogues au biscuit, proposés par des industriels pour le remplacer sont les suivants.

Le pain comprimé Bernard, qui a la forme du biscuit ordinaire, une couleur brune dorée ; sa surface unie facilite le brossage, sa croûte est épaisse ; l'intérieur est une pâte d'un bel aspect ; il est complètement déshydraté et la cuisson poussée à 200° détruit tous les ferments ; il absorbe facilement l'eau.

(1) BALLAND, *Expériences sur le pain et le biscuit* (*Revue du service de l'Intendance militaire*, t. V, 1892, pages 593 et suivantes.

Le biscuit-pain Faille est une préparation analogue; il est composé de farine blutée à 30 p. 100 et ressemble beaucoup au pain ordinaire.

Le bispain Serrant a un aspect moins agréable, ce qui tient à son mode de préparation : c'est du pain salé et fermenté, puis déshydraté à une forte température et comprimé; il est très dur, à cassure cristalline, sans fissures ni trous; il a bon goût et se ramollit facilement; il absorbe cinq fois son poids d'eau; il se conserve facilement, ainsi que le démontrent des expériences commencées dès 1887, et semble résister à l'introduction de l'ephestia.

Le pain condensé Eon Onillon est du pain pétri deux fois, mis en moule et recuit sous pression et en vase clos; il est d'un aspect appétissant et d'un goût agréable. On peut lui reprocher d'être trop volumineux, puisque 35kg occupent le même volume que 50kg de biscuit ordinaire. Comme il est peu dense, il serait sans doute facilement envahi par les chenilles de l'ephestia.

Ces différentes préparations peuvent, à la rigueur, être mangées à la main, mais elles se brisent assez difficilement sous la dent et, par suite, demandent à être préalablement ramollies. En les trempant quelques secondes dans l'eau froide, après les avoir brisées en morceaux, puis les laissant exposées à l'air libre pendant quinze ou trente minutes, elles gonflent et donnent un pain agréable au goût et facile à mastiquer. Elles sont toutes facilement utilisables comme pain de soupe.

On a vu à l'exposition de 1889 le *biscuit Sprath* découpé en galettes un peu plus petites que celles de notre biscuit ordinaire. Il est en usage dans l'armée anglaise, surtout aux Indes.

Lecerf, ancien pharmacien militaire, a confectionné avec la graine de *soya* un pain dont le goût n'est pas trop désagréable et qui, riche en gluten, représente une valeur alimentaire supérieure à celle du pain ordinaire. Ce pain a été proposé pour la nourriture normale de la troupe, mais son goût est médiocre, et il semble qu'il convient de le réserver aux diabétiques pour lesquels il est précieux.

L'administration militaire française a donné la préférence au *pain comprimé Perrier*, qui a commencé à entrer, depuis le mois de décembre 1892, dans l'alimentation des troupes, à titre d'essai. Il a le même volume et la même densité que le biscuit ordinaire; sa composition (moins le sel) est celle du pain. Il absorbe, en cinq ou six minutes, sept ou huit fois son poids de bouillon. Son goût est agréable dans la soupe et à la main. Il se conserve très bien, comme on a pu le constater depuis 1887, et ne demande, paraît-il, pour sa fabrication d'autre outillage que celui actuellement existant dans les biscuiteries militaires. Rien n'est encore décidé quant à son acceptation définitive. Il en est de même du pain proposé par le sous-intendant militaire Destenay et qui est composé de farine, de sel et de levure de grains. Quant au *biscuit Drey* fait de farine, sans sel ni levure, il a été abandonné.

Une circulaire ministérielle du 10 avril 1894 fait connaître les conditions dans lesquelles pourra s'ouvrir un concours entre les industriels qui désireraient présenter un *pain de guerre*, en cas d'insuccès des expériences en cours dans notre armée. « Par pain de guerre, » dit le Ministre, « on doit entendre un produit réunissant en un volume très réduit les qualités nutritives et digestives du pain ordinaire.

Ce produit doit être susceptible de se conserver sans altération pendant un an ; ses dimensions doivent permettre son placement facile dans le sac du soldat ; il doit résister aux chocs occasionnés par les divers modes de transport.

Enfin, en vue de faciliter sa consommation en temps de paix, il doit pouvoir être facilement employable comme pain de troupe. » Il sera fabriqué avec des farines de blé tendre, des levains de pâte ou de la levure de grains (dans une proportion aussi faible que possible), de l'eau et du sel. Sa forme sera « régulière, carrée ou rectangulaire ; les faces et côtés, autant que possible, plans et lisses, sans cloches, soufflures ni fendillement ; légèrement pointillés, si besoin est, mais exempts de perforations dépassant un demi-millimètre de profondeur. La croûte sera peu épaisse, la mie blanche et poreuse, l'odeur et la saveur agréables ; trempé dans l'eau à 50 degrés, le pain de guerre devra gonfler complètement après dix minutes d'immersion. Enfin, le pain devra être d'une siccité parfaite, ne pas s'émietter, et résister suffisamment aux chocs divers provenant des opérations d'encaissement et transports. » Le volume et le poids seront combinés de telle sorte que les caisses réglementaires (modèle 1879 qui ont $0^{m},89$ de long, $0^{m},41$ de large et $0^{m},28$ de haut) en logent 38^{kg} à 40^{kg}.

L'administration de la guerre prépare encore le *pain biscuité* qui est un intermédiaire entre le biscuit et le pain ordinaire. Il diffère de ce dernier par une cuisson plus forte qui permet sa conservation pendant quinze à vingt jours. Dans sa fabrication, on emploie moins de levain ; sa pâte est plus ferme que celle du pain, mais il est plus dur que le biscuit.

Dans l'armée autrichienne on a mis en expérience, en 1890, un pain comprimé qui se conserve parfaitement et qui semble très bon, au dire du sous-intendant militaire autrichien Gurth (*Org. der militärwiss. Ver.* 1893, t. XLVI, 3, d'après *Arch. de médecine et de pharmacie militaires*, 1893, t. XXII, p. 564). Il est composé de bonne farine de froment, à laquelle on a ajouté du sel et de la levure. La cuite est faite à haute température. Il est anhydre mais poreux et a la même composition alimentaire que le pain ordinaire dont il se rapproche plus que du biscuit.

Mouline a proposé une autre préparation destinée à remplacer le biscuit. On place la farine dans des fours chauffés de 140° à 150° et on l'en retire avant que tout l'amidon soit transformé en dextrine. La farine ainsi traitée se conserve longtemps ; elle a une bonne odeur de croûte de pain, mais pour en faire de la pâte, il est nécessaire de la mélanger avec de la farine de haricots, de pois ou de lentilles, et ce mélange porté au four après pétrissage, donne un pain agréable et de longue garde. Mouline préconise cette farine pour les approvisionnements des places de guerre, d'autant, dit-il, que délayée dans l'eau, elle fournit une bouillie agréable au goût.

II. **Aliments de conserve destinés à remplacer la viande ou dans lesquels la viande est associée à d'autres aliments.** — Nous ne parlerons pas dans ce paragraphe des viandes conservées par le fumage, la salaison ou le froid, mais seulement des conserves préparées par la dessication seule ou combinée avec la coction et la compression.

De grands efforts ont été tentés en France et à l'étranger pour rechercher des conserves de viande vraiment nutritives sous un petit volume, et remplissant toutes les conditions désirables de facilité de transport, de manutention et de conservation. La question, quoiqu'elle ne soit pas résolue dans tous ses détails, a fait de notables progrès dans ces dernières années ; néanmoins on trouve toujours de la difficulté à faire adopter franchement les conserves par nos soldats qui ont peu de goût en général pour ce genre de nourriture. « On est devenu difficile depuis le temps où les soldats de l'armée du Rhin supportaient patiemment, au blocus de Mayence, les maux décrits par Gouvion Saint-Cyr » (général Thoumas).

Poudre de viande. — D'après Colombier, la viande en poudre fut employée pour la première fois dans l'armée française sous Louvois. En 1856 on envoya de la poudre de viande en Crimée où elle n'eut pas grand succès.

Les travaux de Meinert attirèrent l'attention sur un produit fabriqué à Brême, sur les indications du professeur Hoffmann de Leipzig, avec de la viande de bœufs achetés à la Plata et qui se présentait sous forme de poudre. Pendant l'exposition d'hygiène à Berlin, en 1883, la vogue de cette poudre alla grandissant et l'on prétendit, à cette époque, que le gouvernement allemand avait commandé six cent mille rations destinées à l'armée (1). La poudre de viande d'Hoffmann (*patent Fleischpulver, carne pura*) a été également bien accueillie en France. Lux, Kirn et Arnould préconisèrent son emploi dans l'armée, tandis qu'on exaltait ses vertus nutritives en Allemagne et que de Chaumont, dans son rapport sur l'exposition de Berlin (*Army, med. dep. report 1882*), en faisait l'éloge. D'après Hassler une commission de médecins de marine de l'hôpital de Cronstadt réunie pour expérimenter la carne pura, admettait que le bouillon préparé avec cette poudre de viande, pouvait remplacer celui de viande fraîche et que les potages dans la composition desquels elle entrait étaient excellents. Des expériences favorables ont été

(1) HASSLER, *De l'emploi des poudres de viande* (*Archives de médecine et de pharmacie militaires*, t. IV, 1884, p. 193).

faites par Romberg et par Jeserich. Kirn a préparé des cartouches de viande avec légumes et condiments. Adrian et Lancelot, dans leur usine de Courbevoie, en mélangeant à de la graisse et du sel, 25gr de poudre de viande et 40gr de poudre de légumes privée d'eau, ont fabriqué des rondelles dont chacune représentait une ration. Il suffisait, pour en user, de la délayer dans l'eau. La purée ainsi obtenue n'était pas d'un goût exquis, mais cependant supportable et répondait à cette idée d'une ration de misère, facile à préparer et à transporter, puisqu'un wagon en chargeait 180.000. Malheureusement ces rondelles qui ont été employées au Tonkin et qui sont constituées par des éléments réellement nutritifs (la poudre de viande renferme 73 p. 100 d'éléments albuminoïdes. V. *Encyclopédie d'hygiène*, t. II, p. 282) ne se conservent pas longtemps.

Il faut reconnaître que l'engouement qui s'était produit en faveur de la poudre de viande a beaucoup diminué ces dernières années, grâce à la facilité avec laquelle des industriels peu scrupuleux l'ont préparée avec de la viande de mauvaise qualité ou épuisée déjà par des traitements chimiques. L'examen microscopique a dévoilé ces fraudes, bien qu'il soit plus difficile de les démontrer que de prouver, ainsi qu'on a eu souvent occasion de le faire, l'addition aux poudres de viande, de farine ou d'autres substances. En outre le prix de la poudre de viande, même lorsqu'elle provient d'Amérique, est assez élevé dans l'industrie.

Cependant le véritable motif du discrédit de la poudre de viande est son mauvais goût, aussi ne saurait-on passer sous silence les heureux résultats qu'ont obtenus les efforts de Rousseau pour corriger ce défaut. Il a montré à l'exposition de 1889, une poudre de viande « inaltérable, inodore et insipide, sans diminution aucune de ses qualités nutritives. Elle peut se conserver pendant plusieurs années sous une simple enveloppe hydrofuge. 1kg de cette poudre renferme 897gr de substances albuminoïdes et équivaut à 10kg de viande ordinaire ou 4kg de viande désossée et dégraissée. Ce sont là des avantages incontestables et précieux qui pourront être utilisés par l'Administration de la Guerre (1) ». Dans les diverses préparations composées avec de la poudre de viande (d'Hoffmann ou autres) les proportions généralement adoptées sont : poudre de viande, 25 p. 100 ; poudre de légumineuses, 50 p. 100 ; graisse, 10 p. 100 ; sel, 8 p. 100 ; condiments, 2 p. 100.

Biscuits, tablettes, saucissons, etc. — En 1830, lors de l'expédition d'Alger, d'Arcet proposa de faire entrer dans la fabrication du biscuit de troupe, de la viande, de la gélatine et du sang ; les biscuits ainsi préparés furent perdus dans une tempête et ce mode de fabrication ne fut pas renouvelé.

En 1855, Callemand présenta à l'Académie des sciences, un biscuit

(1) Rapport de la sous-commission du service de santé à l'Exposition de 1889, Paris 1890, p. 38.

composé de viande desséchée, de farine et de graisse et il semble que tous les biscuits de viande préconisés depuis lors, ont été préparés d'après les idées du savant français.

Port a proposé, en 1886, une conserve de viande composée d'un mélange de viande crue, de farine et de sel; ces éléments étant desséchés aussi complètement que possible, forment une sorte de biscuit qui se conserve bien sans emballage spécial. Le soldat peut recevoir à part la quantité de graisse dont il a besoin, et fabriquer, d'après l'auteur, les trois préparations culinaires suivantes : 1° faire cuire le biscuit de viande dans de la graisse chaude pendant trois ou quatre minutes et le manger alors comme du pain grillé ; 2° verser de l'eau froide sur le biscuit grossièrement concassé, le laisser au contact une douzaine d'heures, dessécher légèrement les morceaux de biscuit qui ont gonflé et les faire rôtir dans la graisse pendant environ cinq minutes ; le produit obtenu est consistant et peut être transporté par l'homme pour être consommé dans la journée ; 3° préparer les biscuits comme dans la première recette, les diviser en morceaux et les utiliser sous forme de pain de soupe, après cuisson dans l'eau pendant une demi-heure.

Merry Delabost a préparé, en 1887, un biscuit à la viande qu'il appelle *bisvigum*. Il mélange de la viande de bœuf dégraissée et sans os, un peu de maigre de porc et plusieurs légumes (carottes, navets, oignons, poireaux, céléri, cerfeuil, persil, haricots, lentilles); le tout est additionné de sel, poivre, clous de girofle et jeté dans une chaudière alambic contenant vingt litres d'eau. Après ébullition prolongée, il broie la bouillie obtenue, il y ajoute de la levure de grain et de la farine et forme des galettes qu'il chauffe à 100° pendant trois heures. Cette préparation expérimentée sur des détenus à Rouen, a donné de bons résultats au point de vue alimentaire, mais n'est pas d'assez bonne conservation pour servir à la guerre.

La *croquette Maggi* est un petit biscuit de forme cylindrique obtenu par la cuisson d'une pâte composée de farine et de viande après ressuage : elle a le même défaut que le bisvigum.

Laporte a fabriqué des *biscuits-viandes* avec une pâte formée par un mélange de farine et de viande hachée, mêlée à du bouillon, et des *biscuits de légumineuses* composés de farine de froment, unie à des farines de pois ou de fèves, avec ou sans extrait de viande. Le goût de ces deux produits est peu agréable et leur conservation très mal assurée.

L'armée autrichienne a expérimenté en 1891 deux espèces de *biscuits-viandes :* dans l'un la viande est crue, dans l'autre elle est cuite (Gurth, *loc. cit.)*.

En 1891, elle a essayé, d'après le même auteur, une *viande-légumes* qui est un mélange de pois ou de haricots passés à l'étuvée, de viande finement hachée, salée ou fumée, de graisse, de légumes pour pot au feu, d'oignons et de sel, le tout bien desséché et comprimé sous forme de prismes ou de cylindres. Une ration de viande-légumes pesant 200gr renferme 95gr de farine de pois, 65gr de viande, 27gr de graisse, 10gr de sel, etc. La ration complète de campagne se compose outre les 200gr de viande-légumes, de 400gr de pain comprimé, 25gr de café, de sucre, sel ; elle correspond à 102gr d'albumine, 35gr de graisse, 408gr d'hydrocarbures.

On fait également usage en Autriche de conserves de *goulias*, met national hongrois, qui sont contenues dans des boîtes scellées d'après la méthode Appert.

D'après Horsdof (*De la ration de l'armée,* Paris, 1869), « la nature saine du saucisson » (en supposant que l'on ait connaissance exacte de la nature et de la provenance de la viande qu'il renferme), « sa vertu apéritive, la variété des formes sous lesquelles on peut le servir et ses propriétés antiseptiques se réunissent pour en faire la ration de viande du soldat en marche, » et il propose de distribuer régulièrement du saucisson de bœuf. Il estime qu'un « poids donné de bœuf gras, tout le bœuf étant bouilli ou rôti, mis en saucisson, séché et comprimé, donnerait sept fois plus de rations de viande qu'on en peut tirer du bœuf transporté par wagons ou par vaisseaux et abattu sur le terrain, à l'armée. » Cette opinion aurait besoin d'être démontrée.

Pendant la campagne de 1870-71, les Allemands ont fait usage du *saucisson de pois* (Erbswurtz), conserve composée de farine, de viande et de condiments, qu'ils faisaient cuire dans l'eau. Sa composition, d'après Ritter, était la suivante pour un kilogramme de saucisson :

	PREMIÈRE QUALITÉ pour officiers.	DEUXIÈME QUALITÉ pour la troupe.
Albuminoïdes	163gr.,05	157gr.,33
Amidon	148 ,26	122 ,60
Graisse	297 ,00	297 ,00
Sels	142 ,00	121 ,72

Depuis la guerre de 1870, le gouvernement allemand a fait faire, dans son usine alimentaire de Mayence, dont la fondation remonte à 1870, de nombreux travaux pour améliorer ses conserves de guerre et les continuera sans doute dans l'usine analogue établie à Spandau, celle de Mayence étant devenue insuffisante. Plusieurs préparations ont été essayées dans les régiments. Parmi ces dernières, on a noté un produit dit *Kraftzwieback* (biscuit de résistance) composé de farine de froment, de lard et de poudre de viande, avec une dose convenable de sel et d'épices, qui aurait donné des résultats pratiques très satisfaisants. Après l'usage exclusif de cet aliment pendant quatorze jours, consacrés à des exercices de service en campagne, sans qu'il y eût aucune indisponibilité, le quinzième jour, les hommes du 10e régiment d'infanterie auraient effectué une marche de cinquante-deux kilomètres.

On a expérimenté aussi en Allemagne (notamment au VIIe corps, en 1889), des conserves destinées à prendre place dans les vivres du sac et préparées à Munster. Elles se présentent sous forme d'un dé à coudre, qui se fond rapidement dans la bouche, et seraient constituées par du blé, des épices, peut-être de l'albumine ou de la coca.

Mais il faut bien dire que les expérimentations de conserves alimentaires nouvelles ou même anciennes, sont pour ainsi dire journalières dans l'armée allemande, où les hommes servant de sujets sont soumis à une surveillance rigoureuse et astreints à n'absorber que les aliments prescrits : viandes conservées, biscuits complexes, farines comprimées, soupes au gruau condensées de Schorke, de Gœrlitz, avec pois de Neumann de Dresde, etc.

Tschakalew a publié l'analyse suivante de produits imités du saucisson de pois et utilisables pour la préparation de soupes :

	PORTION	EAU	GRAISSE	ALBUMINE et subs. azotées
Conserve de pois	266gr,2	15,63	13,85	19,54
Id. de haricots	265 ,7	14,05	13,78	20,29
Id. de lentilles	272 ,2	14,28	15,11	19,61

Ces conserves, d'après des expériences faites sur des prisonniers, seraient d'une assimilation facile et d'une manipulation aisée.

La puissance alimentaire des *croquettes de marche* de Prevel, composées de peptone et de fécules de pommes de terre peut paraître très douteuse.

Notre usine militaire de Billancourt a fabriqué des tablettes de 100gr de farine de légumes secs et, dans leur centre, une boule de 10gr de graisse aromatisée aux légumes. Pour s'en servir, on émiette la tablette dans un litre d'eau froide qu'on fait bouillir pendant dix minutes et l'on obtient une bouillie de bon goût. Deux tablettes composées de légumes différents et enveloppées dans du papier hydrofuge forment une ration journalière. Cette disposition permet de préparer rapidement des repas variés. Ces tablettes se conservent plus de deux ans sans aucune altération.

On fait aussi à Billancourt des tablettes formées chacune de viande de bœuf 180gr, légumes de la marmite 40gr, sel 2gr 50. Il suffit de délayer chaque tablette dans un litre d'eau froide et de faire bouillir pendant douze minutes, puis de passer à travers un linge, pour avoir 375gr d'un excellent bouillon, tandis que la poudre de viande restée sur le linge peut être mélangée avec une purée de légumes pour former ainsi un aliment très nutritif.

Viande non pulvérisée. — Nous possédons, depuis 1866, une viande de conserve préparée par le procédé Appert, perfectionné successivement par Chevalier, Fastier, Martin de Lignac. La boîte cylindrique qui la renfermait primitivement contenait 1kg de viande, soit cinq rations de 200gr ; elle pesait, pleine, 1230gr. Cette boîte, qui se fixait mal sur le paquetage, a été remplacée par une boîte réniforme pour les fantassins et par une boîte tronconique pour le cavalier ; de plus, la ration a été individualisée (250gr par homme).

L'administration exige actuellement que les boîtes soient closes par une soudure extérieure le long du cordon longitudinal, les fonds ayant été sertis au moyen d'un jeu de balanciers. Cette heureuse innovation empêche le contact de la viande avec les soudures.

Notre conserve réglementaire de viande renferme toutes les parties nutritives à l'exception de l'albumine, dont la plus grande partie a été éliminée dans l'opération du blanchissement de la viande. On consomme la viande conservée froide ou bien elle sert à faire de la soupe, mais elle se délite facilement, même lorsqu'on la mêle au bouillon au dernier moment, après cuisson des légumes.

Depuis quelque temps on a remarqué que les conserves de ce genre venues d'Amérique n'ont plus la même saveur qu'anciennement. La gelée est fade ; elle ne contient que 3gr à 4gr de matières extractives sèches au lieu de 15gr à 16gr. Cette matière extractive n'est que de la gélatine : il semble que les fabricants n'ajoutent que du bouillon d'os, tandis qu'ils préparent, avec les bouillons provenant des viandes blanchies, de l'extrait de viande. Ce dernier se vend 700f à 800f les 100kg. L'administration de la guerre a donc intérêt à exercer une surveillance permanente sur les produits alimentaires fabriqués hors du pays et achetés pour la troupe ; les hygiénistes ne peuvent que s'associer au désir exprimé devant le Parlement, de l'adoption d'une proposition tendant à ce que les conserves nécessaires à l'armée soient exclusivement achetées en France ou dans ses colonies, et soient fabriquées sous le contrôle de l'État. Mais il faudrait, pour la réalisation de ce programme, soit l'établissement d'usines gérées par l'État, beaucoup plus importantes que celles que nous possédons à Billancourt, soit un ou plusieurs adjudicataires fabriquant dans des conditions suffisamment rémunératrices, sous le contrôle de fonctionnaires militaires. C'est ce dernier système qui a été adopté en Italie pour l'usine de Casaralta, près Bologne : elle appartient à un particulier, mais fonctionne sous la surveillance de l'autorité militaire italienne. Elle peut fournir 50.000 boîtes dans les vingt-quatre heures et prépare pour l'armée, par le procédé Appert, une viande analogue à la nôtre. Les animaux sont examinés sur pied puis, après abattage, la chair cuite est assaisonnée, placée dans des boîtes qui sont stérilisées et fermées par les procédés habituels (Maestrelli).

A l'usine alimentaire de Billancourt, on a fabriqué une nouvelle conserve de viande que la commission instituée pour étudier l'alimentation du soldat en campagne a présentée au ministre de la guerre. Le procédé de fabrication de cette conserve consiste à introduire la viande crue, préalablement désossée et dégraissée, dans des boîtes en fer-blanc qu'on ferme au balancier et qu'on place dans un autoclave dont la température est maintenue à 120° pendant deux heures et demie. Cette conserve a l'odeur franche de la viande cuite dans son jus ; elle est très savoureuse, elle n'est pas sèche comme la viande bouillie et n'est pas non plus de digestion difficile comme cette dernière ; elle contient, comme la viande rôtie, tous les principes nutritifs de la viande fraîche ; elle peut se manger froide ou chaude ; elle se prête même à faire la soupe, si on la laisse en contact pendant quelques minutes dans un bouillon préparé avec les légumes du pot-au-feu.

Des boîtes de ces conserves ont été trouvées, après trois ans, dans un état de conservation irréprochable. La proportion de graisse qu'elle contient ne dépasse pas 5 p. 100.

Le pressed corned beef, viande comprimée d'Amérique, qui ne renferme ni gelée, ni graisse, et dont l'aspect et le goût sont très agréables, avait réuni tous les suffrages de l'administration militaire à l'Exposition de 1889.

Les conserves Boissonnet distribuées à un certain nombre de nos régiments consistent en saucisses de viandes de bœuf et de porc avec du saindoux : elles sont préparées par le procédé Appert.

On a fait usage au Tonkin de boîtes de conserves munies d'un chauffoir (chauffoir Prevet) à l'alcool. Cet appendice a l'inconvénient d'augmenter le poids de la boîte et ne constitue pas une bien réelle amélioration, la viande de conserve étant plus agréable froide que chaude.

Jusque dans ces dernières années, la France était tributaire, pour les viandes de conserve, des Etats-Unis de l'Amérique du sud ou de l'Australie. L'usine de la maison Prevet fondée à Ouaco-Gomen (Nouvelle-Calédonie) sera sans doute à l'avenir un centre important de nos approvisionnements militaires. Cette maison fabrique également des conserves de légumes.

L'administration militaire française vient de mettre à l'étude un projet d'entreprise pour la fabrication des conserves de viande dans les usines, soit par l'État ou les municipalités, soit par des adjudicataires : il semble donc que cette question va entrer dans une nouvelle phase pratique.

En Italie on a fait souvent usage de viande conservée par le procédé de Sprugt : il consiste à couvrir la viande fraîche à conserver, d'une couche mince de graisse salicylée et à l'enfermer ensuite dans des tonnelets ou des caisses en bois ; la viande ainsi traitée se conserve jusqu'à deux mois ; la graisse salicylée s'enlève facilement et peut servir plusieurs fois.

Les *extraits de viande sirupeux* dont le type est l'extrait de viande Liebig ont eu une très grande vogue, surtout en Allemagne ; ils vont disparaître de nos approvisionnements, car il est bien démontré aujourd'hui que la valeur alimentaire de ces extraits est presque nulle ; on a même pu supposer que ces préparations sont parfois dangereuses. Kœmmering a tué des animaux par l'usage exclusif de l'extrait de Liebig plus vite que par la diète absolue.

Les *bouillons concentrés liquides* nous semblent à peu près dans le même cas que les extraits de viande ; aussi fera-t-on bien de remplacer par des tablettes de bouillon fabriquées à Billancourt (tablettes Thomas) et qui sont véritablement nutritives, le bouillon Cibils, le bouillon dit *du docteur*, les potages Spont, Tacot, Zutbanget, etc., aussi bien dans nos approvisionnements de réserve du service de santé que dans ceux destinés aux stations-repas et distribuables aux hommes de troupe valides.

Les boîtes de conserve de toute espèce ne doivent être ouvertes qu'au moment de la préparation du repas et, dès que le couvercle est enlevé, il faut les faire chauffer au bain-marie, si la viande doit servir à un repas chaud. En toute circonstance les boîtes seront vidées avec précaution pour s'assurer qu'il ne s'est pas glissé dans la viande quelque parcelle de soudure (Note ministérielle du 23 octobre 1886). Les boîtes ouvertes s'altèrent rapidement. Du Mesnil, dans sa thèse du doctorat en 1875, a relaté onze cas d'empoisonnement, dont deux décès, à la suite d'ingestion de conserve de bœuf : les boîtes avaient été ouvertes six jours avant la consommation, et l'on admit la formation d'un principe toxique se rattachant à une sorte de fermentation spéciale dont les matières grasses auraient été le siège principal. Une observation analogue a été rapportée par Nièpce (Société de médecine de Nice, 1878).

Une boîte maintenue fermée se conserve généralement pendant plusieurs années. Lorsque la conserve s'altère, il se développe souvent des gaz dont la pression donne une forme convexe aux parties plates de la boîte qui avaient pris la forme concave au moment de la fabrication. Les boîtes ayant ce caractère seront toujours rejetées.

Mais il peut se produire des altérations qui ne donnent pas naissance à des gaz ; aussi convient-il de ne distribuer aucune boîte dont le contenu aurait une odeur de putréfaction ou de poisson, ou seulement désagréable, dont la graisse serait liquide ou aurait perdu sa transparence, dont la viande serait flasque ou décolorée. Un certain nombre de faits démontre en effet le danger de conserves offrant ces caractères.

Morache, en 1874 déjà, avait remarqué que, dans certaines boîtes de conserves un peu anciennes, il se produit une transformation de la viande, qui se change en un composé dérivé de la gélatine, et il avait noté la formation d'un corps gras, voisin de l'adipocire. Depuis, ces observations ont été précisées.

Duriez (*Archives de médecine et de chirurgie militaires*, 1883, t. II, page 97) a observé sur une troupe en marche près de Daya (Algérie), en janvier 1882, un empoisonnement survenu chez dix hommes, dont aucun ne succomba, qui avaient fait usage de viande de conserve datant de juin 1881. Une des boîtes provenant de la distribution et qui n'avait pas été employée, contenait une graisse fluide et visqueuse et répandait une odeur particulière et prononcée de poisson ; la gelée avait une saveur aigre, désagréable ; la viande était un peu fade, mais son goût n'était pas détestable ; la boîte n'offrait aucune déformation, les soudures semblaient intactes ; l'intérieur du récipient était brillant ; l'analyse chimique ne fit rien découvrir ; l'examen microscopique ne put être pratiqué.

Poincaré et Macé ont trouvé, à Nancy, des germes dans près de la moitié des échantillons de conserve qu'ils ont examinés.

Bouchereau et Noir (*Archives de médecine et de pharmacie militaires*, 1888, t. XIII, page 97), ont reconnu des microcoques en chapelets, et des bâtonnets dans de la viande de conserve qui intoxiqua plus ou moins gravement, mais sans qu'il survînt de décès, soixante-dix hommes du 92e de ligne, en 1888. Ces organismes, ensemencés, liquéfiaient la gélatine en quelques jours. La viande distribuée datait de 1884. Dans plusieurs boîtes la gelée était liquéfiée, brune, la viande fade, sans odeur ni saveur ; dans d'autres boîtes, la viande était flasque, comme lavée, de couleur foncée et répandait une odeur de poisson ; la gelée était liquéfiée, la graisse transformée en fines granulations.

Polin et Labit (*Etudes sur les empoisonnements alimentaires*, Paris, 1890, page 33), rapportent qu'en 1890, à Rouen, une trentaine de soldats furent malades après un repas composé d'une soupe aux saucisses de conserve Boissonnet et de harengs salés frits ; les harengs furent reconnus non altérés ; plusieurs boîtes de conserve furent ouvertes : dans l'une d'elles on trouva un foyer de ramollissement de la gelée devenue opaline. Deux autres boîtes offraient une surface bombée ; la gelée était également opalescente dans les couches superficielles, mais non ramollie ; la saveur et l'odeur de la conserve n'avait rien de désagréable ; l'examen biologique montra des diplocoques et des streptocopes.

Cassedebat (*Revue d'hygiène et de police sanitaire*, t. XII, 1890, p. 569 et 705) a fait l'analyse bactériologique d'un assez grand nombre de boîtes de conserves et y a trouvé des bactéries et des ptomaïnes. Ces bactéries, il les a cultivées et inoculées et il a obtenu, par diverses voies, et suivant le mode opératoire employé, soit des infections retardées soit des intoxications aiguës. Il est arrivé à cette conclusion que si l'altération est antérieure à la mise en boîte et dépend de poisons chimiques, il est impossible de reconnaître de prime abord les conserves dangereuses, mais que si l'altération est consécutive de la fabrication, le *bombage* de la boîte sera un signe irrécusable de la présence de substances dangereuses. Il insiste sur la nécessité d'une visite minutieuse sur pied des animaux destinés à fournir les conserves et admet « 1° que si les viandes mises dans les boîtes sont seulement infectieuses, c'est-à-dire chargées de bactéries ou de spores, il est très probable que la stérilisation sera obtenue par la température exigée pour la fabrication, et les viandes seront rendues inoffensives ; mais si ces viandes sont toxiques, c'est-à-dire chargées de ptomaïnes, la température ne produira aucun effet et la toxicité persistera ; 2° si la contamination se produit au moment de la fermeture des boîtes, les viandes seront bientôt chargées de bactéries et de ptomaïnes » ; les bactéries ne résisteront probablement pas à la chaleur, mais les ptomaïnes resteront inaltérées. Aussi convient-il, pendant la fabrication, de munir de coton l'ouverture du récipient qui devrait toujours être très petite et qu'on ménage pour l'expulsion de l'air et des vapeurs dégagées par la cuisson.

Le médecin major Vaillard nous a rapporté, qu'en 1892, ayant examiné des conserves Boissonnet qui avaient toute l'apparence d'une très bonne conservation, mais avaient causé quelques troubles gastriques chez des hommes d'un régiment de cavalerie en garnison à Paris, il avait constaté que les fibres musculaires de la viande de conserve étaient altérées, ce qui n'existe pas dans une bonne conserve et que, de plus, dans les interstices existaient des microcoques, des diplocoques, des staphylocoques, des streptocoques, etc., sans qu'il ait pu, par la morphologie, décider s'ils étaient ou non pathogènes. La diversité des microbes doit faire écarter, dans ce cas, l'hypothèse d'une maladie préexistante chez l'animal qui a fourni la viande, mais il faut admettre que l'altération a pu avoir lieu pendant les manipulations, ou bien que la viande avait été exposée plus ou moins longtemps à l'air, à l'étal de quelque boucher.

En tout cas, il résulte de ces observations la nécessité d'une très grande surveillance pendant la fabrication des conserves et l'utilité d'étudier au microscope, à chaque livraison, quelques échantillons, au point de vue de la structure des fibres musculaires et au point de vue de la présence de microorganismes vivants ou morts, puisqu'il est bien établi que les boîtes de conserves peuvent renfermer des toxines sans que l'apparence, le goût ni la saveur les révèlent et que si la cuisson tue les organismes vivants que la viande pourrait contenir au moment de la préparation, elle ne détruit pas les toxines produits par ces organismes. De telle sorte qu'en réalité nous disons volontiers avec Polin et Labit (*Examen des aliments suspects*, Paris, 1893, p. 79), que les conserves alimentaires passent à tort pour des milieux stérilisés avec certitude. Les microbes peuvent y sommeiller et recouvrer leur activité quand on ouvre la boîte, surtout lorsqu'on la maintient quelque temps ouverte avant d'employer son contenu. D'autre part, « dans l'état actuel de la science, il est impossible de refuser aux alcaloïdes putrides le rôle pathogénique essentiel. Brouardel, Pouchet, Netter et tous les hygiénistes l'admettent. Aux constatations empiriques, aux remarques de Gaspard et Panum, de Coze et Feltz, de Davaine, on peut ajouter les expériences de Denœyer, de Poincaré, de Macé, de Cassedebat; celles « de Gautier et de Brieger qui ont opéré avec des ptomaïnes extraites des viandes putrides et prouvé l'intoxication, en l'absence de toute intervention actuelle de microorganismes ».

A côté de ces empoisonnements attribuables aux altérations de la matière alimentaire conservée, il en est qui, d'ordre chimique, sont dus à des causes diverses, à la confection des boîtes ou à leur soudure avec de l'étain trop riche en plomb, peut-être à l'étain lui-même. Il semble résulter, en effet, des observations de Bolar et Bodlaender, que l'étain n'est pas un métal indifférent, qu'il peut se dissoudre dans certaines conserves, notamment dans celle de légumes, et que l'absorption de doses même minimes, lorsqu'elles sont répétées, amène des troubles de nutrition, des phénomènes paralytiques, une anémie particulière et même la mort.

III. **Viande conservée par le froid.** — On consomme actuellement dans les grands centres une notable quantité de viandes conservées par le froid, et cela souvent à l'insu de l'acheteur. Il y a dans ce fait deux constatations à enregistrer : d'abord la preuve de la conservation des qualités comestibles de ces viandes, ensuite la difficulté naissante des approvisionnements de viande fraîche. Bien plus considérables seront ces difficultés en temps de guerre, par exemple lorsqu'il s'agira de distribuer à un grand nombre d'hommes rassemblés dans un espace restreint, des quantités formidables de viande de boucherie. Le besoin urgent de créer dans ce but des centres frigorifiques a été compris en France, où une commission spéciale s'occupe actuellement de projets d'installation à Toul, Belfort, Lyon, Toulon, etc. L'Allemagne nous a précédés dans cette voie : sur une cinquantaine d'établissements frigorifiques qu'elle possède, dix sont exclusivement militaires. Certaines de ses garnisons même ne consomment que des viandes conservées par le froid. Le ministre de la guerre anglais a décidé (1893) de son côté que la garnison de Gibraltar sera désormais ravitaillée au moyen de viande conservée dans des appareils frigorifiques, et que si cette expérience réussit, on étendra la mesure à d'autres garnisons.

Il y a peu de temps que les procédés utilisant le froid comme agent conservateur de la viande, sont entrés dans une voie pratique. L'emploi de la glace, en contact plus ou moins direct, est resté longtemps un procédé à l'usage des maisons particulières ou des hôtels, et quand plus tard on a essayé les chambres de glace (procédé Bate) des inconvénients sérieux ont fait rejeter ce procédé et en général tous ceux qui ont eu pour principe le froid humide. Dans ces conditions, la viande prenait un mauvais goût, s'altérait facilement et donnait lieu à des accidents gastro-intestinaux. De plus, elle demandait à être consommée sur place.

En 1873, l'américain Eastmann réussit à utiliser le froid pour le transport des viandes à longue distance. Cinq ans plus tard, l'ingénieur français Tellier perfectionna la pratique américaine en refroidissant l'air mis au contact des viandes, au moyen de l'éther méthylique vaporisé en présence d'une solution de chlorure de calcium. Ce procédé assurait une meilleure conservation et était plus économique, mais il enlevait à la viande une partie de son eau de constitution, la rendait dure et de digestion difficile.

Peu de temps après, le procédé de Carré, employé en premier lieu sur le *Paraguay*, supprimait cet inconvénient et faisait faire un grand pas en avant à l'industrie frigorifique.

Depuis lors on a créé un grand nombre de machines de types et de principes différents répondant aux conditions diverses dans lesquelles elles étaient placées.

Quels que soient les appareils mis en action, il faut remarquer tout d'abord que la viande conservée par le froid peut être ou refroidie ou congelée. Dans le premier cas, on se borne soit à la maintenir dans une température voisine de 0° pendant toute la durée de la conservation, soit, comme l'ont fait les Allemands, à abaisser sa température jusqu'à — 2° ou — 3° et la faire revenir ensuite lentement à — 2° ou — 4°, pour la garder à cette température. Cette manière de faire ne permet qu'une conservation assez courte, et n'est pas applicable aux viandes qui doivent être expédiées à de grandes distances.

Il sera généralement préférable d'employer les procédés qui transforment la viande en un bloc solide par une congélation complète, *à cœur*, suivant l'expression consacrée. Les viandes ainsi congelées peuvent, sans aucun inconvénient, être ramenées à une température de — 4°, et maintenues à ce degré, elles se conservent pour ainsi dire indéfiniment, sans perdre leurs qualités comestibles.

Notons cependant qu'au bout d'un temps relativement court, ces blocs de viande se mettent en équilibre avec la température ambiante — 4° qui est celle de la chambre qui les contient. D'où vient donc la supériorité de ce dernier procédé sur ceux qui d'emblée portent la viande à une température de — 4°? Elle trouve son explication dans la très faible conductibilité de la viande à la chaleur et dans le dégagement de chaleur latente des couches congelées les premières. Il faudrait donc soumettre pendant un temps très long les viandes à une température telle que — 4° avant que les couches centrales aient atteint cette température : dès lors, ces couches auraient le temps de subir un commencement d'altération, qui pourrait s'étendre à des parties considérables de l'animal, s'il s'agissait par exemple d'un quartier ou d'un demi-bœuf.

Le temps nécessaire pour congeler *à cœur* les viandes est lui-même très long. Il faut de quarante-cinq à soixante-dix heures pour obtenir l'abaissement à — 4° ou — 6° des parties centrales d'un demi-bœuf, dans une chambre refroidie à — 20° ou — 25°, et dans de bonnes conditions.

Depuis plusieurs années notre usine alimentaire militaire de Billancourt prépare des viandes congelées.

On a choisi pour produire le froid nécessaire l'appareil à affinité de MM. Rouart frères, fonctionnant au moyen du gaz ammoniac (1).

(1) Nous devons une partie de ces renseignements à l'obligeance de M. le pharmacien major de 1re classe Bousson, directeur de cette usine.

La viande, divisée en quartiers de volume variable, est tout d'abord congelée à cœur. Elle est introduite directement dans le congélateur lui-même, qui présente à cet effet une série d'alvéoles horizontales. Ces réduits traversent le congélateur de part en part et sont fermés à leurs extrémités par des portes qui ne s'ouvrent que pour l'entrée et la sortie des viandes. Les alvéoles sont donc baignées dans la solution de liquide incongelable. Rappelons que ce liquide est lui-même refroidi par le serpentin détendeur dans lequel circule le gaz ammoniac revenu à sa forme primitive. En cours de marche, la solution de chlorure de calcium employée oscille autour de la température de — 23°, tandis que la température des alvéoles se maintient aux environs de — 20°. Ce n'est qu'au bout de vingt-quatre à soixante-dix heures, suivant le volume des quartiers, qu'on peut songer à retirer la viande des alvéoles; elle est alors complètement congelée et la température du centre de ses morceaux s'est abaissé à — 6° environ. Elle est prête à être placée dans les chambres de conservation où elle séjourne un temps variable, suivant les besoins, mais qui peut se prolonger indéfiniment.

Les chambres de conservation sont refroidies par le courant direct du liquide incongelable avec l'air ambiant. La solution de chlorure de calcium, après avoir refroidi le contenu des alvéoles est amené, au moyen d'une pompe, dans un réservoir placé à la partie supérieure de la chambre; à ce moment cette solution accuse une température d'environ 15°. De là, des tuyaux la distribuent dans des chêneaux d'où elle ruisselle le long de toiles métalliques disposées verticalement contre les parois. Elle est ensuite collectée dans des gouttières légèrement inclinées qui la ramènent au congélateur. Au contact du liquide divisé à l'infini, l'air se refroidit rapidement, mais en même temps il se dessèche et, dans une certaine mesure, se dépouille de ses poussières. La température de la chambre, dans ces conditions, reste stationnaire aux environs de — 5°.

On peut sans inconvénient, dans ces entrepôts de conservation, empiler les viandes les unes sur les autres et en emmagasiner ainsi une quantité considérable par mètre cube.

Transport des viandes congelées. — Le transport des viandes congelées, à des distances considérables, d'Amérique en Europe, par exemple, constitue aujourd'hui un vaste commerce et le nombre des navires aménagés à cet effet augmente de jour en jour : en 1890, la maison Haslam et Bell-Coleman en possédait environ cent trente. Dans la plupart des cas, les machines frigorifères sont installées sur le bateau lui-même et la production du froid est continue; aussi n'est-ce pas à ce point de vue que nous voulons envisager le transport des viandes frigorifiées. Ce qui nous intéresse particulièrement, c'est le transport par voie de terre, sans le secours de machines spéciales, dans les conditions les plus ordinairement applicables en temps de guerre.

Bien que les distances à parcourir sur le territoire paraissent faibles, si on les compare aux distances énormes qui séparent un continent de l'autre, il ne faut pas oublier que les péripéties de la lutte peuvent accroître considérablement la durée du transport.

On s'est préoccupé de savoir si, après la création en France des établissements frigorifiques projetés, il y aurait lieu d'assurer à grands frais des véhicules spéciaux, plus ou moins analogues aux wagons aménagés pour le transport des viandes congelées qui circulent régulièrement entre le Havre et Paris. Cette question a été résolue par la négative, et des conclusions que nous donnons plus loin, il ressort que les moyens les plus simples sont applicables au transport des viandes congelées et qu'on peut en outre, avec quelques précautions peu coûteuses, mettre un intervalle d'au moins six jours entre le moment où la viande est livrée et celui où elle est consommée. Ce laps de temps est lui-même un minimum et suppose les circonstances les plus défavorables. Le plus souvent on peut compter sur huit jours de conservation et même davantage.

La *Revue du service de l'Intendance* a publié (1) en 1891 les expériences faites à ce sujet, d'où il résulte : 1° Que le meilleur isoleur est la poussière de tourbe; 2° Que le transport en vrac est préférable au transport en caisse; 3° Que la viande congelée peut supporter un transport en chemin de fer de quatre jours et plus, même par une température élevée; 4° Que le transport en voiture est plus désavantageux que celui en chemin de fer, mais que néanmoins on peut : *a*. Transporter la viande en vrac, pendant six jours, sur une voiture de réquisition, en entourant la viande de tourbe, et pendant quatre jours si on l'entoure de paille; *b*. Porter à six et à huit jours, dans l'un et l'autre de ces cas, la durée du transport avec des fourgons du train des équipages. De plus, à la suite des divers transports effectués, la viande peut encore être conservée quarante-huit heures, avant d'être distribuée, dans un magasin dont la température est de + 12° environ; 5° Que la durée du transport à distance, par voie de terre ou de fer, peut être augmentée dans de notables proportions, si l'on fait, dans l'intervalle, séjourner de nouveau la viande dans une chambre frigorifique, ce séjour, même après quelques heures seulement, ramenant les quartiers dans les mêmes conditions que s'ils n'avaient pas quitté les générateurs de froid.

Le transport en vrac, lorsque la température ambiante est supérieure à 15°, fait d'ailleurs perdre à la viande de son poids; cette viande abandonne une partie de l'eau qu'elle contient normalement, quand les parties superficielles commencent à dégeler; c'est pour ce motif que les enveloppes intérieures sont généralement très mouillées.

Citons enfin une des expériences faites par l'administration de la guerre : il s'agissait d'un lot de viande congelé à cœur à — 5°, protégé par une légère couche de tourbe et enveloppé de cotonnade. Après un

(1) *Revue du service de l'Intendance*, t. IV, 1891, p. 755.

transport de huit jours par une température de + 15°, la voiture étant simplement recouverte par une bâche, la température centrale des quartiers les plus volumineux n'avaient pas dépassé + 1°. Ajoutons que cette expérience s'est exécutée par un temps pluvieux (Rapport de Barbier, p. 161, n° 1).

Les derniers essais faits au 101e et au 24e régiments d'infanterie ont confirmé tous ces heureux résultats et il est bien établi que le transport de la viande frigorifiée depuis l'usine où elle a été congelée jusqu'à la garnison consommatrice, son dégel, sa distribution sont aujourd'hui choses parfaitement réglées ; de telle sorte que lorsque les usines seront suffisamment nombreuses on peut prévoir la diminution sinon la disparition des troupeaux suivant les colonnes en marche, troupeaux encombrants et à émanations dangereuses qui n'ont le plus souvent donné que de la viande détestable (1).

Caractères de la viande congelée. — La viande congelée a une couleur rouge pâle, elle est inodore, rigide, dure au point de ne pouvoir être coupée au couteau. Au dégel elle reprend son aspect primitif et son odeur caractéristique. Elle a conservé toute sa saveur et toute sa valeur nutritive.

Les consommateurs s'aperçoivent rarement de la substitution croissante des viandes congelées aux viandes fraîches, et toutes les études faites en vue de rechercher si la viande n'acquérait pas des propriétés nocives par la congélation ont amené des conclusions favorables à ce mode de conservation. En 1874 une délégation de l'Académie des sciences (2) constatait leur innocuité parfaite. Pour E. Richard (3), elles ne différeraient en rien des viandes fraîches. Après décongélation elles subissent, lorsque le temps est orageux, les mêmes décompositions que les viandes non congelées. Ce que l'on sait de la résistance des germes aux températures basses faisait prévoir du reste cette dernière constatation.

Une commission présidée par le général Delambre a démontré de son côté que non seulement la saveur et la valeur culinaire des viandes frigorifiées étaient intactes, mais qu'on n'avait à redouter aucun accident de leur emploi.

Faisons cependant cette réserve qu'il s'agit ici de viandes décongelées d'une façon convenable, c'est-à-dire dans un air sec. « Quand au sortir des appareils frigorifiques ces viandes sont exposées directement à l'air, elles se recouvrent d'une couche d'eau de condensation qui exerce l'influence la plus fâcheuse sur leur conservation ultérieure. Ces viandes ne tardent pas à prendre un caractère spécial qui les fait reconnaître de

(1) L'administration militaire continue ses expériences à Billancourt, en attendant qu'elles soient faites en grand pendant les manœuvres.

(2) Séance de l'Académie des sciences, du 5 octobre 1874, M. Bouley, rapporteur, *Archives de médecine et de pharmacie militaires*, t. XVIII, 1891, p. 389.

(3) E. Richard, *Précis d'hygiène appliquée*, Paris, 1891, p. 741.

prime abord ; elles deviennent humides et juteuses. Un liquide séreux, légèrement teinté s'écoule des surfaces de section et tache le linge ou le papier qui sert d'enveloppe ; il infiltre le tissu cellulaire, décolle les muscles et les aponévroses, qui se laissent dissocier avec facilité. Ce liquide constitue un excellent milieu de culture pour les germes de la putréfaction, toujours présents dans l'atmosphère. Dans cet état, la viande est sous le coup d'une décomposition imminente qui se produit pour peu que la température et l'humidité de l'air viennent à augmenter (1) ».

En présence de semblables altérations on pourra être appelé à décider si elles sont imputables à une décongélation mal opérée ou à des conditions extérieures ; par exemple dans le cas fréquent où l'on ignore la provenance de la viande, et lorsque les fournisseurs livrent de la viande décongelée pour de la viande fraîche. Il n'est donc pas sans importance d'avoir à sa disposition un moyen simple pour reconnaître les viandes frigorifiées. Parmi les caractères histologiques qu'on a signalés pour les différencier, la plupart sont très délicats à observer et demandent des manipulations compliquées ; tel est l'examen des fibres musculaires. Il est cependant un procédé qui permet de reconnaitre facilement et d'une façon rapide, si la viande examinée a été soumise à la congélation : il a été donné par le médecin-major Maljean (*loc. cit.*) qui examine simplement les modifications microscopiques apportées aux globules rouges du sang par l'action du froid : tous ceux-ci sont déformés et décolorés par suite de l'abaissement de la température, leur contenu est irrégulier et comme déchiqueté. La décoloration s'explique par la décomposition de l'hémoglobine et la solution de l'hématine dans le sérum. De telle sorte, que, sur une préparation récemment faite de viande congelée on voit le sérum teinté en jaune verdâtre et les globules pâles, à l'inverse de ce que l'on observe avec du sang normal. La technique de ce procédé est peu compliquée et l'instrumentation simple, puisqu'un microscope très ordinaire suffit. Il faut avoir cependant la précaution de recueillir le sang qu'on veut examiner dans la profondeur des tissus, le contact prolongé de l'air amenant aussi sur des viandes non congelées des altérations profondes des globules sanguins.

On peut encore procéder d'une façon plus parfaite pour mettre ces caractères en évidence ; deux réactifs sont alors nécessaires : une solution saturée d'acide picrique et une solution d'éosine : « une couche de sang mince et égale ayant été déposée sur une lamelle, on la traite par une solution saturée d'acide picrique qui coagule l'albumine et fixe les éléments ; on lave à l'eau, on colore par une solution d'éosine, et on monte dans la glycérine. Grâce à cette coloration, les globules peuvent être facilement distingués ; ils offrent une teinte franchement rose, mais moins prononcée que celle du sérum. Quand on répète l'expérience sur

(1) MALJEAN, *Sur un moyen simple de reconnaître les viandes congelées.*

du sang normal frais, le sérum reste incolore ; les hématies seules se colorent et prennent parfois une teinte spéciale tirant à la fois sur le jaune et sur le rose » (Maljean *loc. cit.*).

IV. **Conserves des légumes, de lait et autres substances alimentaires.** — *Les conserves de légumes* des approvisionnements de notre armée sont presque uniquement destinées au service hospitalier. Pourtant, comme le fait remarquer le rapporteur de la sous-commission de service de santé à l'Exposition de 1889, les produits exposés par la maison Amieux sont tels qu'il ne semble « devoir rester aucun doute sur la possibilité de doter les places fortes et les forts isolés d'une certaine quantité de légumes frais en boîte, tels que haricots verts, pois verts et oseille cuite. Ces conserves peuvent se préparer en boîtes suffisamment grandes pour en diminuer considérablement le prix de revient. Leur distribution durant l'hiver, pour permettre leur remplacement, varierait du reste très heureusement l'alimentation des troupes. »

On a accusé les conserves de légumes de causer des intoxications par le cuivre. Il semble qu'en rejetant l'eau des boîtes et en lavant les légumes dans de l'eau propre avant cuisson, on se met à l'abri du danger pouvant résulter des inconvénients de la pratique du *verdissage* et même de l'addition de carbonate de chaux ou d'alun qui a été signalée. Aucun fait absolument probant d'intoxication par ces sels métalliques n'a du reste été publié.

Les *conserves de lait* ne sont régulièrement utilisées dans les armées que pour les malades.

Le lait stérilisé à 110° et 120° se conserve mieux que le lait condensé, mais est d'un transport moins facile à cause de son volume. Sa valeur alimentaire est supérieure à celle du lait condensé, qui cependant a été très apprécié au Tonkin où il a rendu de grands services.

Les approvisionnements des places de guerre comprennent des *légumes secs* et du *riz* qui sont entretenus en bon état de conservation par l'administration militaire.

Celle-ci a fait confectionner aussi des tablettes de sel et des tablettes de café pour assurer la conservation et le transport facile de ces denrées.

Le *chocolat* n'est pas entré dans l'alimentation des armées mais le lieutenant-colonel Allsopp demande la distribution d'une tasse de cacao pour le premier déjeuner (*British med. journal*, 1892, I, 82).

V. **Préparations à la kola.** — A côté de ces conserves, il convient de placer les préparations à la kola. Le professeur Heckel (de Marseille), propose de doter les troupes de tablettes (chocolat ou biscuits) à la kola, auxquelles il attribue des propriétés d'agent suspenseur de la fatigue, de l'essoufflement et de la faim résultant des grandes marches. Des expériences ont été faites dans notre armée et aussi, paraît-il, dans l'armée allemande, dont les résultats ont été assez variables et peu comparables entre eux, les conditions dans lesquelles on a expérimenté, ayant été fort différentes. Un certain nombre d'hommes ont mal supporté les préparations essayées : il faut dire qu'on avait fait usage, au moins dans plusieurs de ces expériences, d'un mélange de kola et de viande ou de chocolat, et que les vomissements, vertiges, etc., qu'on a observés, tenaient peut-être à une altération de ces préparations complexes ou à un dosage irrégulier de la substance active.

Pour Heckel, la kola calme la faim, parce qu'elle est nutritive, elle tonifie les nerfs et les muscles à tel point que les individus peuvent soutenir des fatigues prolongées telles qu'une marche forcée, sans prendre ni repas ni autre aliment. La kola devrait ses merveilleuses propriétés à une substance contenue dans la graine, et qu'avec Schkagdenhaufen il nomme *rouge de kola*. G. Sée, Marty, Soulié et d'autres auteurs ne reconnaissent à la kola d'autre action physiologique que celle de la caféine, alcaloïde que la noix de kola renferme en grande quantité (de 2, 4 à 5 p. 100).

La situation scientifique du professeur Heckel engage à prendre en sérieuse considération les opinions qu'il cherche à faire prévaloir depuis plusieurs années ; il ne saurait du reste être indifférent de munir les troupes de tablettes ou de biscuits qui « sous le plus petit poids et le plus petit volume possibles », comme le prétend l'auteur, « donnent au fantassin comme au cavalier la plus grande somme de nourriture pour pouvoir, au besoin, à un moment donné, devant l'ennemi, se passer de convois pendant deux jours au moins. » Ce serait là un aliment merveilleux et un instrument de guerre de première importance. Mais force est bien d'attendre des expérimentations nouvelles pour affirmer que le but recherché a été atteint.

Les raisons données par Heckel, en faveur de son opinion, sont les suivantes : la graine de kola, épuisée de la caféine par le chloroforme, est encore un excitant musculaire actif ; la caféine pure a moins d'efficacité sur la fatigue que la poudre de kola ; le café et la kola dans lesquels existe à peu près la même dose de caféine, n'ont pas la même action. On conçoit, ainsi que le dit Manquat (1) combien il est difficile d'apprécier la valeur de ces arguments auxquels Soulié (2), d'après ses expériences personnelles, n'attribue aucune valeur.

(1) Manquat, *Traité élémentaire de thérapeutique*, Paris, 1892, t. II, p. 342.
(2) Soulié, *Traité de thérapeutique*, Paris, 1891, t. I, p. 650.

ARTICLE III. — PRÉPARATION DES ALIMENTS. — REPAS

§ I. — Cuisines, Cantines, Mess, etc.

A. **Cuisines dans les quartiers.** — En temps de paix, les aliments de nos soldats sont préparés dans les cuisines des quartiers. Dans un certain nombre de nos casernes, ces cuisines laissent encore à désirer : elles sont trop étroites, placées trop près des habitations qui reçoivent leurs buées ou situées au voisinage immédiat des latrines ; leur sol non imperméable ou insuffisamment déclive, laisse séjourner les eaux ménagères ; elles manquent de dépendances pour loger les vivres, le charbon, nettoyer la vaisselle, éplucher les légumes, etc., enfin leur matériel est insuffisant.

Ces différents défauts sont destinés à disparaître peu à peu : de grandes améliorations ont été réalisées dans maintes garnisons et les règlements nouveaux sont dictés, en ce qui concerne les cuisines, par une connaissance exacte des exigences de l'hygiène.

Voici ce que dit sur leur installation la décision ministérielle du 4 septembre 1889 : « Les cuisines seront, autant que possible, placées du côté opposé aux vents régnants par rapport aux bâtiments des hommes. Des robinets d'eau y seront établis. Les fenêtres seront de grande dimension. Des lanterneaux seront créés dans la toiture pour l'évacuation des buées.

» La distribution des mets se fera dans un passage spécial bordé de tables recouvertes de zinc, de façon que les hommes ne pénètrent jamais dans la partie de la cuisine affectée à la manipulation et aux fourneaux.

» Les fourneaux seront adossés au mur. Le chauffage se fera par l'extérieur de la cuisine, dans un couloir exclusivement réservé à cet usage. Quand on le pourra, on isolera le bâtiment de la cuisine du mur de clôture par une courette où sera emmagasiné le charbon. Afin d'éviter le transport des cendres et escarbilles hors de la chambre de chauffe, on tiendra celle-ci d'une marche en contre-bas du sol de la cuisine proprement dite.

» Les eaux grasses seront recueillies dans des tinettes métalliques, munies de bandes à fermeture étanche. » Ces eaux ne doivent pas séjourner dans les cuisines, pas plus que les autres matières de rebut ou les ordures.

L'ensemble de ces dispositions a été réalisé au nouveau quartier de cavalerie de Vincennes. Le chauffage se fait de l'extérieur. Le dallage des cuisines et des laveries est en granit, l'évacuation des eaux ménagères a lieu par une canalisation souterraine et siphonée. Le toit est surmonté d'un lanterneau pour l'échappement des buées.

Le règlement du 23 octobre 1887 détermine que les cuisines doivent avoir comme annexes un magasin de vivres et de distribution, une boucherie et une cave.

Les cuisines de nos casernes sont au nombre de une par bataillon d'infanterie, deux par régiment de cavalerie. Elles sont situées au rez-de-chaussée. On a pu, dans quelques constructions modernes autres que des casernes, installer les cuisines dans les parties les plus élevées de la maison (Grands Magasins du Louvre, à Paris, par exemple), afin d'éviter les odeurs qui se dégagent pendant la cuisson des aliments, mais il ne semble pas que cette pratique doive être suivie dans les logements militaires, à cause des difficultés du transport des aliments et d'évacuation des déchets qui résulteraient de cette disposition.

Nous avons vu déjà que, jusqu'en 1815, la cuisson des aliments se faisait dans les chambres; en 1819 seulement on adopta l'usage des fourneaux. Ils furent d'abord à une marmite, puis à deux. En 1825 on adopta la double marmite du capitaine du génie Choumara. Elle a une capacité de 65[l] à 75[l], étant destinée à l'alimentation de 65 ou 75 hommes, en admettant cette base qu'un litre d'aliments est suffisant pour le repas d'un homme. Ces marmites Choumara ont constitué au moment de leur adoption un grand progrès, mais on leur reconnait aujourd'hui l'inconvénient de ne pouvoir servir facilement qu'à la préparation de la soupe, qu'elles soient placées sur des fourneaux en maçonnerie ou sur des fourneaux en fonte François Vaillant (ancien système).

Il en est de même de la *marmite norvégienne* qui a été préconisée par J. Jeannel (1). Voici comment il comprenait son emploi : « Après avoir écumé le pot-au-feu et ajouté les légumes et les épices, on transporte la marmite toute bouillante dans une boite dont les parois sont matelassés, aussi bien que le couvercle, d'une couche de laine de 0[m],10 à 0[m],12 d'épaisseur. Ainsi renfermée dans une enveloppe non conductrice du calorique, la marmite ne se refroidit qu'avec une extrême lenteur. Au bout de cinq heures, l'eau s'y trouve encore à + 70°; le bouillon est fait et la viande est cuite, sans que rien ne soit évaporé des principes aromatiques de la viande, des légumes et des épices. » — Ce mode de cuisson a été expérimenté en différents endroits. Nous en avons vu de bons résultats, en 1875, au 35e régiment de ligne à Belfort. Le général Loyre a proposé de chauffer les appareils dits norvégiens à l'aide de la vapeur.

En 1874, le colonel Corbin (2) a montré les avantages qu'aurait dans nos casernes l'installation de la cuisson à la vapeur : le facile entretien de la propreté dans les cuisines, le personnel restreint d'employés néces-

(1) *Note sur la coction des aliments à une température inférieure à* 100° (*Mémoires de méd. chir. et pharm. milit.*, 3e série, t. XXVIII, 1872, p. 90).

(2) CORBIN, *Mémoire sur les cuisines à vapeur* (*Mémorial de l'officier du génie*, 1874, n° 23, p. 209 et s.).

saires, l'utilisation pour différents services de la vapeur fournie par les générateurs, la possibilité de varier les préparations culinaires, enfin l'économie de combustible sont les principales raisons qui font souhaiter la généralisation de ce système qui, depuis 1876, a été installé dans plusieurs casernes : caserne de la Pépinière à Paris, caserne d'artillerie de Châlons, caserne de Bel-Air à Orléans, casernes d'infanterie à Saint-Quentin et à Brive, casernes des Roches à Cholet, d'Orléans à Alger, des pontonniers à Angers, d'Alsace à Bordeaux, etc.

En 1882, la marmite Bernard chauffée au bain-marie a été l'objet de quelques éloges, bien qu'elle ne permît pas le rotissage des viandes.

Lorsqu'on voulut avoir de la viande rôtie, plusieurs corps de troupe firent construire des fours à leur frais ou bien s'entendirent avec des boulangers du voisinage pour utiliser les fours de ces derniers, plusieurs jours par semaine.

En 1887, le ministre de la guerre ouvrit un concours d'appareils de cuisine parmi les industriels français. Le nombre de fourneaux présentés a été considérable ; cinq d'entre eux ont été mis en expérience dans les casernes pour être soumis à des essais méthodiques. Ce furent les appareils Déglise (antérieurement connus sous le nom de Malen-Déglise), Lamoureux, Malen, François Vaillant et Egrot ; l'appareil Vaillant fut placé le premier, l'appareil Egrot le second.

L'appareil François Vaillant (modèle de 1887) est un fourneau en fonte : il comprend à ses extrémités deux foyers pour la cuisson de mets variés et, au milieu, un foyer à eau chaude pour le café et le service de la laverie. Chaque foyer reçoit deux marmites en tôle d'acier auxquelles on substitue, pour la préparation des rôtis, des marmites en fonte, dans lesquelles se trouve une lèchefrite mobile en tôle, munie de deux poignées, et sur laquelle repose un croisillon portant six broches verticales. Ce système consomme peu de combustible et convient surtout au cas le plus ordinaire d'effectifs moyens, sujets à de fréquentes variations. Il a été installé notamment, au nouveau quartier de cavalerie de Vincennes, avec des marmites de 125^{l} par escadron et une cafetière de deux cents rations par fourneau.

Le système Egrot est le système à vapeur déjà préconisé par Corbin, mais perfectionné, permettant une cuisson convenable des rôtis et, d'une façon générale, de la plupart des mets employés dans les régiments. Cet appareil est, il est vrai, d'un prix élevé, il exige pour son montage des ouvriers spéciaux et, pour être utilisé, des cuisiniers ayant reçu une éducation particulière. Mais lorsqu'il fonctionne pour un bataillon complet, il consomme peu de combustible et l'économie augmente avec le nombre des rationnaires ; il est spécialement indiqué pour les gros effectifs à peu près constants. On a proposé d'installer les marmites d'un bataillon au centre d'une construction qui comprend à la périphérie quatre pavillons disposés en croix et reliés par quatre salles ou galeries ; les pavillons renferment l'un des magasins pour chacune des quatre compagnies, le second qui lui fait face, le matériel nécessaire pour la préparation du café, les deux autres des laveries ; les quatre galeries servent d'abri pour l'épluchage des légumes et pour les distributions qui se font ainsi rapidement et sans confusion, étant facilitées du reste par des tables roulantes qui transportent les aliments, pour chaque compagnie, depuis les marmites jusqu'aux galeries. Ces dispositions éminemment avantageuses permettent une très grande propreté. La cuisine à vapeur sera particulièrement indiquée lorsqu'il existera dans la caserne des générateurs de vapeur utilisés pour d'autres emplois, tels que chauffage des locaux d'habitation, des bains, production de lumière électrique, élévation d'eau, etc.

Le système Lamoureux est un fourneau en brique qui loge quatre marmites, un bouilleur à eau, un appareil à café et des fours à rôtir. Il a pour lui son bon marché relatif mais le foyer ne mesure pas la dépense du combustible proportionnellement à l'effectif à nourrir.

L'appareil Déglise est de forme circulaire ; il comprend un fourneau élevé de 0m,15 au-dessus du sol par quatre pieds en fonte, avec son foyer, son conduit et deux fours à rôtir. Sur ce fourneau se pose un appareil en cuivre, transportable à l'aide de poignées et qui est constitué par des réservoirs d'eau chaude, une cafetière et des marmites. Les gaz chauds circulent entre ces différents récipients.

L'appareil Malen est pourvu des mêmes organes et a une forme analogue.

Les fourneaux Déglise et Malen sont d'une construction simple et assez portatifs pour pouvoir être utilisés dans les camps et peut-être même en manœuvres. On leur a reproché d'exiger un temps trop long pour la cuisson des rôtis. Une épaisseur moindre donnée aux foyers parerait sans doute à ce défaut (Gœtschy), mais aurait peut-être l'inconvénient de porter trop rapidement les aliments à une température élevée.

Le moment n'est peut-être pas éloigné où, dans les casernes éclairées par l'électricité, on pourra installer des fourneaux électriques pour la cuisson ; quelques appareils culinaires électriques semblent se présenter dans des conditions réellement pratiques et être d'un maniement véritablement simple et économique.

S'il est nécessaire que la cuisson détruise les parasites de la viande (cysticerques, trichines, etc.) lesquels ne résistent pas à une température supérieure à 60°, il convient de ne pas exagérer la chaleur à laquelle a lieu la cuisson des aliments.

J. Jeannel (*loc. cit.*), après une série d'expériences, a montré que la coction des viandes et légumes frais ou secs se fait très bien à la température de 95°. La coction à cette température exige, il est vrai, un peu plus de temps que la coction à 100° ; sous la pression de 0,76, la différence est de 16 à 15 ou 14 pour la viande de bœuf bouillie et dans le rapport de 5 à 4 environ pour les pommes de terre et les légumes secs, mais l'économie de combustible par la coction à une température au-dessous de celle de l'ébullition de l'eau est d'environ 40 p. 100 lorsqu'on opère sur un fourneau ordinaire, dans le rapport de 35 p. 100 avec un fourneau à gaz et de plus le rendement en viande cuite distribuable est augmentée de 3 à 6 p. 100 et celui en bouillon de 10 p. 100. Il a établi le tableau suivant :

	Température.	Temps nécessaire à la coction.
Pommes de terre...........	100°	45 minutes.
Id.	95°	1 heure.
Haricots secs et pois cassés..	100°	2 heures 10' (après avoir trempé dans l'eau tiède pendant 30').
Id. ..	95°	2 heures 50' (dans les mêmes conditions)
Lentilles..................	100°	2 heures 55' (dans les mêmes conditions).
Id.	95°	3 heures (dans les mêmes conditions).

Kariéïew, dans une conférence faite à Saint-Pétersbourg en avril 1886 (*Revue militaire de l'étranger*, XVIIe volume, p. 398), ne visant plus, comme Jeannel, la préparation de la viande bouillie, a fait remarquer qu'une viande peut être amenée à point sans qu'on la soumette à une température supérieure à 80°, et qu'on l'obtient alors succulente et tendre, sans désagrégation des fibres, tandis qu'au-dessus de 100°, le tissu musculaire se contracte et se dessèche. Pour cuire le poisson, il suffit de 70°. En outre quand les aliments ont été cuits lentement et à une chaleur modérée, on peut les maintenir longtemps à une même température sans qu'ils éprouvent de nouvelles modifications. Ainsi la viande cuite à 85° et exposée longuement à cette même température, change d'aspect : elle se ramollit, ses fibres se séparent légèrement mais ne changent plus de structure. De ses expériences de digestion artificielle l'auteur russe conclut que la partie fibreuse de la viande se transforme plus facilement en peptone lorsqu'elle n'a pas été trop chauffée. Sous l'influence d'une trop forte chaleur la graisse se décompose en glycérine et en acides gras insolubles à la température de 40° environ, à laquelle se fait la digestion stomacale.

Dans ces intéressantes recherches, on ne s'est pas préoccupé de l'abolition de la virulence des bacilles que peuvent renfermer les aliments, notamment la viande. Koch estime que 100° sont nécessaires pour détruire la virulence du bacille tuberculeux, mais Arloing et Chauveau ont montré qu'elle était bien diminuée dès 75°, et s'il est indispensable d'atteindre au moins cette température, nous resterons d'accord avec J. Jeannel et Kariéïew sur l'utilité d'une élévation lente et progressive de la température pendant la cuisson, et surtout la cuisson des viandes, afin de ne pas coaguler leur albumine. Du reste, si l'on avait affaire à de la viande douteuse on pourrait toujours, avec les fourneaux nouveaux, atteindre lorsqu'on le voudrait, une température de 100° et au-dessus.

Il faut remarquer aussi que la viande portée à une température trop élevée subit une perte de poids exagérée.

La cuisson de la viande salée, qu'elle se fasse à l'étouffée ou dans l'eau portée à l'ébullition fait éliminer une certaine quantité du sel qui a servi à la conservation et rend par conséquent plus facile la digestion de cette viande. Néanmoins le déchet qu'entraîne la cuisson pour ces sortes de conserves est en somme plus considérable encore que pour la viande non salée (1), et cette dernière gagnera toujours en valeur nutritive à être plutôt rôtie que bouillie ou cuite à la vapeur.

En attendant que les casernes soient pourvues des appareils que nous avons indiqués, tous les chefs de corps se sont ingéniés pour perfectionner les anciens fourneaux mis à leur disposition. C'est ainsi qu'à Montpellier, au 122e régiment d'infanterie de ligne, on a transformé un fourneau François Vaillant, ancien modèle, destiné à un bataillon, de façon à rendre facile la cuisson des ragoûts qui était fort laborieuse dans les marmites du fourneau primitif et qui ne pouvait d'ailleurs se faire en même temps que la soupe. A ce régiment, les rôtis sont préparés, comme nous l'avons dit, dans un four qui sert aussi à la cuisson du pain de soupe du régiment. Les améliorations de ce genre sont particulièrement recommandées par la circulaire ministérielle du 5 février 1894.

Au 94e de ligne on a employé pour le rôtissage des viandes un fourneau très simple, en tôle, formé essentiellement d'une poêle horizontale placée au-dessus d'un foyer également horizontal, chauffé au charbon de bois. Le prix total de l'appareil, suffisant pour un bataillon, n'a été que de 25f (A. Boucher). Les résultats ont été excellents malgré l'aspect primitif de cet ustensile.

Colombier insistait déjà sur l'utilité de faire préparer les repas militaires par les hommes les plus aptes à ce service lorsqu'il disait : « Il n'est pas possible qu'en changeant tous les jours de main pour la préparation de l'ordinaire, il n'arrive pas qu'il soit souvent apprêté d'une manière nuisible à la santé, parce que tous les hommes n'ont pas la même aptitude pour ce genre de travail et qu'il y en a d'ailleurs qui n'y portent pas le soin nécessaire (1) ». Aujourd'hui, dans chaque compagnie ou fraction de compagnie, un soldat est chargé de la préparation et de la cuisson des aliments. Le même soldat ne peut rester en fonctions pendant plus de trois mois, il ne doit pas y être appelé deux fois dans la même année. La circulaire ministérielle du 5 février 1894 prescrit qu'on veille à ce que ce relèvement se fasse exactement et soit réglé de manière que chaque unité possède, à la mobilisation, un nombre suffisant d'hommes à qui leur passage dans les fonctions de cuisinier aura permis d'apprendre

(1) V. Dr Fr. Nothwang, *Ueber die Veränderung, welche frisches Fleich und Pockelfleisch beim Kochen und Dunsten erleiden* (*Arch. f. Hygiene*, 1893, t. XVIII, p. 80).

(1) Colombier, *Préceptes sur la santé des gens de guerre*, Paris, 1775.

la préparation des aliments. Toutefois, dans chaque bataillon ou par deux escadrons ou batteries, un cuisinier de profession remplit les fonctions de cuisinier en chef et peut être maintenu en permanence. Il est chargé de guider et de former les autres cuisiniers tout en exerçant lui-même l'emploi de cuisinier d'une compagnie. Il est appelé alternativement tous les trois mois à la cuisine d'une unité différente (décret du 20 octobre 1892). Chaque unité doit posséder en outre, à la mobilisation, un boucher sachant au moins dépecer la viande et deux boulangers.

En Angleterre, au camp d'Aldershot, il existe une école de cuisiniers militaires chargée d'en dresser pour les différents corps. En Russie, on attache une grande importance à cette partie du service.

La propreté des cuisines et des cuisiniers se rattache d'une façon étroite à l'hygiène alimentaire et, comme le dit Antony, « avoir des cuisiniers toujours propres dans une cuisine régimentaire, est un idéal qu'il n'est possible d'entrevoir que dans des locaux convenablement aménagés. La responsabilité en cette matière est difficile à établir. Les cuisines sont souvent mal éclairées, les hommes n'ont qu'un local pour préparer les aliments et laver les ustensiles. Les cuisines sont envahies et souillées à plusieurs reprises dans le jour par les militaires qui viennent chercher leur gamelles et qui entraînent avec eux les boues des cours. D'autre part, le linge de cuisine est trop parcimonieusement distribué. Chaque employé devrait toujours avoir deux vêtements de travail : l'un, très propre au moment de la préparation des aliments, l'autre destiné à le vêtir lorsqu'il procède au nettoyage des gamelles ou à tel autre ouvrage de ce genre (1). »

Le règlement d'octobre 1893 alloue à chaque employé de la cuisine une collection de trois tabliers et de trois calottes.

Les ustensiles réglementaires des cuisines comprennent, outre les marmites, des seaux, des tables, etc. Le règlement de 1887 prévoit, pour la préparation des repas variés, des terrines, bidons, etc., d'une valeur totale de 5f,85, pour une compagnie. Il est désirable qu'on ajoute à cette nomenclature des appareils qui permettent de nettoyer et découper les légumes avec rapidité et économie et particulièrement les pèle-pommes de terre qui remplaceraient avantageusement les corvées employées à ce travail.

Le café est généralement préparé à l'aide d'un appareil couramment appelé *percolateur*. Ce fut d'abord, dit Corbin (*loc. cit.*), la cafetière Dagand, qui se compose essentiellement d'un bouilleur reposant sur un fourneau et d'un saturateur reliés par un tuyau qui débouche au sommet du saturateur et plonge jusqu'au fond du bouilleur. Celui-ci est hermétiquement fermé, de façon que l'eau, une fois en ébullition, passe, par

(1) ANTONY, *Alimentation dans les corps de troupe* (*Archives de médecine et de pharmacie militaires*. 1884, t. IV, p. 349.)

le seul effet de la vapeur, du fourneau dans le saturateur. Lorsqu'elle y arrive, elle tombe dans un premier filtre qui contient le marc de café provenant de la veille, puis dans un second renfermant le café fraîchement moulu. Un robinet placé au bas du saturateur permet d'en tirer l'infusion de café. Le sucre y est introduit par une ouverture fermée en temps normal par un tampon. Des tubes gradués indicateurs de niveau font connaître la quantité de liquide contenu dans le récipient; par l'observation de ces tubes, le cuisinier peut, à son gré et au moyen du robinet d'échappement de vapeur, limiter le volume d'eau à faire passer dans le saturateur. Enfin des soupapes à ressort empêchent la tension de la vapeur de croître jusqu'à la rupture du bouilleur.

Cette cafetière a cédé la place à la cafetière à circulation de Malen, dont on possède actuellement deux modèles dits de 1876 et de 1879. L'introduction réglementaire de cet appareil dans toutes les casernes a fait cesser la préparation du café dans les marmites à soupe et permis, grâce à la bonne utilisation des principes du café, de diminuer la quantité de l'allocation réglementaire de cette denrée sans détriment de la qualité de la boisson obtenue.

L'étamage des ustensiles de cuisine doit être vérifié tous les trois mois au moins et renouvelé dès que la nécessité en est reconnue. Il sera fait à l'étain fin contenant au maximum 0gr,50 de plomb pour 100gr d'étain. (Circulaire ministérielle du 21 août 1890).

A défaut de vaisselle, dont les corps sont autorisés à se fournir (Note ministérielle du 13 septembre 1886 et règlement du 23 octobre 1887), et dont la plupart sont pourvus, on fait usage de la gamelle individuelle. C'est un récipient en fer battu muni d'un couvercle et de deux petites anses mobiles à l'une desquelles est fixée une chainette qui retient le couvercle, d'une contenance de 1l,300 pour les fantassins, de 1l,500 pour les cavaliers.

C'est dans cette gamelle aussi qu'on transporte les aliments des hommes de garde.

Il avait été décidé qu'elle serait remplacée par le nécessaire *Bouthéon*. C'est une sorte de marmite ayant la même forme générale que la grande marmite de campement et comprenant, comme elle, un couvercle. Ce couvercle est muni d'une poignée mobile. L'appareil Bouthéon était destiné à servir à la fois, en campagne, de gamelle pour la cuisson et de marmite individuelle. Mais il est appelé à disparaître de nos approvisionnements de matériel.

B. Cantines. — Mess. — Casinos. — En temps de paix, nos sous-officiers prennent généralement leurs repas à la *cantine*.

La cantine est dirigée par la femme d'un militaire du régiment à laquelle le colonel a délivré une commission qui lui donne l'autorisation de nourrir, suivant des tarifs fixés par lui, et à des tables séparées, les sous-officiers ainsi que les caporaux ou soldats autorisés à ne pas vivre à l'ordinaire. Il est permis aussi à la cantinière de tenir, dans le quartier, des débits de boissons et de denrées alimentaires à l'aide desquels un certain nombre d'hommes améliorent l'alimentation réglementaire. Tous les frais d'exploitation, sauf le prix du loyer du local occupé, sont à la charge de la cantinière.

Dans ces conditions, une surveillance rigoureuse de la part du commandement et des médecins est indispensable pour que la qualité des aliments vendus dans les cantines reste convenable. De plus, il est souvent regrettable que l'espace concédé à ces établissements, tant pour les cuisines et leurs dépendances que pour les salles réservées aux consommateurs, soit beaucoup trop exigu et mal aménagé, d'où des inconvénients hygiéniques sur lesquels il est inutile d'insister. Aussi la circulaire déjà plusieurs fois citée du 5 février 1894, recommande-t-elle d'encourager la création de mess et de cercles pour les sous-officiers, partout où les ressources du casernement en permettront l'installation.

Dans les casernes anglaises, les cantines sont très généralement bien installées et très propres ; elles sont organisées sur le pied des sociétés coopératives et le gérant, ancien sous-officier retraité, reçoit des appointements, au lieu de chercher à réaliser des économies sur la vente des marchandises. L'État lui avance tout le matériel dont il a besoin, ses comptes sont examinés par des officiers qui statuent sur les achats et mandatent les dépenses, de telle sorte que les militaires ont la certitude de trouver chez le cantinier des aliments de très bonne qualité.

Le plus souvent nos officiers non mariés, groupés par grades, vivent en pension chez des restaurateurs de la localité, les officiers mariés prennent leurs repas chez eux ; quelquefois les officiers mangent par régiment en un mess dirigé par un gérant à leur solde, ou en *popote*, l'un d'eux s'occupant de la gestion de l'alimentation.

En Allemagne et en Angleterre le système des casinos ou des mess est plus répandu que chez nous et ces établissements, plus luxueusement installés dans des locaux appartenant à l'État, que la plupart de nos cercles militaires, procurent aux officiers des facilités de vie et des sécurités d'hygiène alimentaire dont ne jouissent pas toujours les officiers célibataires dans nos petites comme dans nos grandes garnisons.

§ II. — **Préparation des aliments. — Alimentation variée. — Repas.**

A. **En garnison**. — Jusque dans ces dernières années la *soupe*, formée de bouillon de bœuf, de légumes et de pain, et la viande bouillie ont été les seuls mets régulièrement fournis à nos soldats, à chacun de leurs deux repas journaliers.

Cette monotonie de l'alimentation par l'emploi exclusif d'une préparation utilisant mal les produits assimilables de la viande, avait depuis fort longtemps préoccupé les hygiénistes militaires. Le 5 mars 1850, le ministre de la guerre approuvait une *Instruction du service de santé des armées*, qui conseillait une certaine diversité dans le choix des aliments du soldat. C'est à cette instruction qu'il faut faire remonter les premiers essais de repas variés dont la forme primitive a été le ragout (bœuf ou mouton cuit avec des légumes, *rata*) qui ne tarda pas à remplacer, une ou plusieurs fois par semaine, l'usage bi-journalier de la soupe et du bœuf bouilli. Les efforts individuels des médecins de nos régiments, agissant sur l'esprit des officiers de troupe pour montrer les inconvénients de l'uniformité de l'alimentation et de la faible valeur nutritive du bouillon, les écrits publiés par eux sur cette question ainsi que leurs conférences dans les corps de troupe, ont amené des tentatives plus ou moins heureuses d'alimentation variée et ont transformé petit à petit un certain nombre de commandants de compagnie, d'escadrons ou de batterie en promoteurs zélés de la doctrine nouvelle. De son côté, le général Davout, duc d'Auerstaëdt, dans la 19e puis dans la 4e division, faisait préparer des repas variés, et une circulaire du 31 octobre 1879, (non insérée au *Journal militaire officiel*) indiqua les moyens pratiques d'assurer ce mode d'alimentation. Le décret du 28 décembre 1883 prescrit formellement de varier l'alimentation. Les travaux d'Antony et surtout ceux de Schindler, pour ne citer que les principaux, vinrent donner une nouvelle impulsion aux tentatives partielles. Enfin le 2 décembre 1885, puis le 29 juin 1886, des décisions ministérielles portées à la connaissance de tous, autorisèrent définitivement les repas variés qui sont aujourd'hui prescrits par le décret et le règlement du 23 octobre 1887 sur la gestion des ordinaires et par le décret du 20 octobre 1892, portant règlement sur le service intérieur des corps de troupe.

Les repas variés sont compris par le règlement de la façon suivante : Le matin avant le travail, café avec du pain. Vers dix heures, la soupe (bouillon de bœuf, bœuf bouilli, légumes). Le soir, vers cinq heures, une des préparations indiquées dans les annexes du règlement de 1886 : soupe maigre et salade de saison ; soupe et salade de légumes ; soupe maigre et haricot de mouton ; soupe maigre et hachis de viande aux haricots ; soupe maigre et ragout de bœuf, ou bien une préparation analogue, ou bien encore du lard, des salaisons ou des conserves qui sont distribués de temps en temps, pour assurer leur remplacement successif dans les approvisionnements de réserve.

La préparation du bouillon a été étudiée par les chimistes qui admettent que, pour faire de la soupe un aliment aussi avantageux que possible, il est nécessaire tout d'abord de proportionner l'eau mise à la marmite au poids de la viande ; le feu doit être conduit modérément, même au moment de l'ébullition, pour ne pas coaguler l'albumine, et en tout cas après l'ébullition, pour ne pas faire évaporer les principes aromatiques. Depuis 1843, il est prescrit, avant de tremper la soupe, de tamiser le bouillon à travers une passoire en fer blanc, des accidents mortels étant survenus par l'introduction de fragments d'os dans les voies digestives.

Le médecin-major Schindler a montré comment, avec les ressources budgétaires de l'ordinaire, on peut, en variant les préparations culinaires, constituer un régime alimentaire rationnel, et dont les éléments sont bien combinés.

Il part de ce principe que la ration d'entretien doit renfermer :

Albuminoïdes assimilables	85gr.	Correspondant à 2.470 calories.
Graisse	50	
Hydro-carbonés	410	

et que la ration d'un soldat travaillant dix heures par jour doit combiner les aliments de manière à ce qu'ils fournissent approximativement un rendement de : albumine, 140gr; graisse, 55gr; hydro-carbonés, 500gr (1).

Etant donné que l'Etat fournit la partie fixe de la ration : pain de munition et viande, et que l'ordinaire achète la partie variable à l'aide d'une somme qui n'est jamais inférieure à 0fr,20 par homme, on peut constituer des repas variés comme il suit.

La portion fixe représente :

	Albuminoïdes.	Graisse.	Hydro-carbonés.
Bœuf maigre désossé, 240gr	52gr,	562gr,16	»
Pain, 750gr	51 ,	5 ,25	392gr,25
TOTAL	103 ,56	7 ,41	392 ,25

La portion variable devra donc fournir comme appoint :

Albuminoïdes, 36gr,44 ; graisse, 47gr,59 ; hydro-carbonés, 107gr,75.

Le pain de soupe et les légumes achetés avec les fonds de l'ordinaire combleront facilement le déficit en albuminoïdes et en hydro-carbonés. Ainsi :

	Albuminoïdes.	Graisse.	Hydro-carbonés.
75gr de pain de soupe renferment	5gr,10	0gr,52	39gr,22
500gr de pommes de terre renferment	6 ,54	0 ,66	69 ,72
120gr de haricots secs renferment	24 ,70	1 ,83	56 ,91
TOTAL	36 ,44	3 ,01	165 ,85

Ces totaux ajoutés à ceux donnés par les vivres de la portion fixe constituent un total général de :

Albuminoïdes, 140gr; graisse, 10gr,42 ; hydro-carbonés, 558gr,10.

Il ne reste donc à combler, pour arriver à la ration indiquée comme devant être celle du soldat en temps de paix, que 44gr,58 de graisse.

(1) SCHINDLER, *L'alimentation variée dans l'armée* (*Arch. de méd. et de pharm. mil.*, 1885, t. V, p. 365, 414, 462).

Or, au prix moyen du kilogramme : pain, 0fr,28, pommes de terre, 0fr,07, haricots secs, 0fr,30, la partie variable de la ration que nous avons indiquée coûterait au total 0fr,0866.

En défalquant cette somme des 0fr,20 fournis par le versement individuel, il reste un capital disponible de 0fr,1134. Si l'on en retranche 0fr,02 pour subvenir aux dépenses accessoires qui incombent à l'ordinaire, il ne reste en fin de compte qu'une disponibilité s'élevant à 0fr,0934 pouvant être utilisée à l'achat des 44gr,58 de graisse qui font défaut.

Cette quantité de graisse se trouve dans :

Fromage de Neufchâtel	78gr,	coûtant	0fr,249
Porc frais gras	105	—	0 ,136
Lard salé d'Amérique	60	—	0 ,066
Saindoux d'Amérique	50	—	0 ,055

et il semble que l'usage d'un saindoux bien choisi est en quelque sorte la clef de voûte de l'usage permanent et méthodique des repas variés.

Une question dont se sont souvent préoccupés les hygiénistes militaires, c'est celle de la quantité de pain allouée au soldat. Il est constant que lorsque l'alimentation n'est pas suffisamment variée, un certain nombre d'hommes ne mangent pas la ration journalière de 750gr qui leur est allouée ; alors ou bien ils le vendent, quoique cette vente leur soit interdite, ou bien ils le gaspillent et le jettent. Lorsque le soldat reçoit du fromage ou des aliments qui lui facilitent l'usage du pain, il consomme généralement sa ration presqu'en entier. Peut-être lorsque les hommes prennent leurs repas dans des réfectoires, serait-il possible, après avoir prélevé la part de pain des hommes de garde pour la leur envoyer dans les postes, de mettre le reste en commun, et de ne faire d'approvisionnement que pour les quantités réellement consommées. A l'école de Saint-Cyr, depuis plusieurs années, au lieu de distribuer le pain sous forme de ration journalière individuelle, les élèves reçoivent le pain à discrétion, et l'expérience a démontré qu'en fin d'année la quantité totale allouée n'était pas distribuée, bien qu'à certaines périodes elle soit dépassée. Il en est de même à l'école du service de santé militaire.

L'alimentation du soldat dépend en réalité d'un certain nombre d'éléments, dont tous ne sont pas modifiables au gré de ceux qui ont mission de veiller à la nourriture des hommes. La gestion plus ou moins habile de l'ordinaire, l'emploi plus ou moins judicieux des denrées, la composition plus ou moins rationnelle des menus, ont un rôle capital ; l'examen rigoureux des denrées au moment de la réception et plus particulièrement la qualité de viande, de laquelle dépendra son rendement, auront une importance non moins grande ; puis interviendra enfin l'habileté professionnelle du cuisinier.

Dans certains régiments, l'alimentation est devenue vraiment très bonne. Ainsi aux Sapeurs-pompiers de la ville de Paris, ceux-ci recevaient déjà, avant 1888, au lieu de la ration habituelle de 300gr de viande, 332gr, et à la suite d'un rapport du médecin chef de service, L. Millet, la solde des hommes a été augmentée de 0fr,40 à verser à l'ordinaire, ce qui permet de leur allouer 400gr de viande et une alimentation très variée, parfaitement préparée et très convenablement servie.

Dans la Garde républicaine également, l'alimentation ne laisse plus rien à désirer.

Mais à côté de ces corps spéciaux, que l'on peut considérer comme faisant toujours un service aussi pénible qu'en campagne, et ayant par suite un besoin constant d'aliments réparateurs, nos régiments d'infanterie, de cavalerie, d'artillerie, nos sections d'infirmiers et d'ouvriers, etc., sont arrivés à une réforme complète de leur régime alimenmentaire. Il est des corps de troupe, dans lesquels, à certains repas, la ration de 300gr de viande est dépassée, et qui indépendamment des préparations indiquées par le règlement de 1886, font un usage fréquent de fromage, de morue, etc., combinant heureusement, les farineux, macaronis et autres, avec la viande grillée ou apprêtée, de telle sorte qu'ils ont fait disparaitre ce préjugé d'après lequel, si les repas variés donnent la qualité, ils sont incapables de satisfaire l'appétit des hommes, à cause du petit volume d'aliments qu'ils fournissent.

Il y a quelques années encore, au moment de la distribution, chaque homme venait prendre sa gamelle à la cuisine, et mangeait sa soupe isolément, où il pouvait. Aujourd'hui, les aliments sont apportés sur une table autour de laquelle les hommes prennent place. Dans certaines garnisons, c'est la table de chambrée, mais dans beaucoup de localités on a organisé des réfectoires, comme par exemple dans le nouveau quartier de cavalerie de Vincennes. Les réfectoires sont prévus par le règlement, dans les nouvelles casernes qu'on construira et le ministre conseille d'en installer partout où l'espace le permet (Circul. du 5 février 1894). Ils existent dans certaines casernes allemandes et anglaises, bien que le plus souvent, en Angleterre, les repas se prennent à la table centrale de la chambre, servie avec de la vaisselle qui ne manque pas d'une certaine élégance. En Belgique, la commission chargée de la révision du casernement, a conclu à l'adoption des réfectoires. La salle à manger de la caserne de Skeppsholm, d'après Eklund, reçoit simultanément huit cents hommes.

L'installation des réfectoires dans toutes nos casernes, constituera une amélioration très grande, aussi bien pour l'hygiène de la chambrée, que pour celle de l'alimentation. Le repas sera moins rapide, plus gai et l'on a raison de dire, qu'un repas ayant bonne mine est facilement « festoyé », digéré et assimilé.

C'est dans cet ordre d'idées que la possibilité de donner aux hommes de la vaisselle (note ministérielle du 13 septembre 1886, règlement du 23 octobre 1887) et l'obligation pour eux d'avoir une fourchette (note ministérielle du 4 septembre 1887), constituent des progrès dignes de remarque.

B. **En manœuvre et en campagne.** — En manœuvre et en campagne le mobilier culinaire est transporté par les hommes eux-mêmes. La loi du 4 août 1887 avait décidé que les troupes à pied feraient usage du nécessaire Bouthéon; on devait distribuer en outre pour quatre hommes une gamelle de campement, réservoir en fer battu muni de deux anses mobiles en fer; les troupes à cheval, artillerie, train, etc., devaient se servir de la gamelle individuelle, avec des marmites pour quatre hommes (décision du 1er décembre 1879), la cavalerie, de la gamelle individuelle avec la marmite de peloton (décision du 24 juillet 1884 et 24 juillet 1885). Au moment où nous mettons en presse, un projet de loi est déposé par le ministre de la guerre, supprimant la loi du 4 août 1887 pour en revenir aux ustensiles collectifs de campement (marmite et gamelle à quatre hommes).

La marmite de campement est actuellement en fer battu étamé, à section ovale, elle est pourvue d'une anse et d'un couvercle à manche qui peut aller au feu. Ces ustensiles sont utilisés pour la cuisson des aliments soit, lorsque la chose est possible, chez l'habitant, soit en plein air. Lorsqu'on trouvera les matériaux nécessaires, on construira les fourneaux au-dessus du sol au moyen de deux rangées de pierres ou de briques placées parallèlement, le foyer ayant une largeur appropriée à celle de la marmite et environ $0^{m},20$ de hauteur. Si l'on a plusieurs fourneaux à établir, on les rapproche de telle sorte que les petits murs intérieurs servent de supports communs aux marmites de deux fourneaux contigus. A défaut de matériaux permettant de niveler les fourneaux, on creusera dans le sol des tranchées profondes de $0^{m},20$ et de largeur convenable; on les fera parallèles et rapprochées le plus possible pour diminuer le travail des cuisiniers. Les fourneaux doivent être orientés de manière à être ouverts du côté du vent et adossés à un mur ou à un talus contre lequel on établit des cheminées d'appel de $0^{m},40$ de hauteur environ avec des pierres, des briques, ou des mottes de gazon (instruction ministérielle du 21 juillet 1889).

La préparation des repas se fait par escouade et, si possible, dans les logements des caporaux ou brigadiers (art. 21 du règlement du 23 octobre 1887). Quand l'homme est logé chez l'habitant, il a « la place au feu et à la chandelle ». Pendant les routes, le fantassin emporte la viande préparée la veille, pour la manger froide le lendemain à la grande halte, le cavalier ne fait pas de repas en route.

En campagne, on se rapprochera, autant que les circonstances le permettront, des habitudes prises dans les garnisons, quant aux heures des repas. Dans les marches de guerre, d'après nos règlements, il n'est pris de repas en route que lorsque la colonne doit faire un long trajet, franchir par exemple quarante à cinquante kilomètres en marchant le jour et la nuit: outre la grande halte, qui n'a pas lieu d'ordinaire en campagne, on donne à la troupe un repos de trois à quatre heures pendant lequel on prépare les aliments (art. 142 et 143 du décret du 26 octobre 1883). « Si l'on ne peut pas préparer la soupe, on fait griller la viande du repas du soir et on s'assure qu'elle est parfaitement cuite, particulièrement la viande de porc, qu'il ne faut pas craindre de faire cuire une seconde fois. Autant que possible on ne part pas à jeun » (Art. 359 du décret du 20 octobre 1892) et l'article 149 du règlement sur le service en campagne dit : « Les unités qui partent après neuf heures du matin font le principal repas avant de partir. Celles qui partent avant neuf heures du matin, le font en arrivant ».

En campagne, les sous-officiers prennent leurs repas avec les hommes; les officiers groupés en *popote* font préparer leurs aliments par leurs ordonnances.

Le général Lewal (*Tactique du ravitaillement*) fait remarquer que puisqu'en garnison on est arrivé à faire trois repas, il serait bien étrange qu'on en fît moins en campagne, et il pense que les trois repas doivent être la règle quand on est libre de ses marches, partant le matin, faisant halte avant midi et cantonnant la nuit pour repartir à l'aube suivante. Il en est facilement ainsi, dit-il, dans les expéditions à petites colonnes, mais dans les grandes opérations, les combinaisons de l'adversaire et la longueur des colonnes créent des situations différentes entre les fractions d'une colonne, parfois d'une même unité. Cependant il estime que dans ces cas encore, on doit éviter l'alimentation anormale et la rapprocher, au contraire, le plus possible de la méthode normale, et qu'il convient au moins de profiter, lorsque les heures régulières ne peuvent pas être tenues, de tous les arrêts pour faire manger les troupes, sans oublier ce principe pendant le combat. « C'est l'application du vieux précepte de guerre : Dormir et manger toutes les fois qu'on en trouve l'occasion. C'est plus qu'une règle, c'est la nécessité même et, en campagne, on doit manger quand on peut, l'heure n'y fait rien ». Si l'on arrive tard au cantonnement, les hommes se nourriront avec ce qu'ils auront apporté : soupe maigre rapide, viande grillée, rôtie ou de conserve, légumes cuits à la graisse, etc., puis se livreront au repos. Pendant ce temps, les cuisiniers feront la soupe grasse qui sera ainsi prête quelle que soit l'heure du départ.

Le général Billot, dans les prescritions générales qu'il a données pour les manœuvres des 2e et 3e corps, en 1893, fait justement remarquer que pendant les manœuvres la distribution se faisant régulièrement, le soldat peut toujours manger la soupe le soir dans les cantonnements, conformément à ses habitudes de garnison. « En campagne, il n'en est plus de même : les distributions n'ont pas la même régularité, elles ont toujours lieu très tard et il ne faut plus trop compter, en arrivant dans les cantonnements, sur la soupe du soir. Si le soldat voulait l'attendre, il passerait sur pied une partie de la nuit et, par suite, ne jouirait d'aucun repos. Il y a là une éventualité à laquelle il faut se préparer dès le temps de paix. » Cest pourquoi il estime « qu'il serait utile d'habituer les hommes à faire la soupe pendant la nuit, manger le matin avant le départ. La viande cuite serait divisée en deux parts : l'une serait consommée à la grand'halte, où les hommes prendront ensuite le café, l'autre réservée au repas du soir pris dans les cantonnements; on y ajouterait du café et, s'il était possible, du fromage et des légumes. Les hommes seraient ainsi suffisamment restaurés; ils pourraient se coucher de bonne heure et auraient toute la nuit pour se reposer ».

Dans les marches, la ration de garnison, avant qu'il fût constitué une ration de manœuvres, aurait été insuffisante sans les adjonctions que rend possible le supplément de solde.

Chaque fois qu'un supplément d'alimentation peut être accordé, il convient surtout d'augmenter la quantité de viande, plutôt que de distribuer du vin (circul. ministérielle du 5 février 1894), et il est d'expérience qu'une bonne gestion permet d'améliorer singulièrement la ration réglementaire en station.

Lèques rapporte qu'au 12e bataillon des chasseurs alpins, avec les indemnités en argent régulièrement perçues, on a pu donner, en 1886, pendant les marches précédant les manœuvres, de 350^gr à 400^gr de viande et en outre 0^l,25 à 0^l,50 de vin (1).

La soupe a été l'aliment généralement préféré en guerre : si l'alimentation variée est désormais admise dans les casernes, il faut bien reconnaître que la difficulté est grande de préparer ordinairement en campagne des ragouts et même de la viande grillée sur des foyers improvisés en pleine campagne avec quelques pierres; la soupe, d'autre part, n'exige pas des cuisiniers experts ; elle a l'avantage, bien qu'elle n'utilise pas toutes les parties alibiles de la viande, de fournir un aliment chaud, agréable, légèrement stimulant et de quantité telle, qu'il calme vite la faim. Cependant souvent le temps manquera pour la cuisson du pot-au-feu. Combien de fois n'a-t-on pas vu « renverser la marmite » avant que la soupe et la viande fussent cuites !

Schindler (2), se plaçant dans les conditions du soldat en campagne, a constaté expérimentalement que pour installer un foyer et allumer le feu, il faut trente-cinq minutes; puis, pour porter à l'ébullition 4^l d'eau dans une gamelle ou une marmite de campement vingt-huit autres minutes sont nécessaires : soit une moyenne de soixante-trois minutes; si on y ajoute quatre heures pour faire le pot-au-feu, on voit que plus de huit heures sont nécessaires pour préparer les deux soupes de la journée. C'est pourquoi il préconise l'emploi habituel des conserves de viande, de la graisse et des féculents. Si l'homme, dit-il, avait à sa disposition une certaine quan-

(1) LÈQUES, *Etude sur l'hygiène des bataillons alpins.* (*Archives de médecine et de pharmacie militaires*, 1888, t XI, p. 269.)

(2) *L'alimentation du soldat en campagne.* — Paris, 1885.

tité de fécule (pois, haricots, lentilles), il suffirait, pour préparer une sorte de soupe plus substantielle que le pot au feu, de délayer cette fécule dans un peu d'eau froide, puis de la verser dans de l'eau bouillante et d'attendre dix minutes ; le soldat, en trempant dans la soupe ainsi obtenue telle quantité de pain qui lui conviendrait, aurait, au bout de soixante-treize minutes, un aliment chaud, préparé aussi vite que le café. En diminuant la quantité d'eau, ou en y délayant une plus grande quantité de fécule, il obtiendrait, dans les mêmes délais ou plus rapidement, une *purée* de pois, de lentilles, de haricots, qu'il pourrait rendre plus sapide en y versant le jus provenant du rôtissage de sa viande.

« En effet, pendant que l'eau est en train de chauffer, le soldat prend le couvercle de la marmite de campement ou même celui de la gamelle individuelle, le place sur le même foyer allumé, y dépose une partie de la graisse en nature qui fera partie intégrante de la ration. En quatre minutes cette graisse est portée à une très haute température ; il y met ensuite sa viande, préalablement désossée et coupée en autant de morceaux qu'il y a d'hommes à nourrir au même feu et, au bout de douze autres minutes, il aura un rôti légèrement saignant, succulent ou, s'il le préfère, une viande complètement rôtie au bout de dix-neuf minutes. Cette viande aura conservé son volume presque entier, son poids intégral et ne sera pas réduite de moitié et ratatinée comme il arrive quand on la fait bouillir. Le jus et la graisse qui resteront dans le couvercle seront mélangés avec la soupe ou purée, car le rôtissage a eu lieu pendant que l'eau était en train de chauffer, cette double opération se faisant concurremment dans le délai de cinq quarts d'heure.

Le lard peut être rôti exactement comme la viande, et il n'en est que meilleur.

A défaut de bois pour faire ce rôtissage, on peut se servir de paille ou d'herbes sèches arrachées dans les champs ou au bord des chemins, et l'opération a lieu dans les mêmes délais de vingt minutes.

Un homme est-il isolé ou les ustensiles de campement sont-ils perdus ou hors d'usage ? Il pourra préparer soupe, purée et rôti avec la seule gamelle individuelle et son couvercle ».

Schindler remarque avec raison que les soldats français, privés de pain et de viande, mais approvisionnés de farine, ne sauraient pas s'en servir avec la même facilité que les soldats d'autres pays accoutumés à préparer des pâtes ou des soupes par la simple cuisson à l'eau. Cependant, dès 1660, Vauban avait indiqué au régiment de la Sarre le moyen de fabriquer de la soupe avec des grains de blé préalablement ramollis par un séjour prolongé dans l'eau après ébullition ; il ajoutait du lard et estimait qu' « il est constant que cette nourriture les entretiendra (les soldats), sains et gaillards, leur donnera de l'embonpoint et des forces, en leur conservant la santé. » Le blé suffisait aux armées romaines, et à Sainte-Hélène, Napoléon rêvait d'armées sachant se passer de tout autre aliment.

Néanmoins, l'alimentation préconisée par Schindler ne saurait être considérée que comme destinée à remplacer la soupe en cas de nécessité, et nous pensons avec le général Lewal que cette préparation, au moins une fois par jour, doit rester l'aliment à rechercher pour le soldat en campagne.

Les indications qui suivent sont données par l'instruction ministérielle du 21 juillet 1889, sur le mode d'emploi du nécessaire Bouthéon. Elles peuvent aussi servir d'indication pour l'utilisation des ustensiles à quatre.

La marmite du nécessaire ayant une contenance de 2l,3/4 permet la préparation de la soupe pour deux hommes, du ragout et de la conserve de viande pour trois ou quatre hommes, du café pour huit ou dix hommes. La gamelle du nécessaire a une capacité de 1l,3/4 ; elle est destinée à remplacer dans ses usages habituels la gamelle individuelle ; elle peut au besoin servir à la préparation du café, mais il vaut mieux affecter à cet usage quelques appareils, toujours les mêmes. Si l'adoption du nécessaire avait l'avantage de permettre aux hommes de vivre isolément ou par deux, la préparation des aliments devait cependant se faire en principe par escouade, sous la surveillance du caporal, et autant que possible les ressources en ustensiles et en vivres devaient être mis en commun par les hommes de l'escouade.

Pour la préparation de la soupe avec le nécessaire Bouthéon, on procède de la façon suivante. Dans chaque escouade, la viande est séparée des os, puis divisée en morceaux suffisamment gros pour que le découpage ultérieur soit facile ; on ne s'occupe pas de la répartition en portions individuelles qui ne sera faite que plus tard, on a soin seulement de proportionner les morceaux à la contenance des marmites. La viande, les légumes et les os sont cuits séparément dans le nombre de marmites nécessaire. Les récipients restant disponibles jusqu'à concurrence du total d'ustensiles qu'exige la préparation des repas de l'escouade, servent à faire chauffer de l'eau. De temps en temps, on remplace le bouillon par l'eau des légumes ou des os et l'on ajoute de l'eau chaude. Lorsque toutes les denrées sont suffisamment cuites, on les retire, on mélange tous les bouillons, on trempe et l'on répartit les portions. La cuisson, pour obtenir la soupe, doit être continue mais modérée pendant deux heures et demie et même trois heures et demie, lorsque la viande a été fraîchement abattue ou lorsqu'on emploie des légumes secs.

Les aliments autres que la soupe sont préparés d'une façon analogue, si le partage des denrées offre des difficultés; si au contraire les denrées peuvent être réparties par groupes de deux, trois ou quatre hommes et même plus, on se sert d'une marmite par groupe.

Le ragout aux pommes de terre ne demande que deux heures à deux heures et demie de cuisson, et sa durée peut être notablement réduite pour les conserves de viandes, potages concentrés, etc.

Il semble que des règles aussi précises pour la préparation des repas en campagne n'existent pas dans toutes les armées, puisque le colonel autrichien Laymann réclame des instructions à ce sujet. Il voudrait aussi que les cuisiniers fussent exercés dès le temps de paix à ce qu'ils auront à faire en campagne, et lui-même nous donne quelques préceptes pratiques : nécessité du battage de la viande trop fraîchement tuée ; inconvénients qui existent à la faire rôtir (à moins qu'il ne s'agisse de viande de porc) ; avantages qu'il y a à hacher la viande trop fraîche ou provenant d'un animal trop maigre ; manière de débiter et de préparer la chair du mouton qui peut se servir bouillie, sous formes de côtelettes ou de tranches, rôtie, coupée menu, braisée, etc. (1).

Pendant les grandes manœuvres russes en 1893 dans le district de Samarcande, par ordre du général-lieutenant Rostovtseff, on a employé le procédé de la marmite norwégienne de la façon suivante. Le matin, une heure et demie avant le départ du camp, on commençait la cuisson de la soupe par le procédé ordinaire, mais aussitôt que l'eau entrait en ébullition on retirait les marmites du feu, on enlevait la viande, on la découpait en portions puis on la remettait dans les marmites et l'on recommençait la cuisson. Dès que l'eau arrivait une seconde fois à l'ébullition, on enlevait la marmite, on la fermait au moyen de son couvercle, on l'enveloppait de feutre et on la suspendait à l'essieu d'un araba du type local à deux roues, et l'on trouvait la nourriture cuite à l'arrivée et prête pour une distribution rapide. La marmite employée était la marmite ordinaire des compagnies, dont on fixait solidement le couvercle à l'aide de vis. On y ajoutait aussi un couvercle rond en bois disposé comme un flotteur sur le liquide (2).

A différentes époques il a été question de faire suivre les troupes par des cuisines roulantes. Le maréchal de Saxe en a eu l'idée, et ultérieurement bien des essais ont été tentés. Au commencement de la guerre de 1870, l'armée allemande a dû abandonner ses fourgons-cuisines. La marmite norwégienne chargée sur une voiture a été préconisée par Jeannel. En 1887 on a expérimenté en Autriche-Hongrie une voiture-cuisine permettant de préparer en trois heures la nourriture de cent hommes, imaginée par le colonel Max de Patoni (3). Elle représente un chariot renfermant un foyer au-dessus duquel sont disposés un four à rôtir et deux chaudières-marmites pour soupe, rata, gouliar (mets national hongrois tenant de la soupe et du ragoût). La voiture porte en outre un dépôt de combustibles, deux marmites supplémentaires, un percolateur pour deux cents rations de café, une table et une machine à hacher la

(1) On trouvera des règles détaillées et pratiques sur la cuisson des aliments en campagne dans *Sanitätsberitch über die König. Bayer Armee*, du 20 août 1891 (*Deutsche militär. Zeitsch.*, 1894, fasc. 5, p. 236).

(2) *Progrès militaire* du 10 janvier 1894.

(3) Richard et Longuet, *Archives de médecine et de pharmacie militaires*, 1887, t. II, p. 501.

viande. La cuisson se fait dans de bonnes conditions quelle que soit l'allure du véhicule.

A l'exposition de 1889 on a pu voir deux appareils culinaires mobiles proposés l'un par Malen et l'autre par Déglise.

En 1891, la question a été de nouveau posée en Autriche et l'on a a insisté sur les avantages que retireraient les hommes de repas préparés sans fatigue pour eux, prêts à être servis au moment de l'arrivée au cantonnement ou au bivouac ; on a discuté la possibilité de substituer aux voitures qui actuellement transportent la viande de réserve, deux voitures-cuisines par bataillon ; on a comparé leurs avantages aux inconvénients des marmites à deux dont sont pourvus les soldats autrichiens (*Armeeblatt*, 1891).

La supériorité hygiénique des fourgons de ce genre sur le mode actuellement adopté pour la préparation des repas est évidente, mais est-il vraiment possible, avec la mobilité que doivent avoir les effectifs, de faire suivre les régiments par des véhicules de ce genre ? Peut-être quelques modèles sont-ils utilisables dans les camps temporaires et dans les marches à l'intérieur ou, s'ils ne peuvent pas trouver place dans le train régimentaire, peuvent-ils être adoptés dans certaines formations sanitaires.

Depuis 1888, on a expérimenté plusieurs fois en Saxe, avec un certain succès, l'appareil culinaire de Hahn (*Die Zubereitung der Speisen im Kriege,* Berlin, 1892). Ce fourneau, d'un très petit volume, très léger, facilement maniable, permet les préparations les plus variées ; il fonctionne également bien en plein air ou sous toit ; en cinq heures il peut préparer 500l de soupe et 1.000 portions de viande rôtie. Installé dans un endroit central, il pourrait souvent servir pour l'alimentation de troupes momentanément stationnées, et ainsi être vraiment utile en campagne.

Mais quel que soit le mode de préparation des aliments, quel que soit la façon dont les aliments parviendront aux hommes, ce qui importera surtout, dans toutes les circonstances de guerre et même de manœuvres fatigantes, ce sera de pourvoir largement les soldats de viande : sans elle le repas du temps de guerre sera toujours insuffisant, elle seule est capable de fournir les éléments de réparation indispensables. Dans les expéditions lointaines nous avons su souvent mettre l'alimentation d'accord avec les efforts demandés à nos hommes. « Au Mexique, » dit le médecin principal Tarneau, « c'est certainement grâce à l'abondance de la viande fraîche, dont chaque soldat pouvait toucher près de 600gr, que nos colonnes ont pu franchir des espaces considérables dans un état sanitaire excellent. En Italie, même abondance, mêmes efforts, même état sanitaire. En Crimée, c'est tout autre chose, et la scène pathologique offre un décor bien différent. Les soldats sont misérablement installés ; les distributions sont irrégulières ; les rations insuffisantes et pas assez variées ; la viande distribuée donne l'idée des vaches transparentes de

Pharaon, selon l'expression de l'inspecteur Baudens, aussi les épidémies éclatent et la mortalité devient considérable (1) ».

A défaut de la viande fraiche, les conserves de viande ou la viande congelée devront la remplacer momentanément, associées à du pain de bonne qualité, ou à défaut et pour peu de temps, à ses succédanés.

Quant aux vivres de réserve portés normalement par l'homme, ils ne doivent être consommés que sur l'ordre qui en est donné et ne constituent, comme leur nom l'indique, qu'une alimentation utilisable seulement en l'absence des distributions ordinaires.

ARTICLE IV. — BOISSONS

§ 1. — De l'eau.

I. Distribution de l'eau dans les établissements militaires. — Le rôle biologique de l'eau, la facilité avec laquelle s'y développe et s'y conservent les microbes pathogènes, les dangers qu'entraine son usage lorsqu'elle est polluée, sont les motifs pour lesquels l'étude de cette boisson a toujours très justement préoccupé les hygiénistes militaires. L'eau est la boisson habituelle du soldat et, en campagne surtout, elle est souvent de qualité suspecte.

En temps de paix, il semble que, dans les casernes urbaines, on doive boire généralement l'eau qui est distribuée à la population civile et l'on conçoit l'intérêt qu'a l'armée à ce que toutes les villes de garnison soient pourvues d'une excellente eau de boisson. Les principes généraux de l'hygiène urbaine, quant au choix de l'eau de boisson, à sa distribution et à sa conservation seraient donc rigoureusement applicables aux quartiers (V. *Encyclopédie d'hygiène*, Armand Gautier, *Eaux potables*, t. II, p. 340 et s.) s'il n'arrivait pas assez souvent que les établissements militaires consomment d'autres eaux que celles dont font usage les habitations voisines.

Ainsi par exemple, avant 1887, les casernes de Paris n'étaient pourvues que d'eau de Seine ou de l'Ourcq et le médecin inspecteur général L. Colin put considérer comme un grand progrès, l'établissement qu'il obtint, à la porte de chaque quartier, et en dehors de celui-ci, d'une fontaine alimentée par de l'eau de la Vanne ou de la Dhuys.

Dans beaucoup de garnisons, les établissements militaires ont été pourvus d'eau à l'époque déjà ancienne de leur construction ; depuis lors

(1) TARNEAU, *Leçons d'hygiène militaire*, *Journal des sciences militaires* et tirage à part, Paris, 1875, p. 74.

les villes s'étant assurées l'amenée et la distribution d'eaux de choix, il a paru onéreux, au moment des travaux d'adduction de ces eaux, de les conduire dans les casernes, ou il eût fallu établir des canalisations nouvelles. Dans certains établissements aussi (quartier de la Part-Dieu à Lyon p. ex.), à côté d'une distribution d'eau semblable à celle dont fait usage la population civile, on conserva des puits anciens : leur eau ne devait être employée qu'aux usages de propreté, mais bien souvent les hommes, malgré les défenses faites, s'en sont servis pour la boisson. Enfin dans un certain nombre de casernes, l'eau (puits, bornes-fontaines), de qualité suffisante au moment de la construction de l'édifice, a cessé d'être potable par suite de l'infection du sous-sol par la caserne elle-même ou par son voisinage.

Les médecins et les pharmaciens militaires se sont toujours occupés des qualités de l'eau de boisson distribuée aux troupes, mais les analyses bactériologiques n'avaient pas été généralisées, lorsque au mois de septembre 1888, sur la proposition du médecin-inspecteur Dujardin-Beaumetz, directeur du Service de santé au ministère de la Guerre, le Ministre M. de Freycinet ordonna une vaste enquête sur la fourniture d'eau de boisson des établissements militaires, en même temps que sur l'installation des latrines, et il fut prescrit de procéder à l'examen bactériologique de toutes les eaux suspectes.

Sur les trois cent vingt-cinq analyses bactériologiques pratiquées immédiatement au laboratoire de l'École d'application de médecine et de pharmacie militaires (Val-de-Grâce), sous la direction du médecin-major Vaillard, cent dix-sept eaux seulement ont été reconnues bonnes, soixante et une déclarées douteuses et cent quarante-sept mauvaises. Parmi ces eaux douteuses ou mauvaises, cent trente-deux contenaient en abondance les germes de la putréfaction, trente-trois étaient souillées par les matières fécales humaines et recélaient le bactérium coli, enfin quatorze fois on y a reconnu le bacille d'Eberth (Schneider).

A la suite de cette enquête on a cherché sans retard à doter les casernements d'eau de source, partout où la chose a été reconnue possible : quatre-vingt-douze casernements dont l'effectif normal est de 42.937 hommes en ont été pourvus en une année. Par mesure transitoire l'eau de source a été amenée au moyen de tonneaux dans trente-six autres casernements affectés à 19.317 hommes, de telle sorte que, dès le 1er mai 1889, 160.000 soldats ont immédiatement bénéficié de l'usage des eaux de source, sans compter les réservistes et les territoriaux appelés à servir temporairement dans les mêmes quartiers (1).

Si l'hygiéniste militaire doit avoir le souci constant de l'amenée dans les quartiers d'une eau excellente, il est tenu aussi de veiller sans cesse

(1) Ces détails sont empruntés à la communication faite au Congrès de Berlin en 1891 par le médecin-major de 1re classe Schneider.

aux adultérations qui peuvent se produire dans l'eau introduite dans la caserne. Les conduits seront l'objet de son attention au point de vue de leur composition, de leur étanchéité et de leur propreté.

Les réservoirs, qu'ils existent pour assurer une distribution régulière, indépendante des variations de l'arrivée de l'eau, ou qu'ils soient exigés par les compagnies concessionnaires qui préfèrent très souvent la fourniture au robinet de jauge à la fourniture au compteur, seront surveillés non seulement au point de vue des vices de leur construction mais aussi au point de vue de leur souillure ultérieure par les poussières et dépôts de toute nature.

Le soldat peu soucieux de sa santé et obéissant à ses instincts, délaissera toujours l'eau de bonne qualité, mais échauffée par son séjour dans les réservoirs, lorsqu'il trouvera dans la caserne de l'eau de qualité douteuse, en principe réservée aux usages de la propreté, mais qui sera plus fraîche. En vain essayera-t-on de le garantir contre son imprudence en inscrivant, comme il a été prescrit depuis longtemps, au-dessus des prises d'eau suspectes : *Eau non potable, interdite, dangereuse.* Ces indications n'ont pas empêché la naissance de plus d'une épidémie de dysenterie ou de fièvre typhoïde ! C'est pourquoi dans les casernes, les mesures suivantes nous semblent indispensables.

Les réservoirs seront proscrits autant que faire se pourra ; lorsqu'il sera impossible de s'en passer, faudra-t-il au moins, pour éviter les inconvénients signalés et pour laisser à l'eau ses qualités d'*eau vive*, ne leur donner jamais une capacité supérieure au volume de l'eau à consommer dans les vingt-quatre heures ; on exigera qu'ils soient couverts et nettoyés fréquemment ; pour mettre les hommes dans l'impossibilité de céder aux sollicitations de leur imprévoyance, dans les établissements où existe, à côté de la distribution d'eau de boisson, une canalisation d'eau non potable, on poussera le soin, ainsi qu'il a été prescrit dans nos casernes en septembre 1888, sur l'ordre du ministre, jusqu'à faire démonter les balanciers et les manivelles des pompes ou à murer les puits fournissant de l'eau mauvaise.

Ces mesures préventives, malgré leur importance, ne mettraient pas à l'abri de tout danger si des analyses bactériologiques assez fréquentes ne permettaient pas d'affirmer la continuité de l'excellence de l'eau employée. Aussi dans plusieurs centres militaires, Ecole d'application de médecine et de pharmacie militaires (Val-de-Grâce à Paris, Ecole du service de santé militaire à Lyon, Hôpital militaire de Bordeaux, etc.), existe-t-il des laboratoires de bactériologie dirigés par des médecins de l'armée, où les eaux à examiner sont envoyées par les médecins chefs de service, dans les conditions réglementairement notifiées, pour assurer leur récolte, leur conservation et leur transport et rendant possibles les examens bactériologiques.

Ces conditions ont été déterminées par des notes ministérielles en date du 20 juin 1888, du 27 juillet 1888 et 1er mars 1893. Les directeurs du service de santé des corps d'armée ont eux-mêmes commenté ces décisions. Dans le 14e corps, l'eau est expédiée dans des boîtes en bois doublées de zinc à l'intérieur (boîte n° 2) et recevant elle-même une petite boîte (n° 1), qui contient quatre flacons. L'instruction suivante a été donnée par le médecin inspecteur Vallin pour le prélèvement des échantillons d'eau à analyser :

« Recueillir l'eau à l'heure la plus fraîche du jour. — Laisser couler l'eau des robinets pendant quelques minutes, afin de vider les tuyaux où l'eau a séjourné. — Déboucher et reboucher sous l'eau à recueillir la fiole stérilisée, en évitant tout contact des doigts avec la partie inférieure du bouchon. — Rogner la partie excédante du bouchon, flamber la surface de section et le goulot de la fiole ainsi fermée, cacheter à la cire, à la paraffine ou à la cire à cacheter, et envelopper chaque fiole dans une double feuille de papier.

» Caler avec du papier les bouteilles dans la boîte centrale n° 1, pour éviter leur rupture pendant le trajet, et achever de remplir la boîte avec de la glace en petits fragments et de la sciure de bois. Fixer le couvercle avec des vis. — Glisser à frottement cette boîte au centre de la caisse n° 2, doublée en zinc ; garnir celle-ci de glace (environ 2kg,500) et achever de remplir avec de la sciure de bois. — Fixer le couvercle de la boîte à l'aide des crampons à vis, avec interposition d'une lame de caoutchouc, en évitant soigneusement l'emploi de vis ou de clous. »

Il est prescrit en outre d'inscrire sur l'étiquette de chaque fiole le lieu, la date et l'heure du puisage, l'indication exacte du puits, réservoir ou cours d'eau, ainsi que le nom du médecin expéditeur responsable de l'envoi. Une courte note doit être adressée le même jour au laboratoire, faisant connaître les circonstances qui rendent l'eau suspecte, l'état du réservoir, du puits (curé ou non curé, couvert ou découvert, etc.), d'où provient l'eau (voisinage de latrines, de fumiers, d'égout, etc.), ou les maladies que cette eau est soupçonnée d'avoir causées.

Des règlements analogues existent en Allemagne où les instructions émanées du département médical du ministère de la guerre, en date du 11 mars 1890 et du 12 avril 1890, prescrivent des analyses détaillées des eaux à l'usage des troupes et font connaître le personnel chargé de ce service placé sous l'autorité des médecins en chef de corps d'armée.

Ce que nous savons de l'influence de l'eau dans l'étiologie, notamment de la dysenterie et surtout de la fièvre typhoïde dans l'armée, indique la haute portée hygiénique de ces mesures.

Pourquoi faut-il cependant que, en dépit de la surveillance minutieuse exercée sur l'eau potable dans les quartiers, les soldats toujours imprudents dans les questions d'alimentation, trouvent quelquefois à la porte même de la caserne la possibilité de s'infecter à l'aide d'eau mauvaise, provenant par exemple de puits particuliers ? Pourquoi faut-il que, dans beaucoup de localités, l'eau d'alimentation de tous les habitants laisse à désirer, et que, sur bien des points du territoire, en marche ou en cas de mobilisation, les troupes soient exposées à boire une eau dangereuse ? Le Comité consultatif d'hygiène de France s'est à juste titre préoccupé de cette question, et dans sa séance du 20 octobre 1890, a voté les conclusions suivantes :

« Le Comité est convaincu que l'assainissement de la France, au point de vue notamment de la fièvre typhoïde, est d'intérêt national.

» Il est urgent qu'une loi donne aux autorités sanitaires les pouvoirs nécessaires à l'accomplissement de leur mission.

» Cette loi est préparée en ce moment par M. le Ministre de l'Intérieur. Le Comité compte sur l'intervention de M. le président du Conseil, Ministre de la guerre, pour aider au succès de cette œuvre patriotique.

» Il émet le vœu que ce rapport soit communiqué à M. le Ministre de la marine. »

A côté de la *qualité* de l'eau distribuée dans les casernes, la question de la *quantité* allouée est d'une grande importance. Son abondance intéresse l'alimentation et la propreté. Jusqu'en 1888, cette quantité n'était que de 17^{l} à 20^{l} par jour et par homme. Par décision du 6 décembre 1889 le Ministre a adopté les fixations suivantes :

Journellement 30^{l} par fantassin ;
— 35^{l} par cavalier ;
— 50^{l} par cheval ;
— 100^{l} par cantine et ménage ;
Mensuellement 400 à 600^{l} par voiture à deux ou quatre roues.

Ces quantités sont indépendantes de celles qui sont indispensables au service des latrines, des urinoirs et des égoûts.

En Allemagne, la ration journalière d'eau est de 50^{l} par soldat ; en Angleterre de 70^{l}.

Lorsque dans les forts et ouvrages isolés, il est impossible d'amener les eaux de source, par suite, par exemple, de l'altitude élevée, force est bien de recourir aux puits ou aux citernes, et cette nécessité s'impose dans plusieurs de nos garnisons de France et d'Algérie (Voir pour ce qui a trait à la qualité de ces eaux, Armand Gautier, *loc. cit.* p. 360).

L'eau de pluie conservée dans des citernes bien établies peut, à la vérité, constituer une eau de boisson ayant toutes les qualités requises de pureté et de fraîcheur. Nous pourrions citer de nombreux exemples : qu'il nous suffise d'indiquer les belles citernes de l'hôpital militaire d'Aumale (Algérie) qui, avant que cette ville reçut de l'eau du Dirah, servaient en été à l'alimentation de la garnison, alors même que les ressources de la distribution urbaine devenaient insuffisantes pour la population.

Pour recueillir les eaux de pluie, le service du Génie militaire a utilisé différents systèmes, telles les sources artificielles Rouby et les couvertures en tuiles posées sur les talus.

La source artificielle du système Rouby a été installée dans plusieurs ouvrages, notamment aux batteries de Berru. L'appareil de réception de l'eau comprend un petit bassin de 0m,80 dans toutes ses dimensions. De là l'eau se rend dans un filtre à deux compartiments formé de gravier pur et de craie. On y a ajouté de vieux clous dans l'espoir qu'a conçu le constructeur de rendre l'eau ferrugineuse (?) On a calculé que 100^{m2} de surface récoltant les eaux, donnent environ 40^{m3} par an soit 100^{l} par jour (1).

L'emploi des couvertures en tuiles posées sur les talus est le moyen le plus économique pour alimenter les citernes. Pour éviter que la pluie qui, après une longue sécheresse vient laver les toits, ne charrie des poussières dangereuses, on a imaginé des appareils qui rejettent les premières eaux tombées. La figure suivante qui a été empruntée à la *Revue du Génie*, 1889, p. 454 montre l'installation faite dans le sous-sol du réduit de Chenay, à Reims.

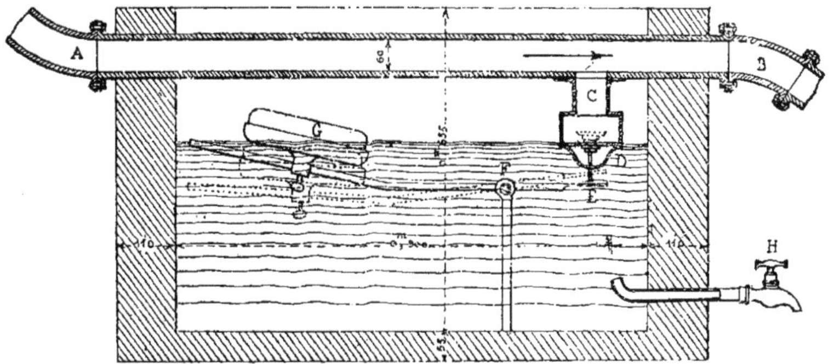

Appareil établi dans le réduit de Chenay (Reims) pour rejeter automatiquement les premières eaux de pluie et assurer ainsi la propreté des eaux recueillies dans la citerne (d'après la *Revue du génie militaire*, t. III, 1888).

« Le tuyau A B qui amène l'eau de la citerne traverse un petit bassin en briques ayant comme dimensions 0m,90, 0m,30 et 0m,50 et contenant environ 135^{l} d'eau. Ce tuyau est muni d'une tubulure C fermée par une soupape D. Lorsque le bassin est vide, l'eau s'écoule par la tubulure au lieu d'aller à la citerne ; le bassin se remplit des premières eaux chargées d'impuretés ; lorsque le niveau arrive à la hauteur du flotteur en zinc G, celui-ci se soulève et la soupape D n'étant plus soutenue ferme la tubulure et l'eau se rend directement à la citerne.

L'expérience a prouvé qu'il suffit de 100^{l} d'eau pour nettoyer une couverture de tuiles de 200^{m2} ; les dimensions du bassin sont calculées en conséquence.

Le bassin est en outre muni, à sa partie inférieure, d'un robinet H, coulant goutte à goutte et qui vide le bassin en six ou huit jours. Au bout

(1) Houdaille, *Alimentation en eau des ouvrages de fortification* (*Revue du Génie militaire*, 1889, t. III, p. 430 et suiv.).

de ce temps une nouvelle pluie trouve l'appareil prêt à fonctionner. S'il pleut au bout d'un intervalle de deux ou trois jours seulement, la tubulure C ne pourra évacuer que 20^{l} ou 30^{l} d'eaux impures, ce qui est suffisant, puisque la toiture vient d'être nettoyée.

L'expérience permettra de régler facilement le débit du robinet H suivant les localités et l'exposition de la toiture. »

L'ingénieur anglais Roberts a, dans le même but, imaginé deux appareils *séparateurs*. Un de ces appareils *séparateur vertical* se place là où la hauteur ne manque pas, quand on veut, par exemple, amener l'eau d'un toit dans une citerne souterraine ; l'autre *séparateur horizontal* ne donne pas plus de 0^{m},15 de hauteur de chute verticale entre l'entrée et la sortie de l'eau, et permet par conséquent d'emmagasiner le liquide dans un réservoir en hauteur et de l'avoir disponible en pression. Tous deux sont essentiellement constitués par un entonnoir oscillant qui ne se remplit que lorsqu'il est tombé une certaine quantité d'eau et prend, quand il est plein, une position telle qu'il conduit dans le réservoir ou la citerne, la pluie qui arrive ultérieurement, tandis que celle provenant des premières ondées a été déversée au dehors (1).

Un constructeur français, M. Belloc, a fait breveter un appareil fondé sur un principe analogue. Il se compose d'une caisse divisée, sur la moitié de sa hauteur environ, en deux compartiments dont l'un est voisin de la citerne, dont l'autre reçoit l'eau pluviale. Au-dessus de la cloison de séparation de ces deux compartiments, bascule, sur des tourillons, un chéneau dont le centre de gravité est situé au-dessous de l'axe de rotation. Ce chéneau est muni d'un flotteur placé sous celle des extrémités du chéneau qui correspond au compartiment voisin de la citerne. L'eau de pluie arrive par un tuyau dans l'autre compartiment, tombe dans le chéneau primitivement incliné du côté de la citerne ; le compartiment de ce côté se remplissant, le flotteur est soulevé et l'eau finit par se déverser dans l'autre compartiment, d'où elle est conduite à la citerne en un trop-plein. Le compartiment voisin de la citerne se vide non pas par un orifice mais par évaporation (2).

Une disposition plus simple encore a été inventée, aux États-Unis, par Troy. Un tonneau, de préférence métallique, et défoncé par le haut, est intercalé entre le tuyau d'arrivée de l'eau pluviale et le tuyau de déversement dans la citerne. La première eau qui arrive s'introduit dans le tonneau par une large ouverture ; au fur et à mesure de son introduction, un flotteur que contient le tonneau s'élève et lorsqu'il vient s'appliquer sur l'ouverture d'accès de l'eau dans le tonneau, celle-ci est obturée et l'eau de pluie passe alors directement dans la citerne (3).

(1) *La Nature*, N° du 13 janvier 1894 p. 103.
(2) *Revue du Génie militaire*, t. VII, 1893, p. 540.
(3) *Ibidem*, p. 541.

A défaut de ces appareils on munira les citernes d'un filtre dégrossisseur dans lequel passera l'eau à emmagasiner.

Il est nécessaire d'aérer l'eau ainsi recueillie dans les citernes, soit en la faisant séjourner dans des filtres à gravier ventilés ou exposés à l'air libre, ou mieux encore en la battant après l'avoir fait bouillir.

Mais autant que possible, on fera passer par le filtre Chamberland, l'eau des puits et des citernes, destinée à la boisson.

Pour extraire l'eau des puits ou des citernes, les treuils ont été longtemps les seuls moyens mécaniques usités : c'est le système qui existait, et existe peut-être encore au fort de Bitche, qui possède un puits de près de 100^{m} de profondeur. Ces treuils mus par des hommes ou des chevaux fournissent un faible rendement et, autant que possible, on leur substitue des pompes (système Brunet p. ex.) Au fort de St-Thierry près de Reims, on a installé un bélier hydraulique. Par ces perfectionnements le travail des hommes se trouve considérablement allégé.

II. **Emploi de l'eau de boisson.** — Le plus ordinairement en garnison, le soldat boit à ses repas de l'eau, sans addition de vin ou autre liquide analogue. Elle est servie, dans nos casernes, dans des cruches qui l'ont reçue filtrée, à moins que la filtration n'ait été jugée inutile. L'eau de ces récipients sera souvent renouvelée, et il est bon de faire usage de cruches pourvues d'un couvercle, comme le prescrit le décret du 20 octobre 1893. Il est vraisemblable que beaucoup de diarrhées et d'embarras gastriques observés chez les militaires ont pour cause l'ingestion de l'eau trop longtemps exposée aux poussières des chambrées ou conservée dans des vases insuffisamment nettoyés. Chaque chambrée dispose d'un double jeu de ces récipients (Circulaire ministérielle du 1er août 1893).

Il est de première nécessité de faire connaître aux hommes combien il est dangereux d'absorber avec avidité de l'eau froide, le corps étant en transpiration et lorsqu'on est à jeun et fatigué. On a vu très fréquemment des accidents gastro-intestinaux, quelquefois même cholériformes et même mortels, ou bien des congestions aiguës des organes thoraciques, survenir chez des soldats imprudents se gorgeant d'eau, en été, au retour des exercices, et il est d'expérience que l'action nocive de l'eau froide ou glacée est d'autant plus marquée que les individus sont plus fatigués ou surmenés.

La température de l'eau la plus favorable pour l'usage est celle qui se rapproche de la température moyenne annuelle de la localité et ne s'en écarte jamais sensiblement : dans nos climats 9° à 11° représentent une bonne température de l'eau de boisson. On supporte à la rigueur de l'eau d'une température variant entre 5° et 15°. Au-dessous de 5°, l'eau est offensive pour beaucoup d'estomacs. Au-dessus de 15°, elle ne rafraîchit pas et provoque la nausée (Arnould). — L'eau doit *rafraîchir*, et alors elle produit une légère stimulation de l'organisme, mais ne jamais *refroidir*.

Les Chinois arrivent à cette stimulation par l'absorption de thé très chaud (Morache).

En marche, à l'intérieur, on ne fera jamais usage que d'eau reconnue bonne par la pratique des habitants, et pendant les exercices ou les manœuvres, on exigera que les hommes prennent des habitudes de sobriété absolument indispensables en campagne et notamment dans les pays chauds. La résistance à la soif est possible dans de certaines limites et s'acquiert par la volonté. Quelques-uns, pour s'y accoutumer, font usage du palliatif bien connu des chasseurs et des montagnards, d'un brin d'herbe ou de bois mâchonné, ou même d'un caillou placé dans la bouche, dans le but d'exciter la sécrétion salivaire.

En 1892, l'eau de boisson, par le fait d'une sécheresse exceptionnelle, était rare dans les régions où manœuvraient nos 9e et 12e corps d'armée, et l'on dut se préoccuper d'autant plus de la fourniture aux troupes d'une bonne eau potable, que des cas de choléra étaient signalés en Allemagne et même à Paris, au Havre, etc. Aussi ne s'est-on pas borné à spécifier l'obligation pour les entrepreneurs, de transporter aux jours et heures fixés, dans les localités indiquées, un nombre déterminé d'hectolitres d eau, mais a-t-on exigé le puisage dans des points préalablement choisis. Le remplissage des tonneaux et leur transport jusqu'aux centres de distribution ont de plus été surveillés d'une façon constante par des officiers spécialement désignés pour ce service.

Il appartient à ceux qui commandent de défendre qu'aucun homme ne s'éloigne des rangs pour boire, mais d'assurer des distributions régulières de boissons à intervalles convenables, réglés par la saison, et d'interdire, au besoin en y plaçant des sentinelles, de puiser aux fontaines ou cours d'eau à liquide douteux ou mauvais.

L'article 202 du règlement du 23 mai 1887 sur le service de santé en campagne dans l'armée allemande, dit qu'on *ordonnera* aux hommes de boire pendant la marche. Si l'on ne peut pas faire halte « des officiers montés envoyés à l'avance préviennent les habitants des villages qui bordent la route, de disposer sur les deux côtés du chemin suivi des récipients pleins d'eau »; ces récipients sont présentés aux hommes qui se désaltèrent et remplissent leurs petits bidons. Ces dispositions étaient déjà en usage pendant la guerre de 1870-71.

En campagne, en pays inconnu, le choix de l'eau de boisson devient beaucoup plus difficile. Sans doute, dans bien des circonstances, les usages de la population seront un guide précieux, mais combien souvent la qualité de l'eau ne pourra pas être contrôlée, en dépit des signes organoleptiques bien connus.

On préfèrera l'eau de source à toutes les autres, l'eau des puits tubés à celle des puits maçonnés, surtout lorsque ceux-ci seront mal protégés à leur partie supérieure contre les écoulements de liquides à la surface du sol ou lorsqu'ils seront situés à moins de cinq ou six mètres d'un dépôt de fumier ou d'une fosse de latrine.

Dans certaines conditions, on pourra être amené à creuser un puits tubé. Le plus facile à établir est celui du système Norton, dit aussi puits américain ou d'Abyssinie. Pour le construire, on enfonce à coups de maillet un tuyau en fer forgé de $0^m,30$ à $0^m,60$ de diamètre, percé de trous à sa partie inférieure et muni d'une pointe d'acier ou d'un pas de vis; si ce premier tube n'est pas assez long pour arriver à la couche d'eau, on engaîne un second tube dans le premier et ainsi de suite jusqu'à ce que l'eau jaillisse; on adapte alors au tube supérieur une pompe pour le puisage. Pourvu que la couche d'eau soit à moins de 9^m de la surface, on obtient ainsi très rapidement une eau qui sort d'abord trouble, mais qui devient rapidement limpide. Ce genre de puits donne de grandes sécurités puisqu'il ne laisse pas pénétrer les eaux de surface, attendu que le terrain est fortement tassé autour du tube enfoncé dans la terre.

Pour les installations fixes, on a construit des puits tubés faisant suite à des puits forés.

Lorsqu'on mettra en œuvre une pompe adaptée sur un puits dont on ne se sera pas servi depuis longtemps, il sera prudent de laisser se perdre la première eau fournie par l'appareil.

Lorsqu'on voudra faire usage d'un puits maçonné dans lequel on soupçonnerait des infiltrations dangereuses, on y versera un lait de chaux (10^k de chaux dans 40^l d'eau) qu'on laissera en contact avec l'eau du puits pendant deux ou trois jours; après quoi on videra complètement le puits et on attendra, avant de puiser, le retour d'une nouvelle couche de liquide.

Les eaux de rivière ou d'étang sont toujours suspectes; elles peuvent cependant être utilisées lorsque l'étang est alimenté par une source abondante et possède un fond sablonneux, lorsque le cours de la rivière est rapide, l'endroit du puisage éloigné des égouts et que le lit de la rivière n'est pas fangeux.

L'eau des grands lacs est généralement bonne lorsqu'elle n'est pas adultérée par des déversements insalubres.

En montagne, on ne boira, qu'avec la plus extrême prudence, des eaux provenant de la fonte des neiges dont la fraîcheur excessive constitue l'un des dangers.

Les eaux des marais sont absolument à rejeter. Les travaux de L. Colin et d'Arnould ont fait admettre, il est vrai, pendant quelques années, que ces eaux ne donnaient pas naissance à la fièvre palustre. Cependant, comme le fait remarquer A. Laveran (*Du paludisme et de son hématozoaire*, Paris 1891), les individus atteints de paludisme ont presque toujours bu des eaux des localités palustres, et l'on a vu souvent des individus parcourant des pays à fièvres rester indemnes en n'employant que de l'eau bouillie, comme on a constaté l'apparition de la fièvre palustre, dans des localités saines, chez des personnes buvant de l'eau puisée dans des localités insalubres. En tout cas, les eaux des marais sont riches en matières organiques, et on a toujours reconnu leur influence dans la genèse de la dysenterie.

Quelle que soit la provenance de l'eau, on interdira rigoureusement l'usage de toute celle qu'on suspecterait de pouvoir renfermer le contage de la fièvre typhoïde, du choléra, de la dysenterie, de la fièvre palustre. On éloignera de la consommation l'eau dans laquelle il y aurait lieu de craindre la présence d'ento ou d'hématozoaires, et dans certaines expéditions, du distome hématobie qui engendre l'hématurie endémique du Cap, de l'Egypte et de la Tunisie (J. Brault), de la filaire du sang qui cause la chylierie de l'Indo-Chine, de l'ankylostome duodénal auquel on attribue l'anémie endémique d'Egypte. On n'emploiera pas, sans les filtrer, les eaux renfermant des sangsues, dont la présence a amené souvent des accidents graves, notamment en Algérie. On ne perdra pas de vue que l'eau peut être dangereuse, non seulement parce qu'elle contient des parasites ou des micro-organismes spécifiques, mais encore parce qu'elle peut introduire dans l'organisme des souillures banales dont elle est souvent infectée (micro-organismes saprophytes, poison de la putréfaction, etc.)

On prendra toutes les précautions nécessaires, notamment lorsqu'on sera bivouaqué ou campé, ou pendant les guerres de siège, pour protéger les sources, puits ou cours d'eau destinés à l'alimentation, contre toute souillure provenant des latrines, des égoûts, des immondices de toute nature.

Les animaux seront abreuvés et le linge sera lavé en aval de l'endroit où les hommes rempliront leur bidons. Quelquefois à l'aide de barrages, on formera des réservoirs ; toujours on veillera à ne pas troubler l'eau en la recueillant, et au besoin, on établira des passerelles ou des marches en pierres pour accéder au point où se fera le puisage.

On ne saurait en campagne, notamment lors des déplacements journaliers, pratiquer l'analyse chimique ou bactériologique des eaux d'alimentation. Cependant on défendra toujours de boire celles qui contiendraient des matières organiques en proportion telle, qu'elles exhaleraient une odeur de vase ou de pourri. « Pour percevoir nettement cette odeur, on remplit d'eau aux deux tiers un flacon de 250gr à 500gr à large ouverture et l'on agite vivement pendant deux ou trois secondes. On débouche aussitôt le flacon, de manière à sentir l'air de la bouteille qui vient d'être agité avec l'eau suspecte. L'odeur est alors manifeste. On peut très bien faire cette expérience avec un verre à boire ordinaire, qu'on bouche avec la main pour agiter le liquide. En approchant le nez au moment ou l'on entre-bâille la main, on perçoit facilement l'odeur.

Dans le même ordre d'idées on peut s'en rapporter à l'instinct de certains animaux. Un cheval qui n'a que modérément soif n'accepte l'eau que si elle est bonne. Le chien au contraire (et tous les carnivores) boit sans difficulté de l'eau malsaine.

La nature des plantes qui croissent dans les eaux peut fournir des indications utiles. Le cresson ne peut vivre que dans les eaux pures. Il en est de même des véroniques et des épis d'eau. Les roseaux, patience, menthe, ciguë, joncs et nénuphars, indiquent des eaux de médiocre qualité pour la boisson. Enfin les carex et le roseau à balais (*arundo phragmites*) croissent dans les eaux tout à fait mauvaises. Il faut se méfier également des eaux qui baignent les racines de laurier rose en grande quantité (1) ».

Pendant les séjours un peu prolongés, on procédera à des examens plus ou moins complets, suivant le temps et les ressources dont on disposera.

Moullade (2) fait remarquer avec raison que l'insalubrité d'une eau tient rarement (si ce n'est dans le sud algérien) à sa minéralisation. Dans la grande majorité des cas, la méthode hydrotimétrique peut se substituer à la méthode des pesées, impraticable sans un laboratoire installé et donner des renseignements suffisants. L'analyse bactériologique n'est possible qu'exceptionnellement, il conseille avec raison de rechercher dans les eaux à étudier, les éléments anormaux d'origine azotée que toute eau renferme quand elle a été contaminée par des corps organisés en putréfaction ou par des toxines d'origine microbienne. Il conseille en conséquence les recherches suivantes : 1° matières organiques, mortes ou vivantes, qui réduisent le perchlorure d'or ou le permanganate de potasse ; 2° ammoniaque ou ammoniaques composées, ou ptomaïnes qui agissent sur le réactif de Nessler et proviennent de la décomposition putride des corps organisés ou de leurs sécrétions vitales ; 3° acide azoteux et azotites qui dérivent généralement des matières organiques ; 4° azotates qui ont le plus souvent la même origine que les azotites, mais dénotent cependant une eau plus oxygénée.

Avec un outillage relativement simple et à l'aide de méthodes colorimétriques, il est assez facile de doser rapidement ces matières et par conséquent de déterminer si l'usage d'une eau peut être autorisé.

Une eau peut être considérée comme potable aux conditions qui suivent : marquer moins de 35° hydrotimétriques ; contenir par litre moins de 0gr,012 de matières organiques (évaluées en permaganate), moins de 0gr,00025 d'ammoniaque, moins de 0gr,0011 d'acide azoteux et moins de 0gr,021 d'acide azotique.

Chamberland a proposé d'employer, pour apprécier la limpidité de

(1) Instruction rédigée par le Comité consultatif de santé au sujet des moyens employés pour corriger l'insalubrité de l'eau à boire en campagne (Approuvée par le Ministre de la Guerre le 12 septembre 1881).

(2) MOULLADE, *Méthodes d'essais rapides des eaux en campagne, au point de vue de leur salubrité* (*Archives de médecine et de pharmacie militaires*, t. XI, 1888, p. 46). Voir aussi *Formulaire des hôpitaux militaires*, approuvé par le Ministre en 1890, p. 291 et suiv.

l'eau, l'épreuve optique imaginée par Tyndall, pour contrôler la limpidité de l'air. Le procédé le plus simple consiste, après s'être placé dans une chambre noire, à interposer entre une lampe et une bouteille en verre blanc renfermant l'eau à examiner, un écran, tel qu'un morceau de carton, percé à son centre d'un petit orifice pour le passage d'un rayon lumineux. On parvient à reconnaître ainsi un trouble manifeste dans des eaux qui, regardées à l'œil nu et en profondeur, paraissaient d'une limpidité absolue et qui deviennent dès lors suspectes.

Les examens bactériologiques exigent une installation qui ne sera réalisable que pendant les périodes de longs stationnements dans une même localité ou pendant les guerres de siège. Il appartiendra aux médecins chefs de service de ne pas négliger les précieuses indications que donnent ces analyses délicates, chaque fois qu'elles seront possibles.

Les règlements allemands (*K. Sanitäts Ordnung*, §§ 66, 67, *appendice* 2), déterminent les réactifs et le matériel affectés à cet usage.

Dans certaines expéditions, le transport de l'eau à de grandes distances a été un problème stratégique et hygiénique aussi important que difficile à résoudre. Les Arabes emploient la peau de bouc souvent usitée dans les colonnes du sud algérien. Nous sommes porté à croire que si l'on fait usage de réservoirs métalliques étanches, entourés de feutre ou de fourrures et chargés sur des voitures ou des bêtes de somme, ou si l'on se sert de tonneaux protégés d'une façon analogue contre l'échauffement, il n'est pas impossible de conserver de l'eau assez longtemps, à la condition qu'elle soit introduite stérilisée dans les récipients, préalablement stérilisés eux-mêmes.

III. **Correction de l'eau de boisson.** — A. *Rectification de l'eau de boisson.* — Il peut être utile ou nécessaire d'améliorer l'eau de boisson, en l'additionnant de quelque autre substance qui l'aromatise ou la rende plus digestive.

Colombier (1) recommandait de « saturer l'eau avec du vinaigre jusqu'à une agréable acidité » et « d'ordonner de mettre du vinaigre dans les cruches des chambrées en proportion de l'eau qu'elles contiennent. » Parkes aussi préconisait le vinaigre qu'il aurait voulu voir distribué réglementairement.

Depuis quelques années déjà, en France, l'indemnité allouée aux ordinaires pour achat d'eau-de-vie, leur sert à acheter du café, dont on utilise une partie de l'infusion en la mélangeant à l'eau de boisson. D'après le général Lewal, quand les marcs de café sont encore chauds, on doit y ajouter 400^{gr} de café frais (pour un bataillon) et y verser de l'eau ; dès que l'ébullition a eu lieu, on décante dans les barils en y

(1) COLOMBIER, *Préceptes sur la santé des gens de guerre ou hygiène militaire*, Paris, 1775, p. 70.

mêlant 100gr de réglisse, cinq citrons ou un peu d'acide citrique ou d'alcool, puis on remplit d'eau de manière à avoir un litre par homme. La boisson préconisée par le Comité d'hygiène de France en cas d'épidémie de choléra (rhum, 40gr, teinture alcoolique de gentiane, 4gr, eau, 1l), ou une solution de 0gr,40 par litre d'eau bouillie de glyzine (glycyrrhizine ammoniacale de Roussin) avec addition d'un peu d'alcool de menthe nous semble préférable au sirop dit *de Calabre*, souvent employé dans les régiments et dont la composition a pour base la réglisse. La préparation de la glyzine ne nécessite pas l'ébullition préalable de l'eau, mais on fera bien de l'exiger.

Le règlement du 20 octobre 1892 sur le service intérieur des troupes dit : « Pendant la saison des chaleurs et quand on est obligé de faire bouillir l'eau, il est avantageux de ne la laisser consommer que sous forme d'infusion de thé ou de café qui constitue une boisson rafraîchissante et tonique. »

Le thé en usage depuis longtemps dans l'armée anglaise a pris droit de cité comme boisson habituelle des hommes depuis l'usage qui en a été fait au Tonkin et il est aujourd'hui la boisson normale des bataillons alpins du 14e corps pendant les manœuvres annuelles.

L'influence heureuse de ces boissons dites *hygiéniques*, est certainement moins grande que ne le supposent beaucoup de militaires, mais on ne saurait nier qu'elles ne présentent des avantages assez marqués pour qu'on en puisse conseiller l'usage, surtout lorsqu'elles rendent nécessaire l'ébullition de l'eau. Elles étanchent mieux la soif que l'eau pure et par conséquent sont une entrave aux excès d'eau auxquels les soldats ont tant de tendance à se livrer pendant les chaleurs et en dehors des repas : à ce moment l'ingestion d'une grande quantité de liquide dilue les sucs digestifs et altère les épithéliums, parce que, dans l'état de vacuité de l'estomac et de l'intestin, les sécrétions sont presque nulles et l'organisme est alors privé de la protection qu'opposent naturellement les organes de la digestion à la pénétration des microbes pathogènes (Arnould). Ces boissons préparées à l'avance et placées dans des barils ou dans d'autres récipients, maintenues à une température fraîche sans excès, ont assez d'attrait pour engager les hommes à s'en servir. Leur emploi permet même d'interdire absolument, à certaines heures de la journée, l'usage des fontaines et robinets et donne toute facilité pour assurer l'exclusion de toute eau non choisie et assainie. Enfin le goût qu'ont certains palais pour les boissons acidulées, pour le café ou pour telle autre préparation, détourne incontestablement de la cantine et du marchand de vin un certain nombre de soldats.

Très souvent on a conseillé aux troupes en expédition l'addition à l'eau d'une liqueur alcoolique. On ne saurait compter dans ces conditions sur l'action antiseptique ni sur l'action tonique de l'alcool qui est très dilué, mais il peut être avantageux de l'employer, pourvu qu'il soit de bonne qualité, dans le but de stimuler les fonctions digestives : l'eau-de-vie, le tafia, l'absinthe elle-même ont été fréquemment et heureusement utilisés, de cette façon, notamment en Algérie, au Tonkin et aux colonies.

Lorsque l'eau est trouble, on peut quelquefois, en campagne, la clarifier par le repos. Pour hâter la clarification, on a fait usage de l'alun (250gr pour 500l d'eau) ; le carbonate de chaux contenu dans l'eau se décompose, il se forme du sulfate de chaux et d'autre part l'acide carbonique et l'alumine se précipitant entraînent les substances suspendues. C'est un procédé utilisable pour de petits détachements dépourvus d'autre moyen de correction, mais généralement peu pratique en dehors des stations. L'usage continu de l'eau alunée peut amener des troubles digestifs.

Pour rendre possible la préparation des aliments avec des eaux séléniteuses, on ajoute, par litre, une pincée de carbonate de soude ou de cendres.

Ces procédés sont connus depuis longtemps, mais ils viennent d'être remis en relief par le médecin-major Burlureaux qui a expérimenté les poudres préconisées par Maignen pour la rectification des eaux. Ces poudres sont au nombre de deux. L'une est à employer pour les eaux plus riches en bicarbonate qu'en sulfate de chaux ; elle est ainsi composée :

Poudre de chaux vive	9	parties.
Poudre de carbonate de soude	6	—
Poudre d'alun	1	—

L'autre est utilisable pour les eaux qui contiennent plus de sulfate que de bicarbonate, sa formule est :

Poudre de carbonate de soude	9	parties.
Poudre de chaux vive	5	—
Poudre d'alun	1	—

La dose des réactifs à employer varie nécessairement suivant le degré hydrotimétrique de l'eau ; en pratique, on peut se servir d'un centigramme et demi de poudre pour chaque degré hydrotimétrique.

La correction obtenue est le résultat de combinaisons chimiques multiples, à la suite desquelles il s'est formé un précipité constitué principalement par du carbonate de chaux pur et un peu d'alumine, tandis qu'il reste en solution, dit Burlureaux, outre des traces infinitésimales de sulfate de potasse, du sulfate de soude en quantité proportionnelle à la quantité de sulfate de chaux que contenait l'eau, et toujours à dose minime, n'atteignant pas, pour un litre, la centième partie d'une dose médicinale.

Mais ce qui serait particulièrement important, c'est qu'en même temps que l'eau serait ainsi chimiquement épurée, elle se trouverait stérilisée et cela d'autant plus facilement que l'emploi du réactif chimique aurait été plus abondant. Burlureaux estime que ce sont les actions chimiques se passant dans l'eau traitée qui détruisent les microbes, lesquels sont inaptes à résister aux nombreux changements de milieu qui leur sont imposés pendant les réactions successives, très rapides et très nombreuses de la correction chimique.

Cependant quand la dose du réactif employé est faible, les microbes, au lieu d'être tués, sont simplement assoupis et se réveillent après une moyenne de huit jours.

Il est désirable que des recherches bactériologiques suffisamment répétées et variées, faites avec d'autres microbes que la bactéridie charbonneuse viennent confirmer les premières affirmations de Burlureaux (1), car il n'est malheureusement pas possible, aujourd'hui, d'admettre ses opinions sans réserve. Nous le regrettons d'autant plus que l'emploi des poudres Maignen serait relativement assez facile en campagne, très facile en temps de paix, et qu'il y aurait lieu d'en prescrire l'usage général, si vraiment elles devaient donner les bénéfices annoncés, et si, ajoutées aux eaux, elles amenaient leur correction chimique et leur stérilisation, sans altérer leur saveur et sans substituer une impureté à une autre.

L'Académie de médecine a eu plusieurs fois à s'occuper de la *stérilisation* de l'eau par l'alun (procédé de Babès). D'après les expériences de Max Teich de l'Institut d'hygiène de l'Université de Vienne, si le procédé n'a pas d'inconvénients au point de vue des propriétés chimiques de l'eau, il n'offre de sécurité que pour les vibrions du choléra, qui cependant ne sont tués qu'après un contact d'une durée supérieure à vingt-quatre heures, et il n'a aucune action sur les bacilles typhiques (2).

Catherine Schipiloff (*Revue méd. de la Suisse romande*, 1892) a fait connaître un procédé d'épuration de l'eau, applicable à de petits groupes d'hommes. Il repose sur l'oxydation des matières organiques par le permanganate de potasse ou de soude qui se décompose en donnant du bioxyde de manganèse ; ce précipité brun noirâtre est inoffensif, on peut le laisser se déposer ou filtrer. L'excès du réactif est indiqué par la coloration rose du liquide et disparaît par l'addition d'un peu de vin, de braise de boulanger pulvérisée, etc. On emploie une solution de 0gr,05 par litre, pour une eau stagnante ; de 0gr,01 à 0gr,02 pour de l'eau de rivière.

B. *Ebullition.*— Néanmoins l'ébullition combinée ou non avec l'emploi du thé, du café, du maté ou de quelque autre plante aromatique est le mode par excellence de purification de l'eau de boisson des hommes en campagne. Une température de 100° coagule les albumines, rend inoffensifs les germes dus à la fermentation, et tue la plupart des germes pathogènes, sans cependant les détruire tous avec certitude, ni rendre inoffensifs toutes les toxines qu'ils ont pu produire. L'eau bouillie doit, avant d'être utilisée, être aérée au moyen du battage ou par l'écoulement lent d'un récipient dans un autre.

(1) Burlureaux, *Epuration de l'eau de boisson*, (*Archives de méd. expérimentale et d'anat. patholog.*, 1er septembre 1892).

(2) Max Teich, *Das Verfahren van Babes zum Gewinnung van keimfreiem Wasser*, (*Archiv. f. Hygiene*, t. XIX, 1893, p. 62).

Cependant l'eau bouillie reste toujours plus ou moins fade au goût, et, d'autre part, on conçoit combien souvent il sera difficile et même impossible, de faire bouillir l'eau nécessaire à un effectif un peu nombreux. C'est pourquoi on a imaginé des appareils donnant un débit considérable d'eau stérilisée par l'élévation préalable de sa température, même au-delà de 100°. Cette eau plus sûrement encore que l'eau bouillie ne renfermera aucun germe vivant.

Ch. Tellier proposa de chauffer à 115° et même 120°, l'eau contenue dans un récipient clos et placé dans une chaudière à vapeur spéciale, sans perdre l'air, puis de la refroidir mécaniquement et de l'oxygéner ensuite à l'aide d'une pompe à air.

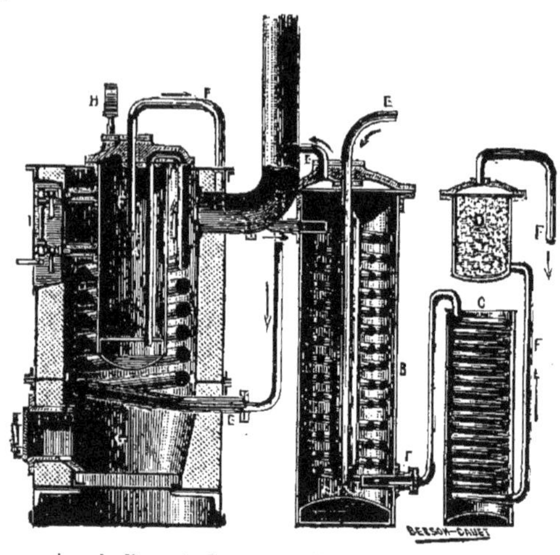

Stérilisateur sous pression de Rouart, Geneste et Herscher. (D'après *Revue d'hygiène*, 1892, t. IV, p. 603). — Vue de coupe.

A, chaudière ; — B, échangeur ; — C, complément d'échangeur ; — D, clarificateur ; — E, arrivée de l'eau à stériliser ; — F, sortie de l'eau stérilisée ; — G, foyer ; — H, manomètre ; — I, niveau d'eau.

Rouart, Geneste et Herscher ont construit des appareils constitués essentiellement par les organes suivants : une *chaudière* dans laquelle l'eau est portée à 120° au moins pendant quinze minutes ; une *pompe à vapeur* qui puise l'eau à stériliser ; un échangeur de température dans laquelle l'eau stérilisée se refroidit, cédant une partie de sa chaleur à l'eau à stériliser ; enfin un *clarificateur* (silex pur concassé) qui rend tout à fait limpide l'eau stérilisée refroidie (1).

Les constructeurs ont imaginé des appareils stérilisateurs fixes et mobiles. Les appareils fixes ont un débit variable. L'un deux, installé à Brest, a une puissance de production de 500l par heure ; d'autres envoyés

(1) A. J. MARTIN, *Revue d'Hygiène*, 1892, t. XIV, p. 597 et suiv. — G. POUCHET, *Annales d'hygiène et de médecine légale*, avril 1891.

au Soudan ne fournissent que 200[l] par heure. Une installation à Parthenay comporte deux stérilisateurs produisant chacun 1,500[l] d'eau par heure. Les appareils locomobiles se construisent également en plusieurs grandeurs, leur débit pouvant varier de 200[l] à 500[l], sans compter un petit modèle pouvant donner 3[l] à chaque opération.

Le service de santé de la Marine qui a fait installer l'appareil de Brest, a constaté, à la suite de son emploi, la diminution immédiate de la morbidité par fièvre typhoïde parmi les hommes faisant usage de l'eau stéri-

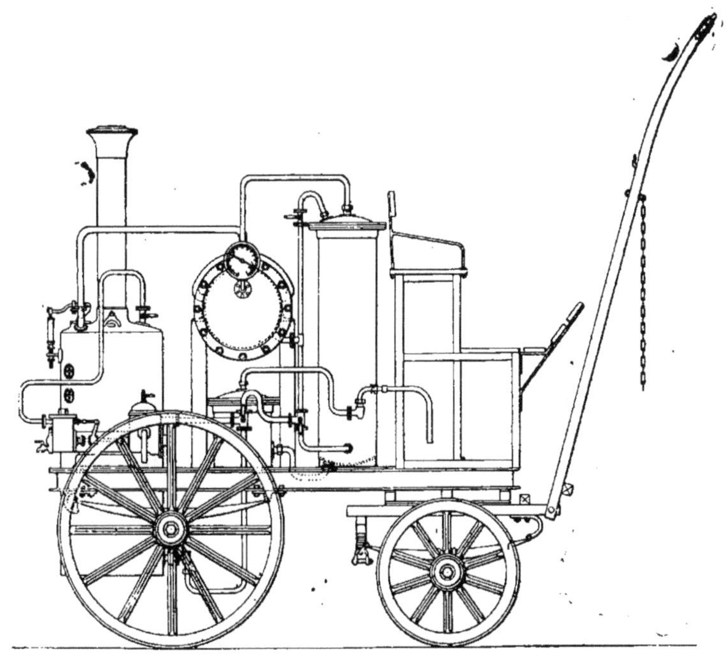

Stérilisateur d'eau sous pression de Rouart, Geneste et Herscher (ibid., p. 604). — Type locomobile à fonctionnement automatique.

lisée. Plusieurs installations provisoires, notamment à Toulon, ont donné des résultats analogues. Un stérilisateur mobile a été employé à la revue de Longchamps le 14 juillet 1892.

Le Dr Schultz nous fait connaître (*Zeitsch. f. Hygiene*, t. XV, 1893, p. 206) un stérilisateur d'eau construit par le Dr Werner de Siemens. Il est chauffé au gaz ; l'eau est amenée dans un récipient placé au-dessus du foyer et s'échappe dans un réservoir, en passant par une série de tubes dans lesquels elle se refroidit. Il résulte des expériences de Schultz que le fonctionnement de l'appareil n'amène pas généralement l'eau à 100° et que par suite il ne fournit pas d'eau stérilisée, mais seulement de l'eau privée d'un certain nombre des microbes qu'elle contenait à l'arrivée et particulièrement de ceux du choléra et de la fièvre typhoïde.

Qui ne voit cependant que ces appareils, utiles en temps de paix, ne sauraient, dans toutes les circonstances de guerre, servir au ravitaillement en eau potable, de toutes les troupes engagées. Ils ne semblent devoir être pratiques en campagne que lorsqu'il s'agira de petits effectifs ou de troupes stationnées, ou d'installations dans le service de l'arrière.

Lorsqu'on n'a à sa disposition que de l'eau saumâtre, la distillation de l'eau peut aussi rendre des services en station, et elle devient assez facile lorsqu'on dispose des appareils en usage à bord des bâtiments pour la distillation de l'eau de mer (V. *Encyclopédie d'Hygiène, Hygiène navale*). Elle a été employée par les Anglais dans plusieurs de leurs expéditions.

C. *Filtration de l'eau.* — En même temps que le Ministre de la Guerre prescrivait les mesures que nous avons indiquées pour l'approvisionnement des casernes en eau de source et pour la fermeture des puits, il ordonnait que toute eau suspecte serait préalablement filtrée dans les casernements.

Des commissions furent constituées dans plusieurs garnisons pour étudier les qualités des différents filtres, et à la suite de ces études, le filtre Chamberland fut adopté comme étant le seul capable de retenir les germes vivants. Dans les deux seules années de 1889 et 1890 on plaça dans plus de deux cent quarante établissements militaires de France et d'Algérie, des bougies filtrantes au nombre total de 18.921, et ce chiffre a été de beaucoup dépassé depuis lors.

Le *Bulletin officiel du ministère de la guerre*, du 22 juillet 1889, *partie réglementaire*, p. 324, décrit l'installation réglementaire du filtre Chamberland dans les casernes.

« Le modèle adopté pour l'armée est le filtre simple à une bougie (système à pression)... Les appareils sont organisés par série de cinq filtres simples ; chaque filtre est vissé sur un robinet ; chaque robinet est soudé à un tuyau de branchement que l'on rattache à une prise d'eau ordinaire. Si la compagnie est réunie dans le même local, on établit deux rampes de cinq filtres chacune, soit une de chaque côté de la prise d'eau.

Les filtres doivent être installés à la portée des hommes, et toujours au rez-de-chaussée des bâtiments, ou de préférence dans les caves.

Arrivée de l'eau. — Dans toutes les localités où l'eau est habituellement limoneuse ou contient des sels calcaires ou de l'argile, il est indispensable, pour assurer la permanence du débit, d'établir un « séparateur » ou filtre dégrossisseur contenant du sable fin qui puisse retenir ces matières, avant que l'eau n'arrive dans le filtre. On ne fera jamais usage d'éponges ni de charbon.

Récipients. — L'eau filtrée est reçue dans des cruches en grès fournies par les ordinaires. Elles maintiendront l'eau relativement fraîche ; cependant, pendant les grandes chaleurs, il sera bon de les garnir d'une enveloppe faite avec des débris de capote ou de couverture hors de service ; il suffira alors de mouiller cette enveloppe. On peut, de plus, en plaçant ces récipients dans un courant d'air, obtenir une fraîcheur suffisante.

On établira, au-dessous des filtres, un évier en tôle ou en zinc destiné à porter les cruches, à recueillir et à conduire au dehors le trop-plein des récipients.

Surveillance. — Les compagnies sont responsables de la conservation des appareils de filtrage.

Le nettoyage périodique et la stérilisation des filtres auront lieu par les soins et sous la responsabilité du médecin-chef de service qui disposera à cet effet des infirmiers régimentaires auxquels il donnera l'instruction nécessaire. Il en sera de même en cas de besoin, pour le renouvellement de sable de l'appareil dégrossisseur.

Les frais de remplacement du sable et des bougies seront supportés par les ordinaires. Il en sera de même des dégradations dont la compagnie serait reconnue responsable.

Observations. — Si la fermeture du manchon métallique n'est pas complète on s'en aperçoit facilement à la fuite d'eau sur son pourtour ; il suffira alors de resserrer l'écrou.

Lorsque le débit diminue notablement et devient insuffisant, il y a lieu de penser que la bougie est encrassée ; il faut alors procéder d'urgence à son nettoyage.

Si, au contraire, le débit d'un filtre augmente considérablement, ce qui est facile à constater, c'est que la bougie est cassée ou fêlée ; il faut immédiatement fermer le robinet, démonter l'appareil et remplacer la bougie.

Dans chaque compagnie, un homme périodiquement désigné, sera chargé de remplir les bouteilles destinées à contenir l'eau qui doit être consommée à chaque repas ; c'est lui qui devra, sous la surveillance du sergent de semaine, ouvrir ou fermer les robinets selon le besoin.

Les commandants de compagnies prendront leurs dispositions pour que le nombre de cruches nécessaires, tant au service des réfectoires qu'à celui des chambrées, soit tel que les hommes aient toujours à leur disposition, dans les chambres, une quantité suffisante d'eau filtrée, conservée dans des récipients fermés par un couvercle.

Le débit des filtres peut y satisfaire à condition de fixer les heures auxquelles l'eau devra périodiquement être apportée dans les chambrées par le soldat commandé à cet effet ».

Lorsque la pression sous laquelle l'eau arrive à la caserne est inférieure à 10^{m}, on fait usage d'*accumulateurs de pression*. Une note ministérielle du 7 février 1890 a déterminé ce qui suit : Deux modèles sont en usage dans nos casernes, le modèle n° 1, utilisable pour un effectif de 100 hommes, le modèle n° 2 pour un effectif de 200 hommes. Ils ne diffèrent entre eux que par les dimensions. Si l'établissement où est installé l'accumulateur est doté d'une canalisation, l'eau est amenée directement à l'accumulateur par un tuyau de $0^{m},20$ de diamètre, branché sur cette canalisation ; lorsque la chose est jugée nécessaire, cette eau peut passer par un filtre dégrossisseur. Si au contraire on ne dispose pas d'une canalisation, et que pour se procurer de l'eau on soit obligé de la retirer d'un puits ou d'une citerne, l'eau à filtrer sera amenée d'abord dans un bassin d'alimentation d'où elle passera dans le réservoir de l'accumulateur comme l'indique la fig. p. 247. Ce bassin d'alimentation peut servir au besoin de filtre dégrossisseur. Dans le cas où plusieurs accumulateurs sont réunis dans le même établissement, il y a intérêt à n'installer qu'une seule pompe, chaque accumulateur pouvant être relié isolément avec elle.

D'après les expériences faites à Versailles par une commission ministérielle, le débit du filtre Chamberland varie avec la pression et l'état d'impureté de l'eau. Il est maximum sous la pression de deux atmosphères et atteint en vingt-quatre heures, pour une eau limoneuse, le chiffre de 24^{l}, tandis que pour une eau clarifiée ou ayant passé par un filtre dégrossisseur, il s'élève jusqu'à 32^{l}. Dans des expériences faites à l'hôpital Desgenettes, de Lyon, par le pharmacien-major Dr Darricarrère, on a obtenu jusqu'à 100^{l} en huit heures, avec la pression qu'ont d'ordinaire les eaux de la ville.

Le débit, à égalité de pression et d'impureté d'eau dépend aussi de la propreté de la surface extérieure de la bougie qui, sous l'action du filtrage, ne tarde pas à se couvrir d'un enduit terreux plus ou moins épais. Le nettoyage doit être d'autant plus fréquent que la formation du dépôt est plus rapide. Ce nettoyage est nécessaire une ou plusieurs fois par semaine, souvent chaque jour et quelquefois même pour une eau très limoneuse, comme celle de Versailles, deux fois par jour. C'est pour réduire au minimum cette opération toujours longue que les filtres dégrossisseurs sont très recommandés. La bougie sera nettoyée à la brosse, jamais à l'éponge.

Il résulte d'expériences instituées au Val-de-Grâce et que nous avons eu l'occasion de faire répéter à l'hôpital d'instruction Desgenettes, à Lyon, par Darricarrère, qu'au bout d'un temps variable (dix-neuf heures dans certaines expériences), le filtre Chamberland laisse passer les microbes : il cesse par conséquent, après ce laps de temps, de donner la sécurité qu'on lui demande.

De telle sorte qu'il est indispensable de stériliser les bougies à des époques à déterminer dans chaque installation, et une fois par semaine au moins. La stérilisation s'obtient en plongeant la bougie dans l'eau bouillante pendant dix minutes.

Pour faciliter le transport des bougies et leur immersion dans l'eau bouillante, le médecin major Schmit a proposé de se servir d'un panier analogue à un porte-bouteilles, constitué par deux lames de tôle galvanisée, superposées, reliées par des montants et percées de trous qui reçoivent les bougies. En munissant l'appareil d'une poignée, on peut lui donner des dimensions telles qu'il reçoive cinquante bougies et ne pèse pas plus de 4^{kg}.

Il est facile aussi de stériliser les bougies à l'aide de l'étuve à désinfection ou de l'autoclave, ou à la rigueur en les plaçant dans un four de cuisine ou bien en les flambant à la flamme d'un bec de gaz ou d'une lampe à alcool. Les cruches en grès destinées à recevoir l'eau filtrée seront également stérilisées au moins une fois par semaine à l'aide de l'eau bouillante.

Les médecins chargés, dans les corps de troupe et les établissements hospitaliers, de la surveillance et du bon entretien des filtres ne perdront pas de vue que le filtre Chamberland est un appareil délicat qui nécessite de grands soins ; ils s'assureront notamment, par des expériences à répéter dans chaque localité, du temps durant lequel l'eau filtrée demeure stérile et veilleront à ce que l'eau tombant dans les cruches ne s'échappe

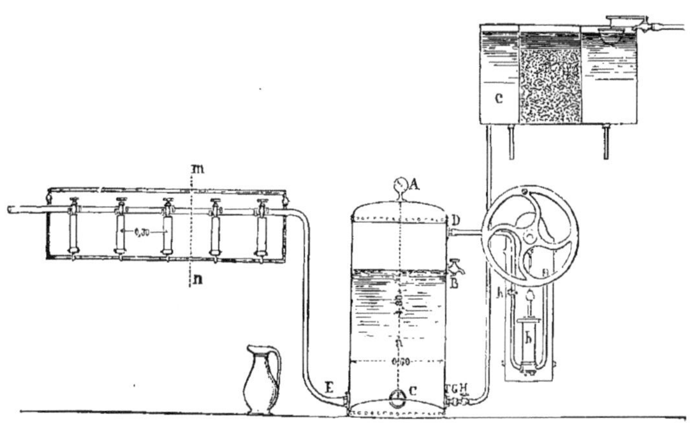

Installation de filtres Chamberland avec accumulateur de pression.

A, manomètre ; — B, robinet de jauge ; — D, raccord pour l'arrivée de l'air ; — F, raccord pour l'arrivée de l'eau ; — G, clapet de retenue ; — H, robinet à deux voies ; — K, robinet de la pompe à air ; — *a*, accumulateur ; — *b*, pompe à air montée sur plateau en chêne ; — *c*, bâche d'alimentation servant en même temps de filtre dégrossisseur ; — *m n*, bougies filtrante et leur canalisation.

pas au-dessus du filtre, mais passe bien à travers la bougie de porcelaine : ils examineront aussi les fissures qui pourraient se produire dans les bougies et les priveraient de toute qualité préservatrice.

L'ingénieur André a exposé en 1889 un appareil destiné à nettoyer les bougies Chamberland. Il a substitué depuis à ce nettoyeur un modèle nouveau qui a été adopté par le Ministre de la guerre pour être employé dans nos casernes, là où il serait nécessaire. Le *Bulletin officiel du ministère de la guerre* a publié, le 24 mars 1892, l'instruction concernant l'installation des filtres à nettoyeur du système André.

Le filtre se compose essentiellement de bougies Chamberland, système Pasteur, disposées en cercles concentriques à l'intérieur d'un réservoir métallique étanche capable de recevoir de l'eau sous une pression de trois atmosphères.

A leur partie inférieure, les bougies sont liées, au moyen de tubes de raccord en caoutchouc serrés par deux colliers métalliques, à des tétons en bronze fixés sur un plateau de fond à leur partie supérieure ; elles sont coiffées de calottes en caoutchouc surmontées de portées en ébonite qui s'encastrent dans des plates-bandes circulaires. Le montage des bougies est assez élastique pour permettre un brossage énergique sans danger de cassure.

L'eau est amenée sous pression par un robinet placé en bas de l'appareil et sur le côté de l'enveloppe qui enveloppe les bougies comme un manchon et forme réservoir ; elle pénètre dans ce réservoir par un tuyau horizontal et ensuite par un tube vertical placé dans l'axe ; elle traverse les bougies en se filtrant de l'extérieur à l'intérieur ; les jets d'eau filtrée sortant du plateau de fond sont recueillis dans un collecteur en forme de cône renversé, muni vers son sommet d'une tubulure de déversement.

Les filtres André sont de quatre modèles différents et renferment respectivement cinquante, vingt-cinq, douze et six bougies.

Le *nettoyeur* comprend, branchés les uns sur les autres, le tube vertical d'introduction de l'eau placé dans l'axe de l'appareil, un tube horizontal et des tubes verticaux. Ces tubes sont fermés à leur partie inférieure ; ils sont placés, les uns entre les cercles métalliques qui supportent les bougies, les autres à l'intérieur du plus petit ou à l'extérieur du plus grand de ces cercles : ils portent chacun deux frotteurs en caoutchouc ayant la forme d'*y*, dont les petites branches sont alternativement en contact avec la surface extérieure des bougies ; enfin, ces tubes sont percés d'un certain nombre de petits trous répartis sur leur hauteur.

Le tube vertical formant l'axe de cette sorte de peigne s'engage à frottement dans le plateau de fond ; il porte à son extrémité supérieure une partie filetée qui traverse un écrou taraudé fixé au couvercle, et se termine au-dessus de ce couvercle par une manivelle. La manœuvre de cette manivelle imprime au nettoyeur un mouvement de rotation en même temps qu'un mouvement vertical descendant ou ascendant.

Une petite chambre, enveloppant le point de pénétration du tube central dans le plateau de fond, reçoit l'eau non filtrée provenant du tube d'adduction de l'eau qui y débouche ; si le tube central est à fond de course, l'eau pénètre librement dans son intérieur, et s'échappe en jets cinglants par les orifices percés dans les petits tubes du peigne ; si, au contraire, le nettoyeur est en haut de sa course, position normale pendant le fonctionnement du filtre, l'eau arrive dans le tube central par son orifice inférieur et est déversée dans le filtre à la fois par les trous percés dans ce tube et qui se trouvent alors à l'extérieur de la chambre, et par ceux des petits tubes verticaux.

Pour nettoyer le filtre, quatre opérations successives doivent être faites dans l'ordre suivant :

1° *Supprimer la pression.* — Après avoir fermé le robinet d'admission de l'eau, ouvrir le robinet de vidange et le fermer aussitôt que l'écoulement cesse d'être violent; ouvrir à ce moment le clapet du couvercle, afin d'établir la pression atmosphérique à l'intérieur du filtre.

2° *Décrasser*. — Tourner la manivelle du nettoyeur; descendre la vis à fond, la remonter, et ainsi alternativement plusieurs fois de suite.

Pendant cette opération, les frotteurs touchent successivement tous les points de la surface extérieure des bougies, et l'eau renfermée dans le filtre se charge de toutes les impuretés déposées sur les bougies; pour l'évacuer, on ouvre le robinet de vidange, et, pendant l'écoulement de l'eau, on tourne la manivelle dans les deux sens, de manière à empêcher un nouveau dépôt sur les bougies.

3° *Rincer*. — Le robinet d'évacuation étant ouvert à la suite de l'opération qui précède, ouvrir celui d'admission, tourner la manivelle plusieurs fois dans les deux sens. Le rinçage terminé, fermer le robinet d'évacuation, et, lorsque l'eau a atteint le sommet des bougies, fermer le robinet d'admission.

Pendant cette opération, les frotteurs complètent le nettoyage de la surface des bougies en même temps que l'eau sous pression qui s'échappe vivement par les orifices des tubes du peigne vient frapper vivement les bougies sur toute leur surface.

4° *Introduire la poudre d'entretien*. — L'expérience a montré que si l'on introduit dans le filtre une poudre inerte très fine qui se dépose sur les bougies, cette poudre fait l'office de dégrossisseur, empêche l'adhérence des dépôts et facilite le nettoyage.

Pour introduire cette poudre, après l'opération du rinçage, verser par le clapet un demi-verre d'un mélange d'eau et de poudre préparée à l'avance dans la proportion de 200gr d'eau pour 500gr de poudre; fermer le clapet, donner un coup de manivelle, aller et retour, pour opérer le mélange, et, le nettoyeur étant en haut de sa course, ouvrir le robinet d'admission.

Le filtre est alors prêt à fonctionner.

Le nettoyage est encore rendu plus complet par la présence dans l'appareil de grenaille de liège. Par suite des remous imprimés au liquide pendant la manœuvre du nettoyeur, les grains de liège viennent heurter en tous sens les bougies et produisent un effet analogue à celui d'un brossage. Un tamis circulaire en toile métallique, appliqué herméti-quement contre la paroi du filtre, empêche que la grenaille ne soit entraînée avec l'eau qui s'échappe par le robinet de vidange. — Cependant on a constaté que le débit du filtre est sensiblement plus fort après chaque nettoyage qu'avant : il y aurait par suite à multiplier ces nettoyages. Dans la pratique, il suffira de faire deux nettoyages par jour, l'un le matin, l'autre le soir, à douze heures d'intervalle.

Certaines eaux contiennent quelques principes mucilagineux dont le dépôt lent sur les bougies peut, au bout d'un certain temps, diminuer progressivement le débit malgré les nettoyages ordinaires. Quand cette circonstance se produira, on fera un nettoyage spécial, dit *nettoyage alcalin*. Il se pratique en présence du carbonate de potasse, sous une légère pression et en employant un appareil particulier de chauffage.

Le pharmacien major Lacour a proposé le nettoyage à l'alcool et alun, M. Guinochet préfère une solution de permanganate de potasse au millième qui a l'avantage de nettoyer les bougies en oxydant les matières organiques visqueuses qui souvent les entourent.

Les filtres de nos casernes sont réglementairement placés dans une chambre fermée à clef, dans laquelle ne pénètrent que les personnes chargées de la visite et de l'entretien des appareils et les hommes désignés pour la surveillance et le nettoyage. Cette chambre doit être à l'abri de la gelée; en cas d'impossibilité, une chemise en bois enveloppera le filtre et une petite lampe ou un bec de gaz en veilleuse maintiendra une température de + 5 à + 10° autour du filtre. Le sol de la chambre des appareils sera cimenté, et des rigoles pourvues de siphons y seront tracées pour recueillir et conduire à l'égout les eaux provenant du nettoyage des filtres ou des trop-pleins.

Jusqu'en 1891 le filtre Chamberland n'avait pas pu être considéré comme un filtre utilisable en campagne. En 1891, le 25e chasseurs et le 34e de ligne expérimentèrent un modèle nouveau qui suivit ces corps de troupe aux manœuvres; il a été utilisé sur le terrain de Longchamps le 14 Juillet 1892 (1).

Les bougies du filtre de campagne au nombre de vingt et une sont renfermées dans un récipient qui a l'aspect d'un autoclave Chamberland. Celui-ci, monté sur tourillons, peut basculer et être vidé instantanément. L'eau impure, refoulée par une pompe aspirante et foulante y pénètre par un des tourillons au moyen d'un raccord d'accouplement spécial qui suit le filtre dans tous ses mouvements. Les bougies ne portent pas d'embrasse, elles sont raccordées au collecteur par des bagues de serrage mobiles, qui ont pour effet de diminuer les chances de casse et de faciliter le remplacement des bougies brisées. Tout l'appareil est monté sur une sorte de brancard à pied; son poids ne dépasse pas 50kg. La figure p. 251 montre l'ensemble de l'appareil qu'on déclare pouvoir alimenter deux cents hommes, après un quart d'heure de fonctionnement.

Le nettoyage de l'appareil se fait facilement, toutes les bougies pouvant s'enlever à la fois comme dans le nettoyeur André.

C'est ce filtre dont le Ministre de la guerre a doté les troupes de son département envoyées au Dahomey en 1892. Nous tenons d'un officier qui a fait cette campagne (1892), avec le général Dodds, que les appareils n'ont pas pu suivre la colonne dès qu'elle a pénétré dans l'intérieur. Le médecin de 1re classe de la marine, Barthélemy, dans le rapport médical sur

(1) *L'hygiène à la Revue du 14 Juillet* 1892 (*Revue d'hygiène et de médecine publiques*, t. XIV, 1892, p. 849).

le premier groupe de la colonne expéditionnaire (1), déclare que le poids de ces filtres ne leur permit pas de rendre les services qu'on attendait d'eux. On essaya de remplacer le filtre unique par trois filtres de quinze bougies chacun qu'un homme pouvait porter. Le nettoyage de ces instruments très rapidement encrassés lorsqu'on ne rencontrait que de l'eau boueuse, est devenue une difficulté à laquelle il a été impossible de remédier quand on a été pressé par la nécessité d'une marche rapide en avant. Le débit des filtres très ralenti dans ces conditions, a poussé les

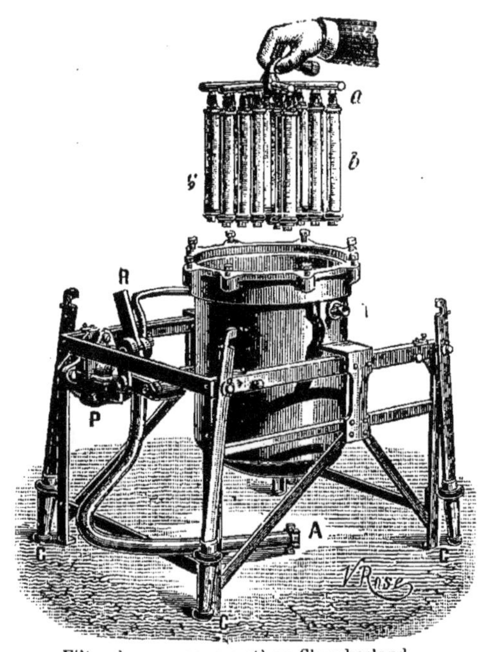

Filtre de campagne système Chamberland.

a, b, b', bougies filtrantes ; — T, réservoir pouvant basculer autour de son axe d'attache, — A, tuyau d'adduction de l'eau à filtrer ; — P R, pompe aspirante et foulante ; — C C C, brancard servant à porter l'appareil et dont les bras sont repliés.

soldats pressés par la soif, à ne pas attendre l'eau filtrée et à consommer la première eau qu'ils rencontraient. Le Dr Barthélemy pense qu'on pourrait essayer des filtres de quinze bougies à raison d'un de ces filtres par vingt hommes. Encore faut-il noter que tous les organes en caoutchouc s'altèrent vite dans les pays chauds.

Garros a fait connaître que la porcelaine d'amiante formée de fibrilles d'amiante agglutinées en forme de pâte et cuites, constitue un filtre

(1) Voyez RANGÉ, *Rapport médical sur le service de santé du corps expéditionnaire et du corps d'occupation du Bénin* 1892-1893 (*Archives de médecine navale et coloniale*, t. LXI, 1894, notamment, p. 100).

absolument infranchissable pour les microbes. D'après plusieurs expériences du professeur Cazeneuve, de Lyon, ce filtre s'opposerait plus longtemps que le filtre Chamberland à la traversée des microbes de l'eau à filtrer (*Annales de la Société de médecine de Lyon*, t. XXXX, 2e série, 1892, p. 77).

Berkefeld (de Celle) a construit des filtres avec de la terre provenant du sol abandonné par les anciens golfes de la mer du Nord et formé de débris d'infusoires. Cette terre dite terre *d'infusoires*, *de diatomées*, *bacillaire* ou *farine fossile* est siliceuse et a pu être cuite et façonnée en bougies filtrantes de forme analogue à celles de Chamberland. Ces bougies sont fragiles ; il faut, pour les nettoyer, les brosser sans les sortir de leur gaîne métallique, et pour les stériliser, il est nécessaire de les plonger dans de l'eau froide qu'on chauffe progressivement jusqu'à ébullition. La filtration a lieu de dehors en dedans comme dans l'appareil Chamberland.

Ce filtre (Berkefeld-Nordtmeyer) a été étudié par Bitter (*Zeitschrift f. Hygiene*, t. X, 1891, p. 145). Il peut fournir de l'eau stérilisée pendant plusieurs jours, et une bougie sous la pression de trois atmosphères a débité 2l,50 par minute. Prochnik, au Congrès d'hygiène et de démographie de Londres, en 1891, a rapporté une expérience dans laquelle l'eau passant par cet appareil est restée stérile pendant trente-sept jours, la bougie, sous la pression d'une atmosphère, fournissant 40l par heure.

Cependant, d'après Kirchner (*Zeitschrift f. Hygiene*, t. XIV, 1893, p. 299), les modèles sous pression ne fournissent de l'eau stérilisée que le premier jour et n'ont qu'un faible débit qui diminue progressivement, en dépit du brossage.

Ce filtre a certainement l'inconvénient d'être très cher, une bougie N° 1 valant 5f,60.

On y a adapté des pompes pour le transformer en filtre militaire mobile : un filtre à pompe, fonctionnant trois heures par jour devrait être composé, pour un bataillon, de quatre cent-huit bougies et coûterait 1.200f. Une dépense de 400.000f permettrait d'en doter 900.000 hommes. « Ce qui nous surprend fort », dit Arnould, (*Revue d'hygiène*, t. XV, 1893, p. 747), critiquant le travail de Kirchner « c'est que cet auteur qui déconseille formellement l'usage de ces appareils pour l'armée en temps de paix et estime que l'introduction du filtre Chamberland dans l'armée française est une erreur, admette en campagne cet instrument si délicat et si dispendieux. » Il est vrai, que d'après Kirchner, qui cependant ne semble pas compter absolument sur la sécurité qu'ils donnent (*Zeitschrift, f. Hygiene*, t. XV, 1893, p. 178), on ne s'en servirait qu'en cas de nécessité. « Peut-être serait-ce un peu tard, si l'on attend que la dysenterie ou la fièvre typhoïde aient formulé l'indication. Il est à craindre aussi que la surveillance et que les opérations de nettoyage et de stérilisation justement reconnues par l'auteur, aussi pénibles qu'indispensables, ne s'exécutent pas à la guerre d'une façon irréprochable. Pourtant tout est là » (Arnould).

Avant les filtres de porcelaine ou leurs analogues, de nombreux modèles de filtres avaient été essayés dans les habitations militaires, notamment les filtres de sable et de gravier plus ou moins analogues aux galeries filtrantes de certaines villes (Lyon, Berlin, etc.). Ces appareils sont non seulement dégrossisseurs, mais jusqu'à un certain point épurateurs comme le montrent notamment les expériences faites à Berlin en 1890 et 1891 par Fränkel. C'est à cette catégorie de filtres qu'appartiennent le filtre Forster qui a été très employé en Allemagne, celui de Hyatt de New-York, celui de Fonvielle et beaucoup d'autres.

Les *filtres de charbon* ont eu leur moment de vogue. On admet volontiers aujourd'hui qu'ils ne s'opposent pas au passage des germes, heureux lorsqu'ils ne favorisent pas leur pullulation ! Un assez grand nombre de nos établissements militaires ont été pourvus, avant 1888, du filtre Maignen. Ce même filtre a été adopté pour notre marine, et se trouve par suite utilisé au Sénégal, au Tonkin, dans le Soudan français, etc. Il a été employé dans l'armée anglaise, d'abord en Egypte, puis ultérieurement aux Indes et en Angleterre même, et il résulte des rapports de lord Wolseley (juillet 1885), et des constatations du docteur Quain, de l'école de Netley, qu'il a rendu de réels services ; les militaires français qui individuellement l'ont expérimenté au Tonkin, s'en sont montrés satisfaits.

Les agents de filtration, dans le filtre Maignen, sont une poudre de charbon (carbo calcis) préparée d'une façon particulière et réduite en particules impalpables (elle peut, du reste, être remplacée par du charbon pulvérisé), et une toile d'amiante dont le tissage représente une surface énorme et qui sert de support, dans ses mailles infinies, à la poudre de charbon. Cette toile est généralement liée par des liens d'amiante sur des supports en porcelaine, de manière à former ce que le constructeur appelle des *accordéons*.

Dans les filtres destinés à fonctionner longtemps sur place, on ajoute à ces deux couches filtrantes du charbon en grains.

Nos propres expériences sont confirmatives de ce qu'a écrit A. Laveran (1), sur les avantages de ces filtres. Si on laisse de côté la question du passage des microbes, on peut dire qu'ils ont de très grandes qualités, car ils fonctionnent très rapidement et ont une puissance filtrante considérable, bien que l'eau filtrée demeure suffisamment aérée ; ils sont d'autant plus faciles à nettoyer que la toile d'amiante étant incombustible peut, après lavage à grande eau pour la débarraser du charbon, être passée au feu.

Les filtres Maignen ont des formes très diverses.

(1) A. LAVERAN, *Des filtres Maignen* (*Archives de médecine et de pharmacie militaires*, 1886, t. VIII, p. 172).

La figure p. 254 représente le filtre primitif duquel sont dérivés de nombreuses variétés qu'avec Laveran nous rapporterons à trois séries :

1° Filtres utilisables pour une fraction de troupe ;

2° Filtres à grand débit ;

3° Filtres individuels.

Au premier groupe appartiennent notamment le *filtre dit à baquets* (figure p. 255).

Le filtre dit *cylindrique* peut prendre pour devenir filtre d'escouade la forme et les dimensions du petit bidon réglementaire ; il est porté soit en bandoulière, soit sur le sac comme une boîte à conserve. Ce filtre a un développement de surfaces filtrantes, considérables, il peut débiter de 10^{l} à 20^{l} par heure ; son poids total ne dépasse pas 630^{gr}. Il suffira pour l'alimentation de douze à vingt-quatre hommes.

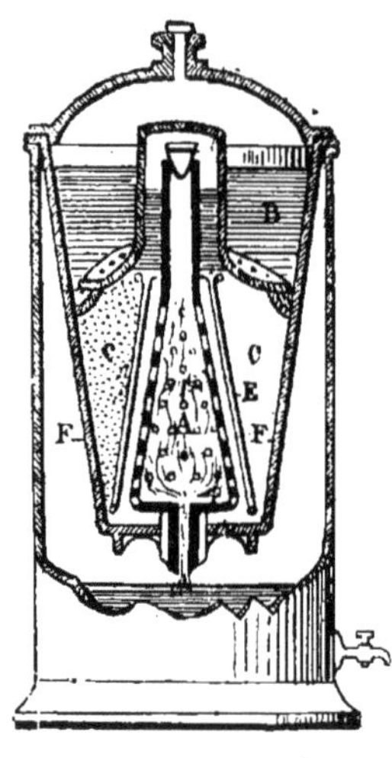

Filtre Maigneu. — Modèle dit *de ménage* utilisable dans les installations militaires sédentaires.

A, entonnoir en porcelaine percé de trous et revêtu de toile d'amiante E : — B, espace où l'on verse l'eau à filtrer dans le vase P ; — C, espace occupé par la poudre carbo-calcis dont les particules se logent dans les mailles de la toile d'amiante.

Le filtre cylindrique de plus grande dimension, placé sur une voiture portant un tonneau d'eau, est employé par les Anglais comme *filtre de compagnie*.

Le filtre dénommé d'*hôpital* ou de *compagnie* est très facilement transportable à dos de mulet ; il débite 40^{l} environ par heure, c'est celui dont ont été pourvues les formations sanitaires anglaises.

Le filtre de *bataillon* est un vaste réservoir dans lequel plonge la toile d'amiante. L'eau à filtrer y est amenée d'une façon quelconque et en sort filtrée par douze robinets où les hommes peuvent simultanément remplir leurs bidons à raison d'un bidon par trente secondes. Il peut débiter de 1.000^{l} à 2.000^{l}.

Dans les installations fixes, le *filtre de conduite* directement branché sur les tuyaux qui amènent les eaux, est particulièrement indiqué.

Le filtre de bataillon fait partie des *filtres à grand débit ;* mais MM. Maignen ont construit, pour l'armée anglaise d'Egypte, des filtres débitant de 4.000^{l} à 5.000^{l} par heure, transportables sur roues. En station, ces filtres à grand débit peuvent prendre les formes les plus variées.

Quant aux *filtres individuels*, ils ont deux formes principales : le *filtre montre* dont beaucoup d'officiers se sont servis au Tonkin, et le *filtre cylindrique*, dont la surface filtrante est notablement plus considérable.

Les filtres Maignen constituent théoriquement et pratiquement des filtres de campagne très supérieurs à tous ceux qui ont été mis en usage ou proposé avant eux, et il n'est pas douteux que si, avec ces appareils, on pouvait avoir quelque sécurité au point de vue de la stérilisation de l'eau, ils seraient, dans les marches, bien supérieurs aux filtres en porcelaine et au moins égaux à ces derniers, dans les installations fixes.

Les filtres en porcelaine, en effet, sont dispendieux, d'un entretien difficile et, malgré les derniers perfectionnements que nous avons indiqués, peu maniables dans toutes les conditions d'une campagne.

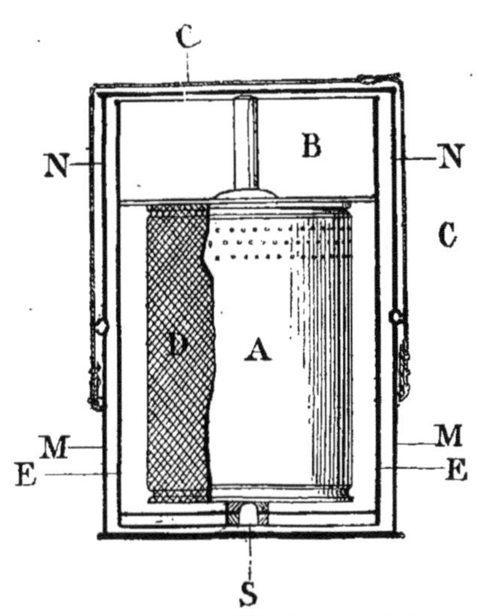

Filtre Maignen. — Modèle dit *filtre à baquets* transportable à dos de mulet, utilisable dans les ambulances, les corps de troupe, etc.

L'appareil est représenté en coupe, emboîté dans deux baquets métalliques M et N, pouvant être saisi et amarré par la corde C, ou mieux encore placé dans un panier en osier qui le protège contre les chocs. Pour s'en servir on déboîte les baquets M et N ; l'un deux est placé en dessous de l'orifice S de sortie de l'eau filtrée, l'autre sert à verser l'eau à filtrer dans l'espace E du récipient B en fer-blanc étamé qui reçoit aussi la poudre de charbon. A est un châssis métallique creux revêtu de la toile d'amiante D. — Ce filtre pèse 8kg ; il peut filtrer de 25l à 40l par heure.

Ces difficultés ont engagé Burlureaux à rechercher si l'emploi des poudres Maignen ne viendrait pas compléter le filtre de ce constructeur. Il n'est pas douteux que si l'avenir démontrait le bien fondé des assertions de Burlureaux (v. p. 256), le filtre Maignen reprendrait le premier rang parmi les filtres militaires.

Jusqu'à ce jour, sauf au Dahomey, nos troupes n'ont eu en campagne aucun filtre réglementaire.

On en fabrique, souvent d'une façon extemporanée, de très rudimentaires qui ne sauraient être que dégrossisseurs ou quelquefois clarifiants. Tel celui que l'on constitue à l'aide d'une couverture ou d'un linge plié et suspendu sur des perches en forme d'entonnoir : filtre primitif d'autant moins aseptique que la couverture est moins neuve, mais précieux comme filtre rapide qui, malgré ses imperfections, peut être employé à défaut d'autre et qu'on améliore un peu en déposant quelques fragments de charbon au fond de l'entonnoir formé par la couverture.

Par opposition à cette *filtration rapide*, l'instruction déjà citée du Comité de santé indique le mode suivant de filtration lente.

« On place un tonneau défoncé debout sur un chantier assez élevé. Ce tonneau est percé à sa partie inférieure d'un trou dans lequel on enfonce un roseau qui sert de tuyau de décharge. On remplit à moitié le tonneau de cailloux de plus en plus petits et on termine par une couche de sable fin de rivière ». On peut rendre cet appareil plus actif « en interposant dans la couche de cailloux un lit de charbon de bois concassé, ou plus simplement en laissant flotter ce charbon dans l'eau qui remplit la partie supérieure du tonneau, qu'il est bon de munir d'un couvercle ».

Les figures p. 257, empruntées à Morache, montrent des filtres de campagne parfois utilisés.

Au Tonkin, les hommes avaient reçu les ordres suivants pour l'épuration de l'eau : « 1° se procurer deux tonneaux, les défoncer d'un côté, nettoyer à fond leur surface intérieure; la racler au besoin; la carboniser légèrement par le flambage de quelques copeaux; fixer un robinet dans le flanc du tonneau à $0^{m},06$ au-dessus du fond; 2° remplir un des tonneaux de l'eau à épurer ; y verser 15^{gr} d'alun par 100^{l} d'eau; agiter

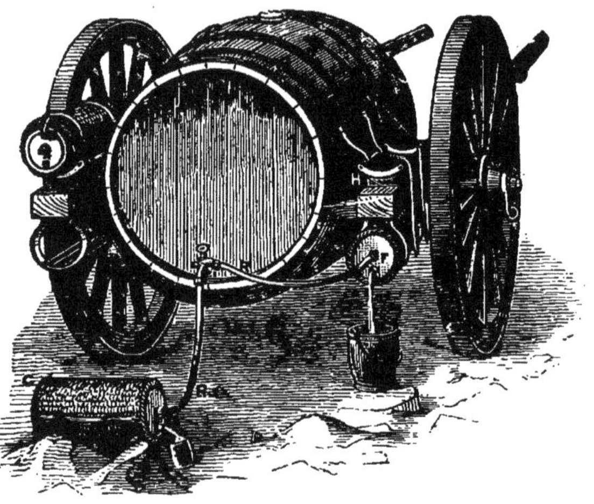

Tonneau à eau de l'armée anglaise, avec filtres Maigneu de modèle cylindrique.

vivement avec un bâton pendant dix minutes; laisser reposer pendant deux heures et demie ; 3° soutirer par le robinet l'eau claire ainsi obtenue ; la faire chauffer dans une marmite propre et l'y maintenir bouillante pendant cinq minutes; la déverser dans le deuxième tonneau, où elle se refroidira et d'où on la soutirera à l'aide du robinet ; ce deuxième tonneau doit être muni d'un couvercle ; 4° il convient de répéter cette préparation de l'eau potable tous les soirs pour les besoins du lendemain ; avant chaque opération nouvelle, on lavera et on brossera convenablement l'intérieur des tonneaux pour les débarrasser des dépôts laissés par les eaux.

Il faut éviter de prendre l'eau des rizières incultes, qui contient une grande quantité de matières organiques en décomposition, mais l'eau des rizières cultivées n'est, en général, point malsaine. Il faut cependant éviter de prendre celle des rizières qui bordent les routes ou sont voisines des habitations, les Annamites ayant l'habitude d'y faire leurs déjections journalières (1) ».

Les troupes allemandes ont souvent fait usage du filtre Jacob (*Sanitätsbericht* de 1878). Il est formé d'un tonnelet de bois qui contient des couches de pierres, du charbon, du coke, de la craie et du gravier. La filtration se fait de bas en haut. L'eau à filtrer passe préalablement à travers un tuyau bourré d'éponges qu'on lave à fond tous les huit jours. Ce filtre, très primitif, peut devenir dangereux, pour peu que les éponges soient imprégnées de microbes nocifs.

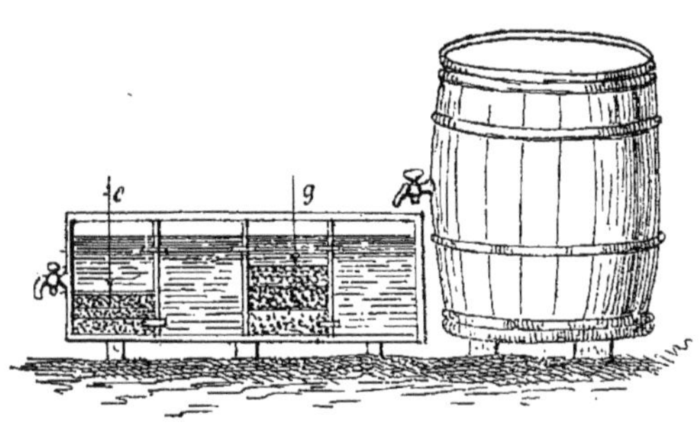

Filtre de campagne donnant deux filtrations successives.

L'eau à filtrer s'écoulant du baril, passe dans une caisse dans laquelle sont ménagés quatre compartiments communiquant le premier avec le deuxième et le troisième avec le quatrième par un orifice inférieur, tandis que les deux moyens communiquent entre eux par un orifice supérieur. La filtration s'opère de bas en haut dans les compartiments *g* et *c* où sont placés du gravier et du sable.

Au quartier général des manœuvres en 1893, on a expérimenté à Badymo, en Autriche, un nouveau filtre inventé par le capitaine Kuhn et le comte de Westphalen. Ce filtre se compose d'un seau en toile imperméable d'une contenance de 10^l^ environ, dans lequel sont placés deux tamis en fil de fer entre lesquels se trouve un morceau d'amiante de la grandeur d'un poing. L'eau à purifier sortirait de ce filtre très simple, privée de toute matière solide et organique et presque stérile. Nous n'avons aucun document scientifique confirmatif d'un si beau résultat. Outre les grands filtres de ce système qui peuvent servir à des détachements entiers, l'administration militaire autrichienne en a fait confectionner de petits destinés aux soldats et dont douze mille ont été distribués parmi les troupes ayant pris part aux manœuvres de Galicie.

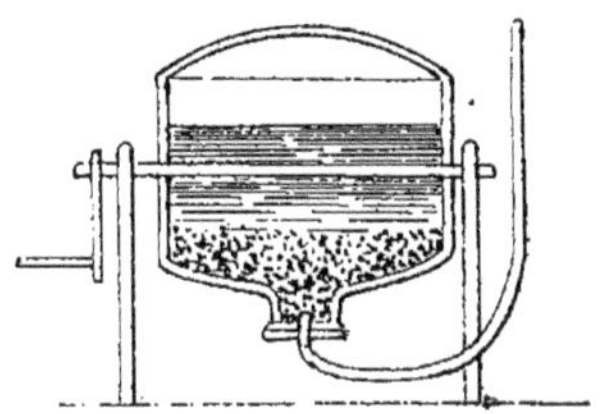

Filtre de campagne mobile sur son axe.

La filtration s'opère de bas en haut. Pour laver les masses filtrantes, on enlève le tuyau de conduite, on ferme l'appareil et on lui imprime quelques mouvements de rotation.

Il résulte de cet examen des divers appareils employés dans les armées, que la question du filtre militaire et surtout du filtre de campagne n'est pas complètement résolue. Le filtre

(1) N.-T. Dujardin-Beaumetz, *Instruction médicale à l'usage des postes dépourvus de médecins*, Hanoï, 1886, p. 5).

Chamberland, pour les installations fixes, est incontestablement celui qui offre le plus de sécurité au point de vue du passage des microbes; il a cependant l'inconvénient de demander des soins minutieux et exige qu'on se garde de toute surprise provenant d'une fêlure survenue à la bougie ou de l'oubli d'une stérilisation à pratiquer en temps opportun. L'époque de cette stérilisation est variable suivant la localité, et, dans chaque localité, pour chaque bougie; les changements dans la pression de l'eau à filtrer, les coups de bélier qui en résultent sont des éléments dont il faut tenir compte, et, à cet égard, l'installation, en amont des filtres, d'un régulateur de pression nous semble une précaution utile. A l'hôpital militaire d'instruction Desgenettes (Lyon), on a placé, sur l'ordre du médecin inspecteur Vallin, un régulateur Samain et André qui commande vingt bougies et assure ainsi un débit plus uniforme et, jusqu'à un certain point, unifie le temps pendant lequel les bougies restent stériles, tandis qu'une autre série de dix bougies, alimentées par une eau de même qualité qui leur arrive sans subir l'influence du régulateur, donnent un débit plus variable et ont besoin d'un nettoyage plus fréquent.

Néanmoins l'on peut se demander si la valeur d'un filtre, fournissant du reste de l'eau limpide, doit se mesurer exclusivement par la sûreté de l'obstacle qu'il oppose à tous les microorganismes vivants. Aujourd'hui on ne connaît pas d'autre moyen d'exclure de l'eau de boisson les germes pathogènes, que celui qui consiste à priver l'eau de tous les microbes, et force est bien de se servir de cette méthode, mais il arrivera probablement un jour où la nocuité d'une eau se mesurera, non plus par le nombre de microbes qu'elle renferme, mais par la qualité de ceux qu'elle contient et, à ce moment, le meilleur filtre sera celui qui arrêtera les microbes dangereux en laissant libre passage à ceux qui sont indifférents ou utiles.

Il faut remarquer en outre, que si les filtres reconnus en ce moment les plus avantageux, et dont les services sont évidents, font barrière aux microorganismes, il n'est pas démontré qu'ils entravent la circulation des toxines qu'ont pu produire ces derniers; il n'est pas établi que l'accumulation, dans le filtre même, de microbes nécessairement variables suivant la provenance des eaux, n'amène pas dans l'intérieur du filtre une lutte entre ces différents microbes, de laquelle résultent des propriétés filtrantes particulières, alors que l'on sait déjà qu'il existe parmi les microorganismes des alliances et des combats. Des notions plus précises sur l'action des microbes les uns vis-à-vis des autres modifieront sans doute, dans un avenir plus ou moins éloigné, l'idée qu'on se fait aujourd'hui de la pureté aseptique de l'eau et, par suite, de la supériorité de tel ou tel mode de filtration.

Remarquons cependant que la filtration constitue le mode d'épuration de l'eau le meilleur que nous connaissions, puisqu'elle arrête les microbes morts ou vivants, alors que la chaleur tue les micro-organismes mais ne détruit pas avec sûreté la virulence de leurs cadavres.

§ II. — Boissons alcooliques.

Les principales boissons alcooliques fermentées en usage dans les armées sont les suivantes.

Vin. — « Le soldat », disait Colombier (*loc. cit.*), « est rarement dans le cas de boire du vin qui ne soit pas frelaté parce que la modicité de sa paye ne lui permet pas d'y mettre le prix auquel le bon vin est porté ». Ceci est plus vrai encore aujourd'hui qu'en 1775, en tant qu'il s'agit du vin que les hommes vont acheter dans les débits de boissons, mais ne devrait pas s'appliquer au vin fourni par le service des subsistances ou acheté par les ordinaires ou vendu dans les cantines. Ceux qui ont charge d'accepter le vin fourni aux troupes par l'administration ou débité à l'intérieur des quartiers, doivent se rappeler la prescription réglementaire qui dit : « Le vin ne doit avoir reçu aucune mixtion, même d'esprit de vin ou de toute autre substance employée quelquefois pour lui donner une force, une couleur ou une qualité apparentes. Il doit être droit en goût et parfaitement limpide » (art. 386 *inf.*, du décret du 20 octobre 1892).

On doit rejeter les vins acides ou plats, les vins mouillés, les vins vinés, les vins ayant reçu une addition de sucre, ceux auxquels on a ajouté de l'acide salicylique, de l'alun, du chlorure de sodium, de l'acide sulfurique, ceux qui contiendraient du plomb ou de l'arsenic, ceux qui seraient colorés artificiellement et les vins plâtrés. L'Académie de médecine consultée par le Ministre du Commerce a émis l'avis, le 10 juillet 1888, que « la présence du sulfate de potasse dans les vins du commerce, quelle qu'en soit l'origine, ne doit être tolérée que jusqu'à la limite maxima de 2gr,00 par litre ». Le *Formulaire des hôpitaux militaires* de 1890 fait connaître (p. 363 et s.) les procédés de dosage des différents éléments des vins et indique le moyen de déceler les principales falsifications (V. aussi Armand Gautier, *De la sophistication des vins*, 3e édition, Paris, 1884).

Un certain nombre d'hygiénistes militaires souhaiteraient voir le vin entrer dans le régime normal de notre soldat. Morache estime à environ 16.425.000f par an la dépense qui en résulterait pour une armée de 450.000 hommes et suppose que cette dépense serait bien réduite par la diminution des frais de maladies et surtout par le bénéfice qu'en retirerait la population tout entière.

Depuis quelques années, le vin est donné à nos troupes moins exceptionnellement qu'autrefois ; en Algérie, nos soldats en reçoivent fréquemment ; quand il y a menace d'épidémie, le commandement en concède volontiers, sur la demande des médecins, dans le but d'augmenter la résistance aux influences morbides, et il est permis aux capitaines d'en distribuer exceptionnellement (art. 358 *inf.* du décret du 20 octobre 1892).

Les troupes coloniales reçoivent généralement un demi-litre de vin par jour. Ce vin est le plus souvent expédié de France, en barriques ou mieux en bouteilles.

Il sera toujours préférable de distribuer du vin ou d'autres boissons alcooliques aux hommes, surtout pendant les marches, que de leur permettre d'en acheter soit chez les cantiniers soit surtout chez les débitants qui accompagnent l'armée : malgré la surveillance dont on ne se départira jamais sur la qualité de la marchandise livrée par les uns ou par les autres, des fraudes et des excès peuvent aisément se commettre.

En marche, en manœuvres et en campagne on sera quelquefois obligé de s'opposer aux libéralités mal entendues des populations, et d'interdire l'emploi des liqueurs qu'elles offriraient aux troupes.

Quelques chefs de corps ont fait fabriquer du *vin de raisin sec* qu'ils ont distribué à leurs hommes (13e de ligne, école de Joinville-le-Pont, etc.). Ce vin ne renferme rien de nuisible ni d'étranger à la composition du vin naturel et il peut être autorisé parce qu'on connaît sa provenance : il est même préférable, dans ces conditions, à bien des vins du commerce, tout en n'ayant pas les qualités toniques du vin véritable. Mais on ne saurait permettre les distributions des vins ou des piquettes de raisin sec livrés par l'industrie.

Bière. — La bière est une liqueur fermentée utilisable dans certaines circonstances, pour remplacer le vin à distribuer aux troupes : c'est un aliment tonique et stimulant, très apprécié dans le Nord, et dont l'usage prend de plus en plus d'importance depuis que, par le fait des ravages causés par les maladies de la vigne, le vin naturel, pur de tout coupage ou préparation artificielle devient véritablement rare. Elle doit être fabriquée exclusivement avec de l'orge et du houblon.

Le *cidre* et le *poiré* pourraient aussi, dans les pays de fabrication, être donnés à la troupe, mais leur digestion est difficile et leur valeur nutritive et stimulante inférieure à celle du vin et même de la bière.

Les *boissons alcooliques spiritueuses* les plus importantes sont les différentes eaux-de-vie, c'est-à-dire des alcools faibles, ne contenant que 45 à 56 p. 100 en volume, d'alcool absolu.

« Les eaux-de-vie les plus estimées sont celles qu'on obtient directement au degré voulu, par la distillation des vins de bonne qualité. Récemment préparées, elles sont incolores ; elles prennent la teinte ambrée qu'elles ont dans le commerce pendant leur séjour dans les tonneaux en chêne, où elles dissolvent un peu de tanin et de matière extractive.

Les meilleures eaux-de-vie proviennent des vins du centre de la France et des vins du Midi ; elles sont désignées dans le commerce sous les noms d'eaux-de-vie de Cognac et de Montpellier.

L'eau-de-vie de troupe, au moment de sa distribution, doit marquer 47° centésimaux.

Les eaux-de-vie médiocres, dont on fait une si grande consommation, s'obtiennent généralement de toute pièces en étendant d'eau l'alcool concentré. On colore ce mélange au moyen du caramel, du cachou ou du thé, ou bien on fait macérer dans ces eaux-de-vie factices des copeaux de chêne ou de hêtre. On parvient, à l'aide de ces additions, à imiter plus ou moins grossièrement l'eau-de-vie de Cognac.

On peut apprécier la qualité de l'alcool employé en distillant une certaine quantité d'eau-de-vie et soumettant le produit de la distillation à des essais particuliers. On constate la présence du caramel dans le résidu de l'évaporation qui répand une odeur de sucre brûlé à une température élevée.

Des substances âcres, telles que les différentes espèces de poivre, la renoncule, le gingembre, etc., peuvent être ajoutés aux eaux-de-vie dans le but d'en masquer la faiblesse. Ces fraudes, très condamnables, sont reconnues par l'évaporation à une température inférieure à 100°; l'examen du résidu, sa saveur, son odeur suffisent pour en constater la nature.

Les eaux-de-vie faibles sont susceptibles de s'altérer au contact de l'air par la conversion d'une partie de l'alcool en acide acétique. Il est bien rare que les eaux-de-vie médiocres ne contiennent pas plus ou moins de cet acide et n'agissent pas sur le papier de tournesol. On peut constater que cette réaction est due à l'acide acétique, en saturant par la potasse et en évaporant ensuite l'eau-de-vie à siccité; l'acide sulfurique concentré, versé sur le résidu, en dégage des vapeurs ayant une odeur caractéristique.

L'acidité des eaux-de-vie peut être due à de l'acide sulfurique employé quelquefois pour produire avec l'alcool un peu d'éther qui aromatise la liqueur et lui donne une apparence de vétusté. On constate facilement cette fraude à l'aide d'une solution de chlorure de baryum ; l'action de ce réactif sera surtout très sensible si l'on réduit le volume de l'eau-de-vie par évaporation à une douce chaleur.

On trouve quelquefois dans les eaux-de-vie des composés de plomb provenant des ustensiles dans lesquels on les conserve (*Formulaire des hôpitaux militaires de 1890*, p. 327).

Absorbée à jeun, l'eau-de-vie est toujours pernicieuse et l'usage du *petit verre* du matin, qui a pu être excusé alors que le soldat ne recevait pas de café au réveil et attendait la fin de l'exercice pour prendre, à neuf heures, son premier repas, doit absolument disparaître, que ce petit verre soit rempli d'eau-de-vie, de tafia, de vin blanc ou de quelque autre liqueur alcoolique.

Cependant, l'eau-de-vie de bonne qualité prise à dose modérée, à la fin des repas, peut être utile, surtout lorsqu'un travail considérable est exigé des hommes, notamment dans les pays froids et humides. Il en a été fait usage dans presque toutes les armées durant les guerres. « On devrait, » disait Colombier (*loc. cit.*), « obliger chaque vivandier attaché à un régiment d'en avoir toujours une quantité déterminée et proportionnée au nombre d'hommes auxquels il doit en fournir. Le roi de Prusse recommande de ramasser toute la bière et l'eau-de-vie qu'on trouvera sur la route, quand on veut faire quelqu'entreprise, afin que l'armée n'en manque pas, au moins dans les premiers jours. » C'est au service des subsistances qu'incombe aujourd'hui ce soin dans l'armée française.

Dans l'armée russe, la ration journalière est de 140gr. Schmulerritoct, au congrès de Copenhague (1884), a fait admettre le vœu que les prestations de liqueurs spiritueuses soient supprimées dans les armées européennes. Depuis le 12 septembre 1885 tout débit de boisson alcoolique, autre que la bière, est interdit dans les casernes belges. En 1893, le général von Hœseler, commandant le XVIe corps de l'armée allemande, a défendu la vente et l'introduction d'alcools dans les casernes et les cantines de son commandement. On ne saurait nier qu'il y ait là de véritables progrès hygiéniques et des exemples à imiter, jusqu'à un certain point, en temps de paix, sans craindre aucun détriment pour la santé des hommes.

En tout cas l'extrême difficulté qu'on a aujourd'hui à se procurer des eaux-de-vie de bonne qualité nous semble devoir être un obstacle absolu à la réalisation du désir de ceux qui voudraient voir augmenter la fréquence des distributions de cette denrée à nos troupes et revenir à la préparation d'une boisson habituelle, dans la composition de laquelle elle entrerait ; l'eau-de-vie doit être remplacée dans l'armée par le café ou le thé, ainsi que le prescrit le règlement du 20 octobre 1892. Dans le nord de l'Europe, il y a peut-être quelque motif pour la conserver.

Cependant si l'alcool, d'un avis unanime, est particulièrement dangereux dans le midi, si l'on admet sans conteste que pour que l'Européen s'acclimate facilement dans les colonies et en Algérie, il lui faut imiter la sobriété de l'Arabe, l'alcool n'est cependant pas inoffensif dans les pays froids, surtout lorsqu'il est pris avec excès et à jeun. « Lorsque, pendant la retraite de Russie, l'armée, exténuée de fatigue et de privations, arrivait dans une ville, les soldats, naguère si disciplinés, n'écoutaient plus la voix de leurs chefs : ils forçaient les portes des magasins et mettaient les provisions au pillage. Cela eut lieu en particulier à Wilna ; la plupart des hommes firent un usage immodéré d'eau-de-vie, ce qui multiplia, dit Larrey, le nombre des malades, fit développer la gangrène des extrémités et causa la mort de plusieurs » (1).

L'*absinthe* (même lorsqu'elle n'est pas adultérée) amène une certaine excitation de l'estomac, d'où sa réputation comme apéritif ; elle corrige l'âcreté d'une eau de mauvaise qualité, et, dans les marches d'Algérie, elle a, lorsqu'on en a usé avec une extrême modération, rendu quelques services ; malheureusement l'abus est bien près de l'usage : tel qui débute par quelques gouttes d'absinthe finit par en prendre une dose quotidienne

(1) A. LAVERAN, *Traité des maladies et épidémies des armées*, Paris, 1875, p. 73.

de plusieurs verres. Par sa composition spéciale plus que par son alcool, cette liqueur produit une action particulière bien connue sur le système nerveux. Elle a été une des plaies de notre armée algérienne; aussi, dès 1845, la vente en a-t-elle été interdite dans les camps et les cantines, et cette mesure n'a pas été abrogée; l'expérience a malheureusement montré que cette prohibition était insuffisante pour éviter tous les malheurs qu'à causés cette boisson plus pernicieuse en somme qu'utile.

Le *vermouth*, le *bitter* et les autres boissons dites *apéritives amères*, préparés par infusion dans l'alcool, d'anis, d'écorces d'oranges, de baies de genièvre, de sauge, de menthe, etc., ont les inconvénients de l'alcool, auxquels s'ajoutent ceux des irritants de l'estomac.

Nous en dirons presque autant de la plupart des autres *liqueurs* (mélanges d'alcool, d'eau, de sucre et d'essences); prises après le repas et avec une grande modération, elles seraient cependant peut-être un peu moins dangereuses que les apéritifs eux-mêmes, si, comme ces derniers, elles n'étaient pas trop souvent préparées avec des alcools de mauvaise qualité qui constituent de véritables poisons.

CHAPITRE V

VÊTEMENT ET ÉQUIPEMENT DU SOLDAT

ARTICLE I. — INDICATION SOMMAIRE DE L'HISTOIRE DE L'UNIFORME DE L'ARMÉE FRANÇAISE

Le costume et l'équipement des troupes ont nécessairement varié avec la manière de combattre. En France, depuis la disparition des armures, amenée par l'emploi des armes à feu, les soldats étaient, avant Louis XIV, habillés par les soins et aux frais des capitaines de compagnies; ils portaient le costume qui leur paraissait le plus commode et qui comprenait généralement, pour les fantassins, un habit justaucorps à collet rabattu, mais pouvant se relever pour garantir le cou et la partie postérieure de la tête, avec des parements assez larges pour se rabattre sur les mains, et des poches profondes recouvertes d'une patte ; sous cet habit une veste couvrant le ventre ; une large culotte ; des guêtres montant jusqu'au genou et des souliers ; pour coiffure le chapeau rond à larges bords des gens de la campagne ; un ceinturon sous la veste, supportant l'épée ; une banderolle allant de l'épaule gauche à la hanche droite pour soutenir le fourniment ou poire à poudre ; sur le dos une sorte de sac en toile à deux poches renfermant les effets nécessaires (1).

Peu à peu les parements, les pattes de poche et les doublures varièrent d'un corps à un autre et servirent à les distinguer. Les chapeaux, dont les bords se relevèrent pour former le tricorne, furent agrémentés de plumes ou de nœuds de rubans, origine de la cocarde. Les épaules furent ornées de rubans de même couleur que ceux du chapeau, d'où dériva l'épaulette imaginée en 1759, sous Louis XV, par le maréchal de Belle-Isle.

Vers la fin du règne de Louis XIV le luxe s'introduisit dans le vêtement des troupes et, comme le fait remarquer le général Thoumas, pour faire briller leurs régiments ou leurs compagnies dans les camps honorés par la présence du monarque, bon nombre de colonels et de capitaines se ruinèrent.

Sous Louis XV, la manie d'imitation de la Prusse ne laissa plus les parements, les revers, les pattes de poche que comme des ornements ; on remplaça le bissac par le havresac, et le ceinturon par une buffleterie se croisant sur la poitrine avec celle qui supportait la giberne ; le chapeau fut remplacé par le bonnet à poil, le casque, le shako.

Un règlement du 2 juillet 1775, qui ouvre pour ainsi dire le règne de Louis XVI, donne la description de l'uniforme particulier de chaque corps. Le casque est supprimé dans l'infanterie et remplacé par le chapeau rond ; au catogan est substitué une queue de douze à quatorze pouces.

Le 1er octobre 1786 paraît une description plus minutieuse encore du vêtement de toutes les armes. L'habit à la française, la veste, la culotte, les revers agrafés jusqu'au tiers de leur longueur, le chapeau bordé d'un galon noir, telles étaient les grandes lignes ; les régiments de recrutement français « avaient l'habit blanc, les chasseurs à pied portaient l'habit vert et, au lieu du chapeau, le casque en cuir bouilli avec chenille noire. En 1791, les volontaires prirent l'habit bleu des gardes nationales, tandis que les vieux régiments conservaient l'habit blanc ; mais en 1794, le bleu devint la couleur de l'infanterie. En 1806, on essaya de revenir au blanc, mais après la première bataille, on y renonça tant on avait trouvé hideux le spectacle des habits blancs tachés de sang. Pendant les guerres de la République, le costume militaire redevint pour un instant plus commode que sous Louis XV : on emprunta aux Autrichiens la grande capote dont les troupes ne voulurent pas se séparer, la veste fut allongée de nouveau, de manière à descendre sur

(1) Général Thoumas, *Les transformations de l'armée française*, Paris, 1887.

le ventre ; le bonnet de police, haut et mou, se rabattant sur les oreilles et sur le cou, forma une excellente coiffure pour les nuits de bivouac.

Le chapeau tricorne fut remplacé sous la République par le bicorne, sur lequel pendait un panache en plumes de coq, qui fit place lui-même au shako, élevé et évasé par le haut, surmonté d'un haut plumet. Les grenadiers reprirent le bonnet à poil dont on les avait délivrés vers la fin de la monarchie ; chose singulière, c'est de la République que datent les plumets, les panaches et le luxe criard des uniformes. On se demande comment faisait le soldat d'infanterie pour marcher et pour enlever des hauteurs occupées par l'ennemi, avec le briquet qui lui battait les jambes et cette haute coiffure donnant prise au vent. Le besoin de parader dans les revues compliqua la tenue sous le Consulat et au commencement de l'Empire. D'après le général Roguet, qui commandait alors le 33e régiment d'infanterie, les officiers de ce régiment n'avaient pas moins de huit à dix tenues.

Les troupes n'emportaient pas tout en campagne, mais elles avaient la capote et la veste, et la grande tenue, que l'on mettait les jours de bataille. Pour le passage du Rhin à Lauterbourg, le 25 septembre 1805, le maréchal Ney avait prescrit de prendre la grande tenue.

Après l'Empire, les culottes et les guêtres furent remplacées par le pantalon et les demi-guêtres ; le shako perdit sa forme évasée ; l'habit fut étriqué autant que possible, les revers supprimés, les parements raccourcis et rétrécis ». On remplaça la cravate par le col sanglé et rigide qui gênait la respiration et auquel on a attribué l'origine d'engorgements ganglionnaires et même d'ophthalmies. « On adopta la couleur garance pour les pantalons, les collets, la doublure et les retroussis des pans de l'habit.

Il est difficile d'imaginer quelque chose de plus laid et de plus incommode que le costume de l'infanterie pendant les dix premières années du règne de Louis-Philippe. La tenue donnée aux bataillons de chasseurs à pied en 1840, sous l'influence du duc d'Orléans, marqua enfin le retour à des idées plus saines en fait de costume militaire : l'habit remplacé par une tunique dont la jupe couvrait les hanches, le ventre et les cuisses, un ceinturon au lieu de buffleteries en croix, mais toujours pour coiffure cet affreux shako ne garantissant ni les yeux, ni la tête, ni le cou, remplacé en campagne par le képi.

Un instant, vers la fin de l'Empire, on essaya de changer la tenue de l'infanterie en parodiant le costume pittoresque donné en Afrique aux zouaves et qui consiste en un pantalon-jupe à long plis, serré à la taille par une large ceinture et retombant à mi-jambe sur des jambières prolongées par les guêtres, un gilet sous la ceinture, une veste sans collet ouverte sur la poitrine et le cou dégagé, pour coiffure la chechia et le turban. On donna à l'infanterie un pantalon demi-large et une veste-tunique, serrée à la taille par un ceinturon qu'elle ne dépassait que de quelques doigts, ne garantissant par conséquent ni le ventre ni les cuisses.

Qu'on ajoute à cela un petit shako pointu terminé par une houpette en crins rouges, verts ou jaunes » (1).

Après la guerre de 1870, on reprit le pantalon et la tunique croisée sur la poitrine, avec deux rangées de boutons. On donna aux officiers de toutes les armes et de tous les services, ainsi qu'aux hommes de troupe de la cavalerie légère et de l'artillerie, le dolman, vêtement commode et élégant; c'est ainsi qu'aux uniformes très variés de la garde du second empire, des hussards et autres corps de cavalerie, on substitua des tenues moins brillantes, mais réellement mieux comprises au point de vue des besoins de la guerre, de la protection contre les intempéries et des nécessités budgétaires.

En 1893, on a substitué au dolman des officiers des troupes à pied une tunique dite *ample*, analogue à celle de la gendarmerie et de la cavalerie de ligne, dans le but de permettre le port des épaulettes qui avaient presque entièrement disparu depuis la guerre franco-allemande.

ARTICLE II. — CONDITIONS QUE DOIT REMPLIR LE VÊTEMENT DU SOLDAT.

Le vêtement du soldat a pour but de le protéger contre les refroidissements ou contre l'ardeur des rayons solaires et d'éviter l'évaporation trop rapide de la sueur; il est nécessaire qu'il laisse aux hommes la liberté de leurs mouvements et que ses couleurs soient telles qu'elles n'exposent pas inutilement les combattants aux projectiles ennemis, en les faisant reconnaître de trop loin.

Le vêtement du soldat, considéré comme *anti-déperditeur de la chaleur*, a été étudié par Coulier (2), dès 1858.

Les principaux résultats qu'il a notés sont les suivants, relativement au pouvoir émissif et au pouvoir absorbant.

Pouvoir émissif. — Un récipient cylindrique de laiton mince, d'une capacité de 500^{c3} a été rempli d'eau à 50° et suspendu dans une atmosphère calme : on a mesuré, à l'aide d'un thermomètre plongé dans le liquide, la durée du refroidissement de 40° à 35°; le récipient ayant été revêtu successivement de divers enveloppes, on a enregistré :

			Durée du refroidissement.		
Récipient en laiton non recouvert.			18'12"	de + 40 à	+ 35
—	recouvert de toile de coton pour chemise		11'39"	»	»
—	—	de toile de coton pour doublure	11'15"	»	»
—	—	de toile de chanvre	11'25"	»	»
—	—	de drap bleu foncé pour tunique	14'45"	»	»
—	—	de drap garance pour pantalon	14'50"	»	»
—	—	de drap bleu gris pour capote	15'5"	»	»

(1) Général THOUMAS, *loc. cit.*

(2) COULIER, *Expériences sur les étoffes vestimentaires militaires* (Paris, 1858, t. I, p. 122 et s.).

Pouvoir absorbant. — Ayant pris un certain nombre de tubes de verre très minces, du même calibre, les ayant recouvert de différentes étoffes, Coulier les a exposés tous aux rayons solaires : l'expérience commencée et terminée en même temps pour tous les tubes a fait dresser le tableau suivant :

Thermomètre à l'ombre	27°
— au soleil	26°

	Température.	Différence avec la température du tube nu.
	—	—
Tube non recouvert d'étoffe	37°,5	
— recouvert de coton pour chemises	35°,1	— 2°,4
— — de coton pour doublures	35°,5	— 2°,0
— — de chanvre écru	39°,6	+ 2°,1
— — de drap bleu pour soldats	42°	+ 4°,5
— — de drap garance pour soldats	42°	+ 4°,5
— — de drap gris de fer, bleuté pour capotes	52°	+ 15°,0
— — de drap garance pour sous-officiers	41°,4	+ 3°,9
— — de drap bleu foncé pour sous-officiers	43°,0	+ 5°,5

La superposition des étoffes a fait dresser le tableau qui suit :

Tube et coton seul	42°	différence 9°
Tube et drap seul	51°	
Tube et coton sur drap	44°	différence 7°
Tube et drap sur coton	50°,5	différence 6°,5

D'où l'on peut conclure que la laine jouit d'un pouvoir émissif inférieur à celui du coton et de la toile, et que d'autre part, elle absorbe les rayons calorifiques à un plus haut degré que la toile et le coton.

Les expériences de Hammond (*Treatise on Hygiene, with special reference to the military service, 1863, Philadelphia*, p. 583), qui datent de 1863, sont confirmatives de celles de Coulier. Des observations plus récentes, notamment celles de Krieger (*Zeitsch. f. Biologie*, 1869) et Schuster (*Arch. f. Hygiene*, 1888), ont fait penser que le pouvoir conducteur des différentes matières vestimentaires en usage dans les armées est sensiblement égal, et alors deux explications ont été données de l'utilité du vêtement comme protecteur contre les intempéries de l'air. Pour Krieger et Schuster, le vêtement, en retenant l'air immobile à la surface du corps, supprime une cause capitale de refroidissement. Pour Geigel (*Arch. f. Hygiene*, 1887), le corps perd la même quantité de chaleur, qu'il soit nu ou vêtu, mais lorsqu'il est vêtu, la déperdition de chaleur a lieu, la peau restant chaude et richement pourvue de sang, tandis que lorsqu'il est découvert, la peau est anémiée : le vêtement serait régulateur de la circulation. Nous croyons qu'il y a lieu cependant de faire entrer en ligne de compte la différence de conductibilité qui n'est pas la même pour l'air et pour les étoffes : l'air est plus mauvais conducteur de la chaleur que la matière première des tissus, de telle sorte que, ainsi que le disait Coulier, plus ceux-ci renferment d'air dans leur trame, plus leur conductibilité est diminuée et plus le vêtement s'oppose à la perte du calorique. Il faut noter aussi, « le réchauffement lent et progressif de l'air interposé, au fur et à mesure que celui-ci se rapproche de la peau, réchauffement qui est d'autant plus marqué, suivant Schuster, que cet air a plus de contact avec le vêtement chaud » (1).

Il résulte de ces données, que les vêtements de laine sont ceux qui, de beaucoup, protègent le mieux contre le froid.

D'après Coulier, le coton est le tissu qui préserve avec le plus de sûreté contre l'excès de la chaleur extérieure. Après lui vient le drap bleu foncé, puis le drap garance, enfin le drap gris bleuté pour capote.

Mais autant que la matière du tissu, la couleur a de l'importance dans cette question : c'est le blanc qui est doué du moindre pouvoir absorbant, et les couleurs se classent, à cet égard, dans l'ordre décroissant qui suit : noir, bleu foncé, bleu tendre, vert, pourpre, rouge, jaune, blanc. C'est pourquoi les vêtements blancs ont toujours été en usage dans les pays chauds.

Le nombre des vêtements superposés doit diminuer aussi lorsqu'il s'agit de se protéger contre la chaleur. Hiller, dans des expériences faites sur des soldats allemands, a démontré qu'en marche la température rectale s'élevait à 39° et 40° avec des vêtements réglementaires en drap, tandis qu'elle ne s'élevait que de 0°,5 chez les hommes vêtus légèrement. D'autre part, d'après Coulier, lorsqu'on place un vêtement de coton sur un vêtement de laine, on obtient un abaissement de température d'autant plus marqué que la température de l'atmosphère est plus élevée.

Pour ce qui est de la facilité plus ou moins grande avec laquelle les différentes étoffes *absorbent l'eau*, il résulte de toutes les expériences (Coulier, Hammond, Linroth, Muller, Schuster, Cramer, etc.), que la laine absorbe le mieux les produits de la transpiration cutanée et la laisse évaporer avec le plus de régularité. Après les étoffes de laine se rangent celles de coton, de fil et de soie. Néanmoins, toutes choses égales d'ailleurs, la texture et l'épaisseur de l'étoffe sont des facteurs à considérer ; les tissus lâches absorbent mieux que les tissus compacts (Linroth, Muller, Hiller).

Ces expériences ont trait aux vêtements secs : lorsqu'un vêtement est mouillé par la transpiration ou autrement, sa conductibilité à la chaleur et ses facultés d'absorption et d'évaporation se trouvent modifiées. La facilité d'évaporation est en raison directe de la facilité avec laquelle l'air se renouvelle à la surface du corps et dépend de la constitution même du tissu : la toile absorbe et évapore l'eau très rapidement, tandis que la laine qui peut absorber, à poids égal, beaucoup plus d'eau que la toile, l'absorbe avec une bien plus grande lenteur.

(1) VAQUEZ, *Considérations sur l'hygiène des vêtements* (*Revue d'hygiène et de police sanitaire*, t. X, 1888, p. 890 et s.); voyez aussi Martin KIRCHNER, *Grundriss der Militär-Gesundheitsphlege*, p. 469 et s., Brunswich, 1893

Il n'est pas douteux que le port de vêtements trempés par la pluie a sur le moral du soldat une influence particulièrement pénible. De plus, les vêtements imprégnés d'eau sont plus lourds; ils deviennent meilleurs conducteurs de la chaleur et par suite facilitent le refroidissement qu'augmente encore la déperdition continue du calorique fourni par le corps et employé à l'évaporation.

C'est pour ces raisons qu'on a souvent cherché à *imperméabiliser* les vêtements extérieurs des troupes.

Les méthodes d'imperméabilisation des tissus sont, d'après Büchner, au nombre de trois : imperméabilisation par une couche de caoutchouc, gutta-percha, laque, sandaraque, etc. : imprégnation par des corps gras ; imprégnation par des solutions d'oxydes métalliques dont l'évaporation ou la réaction chimique forme un sédiment qui adhère aux fibres des tissus (1).

Les vêtements caoutchoutés ont le grave inconvénient d'être imperméables non seulement à l'eau, mais encore à l'air, de telle sorte qu'ils mettent ceux qui les portent, dès qu'ils se livrent à un travail physique, dans un état de moiteur extrêmement pénible. De plus, le cavalier couvert d'un manteau de caoutchouc est exposé, pour peu que les plis du manteau se dérangent, à transformer sa selle en un lac ou à diriger sur ses jambes l'eau recueillie par son vêtement. Le fantassin a de même le bas des jambes et les pieds placés sous la douche que fournit incessamment l'eau collectée par le manteau. Aussi le vêtement rendu imperméable à l'eau par le caoutchouc ou par des substances analogues est-il inacceptable pour l'homme de guerre. C'est pourquoi on a cherché l'imperméabilisation par d'autres procédés.

Telle l'imbibition des tissus avec une matière grasse, ou la réaction du savon sur un sel de plomb, de fer ou d'alumine, ou l'emploi de la paraffine.

Pommay a conseillé l'emploi de l'acétate d'alumine : l'acide acétique se volatilise et l'alumine reste adhérente aux tissus.

Thieux (de Marseille), a préconisé l'imprégnation avec les solutions de sels métalliques et les précipités d'alumine. Son procédé a donné de bons résultats pour les vêtements des employés de chemins de fer.

Suivant Büchner, on peut imperméabiliser les tissus de lin et de coton en les soumettant à l'action d'un bain d'acide sulfurique qui transforme les fibres végétales des tissus en une matière glutineuse, les réunissant en un tout compact. Scoffern remplace l'acide sulfurique par l'oxyde de cuivre ammoniacal. Fournaise traite le drap non décati par l'alumine

(1) POMMERAY, *De l'imperméabilisation des vêtements*. Dans cette *Revue critique* (*Revue d'hygiène et police sanitaire*, t. XIII, 1891, p. 1128 et s.), l'auteur passe en revue un certain nombre de travaux sur cette question, notamment celui de Lorenz (*Ueber die Brauchbarkeit wasserdichter Stoffe zur Kleidung*, paru in *Militärärz* 1890-1891), et HILLER (*Deutsch. militärärztliche Zeitschrift*, 1888, p. 1).

anhydre, n'augmentant le poids du tissu que de 2gr à 3gr par mètre. Chevallot de Bordeaux, Orloy de Milan, Muratory et Landry, Hofmeier de Vienne, Girardin, Bidard et Pusch recommandent chacun des procédés plus ou moins analogues, mais Hiller, après de nombreuses expériences comparatives, donne la préférence à l'emploi de l'acétate d'alumine.

Déjà en 1884 et 1885, des essais d'imperméabilisation des vêtements militaires par l'emploi du sel de saturne et de l'alun avaient été tentés par le ministère de la guerre belge et avaient donné de bons résultats : c'est ce procédé aussi qui semble à Lorenz le meilleur et le plus pratique.

Il ressort des expériences de Hiller et de Lorenz que les tissus ainsi traités ne sont pas absolument imperméables, c'est-à-dire que, s'ils opposent à l'eau de pluie une barrière généralement suffisante, ils permettent cependant l'accès de l'air et n'ont pas, par suite, les défauts des vêtements caoutchoutés, quant à l'arrêt de l'évaporation de la sueur. Il faut remarquer que le port continu d'un tissu imperméable à l'eau, serait-il même perméable à l'air, présenterait certainement des inconvénients, étant donnée la composition de la sueur qui n'est pas de l'eau pure : de telle sorte, que l'imperméabilisation doit nécessairement être réservée aux vêtements chargés de protéger les hommes contre la pluie (manteaux ou capotes), et il y a d'autant plus d'avantages à faire usage de manteaux ne se laissant pas pénétrer par les liquides, que le manteau de drap lorsqu'il est mouillé, non seulement devient lourd, mais cesse de donner passage à l'air.

Pour étudier dans tous ses détails l'action de l'imperméabilisation des vêtements, il ne faut pas perdre de vue les travaux de Sergius Boubnoff (*Archiv. f. Hygiène*, Band. 10, 1890, p. 334) qui établit que si, d'une façon générale les tissus vestimentaires sont perméables aux rayons solaires ayant une action chimique, cette perméabilité n'est pas en rapport avec la perméabilité pour l'air, mais dépend surtout de la couleur, les vêtements noirs étant les moins perméables aux rayons chimiques.

Lorenz a soin de faire remarquer que l'augmentation de poids causée par l'imperméabilisation est toujours très faible, que l'aspect et la qualité des tissus gagnent par ces opérations plus qu'ils ne perdent et que les seuls inconvénients sont que l'imperméabilisation finit par disparaître par le lavage et qu'elle est quelque peu dispendieuse.

La question de la *perception à distance de la couleur* des vêtements a été, ces temps derniers, l'objet de vives discussions. Il résulte des expériences déjà anciennes de Jules Gérard et de Devismes qu'à 300m les couleurs sombres sont moins facilement perceptibles que les couleurs éclatantes. On a dû, au Tonkin, pour obéir à des nécessités stratégiques, couvrir les casques de nos soldats d'une étoffe noire et leur donner des vêtements de cette couleur.

Le rouge écarlate des uniformes anglais et le rouge garance des pantalons, épaulettes et képis de nos fantassins se distinguent plus facilement à 300^{m} que des couleurs plus foncées. Mais, à 300^{m} d'autres signes que la couleur du pantalon ont fait découvrir les bataillons ou les hommes isolés, et la question est de savoir, avant de décider des modifications dans l'uniforme de notre infanterie, si bien au-delà de 300^{m}, sur les limites de la zone dangereuse qu'élargissent chaque jour les engins à plus grande portée, la perception du rouge est véritablement plus nette que celle du bleu, du gris-de-fer, etc.

Il y a lieu cependant de noter que l'Autriche a renoncé aux uniformes blancs de son infanterie et que presque tous les corps de troupes des armées européennees sont vêtus de couleurs sombres; que dans l'armée allemande on voile sous une housse le brillant du casque dès qu'on approche de l'ennemi et qu'on ne saurait se dissimuler que cette question de la perception des couleurs à distance a pris une importance particulière depuis l'emploi de la poudre sans fumée. Des expériences variées et bien conduites sont nécessaires pour trancher définitivement cette question actuellement à l'étude.

Le médecin-major Trifaud (1) fait remarquer que le degré de visibilité des couleurs aux grandes distances doit être envisagée sous deux aspects : 1° l'impression coloriée qui dépend essentiellement de l'intensité lumineuse atmosphérique, de la présence ou de l'absence du soleil : des silhouettes d'hommes, peintes de différentes couleurs, laissent voir ces couleurs à des distances variables suivant l'éclairage ; 2° l'impression lumineuse que donne la forme de l'objet, indépendamment de la couleur, sauf le cas où un soleil éclatant vient les éclairer : toutes les silhouettes, qu'elles soient peintes d'une couleur ou d'une autre, sont découvertes sensiblement à la même distance. Aussi le général Luzeux dit : « La coiffure de notre infanterie n'a rien d'étincelant et aux distances auxquelles se livreront les combats de mousqueterie, la couleur de cette partie de l'habillement ne peut pas attirer l'attention de l'ennemi; la couleur du pantalon ne se distingue que quand l'homme est à la fois debout et à découvert; mais alors on aperçoit l'homme lui-même, peu importe le pantalon. Si on distingue la couleur de celui-ci, tant mieux, car on saura si l'on a affaire à un ami ou à un ennemi. Combien de chasseurs à pied reposent sur nos champs de batailles de 1870, tués par des balles françaises! on les avait pris pour des ennemis. » Néanmoins un ordre du commandant du corps d'armée de Pesth vient de prescrire des essais avec des capotes de troupe de quatre nuances différentes : gris, gris brochet, gris bleu, gris clair. Les Russes ont remplacé les boutons métalliques par des agrafes vernies mat et des boutons de corne et substitué aux fourreaux métalliques des sabres, des fourreaux de bois recouverts de caoutchouc corne, fabriqués à la manufacture d'armes de Slatooust.

(1) TRIFAUD, *L'Education de la vue du soldat* (*Arch. de méd. et de pharm. militaires*, t. XIX, p. 81 et 274).

Quant aux règles relatives à la *forme et à la disposition* à donner au vêtement pour *assurer la liberté des mouvements* de l'homme, elles se résument dans la nécessité de laisser aux membres inférieurs ou supérieurs et à chaque segment du corps son indépendance particulière (Aronssohn, *De l'habillement et de l'équipement du soldat* (*Recueil des mémoires de médecine, de chirurgie et de pharmacie militaires,* 3e série, t. XIX, 1867, p. 405 et s.).

De l'ensemble de ces observations générales sur le vêtement militaire, on peut conclure que, dans les pays froids et tempérés, le soldat doit être muni comme vêtement extérieur d'effets de laine (drap) superposés, d'un manteau de drap imperméabilisé pour se garantir contre la pluie et porter au contact de la peau un vêtement de laine, de coton ou de toile.

Dans les pays chauds trois indications sont à remplir : se protéger contre le rayonnement solaire; favoriser l'évaporation de la sueur et ainsi l'émission de chaleur du corps; se protéger contre l'humidité des soirées et des nuits (Treille). Pour remplir les deux premières indications, on choisira de préférence un vêtement de dessous, léger, souple et ample de forme, en laine ou en coton qui ne présentera aucune aspérité pouvant irriter la peau. Par dessus on portera des vêtements amples, laissant circuler l'air librement, fabriqués en coton blanc, autant que possible. La coiffure sera large et ventilée, assez épaisse pour arrêter les rayons solaires. Pour éviter des refroidissements nocturnes, on aura recours à l'emploi de la laine (V. Reynaud, *L'armée coloniale au point de vue de l'hygiène pratique* (*Archives de médecine navale,* 1892 et 1893).

ARTICLE IV. — CHAUSSURE

A toutes les époques, les chefs d'armée ont justement attribué à la chaussure du soldat une importance de premier ordre. Non seulement la chaussure doit protéger le pied contre l'humidité et contre les aspérités du sol, mais encore elle doit être construite de façon à faciliter la marche dans les terrains les plus variés. « C'est la nation qui donnera à ses troupes les meilleurs souliers qui aura l'avantage », a écrit le maréchal de Saxe, parlant de la chaussure des fantassins. On a dit que les armées de la République « ont conquis le monde sans souliers. » Mme de Rémusat (1) rapporte que Bonaparte lui a fait connaître que les recrues de l'armée d'Italie ne voulaient pas porter les souliers qu'on leur promettait de distribuer : néanmoins ce serait une longue page d'histoire

(1) « Je mis à l'ordre du jour qu'on distribuait des souliers aux recrues ; personne n'en voulait porter » a dit Napoléon à Mme de Rémusat, pour marquer l'enthousiasme de ses soldats (*Mémoires de Mme de Rémusat* publiés par P. de Rémusat, Paris, 1885, 22e édition, t. I, p. 271).

militaire celle qui raconterait les souffrances du soldat privé de chaussures convenables. Qu'il nous suffise de rappeler, à titre d'exemple, l'épisode du Tléta des Douairs en 1879 (1). Un huitième de l'effectif d'un bataillon de zouaves fut en danger de mort, et dix-neuf soldats périrent asphyxiés par le froid qui surprit une colonne faisant route entre Aumale et Laghouat. Il n'est pas douteux pour Lebastard, auquel nous devons le récit de ce désastre, que les mauvaises conditions de la chaussure furent un des facteurs qui amenèrent ces terribles accidents. « Le fil qui maintient les guêtres aux sous-pieds n'a pas tardé à être cassé ou usé, laissant alors le soulier complètement flottant et tendant à chaque pas à rester dans la boue dans laquelle il s'enfonçait : ainsi la première de toutes les causes du retard, celle qui s'est manifestée dès la deuxième pause, a été l'usure des sous-pieds et la nécessité de faire halte pour les réparer. » Les tirailleurs algériens qui faisaient partie de la colonne ne perdirent aucun des leurs, ayant quitté leurs chaussures pour s'en aller pieds nus. Que de fois n'avons-nous pas été témoin de faits analogues pendant la campagne de l'Est ! L. Colin rapporte qu'on a observé pendant la guerre russo-turque (1877-78) des congélations attribuables à l'étroitesse des chaussures fournies aux troupes.

Les blessures les plus légères du pied causent au marcheur des souffrances intolérables qui le rendent momentanément inapte au service de guerre. Lèques estime que les excoriations des pieds figurent dans la proportion d'un tiers dans les exemptions de service qui sont accordées aux jeunes soldats (2).

Touraine (3) admet que, dans les premiers jours d'une marche, 25 à 30 p. 100 de l'effectif sont plus ou moins blessés, et que 10 p. 100 viennent réclamer les soins du médecin du régiment.

Brandt von Lindau (4) écrit qu'annuellement, en Allemagne, on exempte du service actif 10.000 hommes, et qu'on en réforme 400 pour maladies des pieds, que le nombre des journées d'exemption de service provenant de ce fait s'élève à 60.000 par an, en temps de paix, et que le chiffre en devient beaucoup plus considérable en campagne.

I. **Forme de la chaussure.** — 1. *Chaussure du fantassin.* — La loi du 4 juillet 1881 a substitué, dans l'armée française, le *brodequin napolitain* au soulier dénommé à tort *national*, fabriqué par la maison Godillot sur vingt-quatre pointures et se portant avec guêtres en cuir ou en toile, dont le sous-pied assure l'adhérence au pied. Cette même loi a

(1) LEBASTARD, *Relation médicale du désastre du Tléta des Douairs* (*Mémoires de médecine et pharm. militaires*, 3e série, t. XXXVI, 1880, p. 401).

(2) *Mémoires de méd., chirurg. et pharm. milit.*, 3e série, t. VIII, 1882, p. 175.

(3) TOURAINE, *Notes sur la chaussure du fantassin* (*Mémoire de méd., chirurg. et pharm. milit.*, 3e série, t. XXVIII, p. 66, 1872).

(4) BRANDT VON LINDAU, *Des deutschen Soldaten Fuss und Fussbekleidung*. Berlin, 1883.

stipulé « qu'il sera distribué à chaque homme, concurremment avec le brodequin, une chaussure dite de repos qui se composera du soulier actuellement en usage et d'une paire de guêtres blanches. »

Il est inutile d'insister sur la nécessité de donner au fantassin des chaussures qui n'amènent pas la constriction du pied et très bien adaptées à ses dimensions. Mais supposons que la chaussure militaire, soulier avec guêtre ancien modèle ou brodequin napolitain, ait été confectionnée avec du cuir parfait, qu'elle ne présente aucune aspérité intérieure, qu'elle ait été choisie à la taille du pied de chaque homme, le soldat sera-t-il chaussé dans des conditions satisfaisantes? Sans doute son pied sera à l'abri de l'humidité, les excoriations et les cors ou durillons seront infiniment moins fréquents, mais l'organe de la marche n'aura pas été placé dans les conditions les plus favorables à son fonctionnement régulier. C'est que les souliers du modèle Godillot, les brodequins napolitains et en général les chaussures que portent la plupart des Européens, par une déviation successive due à l'usage et à la mode, ne sont plus basées

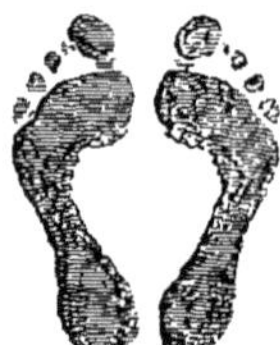

Empreinte d'un pied normal (Ahmet-Agneli, Musée du Val-de-Grâce).

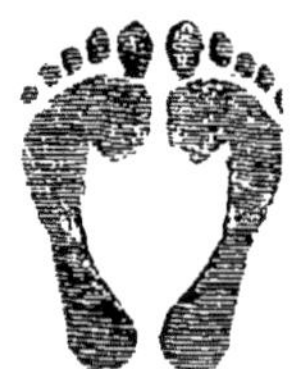

Empreinte d'un pied dévié (Cordonnier mauvais marcheur, Musée du Val-de-Grâce).

sur la structure anatomique du pied ; les constructeurs ont méconnu les lois physiologiques de la marche. Tandis que les gants dont on se sert d'ordinaire se moulent sur la main, c'est le pied qui est obligé de se mouler sous la pression du soulier dans lequel on l'emprisonne, et c'est à cette cause surtout qu'il faut rapporter les blessures et déformations des pieds, si pénibles pour les individus et si préjudiciables dans l'armée.

Cette vérité a été énoncée par Camper, un cordonnier anglais. James Donnie a tiré du mémoire de Camper l'idée de la construction d'un soulier à semelle flexible. Le docteur Phœbus, le colonel Lunddhal, en Danemark, ont consacré à l'étude de la chaussure des mémoires et des conférences. Dès 1856, le médecin-major Touraine a commencé des observations sur la chaussure et, en 1871, il a publié un travail très judicieux, proposant un modèle de brodequin basé sur la structure et les fonctions normales du pied. Ce brodequin n'a pas, que nous sachions, subi le contrôle d'une expérience faite sur un certain nombre de soldats et nous ignorons si en pratique il serait sans défauts, mais ce qui est certain c'est que la chaussure Touraine constitue un progrès très sérieux, et Touraine serait considéré comme le promoteur d'une chaussure scientifiquement *rationnelle*, si ses travaux avaient eu une publicité antérieure à celle de Meyer, professeur d'anatomie à Zurich.

Ce dernier a posé les principes suivants : un pied normal, un pied d'enfant a les orteils parallèles entre eux, et le gros orteil continue la direction des premiers métatarsiens ; la partie antérieure du pied est carrée et non effilée ; le pied repose sur le sol par son bord externe, par le talon, par l'extrémité antérieure des métatarses et des orteils et laisse vide l'espace situé sous la voûte médio-interne (1). Cette disposition résulte nettement des empreintes des pieds d'enfants ou d'individus n'ayant jamais porté de chaussures (Voyez fig. p. 274).

De là la forme qu'il convient de donner à la semelle qui sera construite en prenant pour base la ligne normale d'appui du pied non déformé, ligne qui passe par le centre du talon, le milieu du premier

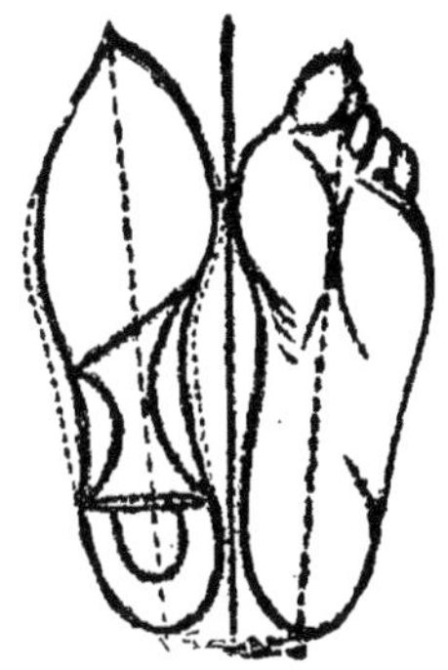

Chaussure non rationnelle. — Axe de construction de la chaussure et position (indiqué en pointillé) du pied libre relativement à la chaussure.

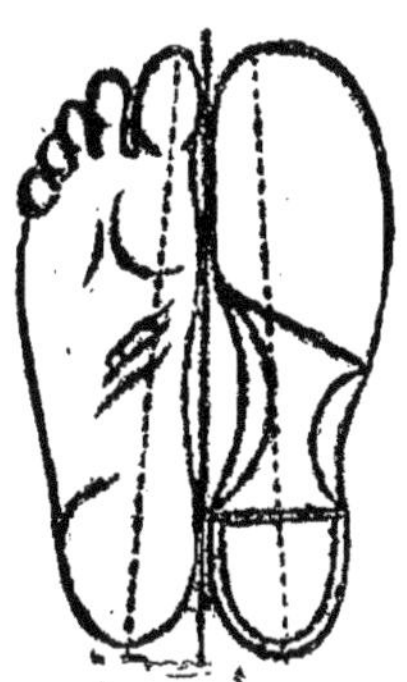

Chaussure rationnelle. — Axe de construction de cette chaussure.

métatarsien, et coupe l'ongle du gros orteil en deux parties égales. Cet axe de construction divise par conséquent la semelle en deux parties de largeur inégale : *a*) l'une, interne, étroite, limitée en dedans dans sa partie antérieure par une ligne droite parallèle au métatarsien et à son prolongement le gros orteil, lequel, normalement, est dirigé en dedans ; *b*) l'autre, externe, beaucoup plus large, et qui suivra la forme convexe en dehors qu'affecte le pied. La partie antérieure de la semelle sera carrée ou si on la veut pointue, la partie rétrécie ne commencera qu'au delà de l'extrémité du gros orteil.

Dans la chaussure ordinaire au contraire la semelle est divisée en deux parties sensiblement égales, situées en dedans et en dehors d'un axe qui passe par le centre du talon et le troisième métatarsien : si

(1) H. Meyer (*Die richtige Gestalt der Schuhe*, Zurich, 1858 ; *Die richtige Gestalt des menschlichen Korpers*, Stuttgard, 1884).

sur un pied logé dans cette chaussure, on trace une droite partant du talon, passant par le centre du premier métatarsien et se prolongeant au delà, on constate que le gros orteil se trouve déprimé en dehors de cette ligne et presse par suite sur les autres orteils dont un ou plusieurs ont peine à trouver leur logement naturel et *chevauchent* plus ou moins l'un sur l'autre.

En plaçant l'une à côté de l'autre les semelles rationnelles du soulier droit et gauche d'un même individu on verra qu'elles se touchent au talon et à leur extrémité antérieure, tandis que les chaussures ordinaires ne se touchent pas au niveau des gros orteils.

L'axe de construction de la semelle entraîne nécessairement une modification dans la coupe de l'empeigne qui devra être bâtie, d'après ce même axe de construction, en deux parties asymétriques.

Les travaux de Meyer sont trop connus pour que nous entrions dans plus de détails, qu'on trouvera du reste dans le mémoire de Du Cazal (1) et les traités récents d'hygiène.

L'exposition de Berne, en 1876, a été l'occasion d'une grande publicité des idées de Meyer. Cette même année paraît le travail de Salquin (2), qui adopte les principes du professeur de Zurich, et un diplôme d'honneur est accordé à M. Perron (de Paris). La question fut reprise au Congrès d'hygiène de Genève en 1882. Le colonel Ziegler, médecin en chef de l'armée fédérale suisse, s'y fit le défenseur de la chaussure du type de Meyer ; les conclusions de son rapport, appuyées par Vallin et tendant à propager la chaussure rationnelle, ont été adoptées par le Congrès.

D'après le colonel médecin Ziegler (3), pour qu'une chaussure mérite le nom de *rationnelle*, il faut : 1° que la semelle reproduise le contour du pied avec ces modifications : *a)* que le gros orteil soit la prolongation directe du premier métatarsien ; *b)* que la forme ait une longueur qui dépasse de $0^{m},015$ à $0^{m},020$ celle du pied, afin de permettre l'extension, le tassement de l'organe lorsqu'il supporte le poids du corps ; 2° que la plante de la forme reproduise aussi exactement que possible les saillies et les creux de la plante du pied et ne présente pas une convexité bilatérale uniforme ; placée sur une table, la forme doit y reposer solidement sans vaciller ; 3° que le dos de la forme reproduise le dos du pied ; 4° que toujours il y ait assez de place dans la chaussure pour l'extrémité antérieure du cinquième métatarsien ; 5° que l'empeigne embrasse bien le

(1) Du Cazal, *La chaussure du soldat* (*Revue milit. de méd. et de chirurg.*, 1881-82, p. 161 et suiv.).

(2) Salquin, *Die rationnelle Fussbekleidung*, Berne, 1876 ; *La chaussure au système rationnel pur*, Berne, 1878.

(3) Ziegler, *Effets de la chaussure vicieuse et moyens de les prévenir* (*Communication au Congrès international d'hygiène et de démographie de Genève*, du 4 au 9 septembre 1882, Genève, 1883).

cou-de-pied, c'est-à-dire que le sillon entre les orteils et le cou-de-pied soit bien marqué afin d'éviter des faux plis blessants ; 6° que le talon de la chaussure ne soit ni trop haut ni trop bas et à bord extérieur vertical.

L'exposition d'hygiène à Berlin, en 1882, a généralement confirmé ces mêmes idées (Vötsch, Starcke). Seul le lieutenant allemand Brandt von Lindau présenta quelques objections et encore sa chaussure se rapproche-t-elle plus de celle de Meyer que de la forme habituelle.

Depuis cette époque la chaussure rationnelle a été approuvée par tous les hygiénistes, et cependant elle n'est généralement pas en usage : la question de l'outillage à créer, des approvisionnements existants et aussi les préjugés se sont opposés à son adoption.

Elle a été expérimentée en Suisse (brodequin Salquin), dès 1860, puis dans l'armée italienne en 1873-74 et dans l'armée allemande en 1874. Des essais tentés en 1884 sur quinze corps de troupes français ont donné des résultats très satisfaisants par l'emploi des brodequins Perron (de Paris). Elle est réglementaire pour l'habillement des élèves de l'école du service de santé militaire de Lyon. Tout récemment, le médecin principal Nogier (1) vient de confirmer, après Du Cazal (1887) et nous même (1887), les principes fondamentaux de Meyer.

Lorsqu'une chaussure remplira les conditions indiquées par Ziegler, il importera assez peu qu'elle soit botte, brodequin ou soulier. Cependant le *soulier* a le grand inconvénient de ne tenir au pied qu'à l'aide d'une guêtre ; il n'a plus que peu de partisans et, en principe, n'est plus admis en France que comme chaussure de repos.

La *botte* en usage dans plusieurs armées, a des défenseurs, parmi lesquels le général Lewal ; mais elle est d'un paquetage difficile, elle blesse le cou-de-pied quand elle est trop serrée ou le talon lorsqu'elle ne l'est pas assez, toujours, et surtout lorsqu'elle est mouillée, elle est difficile à chausser et à enlever.

Le *brodequin* est généralement considéré comme la meilleure chaussure du fantassin. Bien qu'il soit adopté pour notre infanterie depuis le 4 juillet 1881, sous le nom de brodequin napolitain, les nécessités budgétaires ont été telles que les souliers à guêtres dont les magasins étaient richement approvisionnés, ont été portés jusqu'à ce jour par la majorité des hommes. C'est le 21 juillet 1893 seulement que le ministre a pu donner les ordres suivants :

« Tous les hommes de l'effectif de paix doivent être pourvus en permanence de deux paires de brodequins, d'une paire de souliers et au moins d'une paire de guêtres en toile.

» L'une des paires de brodequins est dénommée chaussure de mobilisation n° 1.

(1) Du Cazal, *Revue militaire de médecine et de chirurgie*, 1881-82, p. 61 ; Viry, *De la chaussure du soldat d'infanterie* (*Arch. de méd. et de pharm. milit.*, t. IX, 1887, p. 1) ; Nogier, *Morphologie du pied* (*Ibid.*, t. XIX, 1892, p. 337).

» Elle est constituée, en principe, au moyen de brodequins remontés.

» Après avoir été portée pendant quelques jours pour être brisée, la chaussure de mobilisation est déposée dans les magasins de compagnie et soigneusement entretenue. Elle ne peut être portée ensuite que lorsque l'ordre en est donné.

» Le soulier de repos est porté, en toute saison, dans l'intérieur des casernes, avec ou sans guêtres en toile. Il en est fait usage avec la guêtre en toile, pour la tenue d'extérieur, excepté pendant la mauvaise saison.

» Lorsque la deuxième paire de brodequins qui constitue la chaussure journalière sera en réparation, les hommes qui, jusqu'à complet épuisement des approvisionnements, seront pourvus de guêtres en cuir, feront usage du soulier comme chaussure journalière.

» MM. les commandants de corps d'armée détermineront, suivant les localités, les autres circonstances où il pourra être fait usage du soulier et de la guêtre en cuir, sans que la légère disparate de tenue en résultant présente d'inconvénients.

» Les hommes qui ne pourront plus être pourvus de ce dernier effet porteront leurs brodequins n° 1, lorsque leur chaussure journalière sera en réparation ; mais les chefs de corps devront s'appliquer à réduire au minimum la durée des réparations, dans le but de ménager la chaussure de mobilisation. »

Il y aurait tout lieu de se féliciter de l'adoption du brodequin napolitain s'il était de forme rationnelle ; il est certainement supérieur à l'ancien soulier ; cependant, outre sa forme défectueuse, il a l'inconvénient d'être lourd et de présenter un mode de fermeture avec quartier et languette sur le cou de pied ; bien qu'il se prête aux mouvements d'augmentation et de diminution du volume du pied, la constriction du lacet sur le cou de pied et les plis de la languette peuvent causer des douleurs et des excoriations ; la couture de l'empeigne se découd souvent et gêne le pied ; le contrefort placé à l'intérieur se replie fréquemment et amène des excoriations et en réalité il n'est pas conforme aux données scientifiques dont l'expérience a confirmé la justesse et l'importance.

Nous en dirons autant du *brodequin Deschamps*, à soufflet extérieur et à laçage facile, du *soulier-brodequin Félix Guérin* qui ressemble au précédent (1) du *botillon à soufflet* du capitaine Lacroix qui se ferme latéralement au moyen de trois pattes qu'on peut desserrer à volonté et d'autres modèles plus ou moins ingénieux, mais construits d'après les anciens errements. Tels sont notamment le *botillon Forest* à soufllet avec patte, le *brodequin-botte Guérin* qui se boucle latéralement par un système sans ardillon et la *bottine du système Barthe* également à fermeture latérale.

On a beaucoup préconisé le brodequin *Bernais* qui, « rationnellement confectionné, est bien d'aplomb pour permettre la répartition régu-

(1) Voyez *La Chaussure militaire* (*Bulletin de la réunion des officiers*, 1er semestre 1879, p. 472, 490, 518, 544).

lière du poids du corps pendant la station et la marche ; la disposition générale indique que le pied est emboîté, logé sans être gêné ni tourmenté. Son mode de fermeture est le même que celui du brodequin napolitain ». Il présente les particularités suivantes : 1° double courbure postérieure du talon conforme à la structure normale du pied ; 2° partie dorsale maintenant exactement le tarse ; partie antérieure de la chaussure large et relevée dans le but de soulever les orteils ; 3° voûte plantaire exactement appuyée sur toute la longueur et la largeur de la semelle ; 4° région du cou de pied à l'aise pour ne pas gêner la circulation veineuse avoisinant les malléoles. Cette chaussure répond incontestablement à un certain nombre de *desiderata* du physiologiste, mais la forme de sa semelle n'est pas celle que nous estimons la meilleure, et Starcke notamment s'oppose à ce que la plante du pied repose partout sur la semelle. Nous pensons aussi que la fermeture médiane présente toujours les inconvénients si bien notés par Lèques. Ce brodequin a été fort apprécié par un certain nombre d'officiers, notamment dans les marches de montagne : il l'eût sans doute été davantage si sa semelle eût affecté la forme de Meyer.

Des reproches analogues sont à adresser à la plupart des chaussures exposées au concours ouvert par le ministre de la guerre en 1887 : 278 inventeurs présentèrent 573 modèles différents. La commission (dans laquelle l'hygiène n'eut pas de représentant) en choisit cinq, le brodequin *napolitain* ordinaire ; le brodequin *Yvon à gousson* formé d'un seul morceau de cuir sans couture sur le côté, à coutures postérieures recouvertes par une lanière, à contrefort extérieur, lacé sur le cou-de-pied ; le brodequin *Salquin* et celui de *Barré* qui fut classé en première ligne, mis en expérience comparativement aux quatre autres et enfin primé le 21 novembre 1890. Cette préférence a été motivée par l'existence d'un soufflet destiné à parer aux inconvénients du laçage sur le cou-de-pied et qui n'y remédie qu'incomplètement. Les coutures de l'empeigne sont placées de façon à éviter les blessures des malléoles : l'empeigne est cambrée à la machine : la semelle est plate, à bout large : cette chaussure est lourde, munie de clous trop nombreux mal disposés le long du bord interne. Malgré la faveur dont elle a été l'objet, elle n'a pas donné tout ce qu'on attendait d'elle, puisqu'un nouveau concours est actuellement ouvert, et elle nous paraît de tout point inférieure au brodequin *Perron* qui figurait aussi au concours de 1887.

A l'Exposition de 1889 on a remarqué le brodequin *Thuau Levy*, à fermeture invariable, le brodequin *Ferlin-Maubon* (de Nancy), celui à semelle de bois de *Cogent,* celui de *Lagoutte* qui a peu de coutures : tous, avec des qualités diverses, péchaient par le principe irrationnel de leur construction. A cette exposition encore, les chaussons de Perron représentaient le type de Meyer (type *rationnel*).

Nous ne connaissons en réalité que deux brodequins militaires originaux construits d'après ce système et qui aient été véritablement remarqués en France. Ce sont : Le *brodequin du major Salquin* et le *brodequin Perron*.

Le *brodequin Salquin* a été présenté à la commission de l'habillement et du campement de notre ministère et au concours de 1887. Il a l'inconvénient d'être lacé sur le milieu du cou-de-pied, et de ne pas protéger sur une assez grande hauteur la partie inférieure de la jambe.

Le *brodequin Perron* est constitué : *a*) par une semelle de coupe *rationnelle* d'une seule pièce, carrée au bout, pourvue d'un double rang de clous plus saillants mais moins larges que ceux du brodequin napolitain ; *b*) par une tige avec avant-pied, le tout d'un seul morceau de cuir corroyé, cambré et fermé en bas par une couture très courte, à $0^{m},05$ environ, le tout s'adaptant bien autour des malléoles et du talon, comme le demande avec raison Nogier *(loc. cit.)*. La fermeture continue au-dessus et le long de la jambe par un gousset assez large pour faciliter l'entrée du pied. Le cuir de ce gousset fortement baissé est assez souple pour se

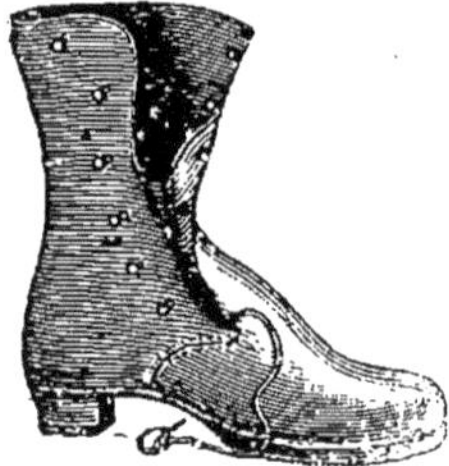
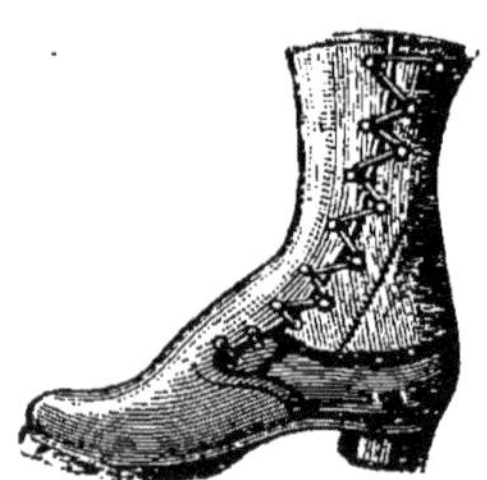

Brodequin militaire du type rationnel de Perron.

reployer sans plis sous un seul lacet en zigzag très facile à mettre, se fixant dans des crochets très solides, plats, placés alternativement de chaque côté du gousset. En ouvrant le tout à la hauteur du cou-de-pied, on obtient aisément l'axe de fixité sur lequel insiste également Nogier.

Il résulte de ces dispositions que le pied se trouve enveloppé dans une chaussure qui se moule sur lui, qui est parfaitement close, qui donne au gros orteil sa place naturelle, qui permet sur le cou-de-pied une constriction sans plis, suffisante pour bien maintenir la chaussure et empêcher les orteils de venir, pendant la marche, heurter l'extrémité antérieure du soulier, lequel devra toujours avoir au moins un centimètre de plus que la longueur du pied, afin de permettre son mouvement d'expansion pendant la marche. Le talon, en outre, est légèrement excavé, de façon à bien loger et soutenir le calcanéum. Sous la semelle existent des talons plats et larges, condition indispensable dans toute chaussure de marche.

Ce brodequin, d'un prix moins élevé que le napolitain, parce qu'il utilise plus avantageusement le cuir qui est toujours coupé dans un sens convenable, est résistant à l'usure ; il se remonte comme une botte ordinaire, mais à meilleur marché ; la semelle peut être réparée à l'aide de patins et de talons de rechange préparés d'avance et s'ajustant par les soins des ouvriers les moins expérimentés (1).

Pour compléter la chaussure du fantassin, Perron a proposé un soulier de repos léger, de forme rationnelle. « A tous les points de vue, le brodequin rationnel présenté par M. Perron semble remplir les conditions que nous devons exiger pour la chaussure de nos fantassins », dit le médecin-major Salle *(loc. cit.)*, confirmant ainsi notre opinion.

Pour les marches en montagne, ce brodequin devrait cependant être muni d'une semelle un peu plus débordante. L'expérience, en effet, a montré l'utilité de la semelle large qu'ont actuellement nos chasseurs alpins et aussi les avantages que présentent les clous à tête quadrangulaire et pointue qui font l'office de crampons et assurent le pied.

Pour diminuer la vibration de tout le corps et particulièrement celle de l'encéphale que produit dans la marche le choc du talon, H.-J.-A. Collin a proposé d'adapter à la chaussure militaire un talon en caoutchouc. Il estime que non seulement on atténuerait l'ébranlement des organes, mais que de plus on emmagasinerait à chaque pas, par la compression du caoutchouc, la force qui se stérilise dans le choc du talon et qu'on utiliserait cette force pour la progression au moment où le talon se détache du sol, de la même manière que le vélocipédiste évite une trépidation insupportable et augmente sa vitesse en garnissant les roues de sa bicyclette d'une couronne de caoutchouc.

On peut obtenir les mêmes résultats en employant des talons incomplètement formés de caoutchouc : après avoir enlevé, par l'intérieur du talon comme à l'emporte-pièce, un disque de $0^m,03$ de largeur et de $0^m,02$ à $0^m,03$ d'épaisseur, on comble cette cavité par un disque de caoutchouc dont la face supérieure fait légèrement saillie dans la chaussure et sur laquelle s'appuie le talon. Ces modifications de la chaussure sont actuellement soumises au contrôle de l'expérience, qui semble leur être favorable. On a remarqué depuis longtemps que les gens fatigués s'efforcent de diminuer le choc douloureux qu'entraîne la marche en traînant les pieds et en cherchant les bas côtés des routes où le sol est moins dur : il est admissible que la trépidation soit un des éléments de la fatigue et il peut sembler logique de donner un appui élastique au talon qui naturellement est constitué par des tissus élastiques ; en tout cas, il est très important de bien le loger dans la chaussure, de telle sorte que, tout en n'étant pas comprimé, il ne subisse pas de déplacements latéraux : il nous paraît que le système de Collin plus ou moins modifié, facilite la réalisation de cette indication.

(1) D'après Salle, *La chaussure du fantassin* (*Archives de médecine et de pharmacie militaires* t. XXII, 1893, p. 351), le brodequin Perron, y compris quatre paires de patins de rechange et quatre à huit cloutages reviendrait à 25f par an et par homme doté de deux paires de brodequins et d'une paire de souliers de repos système Perron.

La chaussure du fantassin peut comprendre, outre la chaussure proprement dite : la *guêtre* et la *jambière*.

La guêtre courte de cuir qui complétait le « godillot » disparaît avec ce soulier. Elle comprime parfois trop fortement la jambe, et forme des plis qui blessent le cou-de-pied, sans soutenir suffisamment le pied ; elle s'adapte souvent mal sur le soulier ; elle perd trop facilement ses sous-pieds par l'usure du fil qui les a cousus.

Les sous-pieds de la guêtre de toile sont plus solides, mais la toile se rétrécit sous l'influence de l'humidité. La guêtre de toile est en usage dans les colonies anglaises : chaque soldat en reçoit deux paires pour les expéditions coloniales, et malgré ses inconvénients elle est demandée pour nos hommes par les médecins de nos colonies.

La guêtre en drap analogue à celle de nos zouaves n'a pas cet inconvénient et elle maintient bien les mollets, sans les comprimer, ainsi que le faisait la molletière en cuir rigide qui a eu son moment de vogue sous le second empire. La bande molletière devenue réglementaire pour nos bataillons alpins, est certainement supérieure à la guêtre, puisqu'elle permet à tout moment à l'homme de modérer la constriction par laquelle elle assure un soutien aux muscles des jambes.

Nos réservistes sont autorisés à se servir, lors des convocations, de leurs chaussures personnelles. Ces chaussures leur sont remboursées. On leur donne les conseils suivants quant au choix à faire :

« L'empeigne doit être prolongée en dedans du quartier par une languette qui protège le pied contre la pression du lacet de fermeture et s'oppose à l'introduction du gravier et de la boue. La semelle doit être suffisamment épaisse pour protéger la plante des pieds contre les aspérités du sol ; il faut éviter cependant d'en exagérer l'épaisseur : sinon, la chaussure devient trop lourde et occasionne une fatigue inutile. La semelle peut être légèrement débordante ; elle est garnie de clous, le bout doit être large et légèrement arrondi. Le talon doit être large, bien plat, peu élevé et déborder sur la semelle d'environ $0^{m},015$. La chaussure doit être entretenue avec soin, maintenue constamment propre et débarrassée à l'intérieur de toute aspérité, si petite qu'elle soit. Au lieu de la cirer, il est préférable de la graisser, notamment en cas de pluie et surtout de neige, afin de conserver au cuir toute sa souplesse. Pour bien aller, la chaussure doit être suffisamment longue et large ; elle ne doit pas cependant ballotter au pied ; on doit éviter surtout de comprimer les doigts et le cou-de-pied. » (Circulaire ministérielle du 19 août 1893).

Ces conditions sont les plus essentielles parmi celles que doit remplir une chaussure qui n'est pas construite d'après le type rationnel et il y a certainement avantage à faire usage, dans les marches, de chaussures auxquelles les hommes sont habitués, plutôt que de leur imposer des souliers neufs même de forme parfaite, mais qui n'auraient pas été brisés à leur pied.

Ainsi que nous l'avons dit p. 278, la chaussure de *repos* du soldat français est l'ancien soulier avec guêtre blanche. Un jour ou l'autre on sera amené à lui donner une chaussure mieux entendue, nous ne pensons pas cependant que la chaussure dite de *repos* puisse être l'espadrille ou tel autre modèle qui ne permettrait pas à l'homme d'effectuer des marches avec sa seconde paire de chaussures. Peut-être un brodequin de toile de forme rationnelle remplirait-il bien cet office.

Dans les camps et dans certaines circonstances, nos soldats sont autorisés à se servir de sabots ou de galoches.

Le fantassin allemand, depuis 1877, porte la demi-botte du type Bakanel et à doubles semelles. Le nouvel équipement de 1887 prévoit une chaussure de repos en toile à voile garnie de cuir (1).

Jusqu'en 1888 l'infanterie autrichienne était munie d'une demi-botte assez lourde (1^{kg},640), et d'une paire de sabots, tandis que les Hongrois étaient chaussés de brodequins lacés. Depuis 1889, chaque fantassin reçoit une paire de souliers auxquels on a ajouté, en 1891, des guêtres qui sont employées pour enserrer le pantalon en temps de pluie, mais qui, hors ces conditions, ont leur place dans le sac. Le 18 novembre 1892, après des expériences multiples, on a adopté comme chaussure de repos, pour l'infanterie de ligne, les chasseurs et les troupes de santé, une chaussure légère dont la partie supérieure est formée d'une toile de coton de couleur brune. Elle est doublée de toile de chanvre de même couleur et renforcée par des garnitures de cuir. Elle rappelle un peu la chaussure des touristes dite *bains de mer* et est destinée en principe à remplacer la chaussure de cuir dans les transports en chemin de fer et dans les camps, et à permettre la marche lorsque le pied est légèrement blessé.

L'infanterie italienne a deux paires de souliers et des guêtres de toile blanche boutonnées sur le côté. Les troupes alpines ont des brodequins. Les commandants de compagnie les font fabriquer sur mesure, selon les usages des vallées où stationnent leurs hommes.

En Suisse, l'homme est autorisé à fournir sa chaussure ; les bottines à élastiques sont interdites. La chaussure réglementaire de marche est le brodequin à talon bas ; la seconde paire de chaussure peut être la demi-botte ou le soulier. On porte aussi la guêtre.

En principe, le soldat russe emploie la botte étroite montant jusqu'au genou. Dans les régions froides, il fait souvent usage de bandes jambières. Bien qu'il n'y ait pas de chaussure de repos réglementaire, on a conseillé, dans les régions chaudes, des souliers en peau de chagrin et, dès 1885, on a essayé des chaussures en toile à voile.

Le soldat d'infanterie anglais a des souliers rationnels pesant 1^{kg},130 à 1^{kg},186 et des sortes de guêtres noires en cuir montant jusqu'à la

(1) MARTIN KIRCHNER. *Grundriss der Militär Gesundheitspflege.* — Brunswich, 1893. p. 523.

moitié du mollet, boutonnées du côté externe. Depuis 1884, au lieu d'une paire de bottes, il place dans son sac des pantoufles légères en toile.

En Espagne, le soldat a des brodequins lacés ou des espadrilles à semelles de cordes tressées, avec guêtres.

L'infanterie belge se sert de souliers avec guêtres.

Les Turcs ont, suivant les armes, la demi-botte ou le brodequin.

Champouillon (1) a particulièrement insisté sur la nécessité de faire usage de cuir bien tanné et bien sec, de façon qu'il soit imperméable; d'exiger un rapport exact entre le volume du fil à coudre et celui de l'alène et sur les avantages d'une confection soignée de la semelle. Il importe aussi que les différentes pièces de la chaussure soient coupées dans le sens du cuir, selon leur destination, ainsi que le recommande Touraine (2). Plus récemment, les difficultés qu'on a éprouvées à se procurer des cuirs de bonne qualité ont engagé à chercher, à expérimenter des chaussures militaires confectionnées avec d'autres tissus souples, suffisamment résistants, imperméables à l'eau et mauvais conducteurs du calorique. Les brodequins de ce genre sont très appréciés comme chaussures de repos et même comme chaussures de marche, dans des circonstances tout à fait particulières. Aussi, plusieurs médecins de notre marine demandent-ils, pour les pays chauds, des brodequins en grosse toile montant au-dessus des malléoles et lacés : la toile extensible permettrait au pied de se gonfler pendant la marche et éviterait les écorchures. Mais la toile préserverait-elle suffisamment contre l'humidité et surtout contre les chocs un peu forts? Obtiendrait-on ainsi de vraies chaussures de guerre, d'une durée suffisante? Il est permis d'en douter.

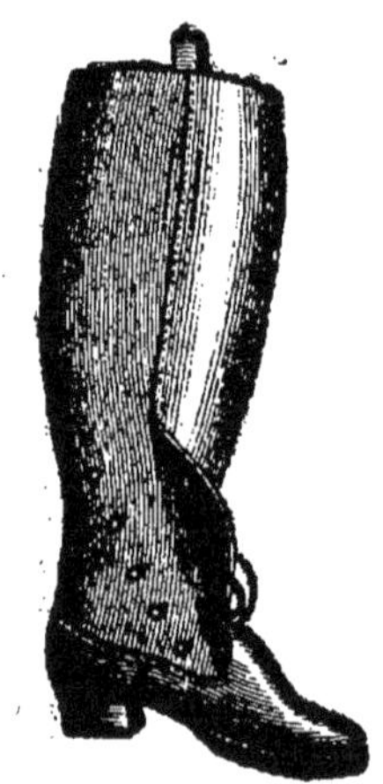
Botte de cavalerie Perron.

Les procédés de tannage rapide par l'électricité vont sans doute modifier la production des cuirs de telle sorte qu'on pourra rester fidèle, pour la construction des chaussures des troupes, à cette matière première dont la supériorité n'est pas contestable lorsqu'on envisage sa solidité, sa protection contre le froid et l'humidité et contre les heurts qu'amène la marche.

2. — *Chaussure du cavalier*. — Dans notre cavalerie on fait généralement usage de la botte portée sous le pantalon; cette botte est nécessaire pour assurer la protection dont la jambe du cavalier a besoin; elle est assez légère pour permettre à l'homme de faire une marche en cas

(1) CHAMPOUILLON, *De la chaussure des troupes* (*Mémoires de médecine, chirurgie et pharmacie militaires*, 3e série, t. XXVI, 1871, p. 449 et s.)

(2) CHAMPOUILLON, *De la chaussure des troupes* (*Mémoires de médecine, chirurgie et pharmacie militaires*, 3e série, t. XXVI, 1871, p. 449 et s.).

de besoin. Les bottes fortes ne sont qu'un vêtement de parade et elles mettent l'homme démonté dans l'impossibilité de fournir une étape, alors qu'il est indispensable qu'il puisse, dans bien des circonstances, parcourir à pied des distances assez considérables.

Les officiers français montés portent avec la culotte une botte courte (Chantilly ou autre). Il y a lieu de se demander si le brodequin avec la fausse botte ou avec la jambière en cuir ou les houseaux ne constituerait pas une chaussure tout à fait appropriée à tous les besoins de l'homme qui peut être tantôt à pied tantôt à cheval ; en tous cas, cette tenue est actuellement autorisée pour nos officiers.

Perron a proposé une botte à ouverture large qui se serre latéralement à l'aide d'un lacet analogue à celui de ses brodequins ; cette disposition semble éminemment avantageuse et commode. (Voyez fig. p. 284).

Dans le service d'écurie et dans les camps de cavalerie, on fait usage de sabots et de galoches.

La botte portée sur ou sous le pantalon est la chaussure de la cavalerie dans toutes les armées.

Nos spahis algériens font usage de brodequins arabes avec des *mestres*, demi bottes molles en cuir rouge, selon l'usage des cavaliers indigènes.

Les tirailleurs montés à méhari sont chaussés de la même façon.

Le brodequin arabe se compose d'une empeigne et d'un quartier en maroquin rouge appelé filoli, entièrement doublés en basane fauve, et d'un semelage débordant tout autour le dessus de la chaussure d'environ 0m,007.

II. Soins à donner à la chaussure et aux pieds. — Il est indispensable que le soldat sache soigner ses pieds et ses chaussures. Une circulaire ministérielle du 11 août 1875, rédigée d'après les rapports des médecins de nos corps de troupe, a fait connaître que les excoriations, ulcères et ampoules des pieds ont leur siège le plus fréquent à la plante, aux orteils, aux malléoles, sur le cou-de-pied et au talon, c'est-à-dire partout où frotte le soulier ou la guêtre. Les causes principales invoquées sont la malpropreté, le mauvais choix des chaussures lors des distributions, le heurt de coutures et d'aspérités pouvant exister à l'intérieur de la chaussure, et aussi des conditions uniquement dépendantes de la chaussure réglementaire en 1875, c'est-à-dire les plis de la guêtre sur le soulier, l'étroitesse de la chaussure à sa partie antérieure, sa pression sur les malléoles. La circulaire insiste sur les pratiques adoptées par les soldats pour assouplir le cuir de leurs souliers, échancrer certaines parties, etc. Lèques avait signalé déjà l'habitude qu'ont les hommes d'amincir le bord libre du quartier du soulier, de l'échancrer au niveau de la cheville et de couper les deux angles que forme le soulier d'ordonnance des deux côtés de la fente qui supporte les lacets, angles qui exercent un frottement répété à chaque flexion du pied sur la jambe.

L'article 359 *inf.* du décret du 20 octobre 1892 donne au soldat les conseils suivants qui, malgré leur apparente banalité, sont pratiquement de grande importance. Avant de faire une marche, les hommes « veillent surtout à la chaussure qui doit avoir été portée, brisée, être souple aux pieds dont les ongles, les cors ou durillons peuvent être une cause de douleurs. Les hommes susceptibles de se blesser graissent les parties délicates avant chaque marche avec du suif ou tout autre ingrédient autorisé. Les pieds doivent être l'objet de soins constants; dès qu'une partie quelconque est pressée douloureusement, il faut remédier à la gêne produite, en quittant les chaussures, s'il est possible, et graisser fortement la partie lésée et la partie de la chaussure qui frotte. S'il y a écorchure, il faut enduire la plaie de l'ingrédient autorisé et la protéger avec un linge; on évitera soigneusement que le linge ne fasse des plis dans le soulier. Les hommes qui ont des ampoules doivent les traverser, au moyen d'une aiguille, d'un fil graissé, laisser le fil dans l'ampoule et graisser ensuite. Chaque jour, à l'arrivée, on doit se nettoyer les pieds avec un linge légèrement humide et les essuyer. « Il ne faut pas se laver les pieds à grande eau ». L'eau alcoolisée ou l'eau astringente (eau blanche, solution faible d'alun, etc.) sont utiles pour ces lavages. Dans l'armée allemande, pendant la guerre, il a été prescrit de faire procéder au lavage des pieds, chaque jour, deux heures après l'arrivée au bivouac ou au cantonnement, et Hiller a fréquemment insisté sur l'importance de la propreté des pieds pour assurer leur intégrité pendant les marches. Outre le suif, on emploie assez souvent, pour graisser les pieds, la vaseline mêlée ou non au savon et à l'alcool. Les hommes dont la transpiration des pieds est excessive seront présentés à la visite du médecin qui leur prescrira soit des badigeonnages avec des solutions d'acide chromique, de permanganate de potasse ou de perchlorure de fer, soit des poudres antiseptiques : sous-nitrate de bismuth (Bouchu et Duprez, Vieusse) acide salicylique, 10^{gr} pour 90^{gr} de talc ou d'amidon (Landouzy), etc. Le règlement allemand (*Kriegs-Sanitäts Ordnung*, p. 214) recommande une poudre composée de 3 parties d'acide salicylique, 10 parties d'amidon et 87 de talc. On en emploie environ 5^{gr} chaque fois.

Les chaussettes, surtout celles de laine fine, sont recommandées pour éviter les blessures du pied ; bien qu'elles ne soient pas réglementaires, il en est très fréquemment fait usage par les hommes. Ils y suppléent souvent par la *chaussette russe*, formée de bandes de toile qui, bien appliquée et propre, a de grands avantages. Les soldats allemands s'en sont régulièrment servis pendant la guerre 1870-71. Ceux-ci, cependant, reçoivent deux paires de chaussettes de laine feutrée qu'ils portent l'hiver. Ce nombre paraît insuffisant pour assurer la propreté indispensable et empêcher que ce vêtement ne devienne, dans les casernements, une source de malpropreté.

Quant aux soins à donner aux chaussures, ils consistent surtout dans le maintien de leur souplesse. En campagne et en manœuvres, les chaussures de nos soldats ne sont pas cirées, mais graissées (décision du 31 août 1874). Le cuir noirci, en effet, est difficile à entretenir propre, mais surtout il est trop bon conducteur du calorique. Champouillon recommande de graisser les chaussures avec un mélange de dégras et de suif : « aucune graisse », dit-il, « aucun ingrédient ne remplacent ce mélange ». Wiel et Guehm préconisent un mélange à parties égales de graisse de porc et d'huile de foie de morue. Touraine conseille un mélange de suif de mouton 120^{gr}, axonge 60^{gr}, cire jaune 30^{gr}, huile d'olive 30^{gr}, térébenthine 20^{gr}, le tout fondu au bain-marie. On emploie pour entretenir les cuirs, la *nourriture Mironde* à raison de 9^{gr} par paire de soulier, ou la graisse Thomas, dont la formule est la suivante : suif benziné 6^{kg}, huile de pied de bœuf 1^{kg}, cire jaune, 1^{kg}, oléorésine de térébenthine 1^{kg}, huile lourde de houille 1^{kg}. Le suif benziné se prépare avec : suif en branche 1000^{gr}, benzine 20^{gr}. Une instruction du 15 janvier 1888 prescrit aussi l'emploi de la composition suivante pour le graissage des cuirs : suif de première qualité, en été 30 p. 0/0, en hiver 20 p. 0/0 ; huile de pied de bœuf 70 0/0 en été, 80 p. 0/0 en hiver.

Lorsque les chaussures et les guêtres ont été mouillées, on ne les sèchera pas au feu qui durcit le cuir, le fait raccourcir et lui enlève toute souplesse. Lorsqu'ils les enlèvent pour se livrer au repos, les cavaliers remplissent souvent leurs bottes mouillées avec de l'avoine qui empêche la rétraction du cuir.

§ III. — Équipement du soldat.

Le soldat, outre ses vêtements, transporte avec lui ses armes, ses munitions, les objets indispensables à la préparation de ses aliments (marmite, bidon, seau en toile, etc.), une certaine quantité de vivres et quelques outils.

Pour ce qui est du cavalier, le poids des effets qui lui sont nécessaires intéresse surtout l'hygiène du cheval ; nous nous bornons à indiquer le poids de la cuirasse qui varie en France de 8^{kg} à 8^{kg} 53, selon les tailles.

La charge du fantassin constitue, au contraire, un élément important de la résistance physique de ce dernier pendant les marches et les manœuvres du temps de paix et du temps de guerre.

Kirchner en 1893 (*loc. cit.*, p. 544), a indiqué dans le tableau suivant, le poids porté par les fantassins des différentes armées :

Armée allemande...........	32.840^{gr} (1)	et prochainement.. 32,427^{gr}.
Armée austo-hongroise.....	29.480 (2)	
Armée italienne............	33.000 (3)	

(1) D'autres auteurs admettent un chiffre un peu supérieur : 33,028^{gr}.
(2) 28,900^{gr} pour d'autres auteurs.
(3) 26,000^{gr} d'après d'autres auteurs.

Armée suisse	43.212	et prochainement..	30,373
Armée française	29.555 (1)		
Armée anglaise	28.622		
Armée russe	29.506		

La part de l'armement (armes et munitions) serait, dans les différentes puissances :

Armée allemande	11.540gr		
Armée austro-hongrise	11.245 (?)		
Armée suisse	10.761	et prochainement..	12,408gr
Armée anglaise	8.490		
Armée russe	8.794		

L'armement du soldat français comprend : le fusil modèle 1886 muni d'une épée bayonnette (fusil et bayonnette pesant 4kg,900), les munitions et outils de pionnier, pelle, pioche, qu'on a cherché à rendre très légers.

Les ustensiles de campement ont les poids suivants, d'après Kirchner :

Armée allemande..	de 670gr à 800gr,	et si l'on ajoute le poids	des vivres du sac.	4.753gr
Armée austro-hongr.	1.230 à 1.250	—	—	6.291
Armée italienne ...	735	—	—	4.624
Armée suisse......	826	—	—	5.436
Armée française...	875	—	—	5.170
Armée anglaise....	520 à 660	—	—	3.112
Armée russe......	175 à 800	—	—	5.347

Ces ustensiles sont, en France, la gamelle individuelle, le petit bidon plat, métallique, recouvert de drap, la tasse en fer battu dite *quart*, puis, par quatre hommes, une grande marmite de campement, une gamelle de campement, un seau en toile, un moulin à café et une hachette.

Pour parer à la nécessité inéluctable de l'augmentation du nombre de cartouches à mettre à la disposition de chaque homme par le fait du fusil à tir rapide, Hotze est d'avis qu'on supprime le sac et les vêtements qu'il contient et qu'on diminue le poids des vivres en améliorant leur qualité ; qu'on remplace le manteau par le poncho et que l'on ne conserve des ustensiles de campement qu'une seule gamelle dans laquelle on pourrait faire rôtir un peu de viande. Cependant l'auteur autrichien ne dit pas comment on parera aux inconvénients hygiéniques du port des vêtements mouillés, alors que le soldat sera dépourvu d'effets qui lui permettraient de laisser sécher ceux qui auraient été trempés par la pluie.

Le problème que pose le nouvel armement est évidemment très difficile à résoudre. Peut-on augmenter, dans les armées européennes, la charge du fantassin, alors que le poids moyen qu'il transporte varie de 28kg à 43kg, et représente la moitié du poids de son corps qui est en moyenne de 60kg ? En vain fera-t-on remarquer que le fantassin romain portait des fardeaux énormes : il y a peut-être une erreur dans cette assertion et il ne semble pas que le poids du bagage individuel ait dépassé 25kg à 30kg sinon d'une façon exceptionnelle et pour une action courte et décisive,

(1) Le chiffre plus généralement admis est 28,500gr.

comme il est arrivé, par exemple pour les soldats d'Afranius qui, au lieu d'être chargés de vivres pour dix-sept jours, en furent munis pour trente-deux jours, lorsqu'ils passèrent le Segré. se dirigeant sur l'Elbe. Les lois physiologiques, selon l'opinion de Thurnwald (*Streffleur's œster. milit. Zeitsch*, octobre 1892; *Archives de médecine et de pharmacie militaires*, 1893, t. XXII, p. 187), indiquent qu'un homme ne saurait porter au-delà de 1/3 de son poids, s'il veut garder la liberté des mouvements nécessaires pour combattre et n'être pas réduit à l'état de portefaix inerte : 26^{kg} de charge correspondraient donc à un poids humain de 78^{kg}, et dans l'armée autrichienne le poids moyen des recrues n'est que de 64^{kg} et même 9 hommes sur 100 n'atteignent pas 60^{kg}.

L'exagération du poids à transporter par le fantassin, non seulement entraîne pour lui un supplément considérable de fatigue, mais encore ralentit fatalement la marche (V. ch. VIII). Le commandant Bonnel, ancien directeur de l'école de gymnastique de Joinville, au dire du général Lewal (*Tactique du ravitaillement*), estime que la charge entraîne une réduction d'un tiers du parcours à vitesse égale ; et que 40^{km} parcourus avec le sac chargé constituent un travail supérieur à 60^{km} parcourus les épaules libres. Un professeur italien du club alpin a écrit : « Chaque gramme de plus ou de moins à la chaussure équivaut à 1^{kg} de plus ou de moins à transporter dans une journée » (Lewal).

Et pourtant il semble difficile de diminuer notablement le poids à porter par notre soldat en lui enlevant ses vêtements de rechange. La veste actuelle pourrait, il est vrai, être remplacée par un jersey qu'on enfermerait dans le sac, comme l'a proposé la commission de 1891. Cette veste légère remplirait le triple rôle suivant : « L'homme la porterait sur sa peau pendant que sécherait sa chemise lavée ; il la porterait sur sa chemise pour nettoyer sa capote ou vaquer à des corvées par un temps doux ; il la porterait par le froid entre sa chemise et sa capote. On obtiendrait ainsi une diminution de poids de près d'une livre. A défaut de jersey pourquoi n'adopterait-on pas un gilet à manches, moins lourd et facile à plier dans le sac ? » (1). Mais nous ne croyons pas qu'on puisse supprimer les chaussures de rechange : tout au plus serait-il possible d'en diminuer le poids, en en changeant le modèle et en y adaptant des clous en aluminium.

Nous verrons plus bas le peu d'allégement que donnerait une modification du sac aujourd'hui réglementaire.

On s'est demandé s'il ne serait pas facile de diminuer le nombre des effets de campement transportés par les fantassins. « Actuellement pour une escouade de quinze hommes, il est porté quinze gamelles individuelles, quatre marmites à quatre, quatre gamelles à quatre, deux sacs à distri-

(1) Forgue, *Le chargement du soldat* (*Archives de médecine et de pharmacie militaires*, t. XXII, p. 560, 1893).

bution, deux seaux en toile et une hachette de campement. La commission chargée d'étudier cette question en 1891, a proposé de supprimer par escouade : deux grandes gamelles, une marmite, un sac à distribution, huit gamelles individuelles. Etant donné que la marmite comporte deux récipients, marmite elle-même et son couvercle, les quinze hommes de l'escouade auraient à leur disposition les quinze objets suivants : trois marmites à quatre (soit six récipients), deux gamelles à quatre et sept gamelles individuelles, en tout quinze récipients pour manger, ce qui donnerait une économie de poids de plus d'une livre. Nous voyons, d'après les expériences faites au 16e corps d'armée, suivant les prescriptions du général Davoust, qu'une marmite est largement suffisante pour faire la soupe de cinq hommes, insuffisante pour six. On pourrait aller plus loin encore : supprimer les grandes gamelles ; mais l'expérience du 16e corps a montré qu'il en fallait au moins une par escouade « pour aller aux distributions, décanter le café dans les marmites, etc., et l'on ne saurait en toute circonstance compter absolument sur les ressources que peut donner la réquisition » (Forgue, *loc, cit.*).

La solution partielle de la question de l'allègement du fantassin se trouve dans la substitution de l'aluminium aux métaux employés jusqu'à ce jour pour les différentes parties métalliques de l'uniforme, du campement et de l'armement autres que le fusil et la lame de la bayonnette. On ne saurait en effet penser à faire transporter par le train régimentaire tout ou partie des effets que l'homme porte actuellement sur lui.

En France, cette question de l'aluminium est l'objet d'études suivies. Balland a montré par ses expériences, à l'hôtel des Invalides, que ce métal, ne perd dans le vinaigre, après quatre mois, que 0gr,349 par décamètre carré et dans la solution de sel, à 5 p. 100, seulement 0gr,045 (1). D'autre part, Plagge (2), après deux ans d'expériences variées au laboratoire militaire d'hygiène et de chimie de l'Institut Frédéric Guillaume, a conclu que les ustensiles en aluminium sont très résistants au feu et que l'action des liquides sur ce métal, obtenu presque pur par les procédés industriels actuels, n'a pas d'inconvénients hygiéniques. Il semble que si les liquides renfermant du tannin (café, cognac), se troublent dans des récipients en aluminium par la formation de tannate d'aluminium et que si l'eau (non distillée) a présenté au bout de quelque temps des traces de silicate d'alumine, qui est du reste complètement insoluble, cela provient d'alliages mal combinés, tandis que les procédés perfectionnés peuvent fournir des alliages ou des revêtements en aluminium absolument inaltérables. Otto Huhnholz, de Steglitz, a indiqué de son côté les moyens de souder facilement l'aluminium, de le couvrir lui ou ses alliages d'autres

(1) BALLAND, *Note sur l'aluminium* (*Revue du service de l'intendance* 1892, t. V, p. 325 et s.)

(2) PLAGGE, *Deut. militär Zeitschrift*, 1892, 8. p. 329, et LONGUET, *Archives de médecine et de pharmacie militaires*, 1892, t. XX, p. 257 et s.

métaux. En Roumanie également, les applications de l'aluminium à l'équipement militaire sont à l'étude, tandis que le comité d'artillerie russe préconise l'emploi de ce métal dans la construction des voitures à munitions et des affûts.

En juin 1893, l'empereur d'Allemagne a fait expérimenter des petits bidons et des quarts en aluminium ; un peu plus tard il prescrivait de confectionner avec un alliage à base d'aluminium les attributs du casque ; en janvier 1894 il approuvait le modèle d'une marmite de campement en aluminium noirci ; le 9 février 1894 il montrait aux officiers du 1er régiment de la garde, les nouveaux casques en bronze d'aluminium adoptés pour l'armée. Enfin le 30 mars 1894, une instruction ministérielle a prescrit une modification de la tenue de l'infanterie allemande, dans le but d'alléger le poids porté par les hommes.

« Le pantalon de treillis cesse de faire partie de la tenue de campagne, ce qui produit une diminution de poids de 730gr. Les gants sont également supprimés pour toute la campagne allant d'avril en septembre ; allégement de 135gr. La coupe du manteau (capote) est modifiée avec suppression de la doublure dans le dos et dans les manches, ce qui produit un allégement de 650gr.

Les ustensiles de propreté, couture, etc., — dont l'ensemble pesait jusqu'ici 550gr, doivent être réduits à 200gr par homme — d'où allégement de 350gr.

A l'avenir, chaque homme emportera en campagne : une boite de graisse d'armes, avec chiffons à nettoyer, étoupe, etc.; une boite à graisse pour le cuir, et un peigne. Les autres objets nécessaires seront répartis par les soins du capitaine entre les hommes.

Les trois rations de vivres du sac seront réduites de 400gr. Enfin l'emploi de l'aluminium pour la confection de la marmite permettra un allégement de 420gr. On arrive ainsi à un allégement total de 2,535gr, qu'on peut considérer comme d'ores et déjà réalisé.

D'autre part, les expériences prescrites par le ministre doivent avoir pour objet la réalisation d'une série d'autres allégements d'environ 2kg ainsi répartis : sur le havresac, les cartouchières et les courroies ; 1kg,240 ; sur le casque, 200gr ; sur les deux chemises que doit avoir l'homme, 330gr obtenus par la substitution du tricot au calicot ; sur les bottes, enfin, 200gr — soit en tout : 1,970gr.

Ainsi 2,535gr d'une port, et 1,970gr de l'autre, donnent déjà un total de 4,505gr, ou en nombres ronds 4kg,500.

A quoi il faut ajouter une troisième catégorie d'allégements obtenus par la diminution des outils de pionniers et des munitions portées par l'homme, ainsi que par l'introduction d'un nouveau sabre-baïonnette. Le tout donnant un allégement de 2kg,385 qui, s'ajoutant au reste, réduit finalement de presque 7kg, l'équipement de l'homme » (1).

Les modifications apportées à la forme du col de la tunique sont certainement avantageuses. La chemise sera désormais en tricot.

Le caleçon reste toujours en calicot, mais disposé de manière à pouvoir se porter, au besoin, comme pantalon.

(1) *Le Progrès militaire* du 6 juin 1894.

En cas de guerre survenant entre avril et septembre, l'homme partirait à l'avenir avec un seul caleçon de calicot. Dans les autres mois, il serait vêtu d'un caleçon chaud et on lui donnerait, en outre, un caleçon de tricot dans le hâvre-sac.

Cependant, à côté du poids total de la charge du soldat, il y a lieu de considérer la répartition de ce poids entre les différents points d'appui qu'offre le corps humain. Dans la plupart des armées, une partie des vêtements et des vivres à transporter est contenue dans le sac ou sur le sac (havresac), une autre partie dans l'étui-musette; les cartouchières flexibles qui ont remplacé la giberne rigide et quelquefois le havresac, renferment les cartouches.

L'étui-musette de nos soldats rappelle la besace que portaient en sautoir les soldats de Louis XIV, mais c'est une besace perfectionnée, car désormais elle sera confectionnée en toile très forte et aura la forme d'un portefeuille et une couleur cachou qui lui enlèveront l'aspect déplaisant qu'offrait l'ancien modèle. Elle est particulièrement destinée à loger les vivres de réserve.

Le sac (havresac) du soldat français pèse vide 1.820gr; il est formé d'un cadre en bois recouvert d'une toile noire imperméable; il est placé en arrière de la verticale passant par le centre de gravité de l'homme debout, de telle sorte qu'il tendrait à renverser en arrière la colonne vertébrale si la contraction des muscles thoraciques ne faisait contre-poids. De plus, les courroies du sac compriment fortement la région claviculaire et écartent les épaules, d'où l'usage ancien des contre-sanglons se fixant au ceinturon. Pour que les contre-sanglons agissent d'une façon efficace, une assez forte constriction du ceinturon est nécessaire, et la compression du ventre par la bande étroite de cuir qui constitue le ceinturon d'ordonnance tend à paralyser les muscles du ventre et à gêner par suite les mouvements des membres inférieurs.

D'après une décision ministérielle du 17 janvier 1892, les contre-sanglons sont supprimés; le ceinturon porte, outre la bayonnette, trois cartouchières, deux en avant et une en arrière, et il est soutenu lui-même par des courroies passant sur les épaules, assez larges à leur point de contact avec ces dernières. On gagne à cette combinaison la possibilité de mettre à la disposition immédiate du tireur de plus nombreuses cartouches et de décharger les hanches; il est même possible d'autoriser les hommes à dégrafer complètement leur ceinturon pendant les marches et durant les haltes. Mais on peut se demander si les épaules ne sont pas trop chargées, ayant à soutenir le poids du sac, celui des cartouches, de l'étui-musette, du bidon et du fusil, d'autant qu'on a supprimé dans la tenue de campagne les épaulettes dont le corps rigide protégeait très efficacement les épaules contre le sciage des courroies de sac. Les tampons rembourrés adoptés par les chasseurs alpins remplissent un office analogue.

On pourrait peut-être alléger notre havresac, ainsi qu'il a été proposé, en amincissant le bois et en diminuant le nombre des boucles. Pendant les grandes manœuvres du 16e corps, en 1892, dans chaque régiment, une compagnie a expérimenté le port du sac privé de son cadre rigide; quelques régiments ont loué cet allègement ; d'autres ont observé que le sac devient ainsi trop grand pour la quantité d'objets contenus, que ceux-ci tombent au fond et que le poids porte alors presque tout entier à la hauteur des reins. Il semble donc que le cadre en bois doit être conservé, mais qu'on pourrait peut-être un peu diminuer le volume du sac. Les divers types transformés présentés à la commission de 1891 se rapprochent tous du poids de 1kg. Les modèles proposés et expérimentés sont extrêmement nombreux, mais il faut reconnaître que le problème très complexe et très difficile que se posent les inventeurs n'a pas encore trouvé, soit en France, soit à l'étranger, de solution complètement satisfaisante.

Afin d'éviter que le poids du sac ne porte toujours au même endroit et pour permettre la circulation de l'air entre le dos et le sac, on a proposé la *réglette porte-sac*, petite tige de bois qui, reliée au ceinturon et à la partie inférieure du sac, permettrait d'écarter ce dernier pendant la marche. Nous ignorons si des résultats pratiques véritablement utiles ont été obtenus par cet appareil présenté au ministre de la guerre autrichien, en 1887.

Le sac anglais (sac-valise système Koppel) est fixé au niveau du sacrum à l'aide de bretelles entre-croisées et passant sur les épaules. La capote de l'homme, entourée d'une toile imperméable et pliée en rectangle, est placée, avec la gamelle, au-dessus de ce sac et maintenue sur les épaules par des courroies indépendantes du sac proprement dit. Les avantages recherchés par ces dispositions sont le libre jeu de la poitrine, l'abaissement de la charge, l'utilisation de la courbure du sacrum, comme point d'appui; mais ce sac gêne les mouvements des hanches et des cuisses, et nous tenons de militaires anglais qu'il est loin d'avoir réalisé le progrès qu'on attendait de son adoption.

L'équipement du soldat allemand a été complètement modifié en 1887. Le sac adopté à cette époque, plus petit que l'ancien modèle, est en bois recouvert de peau. Il se fixe au ceinturon qui porte les cartouches, se place par dessus l'étui-musette et supporte le manteau ployé à plat, recouvert d'un morceau d'étoffe imperméable et la marmite individuelle. On a cherché ainsi à moins brider la poitrine et à diminuer la chaleur du dos. Les figures p. 294, empruntées à la *Revue du Cercle militaire*, (1887) montrent les détails de cet équipement.

Pendant les manœuvres allemandes de 1893, on a expérimenté un nouveau havresac. Il n'a pas de cadre en bois: il est suspendu par quatre courroies qui viennent se rattacher au ceinturon par des crochets en aluminium; le bord supérieur est garni d'un coussinet pour l'appui contre le dos. Mais ce qui fait sa caractéristique, c'est que, sous la palette est logé un second sac dit *Sturmsach* (*sac d'assaut*). Grâce à un mécanisme spécial, lorsque le soldat tire une petite tringle métallique, le havresac proprement dit se sépare et l'homme peut s'élancer en avant n'emportant avec le *Sturmsack*, qui contient trois jours de vivres en lard, saucisson de porc, café et sel, que sa musette, ses cartouches et son outil de pionnier. Ce nouveau havresac permettrait d'alléger considérablement le combattant au moment de l'attaque et le mettrait à même, en cas de succès, de marcher en avant pendant trois jours sans revenir en arrière pour rechercher la partie du sac abandonnée que lui rapporteraient les troupes de réserve. Certains officiers, cependant regrettent la facilité ainsi donnée à l'homme de quitter son chargement alors même que l'ordre ne lui en aura pas été donné.

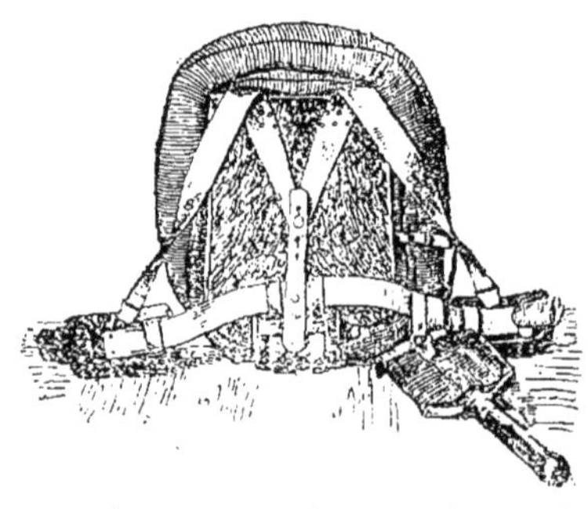

Sac, ceinturon et parties accessoires de l'équipement de 1887 du soldat allemand.

Dans l'armée austro-hongroise, comme dans l'armée allemande, on a réparti entre les épaules et les reins le poids des effets portés par le fantassin. Le havre-sac autrichien est haut de $0^{m},25$, large de $0^{m},40$ et épais de $0^{m},13$. Un nouveau sac plus léger que celui de l'infanterie et fait de toile à voile imperméabilisée par un dépôt d'aluminium, vient d'être donné à l'artillerie.

Dans l'armée suisse, le ceinturon porte à gauche le sabre bayonnette, puis la gourde, en arrière la musette et au-dessus une longue cartouchière de la largeur du sac, à gauche un outil et en avant deux cartouchières plus petites. Le havre-sac, tout en étant soutenu par des bretelles qui passent sur les épaules, prend point d'appui sur la grande cartouchière postérieure. Le ceinturon est soutenu en avant par des contre sanglons partant des courroies d'attache du sac. Sur ce dernier sont fixés la marmite de campement au centre et le manteau roulé sur les bords externes et supérieurs. Une banderolle porte-cartouches réunit en avant les deux courroies du sac, et est destinée à recevoir, pendant le combat, les cartouches extraites des gibernes.

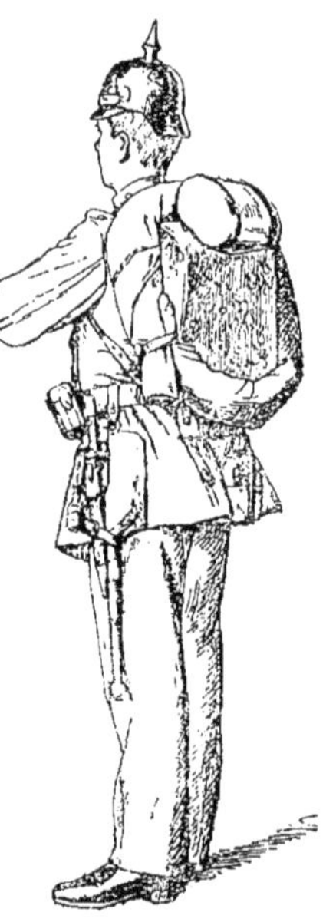

Soldat allemand chargé de l'équipement de 1887, vu de dos.

Le fantassin russe, depuis 1884, n'a plus de havre-sac proprement dit.

mais une sacoche dont la bretelle prend point d'appui sur l'épaule droite et pend sur le haut de la cuisse gauche ; le manteau roulé est porté en sautoir appuyé sur l'épaule gauche.

Le port du sac, de l'armement et de l'équipement tout entier, constitue une habitude professionnelle que doit nécessairement acquérir chaque fantassin. D'où la nécessité d'arriver, par un entraînement progressif et bien combiné, à accoutumer les recrues à faire sans fatigue des marches

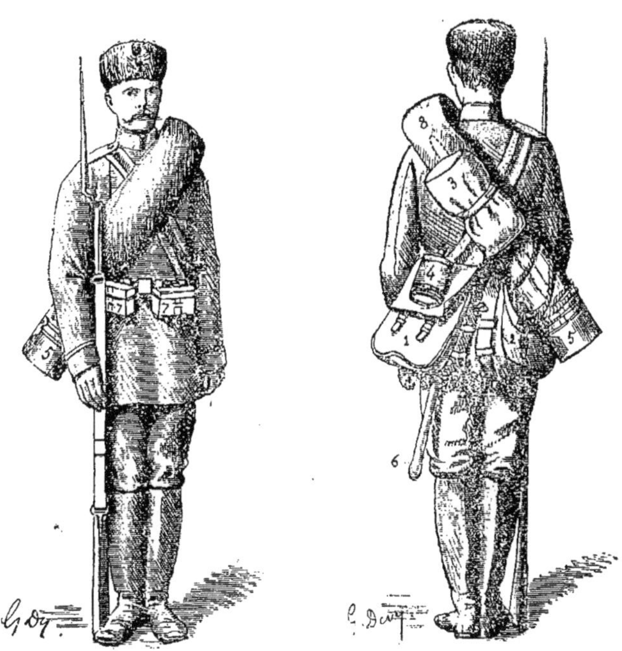

Équipement du fantassin russe (d'après *Arch. de médec. et de pharm. milit.*, 1883, t. Ier, p. 289).
1, havre-sac ; — 2, sac à biscuits ; — 3, trousse à bottes ; — 4, gourde ; — 5, marmite ; — 6, trousse à pelle ; — 7, cartouchière ; — 8, manteau recouvert de toile de tente.

de plus en plus longues avec un chargement de plus en plus lourd et finissant par correspondre au poids que l'homme aura à transporter en guerre.

Une instruction du 10 juin 1893 remplaçant celle du 15 mai 1877, sur la même question, règle ces détails pour l'armée française.

Plus la température est élevée, moins le soldat supporte facilement une charge considérable. Pendant la campagne de 1859 en Italie, notre armée ne put parcourir en moyenne que trois lieues par jour, depuis Magenta jusqu'à Solférino, par suite de la fatigue que, sous l'influence d'une forte chaleur, causa aux soldats le poids de leur équipement.

Dans nos combats d'Algérie, on a été obligé souvent de faire mettre sac à terre pendant les engagements. Même chose s'est vue quelquefois dans les guerres du continent, ce qui peut priver les hommes de toute ressource, soit que les sacs tombent aux mains de l'ennemi, comme il arriva aux Russes le soir de la bataille d'Austerlitz, soit que l'armée victorieuse poursuive l'armée vaincue, « à moins que, pour ne pas abandonner les sacs, on ne poursuive personne, comme on le fit en Crimée après la bataille de l'Alma » (Général Thoumas, *loc. cit.*).

Dans les expéditions coloniales, l'allégement du bagage à transporter par les hommes est une nécessité absolue. Le fantassin anglais, aux colonies, ne porte que ses armes, ses munitions et un manteau ou une couverture, les colonnes étant suivies d'un nombre considérable d'animaux de bât, de porteurs ou de domestiques (followers), qui non seulement assurent le transport des bagages, mais encore font toutes les corvées. Au Soudan, les Anglais avaient 7.000 followers pour un corps d'armée de 7.000 hommes environ (G. Reynaud).

Aux débuts de l'expédition du Tonkin, nos soldats faisaient porter leur sac par des coolies, et comme le dit l'intendant général Baratier, « il faut convenir que dans la saison chaude, c'est-à-dire du 25 avril jusqu'au 15 octobre, la mesure peut se justifier. » C'est pourquoi G. Reynaud estime qu'il « faut avoir sur l'arrière d'interminables files de porteurs et ne pas surcharger le soldat européen. Il a bien assez à faire de porter ses armes et ses munitions, et de marcher sous un soleil de feu dans les rizières, dans les broussailles, dans les sentiers glissants....., il ne doit porter que ses armes, quelques munitions, un vêtement imperméable roulé en bandoulière et sa musette. »

Au Dahomey, en 1892, d'après les ordres donnés par le général Dodds, le poids total porté par les hommes d'infanterie a été abaissé à 15kg,645 répartis de la façon suivante :

1 casque	0kg,270	*Report*	3kg,635
1 paletot cachou	0 ,440	1 petit bidon plein avec quart	1 ,425
1 pantalon treillis	0 ,900	1 ceinturon avec cartouchière et porte-sabre	0 ,885
1 paire de brodequins	1 ,250	1 fusil modèle 1886	4 ,710
1 chemise, gilet de flanelle ou tricot	0 ,300	1 prêt individuel	0 ,030
1 mouchoir	0 ,025	1 jour de vivres	1 ,300
1 ceinture flanelle	0 ,200	5 paquets de cartouches	3 ,525
2 étuis musette	0 ,250	1 nécessaire d'armes	0 ,135
A Reporter	3kg,635	TOTAL	15kg,645

Le reste du fourniment des Européens a été confié à des coolies indigènes et formait un total de 15kg, comprenant :

1 havresac ; — 1 couvre-pied ; — 1 toile de tente avec accessoires ; — 1 gamelle individuelle ; — 1 cuiller ; — 1 paletot de molleton ; — 1 pantalon de flanelle ; — 1 chemise, gilet de flanelle ou tricot ; — 1 serviette ; — 1 mouchoir ; — 1 calotte de coton ; — 1 paire de chaussures de repos ; — 1 paire de lacets de rechange ; — 1 livret individuel ; — 1 trousse garnie ; — 2 jours de vivres.

Pour 4 hommes. 1 ustensile de campement ou outil portatif ; 1 brosse à fusil ; 1 boîte à graisse ; 1 seau de toile ;
Par escouade... 1 sac à distribution ;
Par section... 1 moulin à café.

En revanche, les troupes indigènes volontaires et tirailleurs haoussas, les tirailleurs et volontaires sénégalais durent porter un poids de 29^{kg},835, chaque homme étant chargé de l'équipement au complet.

CHAPITRE VI

PROPRETÉ DU CORPS ET DU LINGE DE CORPS

ARTICLE I. — PROPRETÉ DU CORPS

En traitant de la propreté des locaux de l'habitation nous avons indiqué déjà que cette propreté dépend en partie de celle des habitants, c'est-à-dire du lavage du linge de corps, mais surtout du lavage corporel.

Jusqu'à ces dernières années le soldat français n'avait à sa disposition d'autre cabinet de toilette que le pavé de la cour voisin de la pompe, et ne possédait aucun linge pour s'essuyer. Aujourd'hui des lavabos sont installés dans presque toutes nos casernes, conformément aux circulaires ministérielles du 22 janvier 1874, 30 août 1875 et 9 novembre 1876 ; il est désirable qu'ils puissent servir, comme le recommande la circulaire, au lavage des pieds.

Les lavabos seront situés hors des chambres, mais cependant à leur proximité, de façon à ce que les hommes puissent y accéder demi-vêtus sans être exposés à se refroidir. A ce point de vue, leur emplacement au pied des escaliers n'est pas sans inconvénients.

Le sol et les parois des lavabos seront imperméabilisés, et l'écoulement de l'eau sera parfaitement assuré par un tuyau siphonné à sa sortie de la salle. Toutes les parties de ces cabinets de toilette devront pouvoir se nettoyer aisément, c'est pourquoi les cuvettes à bascule dont le dessous est difficilement accessible sont moins bonnes que les cuvettes fixes se vidant par le fond quand on ouvre un clapet, ou même que les cuvettes mobiles reposant sur une tablette ; les cuvettes mobiles sont elles-mêmes moins faciles à tenir propres que des auges au-dessus desquelles s'ouvrent des robinets. Ces derniers seront en nombre proportionné à l'effectif et débiteront, dans l'unité de temps, une quantité d'eau suffisante.

Il est désirable que les locaux où sont situés les appareils de lavage soient assez vastes pour que ces appareils ne soient pas adossés au mur : on évitera ainsi l'humidité des parois et on facilitera les soins de propreté.

Chacun de nos soldats touche deux serviettes pour sa toilette.

Indépendamment de la toilette journalière du matin, il convient d'exiger des hommes qu'ils se nettoient dans la journée les mains et le visage aussi souvent que nécessaire. Il est nécessaire encore qu'ils fassent, dans des locaux spéciaux, des ablutions totales, tous les huit ou quinze jours au moins, ainsi que le prescrit le règlement du 20 octobre 1892.

Ces ablutions seront tièdes (27° à 37°) ; les ablutions froides générales, outre qu'elles ne sont pas applicables en toutes saisons, dans nos garnisons du Centre et du Nord, ont l'inconvénient d'être moins efficaces, au point de vue de la propreté, que les lavages chauds ou tièdes.

Pour tous les soins de propreté corporelle, il sera toujours mis du savon à la disposition des soldats.

Le *bain par demi-immersion* a été employé par Riolacci, en 1860, au 13e bataillon de chasseurs ; il utilisait, pour le chauffage de l'eau, le foyer de la cuisine ; l'eau était versée dans des bassins dans lesquels les hommes, plongés jusqu'à la ceinture, se savonnaient tout le corps.

Le *bain par immersion totale* est usité en Angleterre, où la plupart des casernes sont munies de baignoires. A Chelsea Barack, ces baignoires ne sont directement alimentées que d'eau froide : il appartient au soldat d'aller quérir à la cuisine de l'eau chaude, quand il le désire.

A la caserne de Krampser (Hollande) chaque homme se baigne une fois par semaine pendant une demi-heure.

Dans les nouvelles casernes de Dresde, les salles de bains de la troupe renferment une baignoire par compagnie et un appareil à douche comprenant une conduite sur le sol pour les douches ascendantes et une conduite au plafond pour les douches en pluie. Ce dispositif permet de doucher cent hommes en une heure, avec une dépense de deux à trois litres d'eau par homme. Normalement, chaque soldat passe une fois par semaine à la douche froide en été ou tiède en hiver (1).

D'après Kirchner, le premier système de bains par aspersion établi dans une caserne allemande, est dû à l'Oberstabsartz Münnich, qui le fit installer en 1879 à Berlin, dans la caserne du régiment des grenadiers-gardes Empereur François, d'après le système de David Grove. Les pommes d'arrosoir sont inclinées à 45° sur le tuyau de canalisation, de telle sorte que l'homme reçoit le jet obliquement, et non perpendiculairement sur la tête.

Il existe des bains-douches dans un certain nombre d'autres casernes

(1) GRILLON, *Les nouvelles casernes de Dresde* (*Revue du génie militaire*, t. I, p. 234).

de l'empire allemand : à Munich, à la caserne du 1er régiment d'infanterie bavaroise, dans les nouvelles casernes d'Alsace-Lorraine, etc. Ils sont en usage en Autriche-Hongrie (quartier de cavalerie de Buda-Pesth, etc.), en Belgique (caserne des carabiniers à Bruxelles, etc.). En Russie, lorsque la caserne n'a pas d'installation de bains, les hommes sont envoyés dans les établissements de la localité. Au camp de Krasnoë-Selo, chaque soldat prend un bain de vapeur tous les huit jours.

Les efforts individuels des médecins et des autres officiers de notre armée ont amené l'autorité ministérielle à prescrire, par les circulaires du 31 juillet 1879, 18 mai 1880, 21 mai 1880, 12 août 1882, 8 mars 1886, 29 novembre 1893, 11 avril 1894 (1), l'installation de bains chauds, dans toutes les casernes. Le système généralement adopté comme étant le plus facilement applicable et le plus économique, est le *bain tiède par aspersion*.

Cependant quelques casernes possèdent des baignoires. C'est ce qui a lieu notamment dans les quartiers de la garde républicaine et des sapeurs-pompiers à Paris.

Au régiment des sapeurs-pompiers, chaque homme prend un bain par immersion tous les quinze jours. Il existe par caserne deux baignoires placées dans un cabinet cimenté et pourvu d'une bonne canalisation pour l'arrivée et l'évacuation de l'eau. Celle-ci est chauffée dans une chaudière en tôle, enveloppée dans un cylindre en bois de sapin et garnie d'un feutrage grossier; sa contenance est de 375l; grâce à un robinet flotteur, elle peut être maintenue toujours pleine, l'eau froide remplaçant constamment l'eau chaude. Le foyer est muni de tubulures verticales qui multiplient les surfaces de chauffe. Dans deux casernes le chauffage est assuré par la combustion du gaz. Trente-cinq minutes sont nécessaires pour préparer les deux premiers bains; ceux-ci étant chauffés, on fait baigner, en une heure et demie environ, dix hommes, à l'aide des deux baignoires, en laissant chaque soldat dix minutes dans l'eau.

Les systèmes adoptés pour donner les bains par aspersion sont très variables et doivent être choisis en tenant compte de l'effectif et du local, de la pression de l'eau distribuée et de l'économie résultant, suivant les localités, de tel ou tel mode de chauffage.

Au 69e d'infanterie, en 1878, Haro faisait chauffer l'eau dans une marmite placée sur un fourneau ordinaire. Cette eau, mélangée dans une bâche, était reprise par une pompe d'arrosage pourvue d'une lance terminée par une pomme d'arrosoir qui servait à doucher les hommes. Ce procédé élémentaire et économique est encore employé dans un assez grand nombre de nos quartiers.

(1) Par la note ministérielle du 11 avril 1894, le Ministre autorise le remplacement successif des autres appareils par ceux de Bouvier du prix de 550 fr. ou de Flicoteaux du prix de 500fr ou de Herbet (modèle C) du prix de 625fr.

Le médecin major Forgues, d'après Laveran (1), auquel nous empruntons la figure page 300, a apporté à ce procédé de balnéation des modifications qui ont donné de très bons résultats au 113e, à Blois.

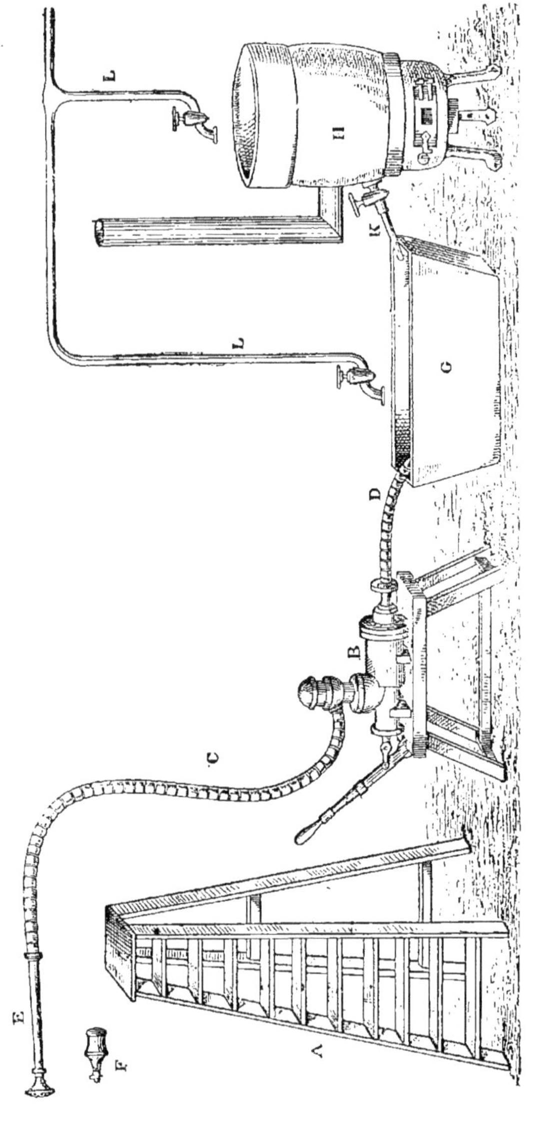

Appareil pour bains par aspersion, système Haro-Forgues.

A, échelle ; — B, pompe aspirante et foulante ; — C, tuyau de projection ; — D, tuyau d'aspiration ; — E, lance avec pomme d'arrosoir ; — F, jet droit ; G, caisse pour le mélange de l'eau chaude et froide ; — H, fourneau avec chaudière de 120 litres ; — K, conduite d'eau bouillante ; — L, conduite d'eau froide.

La pompe ordinaire d'arrosage a été remplacée par une pompe plus

(1) LAVERAN. — *De quelques procédés de lavage des hommes dans les casernes* (*Archives de médecine et de pharmacie militaires*, t. IX, 1887, p. 441 et s.

puissante (système Samain) ; l'eau chaude et l'eau froide se déversent directement dans la bâche. On peut baigner quatre-vingt-dix soldats par

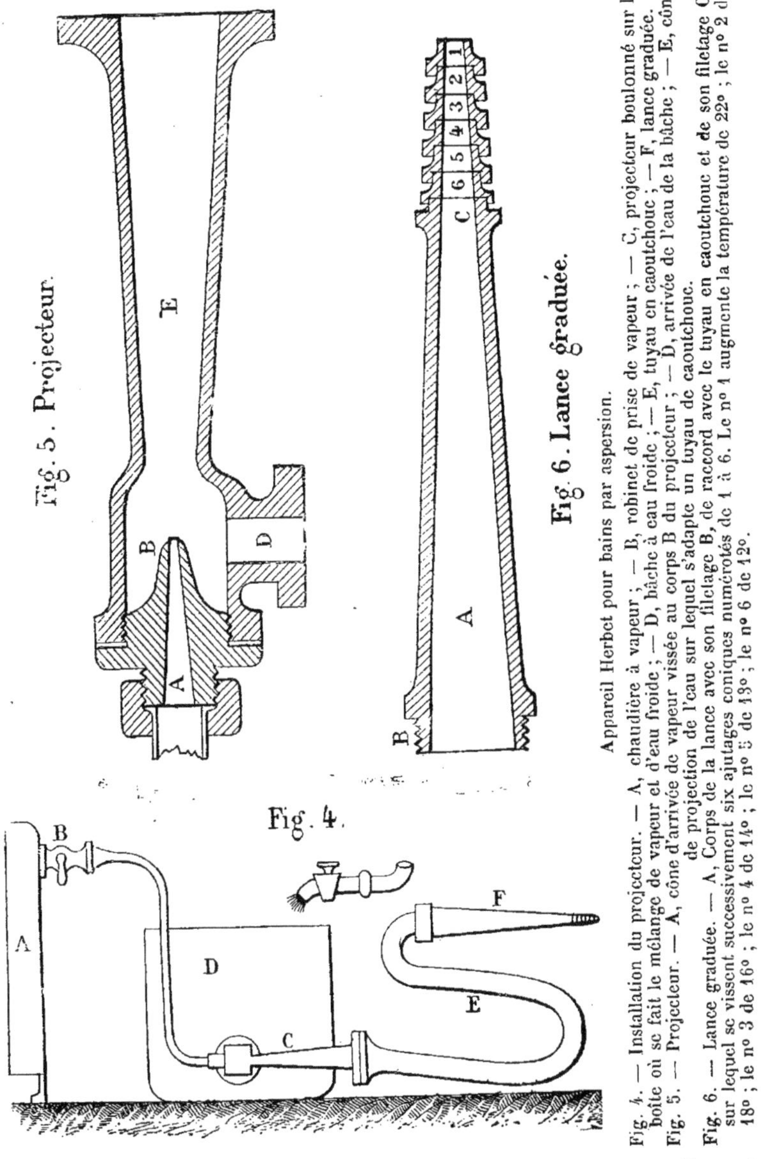

Appareil Herbet pour bains par aspersion.

Fig. 4. — Installation du projecteur. — A, chaudière à vapeur ; — B, robinet de prise de vapeur ; — C, projecteur boulonné sur la boîte où se fait le mélange de vapeur et d'eau froide ; — D, bâche à eau froide ; — E, tuyau en caoutchouc ; — F, lance graduée.

Fig. 5. — Projecteur. — A, cône d'arrivée de vapeur vissée au corps B du projecteur ; — D, arrivée de l'eau de la bâche ; — E, cône de projection de l'eau sur lequel s'adapte un tuyau de caoutchouc.

Fig. 6. — Lance graduée. — A, Corps de la lance avec son filetage B, de raccord avec le tuyau en caoutchouc et de son filetage C, sur lequel se vissent successivement six ajutages coniques numérotés de 1 à 6. Le nº 1 augmente la température de 22° ; le nº 2 de 18° ; le nº 3 de 16° ; le nº 4 de 14° ; le nº 5 de 13° ; le nº 6 de 12°.

heure, à condition d'avoir deux salles servant aux hommes, l'une à s'habiller, l'autre à se déshabiller. Le prix du bain s'élève à peine à 0fr,01 par homme.

A Besançon et à Belfort, on a installé le *système Herbet*, à vapeur. Il se compose d'une chaudière à vapeur reliée à un éjecteur, lequel est fixé

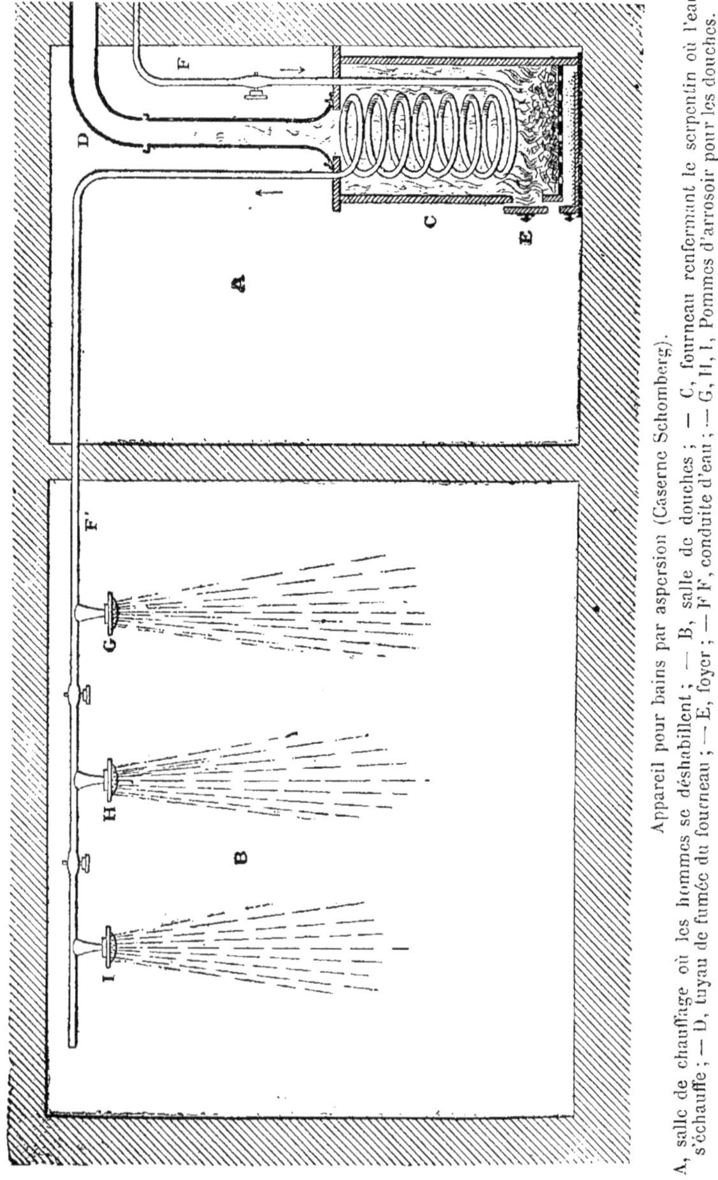

Appareil pour bains par aspersion (Caserne Schomberg).

A, salle de chauffage où les hommes se déshabillent ; — B, salle de douches ; — C, fourneau renfermant le serpentin où l'eau s'échauffe ; — D, tuyau de fumée du fourneau ; — E, foyer ; — F F', conduite d'eau ; — G, H, I, Pommes d'arrosoir pour les douches.

sur une bâche d'eau froide et prolongé par un tube en caoutchouc qui se termine par une lance. En faisant varier le diamètre de l'orifice de sortie de la lance, on augmente ou on diminue beaucoup les frottements de l'eau à sa sortie et, par conséquent, l'afflux dans l'éjecteur de la quantité d'eau froide, la quantité de vapeur restant à peu près la même : par suite, la température de l'eau projetée est modifiée. A Besançon, on lave avec cet appareil, qui peut fonctionner sans interruption pendant plusieurs heures, jusqu'à quatre-vingt-seize hommes par heure. (V. fig. p. 301).

Un second appareil a été construit par Herbet pour les bains par aspersion des dispensaires de plusieurs arrondissements de Paris. Le chauffage de l'eau est obtenu au moyen du gaz ; l'éjecteur mélangeur est plongé dans la bâche où arrivent l'eau froide et l'eau chaude. On pourrait, d'après Herbet, laver à l'aide de cet appareil deux cent quatre-vingts hommes par heure, à raison de 5^{l} et pour le prix de 0^{fr},06 par homme. Ce système, comme le précédent, a l'avantage de faire arriver l'eau obliquement sur le corps du douché sans qu'il soit suffoqué par la douche en pluie arrivant sur la tête (*Revue d'hygiène et de police sanitaire*, t. XIV, 1892, p. 409). Il est applicable partout où le gaz est à bon marché et où l'eau est distribuée sans pression.

Herbert fabrique en outre deux autres appareils : l'un dit *à circulation*, l'autre *à vapeur et à basse pression*. Dans l'*appareil à circulation*, on obtient facilement la régularité de la température de l'eau pour un débit donné sans que le chauffeur ait besoin d'une éducation spéciale : il lui suffit d'observer un thermomètre placé en face de lui et d'ouvrir plus ou moins un registre régulateur. En hiver, c'est-à-dire dans les plus mauvaises conditions, cet appareil peut débiter à l'heure 1.400^{l} d'eau à 35° à 40°, en dépensant au maximum 60^{l} de coke en trois heures de fonctionnement. Il est fixe ou mobile, mais il n'y a aucun intérêt à le faire mobile, son rendement étant supérieur quand il est fixe. Il demande moins de temps que les thermosiphons pour la mise en train, et grâce à la construction de la chaudière, n'est pas soumis aux variations qu'on observe d'habitude dans les appareils à circulation.

L'*appareil à vapeur et à basse pression* fournit 700^{l} d'eau à 40° par heure. Il n'est convenable que pour des fractions isolées et peu importantes.

A la caserne Schomberg, lors de sa construction, l'eau provenant directement d'une prise d'eau branchée sur la canalisation générale, était chauffée dans un serpentin placé dans un fourneau en briques et se distribuait à des pommes d'arrosoir situées près du plafond. La difficulté pratique du système consistait à ne pas laisser dépasser à l'eau une température de 37°, et de plus l'eau tombait verticalement sur la tête du douché (fig. p. 302). Cet appareil a été amélioré depuis peu.

Le médecin-major Barois a appliqué au chauffage de l'eau le principe du thermo-siphon, et a fait construire par MM. Bouvier et Descotte, d'Angers, un appareil employé dans cette garnison. La chaudière est à double paroi et à foyer central. Le tuyau à fumée traverse un réservoir situé directement au-dessus du foyer et communiquant avec la cavité externe de la chaudière par deux tubes. Quand on allume le foyer, l'eau tiède monte dans le réservoir par un des tubes et est remplacé par de l'eau froide qui descend et pénètre dans la chaudière ; cette eau s'échauffe, monte à son tour, de sorte qu'il s'établit une circulation continue. On obtient facilement une température de 37°. De la chaudière, l'eau est amenée aux pommes d'arrosoir.

Au 32e d'artillerie, à Orléans, et à la caserne La Tour-Maubourg (Paris), fonctionne le *système Samain et Arto*, admis dans un certain nombre d'autres quartiers. L'eau froide arrive dans un réservoir par un tuyau, elle est mise en contact avec un bouilleur autour duquel circulent les gaz du foyer. Du bouilleur part un autre conduit aboutissant au niveau de l'eau du réservoir : l'eau est ainsi chauffée à l'air libre sans crainte d'explosion. Le tuyau de départ de l'eau chaude est branché sur le tuyau ascendant en un point situé à l'extérieur du réservoir, où la température ne varie que lentement. Ce tuyau d'eau chaude aboutit à une boîte de mélange, où arrive également un courant d'eau froide. La boîte de mélange comporte un troisième tuyau, dit tuyau de retour au bouilleur, de telle sorte que la boîte est toujours parcourue par un courant d'eau chaude. Si la température est trop élevée, on peut vider l'eau échauffée. Les robinets sont rectangulaires ; un cercle gradué indique pour chaque position l'ouverture du robinet. En les ouvrant plus ou moins, connaissant à l'aide de thermomètres placés en vue du doucheur, la température de l'eau chaude et celle de l'eau froide, on peut réaliser dans la boîte à mélange une température quelconque ; les quantités d'eau à fournir sont indiquées par un tableau placé en face du doucheur (1).

La régularité de la température peut être obtenue aussi, dans toutes les installations, par le mélangeur peu compliqué et par suite économique, en usage dans les bains par aspersion du dépôt de la préfecture de police à Paris. Il est formé « d'une boîte cylindrique en bronze, à laquelle aboutissent deux tubulures pour l'arrivée de l'eau froide et de l'eau chaude et d'une tubulure de sortie de l'eau mélangée. Dans la boîte fermée agit une plaque tournante ou disque mobile présentant deux ouvertures ou fenêtres triangulaires, masquant et démasquant plus ou moins l'arrivée des deux eaux et permettant le réglage. Ce disque se déplace au moyen d'une clef qui permet l'introduction d'un couvercle fermant à pas de vis et portant un cadran gradué sur lequel une aiguille tournée par la même clef marque les divers débits d'eau froide, chaude ou mélangée. Sur la branche *mélangée*, est monté un thermomètre à mercure donnant la température de l'eau mélangée » (2).

(1) Jakyetaz, *Bains par aspersion*, système Samain et Arto (*Le Génie civil*, t. XXI, n° 17, 1892, p. 284).

(2) L.-A. Barré, *Bains d'aspersion des prisons* (*La Semaine des constructeurs*, art. 44 du 23 avril 1892, p. 520).

A l'école Saint-Maixent et à l'école Saint-Cyr, on a installé, il y a quelques années, des bains par aspersion dans de bonnes conditions. Les *Nouvelles annales de la construction*, 4e série, t. V, juin 1888, p. 90, donnent le dessin des bains de l'école Saint-Cyr.

A l'école supérieure de guerre et à la caserne d'Orsay fonctionne l'*appareil Flicoteau*. L'eau est chauffée au gaz dans un bassin en cuivre relié avec un réservoir en tôle sur lequel sont fixées les pommes des douches. D'après les expériences faites au quai d'Orsay, un mètre cube de gaz suffit pour assurer le service de cent hommes en été et cinquante hommes en hiver.

A Grenoble, au quartier des batteries alpines, la *maison Bouchayer et Viallet* a construit un appareil qui se compose d'une chaudière entourée de chicanes, ce qui permet à la flamme de lécher les parois de la chaudière avant de s'échapper par le tuyau. Cette chaudière communique avec un réservoir séparé en deux compartiments par une cloison. La communication de chaque réservoir avec la chaudière a lieu au moyen d'une double tubulure munie de robinets à manette qui permettent de n'établir la communication qu'avec un seul compartiment. Si l'on ouvre les robinets de l'un d'eux, un courant ascendant d'eau chaude et descendant d'eau froide s'établit entre le réservoir et la chaudière. Quand la température du réservoir est arrivée au degré voulu, ce que l'on constate au moyen d'un thermomètre, et même facilement avec quelque pratique en palpant les tubulures, on ferme les robinets de la conduite qui va du réservoir à la chaudière. Ce réservoir est alors isolé et l'eau peut en être employée pour les aspersions par l'ouverture du robinet qui communique avec les pommes d'arrosoir. Celles-ci sont disposées en deux séries de six qu'il est loisible d'isoler l'une de l'autre au moyen d'un robinet spécial, quand le nombre des hommes à doucher est égal ou inférieur à six, ainsi qu'il peut se produire à la fin de séances ou pour des malades de l'infirmerie, etc.

En même temps qu'on a fermé la communication entre la chaudière et le premier compartiment du réservoir, on a ouvert les robinets qui permettent la communication entre la chaudière et le second compartiment. L'eau de ce dernier compartiment s'échauffe pendant que l'eau du premier est utilisée. Quand le premier compartiment est vide, on renverse de nouveau la communication après avoir préalablement rempli d'eau froide le réservoir général, ce qui se fait très rapidement.

Avec chaque compartiment, on peut doucher facilement cinq séries de douze hommes, et le temps qu'on met à épuiser l'un des compartiments suffit à l'eau de l'autre pour monter à la température de 28° à 30° environ, une fois que l'appareil tout entier est échauffé. Mais au début il est nécessaire d'allumer le foyer une heure et demie à deux heures, suivant la saison, avant de commencer à donner les douches.

Enfin comme à la fin de l'opération il reste toujours de l'eau chaude dans le réservoir et que, du reste, l'appareil ne se refroidit que lentement, on peut utiliser cette eau pour des grands bains, au moyen d'une tubulure latérale aboutissant à la baignoire de l'infirmerie, en ouvrant au besoin toutes les communications, ce qui permet de vider les deux réservoirs en mélangeant leur eau à celle de la chaudière. Il y aurait peut-être à cet égard un dispositif meilleur, proposé par le médecin-major Gaillard : ce serait un tube partant du fond de la chaudière et aboutissant au robinet de la baignoire : toute l'eau chaude serait utilisée et la chaudière elle-même serait presque complètement vidée par siphonnement.

Il est aisé, avec cet appareil, de doucher cent dix à cent vingt hommes par heure, et chaque séance de quatre cents à cinq cents douches par aspersion nécessite une dépense de charbon qui n'excède pas 50^{kg} dans la saison froide.

La *maison Pierron-Boutier*, de Lyon, construit un appareil qui donne de l'eau chaude très promptement et en grande quantité ; il se compose d'un bouilleur en cuivre avec foyer au-dessous et double circulation de fumée, ce bouilleur est placé dans une première enveloppe en forte tôle d'acier formant calorifère et permettant de chauffer, au moyen de bouches de chaleur, le vestiaire ou tout autre pièce contiguë à celle où l'on donne les douches ; une bouche de chaleur peut également s'ouvrir dans cette dernière salle.

Le bouilleur et la chaudière sont réunis dans une enveloppe en maçonnerie faite de briques pressées avec façade en fonte. Le bouilleur est pourvu d'un trou d'homme permettant un détartrage facile ; un robinet placé au bas de l'appareil sert à le vider complètement. Des tampons convenablement disposés facilitent le ramonage des passages de feu. Le bouilleur est surmonté de deux tuyaux communiquant à une caisse de provision d'eau chaude ; ces deux tuyaux sont disposés de façon à assurer une circulation immédiate et constante dans la caisse, quel qu'en soit le niveau. La caisse d'eau chaude est alimentée par une deuxième caisse munie d'un robinet flotteur automatique réglant le niveau de l'eau ; ces deux caisses sont en communication au moyen d'un raccord à clapet de retour qui permet l'entrée de l'eau froide dans la caisse d'eau chaude et empêche l'eau chaude de retourner dans la caisse d'eau froide, malgré la différence des niveaux. Les deux réservoirs sont munis chacun d'un tuyau en cuivre terminé par un robinet amenant l'eau dans une troisième caisse. Cette dernière, dite de mélange et de distribution, est elle-même munie d'un robinet vanne distribuant l'eau à la température voulue. Un thermomètre flottant est placé dans la caisse et indique les changements de température qui s'obtiennent très facilement par la fermeture ou l'ouverture d'un des robinets. Un poste est placé tout à côté de la caisse de mélange, et le doucheur a ainsi sous la main les robinets venant des deux caisses et du réservoir de départ. Une échelle en fer conduit à ce poste qui est entouré d'une barrière protectrice ; les caisses et le poste du doucheur sont supportés par des consoles en fer. L'eau s'échappe par des pommes d'arrosoirs en cuivre rouge.

On peut ainsi doucher et laver dix hommes à la fois, et cette opération pourrait durer si on le voulait dix minutes. La caisse d'eau froide a une contenance de 500^{l}, afin que lorsqu'il n'y a pas de pression, on puisse la remplir à la main et avoir suffisamment d'eau pour l'opération du douchage. Lorsqu'il y a pression, cette caisse peut être remplacée par un réservoir de plus petite dimension.

Ce système permet de donner des douches à des températures déterminées et variables. Le chauffage se fait à la houille et la dépense de combustible est environ de 35 à 40^{kg}, en supposant une marche soutenue de dix heures.

Le médecin-major Ocana a réalisé au 4e régiment du génie à Grenoble, une installation grâce à laquelle il est possible de doucher, avec le plus grand ordre, cent hommes par heure. Un tableau de service règle l'heure à laquelle chaque compagnie doit se présenter à la douche : en supposant que l'on donne des douches quatre jours par semaine pendant cinq heures, on peut faire passer à la douche deux mille soldats par semaine.

Le local dans lequel est installé le service des bains, est divisé en salle des douches D (fig. p. 308), et en vestiaire V, séparé lui-même en trois compartiments, pouvant contenir chacun douze hommes, chaque soldat occupant un espace de 0^{m},60 sur 0^{m},60, et ayant sa place marquée par une série de numéros de un à douze. En outre, un espace A sert de poste de rassemblement et porte aussi douze numéros. Ces trois compartiments sont peints de couleurs différentes (blanc, bleu, rouge) qui servent à distinguer les séries de douze hommes qui les occupent.

Pour comprendre le fonctionnement du système, il faut supposer qu'une série (blanche) est à la douche, qu'une seconde (bleue) se déshabille, qu'une troisième (rouge) a pris sa douche et se rhabille, ces deux dernières occupant leurs compartiments respectifs. Une quatrième série dite remplaçante, massée dans le tambour, attend le moment d'entrer. Le sergent S, qui dirige les mouvements, fait pénétrer cette dernière série dans l'espace A ; chaque homme prend alors le numéro de la case qu'il occupe ; la série rouge étant rhabillée sort de son compartiment ; une fois qu'elle est sortie, la série remplaçante vient prendre sa place et se déshabille ; la série bleue étant déshabillée vient se masser dans l'espace A et attend le moment de gagner la salle de douche ; une sonnerie indique que la série blanche, à ce moment à la douche, a fini de prendre son bain ; cette série revient dans son compartiment pour se rhabiller, tandis que la série bleue la remplace à la douche et que la série rouge nouvellement admise, vient se placer dans l'espace A, pour succéder à la bleue et ainsi de suite.

L'appareil de douche se compose de pommes d'arrosoir placées au plafond et de baquets d'une capacité de 10ˡ se vidant par un mouvement de bascule. L'homme s'assied sur une barre de bois devant le baquet portant son numéro et reçoit une douche d'une minute et demie ; il se savonne, vide son baquet, reçoit une seconde douche de même durée, vide de nouveau son baquet et s'essuie. Chaque homme reçoit 10ˡ d'eau à 30° et l'opération totale du douchage dure sept minutes.

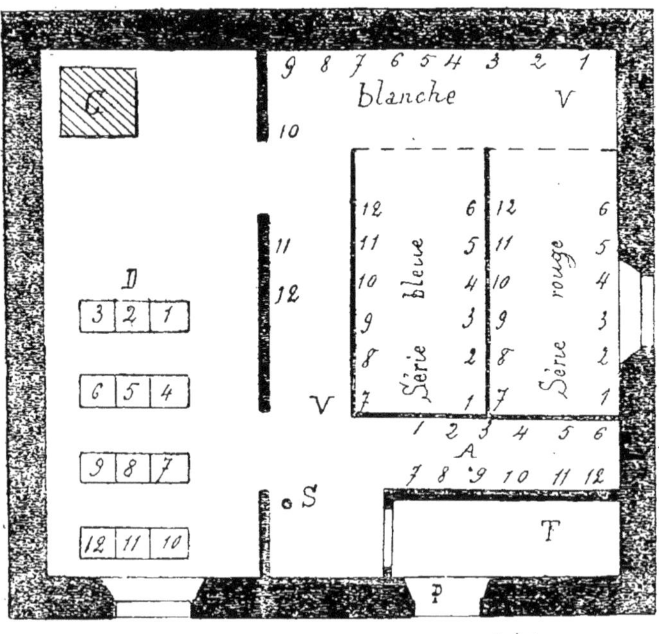

Plan d'une salle de douches avec vestiaire $\left(\frac{1}{500}\right)$

D, salle de douches ; — C, appareils ; — V V, vestiaire ; — A, poste de rassemblement ; — P, porte d'entrée ; — T, tambour ; — S, sergent surveillant.

L'eau distribuée dans les pommes des douches provient d'un réservoir d'une contenance de 1.000ˡ.

On obtient dans toute la masse du liquide du réservoir une température homogène, 30° ou plus, en faisant arriver l'eau froide directement dans la chaudière, suivant une projection déterminée et en réglant la circulation de la colonne montante. Il est facile de faire varier la température de l'eau, rapidement ou graduellement, au gré du doucheur, au moyen d'une targette qui rend, au besoin, le flotteur du robinet d'alimentation indépendant de la pression de l'eau et par l'ouverture plus ou moins complète du robinet qui fournit l'eau tiède aux pommes d'aspersion.

Le doucheur n'a qu'à fixer une fois pour toutes un buttoir sur un point déterminé d'avance pour obtenir, au moyen d'une simple pression sur un ressort, l'ouverture de ce robinet au degré voulu.

Le fonctionnement de l'appareil se fait sans interruption et indéfiniment, la masse liquide restant toujours à la température indiquée, grâce au fonctionnement d'un flotteur particulier à mouvement vertical qui, dans une course de $0^{m},08$, ouvre ou ferme complètement le robinet d'alimentation et permet le remplacement automatique de l'eau tiède qui s'échappe du réservoir, par une quantité d'eau froide qui arrive dans la chaudière.

Une douche froide en jet et en pluie, une douche spéciale produisant une poussière d'eau froide dans laquelle les hommes sont obligés de passer, au sortir de la douche d'eau chaude, complètent l'installation.

Tous les mouvements sont indiqués et commandés par une aiguille mue par un mouvement d'horlogerie. Cette aiguille, par des contacts ménagés sur un circuit électrique, actionne des sonneries qui indiquent au doucheur les moments où il doit ouvrir et fermer le robinet, et au surveillant des douches les moments où chaque série de baigneurs doit opérer les mouvements divers que nous avons indiqués.

Un disque automatique tournant d'un cran à chaque période de sept minutes, fait connaître à un moment quelconque la situation exacte d'une série.

Quant au prix de revient de la douche, d'après Ocana, étant donné que la houille coûte $2^{f},60$ les 100^{k}, l'appareil permet de doucher douze hommes pour 0,05 pendant l'hiver.

De plus, à la fin de chaque opération, il reste dans le réservoir 1.000^{l} ou 1.200^{l} d'eau qui, si on laisse brûler le charbon restant dans le foyer, sont portés à la température de 45° à 50° et permettent de donner des bains de corps, des bains locaux, des douches chaudes ou écossaises, aux malades de l'infirmerie, s'il y a lieu.

On a cherché, il y a plusieurs années (1) à utiliser, notamment dans les quartiers de cavalerie, la chaleur que produit la fermentation des fumiers, pour le chauffage de l'eau destinée aux bains. Des bonbonnes ou des futailles servent de récipients et sont enfouies dans le fumier : l'eau y atteint 28° à 30° après vingt-quatre heures, 40° à 45° après quarante-huit heures, 66° et même 70° après six jours. Cette pratique a donné de bons résultats, notamment au 4e chasseurs d'Afrique et à l'artillerie, à Auch (Martino) ; elle ne produit pas cependant une économie qui compense l'inconvénient du séjour prolongé des fumiers dans les quartiers.

Avec les moyens dont on dispose aujourd'hui dans nos casernes, il est facile de donner un bain par aspersion à chaque homme au moins toutes

(1) Renseignements oraux et *Revue du génie militaire*, 1892, t. VI, p. 172.
(2) VALLIN, *Revue d'hygiène et de police sanitaire*, t. I, p. 882.

les trois semaines, et d'exiger le lavage de tous les soldats qui rentrent de permission.

Dans la plupart de nos casernes, les bains sont voisins de l'infirmerie régimentaire ou même sont compris dans les locaux de cette infirmerie. Cette disposition permet quelques économies dans le chauffage des bains de l'infirmerie ; elle n'en est pas moins regrettable, car l'infirmerie peut renfermer des contagieux et ne devrait être fréquentée que par les malades.

Les *bains froids de rivière* ou les *bains de mer* ont été longtemps les seuls bains généraux donnés aux soldats. Ils doivent être considérés aujourd'hui moins comme des moyens d'assurer la propreté que comme des exercices toniques et des écoles de natation. (V. chap. VIII).

Quelles que soient les dispositions adoptées pour les ablutions quotidiennes et pour les bains, il est quelques points de détail qui éveillent, au point de vue de la propreté, l'attention particulière du médecin militaire.

La propreté *des pieds* est, ainsi qu'il a été dit à propos de la chaussure, un des meilleurs moyens d'assurer leur intégrité pendant les marches, aussi convient-il que les officiers et les sous-officiers y veillent avec soin, et si les lavabos ne sont pas disposés convenablement, ils devront proposer et prendre des mesures spéciales pour organiser des bains de pied comme il en existe dans plusieurs casernes.

C'est par la propreté des parties le plus directement endolories par l'exercice du cheval, que le cavalier évitera le plus sûrement les excoriations : il conviendrait que des lavages spéciaux fussent prescrits après chaque séance d'équitation, et que des lavabos fussent placés à cet effet à proximité des manèges.

La toilette journalière des parties génitales rendra les hommes attentifs aux premières manifestations des maladies vénériennes, empêchera la pullulation des pediculi pubis et évitera le prurit de la verge qui peut entraîner des inconvénients sérieux chez les jeunes gens.

Des soins de propreté non moins importants sont ceux de la bouche. Pour diminuer le nombre des maladies de la bouche et même des maladies générales dont les germes séjournent souvent dans cette cavité ou à son voisinage, et pour assurer la conservation des dents, ces organes si nécessaires à la bonne digestion, le Conseil de santé a fait donner, il y a bien des années déjà, une brosse à dents à chacun de nos soldats. Il appartient aux officiers et aux sous-officiers à en faire connaître le mode d'emploi aux hommes et à exiger d'eux qu'ils en fassent usage chaque jour.

Peut-on aller jusqu'à exiger le nettoyage de la bouche avec la brosse après chaque repas, comme le demande Kirchner (1) pour le soldat alle-

(1) M. KIRCHNER, *Ein Beitrag zür Militärgesundtheitsphlege* (*Münchener medic. Wochenschrifft*, Sp. 2515).

mand? D'après cet auteur il devrait être distribué à cet effet une solution d'acide salycilique, il conviendrait que les hommes dont les dents se couvrent facilement de tartre, reçussent de la poudre dentifrice ; on les ferait se brosser pendant cinq minutes chaque jour : la brosse qu'il ne faudrait tremper que dans un verre spécial, resterait suspendue pour sécher et serait désinfectée une fois par semaine au bichlorure. Kirchner pense du reste que le lavage des mains du soldat doit se faire plusieurs fois dans la journée à l'eau chaude, à l'aide de la brosse à ongles et avec la solution de bichlorure au millième. Il est vraiment à supposer que ces perfectionnements de la toilette individuelle n'entreront pas immédiatement dans les usages des quartiers allemands, quelque excellente qu'on suppose l'organisation des lavabos, et cette profusion de bichlorure de mercure mise à la disposition des soldats, ne nous paraîtrait pas sans dangers.

Nos règlements ordonnent avec raison de tenir les cheveux courts : il est possible ainsi de nettoyer la tête facilement à l'aide de lavages et d'éviter non seulement les parasites animaux (pediculi) visibles à l'œil nu, mais encore les maladies du cuir chevelu causées par des parasites microscopiques.

Tous les militaires français sont autorisés à porter à leur gré les moustaches, la mouche ou la barbe entière : celle-ci assez courte pour ne pas masquer les écussons du collet. Le port des favoris seul est interdit. Le soldat perruquier de chaque compagnie reçoit à l'infirmerie régimentaire une instruction sur les soins et l'hygiène de la tête et de la barbe. Ces soins se résument dans le maintien d'une parfaite propreté, chez tous les hommes, du cuir chevelu et de la face, dans la prohibition des cosmétiques et des graisses de mauvaise qualité, dans la propreté rigoureuse des perruquiers et des instruments de ces derniers, dans l'obligation qu'on leur impose de signaler les soldats atteints d'éruptions ou maladies quelconques du cuir chevelu ou de la face. On n'oubliera pas que l'herpes tonsurans, l'impetigo contagiasa, l'acné varioliforme, la tricorrhexie noueuse, certaines formes d'eczéma et de dermite aiguë, les teignes et même la syphilis peuvent être contractés chez le barbier, ce dernier ou ses instruments servant d'agent de contamination. Le médecin chef de service a, d'après le décret du 20 octobre 1892, art. 91, toute autorité en ces matières. La désinfection des ciseaux, tondeuses (la tondeuse Bariquand est réglementaire dans les corps de troupe), rasoirs, brosses, blaireaux, se fait à l'aide de solutions désinfectantes ou de la stérilisation à l'eau bouillante pour ceux des instruments qui supportent la température de 100°, ou par les autres moyens usités par les chirurgiens. A. Blaschko (*Berl. Klin-Woch.*, 1893, p. 75) conseille la désinfection par l'alcool absolu et le remplacement de la houpette à poudre par des tampons d'ouate. Si les ustensiles du perruquier étaient construits d'une façon spéciale, ils pourraient être stérilisés à l'étuve, ainsi qu'il se fait aujourd'hui chez certains coiffeurs (Boisard, de Lyon); le blaireau seul n'a pas pu être construit de façon à être porté à 105°, mais on a fabriqué des brosses qui résistent à cette température. Les rasoirs cependant y perdent un peu de leur tranchant.

En campagne, le port de la barbe devient dans bien des circonstances une nécessité. Dans l'armée allemande, il a été défendu aux hommes, en 1892, de se faire raser avant les grandes manœuvres de façon à ce que pendant ces exercices il y ait uniformité complète; après les manœuvres, la liberté de se faire raser a été rendue, excepté toutefois à ceux dont la barbe a été trouvée particulièrement belle et forte.

ARTICLE II. — PROPRETÉ DU LINGE

Pendant fort longtemps les corps de troupe ont possédé des blanchisseuses qui étaient chargées du lavage des effets des soldats. Un arrêté du 7 thermidor an VIII et un règlement du 11 octobre 1809 avaient fixé leur nombre à deux par bataillon. Le règlement de 1824 prévoyait leur logement au quartier, mais défendait de leur délivrer des fournitures. Le règlement du 19 juillet 1854 sur le blanchissage à vapeur du linge de troupe, organisait des buanderies dans les casernes et prescrivait d'en choisir le personnel particulièrement parmi les blanchisseuses vivandières des corps.

La loi du 13 mars 1875, en immobilisant les régiments, puis les règlements nouveaux sur les fournitures de la Compagnie des lits militaires ont fait disparaître la blanchisseuse vivandière. Aujourd'hui, le blanchissage du linge du soldat est assuré par le service des lits militaires. Cependant, dans certaines places, il a été établi des buanderies militaires, notamment par le service du campement; il en existe aussi dans les hôpitaux militaires, pour le linge de ces établissements, et récemment les infirmeries régimentaires, ont été pourvus de *lessiveuses* mobiles pour leur service particulier.

Le linge à blanchir par l'entreprise des lits militaires est réuni dans des sacs et transporté au local assigné par l'entrepreneur. Cette pratique présente l'inconvénient de disséminer dans les chambres, les cours et les rues des poussières organiques qui peuvent contenir des germes morbides : aussi la manipulation du linge dans les chambres se fera-t-elle toujours les fenêtres ouvertes.

La Compagnie des lits militaires reçoit pour le blanchissage $0^{fr},50$ par homme et par semaine. Ce prix est appliqué aux collections d'effets suivants :

1 chemise par semaine..... 1 caleçon par quinzaine....	par homme de toute arme.
2 bourgerons de cuisine.... 2 pantalons de cuisine..... 4 torchons de cuisine...... 2 sacs à distribution.......	par semaine et par compagnie ou escadron.

On voit que ce système laisse à désirer par le peu de fréquence du blanchissage et parce qu'il ne comprend pas tous les effets des soldats ; de plus, ainsi qu'il a été souvent constaté, il n'est pas toujours assuré par les agents avec un soin suffisant. Aussi de fait, beaucoup d'hommes font-ils laver leur linge à leurs frais ou le lavent-ils eux-mêmes. C'est ainsi qu'on voit souvent les soldats pratiquer ce qu'on peut appeler des lavages individuels, en utilisant les lavoirs ou les auges installés dans les cours de beaucoup de casernes : lavage des doublures des tuniques ou capotes, lavage des effets de corvée dont ne se charge pas l'entrepreneur ou lavage de linge de corps. Ces pratiques exigent une surveillance hygiénique attentive des lavoirs installés dans les cours des quartiers, pour empêcher que l'eau souillée n'y séjourne et pour prohiber l'emploi par les hommes d'eau malpropre.

Le génie militaire a installé, dans un certain nombre de quartiers un modèle particulier de lavoir disposé de manière que l'eau propre soit distribuée dans une augette peu profonde, tandis que l'eau sale s'écoule dans une augette inférieure et se rend à l'égout. Ce système a l'avantage de s'opposer au gaspillage de l'eau propre et aussi d'empêcher les hommes d'employer pour le lavage de l'eau souillée. (V. fig. p. 314).

Les casernes pourvues de lavoirs ont également un petit séchoir à air libre, sous forme de hangar.

Dans les quartiers de cavalerie on ne saurait tolérer que les hommes lavent leur linge dans les abreuvoirs des chevaux.

Ces lavages à la caserne et quelquefois les lavages insuffisamment surveillés pratiqués par les agents de la Compagnie des lits militaires ont cet inconvénient majeur qu'ils ne sont pas précédés du lessivage. Or, cette dernière opération non seulement assure la propreté réelle du linge jusque dans sa trame, mais encore constitue une véritable désinfection, lorsqu'elle est bien conduite, puisqu'elle amène les tissus lessivés à une température de 100° à 110°.

Pour assurer la propreté réelle du linge des soldats par la pratique d'un blanchissage bien conduit, par un change fréquent et peu onéreux pour la bourse de l'homme, le général baron Berge a organisé, en 1887, dans les casernes du 13e corps d'armée des buanderies et des lavoirs tenus par des soldats de chaque corps de troupe. La redevance aux lits militaires a été versée à la buanderie régimentaire et les objets réglementaires y ont été lavés moyennant un prix très inférieur à celui que les hommes auraient déboursé en ville. C'est ce qui a été fait notamment pour le 1er régiment du génie et pour le 122e d'infanterie à Montpellier,

Dans le quartier du 122e, il a été établi dans une ancienne cuisine un grand réservoir alimenté par un robinet et divisé en deux bassins, celui en aval d'un niveau un peu inférieur à l'autre ; de plus, on a organisé un séchoir à air libre, un séchoir couvert et chauffé ; dans une salle attenante au lavoir, on a installé un appareil à lessivage et un tonneau laveur du système Gaston Rozérian. Les frais d'installation, qui ont été d'environ 2.000 fr. ont pu être rapidement couverts par le corps, bien que le prix de blanchissage payé par les hommes soit devenu inférieur à la retenue faite antérieurement au profit des lits militaires; le linge, y compris les effets de corvée, a été parfaitement lavé. On est parvenu ainsi à avoir toujours des vêtements propres pour les cuisiniers, et enfin il est résulté du système, des bonis très appréciables dont ont bénéficié les ordinaires.

Cependant plusieurs de nos établissements militaires possèdent des buanderies parfaitement installées. Celle du magasin central de l'habillement et du campement de Lyon, organisé par la maison Dehaitre, est pourvue, outre les bassins de lavage, d'un tonneau laveur, d'une essoreuse, d'un séchoir à tiroirs, le tout disposé dans de vastes locaux. On y lave les tentes ayant servi dans les exercices et le linge à distribuer aux corps de troupe.

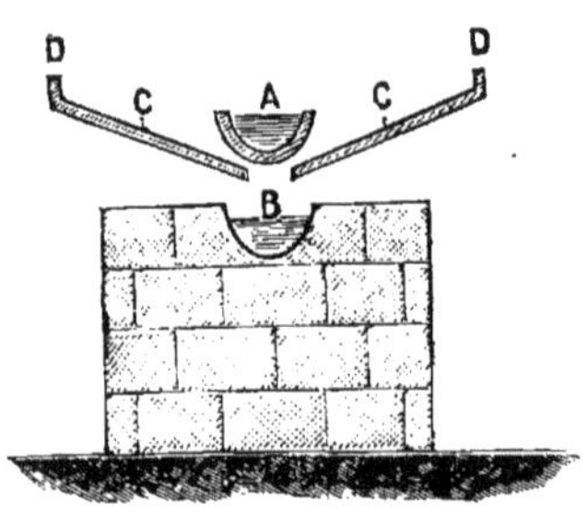

Lavoir du génie militaire.
A, augette en pierre de moins de 0m,20 de diamètre pour l'eau propre ; — B, augette pour l'écoulement de l'eau sale ; — C D, rampe pour le lavage des effets.

L'hôpital militaire du Val-de-Grâce est également pourvu d'une installation qui ne laisse rien à désirer : les cuves à lessivage, les appareils laveurs, les bassins de rinçage, le séchoir à tiroirs sont des modèles les plus perfectionnés, et cette buanderie est chargée de laver le linge de tous les hôpitaux militaires de Paris.

A l'étranger, on peut citer la buanderie de la garnison de Hanovre (V. *Revue du génie militaire*, t. II, p. 757). Les machines à laver sont munies de six marteaux en laiton qui battent le linge pendant douze à dix-huit minutes, à raison de quatre-vingt coups par minute et par marteau. Le séchage se fait dans une armoire en tôle, où le linge est introduit après essorage et dans laquelle il est manié à l'aide d'un mécanisme spécial. Un compartiment particulier du bâtiment des chaudières sert de local pour la désinfection par la vapeur.

Pendant les grandes manœuvres et surtout en campagne, la propreté du linge de corps est un des éléments qui interviennent d'une façon très avantageuse pour la conservation de la santé des hommes. Il appartient aux chefs d'unités d'utiliser, pour le blanchissage, les ressources des pays traversés, chaque fois que les opérations de guerre rendent cette utilisation possible, et de veiller par des soins attentifs à l'exécution des ordres qu'ils auront à donner pour remédier à l'incurie des soldats sous leurs ordres.

Ils ont aussi le devoir de se préoccuper, lorsqu'on campe sur le bord d'un cours d'eau, des emplacements à assigner aux lavoirs en aval des points d'alimentation en eau potable et d'empêcher la souillure de la rivière et de ses bords. La question deviendrait particulièrement grave en temps d'épidémie, puisqu'il est constant que le choléra, par exemple, s'est plusieurs fois propagé par les petits cours d'eau, transportant de village en village les germes de la maladie.

Tout le linge provenant d'hommes malades d'affections contagieuses ou suspectes sera désinfecté avant d'arriver à la buanderie. Faute de cette précaution, on s'exposerait à répandre les germes dangereux pendant le transport du linge, à infecter les appareils de lavage et l'on soumettrait à toutes les chances de la contagion les hommes attachés au service de la buanderie qui sont d'autant plus exposés que leur travail est généralement pénible et qu'ils se trouvent, par suite, dans des conditions favorables de réceptivité.

CHAPITRE VII

DE L'ÉDUCATION MILITAIRE

L'éducation militaire a pour but de donner aux soldats la vigueur physique qui leur est nécessaire pour le service en guerre, de les mettre à même de manier utilement leurs armes et de leur inculquer les principes qui doivent les diriger dans l'accomplissement de leur devoir dans les diverses circonstances dans lesquelles ils pourront se trouver. C'est-à-dire qu'à l'éducation corporelle se joindra celle de l'âme et qu'on inculquera à l'homme l'esprit de discipline, l'idée de dévouement et de sacrifice à la Patrie qui font la force morale des armées. C'est cette

(1) VIRY, *Revue d'hygiène et de police sanitaire*, t. X, 1880, p. 992.

force morale « qui a paru » à Bugeaud « au-dessus de la force physique » et dont Napoléon disait : « La partie divine de la guerre est tout ce qui dérive des considérations morales, du caractère, de l'opinion, de l'esprit du soldat. »

ARTICLE I. — ÉDUCATION MORALE

L'éducation morale des armées, telle qu'il faut la comprendre aujourd'hui est, à proprement parler, d'origine contemporaine.

Dans la Grèce antique, à Rome, au moins au début de l'organisation des armées , le métier des armes était celui de tout citoyen, et l'éducation civique se confondait avec l'éducation militaire. Il n'en fut plus de même sous les empereurs, mais l'éducation du soldat de profession visa surtout l'accoutumance à la guerre.

Au moyen-âge, les armées de Charlemagne formées surtout d'Occidentaux et d'Austrasiens, plus tard les serfs de Philippe-Auguste et, ultérieurement, les réunions de troupes jusqu'à Henri IV, de quelque nom qu'on les appelât, ont pu faire des prodiges de valeur, compter dans leurs rangs des guerriers fidèles à leur pays, d'admirables hommes de guerre, des modèles de générosité et de bravoure, mais les sentiments de solidarité, l'esprit militaire tel que nous le concevons aujourd'hui, fait d'amour du pays, d'obéissance absolue et volontaire, d'abnégation et de vaillance, n'ont pas pu être enseignées au plus grand nombre, dans des masses formées d'éléments puisés à l'étranger ou recueillis dans les couches sociales inférieures, vivant le plus souvent du pillage en temps de guerre, de la maraude en temps de paix.

L'armée nationale commença à se former en France grâce aux efforts de Sully; elle redevint royale sous Louis XIV, mais donna naissance à une pépinière d'officiers qui auraient continué la propagation, parmi les soldats, des idées de réforme et de discipline patriotique qui commençaient à se répandre, si le licenciement prescrit par le duc d'Orléans, puis la conduite malheureuse des guerres de Louis XV n'avaient de nouveau écarté momentanément les principes d'une morale militaire basée sur le dévouement au pays.

Viennent alors les guerres de la République où éclate l'enthousiasme des enrôlés volontaires, les guerres de l'Empire dont les armées recrutées par la conscription (décrétée par la loi du 19 fructidor de l'an VI) et par les levées en masse, furent animées bien souvent, dans tous les rangs, par l'amour de la gloire et de la patrie. C'est au souffle généreux des idées de la Révolution que prirent véritablement corps les principes qui sont la base même de l'éducation morale des soldats d'aujourd'hui ; mais il fallut, pour que l'armée restât la véritable école de patriotisme pour tous les citoyens, que non seulement le service militaire demeurât possible pour tous, mais encore qu'il devînt pour tous obligatoire et personnel, et qu'on exclut des rangs de l'armée ceux que leurs antécédents rendaient indignes de porter l'uniforme.

L'étude de l'éducation morale des troupes n'est pas du ressort direct de l'hygiène, et cependant cette éducation a des conséquences hygiéniques trop importantes pour que nous n'en disions pas un mot.

Il est nécessaire que, grâce à son éducation, le caractère du soldat soit assez trempé pour qu'il sache supporter avec résignation toutes les misères de la guerre ; il ne devra pas ignorer que les jours de privation y seront nombreux et qu'on lui demandera non seulement de faire le sacrifice de sa vie le jour du combat, mais encore, ce qui est plus pénible peut-être, de supporter avec vaillance les fatigues et les peines de tout genre qui sont le prix auquel s'achètent les victoires. Il faut au soldat de la virilité de caractère, de la volonté, de la bravoure, de la ténacité, du zèle, de l'entrain, de la bonne humeur, de l'initiative en même temps que l'esprit de subordination. Dès le temps de paix, on exigera de lui une obéissance complète, les manifestations extérieures du respect dû aux chefs, la précision et la rectitude absolues dans les exercices auxquels il sera soumis et cette abdication momentanée de la volonté qui fait de l'homme dans le rang une machine intelligente fonctionnant à la voix du commandement. Mais en même temps on le relèvera à ses propres yeux en montrant, au moins à l'élite, les bienfaits de l'obéissance librement consentie, vertu sociale autant que vertu militaire, en enseignant à tous le sentiment du devoir, la nécessité de la solidarité, l'ardeur pour le service et la gloire, le dévouement à la patrie, la générosité vis-à-vis du vaincu, le respect et l'amour du drapeau.

Cette éducation morale dont les procédés varient nécessairement suivant les pays et en tenant compte du caractère national est essentiellement l'œuvre des officiers et des sous-officiers ; elle résulte de la pratique journalière du service, de l'exemple et de l'enseignement oral des chefs, du récit fait aux soldats des hauts faits de leurs devanciers, des cérémonies militaires dans des circonstances déterminées, du respect qu'on inspire aux hommes pour leur uniforme, de l'emploi des répressions et des récompenses qui sont la base pratique de la discipline militaire.

Colombier recommandait pour l'éducation morale des soldats de « mettre les jeunes et les nouveaux, pour ainsi dire sous la tutelle des vieux et des plus sages qui les instruiront par l'exemple et par les remontrances » et il n'est pas encore aujourd'hui de meilleure méthode d'enseignement moral que cet enseignement mutuel. Il ajoutait que le moyen sur lequel on doit le plus compter pour retenir les hommes dans le devoir consiste à leur inspirer des principes et à leur faire contracter l'habitude des pratiques religieuses. La liberté laissée à chacun de remplir suivant ses désirs les devoirs religieux que lui dicte sa conscience a remplacé, dans notre armée, l'assistance réglementaire à des cérémonies du culte; dans d'autres armées l'enseignement oral des ministres de la religion a pu conserver une partie de l'importance que lui attribuent nos anciens auteurs militaires.

Dans plusieurs de nos régiments, soucieux de l'éducation intellectuelle et morale, on a installé des bibliothèques pour les sous-officiers et pour les hommes. Elles sont généralement approvisionnées par la Société Franklin et par des dons du ministère ; elles renferment des livres de délassement et d'étude, et aussi des ouvrages exprimant des sentiments patriotiques et donnant le récit des hauts faits des guerriers. Un décret, en date du 17 mars 1891, a reconnu d'utilité publique l'œuvre des cercles-bibliothèques des sous-officiers et soldats, et « le moment est venu où chaque caserne devra avoir sa salle de lecture. La caserne n'est plus aujourd'hui une sorte de prison. « Elle est l'école par excellence, le couronnement et la sanction de l'éducation nationale, la plus haute expression du devoir social ».

Si ainsi que nous l'avons exposé, le mode de recrutement actuel a pour conséquence fâcheuse l'abaissement de l'âge moyen des soldats, d'autre part le séjour successif à la caserne de tous les jeunes gens du pays, quelle que soit leur situation sociale, a notablement relevé en France le milieu moral militaire. Les jeunes gens aisés, au contact du paysan et de l'ouvrier ont abandonné plus d'un préjugé puisé dans leur éducation première. Ils ont été portés aussi à regarder comme superflues les habitudes d'un luxe exagéré, mais de leur côté ils ont introduit dans la chambrée des usages de bonne hygiène ; l'exemple donné par une forte minorité a servi de modèle et de plus a entraîné, pour ainsi dire, le commandement et le législateur à favoriser des institutions hygiéniques à l'état embryonnaire avant 1870 : telles l'organisation des lavabos et des bains, l'alimentation variée, etc.

Il n'est pas jusqu'à la présence dans les quartiers, pendant plusieurs semaines de l'année, des hommes de la réserve et de l'armée territoriale qui n'ait eu son contre-coup sur l'hygiène du soldat de l'armée active, tant il est vrai que tous les éléments se trouvant en présence exercent leur action particulière sur les conditions de la vie du soldat. Les réservistes et les territoriaux apportent avec la vigueur et le sérieux qui accompagnent leur âge et la position qu'ils ont déjà acquise dans la société, un sentiment marqué du devoir, un désir évident de bien faire dont l'exemple n'est pas perdu par les soldats plus jeunes.

ARTICLE II. — DES EXERCICES MILITAIRES.

L'éducation physique du soldat est assurée particulièrement par les exercices militaires qui ont pour but d'amener l'homme à cet état particulier d'endurance et d'habitude qui fait dire qu'il est entraîné, c'est-à-dire capable de résister aux obligations et au travail de son service, sans subir de déchéance organique.

Chez les Grecs, on exerçait les guerriers par des combats fictifs. A Rome, les soldats faisaient, pour leur instruction, de longues marches, étaient dressés à la natation et au maniement des armes. Au Moyen-Age, l'équitation, l'escrime, les tournois ont été les exercices militaires des nobles, tandis que le tir à l'arc a été celui des milices communales. La gendarmerie de Lous XI réunie au camp de Pont-de-l'Arche vers 1480 y manœuvra, disent les historiens, à la manière des Grecs et des Romains. La préparation à la guerre pratiquée dès le temps de paix ne cessa pas d'être la règle dans toutes les armées permanentes, et cet entraînement est poussé d'une manière plus intense lorsque la durée du séjour sous les drapeaux est plus courte, comme dans l'armé prussienne, dès la fondation de cette armée et surtout après Iéna, ou bien lorsqu'il est nécessaire de faire un rapide emploi des troupes devant l'ennemi. Le premier camp de Boulogne a été un camp d'entraînement ; c'est à Lyon que, par des travaux de terrassement, des exercices répétés et une discipline rigoureuse, le maréchal Castellane préparait les régiments destinés à l'armée d'Orient en 1854 et 1855.

A différentes époques on a proposé pour assurer l'entraînement des troupes, non plus seulement la pratique habituelle du service combinée avec des exercices, mais des méthodes particulières inspirées par des données scientifiques.

En 1869 le docteur de Vauréal (1) exposait un système qui, disait-il, assurerait en trois mois et sans déchet, l'aguerrissement de cinq cents hommes, avec plus de sûreté qu'une campagne de même durée. Bien que ces exercices systématiques fussent basées sur les principes d'une hygiène bien entendue, les exigences du service actuel permettraient difficilement de mettre ces procédés en pratique.

De fait, les exercices militaires comprennent, dans toutes les armées, le maniement de l'arme dont le soldat doit user (fusil, sabre, canon), et les travaux résultant de sa spécialité ; la gymnastique, en y comprenant la marche, l'équitation et la pratique même du service des places ou du service en campagne.

Il est nécessaire cependant que le travail demandé au soldat soit soumis à certaines règles dont l'expérience, aussi bien que la science ont démontré la valeur. Ce travail ne sera pas excessif ; il sera interrompu par des périodes de repos en rapport avec sa longueur et son intensité ; le sommeil, d'une durée suffisante, permettra la réparation de l'usure subie ; enfin, l'exercice sera en raison directe de la force actuelle du sujet, et imposé à doses graduellement progressives, sans dépasser jamais une

(1) Docteur Vauréal. *De l'aguerrissement des armées*, Paris 1869.

mesure convenable; enfin l'alimentation demeurera proportionnée aux déchets organiques. En vain objecterait-on que des sujets entraînés ont été capables de fournir un travail énorme dans un temps déterminé sans prendre une quantité de nourriture équivalente à l'usure de l'organisme : ce sont là des faits particuliers dont on ne saurait tirer une règle générale applicable à la vie normale de l'ensemble des jeunes soldats, dont l'éducation militaire doit avant tout développer la force corporelle.

Les exercices du soldat français sont déterminés par le *tableau de l'emploi du temps* qui est fixé par le chef de corps et qui doit offrir une sage répartition du travail et du repos (art. 3 *inf.* du décret du 20 octobre 1892). La *progression* est également fixée par les chefs militaires.

D'une façon générale, on évitera d'exposer inutilement les soldats aux rayons ardents du soleil d'été, au froid excessif de certaines journées d'hiver et à la pluie. En été, les moments les plus favorables pour l'exercice sont ceux des premières heures de la matinée.

Les principaux résultats de l'exercice militaire bien dirigé sont connus : développement du système musculaire, augmentation de la capacité respiratoire, diminution du système adipeux, régularisation du fonctionnement du système nerveux et, surtout, augmentation de la résistance physique.

Abel (*Milit. Aertz. Zeitung*, 1861, p. 237), a constaté que 75 fois sur 100, la circonférence thoracique augmente chez les soldats, que leurs muscles se développent et que le poids augmente de 2^{kg}, quoique le tissu graisseux ait diminué. En 1880, Fetzer mesure 292 hommes recrues de vingt à vingt-et-un ans provenant de la Forêt-Noire, au moment de l'incorporation, après les trois mois qu'a durés la période d'instruction, six mois après l'incorporation, à une date correspondant à la fin des écoles de compagnie et de bataillon, et enfin dix mois après l'incorporation, au retour des manœuvres d'automne, et il a obtenu les résultats suivants. La taille s'est élevée en moyenne de 0^{m},005. Le poids après des oscillations considérables s'est, en fin de compte, trouvé légèrement accru. Le périmètre thoracique à l'inspiration s'est élargi de 0^{m},007 ; mais ce gain n'a pas été obtenu graduellement : à la fin du premier trimestre, le périmètre a augmenté de 0^{m},005 ; pendant le second trimestre, temps d'arrêt ; puis enfin il y a eu augmentation. Le périmètre thoracique à l'expiration a diminué. L'amplitude respiratoire a beaucoup gagné. La capacité respiratoire a augmenté de 0^{m3},500. Les différents diamètres ont progressé de la façon suivante (1) :

Diamètre	antéro-postérieur supérieur (à la hauteur du manche supérieur du sternum)	0^{m},003
id.	antéro-postérieur moyen (milieu du sternum)	0^{m},008
id.	antéro-postérieur inférieur (au niveau de l'appendice xyphoïde)	0^{m},004

(1) *Ueber den Einfluss des Militärdienstes an die Korperssierck* (d'après Rapp, *Revue militaire de médecine et de chirurgie*, Paris, 1881-82, p. 65).

Diamètre intercoracoïdien	0m,031
id. interaxillaire	0 ,013
id. intermammaire	0 ,013

Il résulte des expériences fai[illegible] le major Hammersbey, au camp d'Aldershott en 1862, d'après Mora[illegible], que 300 hommes exercés pendant deux mois ont fourni :

Augmentation de la circonférence thoracique	0m,041
id. de l'avant-bras	0 ,013
id. du bras	0 ,016

Ammon (1) a publié les résultats de pesées et de mensurations poursuivies au 1er bataillon du régiment des grenadiers du corps badois n° 109, de 1886 à 1889, et constaté qu'après des oscillations variables et en rapport avec les périodes de l'instruction, on arrivait en définitive, au moment de la libération, à une augmentation du poids, de la taille et du développement des différentes parties du corps. Les chiffres suivants indiquent la moyenne des oscillations et des augmentations constatées :

	Oscillations périodiques.	Augmentation au moment de la libération.
Poids	3kg,0 à 4kg,1 0/0	1kg, à 2kg,0 0/0.
Cou	0m,08 0m,22 0/0	
Poitrine (ligne bimammaire)	0m,20 0m,22 0/0	0m,15 à 0m,17 0/0
Tour de taille (au-dessous des fausses côtes) 0m,17 jusqu'à 0m,26	0m,21 jusqu'à 0m,32 0/0	0m,03 0m,04 0/0
Cuisse droite (à sa naissance). 0m,15 jusqu'à 0m,2	0m,19 jusqu'à 0m,38 0/0	0m,08 0m,15 0/0
Mollet (à sa partie la plus saillante)	0m,05 jusqu'à 0m,13 0/0	0m,12 0m,33 0/0
Bras (au-dessus de l'insertion du deltoïde)	0m,05 jusqu'à 0m,18 0/0	0m,02 0m,07 0/0
Avant-bras (immédiatement au-dessous du coude)	0m,03 jusqu'à 0m,11 0/0	0m,06 0m,22 0/0

A l'école de Joinville-le-Pont, on a noté que l'amplitude respiratoire s'est accrue de 0m,06 à 0m,10. Le périmètre thoracique s'est élargi, en moyenne, sur 200 hommes, en trois mois, de 0m,115. Chassagne a trouvé sur 200 hommes, en trois mois d'hiver, une augmentation du biceps de plus d'un demi-centimètre, de un centimètre et demi à la cuisse, de sept au mollet, tandis que les résultats dynamométriques fournissaient 2kg d'augmentation pour la pression des mains et 3kg pour la traction verticale de bas en haut. Le même auteur a vu le poids diminuer de 310gr pendant les trois premiers mois du séjour à l'école, pour remonter ensuite. Burq, sur 80 hommes examinés, admet que le poids augmente en moyenne de 6kg, 8kg et 10kg, c'est-à-dire jusqu'à 10, 12 et 15 p. 100 environ (sans augmentation de la ration alimentaire) et que

(1) AMMON, *Wiederholte Wägungen und Messungen von Soldaten* (*Deustch Militärärtzliche Zeitsch.*, XXIIe année, 1893, p. 337 et s.).

cet accroissement est dû exclusivement au développement musculaire. (Dally, Rapport sur l'école de Joinville-Pont, et rapport de Burq, *Annales d'hygiène et de médecine publiques*, t. 50, 1878, p. 406 et suiv.). Marey a constaté, sur les élèves de Joinville, que l'amplitude des mouvements du thorax avait presque quadruplé après six mois d'entraînement tandis que la fréquence des inspirations et expirations avait diminué de moitié, d'où une augmentation notable de l'air inspiré dans un temps donné.

Des résultats aussi satisfaisants fournis par une élite soumise à un entraînement spécial ne sont pas ceux que peuvent donner la moyenne des hommes des régiments, mais au moins indiquent-ils l'influence heureuse de l'éducation physique.

Dans une étude sur le 16e corps d'armée, le médecin principal Frilley (1) a constaté, en 1887, sur 5.999 recrues de la classe de 1885, arrivées au terme de leur période d'instruction, les résultats suivants : pour la taille, un gain moyen de 0m,005 ; pour le poids, un gain moyen de 1kg,058 ; pour le périmètre thoracique, un gain moyen de 0m,012. Sur la classe précédente, il avait noté pour la taille un gain moyen de 0m,003, et pour le périmètre thoracique un gain moyen de 0m,123.

Le médecin-major Mandoul (*Archives de médecine et pharmacie militaires*, 1890, t. XV, p. 16) expérimentant sur 230 hommes du 22e d'infanterie et sur un certain nombre de jeunes soldats du 3e hussards est arrivé à des résulats analogues :

Pour la taille le gain moyen après un an de service a été	de	0m,006
Pour le périmètre thoracique	de	0 ,015
Pour le poids	de	2kg

La taille a semblé avoir une certaine influence sur le mode de développement des hommes, notamment sur l'augmentation du périmètre thoracique comme le montrent les chiffres suivants :

	GAIN MOYEN ANNUEL	
	Poids.	Périmètre thoracique.
Taille de 1m,70 et au-dessus	2kg,800	0m,024
Taille de 1m,70 à 1m,65	2 ,260	0 ,019
Taille de 1m,65 à 1m,60	2 ,420	0 ,018
Taille de 1m,60 et au-dessous	1 ,950	0 ,013

Dans les casernes suédoises, où les leçons de gymnastique sont journalières, des mensurations sont prises sur les recrues au début et à la fin du cours annuel. Demenÿ (*L'éducation physique en Suède*, Paris, 1892) a publié les résultats suivants notés en 1892 sur 113 recrues de la marine, à la fin des exercices :

(1) Frilley, *Rapport sur les modifications survenues après sept mois d'incorporation, dans la taille, le poids et le périmètre thoracique des jeunes soldats de la classe de 1885, incorporés dans le 16e corps.* (*Archives de médecine et de pharmacie militaires*. t. XI, 1888, p. 81 et suiv.).

Age moyen	19 ans
Poids	60kg,9
Taille	1m,681
Longueur des hanches	0 ,378
Largeur des épaules	0 ,265
Diamètre inférieur du thorax	0 ,269
Id. antéro-postérieur	0 ,196
Circonférence thoracique maxima	0 ,869
Id. abdominale minima	0 ,725
Capacité respiratoire	4l,25

Ces moyennes élevées plaident en faveur de l'éducation physique, telle qu'elle est pratiquée en Suède.

Nous avons, durant quatre années, pesé et mesuré les élèves de Saint-Cyr au moment de leur entrée, au cours de leur séjour et au moment de leur départ; bien que nous n'ayons pas encore classé rigoureusement toutes ces données numériques, nous pouvons dès aujourd'hui affirmer que l'entraînement militaire auquel sont soumis ces jeunes gens sortant des collèges, a pour résultat d'élargir le périmètre de la poitrine et d'augmenter sensiblement chez la plupart le volume des muscles du thorax et des membres. La taille est en croissance par le fait même de l'âge. Quant au poids, il est souvent en déficit, surtout à la fin de la première année scolaire.

« On ne voit jamais mieux, dit Arnould, l'élévation de la résistance par l'exercice proprement dit qu'en comparant les troupes exercées avec les levées récentes, au point de vue de l'aptitude à soutenir une campagne. L'armée française qui, en 1805, gagna la bataille d'Austerlitz, avait été préparée au camp de Boulogne ; elle ne comptait pas d'hommes au-dessous de vingt-deux ans ; elle fit 400 lieues à pied sans, pour ainsi dire, laisser de malades sur sa route. Au contraire, l'armée de Wagram (1809), tout aussi héroïque, mais composée de jeunes soldats, avait encombré les hôpitaux avant d'arriver à Vienne et jalonné la route de cadavres. Il faut sans doute tenir compte de l'âge. Mais nos mobiles et mobilisés de 1870-1871, dans l'âge de la virilité, pris au champ ou à l'atelier et physiquement bien développés ne résistèrent pas mieux : leur force réelle ne suppléait pas le manque d'entraînement spécial, bien que d'autres conditions puissent être invoquées encore pour expliquer l'inconsistance physique des armées de la Défense. Nous relèverons toutefois ce fait étrange, dont se vantent avec quelques droits les écrivains allemands et qui contredit aux souvenirs de la retraite de Russie (1812) : à savoir que les troupes allemandes ont mieux supporté le froid de l'hiver de 1870-71 que les soldats français. Avec quelques autres circonstances déjà indiquées, l'aguerrissement des soldats étrangers a certainement eu une bonne part dans cette supériorité d'endurance. W. Roth, médecin en chef du XIIe corps (Saxe), a également fait ressortir les aptitudes à la marche de ces vainqueurs naturellement lourds et positivement mal chaussés ; une division a fait 34 milles (251.872m) en neuf jours consécutifs, à peu près 28^{km} par jour : 11 milles et demi (85.192^{m}) en deux jours ; 55 milles et demi (411.144^{m}) du 29 octobre au 17 novembre. L'armée bavaroise de von der Tann, battue à Coulmiers, trouva assez de jambes pour se retirer de 67^{km} en vingt-six heures. Les vainqueurs de Sedan firent de 35^{km} à 45^{km} par jour pour gagner Paris. Personne n'a mis en doute que cette puissance d'efforts ne soit due aux soins avec lesquels on cultive le développement physique en Allemagne » (1). L'intérêt qu'on apporte depuis quelques années au même objet en France, nous permet d'espérer l'incorporation future de contingents tout aussi bien préparés que ceux des nations voisines.

Cependant les résultats numériques que nous avons rapportés sont des moyennes, et l'éducateur militaire a, dans la pratique, à tenir compte d'individus dont tous ne sont pas également aptes à l'entraînement physique. Il doit ne pas exiger de tous des efforts de quantité et de qualité égales, mais savoir borner le travail, même celui des plus aptes, dans de sages limites, s'il ne veut pas s'exposer à voir survenir quelqu'un des accidents dits de *surmenage*.

Le premier symptôme du surmenage est l'endolorissement ou la fatigue de certains groupes musculaires, impression plus ou moins fugitive, plus tardive à paraître chez l'homme de volonté que chez le sujet empreint de mollesse, mais qui peut être absolue et empêcher toute action ; puis c'est la courbature localisée ou générale, quelquefois accompagnée de fièvre et de symptômes généraux, l'essoufflement qui précipite les mouvements respiratoires et ralentit ceux du cœur. Tous ces états sont sous la dépendance d'une souillure du milieu intérieur, par les produits de déchets issus de l'excès de travail, et si cet excès continue ou bien si la réparation devient insuffisante, l'individu, indépendamment des accidents aigus auquel il se trouve exposé (cœur forcé, surmenage aigu) et qui causent un rapide déchet dans les colonnes en marche, arrive à une déchéance organique provenant de l'épuisement des forces radicales, grâce à l'infection progressive du sang par l'accumulation des produits de la dénutrition des tissus. Le surmenage est singulièrement facilité par toutes les causes déprimantes, aussi s'il peut être observé au moment où se fait l'éducation du soldat, il acquiert en campagne une importance primordiale. Non seulement il peut réduire les effectifs à l'inaction, mais il les place en une constante imminence morbide, par suite de l'adaptation des organismes à l'évolution en eux de certains germes morbides (fièvre typhoïde, dysenterie), que ceux-ci soient pris au dehors ou qu'ils soient fournis par l'organisme lui-même (parasitisme latent) (Kelsch). Le surmenage joue en guerre le même rôle funeste que les agglomérations en temps de paix (Kelsch) (2).

(1) ARNOULD, *loc. cit.*, p. 7001.

(2) Voir COUSTAU, *Des troubles fonctionnels et des affections organiques du cœur chez le soldat* (*Archives de médecine et de pharmacie militaires*, 1887, t. IX, p. 265 et s.).

§ I. — Exercices particuliers aux différentes armes.

I. Les soldats de la plupart des corps de troupe apprennent à faire usage du *fusil,* du *mousquet* ou du *revolver*, les cavaliers et les artilleurs sont exercés à se servir du *sabre*. Le maniement du fusil ou du sabre se fait à rangs ouverts ou serrés, de pied ferme ou en marche et, dans plusieurs corps de troupe, à pied aussi bien qu'à cheval. Il exige la mise en action d'un certain nombre de groupes musculaires et une attention plus ou moins soutenue à la voix ou aux signaux des instructeurs. Ces exercices, particulièrement ceux du fusil, très longs et très minutieux, il n'y a pas encore un très grand nombre d'années, sont aujourd'hui réduits à leur minimum, tant à cause de la nécessité d'une instruction rapide que par le fait même du perfectionnement des armes.

Lorsque le soldat reste longtemps de pied ferme et surtout pendant les revues, la station, dans une attitude immobile, combinée avec le poids de l'équipement et de l'armement et souvent la chaleur, cause assez facilement des syncopes ; aussi le maniement de l'arme doit-il être interrompu par des repos suffisants ou combiné avec des marches, aussi bien par les temps chauds que pendant les rigueurs de l'hiver.

En Allemagne, on a souvent noté des ostéomes du deltoïde attribués à la pression du fusil. D'après Roth et Lex, les cas de cette production morbide (*Exerzirknochen*) auraient disparu depuis 1879, tandis que pour du Bois Raymond l'application des nouveaux règlements sur l'exercice n'aurait eu d'autre effet que de faire passer ces ostéomes de l'épaule gauche à l'épaule droite. On a observé des exemples de ces productions osseuses dans notre armée, surtout chez des cavaliers, mais beaucoup moins fréquemment que dans l'armée allemande (1).

L'exercice du *canon*, travail normal de l'artillerie, est enseigné aussi aux soldats d'autres armes. Il exige le développement d'une assez grande force musculaire que tous les organismes ne sont pas aptes à fournir d'une façon continue.

Le maniement d'arme assouplit le soldat, lui fait paraître moins lourd et moins embarrassant son équipement, le familiarise avec la voix des chefs, l'habitue à passer de l'immobilité à une mobilité déterminée, le contraint à l'obéissance en quelque sorte mécanique et est aussi bien un entraînement à la discipline morale qu'à la résistance physique.

Le *tir au fusil* est un exercice indispensable à l'éducation pour la guerre ; il constitue en outre une gymnastique, se faisant d'ordinaire en

(1) Voir DELORME, *Société de chirurgie*, séance du 4 juillet. — BERTHIER, *Etude histologique et expérimentale des ostéomes musculaires* (*Arch. de méd. départementale*, juillet 1894).

plein air, amenant un travail spécial très avantageux de l'organe de la vision et de l'ensemble du système musculaire et nerveux par la coordination nécessaire des mouvements du tireur. Il en est de même du *tir au revolver* et au *canon* (1).

Les tirs à feu exposeraient à des dangers si les mesures réglementaires de prudence n'étaient pas scrupuleusement observées. Le tireur cependant, grâce au perfectionnement actuel des armes, pistolets, fusils ou canons, est relativement peu exposé à se blesser lui-même.

Dans les tirs à la cible avec le fusil ou le revolver, il arrive quelquefois des accidents aux marqueurs et presque toujours parce que les règlements ne sont pas exactement obéis. L'article 223 du règlement du 11 novembre 1882 sur l'instruction du tir indique la façon d'installer les abris des marqueurs. Ces derniers seront pourvus des lunettes réglementaires pour protéger leurs yeux contre les éclats qui pourraient les frapper et l'on veillera tout particulièrement à l'entretien des biseaux du cadre de la cible qui doivent être en acier doux « afin d'éviter autant que possible la production des éclats de plomb (*Ibid.*, art. 226) qui quelquefois ont pu atteindre les hommes dans les abris.

Nimier a remarqué avec raison que les vibrations aériennes résultant du coup de canon sont d'autant moins offensantes pour l'organe auditif des servants, que ceux-ci sont placés plus en arrière de l'arme. Il recommande avec raison, pour éviter la rupture du tympan, les hémorrhagies des organes auditifs ou oculaires, les troubles de l'audition (surdité et bruits subjectifs, troubles fonctionnels divers d'ordre réflexe dans la sphère des nerfs bulbaires en particulier), de prescrire aux artilleurs de regarder la gueule du canon et d'entr'ouvrir la bouche au moment du tir (2). Ce procédé semble supérieur à l'introduction d'ouate dans les oreilles. Il résulte des expériences de Lèques que lorsqu'un homme souffre des effets d'une détonation, ce sont les vibrations sonores seules qui doivent être incriminées si l'homme est placé sensiblement en arrière de la bouche de l'arme : mais que s'il est à sa hauteur ou à proximité, et à plus forte raison s'il se trouve dans un plan situé en avant de la bouche à feu, on doit accuser le choc gazeux d'être l'auteur principal des désordres produits (3). De fait, les déchirures du tympan sont devenues beaucoup plus rares depuis l'emploi des canons se chargeant par la culasse.

Dans le tir au canon on a observé plusieurs fois la projection de l'étoupille au moment de sa déflagration. Ces projections se produisent quand l'étoupille, par suite d'un encrassement de la lumière de l'arme ou

(1) Voir TRIFAUD, *L'éducation du sens de la vue chez le soldat* (*Archives de médecine et de pharmacie militaires*, t. XIX, 1891, p. 81 et 274).

(2) *Bulletin et Mémoires de la Société de chirurgie de Paris*, t. XV, 1889, p. 336.

(3) LÈQUES, *Hémophtalmie grave déterminée par la détonation d'un canon de fort calibre. Expériences sur le mode d'action de ce genre de détonation* (*Archives de médecine et de pharmacie militaires*, t. XIX, 1892, p. 115 et suiv.).

pour quelque autre cause, n'est pas engagée entièrement dans la cavité destinée à la recevoir : projetée, elle frappe directement ou par ricochet les servants s'ils ne sont pas à leur place réglementaire. Un système de taquet qui empêche la mise à feu lorsque la culasse mobile est incomplètement fermée empêchera à l'avenir le rejet en arrière de cette culasse au moment du tir. Quant aux éclatements de canons qui tuent et mutilent les artilleurs, elles ont dépendu de causes qui quelquefois sont demeurées obscures mais qui en tout cas ne relèvent pas de l'hygiène.

Nous en dirons autant des explosions dans les arsenaux dont sont victimes les artificiers presque toujours coupables de négligence ou d'imprudence (Voyez notamment la circulaire ministérielle du 5 mai 1894). C'est presque toujours aussi par oubli des prescriptions réglementaires qu'ont lieu les accidents qui surviennent chez ceux qui, en dépit des ordres, instructions et décisions ministérielles souvent répétés, ramassent des projectiles sur les terrains de cible, les démontent ou en approchent des corps incandescents.

II. Les troupes de toutes armes, très fréquemment les troupes d'infanterie et particulièrement celles d'artillerie et du génie, sont employées à des travaux de terrassement soit pour leur instruction spéciale quant à la construction des mines, des batteries ou autres fortifications, soit pour l'élévation des buttes dans les polygones, la construction de routes, etc. Ce genre de travail qui a été en usage pour les soldats de toute antiquité et d'une façon non interrompue jusqu'à nos jours, constitue en somme un exercice en plein air éminemment salutaire, pourvu qu'il ne soit pas poussé jusqu'à l'extrême fatigue.

Dans les pays à fièvre cependant, ces travaux offrent des dangers particuliers auxquels on palliera surtout par l'usage préventif de la quinine, par le choix des heures de travail, par l'alimentation généreuse, par le déplacement des travailleurs pendant la nuit, etc.

En campagne on a vu les travaux de terrassement devenir particulièrement pénibles et périlleux ; ils exigent alors une somme considérable de résistance surtout lorsqu'à la fatigue et aux dangers du feu s'associe l'action de la chaleur ou celle du froid, comme devant Sébastopol par exemple. Cependant, en Crimée, l'armée française « a établi, réparé, entretenu 100^{km} de routes ; elle a creusé 80^{km} de tranchées, 1.200^{m} de travaux de mines, construit 160 batteries, fabriqué 5.000 gabions, 20.000 fascines, 800.000 sacs à terre, élevé des fortifications devant Kamiesch, et tous ces travaux ont été exécutés par des corvées d'infanterie sous la direction de l'artillerie et du génie » (Chenu, *loc. cit.*, p. 13).

Les obligations spéciales des sapeurs-mineurs exposent ces derniers non seulement aux maladies dont ils peuvent mettre les germes en liberté dans les travaux de puits et de mines, mais encore aux dangers provenant de la déflagration de la poudre, de la mélinite, de la dynamite, etc., déflagration qui elle aussi produit des gaz irrespirables.

Les troupes sanitaires (infirmiers, brancardiers) sont exercés à des manœuvres dites d'*ambulance*, qui consistent dans l'exercice du brancard, le transport des blessés, leur chargement ou leur déchargement dans les voitures ou dans les wagons de chemin de fer, etc. Ces exercices sont une heureuse diversion au service hospitalier qui est particulièrement dangereux dès le temps de paix, par suite des fatigues qu'il impose dans les salles de malades et surtout à cause de la contagion à laquelle il expose les infirmiers.

Les sapeurs-pompiers de la ville de Paris sont particulièrement exercés à la manœuvre des appareils extincteurs d'incendie et de sauvetage, qui ont pour base des exercices répétés de gymnastique.

L'exécution du service intérieur comprend, outre ces différents exercices, des occupations diverses relatives à l'entretien des armes et des effets, à l'alimentation, au maintien de la propreté dans les chambres et les autres locaux du quartier, et pour le cavalier aux soins qu'il doit donner à son cheval et à la propreté des écuries.

III. Le service de place appelle le soldat à monter des gardes. Il passe alors vingt-quatre heures dans un corps de garde qu'il ne quitte que pour être placé en sentinelle. Généralement la durée de la faction est de deux heures ; mais, par les temps froids ou par les fortes chaleurs, les sentinelles sont relevées plus souvent En temps de paix, elles sont autorisées, lorsqu'il pleut, à s'abriter dans les guérites et, par les grands froids, à se munir d'un manteau supplémentaire.

Le service de garde ou de planton expose les hommes aux inconvénients des intempéries, mais nous avons noté déjà que les maladies causées par les influences cosmiques sont beaucoup plus rares dans les armées que celles qui procèdent de l'infection et de la contagion.

Quant à la fréquence des veilles que peuvent entraîner les tours de gardes, elles sont réglées, en garnison, comme il est dit plus bas. A la guerre, le service de nuit peut être beaucoup plus fréquent et reste complètement subordonné à la nécessité de ne pas laisser les campements, bivouacs ou cantonnements être surpris par l'ennemi.

IV. Enfin l'instruction du soldat comprend, outre les exercices pratiques, des explications théoriques qui exigent de sa part l'étude de textes de règlements, et de la part des instructeurs une exposition orale. Ce travail a lieu le plus ordinairement dans les chambres qui, dès lors, cessent d'être largement ventilées. Il est souhaitable que ces théories se fassent autant que possible sur les terrains d'exercices, en attendant qu'on ait établi partout des locaux spéciaux pour donner ces leçons. En règle générale, il vaut mieux instruire et exercer les hommes dans les cours des casernes que dans les chambres, en pleine campagne que dans les cours ou sur les places des villes. Néanmoins, comme par suite de la nécessité d'économiser le temps, la plus grande partie de l'instruction sera toujours donnée dans les quartiers, on ne saurait trop souhaiter l'installation, dans toutes les casernes, de hangars spéciaux pour les exercices ; ces hangars abriteraient les hommes contre les intempéries, permettraient de n'occuper jamais les chambrées pendant les exercices, mais on n'en ferait usage que lorsqu'on ne pourrait pas maintenir les hommes augrand air.

Un enseignement particulier est donné dans les salles d'écoles à certaines catégories de soldats et de sous-officiers, et vient avantageusement interrompre la série des exercices physiques.

A côté de ces leçons, il faut rappeler celles qui ont trait à l'éducation morale et patriotique du soldat et qui sont dirigées par les commandants de compagnie.

§ II. — Exercices gymnastiques.

I. **Gymnastique proprement dite.** — La gymnastique des anciens, considérée dans ses rapports avec l'éducation des jeunes soldats, comprenait la lutte, le pugilat, la course, le saut, le jet du disque, l'exercice des armes, l'action de grimper, l'art de l'équilibre, le port des fardeaux, la natation, en un mot tous les exercices corporels utiles à l'homme de guerre. Le moyen-âge a eu sa gymnastique en rapport avec les armes en usage à cette époque. Au moment de l'institution des armées permanentes, elle tomba en discrédit, l'action des masses se substituant à l'action individuelle du combattant. Cependant Maurice de Saxe, et Puységur, ministre de la guerre, conseillaient d'endurcir l'homme de guerre par des exercices corporels, notamment par des travaux de terrassement. Mais il faut arriver jusqu'au XIXe siècle pour voir la gymnastique pratiquée régulièrement dans notre armée par imitation de ce qui se passait au Danemarck, où Christiani et Nachtegall avaient fondé, en 1799, des écoles de gymnastique militaire, et en Prusse où les chefs du *Tugenbund* réunissaient les jeunes gens pour leur donner l'éducation physique, en vue de la revanche contre la France et où les enseignements de Jahn sont encore aujourd'hui populaires.

Un arrêté de l'an VIII ordonna que la gymnastique serait enseignée dans nos casernes aux enfants de troupe. En 1807, Amoros avait établi à Madrid un établissement de gymnastique suivant le modèle de celui que Pestalozzi avait organisé en 1790 dans le canton de Vaud, à Iverdun. En 1818, naturalisé français, il créa à Grenelle l'école de gymnastique militaire définitivement organisée en 1829 et qui, en 1852, a été transportée à Joinville-le-Pont.

C'est à cette école que se forment aujourd'hui, chaque année, 600 à 800 instructeurs pour nos hommes. Ces instructeurs, caporaux ou sous-officiers choisis dans les corps de troupe, vont passer six mois à l'école où ils sont entraînés par des marches ou des courses de résistance, en même temps qu'ils sont exercés aux sauts des obstacles et à la construction des fortifications passagères ; on cherche à développer chez eux la force et aussi l'agilité et la souplesse et on leur donne des notions théoriques appropriées à leur culture intellectuelle et aux fonctions d'instructeurs qu'ils auront à remplir dans leurs corps, où ils enseigneront la gymnastique aux soldats, conformément aux prescriptions du manuel de gymnastique approuvé par le Ministre le 1er février 1893, qui a remplacé le manuel du 26 juillet 1877 et aux règlements sur les manœuvres des corps de troupe.

L'instruction des recrues débute par la *gymnastique d'assouplissement*. Elle a lieu d'abord sans armes. Elle comprend les mouvements d'assouplissement des bras, de flexion du corps et des extrémités inférieures et les différents sauts ; puis les mêmes exercices sont repris avec armes, puis enfin avec armes et bagages, en ayant soin de n'arriver que progressivement à la charge réglementaire du sac.

Le *saut* qui se retrouve dans presque tous les exercices de gymnastique « exerce tous les muscles, quoiqu'il tende à renforcer plus particulièrement ceux des membres pelviens ; il augmente surtout l'élasticité de leurs fibres et la souplesse des articulations. Méthodiquement employé, il donne plus de précision et de régularité aux mouvements alternatifs de flexion et d'extension. Il comporte des intervalles de repos qui préviennent la fatigue ; il est de trop courte durée pour déterminer la gène de la respiration et de la circulation ; par la gradation de la hauteur d'où l'on s'élance, il donne au regard plus de sûreté, familiarise avec la vue des lieux profonds, fait cesser les vertiges de la peur et dispose les articulations des membres pelviens à ployer sous le poids du tronc, de manière à épargner aux viscères qu'il contient, le contre-coup des secousses et des chutes » (Michel Levy). Le saut mal exécuté peut nuire par l'ébranlement du cerveau.

On distingue pour l'instruction de nos soldats (*Manuel de gymnastique* de 1893), les sauts individuels de pied ferme en largeur, en hauteur et en profondeur, les mêmes sauts précédés d'une course et les sauts d'obstacle avec ou sans armes.

Dans le saut en largeur, la chute a lieu sur les talons : elle ne présente cependant pas de danger lorsque le sol n'est pas glissant, grâce à la décomposition des forces et à la position du corps dont le centre de gravité se trouve en arrière des pieds au moment du contact avec le sol.

Dans le saut en profondeur, il est particulièrement nécessaire d'abaisser le plus possible le centre de gravité du corps afin de diminuer la hauteur de la chute et d'arriver au contact du sol, les genoux étant légèrement fléchis pour amortir le choc. C'est ce genre de saut qui amène le plus d'accidents dans les gymnases (entorses, fractures, hernies, commotions cérébrales, etc.), aussi son enseignement exige-t-il une progression bien entendue.

La *gymnastique* dite *appliquée*, comprend les exercices aux appareils : barre à suspension, barres parallèles, échelle horizontale, poutre horizontale, planche à rétablissement, échelle inclinée, perches fixes et oscillantes, cordes à nœud et lisses, anneaux, trapèze et enfin les exercices du portique et les luttes de traction.

Le soldat bien entraîné par la gymnastique, doit savoir sauter en profondeur, largeur et hauteur dans toutes les directions, avec ou sans armes, à l'aide d'un bâton, d'une perche ou d'un fusil ; être capable de traverser des rivières ou des précipices sur un tronc d'arbre ou un pont étroit sans garde-fou ; pouvoir franchir des barrières, des murs, des fossés, des ravins, en s'aidant de quelque instrument ou sans aucun appui, les mains libres ou en portant un fardeau, avoir l'habitude d'exécuter n'importe quelle escalade au moyen d'échelles, de cordes ou d'aspérités, de grimper au sommet d'un mât, de descendre d'un lieu élevé d'une façon analogue ; de porter avec adresse et sécurité, étant arrêté ou en mouvement, des corps incommodes et pesants, quelquefois des hommes ou des enfants pour les sauver d'un danger, les retirer d'un incendie, d'un champ de bataille ou les forcer à se rendre ; tirer à soi, soulever ou traîner et pousser des poids ou des masses considérables, pour appliquer tous ces moyens à un grand nombre de cas de guerre ou d'intérêt public (Mutel, *Éléments d'hygiène militaire*, Paris, 1843).

Les résultats pratiques et apparents de la gymnastique, telle qu'elle est enseignée à Joinville-le-Pont, ont été résumés de la façon suivante par Dally : « Nous avons vu exécuter pendant cinq heures les exercices d'ensemble les plus variés, les mieux combinés ou les plus difficiles que l'on puisse imaginer, sous un soleil ardent et avec une netteté d'exécution et de discipline dans le rang, qui n'a jamais été atteinte..... Comment ne pas rendre justice à un enseignement qui, par une série d'habiles préparations, permet au bataillon de l'école de parcourir en quinze minutes, avec armes et bagages, un kilomètre environ tracé sur une piste de 250^{m}, semée de onze obstacles représentés par des fossés de 0^{m},50, des banquettes de 0^{m},50 précédés et suivis de fossés de 0^{m}50, des haies de 0^{m},80, un fossé de 2^{m} de largeur et de 2^{m} de profondeur ; tous ces obstacles franchis avec un ensemble parfait par les pelotons au commandement de leurs chefs. »

Une autre observation mérite aussi d'être signalée : « C'est la course au pas gymnastique et en cadence de tous les élèves sur un portique de 4^{m} de hauteur, 6^{m} de longueur et 0^{m},30 de largeur... », et enfin l'escalade, faite simultanément par tous les hommes « à l'aide de cordes et de perches et le fusil en bandoulière, d'un mur de 9^{m} de hauteur en s'aidant des pieds, soit comme point d'appui, soit en s'arc-boutant aux très rares aspérités du mur, et le couronner en cinq minutes. »

Après une période d'instruction plus longue il est vrai qu'à Joinville-le Pont, où l'entraînement est plus intensif qu'au régiment, la grande majorité de nos soldats et tous les élèves de Saint-Cyr exécutent des manœuvres analogues.

La gymnastique rend donc l'homme « plus courageux, plus intrépide, plus intelligent, plus sensible, plus fort, plus industrieux, plus adroit, plus véloce, plus souple et plus agile ; elle le dispose à résister à toutes les intempéries des saisons, à toutes les variations des climats, à supporter toutes les privations et les contrariétés de la vie, à vaincre toutes les difficultés, à triompher de tous les dangers et de tous les obstacles, à rendre enfin des services signalés à l'État et à l'humanité » (Mutel, *loc. cit.*, p. 317). Elle « développe chez l'homme de la force et de la souplesse, qualités qui lui permettent un maniement plus facile de ses armes, un transport moins pénible de sa charge ; elle lui donne une grande confiance en lui-même ; son moral s'en ressent, et l'on sait quelle part a dans les choses de la guerre le moral du soldat » (*Étude sur la gymnastique ; Bulletin de la réunion des officiers*, 1886, n° 15, p. 345).

Les bienfaits de la gymnastique sur les jeunes soldats sont quelquefois vraiment surprenants. « Des jeunes gens qu'on jugeait trop faibles pour pouvoir supporter des fatigues inhérentes à l'armée, ont pu acquérir en peu de temps (après six mois ou un an de gymnastique), un développement général du corps qu'on n'aurait jamais osé espérer, et devenir, sous l'influence de cet exercice, de bons et assez robustes soldats » (Rossignol, *loc. cit.*, p. 452).

Pour que les effets produits par la gymnastique soient tels, il faut que les exercices soient non seulement progressifs, mais peu prolongés, coupés par des intervalles de repos. Il est bon qu'ils aient lieu quelque temps après le repas. Le ventre sera soutenu par une large ceinture et les autres parties du corps seront libres de constriction. On veillera à ce que pendant les repos et après les séances de travail, les hommes, pour ne pas se refroidir, se couvrent convenablement et évitent les courants d'air.

Pour tous les exercices, le terrain du gymnase sera nivelé et bien battu ; sous chaque appareil on disposera une couche épaisse de sable destiné à amortir les chutes et qui sera remué avant chaque leçon.

L'instruction pour la voltige du 26 juin 1842, donnait à l'instructeur les sages conseils suivants : « L'instructeur doit s'attacher à donner de la hardiesse et de l'émulation aux hommes, en leur rendant cet exercice aussi agréable que possible, et en prenant toutes les précautions nécessaires pour éviter qu'ils ne se blessent ou ne se découragent. On ne devra jamais perdre de vue que la sécurité, l'attrait, la bonne volonté et le plaisir même sont les premiers et les plus sûrs éléments du succès dans cet exercice. On évitera avec soin de brusquer les hommes et de tourner leurs efforts en ridicule quand ils ne réussiront pas, et de les punir pour des maladresses involontaires. Il ne faut pas non plus exiger d'eux, dans ce travail, une attitude strictement militaire, qui les fatigue sans utilité pour l'objet qu'on se propose et ne pas réprimer avec trop de sévérité les éclats de gaieté et les élans de plaisir auxquels il est heureux qu'ils se livrent pendant cet exercice, qui les y porte naturellement quand il est bien dirigé. Enfin il ne faut demander, dans tout ce travail qui n'a été militarisé en quelque sorte que dans le but de faciliter son étude et son application au grand nombre, qu'une régularité, une exactitude, une perfection relatives. »

L'instructeur suspendra les exercices dès que les hommes donneront des signes de fatigue ou d'essoufflement, et l'on recommandera aux soldats, lorsqu'ils rentreront au quartier, de se frictionner à sec à l'aide de la serviette, tout en évitant les courants d'air.

Il y a lieu cependant de se demander avec F. Lagrange si les procédés de la gymnastique suédoise ne devraient pas être employés, au moins au début, pour les exercices d'assouplissement. Dans la gymnastique suédoise, au lieu de donner, comme il est d'usage chez nous, toute la *vigueur* possible au mouvement exécuté, on exige toute l'amplitude que permet l'articulation exercée. « Par le procédé français on obtient des résultats plus athlétiques, on augmente davantage la force des muscles, mais par le procédé suédois on obtient des effets plus hygiéniques », on donne « plus de mobilité aux articulations. Les mouvements normaux gagnent à ces exercices une facilité et une aisance singulières » (1), et l'on arrive en somme au but recherché, une augmentation de l'amplitude de la cage thoracique et une plus grande agilité.

Depuis une quinzaine d'années, il s'est fait en France un mouvement d'opinion favorable aux exercices corporels. Dans les écoles, les collèges et les lycées, dans les établissements d'instruction supérieure comme parmi les jeunes gens appartenant au commerce et à l'industrie, dans les grandes et petites villes, la gymnastique, sous ses différentes formes, est cultivée avec une ardeur qu'entretiennent les sociétés et les ligues qui se sont formées pour l'encourager. Il n'est pas douteux que la généralisation de cette éducation physique qui, du reste, ne néglige pas la culture des sentiments patriotiques, ne fournisse à l'armée des contingents renfermant un grand nombre de jeunes gens déjà entraînés pour les exercices du corps, fortifiés pour le service du pays qu'ils ont appris à aimer et aptes à devenir des soldats habiles de leurs membres, agiles, à système musculaire en bon état et désireux de bien servir.

(1) F. LAGRANGE, *De l'exercice chez les adultes*, Paris, 1891, p. 329.

II. Marches. — *Instruction du marcheur.* — Les exercices de marche proprement dits ont pour but d'habituer les troupes d'infanterie à la fatigue de la marche, au port du havresac chargé, et aux soins à donner aux pieds et à la chaussure.

Les exercices de marche débutent dans notre armée par l'enseignement des principes des différents pas.

Le pas normal de l'infanterie française est le *pas accéléré*; sa longueur est de $0^m,75$ à compter d'un talon à l'autre, et sa vitesse est de 120 pas à la minute. Il s'exécute de la façon suivante : l'instructeur commande *en avant*, le soldat porte le poids du corps en avant et sur la jambe droite, les jarrets tendus ; l'instructeur commande : *marche*, et l'homme porte le pied gauche en avant, la pointe légèrement tournée en dehors, le pose à $0^m,75$ du droit, le talon droit levé, tout le poids du corps portant sur le pied qui pose à terre. Le soldat porte ensuite la jambe droite en avant, le pied passant près de terre, pose ce pied à la même distance et de la même manière qu'il vient d'être expliqué pour le gauche, et continue de marcher ainsi, sans que les jambes se croisent, sans que les épaules tournent, en laissant aux bras un mouvement d'oscillation naturelle ; la tête restant toujours dans la position directe (Règlement du 29 juillet 1884, modifié par décision ministérielle du 3 janvier 1889).

Ce pas est analogue à celui que, dès 1793, on proposa d'adopter sous le nom de *pas unique*. Il correspond assez exactement au pas accéléré des anciens règlements.

Le pas dit de *route* diffère du pas accéléré, en ce qu'il n'est pas cadencé ; sa vitesse et sa longueur sont variables. Le kilomètre peut être parcouru habituellement en douze minutes, et par une troupe exercée, en onze minutes. En principe, le *pas de charge* est cadencé ; il est exécuté d'après les mêmes règles que le pas accéléré, mais sa vitesse habituelle est de 140 pas à la minute. Néanmoins, ce pas est employé dans des circonstances telles, qu'il faudra souvent exiger du soldat toute la vitesse qu'il peut donner.

Les règlements antérieurs à 1870 distinguaient des pas beaucoup plus nombreux ; tel le *pas ordinaire* qui, en 1735, avait une cadence de 60 à la minute, en 1776 de 70, en 1791 de 76, et qui a été employé pour l'instruction des recrues jusqu'en 1870 ; tels encore le *pas de flanc*, le *pas redoublé*, le *pas de pivot*, etc. Le tableau suivant a été dressé par Michel Lévy (*Traité d'hygiène*, 4e édition, 1862) :

Désignation des pas.	Nombre dans une minute.	Espace parcouru dans une minute.	Espace parcouru dans une heure.
Pas ordinaire de $0^m,66$...	76	$49^m,40$	3.000^m
Pas de route..............	100	65 ,00	4.000
Pas accéléré..............	110	71 ,50	4.290
Pas accéléré..............	120	78 ,00	4.680
Pas de charge...........	128	83 ,20	4.992
Pas maximum......	153	100 ,00	6.009

D'après le médecin-major Cortial (1) la longueur normale du pas d'un homme ne dépasse pas les 6/7 de sa hauteur sous jambes et l'on doit considérer comme excessive toute longueur de pas qui serait notablement supérieure à cette limite. En général, la fente tenant à peu près la moitié de la hauteur du corps, le pas réglementaire de $0^m,75$ correspondrait à une taille de $1^m,75$, bien supérieure à la moyenne de la taille de nos soldats qui oscille entre $1^m,65$ et $1^m,66$ et serait par suite trop long pour la grande majorité des hommes. Cette manière de voir n'est pas partagée par la plupart des officiers ; comme nous le verrons un peu plus bas, d'après les travaux de Marey, il semblerait même que le pas de $0^m,80$ présenterait certains avantages. Le conseil que donne Cortial de remplacer le pas cadencé par le pas à volonté dans les marches un peu longues est cependant à prendre en considération, l'expérience ayant démontré qu'un certain nombre d'hommes, parmi les plus petits, suivent quelquefois les plus grands avec moins de fatigue en multipliant le nombre de leurs pas qu'en s'efforçant d'en augmenter la longueur.

Il ne faut pas perdre de vue non plus que la vitesse de la marche dépend autant de la rapidité avec laquelle on détache le pied du sol que de la longueur du pas, de telle sorte que l'éducation parvient à singulièrement modifier cette vitesse, bien qu'elle soit aussi fonction de l'inclinaison du plan sur lequel on progresse et du poids du corps du marcheur. On admet généralement que les distances parcourues dans le même temps en rampe et en terrain horizontal sont, pour une troupe, dans le rapport de 2 à 5.

« Les forces et le travail, » dit Marey, « ont la même mesure en physiologie qu'en mécanique. Les résistances d'inertie, celles que les masses opposent aux forces qui tendent à les déplacer, sont liées à la vitesse que la force imprime à chaque instant au corps mis en mouvement. Quand la force a fini d'agir, on a la mesure du travail accompli, si l'on connaît à la fois la masse du corps et la vitesse que cette masse a acquise. On peut prendre comme mesure du travail accompli l'effort multiplié par le chemin parcouru. Dans les conditions de la marche, le travail dépensé ou l'effort, est représenté par la moitié du poids multiplié par le carré de la vitesse, » et le général Lewal *(Tactique du ravitaillement)* ajoute : « La masse se compose d'un poids fixe, celui de l'homme et d'un poids variable qui constitue son chargement. Le poids de l'homme reste à peu près invariable pendant la route. Si l'on considère des vitesses égales, la variable est le poids qu'il porte, et son accroissement ou sa diminution auront une influence variable sur la fatigue éprouvée. Si le même homme, avec le même chargement est astreint à une vitesse plus ou moins rapide, le travail fait variera en raison de la vivacité de l'allure. Ces deux variables n'ont pas la même importance.

(1) CORTIAL, *De la marche au point de vue militaire*, Paris, 1893.

Le chargement n'est qu'une addition au poids de l'homme, tandis que la vitesse est un multiplicateur élevé au carré ; donc la vitesse est un facteur autrement grave que la charge. Le calcul l'indique et l'expérience le prouve.

Une allure lente permet au soldat de porter un assez grand poids. Le corps se voûte et le pas est forcément raccourci.

Le poids s'oppose à la vitesse ; si l'homme est délivré de tout ou partie de sa charge, il se redresse et son mouvement s'accélère. Aussi pour les assauts précipités, dans les pentes prononcées ou dans les expéditions pressées, on avait la coutume de faire mettre les sacs à terre : fâcheuse mesure imposée par l'excès de charge.

Si le poids diminue à mesure que la vitesse augmente, la quantité de mouvement ou de fatigue peut demeurer invariable. Donc avec un travail égal, on fera plus de chemin en portant moins.

Si, au contraire, la charge et la vitesse grandissent à la fois, on aboutit à un travail démesuré, au surmenage, à l'épuisement.

Si, pour un même chargement et une vitesse égale, la variable considérée est le poids de l'homme, la quantité de mouvement est d'autant plus forte que le soldat pèse davantage. Les individus grands ou puissants fatiguent plus que les gens de moyenne taille. C'est un fait bien connu que les grenadiers ont toujours été moins bons marcheurs que les voltigeurs.

La charge, la corpulence, la vitesse ne sont pas les seuls facteurs de la fatigue, soit pour un même parcours, soit pour la même durée. D'autres causes accroissent non la quantité de mouvement, mais son action détérioratrice de l'organisme humain.

La marche est plus pénible à mesure que la déclivité du terrain augmente. Chacun sait combien sont dures les ascensions en montagne, et sur certaines pentes elles cessent d'être possibles.

L'état du chemin a une influence sensible : raboteux, le pied pose mal, sableux il enfonce, boueux il glisse, pierreux il se blesse, et il en résulte une gêne se traduisant en fatigue.

Quand la pression barométrique diminue, l'oxygénation du sang diminue, l'organisme s'appauvrit, l'anémie commence. Cette action nocive se manifeste surtout dans les altitudes. La respiration y devient plus précipitée, difficile même. Parfois se produit le vertige des montagnes.

La température a une influence marquée sur la marche. Elevée, la transpiration affaiblit le corps ; basse, elle le tonifie. Par les temps frais et vifs l'allure croit en vitesse et en durée.

L'atmosphère humide, le brouillard, la pluie, rendent la respiration et les mouvements moins aisés : d'où la nécessité de plus grands efforts. Quand le ciel est blanc, les nuages près de terre, on a coutume de dire que le temps est lourd. On se sent écrasé.

C'est un effet de l'électricité sur le système nerveux. Son action est certaine, quoique encore peu connue. »

Marey (1) a calculé la dépense musculaire fournie par un homme du poids de 64k.

La marche cadencée à 120 (pas accéléré) correspond à un travail de 12kgm par pas (dont 0kgm,7 pour l'oscillation des membres, 0kgm,8 pour l'oscillation verticale du corps et 5kgm,0 pour la translation horizontale du corps) ; la marche cadencée à 140 (pas de charge) correspond à un travail total de 13kgm (1kgm pour l'oscillation des membres ; 7kgm,5 pour l'oscillation verticale du corps ; 4kgm,5 pour la translation horizontale du corps) ; la course cadencée à raison de 180 pas à un travail de 15kgm,8 (se décomposant pour les trois éléments sus-indiqués, en 0kgm,3 : 8kgm,0 : 7kgm,5) ; la course de vélocité à 17kgm,8 (1,0 + 3,8 + 13,0).

La dépense de travail pour un pas effectué en terrain plat varie donc de 12kgm à 17kgm,8. Si l'on tient compte du nombre de pas effectués en une minute à ces allures extrêmes, on trouve que la dépense de travail varie de 1.500kgm au pas accéléré (soit 25kgm par seconde) à 4.450kgm (soit 74kgm par seconde) dans la course de vélocité.

Ces variations dépendent de l'accélération de la cadence et de l'augmentation de la vitesse, c'est-à-dire de l'espace parcouru dans l'unité de temps. La vitesse elle-même dépend du nombre de pas faits en une seconde et de la longueur du pas : $V = nl$.

D'après les expériences de Marey avec des hommes de taille moyenne (1m,67), dans la marche naturelle, $n = 120$ et $l = 0^m,833$. Lorsque l'homme porte 20kg $l = 0^m,806$ sans que n soit modifié.

Dans une marche cadencée fournie par des hommes peu exercés, la longueur du pas est au-dessous de 0m,833 jusqu'à la cadence de 140 pas.

$n = 110$ on a $l = 0^m,734$
$n = 120$ on a $l = 0\ ,806$
$n = 130$ on a $l = 0\ ,825$

Jusqu'à 150 pas, la longueur du pas s'accroît en même temps que la cadence, mais à partir de 150m, il n'en est plus de même.

Lorsque $n = 150$ on a $l = 0^m,855$
Lorsque $n = 160$ on a $l = 0\ ,845$

D'où la conclusion pratique qu'il n'y a jamais avantage, quelque pressé qu'on soit, à adopter une cadence plus rapide que 150 pas par minute : ce que l'on gagne en nombre de pas, au prix d'une augmentation de fatigue, on le perd par la diminution de la longueur du pas.

Avec une charge de 20kg, la marche cadencée donne les chiffres ci-après :

Pour $n = 120$ on a $l = 0^m,797$
Pour $n = 130$ on a $l = 0\ ,803$
Pour $n = 140$ on a $l = 0\ ,808$

(1) D'après un article *Éducation militaire* du *Journal des sciences militaires*, 9e série, t. 48, 1892, p. 352.

ce qui prouve que la longueur du pas d'un homme chargé reste à peu près constante, quelle que soit la cadence adoptée. La présence d'hommes de petite taille (au-dessous de $1^m,67$) ne change rien à ces données ; en effet, on a constaté que le port du sac produit ce résultat assez inattendu de diminuer la longueur du pas chez les hommes de grande taille, et de ne pas la raccourcir chez les petits. C'est pourquoi plusieurs auteurs se sont montrés partisans du pas de $0^m,80$ au lieu de celui de $0^m,75$. « Les officiers qui ont vu les troupes allemandes en marche savent que leur pas est en même temps à cadence accélérée et très allongé. L'effet utile de la marche, c'est-à-dire l'espace parcouru pendant un temps donné, y gagne visiblement, et la fatigue n'est pas accrue si l'on s'en tient à la cadence de 120, qui est naturelle à l'homme. Ajoutons que le soldat arrivant plus tôt à l'étape porte son sac pendant moins de temps, et que la marche elle-même le fatigue moins que le fardeau dont il est chargé. »

Appliquant ces principes et les formules de Marey à quelques exemples donnés par le médecin-major Coustan (1), le colonel Lefèvre (2) arrive aux résultats numériques suivants.

Le travail développé dans une marche de huit heures à raison de 4^{km} par cinquante minutes avec dix minutes de repos par heure, le poids de l'homme avec sa charge étant supposé égal à 96^{kg} et le terrain plat, le travail en kilogrammètres est de 768.000^{kgm}.

Le travail développé par une marche de huit heures à raison de 1^{km} toutes les onze minutes, avec dix minutes de repos, en terrain plat est de 792.530^{kgm}. Le travail est plus considérable que dans le cas précédent, la vitesse par minute de $90^m,91$ étant plus éloignée de la vitesse la plus favorable (52^m) que la vitesse de 80^m par minute.

Pour Coustan, pour un homme s'élevant, avec son chargement à 1.800^m d'altitude, en faisant une route de 30^{km} en douze heures avec dix minutes de repos par heure, et supposant que la durée effective de la marche soit de dix heures ou 600 minutes (marche exécutée en 1889 par le 12e bataillon de chasseurs), le travail développé est au total de $1.453.392^{kgm}$.

Il a calculé que le travail demandé aux recrues dans son régiment, au début de l'instruction, ne dépasse pas 60.000^{kgm} pour les deux séances journalières d'exercice (sans tenir compte, il est vrai, du travail de pied ferme).

Hirschfeld (*Revue militaire russe*, février 1872) estime qu'un soldat parcourant 100^m à la minute, pesant 64^{kg}, portant $31^{kg},322$ et qui, le même jour, marcherait cinq heures et s'arrêterait trois heures, fournirait un travail représenté par 343.200^{kgm}, c'est-à-dire un travail un peu supérieur

(1) COUSTAN, *Des maladies des armées en paix et en campagne* (*Archives de médecine et de pharmacie militaires*, 1889, t. XIV, p. 320).

(2) J.-B. LEFÈVRE, *Le pas de route* (*Journal des sciences militaires*, 9e série, t. LI, 1891, p. 869).

à celui que font les hommes qui, dans les prisons allemandes, marchent dans les roues motrices, et un peu inférieur à celui d'un ouvrier tourneur qui actionne lui-même son tour.

Dans certaines armées, ainsi que cela avait lieu en France anciennement, les bras restent collés au corps pendant la marche : le corps perd ainsi l'usage de ces balanciers naturels, dont les oscillations facilitent instinctivement l'équilibre, tandis que leur immobilisation augmente, sans profit réel, le travail musculaire des quatre membres.

Dans l'armée allemande notamment, à chaque pas, le soldat frappe le sol de son talon, la cadence se trouve ainsi rythmée, mais il ne semble pas que cette exagération d'un temps naturel de la progression en avant, hâte la vitesse ni surtout la légèreté de la marche.

Une troupe, et particulièrement une troupe de soldats chargés de leurs armes et de leur équipement, marche forcément plus lentement que l'individu isolé et sans charge. « Un piéton isolé qui fait une longue route peut parcourir 6^{km} par heure ou 100^{m} par minute, le pas de route étant de 0^{m},80, il fait donc 125 pas dans une minute et 7.500 dans une heure ; et il peut soutenir cette marche pendant 8 h. 1/2 par jour sans nuire à sa santé » (Michel Lévy).

La progression des marches militaires est déterminée par nos règlements de la façon suivante. Les exercices de marche commencent pour tout le régiment deux mois au plus tard après l'arrivée des recrues : ils ont lieu une fois par semaine jusqu'à l'époque où l'instruction du régiment permet de faire les exercices d'application. Ils ont d'abord lieu par bataillon, puis par plusieurs bataillons réunis. La durée de chacun de ces exercices est progressivement augmentée de façon à parcourir 16^{km} dans les commencements et 30^{km} au plus, au moment de faire les exercices d'application. En outre, il est exécuté, au cours de la deuxième période d'instruction, par tout l'effectif présent et pendant quatre jours de suite, une série de marches d'épreuve de 20^{km}, 22^{km}, 24^{km} et 26^{km}, avec chargement de guerre. Dans tous ces exercices, le chargement à porter dans le sac sera progressivement croissant. Quand les soldats sont suffisamment entraînés, les exercices de marche ne se font plus exclusivement sur les grandes routes. L'allure aussi est progressivement augmentée, de façon à arriver à parcourir le kilomètre en onze minutes : mais la cadence de 110 pas environ par minute est toujours reprise pendant la dernière demi-heure de marche (Art. 269 du décret du 20 octobre 1892).

L'expérience qui a dicté ces principes, a démontré que tout soldat soumis à cet entraînement progressif, parvient assez rapidement à parcourir sans fatigue exagérée et avec sa charge normale, 30^{km} en huit ou dix heures. Parvenu à ce degré d'instruction, il sera capable de fournir les marches de guerre.

On l'y préparera du reste par des exercices d'application en terrains variés et par des manœuvres diverses qui, s'ils n'exigent pas toujours de longs parcours, amènent cette fatigue particulière qui résulte des inégalités et des différences de pente du sol parcouru.

C'est par cette éducation que se trouvent expérimentalement résolues ces deux questions : la longueur de l'étape que l'on peut exiger du fantassin chargé ; la vitesse avec laquelle l'étape peut être parcourue.

Nous ne parlons ici que des marches exécutées par les troupes : l'expérience a démontré que des marcheurs isolés ou des coureurs, libres de tout fardeau, arrivent à des vitesses beaucoup plus grandes qu'on ne saurait comparer à celles des marches de guerre.

Nos soldats cependant sont exercés à la *course*, conformément aux prescriptions du *Manuel de gymnastique* approuvé par le Ministre de la guerre, le 1er février 1893. On commence par habituer les hommes à faire des pas égaux en longueur et en vitesse. A cet effet on les fait marcher d'abord sur une piste représentant en étendue le nombre de mètres que doit parcourir un homme en une minute à la cadence du pas accéléré ($V = 120^m$; $l = 0^m,75$) c'est-à-dire 90^m, et à la cadence du pas gymnastique ($V = 170^m$; $l = 0^m,80$), c'est-à-dire 136^m, puis on les exerce avec un chargement progressif.

Le *pas gymnastique* est un pas de course cadencé qui s'exécute de la façon suivante. Au commandement de : *pas gymnastique*, le soldat, s'il est équipé, saisit avec la main gauche, le fourreau de la baïonnette qu'il ramène en avant : s'il n'est pas équipé, il place les mains à hauteur des hanches, les doigts fermés, les ongles en dedans, les coudes en arrière et porte le poids du corps en avant et sur la jambe droite. Au commandement de *marche*, il porte le pied gauche en avant, la jambe légèrement ployée, le genou peu élevé, pose ce pied, la pointe la première, à $0^m,80$ du droit, et exécute avec le pied droit, le même mouvement qu'il vient de faire avec le gauche. Il continue ainsi en portant le poids du corps sur la jambe qui pose à terre, et en laissant aux bras un mouvement d'oscillation naturelle.

Le pas gymnastique peut être exécuté à différents degrés de vitesse ; dans les circonstances pressantes, la cadence de ce pas peut être portée à 180 pas par minute. Néanmoins, d'une façon générale, le pas de course, cadencé ou non, ne permet pas de gagner du temps dans une étape un peu longue. Il faut qu'une troupe soit bien exercée pour parcourir 4^{km} en 20 minutes et, après ce laps de temps, il est indispensable de reprendre le pas accéléré. Il est recommandé de ne respirer pendant la course, autant que possible que par le nez, en conservant la bouche fermée, l'expérience ayant démontré qu'en se conformant à cette règle, un homme peut fournir une course plus longue avec moins de fatigue à toute vitesse. La course exige une éducation plus suivie que la marche et tous les sujets ne sont pas aptes à parcourir rapidement et sans fatigue de longs espaces. « La course modérée développe les membres pelviens, procure à tous les organes des secousses utiles, influe sur la respiration, fortifie tout le corps, mais il faut y être habitué et comme dressé. » (Michel Lévy).

D'après les recherches de Marey, en se reportant à la formule $V = nl$ (p. 470) les variations de n et de l dans la course sont les suivantes :

Pour n =	150	on a l =	0^{m},734
—	160	—	0 ,87
—	170	—	0 ,92
—	180	—	1 ,03
—	190	—	1 ,08
—	200	—	1 ,11

Par conséquent, dans la course, avec une cadence de 150 pas on va moins vite qu'avec la même cadence dans la marche dans laquelle le pas est de 0^{m}.855 (p. 337). Une cadence de course de 160 ne donne qu'un faible avantage et il faut arriver de suite à la cadence de 180 qui est la plus favorable pour le pas gymnastique, avec une longueur de pas de 1^{m}. Comme limite de la cadence d'une course qui ne devrait durer que quelques minutes, on peut donner le chiffre de 200^{m}. *Education militaire, loc. cit.*).

Il est d'expérience que le coureur s'essouffle beaucoup moins vite lorsqu'il y a synchronisme entre la cadence du pas et le rythme de la respiration, c'est-à-dire lorsque l'inspiration se produit tous les quatre ou tous les six pas. L'instructeur devra s'inspirer de ce principe.

La course avec le sac chargé est un excellent exercice d'entraînement et les hommes bien entraînés doivent pouvoir parcourir en route, en manœuvres et en campagne, une distance de 4.500^{m} en 50 minutes. Cependant, à la guerre, lorsqu'on voudra porter des hommes au pas de course sur un point, il sera nécessaire de les alléger. Le travail développé pendant le pas gymnastique couru sans charge qui est de 2.840^{kgm} en une minute et 47^{kgm} en une seconde, passe à 3.792^{kgm} à la minute, ou 63^{kgm},2 à la seconde, lorsque le soldat a sac au dos. L'effet utile d'un tel effort est loin d'être en rapport avec la fatigue qu'il entraine et qui nécessite un arrêt, après que les hommes ont parcouru quelques centaines de mètres. (*Education militaire, loc. cit.*).

Le *Manuel de gymnastique* de 1893 prévoit l'exécution de courses de vélocité à raison de deux séances par semaine. La distance maxima ne doit pas dépasser 120^{m} et l'instruction comprend une progression divisée en quatre périodes correspondant à 60^{m}, 80^{m}, 100^{m} et 120^{m}.

Les hommes suffisamment instruits à la course, l'exécutent en la combinant à des sauts sans armes, puis avec armes et bagages sur des pistes tracées conformément aux règlements.

Les pistes pour courses d'obstacles ont environ 60 à 80^{m} de long. On y rencontre un petit fossé pour saut en largeur (0^{m}.70 de large), un fossé de 3^{m} de large et 1^{m} de profondeur avec pente douce pour remonter, un second petit fossé, une haie de $0^m,70$ de haut, un troisième petit fossé, une haie de $0^m,60$ de large, suivie immédiatement d'un fossé de $0^m,50$ avec talus de sortie, un quatrième petit fossé, un fossé de $1^m,50$ de profondeur suivi d'un terre-plein avec haie de 1^m, conduisant sur un terrain en pente qui amène à un petit fossé, puis à un mur de $0^m,80$ de haut au dessous duquel un fossé de 2^m de profondeur et 5^m de largeur clos par un mur à rétablissement, un sixième petit fossé et enfin une barrière de $0^m,70$ de haut.

Cependant le capitaine d'infanterie de marine de Raoul, estime que partant d'autres principes que ceux du pas gymnastique classique et aussi en assurant la progression méthodique de l'allure, on peut arriver à augmenter considérablement la vitesse d'une troupe au pas de course. Il fait marcher les hommes qu'il entraîne, dans la marche qu'il appelle en *demi-flexion* par opposition à la marche habituelle qu'il nomme en *extension*. La marche en demi-flexion est, dit-il, celle du soldat las, arrivant à la fin de l'étape, et cherchant instinctivement à reposer certains de ses membres fatigués, c'est la marche du paysan et surtout du montagnard fléchissant les genoux, levant peu le pied et courbé en avant ; c'est celle des coureurs de l'Extrême-Orient. Le pied rase le sol, ce qui diminue la dépense musculaire ; les enjambées sont plus grandes, surtout dans les descentes ; le choc du pied contre le sol est moins violent et à travers champs, le pied va d'un obstacle à l'autre, d'une saillie à l'autre sans perte de travail ; le poids du corps porté en avant entraîne l'individu. Dans le pas gymnastique ordinaire, l'essoufflement force à s'arrêter avant la fatigue ; Marey a démontré que les deux pieds abandonnent simultanément le sol ; dans la marche en demi-flexion, le pas gymnastique n'entraînerait pas d'essoufflement à condition de faire une profonde inspiration tous les quatre ou cinq pas et un pied reste toujours appliqué contre le sol. La cadence du pas dans les exercices d'entraînement sera lente au départ, on fera des pas d'abord de $0^m,35$ et l'on augmentera ensuite progressivement et insensiblement leur longueur.

Les expériences du capitaine de Raoul ont été faites sur des hommes choisis de la garnison des forts de Rosny et de Nogent, destinés à servir de coureurs de profession dans nos colonies dépourvues de cavalerie.

Le premier exercice comporte un parcours de 3^{km} dans lequel le premier kilomètre est franchi en 9 minutes 30 secondes ; le second en 8 minutes 30 secondes et le troisième en 7 minutes 30 secondes. Au vingtième exercice, la distance du but est doublée et l'on exige respectivement une minute de moins que dans la première séance, pour la durée du parcours des trois premiers kilomètres. Vers la quarantième leçon, le trajet est fixé à douze ou quinze kilomètres et la vitesse est de 7 minutes 5 secondes pour le premier kilomètre, de 5 minutes 30 secondes pour le sixième. Avec des hommes exercés, on peut brusquer la progression, parcourir le premier kilomètre en 6 minutes et atteindre au troisième la vitesse de 5 minutes, limite extrême que ne doit jamais dépasser une troupe ordinaire.

Le capitaine de Raoul estime qu'il suffit d'un entraînement de trois mois pour obtenir d'une classe de jeunes soldats le parcours sans sac, de vingt kilomètres en une heure cinquante minutes. A partir de la quarantième leçon, les coureurs prendront le sac dont le chargement sera progressivement augmenté, et de l'avis d'officiers compétents, les hommes les plus aptes à ces exercices, arriveront facilement à franchir avec armes et bagages, 15^{km} en 1 h. 30 ou 1 h. 40. Quant aux autres, on pourra obtenir d'eux, dans les mêmes conditions, une course de plus de 9^{km} dont la moitié en terrain accidenté avec une vitesse moyenne de 6 minutes par kilomètre. (*La Nature,* 21e année, 1893, p. 191 ; Dr Félix Régnault, *ibidem*, 1893, n° 1052, p. 129).

D'après le Dr Félix Regnault, le pas gymnastique en flexion évite l'essoufflement et ne peut amener l'asystolie. Il permet de faire une étape donnée en moitié moins de temps qu'au pas réglementaire ou d'augmenter la lenteur de l'étape sans augmenter la durée de la marche. « On peut même concevoir des troupes d'élite capables de faire des marches forcées de 50^{km}, 60^{km} et même 80^{km} et 100^{km} et de les recommencer plusieurs jours de suite, comme le font les coureurs japonais et cinghalais », et il est possible d'appliquer ce genre de pas gymnastique à de fortes unités, divisions ou corps d'armée. (*La Nature* du 6 et 20 janvier 1894, p. 83 et 122).

Mesures hygiéniques à prendre pendant les marches. — Les articles 359 et 419 inf. du décret du 20 octobre 1892, prescrivent les plus sages recommandations pour les marches à l'intérieur et résument tous les renseignements de l'hygiène à ce sujet.

Il est nécessaire que les marches soient interrompues par des haltes ; elles auront lieu dans l'infanterie toutes les cinquante minutes et dureront dix minutes. On aura soin de les commander dans un endroit ni trop chaud, ni trop frais, abrité contre le vent, et l'on permettra aux hommes de déposer leurs sacs et de s'asseoir, si la terre n'est pas mouillée, mais non de s'étendre ; si l'homme est en transpiration et sent qu'il se refroidit par le repos, il doit prendre quelque mouvement.

Le lieutenant-colonel de Pourvourville (1) estime que la durée et la fréquence des haltes doivent être déterminées plutôt par le genre de terrain parcouru que par la durée de la marche. Cette opinion peut être admise pour une troupe peu nombreuse mais la régularité des haltes s'impose pour une colonne composée de plusieurs corps de troupe (Cortial).

Dans les marches en montagne, surtout pendant l'ascension, les haltes fréquentes sont indispensables. Lèques pense qu'elles doivent être de cinq minutes toutes les vint-cinq minutes.

(1) *Notes sur la marche* (*Journal des sciences milit.*, 1886 et 1887, t. XXIII, XXIV et XXV).

Le règlement du 23 mai 1887 sur le service en campagne de l'armée allemande (art. 211) prescrit un arrêt suivant d'assez près le départ, pour permettre aux hommes de satisfaire leurs besoins naturels, et des haltes échelonnées suivant la longueur du trajet et l'état de la température.

Outre les haltes horaires, nos règlements prescrivent que l'infanterie fera, aux deux tiers ou au moins à moitié du chemin, une grande halte d'une heure environ, dans un lieu habité et qu'on prendra là le repas.

De Pourvourville critique la grand'halte à moins qu'elle ne soit suffisante pour « reposer complètement les membres et refaire le marcheur tel qu'il était avant son départ ou à peu près ». Elle doit avoir alors une durée égale à la moitié du temps déjà employé pour la marche et dans ces conditions l'endroit où l'on s'arrête exige un lieu ombragé, sec, voisin de l'eau, abrité contre le vent.

La cavalerie ne fait pas en général de halte-repas. Cependant quand, par exception, la longueur de la marche y oblige, ces haltes ont lieu, mais toujours à une certaine distance des lieux habités.

Pendant les routes, une surveillance spéciale sera exercée sur les fontaines et aussi sur les débits de boissons des localités parcourues. On se souviendra du danger que présentent les boissons froides pour l'homme en sueur et tous les graves inconvénients des alcools. Il sera sage de tenir la main à l'exécution de la prescription suivante : lorsqu'un soldat a besoin de s'arrêter entre deux haltes, il en demande la permission à l'officier ou au sous-officier qui se trouve le plus près de lui et laisse son fusil à un de ses camarades. Il est tenu de rejoindre promptement sous peine de punition. S'il est indisposé, le capitaine l'autorise à attendre le passage du médecin (art. 422) lequel, s'il y a lieu, permet au retardataire de monter sur la voiture ou d'y déposer son sac.

A moins de nécessité absolue, la colonne ne se met pas en route avant le jour ; lorsque le trajet est court, le colonel retarde l'heure du départ pour laisser plus de repos à la troupe (art 417).

En Algérie cependant on fera toujours bien de partir avant l'aurore et, si le gîte ne peut pas être atteint avant la grande chaleur, on campera à la grand'halte qu'on ne quittera qu'à la fraîcheur du soir.

Les marches de nuit sont particulièrement fatigantes pour les hommes. Gouvion Saint-Cyr, dans ses mémoires, s'y montre complètement opposé. Le règlement allemand de 1887 ne les admet qu'en cas de nécessité. En montagne elles seront spécialement évitées : elles sont plus pénibles encore qu'en plaine et presque toujours dangereuses. Au moins convient-il de ne « jamais s'engager de nuit dans les montagnes sans requérir un certain nombre de falots ou de lanternes, quitte à ne pas les allumer. Cette précaution est indispensable même par une nuit claire, attendu qu'on peut être surpris par l'orage » (1).

(1) E. PAQUIÉ, *Marches en pays de montagne* (*Journal des sciences militaires*, t. XXIV, p. 201).

Une règle essentielle pour ménager les hommes est d'éviter les à-coups « les ralentissements subits ou les brusques accélérations de vitesse : on commence, après chaque halte, à l'allure de 110 pas environ par minute, qu'on augmente progressivement, s'il y a lieu, jusqu'à ce que l'allure de 120 pas à la minute soit atteinte. Le chef de la colonne s'assure que l'officier ou le sous-officier qui est en tête a un pas bien réglé » (art. 419). On ménage entre les diverses unités, les espaces réglementaires. « Les bataillons prennent alternativement la tête de la colonne ; il en est de même pour les compagnies de chaque bataillon.... La vitesse se ralentissant naturellement dans les montées, la tête de chaque groupe ne reprend l'allure ordinaire que lorsque la queue est arrivée en haut de la côte. Quand on a à craindre des encombrements, au passage d'un défilé, le chef de la colonne place un officier qui fait arrêter au besoin, à l'issue opposée et ranger sur un des côtés de la route toutes les voitures venant en sens inverse. Lorsque une colonne doit passer un défilé qui l'oblige à s'allonger beaucoup, la tête de la colonne est arrêtée au-delà du défilé, dès qu'elle a laissé derrière elle, l'espace nécessaire, pour contenir la colonne avec les distances réglementaires ; elle est remise en marche assez tôt pour que les dernières subdivisions ne soient pas obligées de s'arrêter après avoir effectué leur passage. Si la colonne doit passer sur un pont suspendu, le passage s'effectue successivement par petites fractions et en rompant le pas ; les hommes marchent sur un rang à droite et à gauche, la tête de la colonne est arrêtée et remise en marche dans les mêmes conditions que ci-dessus. » On évitera ainsi les catastrophes analogues à celle arrivée à Angers où, par suite de l'oubli des prescriptions réglementaires, le pont de la Basse-Chaîne s'écroula dans la Maine, le 16 avril 1850, entraînant avec lui un bataillon du 11e léger qui perdit ainsi 220 hommes.

La musique, les tambours et clairons pourront servir à l'occasion à entraîner une troupe éprouvée par la fatigue.

Occuper l'esprit des hommes sans les fatiguer pendant les marches sera toujours un excellent système pour diminuer la fatigue. A ce titre, sans même tenir compte de l'instruction qui en résulte, le moyen employé par le colonel Déhon-Dalhmann mérite d'être noté. Pour une marche par étapes du 37e de ligne, de Nancy à Châlons, avec retour par une route différente de celle de l'aller, il a fait distribuer à chaque homme un itinéraire donnant le tracé du chemin parcouru, le nom des localités traversées, les distances, les principaux accidents du terrain, etc., de manière à permettre au soldat de s'intéresser aux objets qui se déroulaient sous ses yeux.

Marches par le froid et la chaleur. — Quand les marches ont lieu par des froids rigoureux ou de très fortes chaleurs, des précautions particulières sont nécessaires.

Lorsque le froid est vif et qu'il tombe de la neige, on prescrira de serrer les rangs et on raccourcira les étapes, si c'est possible, car la fatigue vient vite dans ces conditions. On veillera surtout à ne laisser personne en arrière, car on sait que tout homme qui s'arrête et qui s'endort est un homme mort. On ne se mettra en route qu'après avoir mangé la soupe et on évitera les dangers de l'abus des boissons alcooliques par une distribution d'eau-de-vie.

Lorsque au contraire, les marches se font par la chaleur et qu'on peut craindre l'*asphyxie par la chaleur*, le *coup de chaleur* ou l'*insolation proprement dite*, on espacera les rangs, on ordonnera les haltes à l'ombre, les vêtements seront desserrés (1), on se servira des mouchoirs comme couvre-nuques. Les troupes marchant en colonne serrée transportent avec elles une atmosphère qui est bientôt saturée de vapeur d'eau et d'humidité et favorise la production du coup de chaleur.

D'autre part, l'immunité relative dont jouissent les cavaliers vis-à-vis de cette maladie, démontre que les couches inférieures du sol sont particulièrement nuisibles, bien qu'il y ait lieu de tenir compte de la fatigue du cavalier, moins grande en marche que celle du fantassin. Dans les pays chauds et dans nos climats en été, on ne marchera pas au milieu du jour, suivant en cela les instructions ministérielles plusieurs fois renouvelées.

Le règlement du 23 mai 1887 sur le service en campagne de l'armée allemande regarde comme un des moyens les plus efficaces de parer aux dangers résultant de la chaleur l'obligation imposée aux hommes de boire pendant les marches, d'une façon réglementée, ainsi qu'il est dit p. 233.

Mais dans toutes les marches la fatigue est ce qu'il faut redouter par dessus tout, c'est elle qui est le facteur le plus important du coup de chaleur comme des accidents qui surviennent dans les marches d'hiver : il importe donc de donner aux hommes un repos indispensable entre les marches, de veiller aux repas, d'alléger de leur sac ceux que leur état actuel met dans l'impossibilité de le porter sans un effort excessif, de recueillir sur les voitures ceux qui, trop fatigués, ne peuvent plus marcher. Ce qui fait dire à Cortial *(loc. cit.)* que dans une troupe où chacun fait son devoir, chefs, commandants d'unités, médecins, des accidents graves ne doivent pas se produire.

Dans certaines de nos colonies les marches sont presque impossibles pour les Européens, surtout lorsqu'ils doivent porter eux-mêmes leurs effets, leurs armes et les objets de campement. Nous avons indiqué p. 296 certaines des mesures prises pour alléger les fantassins dans plusieurs expéditions. Le capitaine Gallieni a eu l'idée d'éviter à ses soldats jusqu'à la fatigue de la marche en transportant les hommes à leur lieu de desti-

(1) Voyez HILLER, *loc. cit.*, et une conférence du même auteur in *Supplément du Militär-Wochenblatt*, Berlin, 1887, compte rendu, in *Archives de médecine et de pharmacie militaires*, t. X, 1887, p. 232.

nation. « Je m'étais contenté », écrit le capitaine Gallieni, « d'une forte compagnie d'infanterie de marine que j'avais divisée en deux pelotons : chacun d'eux était attaché à l'une des colonnes. Pendant le combat ils devaient servir de réserve aux troupes indigènes. Chaque peloton était monté à mulets. L'Européen ne marche pas dans le Soudan, c'est un fait reconnu. L'intensité des rayons solaires jointe à l'anémie tropicale qui atteint plus ou moins les blancs séjournant sous ce climat, ne lui permet pas de déployer la vigueur nécessaire pour exécuter les longues marches de nos colonnes. On pourrait tout au plus admettre qu'un homme vigoureux, bien nourri, ne portant aucun chargement, marchant en dehors des heures chaudes de la journée, serait capable de voyager à pied et de parcourir une certaine étendue de terrain. Mais il n'en saurait être de même d'un soldat, chargé de ses armes, de ses munitions et de ses vivres, qui n'est pas libre de choisir ses heures de marche, qui est astreint à un service de nuit très pénible et qui a, en moyenne, la fièvre tous les huit jours. S'agit-il de longues marches, entreprises en pays ennemi, de concert avec nos troupes indigènes, le soldat européen s'arrête au bout de peu de temps, se laisse aller au bord du sentier tandis que la colonne continue et, quand il se relève, il ne retrouve plus sa trace et tombe aux mains des coureurs ennemis. Celui qui, doué d'une énergie à toute épreuve, veut aller jusqu'au bout, se couche dès l'arrivée à l'étape et reste incapable de rendre le moindre service pendant toute la journée. » (*Deux campagnes dans le Soudan français, 1866-1889*, Paris, 1891, p. 20). Depuis mars 1889, chaque Européen est pourvu pour la route d'un mulet harnaché qui transporte l'homme et ses bagages. L'amélioration sanitaire a été remarquable et la colonne a pu fournir des marches plus rapides.

L'idée de transporter éventuellement l'infanterie, même en Europe, à l'aide de montures, afin de la mener sans grande fatigue jusqu'au lieu du combat, a été l'objet des études du général Lewal (*Journal des sciences militaires*, 1893), qui, après avoir comparé l'utilité à cet égard du vélocipède et du cheval, écarte le cycle pour lui préférer les chevaux de peu de valeur, les ânes, les mulets, etc., que pourrait fournir la réquisition.

Il y a lieu de remarquer cependant qu'un transport de quelque durée, même au pas, comme l'entend le général Lewal, amène pour les individus non accoutumés, une fatigue presque aussi grande que la marche.

Marches de guerre. — Les règles hygiéniques qui précèdent sont applicables aux marches de guerre.

Celles-ci diffèrent des marches à l'intérieur, quant aux fatigues qu'elles imposent à la troupe, non seulement parce qu'elles ont nécessairement lieu quelles que soient les intempéries, mais encore parce qu'elles entraînent des émotions et des surprises, doivent être faites souvent en silence et exigent par suite une véritable contention d'esprit. De plus, les hommes employés comme éclaireurs sont soumis à une fatigue particulière, étant obligés souvent de passer par des endroits escarpés et d'un accès difficile et ayant le souci d'une lourde responsabilité.

Les marches de guerre sont généralement lentes et le chemin parcouru est court, mais elles peuvent nécessiter de fréquents arrêts et imposer à l'homme une longue station debout; de plus, leur répétition devient d'autant plus pénible que l'alimentation et le repos nocturne sont plus irrégulièrement assurés.

« Le général Lewal a fait un relevé des marches exécutées pendant les campagnes les plus connues ; il est arrivé à ce résultat que sur 1100 marches, la moyenne des distances parcourues dans une étape a été de 25^{km},200, la plus forte étape aurait été de 57^{km}, exécutée par les Prussiens en 1866. Ce qui constitue l'effort le plus grand, ce n'est pas une seule étape de cette longueur, c'est la continuité de la marche forcée ; à ce point de vue, les grenadiers d'Oudinot poursuivant avec la cavalerie de Murat, le corps autrichien de Werneck dans la campagne de 1805, peuvent être difficilement dépassés, puisque pendant trois jours consécutifs, ils ont fourni des étapes de treize, quatorze et quinze lieues. » (Général Thoumas, *Les transformations de l'armée française,* t. II, p. 418, Paris, 1887).

Au Mexique, une colonne lancée à la poursuite de la division Doblado, parcourut 47^{km} jusqu'à cinq heures du soir, se reposa jusqu'à une heure, se remit en route et marcha encore une distance de 14^{km}. Mais des marches de ce genre, s'obtiennent surtout par des fractions de corps.

On observe que dans une expédition rapide que fit César pendant le siège de Gergovie, il parcourut 70^{km}. Pareil effort ne saurait être, même par une troupe entraînée, peu nombreuse, bien nourrie et peu chargée, que tout à fait exceptionnelle, puisque Hildebrandt démontre qu'un homme qui fait une marche de 33^{km}, fait autant de travail que celui qui travaille toute une journée dans un même lieu.

Pour éviter des fatigues inutiles aux troupes, lorsqu'une marche est ordonnée, nos règlements actuels prescrivent l'indication d'un *point initial* qui, pour toutes les unités de la colonne, est le point de départ. L'heure du départ de la tête étant indiquée, chaque chef d'unité, d'après sa place dans la colonne et connaissant le temps normal d'écoulement des unités qui le précèdent, peut calculer l'instant où il doit se trouver au point initial et par suite, le moment où les hommes auront à quitter le campement pour se trouver au moment voulu à l'endroit déterminé. Cette mesure, capitale au point de vue tactique, est d'une importance énorme au point de vue de l'hygiène, puisqu'elle permet de laisser les troupes au repos jusqu'à l'instant précis où réellement, elles doivent commencer leur marche.

Le moment des haltes horaires est indiqué par l'élément de tête et ainsi se trouvent réglées les haltes des autres éléments. « Lorsqu'une troupe en marche est fatiguée », dit le général Thoumas, « il vaut mieux augmenter la durée des haltes que ralentir la vitesse. Dans les marches forcées, on évite de faire l'étape tout d'une haleine, on la coupe par un repos prolongé » (Thoumas, *loc. cit.*)

III. **Équitation.** — L'équitation est le principal exercice gymnastique du soldat de cavalerie. Les débuts de l'éducation équestre ne vont pas sans quelque fatigue musculaire et même, chez beaucoup, sans quelque appréhension, mais le plus souvent l'accoutumance vient vite, surtout lorsque, par des exercices de voltige, le jeune cavalier a pris confiance dans son agilité. « L'émotion timide du noviciat dans les manèges, l'étude inquiète des mouvements du cheval, l'espèce de lutte qui s'établit entre lui et le cavalier, les élans et les prouesses de l'émulation, l'attachement même que lui inspire l'animal qu'il monte habituellement, les impressions plus rapides et plus variées que procure cet exercice, la fierté qu'on éprouve involontairement à dominer l'espace de plus haut et avec une plus grande puissance de locomotion, voilà autant de sensations inconnues du piéton » (Michel Lévy), qui font aimer l'équitation à la plupart des jeunes gens.

« L'équitation met en jeu les muscles des membres inférieurs et un peu ceux du tronc chez les novices qui se livrent d'abord à des contractions inutiles. Le trot est l'allure la plus fatigante pour le cavalier, surtout dans les principes de l'école française qui veut que l'on trotte le corps droit, même renversé, les cuisses adhérentes par la face interne et le genou aux flancs du cheval, la jambe libre et mobile, les étrivières longues et le pied ne posant sur l'étrier que par sa pointe un peu relevée; les réactions sont donc transmises intégralement au bassin, puis au tronc du cavalier. L'école anglaise » dont les règles sont aujourd'hui adoptées pour notre cavalerie « admet des étriers courts et aidant le tronc à éluder les secousses que lui communique le trot du cheval. L'exercice du cheval augmente l'appétit, en ce qu'il hâte mécaniquement la circulation du contenu de l'intestin. Lorsque la promenade a lieu au grand air, l'effet n'est que plus assuré. Comme l'équitation ne cause pas une réelle dépense de force chez les vieux cavaliers et que la stimulation mécanique ou atmosphérique des fonctions digestives a lieu néanmoins, il se trouve que le métier n'est pas incompatible avec un peu d'obésité.

Le travail de manège est beaucoup moins salubre que l'équitation en plein air. Le sol de cet endroit recouvert de sable, de sciure de bois, de copeaux de liège, se pénètre de l'urine et de la fiente des chevaux; l'atmosphère en devient poussiéreuse et humide. Une aération très généreuse de ce local est de rigueur, encore ne sera-ce jamais un séjour inoffensif » (Arnould, *loc. cit.*, p. 1008).

L'équitation amène chez les débutants de fréquentes excoriations, qui souvent sont le prélude de l'ecthyma plus ou moins généralisé. Elle peut provoquer la naissance des hémorrhoïdes, des varices et des varicocèles.

Il est possible que la pratique du trot fasse apparaître des hernies chez les sujets prédisposés. Chez les jeunes cavaliers, plus que chez les anciens, on a vu se développer des ostéomes des muscles de la cuisse.

Le cavalier doit veiller avec le plus grand soin à la propreté corporelle, et les ablutions au retour du manège devraient être la règle. Il fait bien de porter un suspensoir. Il ne doit pas rester en selle assez longtemps pour ne pas régulariser les fonctions naturelles : bien des affections de la vessie ou de la prostate ont pour cause l'oubli de cette recommandation.

L'instruction du cavalier comprend, outre la conduite de la monture et les évolutions à cheval, le saut des obstacles, la voltige, excellent travail de force et de souplesse, et l'exercice du sauteur qu'Arnould qualifie de brutal et qui aurait certainement des inconvénients par les secousses violentes qu'il imprime, s'il était prolongé outre mesure, mais qui cependant est reconnu nécessaire pour compléter l'éducation des cavaliers de profession.

Les exigences de la guerre moderne ont fait donner une extension très grande au travail individuel des cavaliers destinés à servir d'éclaireurs : d'où la nécessité de soumettre à un entraînement bien conduit, quant à la résistance organique qu'ils doivent acquérir, des hommes appelés à supporter de longues courses faites à des allures souvent très rapides.

Quelques maladies du cheval étant transmissibles à l'homme, il importe que les animaux malades soient isolés, et à cet effet les cavaliers sont tenus de faire connaître les indispositions qu'ils croient remarquer chez les chevaux dont ils ont la garde, afin que ces derniers soient présentés à la visite du vétérinaire qui jugera ce qu'il convient de faire pour empêcher dans une écurie l'extension de la morve, du charbon, etc. C'est à lui aussi qu'incombe le soin de veiller à ce que les hommes employés à soigner, à l'infirmerie vétérinaire, les animaux atteints de maladies contagieuses, prennent toutes les précautions nécessaires pour se garer eux-mêmes de la contagion et pour ne pas porter les contages parmi leurs camarades. Le règlement allemand du 6 mai 1886 sur le service vétérinaire dans l'armée allemande, prescrit que les hommes employés près des chevaux morveux subiront chaque jour la visite médicale. Les pansements, nettoyages, etc., des animaux malades ou suspects, ne doivent pas se faire avec la main nue. En quittant l'écurie, ou chaque fois que les hommes auront été souillés par le jetage, ils se laveront les mains avec du savon et avec une solution au sublimé à 1 p. 1.000 ou avec une solution phéniquée à 50 p. 1.000.

IV. **La natation** doit être considérée, dans l'armée, comme un exercice gymnastique et comme une nécessité d'éducation.

Dans toutes les garnisons maritimes ou dans celles au voisinage desquelles existe un cours d'eau, un lac ou un étang dans lequel il est possible de faire nager les hommes, on organise chaque été des bains et des leçons de natation.

Le bain froid est tonique pourvu qu'il soit pris dans de bonnes conditions. Il appartient, d'après nos règlements, au médecin du régiment d'en proposer l'usage, lorsqu'il le juge opportun, d'en dispenser les hommes qu'il estime ne pas devoir y prendre part et en pratique c'est lui qui fixe l'époque des bains, leur durée pour chaque homme et tous les détails de cet exercice hygiénique auquel il assiste toujours.

Les leçons de natation ont été organisées régulièrement dans l'armée française après les essais tentés, en 1849 et 1850, par le général de Courtigis sur la Marne, entre Nogent et Saint-Maur. Les écoles de natation dirigées par un officier supérieur utilisent comme moniteurs les hommes bons nageurs que possède le régiment. L'instruction est donnée d'après la méthode d'Argy qui présente cette particularité qu'on commence par enseigner à terre les mouvements des bras et des jambes que doit exécuter le nageur pour se soutenir sur l'eau (voyez *Manuel de gymnastique* approuvé par le Ministre de la guerre, le 1er février 1893, p. 203 et 205).

L'appareil Devot en usage au lycée Michelet, est un perfectionnement de cette méthode. L'élève apprend à faire les mouvements simultanés des bras et des jambes sur un appareil qui le maintient à peu près comme s'il était sur l'eau. La poitrine et le menton sont soutenus par une cuirasse et une mentonnière fixe ; les mouvements des membres sont guidés par des lanières de caoutchouc allant des parties fixes à des gouttières articulées qui embrassent les membres pelviens et à des poignées que saisissent les mains. Il y aurait grand avantage, étant donnés les résultats heureux démontrés par l'expérience, à introduire cet appareil dans l'outillage des corps de troupe.

La natation combine les effets toniques des bains froids avec la mise en action de tous les muscles du corps et les fortifie sans occasionner la déperdition qu'entrainent les autres exercices par production d'un excès de chaleur et de sueur : on peut dire qu'elle constitue le meilleur des exercices gymnastiques. Malheureusement il s'en faut de beaucoup que, dans toutes les garnisons, on puisse apprendre à nager à un grand nombre d'hommes ; il est des localités où l'eau fait défaut, dans d'autres la saison favorable aux bains froids est trop courte, et de plus presque partout les exigences des autres parties de l'instruction, privent la natation du nombre d'heures nécessaires à cet exercice.

A Londres, à Berlin, à Bruxelles, existent des piscines à eau tiède dans lesquelles, été comme hiver, il est possible de s'exercer à la natation. A l'hôpital militaire de Vienne, des piscines semblables sont fréquentées par les troupes de la garnison qui y viennent deux fois par mois en hiver et plus souvent en été. L'ingénieur Edmond Philippe a créé un établissement de ce genre rue Château-Landon à Paris et d'autres ont été ouverts depuis. E. Philippe a organisé, à Lille en 1890 puis à Armentières, des écoles de natation, en utilisant les eaux de condensation d'usines, de telle façon que la température est maintenue dans le bassin de 24° à 26°. A Lille, 100 hommes peuvent nager simultanément dans un vaste bassin dont l'eau se renouvelle à raison de 600^{m3} à 700^{m3} par douze heures ; les impuretés légères, telles que l'huile, qui viendraient à flotter sur l'eau, sont entraînées dans un déversoir formant trop-plein au pourtour du bassin. Le fond de la piscine est balayé journellement à l'aide de balais spéciaux généralement formés d'une lame de cautchouc et il n'est nécessaire de vider la piscine qu'une fois par mois pour nettoyer les parois. Il est défendu de se savonner dans la piscine : des bains douches sont annexés à l'établissement pour les soins de propreté. Un certain nombre de villes, Dunkerque, Boulogne-sur-Mer, Lyon, etc., vont probablement être dotées sous peu de bains semblables.

Chaque fois que les conditions d'installation assureront la propreté de la piscine et de l'eau employée, il y aura grande utilité à utiliser ces établissements pour les troupes de la garnison. Peut-être même conviendrait-il d'en créer d'analogues pour l'usage particulier de la troupe.

Savoir nager est en effet une qualité que doit posséder le soldat : il est bon qu'il soit capable de se tirer soi-même du danger résultant d'une submersion accidentelle et de porter secours à son semblable en danger, qu'il puisse traverser les cours d'eau qu'il sera appelé à franchir en guerre. Aussi convient-il qu'on lui apprenne, outre la natation simple le moyen de faire passer d'une rive à l'autre ses effets et ses armes, soit en poussant devant lui un radeau chargé des uns et des autres, soit en les transportant lui-même par divers artifices (V. *Manuel de gymnastique).*

L'histoire militaire est pleine de faits qui démontrent l'utilité de la natation. Celle-ci du reste a été méthodiquement enseignée à diverses époques aux soldats des puissances européennes. L'école de natation de Pragues date de 1811, celle de Vienne de 1813. A l'école de Berlin on a fait, dès avant 1849, de véritables manœuvres de nageurs et aujourd'hui encore, dans l'armée allemande, la natation est fort en honneur.

L'indication des bains froids de rivière n'existe dans nos climats que pendant l'été et les jours les plus chauds de l'automme, alors que la température des cours d'eau est de 15° à 20° et que la température extérieure est elle-même élevée.

Les bains militaires ont toujours lieu en corps sous la surveillance d'officiers et du médecin. Chaque année, pour éviter le retour de pénibles accidents, il est rappelé aux hommes qu'il leur est interdit de se baigner isolément.

On se rend au lieu fixé pour la baignade d'un pas peu rapide et on laisse la troupe se reposer avant de la faire se déshabiller. Le médecin exemptera du bain ceux pour lesquels il jugera cet exercice inopportun et il veillera toujours à ce que l'heure choisie soit telle que la digestion soit terminée.

Le bain sera généralement court et on ne permettra de le prolonger qu'aux nageurs de profession.

Bien que nos écoles de natation soient pourvues des appareils de protection ou de sauvetage nécessaires et que nous n'ayons pas à rappeler ici les secours à donner aux asphyxiés par submersion, il importe de remarquer qu'une grande différence de température existant entre l'atmosphère et l'eau (le thermomètre marquant même 20° dans l'eau), peut causer chez certains sujets des accidents de syncope sur lesquels Tourraine, Bédié et Granjux ont appelé l'attention. Le corps du baigneur se couvre d'une rougeur *scarlatineuse* et, s'il ne sort pas de l'eau, il perd connaissance et peut disparaître, sans même que ses compagnons s'aperçoivent de sa submersion. Nous avons été personnellement témoin d'un fait de ce genre qui heureusement n'eut pas d'issue fatale.

On s'est préoccupé dans l'armée allemande, plus que dans la nôtre, de l'influence que peut avoir la balnéation froide pour réveiller ou provoquer des myringites suivies d'otite moyenne et, de fait, on a constaté en juillet, à l'époque des bains, des maxima dans les affections des oreilles, qui ont varié de 1,26 (en 1881-82) à 0,80 par 1.000 hommes d'effectif, alors que les maxima des années correspondantes notés en novembre à l'arrivée des recrues, en janvier au moment le plus froid de l'année, ne sont que de 0,95 à 0,63 p. 1.000. Comme prophylaxie de ces accidents, il est prescrit : de ne pas conduire les hommes aux bains après des exercices fatigants ; de porter pendant le bain des tampons d'ouate dans les oreilles (!) ; de défendre toute taquinerie entre les baigneurs ; de recommander aux hommes de ne pas incliner la tête sur une épaule quand ils sautent à l'eau ; de ne pas apprendre à nager aux soldats qui ont ou ont eu une maladie d'oreille (Nimier, *Arch. de méd. et de pharm. mil.*, 1890, t. XV, p. 391).

V. **L'escrime** *à l'épée* ou *à la pointe* (fleuret) est pratiquée dans toutes nos casernes. C'est un exercice très favorable pour le développement de la force et de l'adresse : la courte durée du service a pu seule déterminer la mesure qui cesse de rendre obligatoire pour tous une gymnastique éminemment utile (décision ministérielle du 15 février 1894). Les leçons sont données par des maîtres d'escrime et des prévôts. L'école de Joinville-le-Pont fournissait, depuis 1892, de 300 à 400 prévôts diplômés par an.

L'escrime telle qu'elle est enseignée dans nos régiments et généralement en France, comprend deux parties, la *leçon* dans laquelle le maître apprend à l'élève à diriger son épée dans l'attaque et dans la défense et l'*assaut* qui est l'application de ces règles et se trouve être la représentation du combat.

On a remarqué, il y a plusieurs années, à l'école de Joinville, que la pratique journalière de l'escrime dans les salles d'armes produit une sudation qui amène à la fin de la journée, une fatigue plus notable que celle causée par les exercices en plein air. L'escrime peut aussi amener chez les jeunes sujets le développement exagéré du côté droit, si l'on ne fait pas alternativement usage de la main droite et de la main gauche pour tenir l'arme. Il convient de veiller à la propreté des masques et à la bonne qualité de leur vernis de façon que des particules solides ne viennent pas irriter les yeux. Il est indispensable surtout de s'assurer de la solidité des masques, de l'écartement convenable des mailles, combiné de façon à empêcher la pénétration du bouton du fleuret, de la résistance des plastrons, du bon état des fleurets et des boutons des fleurets pour éviter tout accident.

Dans les assauts il peut être recommandé, ainsi qu'il se pratique dans certaines salles d'armes civiles de Paris, de se garnir le cou d'un foulard. On diminuera ainsi les chances d'un accident rare, mais que nous avons nous-même observé, de blessure mortelle d'un vaisseau du cou par un fleuret qui s'était brisé sur le plastron, avait ricoché et pénétré, en vertu de la vitesse acquise, dans l'artère sous clavière droite.

On a proposé aussi, pour abriter le cou, de munir les masques d'une sorte de barbe ou hausse-col en toile : c'est là une protection insuffisante et cet appareil, incommode pour le tireur, est difficile à tenir propre.

Il y a une dizaine d'années, les leçons étaient données à tous les hommes simultanément sur le terrain de manœuvres, le fleuret étant simulé par une baguette : ces leçons en plein air nous paraissaient excellentes. Cependant, dans les régiments, on est revenu à l'enseignement donné dans les salles d'armes, tandis qu'à Joinville le travail se fait maintenant en plein air.

Au siècle dernier, les soldats d'infanterie recevaient des leçons d'espadon et de contre-pointe : on faisait usage du panier ou épée de bois. Ce genre d'exercice qui apprenait aux fantassins à se servir du briquet a disparu avec cette arme ou n'est plus pratiquée que par les escrimeurs de profession.

L'*escrime au sabre* ou *contre-pointe* fait partie de l'instruction normale du soldat de cavalerie. Avant février 1894 il y était exercé dès qu'il était admis à l'école d'escadron, en même temps qu'il recevait des leçons d'escrime à la pointe.

L'*escrime à la bayonnette* est enseignée collectivement et fait partie du maniement d'armes du soldat d'infanterie ; elle apprend à l'homme à se servir du fusil armé de la bayonnette comme d'une arme offensive, portant des coups de pointe ; comme d'une arme défensive, en déjouant par des parades, des feintes et une sorte de voltige, le jeu de l'adversaire. Lorsque les hommes connaissent bien le mécanisme de cette escrime ils sont exercés à pointer sur des mannequins.

Les *exercices du bâton* sont une sorte d'escrime qui se compose de coups presque tous doubles et accompagnés chacun de sa parade ; elle représente en quelque sorte le reste de l'art de l'espadon ou épée à deux mains. Cet exercice développe singulièrement l'agilité et, bien que le poids manié n'assure pas la force du poignet, il a cependant l'avantage d'exercer les muscles des membres supérieurs et inférieurs et ceux du thorax.

Ces mêmes avantages se retrouvent dans la *boxe française* qui donne une grande sûreté de mouvements à ceux qui y excellent.

La boxe et le bâton font partie des exercices prévus par le *Manuel de gymnastique* de 1893.

En Suède, l'exercice militaire comprend les exercices du fleuret, du sabre et de la bayonnette. L'escrime au fleuret ou à l'épée est l'escrime française ; elle n'est pas poussée bien loin au point de vue de l'assaut et exclut toute idée de combat.

Pour la leçon d'escrime au sabre, les hommes sont revêtus de masques et de cuirasses de fer qui permettent de porter les coups avec toute la vigueur d'une véritable attaque.

L'escrime à la bayonnette est toute spéciale ; elle se compose d'un jeu serré ou les bayonnettes se croisent et se trompent comme des épées. Les bayonnettes employées sont des tiges à ressort qui rentrent dans le corps de l'arme à chaque résistance (Demenÿ, *loc. cit.*)

Dans l'armée allemande, l'escrime à la bayonnette a un caractère plus individuel qu'en France et se rapproche à certains égards des usages suédois.

ARTICLE III. — LOISIRS DU SOLDAT

I. Lorsque, pendant une partie de la journée, notre soldat n'a pas de service à faire, il trouve dans la caserne peu d'endroits où il puisse, à l'abri de la pluie ou du froid, jouir de son repos : ce sont la chambrée, la cantine, et quelquefois la bibliothèque.

Dans la chambrée, il a le droit de s'installer sur son lit, pourvu qu'il ne s'y étende pas avec ses chaussures, ou de s'asseoir, s'il y trouve de la place, à la table qui occupe le centre de la pièce. Les distractions qu'offre ce local sont petites : des récits ou des conversations, quelques jeux (dames, loto, etc.), la lecture souvent interrompue par les allées, les venues et les interpellations des entrants et des sortants, en forment les éléments ! D'autre part, l'occupation diurne des dortoirs, nous le répétons, est une pratique hygiénique déplorable.

A la cantine, le militaire peut se procurer, moyennant rétribution, des rafraîchissements de qualité trop souvent médiocre, et cela en dépit de la surveillance assidue dont ces établissements sont l'objet, au point de vue de la nature des marchandises qui s'y débitent.

Les bibliothèques, là où elles existent, n'ont pu être placées bien souvent que dans les locaux trop étroits affectés aux écoles, et nous n'avons pas encore, d'une façon générale, de ces mess presque élégants ouverts aux soldats et aux sous-officiers dans les casernes anglaises. Pourtant les mess de sous-officiers sont prévus dans les nouvelles casernes et dans le quartier de cavalerie de Vincennes, on en a installé un dans un bâtiment spécial isolé et entouré d'un jardin. La circulaire ministérielle du 5 février 1894, ainsi que nous l'avons dit déjà, va singulièrement améliorer la situation actuelle, car elle prescrit qu'à défaut de mess, « il sera installé, à l'intérieur de la caserne, des salles de lecture et de jeu ».

En réalité aujourd'hui, lorsque le soldat est libre, le plus ordinairement, il sort du quartier, et s'il ne se rend pas dans quelque café ou cabaret, il va errant, seul ou avec des camarades, dans les rues de la ville ou dans la campagne. Heureux si la promenade est dirigée de façon à éviter tous les dangers de l'entraînement, si grands à cet âge, vers de funestes habitudes !

Une distraction très goûtée du soldat est le théâtre, qu'il y soit acteur ou spectateur, et nous avons vu, dans mainte garnison privée de théâtre municipal ou dans les camps, comme cela eût lieu jusque sous les murs de Sébastopol, des soirées fort agréablement remplies, grâce à l'initiative des officiers qui se faisaient volontiers directeurs, décorateurs et même auteurs pour entretenir parmi les hommes la gaieté si favorable à la santé, si indispensable en campagne. Nous avons vu aussi des officiers de tout grade se dévouant à faire des conférences sur des sujets variés à la portée de leur auditoire, qui récompensait par son assiduité des efforts si méritants.

Le jardinage est, dans les camps surtout, une source de distractions qu'il faut d'autant moins négliger que des jardins potagers bien cultivés sont souvent une ressource précieuse pour les ordinaires.

L'audition de la musique du régiment a pour beaucoup un grand attrait et on ne saurait trop applaudir aux mesures prises pour qu'elle se fasse entendre non seulement sur les places publiques, mais au quartier et sur le terrain de manœuvres pendant les repos.

Il convient de noter encore parmi les loisirs du soldat, quelques exercices qui, pratiqués volontairement, deviennent pour lui des distractions : l'escrime, la danse, l'équitation, quelquefois permise isolément aux sous-officiers. La natation, d'après nos règlements, n'est licite que dans les écoles de natation militaire, et il est interdit aux hommes, par mesure de prudence, de prendre individuellement des bains de mer ou de rivière (p. 487).

Dans les casernes anglaises, les soldats se livrent volontiers à certains jeux : paume, polo, cricket, lawn-tennis qui, avec d'autres jeux analogues, s'acclimateraient très facilement parmi nos hommes.

Un certain nombre de nos corps de troupe célèbrent une fête annuelle à l'anniversaire de quelque fait d'arme glorieux : il y a dans cet usage non seulement une occasion de loisir, mais encore un moyen d'éducation morale. Pareil usage existe dans d'autres armées, et le général Mocenni vient de le réglementer dans l'armée italienne.

II. A côté des loisirs qu'amène l'interruption du travail plusieurs fois par jour pendant quelques heures et durant plusieurs jours chaque mois, il y a lieu de dire quelques mots du *sommeil*, de cette interruption quotidienne qu'amène la nuit.

Le sommeil nocturne est beaucoup plus réparateur que le diurne, aussi lorsqu'on a essayé autrefois de faire marcher les troupes pendant la nuit, alors que la chaleur du jour semblait trop forte, on a dû bientôt renoncer à cette pratique ; le fait de ne pas voir les aspérités du chemin pour les éviter et de ne pas jouir de la variété du spectacle que peut offrir la route, constituent assurément une fatigue qui s'ajoute à celle de la marche, mais on est obligé de reconnaître que l'absence même de sommeil est la raison principale qui rend si pénibles les étapes nocturnes.

En garnison, nos soldats veillent généralement peu : l'article 43 du décret du 23 octobre 1883 veut que chaque homme ait au moins six nuits de repos entre chaque veille, et de fait le nombre des jours de garde est aujourd'hui restreint en garnison ; les veilles fréquentes sont au contraire une des grandes causes de fatigue en guerre.

Dans les pays chauds, la chaleur du milieu du jour engage à la *sieste* : on ne saurait nier son utilité qui devient une nécessité dans les pays tropicaux et elle est d'autant plus indispensable que le travail auquel on se livre pendant le reste de la journée est plus pénible ; mais la sieste ne saurait jamais suppléer l'absence de sommeil pendant la nuit : dans les pays chauds plus qu'ailleurs, un long repos est indispensable au rétablissement des forces. En Algérie et en Tunisie, pendant la saison chaude, on bat la retraite à dix heures du matin et le réveil à deux heures du soir.

Le général Poilloüe de Saint-Mars, commandant le 12e corps d'armée, a prescrit, pour l'été de 1894, des mesures analogues aux troupes de son commandement. Nous transcrivons son ordre parce qu'il donne de sages conseils d'hygiène générale.

« Dès l'apparition du soleil, les persiennes ou les nattes qui en tiennent lieu seront manœuvrées par le gardien de chambrée, de façon à interdire l'entrée des rayons solaires à l'intérieur des bâtiments et y conserver la *fraîcheur*.

« A dix heures, repas du matin.

« De onze heures à midi, corvée générale pour mettre le casernement dans le plus grand état de propreté. Les escaliers et les chambres seront nettoyés avec du sable mouillé et phéniqué. Les lits seront préparés en mettant un des draps au-dessus.

« A midi, on battra ou on sonnera la retraite. La caserne sera consignée. Les cantines seront évacuées et fermées.

« Les persiennes ou les nattes en tenant lieu seront closes ou baissées de tous côtés pour obtenir l'ombre.

« Les hommes se coucheront sur leur lit en pantalon de toile et ils se reposeront en silence.

« Au bout de quelques jours, l'habitude du sommeil viendra et chacun sera fort aise d'en profiter.

« Les sous-officiers donneront l'exemple.

« Les casernes devront ainsi présenter, autant que possible, la fraîcheur, l'ombre et le silence, et cette pause dans l'agitation de la longue journée d'été sera salutaire à nos jeunes gens.

« Ceux qui ne voudront pas y prendre part pourront rester dans les cours, mais sans troubler par leurs allées et venues le calme des chambrées.

« Entre deux et trois heures, suivant les armes, suivant les localités suivant les fatigues et la température de la journée, on sonnera la diane, et le soldat, redevenu dispos, reprendra gaiement les occupations du service. »

Pour assurer l'exécution de ces prescriptions, le général de Saint-Mars ordonne l'emploi de nattes aux fenêtres. Dans une autre circulaire, il fait ressortir l'avantage de ces stores.

« Ces nattes sont celles dont beaucoup de régiments se servent pour fermer les fenêtres exposées au midi. On les fabrique à très bon marché avec de la paille et de la ficelle ; on les adapte sur une traverse en bois et on les manœuvre facilement avec deux cordages. Tous les régiments en possèdent maintenant pour coucher les réservistes et peuvent en utiliser une partie pour le bien-être des chambrées.

« Dans les plus pauvres maisons, on sait trouver le moyen d'empêcher le soleil d'entrer dans les chambres, d'y surchauffer les murs intérieurs et les parquets, d'y amener les insectes, d'y rendre la température insupportable; il est indispensable d'obtenir le même résultat dans les bâtiments où habite toute la plus belle jeunesse de notre pays.

« L'usage des nattes de paille pour fermer les fenêtres, tout en laissant tamiser l'air, est excellent à condition de s'en servir avec soin, avec ingéniosité, de les entretenir exactement et de les stériliser de temps à autre avec des antiseptiques.

« Le général commandant le corps d'armée prie MM. les chefs de corps de s'occuper de ces installations qui procurent une si grande amélioration dans la salubrité du logement des troupes.

« Tous les avantages de l'habitation humaine sont perdus en été si l'on ne parvient pas à s'y garantir du soleil et de ses effets. On ne peut pas s y reposer, même pendant la nuit, la boisson s'échauffe et la consommation en est excessive et malsaine, toutes les fermentations s'exaspèrent et les maladies arrivent en foule.

« Le manque de persiennes est donc une lacune dans nos casernes monumentales. Maintenant les chefs de corps sauront la combler. »

La durée du sommeil nécessaire varie avec les personnes et les habitudes ; il est normalement accordé au soldat de six à huit heures de som meil, ce qui est suffisant. Le sommeil doit être proportionné au travail fourni par l'organisme pendant la veille, et l'on comprend, qu'en guerre, on ait vu souvent les hommes harassés de fatigue profiter de la plus petite halte pour se livrer au sommeil, là où ils s'arrêtaient, dans la boue, dans la neige, au risque de ne plus se réveiller et d'être faits prisonniers ou tués. Il arrive en effet un moment où l'énergie la mieux trempée est incapable de résister au besoin naturel du sommeil, et comme on l'a fait remarquer, « si Alexandre, Pompée, Napoléon ont dormi pendant la nuit qui précédait une bataille décisive, cela tenait peut-être moins à la quiétude de leur âme qu'aux travaux préparatoires de telles journées » (Michel Lévy).

Pour que le sommeil procure son maximum d'effets utiles, l'homme s'étendra complètement ; dans la vie normale il se déshabillera, et lorsqu'il sera de service ou en campagne, il desserrera ses vêtements, si la chose est possible.

En toute circonstance, on exigera des hommes qu'ils se couvrent pendant la nuit, et particulièrement lorsqu'ils camperont ou bivouaqueront.

ARTICLE IV. — DE QUELQUES HABITUDES MILITAIRES

I. **L'habitude,** c'est-à-dire une disposition acquise par des actes réitérés, en vertu de laquelle on tend à répéter ces mêmes actes, joue un très grand rôle dans l'*entraînement* indispensable au soldat pour lui permettre de supporter les fatigues de sa profession.

Ce qu'on a appelé l'acclimatation à la vie militaire, n'est en réalité que le résultat d'habitudes multiples auxquelles s'est plié l'organisme : la mortalité qui pèse si lourdement sur les plus jeunes soldats prouve que tous ne sont pas également aptes à les contracter avec la même facilité.

L'intervention continue du chef militaire, la connaissance qu'il a de chacun de ceux qu'il commande, lui permettent de faire contracter à ses hommes des habitudes salutaires, et son rôle d'éducateur a, dans tous les détails de la vie du soldat, une importance hygiénique considérable. « C'est par l'habitude, dit Rossignol (*loc. cit.*), que l'homme parvient à supporter l'abstinence, la faim et la soif, et à régulariser toutes les fonctions de l'organisme ». Les habitudes de régularité dans toutes les actions physiologiques seront toujours favorables, tandis que les habitudes tendant à un fonctionnement irrégulier ou à la satisfaction de besoins factices seront contraires à la santé.

L'habitude des mesures d'ordre et de propreté est un des grands bienfaits que les individus doivent recueillir de leur séjour sous les drapeaux.

L'habitude de l'exagération des plaisirs vénériens peut, pour le soldat, outre la multiplication du danger de contracter des maladies vénériennes, amener des altérations graves du système nerveux, conséquences funestes, non-seulement des plaisirs solitaires, mais encore des relations sexuelles pratiquées sans mesure quant à leur fréquence et à leur durée. « Si vous ne pouvez éviter l'amour des femmes », recommande Montluc, « au moins allez-y sans vous perdre. Laissez l'amour aux crochets lorsque Mars sera en campagne ».

III. **Acclimatement.** — L'acclimatement des soldats hors de leur pays d'origine, c'est-à-dire l'aptitude de vivre sous un ciel étranger, résulte en réalité des modifications que subissent les organismes pour s'adapter à un nouveau climat (J. Rochard, art. *Acclimatement* du *Dictionnaire de médecine et de chirurgie pratiques*, t. I, 1887). L'acclimatement est donc en quelque sorte une conséquence de l'habitude.

Il y a lieu de distinguer l'acclimatement dans les climats d'altitude, dans les climats chauds et dans les climats froids.

Climats d'altitude. — D'une façon générale, les soldats se trouvent très bien d'une altitude élevée ; l'air des montagnes est particulièrement tonique et salubre, et dans les postes élevés des Alpes, malgré les rigueurs de la température, nos hommes jouissent d'une excellente santé.

Jourdanet, il est vrai, pensait qu'au-delà de 2.000^{m} les nouveaux venus contractent une certaine débilité physique et morale dont souffrent du reste, dit-il, les autochthones des localités situées à cette altitude. Le récit qu'a fait le médecin principal Coindet des effets de l'altitude sur le corps expéditionnaire du Mexique ne permet plus de soutenir les opinions de Jourdanet. Les effets de l'altitude ont été à peine appréciables à Orizaba (1.215^{m}) sur les 10.000 hommes observés et dont le transport à cette altitude avait été rapide. Après le passage des Cumbrès, lorsque nos soldats dépassèrent le niveau de 2.000^{m}, quelques-uns ressentirent les phénomènes généralement observés dans les ascensions des montagnes ou en aérostatique, mais ces symptômes se dissipèrent rapidement, et après dix mois de séjour sur l'Anahuac, la constitution des Français s'était transformée de telle sorte qu'elle se rapprochait, dit Coindet, de celle des Indiens. Ces observations faites sur une grande échelle et rapprochées de tout ce qu'on savait déjà, sont suffisantes pour montrer que l'assuétude s'établit vite et permet au plus grand nombre le séjour des altitudes élevées. Les observations ultérieures n'ont fait que confirmer les opinions de Coindet.

Climats chauds. — Les climats chauds agissent sur le nouveau venu par deux séries d'influences : les cosmiques et celles qui résultent des maladies endémiques ; ces dernières créent le plus grand danger.

Cependant l'action de la chaleur n'est pas indifférente. « L'Européen », dit J. Rochard, « qui arrive dans un pays chaud, mais salubre, n'a pas de tribut à payer aux maladies, car on ne peut donner ce nom aux éruptions lichénoïdes ou furonculeuses dont il est souvent atteint. Pendant quelque temps, il jouit de la plénitude de sa santé, il supporte sans peine le travail, la marche en plein soleil, il peut conserver sans grande gêne les vêtements qu'il portait dans son pays ; son aspect contraste avec celui de ses compatriotes arrivés depuis plus longtemps. Peu à peu ses aptitudes diminuent, son appétit décroît, son teint pâlit, son activité physique et intellectuelle s'éteignent ; les fonctions de la peau et celles du foie s'exagèrent, l'hématose et la nutrition perdent de leur énergie », et il arrive petit à petit à cet état qui constitue l'anémie des pays chauds.

Quant aux influences dépendant des maladies endémiques, elles ne sont pas constantes et varient avec le pays ; ce sont principalement les fièvres palustres, la dysenterie, le choléra, la fièvre jaune, avec lesquels il faut compter.

Il est d'expérience que l'envoi des jeunes soldats dans nos colonies et même en Algérie, augmente considérablement la morbidité et la mortalité. Comment en serait-il autrement lorsqu'aux dangers de l'assuétude au service militaire, viennent s'ajouter les dangers résultant du climat et de l'ignorance des précautions à prendre pour en éviter les effets funestes ? Les hommes destinés à faire séjour ou campagne dans nos colonies doivent donc être choisis parmi les soldats ayant au moins un an de service, vingt-deux ans d'âge et présentant une constitution robuste, d'un tempérament plutôt sec qu'obèse.

On a renoncé à acheminer lentement, ainsi qu'il était d'usage anciennement, et comme le conseillait Michel Lévy, les troupes vers les pays chauds, en les faisant stationner dans des garnisons de plus en plus méridionales. Il a été démontré que ces acclimatations successives sont plus nuisibles qu'avantageuses et ne sauraient préserver des atteintes des maladies régnantes.

Les troupes dans les pays chauds recevront un habillement particulier, léger mais protégeant bien la tête et le ventre et préservant de la fraîcheur des nuits.

L'alimentation sera réglée d'après les principes indiqués au chapitre IV. Elle sera toujours tonique et réparatrice sans être trop stimulante ni trop chargée en graisse ; elle fera certains emprunts rationnels aux matières alimentaires usitées par les indigènes. Le repas principal se prendra de préférence le soir.

L'eau de boisson sera l'objet d'une surveillance toute spéciale et il sera généralement prescrit de la bouillir ou de la filtrer aseptiquement. En général on ne boira qu'aux repas et si, dans certaines circonstances, il est fait exception à cette règle, il sera distribué des boissons à des heures régulièrement déterminées. Le café et le thé seront conseillés.

On n'oubliera pas non plus de veiller aux accidents résultant de la chaleur elle-même (insolation à tous les degrés) en évitant le travail au soleil et l'on maintiendra un bon moral parmi les troupes.

Quant à la prophylaxie des maladies régnantes, elle sera réglée d'après les principes indiqués au chapitre IX.

Dans certaines localités, il sera possible de diminuer notablement les dangers du climat en quittant pendant la mauvaise saison le littoral, ou la plaine pour la montagne; l'émigration au camp Jacob à la Guadeloupe, aux sanatoria de l'Himalaya dans les Indes, équivalent presque au rapatriement.

Lui seul cependant permet la conservation des effectifs dans beaucoup des postes de nos colonies ; il doit se faire lorsque l'anémie est menaçante et le renouvellement des garnisons aura lieu après l'hivernage (décembre dans l'hémisphère nord, juin dans l'hémisphère sud), en évitant toujours l'arrivée des nouveaux contingents au moment des épidémies et des endémies. Le rapatriement sera d'autant plus fréquent que la contrée sera plus insalubre. On a adopté la limite de deux années pour le Tonkin et l'Annam.

Climats froids. — Les climats froids sont généralement salubres et moyennant certaines précautions, le froid est mieux supporté par les troupes que la chaleur.

Lorsque les troupes sont appelées à servir dans les pays froids, le logement, la nourriture, le vêtement et notamment la chaussure, seront à combiner pour placer les organismes dans les conditions de résistance nécessaire.

Le choix des hommes n'est pas non plus sans influence, et la résistance nerveuse semble jouer un rôle plus important que l'assuétude elle-même. Larrey déjà estimait que les races méridionales tolèrent mieux le froid que les races du Nord, et il avait remarqué que les Italiens, les Espagnols, les Portugais, les Français du Midi et les créoles avaient mieux résisté pendant la campagne de Russie, en 1812, que les Allemands, les Hollandais et les Russes eux-mêmes. La même observation a été faite, encore par Larrey, sur les prisonniers transportés en Sibérie ; et, pendant la guerre de 1870-71, les contingents du Midi de la France sont ceux qui ont le mieux supporté les rigueurs d'un hiver exceptionnel pendant les marches de l'armée de la Loire, et surtout durant la si pénible retraite de l'armée de l'Est.

Cette règle n'est applicable cependant qu'à la race blanche : la race nègre ne peut pas s'acclimater dans le nord : « Au moment où Méhémet-Ali recrutait son armée avec des nègres du Sennaard, ils succombaient presque tous. Aubert Roche estime à dix-huit mille le nombre de ces victimes du climat et de la nostalgie. Les noirs de l'intérieur de l'Afrique, transplantés en Arabie, y sont décimés par la fièvre, la dysenterie et la plaie de l'Yemen à laquelle ils sont très sujets. Le séjour de l'Europe ne leur est pas plus favorable. Ils y sont moissonnés par les maladies de poitrine et surtout par la phthisie. Baudin *(Société d'anthropologie)* cite l'exemple d'un régiment anglais composé de dix-huit cents noirs qui fut envoyé en garnison à Gibraltar, en 1817. Il fut entièrement détruit par la phthisie pulmonaire en moins de quinze mois. Nous avons vu le même fait se reproduire au bagne de Brest sur les forçats de cette race provenant des colonies. La tuberculisation pulmonaire faisait d'affreux ravages parmi ces malheureux. Elle en enlevait un cinquième tous les ans » (Rochard, *loc. cit.*).

Les congélations, depuis la retraite des Dix Mille jusqu'aux guerres modernes, ont causé de nombreuses victimes dans les armées. Pendant le siège de Sébastopol, l'armée française a compté 5.290 cas de congélations, sur lesquels il y a eu 1.179 décès ; l'armée anglaise a enregistré 2.389 congélations qui ont fourni 463 décès.

Pendant l'hiver 1870-1871, les congélations des pieds ont causé bien des souffrances, et nous avons eu à constater de nombreuses morts par coup de froid, notamment pendant la retraite de l'armée de l'Est.

L'action du froid se fait sentir aussi sur les troupes d'une façon indirecte, en engageant les hommes à se calfeutrer dans leurs habitations : C'est ainsi qu'il peut jouer un rôle important dans la genèse du typhus et du scorbut, comme on l'a observé en Crimée.

III. **Habitudes alcooliques.** — Nous avons blâmé déjà l'habitude des alcooliques, notamment du *petit verre du matin*, de l'absinthe et des liqueurs soi-disant apéritives ou stimulantes de l'appétit.

L'ivresse a été considérée à certaines époques et dans certains pays comme une maladie militaire, et l'alcoolisme chronique a été observé assez fréquemment chez les vieux soldats. L'absinthe, ainsi que nous l'avons vu (p. 373), a eu dans l'étiologie de l'alcoolisme une part importante, mais dont on a cependant exagéré la fréquence.

Les chiffres fournis par la statistique médicale de l'armée française ne nous donnent pas exactement le nombre des alcooliques chroniques : tous les alcooliques, en effet, n'entrent pas à l'hôpital et, d'autre part, beaucoup, succombent à des affections diverses enregistrées sous des dénominations autres que celle d'alcoolisme.

Il est entré dans les hôpitaux pour alcoolisme chronique 126 hommes en 1880, et 114 hommes en 1881.

De 1882 à 1887 inclus, l'alcoolisme, d'après la nomenclature adoptée, est englobé parmi les intoxications. En 1883 il y a eu 73 entrées et 103 en 1889.

Quant aux décès ils se répartissent comme il suit :

En 1869 on a inscrit 7 décès (dont 2 en Algérie), par delirium tremens et 6 (dont 3 en Algérie), par accidents suite d'ivresse : soit au total 13 décès.

En 1872, 9 décès (dont 1 en Algérie) par delirium tremens et 8 (dont 3 en Algérie) par accidents suite d'ivresse. Total : 17 décès.

En 1873, 6 décès (dont 3 en Algérie) par delirium tremens et 5 (dont 3 en Algérie) par accidents suite d'ivresse. Total : 11 décès.

En 1874, 6 décès (dont 3 en Algérie) par delirium tremens et 2 (dont 1 en Algérie) par accidents suite d'ivresse.

A partir de 1875, les décès attribuables à l'alcoolisme, sont inscrits sans autre distinction de la façon suivante :

En 1875	22 décès.	En 1884	14 décès.
1876	22 —	1885	9 —
1877	14 —	1886	5 —
1878	19 —	1887	6 —
1879	12 —	1888	10 —
1880	13 —	1889	4 —
1881	7 —	1890	11 —
1882	11 —	MOYENNE ANNUELLE.	11,5 décès.
1883	16 —		

Il est certain cependant que le mode de recrutement actuel de notre armée, la disparition des remplaçants et des vieux soldats, les occupations très nombreuses qui laissent peu de loisirs aux troupes, l'éducation hygiénique, la sévérité de la discipline sont autant de causes qui agissent avec une importance diverse pour faire diminuer l'alcoolisme chronique parmi nos troupes.

Quant à l'alcoolisme aigu, si l'ivresse a été officiellement blâmée à toutes les époques, elle est aujourd'hui l'objet de pénalités spéciales. En conséquence de la loi du 23 janvier 1873 qui a classé l'ivresse publique parmi les contraventions ou les délits, la décision ministérielle du 6 mai 1873 a déterminé les punitions disciplinaires spéciales qu'encourt le militaire oublieux des règles de la tempérance et nous sommes porté à croire que, depuis cette époque, sinon à cause de ces pénalités, du moins par le fait du progrès des mœurs, l'ivresse a diminué parmi nos soldats.

Malheureusement le bon marché des liqueurs frelatées et des alcools dangereux, la facilité avec laquelle le soldat se les procure en dehors du quartier, sont des circonstances qui viennent contrebalancer en partie les motifs de décroissance des dangers de l'alcool parmi les troupes. Combien fréquemment il arrive aux médecins des corps de troupe d'être appelés à constater de véritables empoisonnements par les alcools des marchands de vin. Combien aussi est difficile la surveillance des cantines à cet égard.

Au dire de Garcin (*Armée anglaise*, Paris, 1886), « l'ivrognerie est la plaie de l'armée anglaise ». Ainsi en 1881, sur 224.681 condamnations ayant trait à la discipline, il y a eu 23.470 amendes pour ivrognerie; 14.741 coupables ont été déférés aux cours martiales et 104 punis de travaux forcés.

Dans l'armée allemande, l'ivresse est assez commune et est fréquemment observée à tous les échelons de la hiérarchie.

IV. **Tabac.** — Déjà l'ordonnance du 8 octobre 1688, puis le règlement du 30 juillet 1720 avaient alloué gratuitement à chaque soldat, une livre de tabac par mois. D'après le règlement du 20 avril 1734, les cantiniers des corps touchaient du tabac à prix réduit, en quantité proportionnelle à l'effectif et le revendaient aux soldats. L'ordonnance du 12 juin 1748 défendait aux militaires de revendre aux habitants le tabac de cantine. La fourniture spéciale du tabac aux troupes a été abolie pendant les guerres de la Révolution et rétablie par décret impérial du 29 juin 1853 qui a déterminé qu'il serait délivré du tabac de cantine à fumer, au prix de 1f,50 le kilog., aux sous-officiers et soldats, à raison de 10gr par jour. Il est du reste interdit aux soldats de faire commerce du tabac qu'ils ont touché.

Le tabac est surtout employé dans l'armée de terre sous forme de fumée, l'usage de la chique y étant toujours demeuré aussi exceptionnel qu'il est fréquent dans la marine.

Sans vouloir résumer ici tout ce qui a été dit pour ou contre l'usage du tabac, nous admettons volontiers que l'emploi « du tabac est inhérent et nécessaire à la vie du soldat ; c'est pour lui un besoin de tous les jours non seulement lorsqu'il est paisiblement en garnison, mais surtout pendant les longues nuits qu'il passe au bivouac. Aussi malgré les inconvénients qu'il cause et les conséquences fâcheuses qui résultent quelquefois de son abus, ce serait affecter un rigorisme déplacé que de lutter contre un usage qui procure au moins des consolations dans les situations les plus critiques » (Didiot, *loc. cit.*), qui berce l'imagination, calme l'ennui et donne parfois, au moins momentanément, plus de lucidité à la pensée. « Ainsi le tabac s'élève au rang de modificateur moral et dès lors il faut l'apprécier, non plus avec les seules données de la chimie, mais au point de vue des réactions morales qui jouent un rôle si considérable dans l'hygiène humaine » (Michel Lévy).

Il est constant que la privation du tabac a pu paraître à certains sujets plus pénible que la privation d'aliments et elle a figuré parmi les punitions disciplinaires de l'armée prussienne. Korloff, dans sa relation sanitaire de la guerre de 1877-78 contre la Turquie, a noté les avantages du tabac et exprimé le désir qu'il en soit délivré chaque jour aux soldats russes. Vauban déjà avait remarqué que l'usage de la pipe diminue les sensations de la faim et de la soif. Les anciens auteurs ont considéré la fumée du tabac comme pouvant servir de correctif à l'air vicié par les miasmes et de nos jours on est porté à lui reconnaître des propriétés antiseptiques.

On ne saurait nier cependant que l'usage excessif de la fumée ne puisse entraîner des accidents, perte de l'appétit, de la force musculaire, trémulence des membres, délire, vertiges, altérations de la vision, perte de la mémoire et disparition progressive de toutes les facultés intellectuelles.

Arnould considère qu'il y a abus dès que la consommation de tabac dépasse 20gr par jour et par personne. Il est difficile de préciser la quantité de tabac nuisible à chaque individu, mais tout adulte faible de poitrine, salivant facilement, malade du cœur, ayant un tempérament nerveux exagéré, fera bien de s'abstenir de fumer.

« Le tabac ne peut exercer qu'une influence nuisible sur l'adolescent » (Michel Lévy) dont il compromet le développement.

On défendra toujours de fumer dans les dortoirs militaires.

L'hygiène individuelle du fumeur consiste dans la propreté de la bouche et dans le nettoyage fréquent des pipes, brûle-cigares ou brûle-cigarettes, dans l'emploi des appareils qui ne permettent l'arrivée à la bouche que d'une fumée déjà refroidie, dans la défense d'avaler la fumée, et dans celle de fumer à jeûn.

CHAPITRE VIII

PROPHYLAXIE HYGIÉNIQUE DES PRINCIPALES MALADIES DU SOLDAT

En se reportant à ce que nous avons dit au chapitre II de la morbidité et de la mortalité militaires on verra qu'en temps de paix comme en guerre, ainsi que l'avait indiqué L. Laveran, dès 1860, les maladies qui atteignent particulièrement les soldats en temps de paix sont les maladies des agglomérations, c'est-à-dire celles qui procèdent de la vie en commun et de la densité de la population ; de plus les maladies transmissibles ont une expansion rapide quand elles pénètrent parmi les troupes, les maladies aiguës sont plus fréquentes dans les armées que les maladies chroniques et ces dernières tendent à y évoluer rapidement ; enfin, il y a chez les soldats une réceptivité spéciale, souvent exclusive, à l'égard de certaines affections (fièvres éruptives, oreillons, goître aigu, stomatite ulcéro-membraneuse, etc.) (L. Colin) (1).

(1) Voyez notamment : A. Laveran, *Traité des maladies et épidémies des armées*, Paris, 1857 ; L. Colin, *Traité des maladies épidémiques*, Paris, 1879 ; Kelsch et Kiener, *Traité des maladies des pays chauds*, Paris, 1889 ; Kelsch, *La pathogénie dans les*

S'il n'est pas de milieu qui puisse prétendre résister toujours avec succès à l'attaque des agents infectieux ou contagieux, il faut reconnaître que le milieu militaire place l'organisme humain dans des conditions marquées d'infériorité pour la résistance ; il manque à nos soldats, au moment de leur incorporation, le développement intégral de leur force et aussi l'accoutumance à l'attaque de ces causes morbifiques, et l'assuétude devient difficile à acquérir grâce au renouvellement incessant des contingents et parce que les éléments les plus nombreux des effectifs proviennent des campagnes et non pas des villes où elle se réalise en partie.

Cependant, comme l'a dit Bouchard dès 1885, « ce qui rend possible le développement de la maladie infectieuse, ce n'est pas la rencontre fortuite d'un homme et d'un microbe, l'homme sain n'est pas hospitalier pour le microbe ; presque constamment envahi par des agents infectieux, il réagit contre eux et dans cette lutte garde généralement le dessus... Il n'en est pas de même quand la vitalité de l'organisme humain est amoindrie : alors ses moyens diminuent. De même qu'on voit se couvrir de joncs des terrains où quelques circonstances insolites s'opposent à l'écoulement naturel des eaux, de même certains microbes peuvent envahir l'organisme humain dont la santé fléchit quand, par le fait d'un trouble de la nutrition, la constitution chimique de l'organisme s'est modifiée ». Que le microbe agisse par lui-même ou par ses produits, qu'il provienne des milieux ambiants ou séjourne d'ordinaire à l'état latent et inoffensif dans les organismes pour se montrer nocif à un moment donné, les conditions favorables à ses effets funestes se rencontreront parmi nos hommes si le défaut d'aération, l'insuffisance de l'alimentation ou des soins de propreté, les fatigues exagérées, etc., ont produit des troubles nutritifs plus ou moins marqués et dont le degré ultime constitue ce qu'on a appelé la *misère physiologique*.

La guerre ne crée point de maladies spéciales, mais les fatigues et les privations qu'elle entraîne, parfois l'insalubrité des localités où elle se déroule sont des facteurs qui viennent s'ajouter à ceux qui agissent dès le temps de paix sur la santé des soldats. Bien que les maladies en quelque sorte endémiques dans les camps, la diarrhée, la fièvre typhoïde, la dysenterie se multiplient quelquefois dans une proportion colossale, ces affections restent cependant tout d'abord subordonnées, dans leur marche, à l'action des saisons et les mesures prophylactiques à leur opposer doivent prévoir leur rareté en hiver et leur brusque accroissement à la période estivo-automnale, époque ordinaire de leur apogée. Néanmoins, lorsque les expéditions se prolongent, l'excès des pertes des

milieux militaires (*Archives de médecine et de pharmacie militaires*, t. VXII, 1891, p. 1 et 113) ; KELSCH, *Traité des maladies épidémiques*, t. I, Paris, 1894 ; C. FLÜGGE, *Grundriss der Hygiene*, Leipzig, 1889 ; Martin KIRCHNER, *Grundriss der Militär Gesundheitsphlege*, Brunswich : en cours de publication.

organismes sur les recettes amène une cachexie de misère qui finit par livrer les troupes en proie aux maladies de tous les appareils et aux affections générales, toutes les manifestations morbides ayant perdu alors leurs allures saisonnières pour devenir, pour ainsi dire, permanentes (Kelsch).

Aussi la prophylaxie des maladies infectieuses et contagieuses consiste-t-elle :

1°) A rendre infécond pour les agents morbigènes le terrain humain, ce qui ne saurait se faire qu'en fortifiant les organismes par l'application méthodique des principes d'hygiène exposés dans les pages précédentes;

2°) A chercher à entraver l'expansion, le transport et la pullulation des contages.

On se souviendra à cet effet que les principaux véhicules des maladies contagieuses sont les sécrétions du malade ; les effets de linge et de literie à son usage ; les ustensiles et meubles qui l'avoisinent ; l'air de sa chambre et même l'air atmosphérique qui l'a touché ; les liquides qui l'ont nettoyé ; les récipients qui ont reçu ses déjections depuis ceux employés à son lit jusqu'à et y compris l'égout qui les a collectées ; la couche superficielle du sol qu'il a pu contaminer ; son cadavre (Flügge, *loc. cit.*, p. 482).

Pour arriver à une prophylaxie hygiénique rationnelle des maladies infecto contagieuses du soldat, outre les moyens indiqués pour la bonne installation du logement, pour fournir une alimentation convenable, pour assurer la propreté, pour répartir convenablement le travail et le repos, il existe des règles spéciales dont les unes sont applicables, dans l'armée, à la défense des organismes contre toute espèce de maladie infectieuse ou contagieuse, dont les autres s'adressent particulièrement à quelques-unes de ces maladies.

La prophylaxie générale des maladies contagieuses du soldat comprend l'*isolement*, l'*évacuation des locaux infectés*, l'*hygiène générale*, l'*action personnelle des médecins*, la *désinfection*, l'*incinération*, l'*organisation des stations sanitaires*.

I. Isolement. — Tout soldat soupçonné d'affection contagieuse sera éloigné de l'habitation commune et mis dans la nécessité de cesser avec ses camarades des relations qui pourraient devenir dangereuses pour eux.

Un isolement d'observation peut se faire à l'infirmerie régimentaire, mais lorsque l'affection dont l'homme est atteint est démontrée avec certitude être contagieuse, le malade entrera toujours à l'hôpital, où il sera possible d'assurer l'isolement complet. En campagne, des hôpitaux spéciaux seront affectés au traitement des contagieux, qui devront, autant que possible, être éloignés rapidement du gros de l'armée et évacués avec toutes les précautions nécessaires sur le service de l'arrière. Mais il faut bien reconnaître que les impérieuses nécessités de la guerre empêchent souvent l'isolement d'être aussi rapide qu'en temps de paix.

Les corps de troupe atteints de maladies contagieuses ou épidémiques ne devront pas voyager, tant à cause de la fatigue que les marches causent aux hommes, qu'à cause du transport des germes par les malades; ces mêmes régiments ne recevront pas de contingent nouveau (recrues, réservistes, hommes de l'armée territoriale, etc.), et les communications avec les corps non contaminés seront interceptées ; de même on ajournera les changements de casernement, qui auraient pour effet de rapprocher des unités indemnes de celles qui comptent dans leurs rangs des malades contagieux ou suspects.

D'autre part les soldats convalescents de maladies transmissibles ne seront dirigés sur leurs foyers, en congé ou définitivement, que lorsqu'il sera constaté qu'ils sont devenus incapables de disséminer les germes de la maladie. Le médecin seul a qualité pour déterminer cette époque pour chaque convalescent, suivant la nature de la maladie, sa forme et les moyens de désinfection dont il dispose. Il tiendra aussi grand compte de ce fait d'observation qu'il est des maladies contagieuses qui ne se développent pour ainsi dire pas lorsque les contages ne sont pas accumulés dans des locaux d'habitation commune.

En aucune circonstance, les soldats ne seront envoyés isolément ou en troupe dans les localités où règne une maladie transmissible, et, s'ils arrivent au corps venant d'une localité suspecte. ils seront soumis à l'isolement et à une observation régulière pendant un temps suffisant en rapport avec la durée de l'incubation de la maladie. En France, depuis quelques années, les noms des communes visitées par une épidémie sont portés à la connaissance des autorités militaires par les soins du Comité consultatif d'hygiène.

Si par suite d'exigences de guerre, des troupes sont appelées à traverser en chemin de fer ou par étapes, des villes ou villages où règne une maladie contagieuse, on prendra toutes les mesures nécessaires pour éviter le contact entre les soldats et la population, : le cantonnement sera, s'il est nécesssaire remplacé par le campement et le bivouac ; au besoin, on établira autour de la colonne en station ou en marche, un véritable cordon sanitaire.

Souvent on pourra faire connaître aux hommes le danger que leur ferait courir la fréquentation des établissements publics ou de plaisir, lorsque dans les environs de la garnison ou du cantonnement, sévit une maladie transmissible.

Au cours d'une épidémie, il importe de traiter avec soin toutes les indispositions, mais on évitera, surtout en campagne, d'encombrer avec des hommes simplement indisponibles, les établissements hospitaliers de première ligne qui pourraient devenir des foyers extrêmement dangereux d'infection.

En manœuvre, comme en campagne, les officiers et les sous-officiers chargés d'assurer le logement ou le cantonnement, s'informeront avec soin des maladies contagieuses régnantes et on ne désignera personne pour habiter les maisons signalées comme renfermant ou ayant abrité des malades, avant avis de l'autorité médicale qui prescrira, s'il y a lieu, des désinfections. Néanmoins la véracité des faits allégués par les habitants dans ces circonstances, devra toujours être contrôlée et affirmée par les autorités locales compétentes : il peut être aussi difficile d'avoir connaissance des malades contagieux que de se garer contre les récits fantaisistes dictés parfois par le désir de se soustraire à la charge du logement militaire.

II. **Évacuation des locaux infectés.** — Les locaux infectés, casernes, camps ou cantonnements seront abandonnés par la troupe. La dispersion des hommes dans un vaste campement constitue un des meilleurs moyens de faire cesser certaines épidémies de caserne, mais on conçoit qu'il est des conditions de temps et de lieux qui modifient cette règle générale : on ne fuira pas la fièvre typhoïde de la caserne, par exemple, pour exposer la troupe à des accès pernicieux, à la fièvre jaune, aux congélations ou aux insolations, etc. ; la formulation des mesures hygiéniques, comme des ordonnances thérapeutiques, demande une appréciation rigoureuse de chaque cas particulier et exige un jugement actuel que sa science et son expérience dicteront au médecin, seul compétent pour le rendre.

III. **Hygiène générale.** — Lorsqu'on est menacé d'une épidémie, comme en temps d'épidémie, l'alimentation sera plus tonique, la surveillance de l'eau de boisson plus minutieuse encore que d'ordinaire ; on distribuera du vin, du thé, un supplément de viande, etc. Les règles relatives à l'aération des locaux, à leur propreté, à celle du linge et des hommes eux-mêmes seront l'objet d'une attention toute spéciale. En même temps les exercices et les fatigues seront réduits au minimum possible, sans qu'on permette cependant aux hommes de séjourner trop longtemps dans les logements, et sans que la troupe soit réduite à une inactivité absolue qui serait pleine de danger.

Les prescriptions sanitaires les plus urgentes seront portées à la connaissance des hommes avec assez de prudence pour ne pas provoquer de trop vives alarmes, et l'on aura soin de les échelonner en quelque sorte, sans changer brusquement le tableau de service du jour au lendemain.

On cherchera par tous les moyens, à fortifier, au besoin à relever le moral des hommes. En campagne surtout, cet élément prophylactique qui découle en grande partie de l'ascendant des chefs, de leur exemple et de leur ingéniosité à créer des distractions à la troupe, a une importance qui a été maintes fois proclamée, et sur laquelle nous avons déjà plusieurs fois insisté.

IV. **Action personnelle des médecins militaires.** — Le médecin militaire a le devoir constant de veiller à l'exécution des règles de l'hygiène et de proposer à ses chefs hiérarchiques, les mesures qu'il croit utiles. Il est nécessaire aussi qu'il s'enquière des maladies endémiques ou épidémiques des localités occupées ou traversées par la troupe et qu'il s'arme pour protéger les soldats contre leur atteinte.

Dès qu'une maladie épidémique ou contagieuse menace ou éclate dans un corps de troupe, il appartient au médecin de régiment de le faire connaître au chef de corps et au directeur du service de santé du corps d'armée, lequel a le devoir d'en informer le Ministre de la guerre et de proposer lui-même des mesures prophylactiques. En portant, à la connaissance du commandement, un mal commençant ou même imminent que sa perspicacité lui a fait soupçonner dans des formes frustes qui souvent sont les premiers d'une série épidémique, ou que ses recherches bactériologiques lui ont dévoilé, le médecin s'assure la possibilité d'en enrayer les progrès, et sa vigilante attention a plus d'une fois fait avorter une épidémie commençante.

C'est ainsi que nos règlements militaires ont devancé les prescriptions de la loi du 30 novembre 1892 sur l'exercice de la médecine, loi qui exige désormais la déclaration à l'autorité civile, des cas de maladies contagieuses, et dont le Ministre de la guerre a réglé l'application dans l'armée par la circulaire du 12 mai 1894, ainsi conçue :

« Monsieur le Ministre de l'intérieur m'a consulté sur la question de savoir si les médecins militaires étaient tenus de faire, personnellement, à l'autorité civile, la déclaration des maladies épidémiques dont la divulgation n'engage pas le secret professionnel, par application de l'art. 15 de la loi du 30 novembre 1892, ainsi conçu : Tout docteur doit faire à l'autorité publique, son diagnostic établi, la déclaration des cas des maladies épidémiques tombées sous son observation.

Le but essentiel de cette déclaration, est la prophylaxie des maladies contagieuses : or, il en est, tout différemment s'il s'agit d'un homme logé dans un casernement, ou d'un officier, ou d'un sous-officier logé en ville.

Dans le premier cas, le médecin militaire rendra toujours immédiatement compte à son chef de corps de tout ce qui intéresse la santé de la troupe ; la protection de la santé du soldat, et par cela même de la population civile, est immédiate et certaine ; les mesures prophylactiques sont prises d'extrême urgence à l'intérieur de la caserne où le militaire est logé ; elles le sont également à l'hôpital où le contagieux est transporté immédiatement, et où il est toujours l'objet de mesures spéciales d'isolement ou de désinfection.

Il n'en n'est plus de même pour les officiers et leurs familles qui, étant logés en ville, traités presque toujours dans leur domicile particulier. étant en contact immédiat et presque incessant avec la population civile, peuvent, comme les personnes civiles, contaminer le milieu urbain dans lequel ils résident.

Si donc, dans le premier cas, l'autorité municipale n'a point à intervenir dans l'intérieur des casernements, elle a tout intérêt et tout droit à faire prendre, par elle-même, en ce qui concerne les officiers, les sous-officiers et les employés militaires logés en ville ainsi que leurs familles, les précautions légales pour protéger les habitants.

C'est par ces considérations que j'ai, d'accord avec M. le Ministre de l'Intérieur, décidé à la date de ce jour :

1° Que, en ce qui concerne les hommes de troupe logés dans les casernes et établissements militaires, la déclaration des maladies contagieuses et épidémiques étant faite par le médecin militaire au chef de corps, l'autorité publique était prévenue en sa personne et qu'il appartenait au commandement et non pas au médecin militaire de faire à l'autorité civile la déclaration dont il s'agit. Cette déclaration sera non pas individuelle, mais sommaire et collective, de telle sorte que l'autorité civile soit tenue au courant des fluctuations de l'épidémicité militaire ;

2° Que, pour les officiers, les sous-officiers et employés militaires logés en ville et leurs familles, le médecin militaire sera tenu de faire au Maire et au Sous-Préfet la déclaration individuelle définie par la loi du 30 novembre 1892 ; à cet effet, et pour eux seuls, ils recevront du Maire des carnets du modèle défini par l'arrêté du Ministre de l'Intérieur (§§ 1, 2 et 3, en date du 23 novembre 1893).

Cette déclaration civile ne les dispense d'ailleurs aucunement de celle à laquelle les astreint leur devoir militaire envers le chef de corps ou de service duquel relève le militaire près duquel ils ont été appelés.

A cette occasion, je crois devoir vous rappeler qu'il a été formellement entendu entre les Ministres de l'Intérieur et de la Guerre, à une époque déjà ancienne, que les commandants d'armes et les maires doivent se communiquer d'*urgence*, tous les faits épidémiques parvenus à leur connaissance, tant, dans les villes de garnison que dans les localités que la troupe doit occuper ou traverser pendant les marches ou les manœuvres.

Les médecins militaires étant, aux termes de l'arrêté de M. le Ministre de l'Intérieur en date du 5 juin 1890, appelés à faire partie des conseils départementaux d'hygiène et de salubrité, avec voix consultative, ont ainsi toute facilité de suivre le mouvement des maladies contagieuses et épidémiques de la population civile ; ils doivent constamment s'en préoccuper, y apporter autant d'assiduité que de prévoyance, et ils sont assurés de trouver des renseignements utiles près des médecins des épidémies, délégués du Ministre de l'intérieur.

En rendant compte au chef de corps des renseignements donnés par le médecin des épidémies, en recevant communication de ceux qu'aura fournis l'autorité municipale, ils seront à même de proposer, en temps opportun, des mesures préventives dont l'efficacité sera d'autant plus certaine, que leur exécution étant ordonnée par l'autorité militaire supérieure, il est du devoir de tous de s'y conformer strictement. »

Pendant tout le cours de l'épidémie, les médecins chefs de service dans les corps de troupe et les médecins chefs d'hôpitaux recevant les malades, restent en relations constantes entre eux et avec le directeur du service de santé du corps d'armée, qui les réunit en conférence s'il le juge utile, et ainsi se trouve assuré l'échange de leurs vues et leur constante consultation, ce qui permet à l'armée de profiter du bénéfice de leur expérience et de leur observation journalière des phases de l'épidémie. Le Ministre, lorsqu'il le juge opportun, envoie en outre sur les lieux, un médecin du grade de médecin inspecteur ou le médecin inspecteur général qui prescrit d'office, au nom du Ministre, toutes les mesures prophylactiques, que personnellement il estime nécessaires ou qui ont pu être décidées par le Comité technique de santé siégeant au ministère de la guerre.

L'action personnelle des médecins militaires s'exerce encore par une autre voie dans la prophylaxie des maladies épidémiques. Le médecin inspecteur général, le médecin inspecteur directeur du service de santé au ministère de la guerre et souvent d'autres médecins de l'armée font partie du Comité consultatif d'hygiène de France. Dans chaque chef-lieu de département, comme le rappelle la circulaire du 12 mai 1894, le médecin le plus élevé en grade est membre de droit du conseil d'hygiène et de salubrité (arrêté ministériel du 15 juin 1890), de telle sorte que la voix du médecin de l'armée peut être entendue chaque fois que des questions d'hygiène intéressant les troupes viennent à être étudiées dans leurs relations avec la santé publique des localités où elles tiennent garnison.

Les règlements des différentes armées sont semblables aux nôtres sur cette question, notamment ceux de l'armée allemande, articles 26 à 29 du règlement sanitaire du temps de paix *(Frieden Sanitäts Ordnung)*.

En Prusse, d'après une ordonnance du 8 août 1835, lorsqu'une épidémie éclate, il se constitue une commission sanitaire qui, dans les villes de garnison, comprend nécessairement des officiers et un médecin militaire d'un grade élevé. Le médecin militaire allemand a aussi à sa disposition en campagne, l'outillage nécessaire pour faire les recherches bactériologiques pouvant le mettre à même d'étudier la nature des premiers cas d'une épidémie menaçante.

V. **Désinfection.** — La désinfection des malades, des vêtements suspects et de la literie, des locaux d'habitation, par la ventilation et la propreté (p. 110), des meubles et plus particulièrement des déjections et excrétions des malades, exige une série de mesures dont l'importance est absolument capitale.

L'instruction suivante règle cette question dans l'armée française.

1. NOTICE SUR LES DÉSINFECTIONS *(annexée au décret du 28 novembre 1889, portant règlement sur le service de santé à l'intérieur).*

I. ORDRES. — AUTORISATIONS ET FORMALITÉS

Dans les hôpitaux, les opérations de désinfection sont ordonnées par le médecin-chef.

Dans les corps de troupe, elles sont ordonnées par le chef de corps, sur la proposition du médecin-chef de service, toutes les fois qu'il s'agit de désinfecter un nombre restreint d'effets d'habillement, de literie ou de locaux. Lorsque la désinfection doit s'étendre à un groupe considérable d'effets, d'objets de literie ou de locaux et qu'elle comporte des allocations exceptionnelles, l'autorisation est demandée au Ministre. Toutefois, en cas d'urgence, l'autorisation peut, sur l'avis du directeur du service de santé, être accordée par le général commandant le corps d'armée. Dans ces deux dernières circonstances, il est toujours rendu compte au Ministre de l'exécution de la désinfection.

Dans les demandes qu'il établit, le médecin chef de service doit toujours spécifier, non seulement les conditions pathogéniques à combattre, mais encore les locaux à désinfecter suivant la nature de la maladie et sa tendance à prendre de l'extension. A côté de maladies nettement transmissibles (fièvres typhoïdes, fièvres éruptives, diphtéries, etc.,) il est des modifications de l'état sanitaire ou des affections moins graves en elles-mêmes (angines, diarrhées, embarras gastriques) qui, par leur nombre et leur fréquence en un moment donné et par leur connexité avec des maladies épidémiques qu'elles précèdent habituellement, peuvent, à titre exceptionnel, légitimer le recours aux désinfectants.

Les désinfections complètes sont indiquées en cas d'infection totale du casernement ; mais, comme elles sont toujours onéreuses, elles ne devront être prescrites que dans les cas précédents ; autrement on serait exposé à multiplier des opérations d'une utilité contestable (dans les locaux non contaminés) et en réduisant d'autant le budget spécial, à priver du bénéfice de ces mesures, nombre de casernes où la circonscription du mal indique un foyer spécial dont l'assainissement n'occasionnerait qu'une dépense relativement minime.

La désinfection des locaux occupés par le service des places (bureaux, corps de garde, latrines, etc...), est ordonnée par le commandant d'armes, sur la proposition du médecin chargé du service médical de la place. Les désinfectants et le matériel nécessaires sont alors délivrés, sur l'invitation du commandant d'armes, par le médecin-chef de l'hôpital militaire le plus voisin.

Les chefs de corps ou de services sont tenus d'informer le service du génie, toutes les fois que des opérations importantes de désinfection de locaux sont exécutées dans les casernements. Pour la désinfection des fournitures appartenant à la Compagnie des lits militaires, on se conformera aux prescriptions de l'article 90 du règlement du 30 septembre 1886, sur l'exécution du service des lits militaires.

Les médecins des hôpitaux et des corps de troupe devront tenir note de toutes les opérations de désinfection exécutées, quelles que soient leur nature et leur importance.

Dans les hôpitaux militaires toutes les opérations de désinfection sont effectuées au compte du service de santé ; dans les corps de troupe, elles sont également à la charge du service de santé en ce qui concerne les effets d'habillement, la literie et les locaux des casernements y compris les latrines, mais à l'exclusion des écuries dont la désinfection est opérée au titre du service des remontes.

II. — PERSONNEL D'EXÉCUTION ET DE SURVEILLANCE.

Les opérations de désinfection sont effectuées par le personnel des corps et services, sous la surveillance d'un médecin désigné à cet effet.

Le médecin préside à la préparation, à la répartition et à l'emploi des solutions désinfectantes ; et il demeure personnellement responsable des accidents toxiques qui pourraient résulter de leur emploi pendant toute la durée de l'opération.

Les désinfecteurs seront dûment avertis des dangers auxquels ils s'exposeraient en s'écartant des instructions et des consignes qui leur seront tracées.

Au début du travail, ils devront se dépouiller de leurs vêtements habituels, pour revêtir des effets fournis spécialement pour ce service. Pendant le travail, ils s'abstiendront de boire et de manger. Après chaque séance, ils retireront leurs vêtements de travail, ils se laveront le visage, la barbe, les cheveux et les mains, reprendront leurs vêtements ordinaires ; enfin autant que possible, il leur sera donné un bain à la fin de la journée de travail.

Pour donner plus de sécurité à ces opérations, dans chaque corps d'armée, un groupe d'infirmiers doit être instruit, à l'hôpital régional, dans la pratique des désinfections.

III. — MOYENS DE DÉSINFECTION.

Les moyens à mettre en œuvre pour obtenir les désinfections, sont :

1° L'incinération ;

2° L'ébullition dans l'eau pendant une demi-heure ;

3° Le courant de vapeur d'eau à 100° ;

4° Le courant de vapeur humide sous pression, entre 112° et 115° ;

5° Les solutions aqueuses d'acide phénique à 5 p. 100 et à 2 p. 100 ;

6° La solution aqueuse de bichlorure de mercure à 1 p. 1,000 ;

7° Le lait de chaux à 20 p. 100 ;

8° La solution de crésyl à 5 p. 100 et à 2 p. 100 ;

9° La solution aqueuse de sulfate de cuivre à 2 p. 100 ;

10° Les solutions aqueuses de chlorure de zinc à 5 p. 100 et à 2 p. 100 ;

11° L'acide sulfureux.

Agents physiques. — Les désinfections par les trois premiers moyens peuvent se faire dans des appareils improvisés et la manière de faire, toujours simple, ne comporte pas d'explications.

Le quatrième moyen exige une étuve avec générateur à vapeur sous pression, dont l'installation coûteuse ne peut s'obtenir que par une demande ministérielle spéciale motivée. Lorsque le corps d'armée est pourvu d'une étuve à désinfection, sous pression, locomobile, elle peut, sur une demande au général en chef, être mise temporairement à la disposition des corps ou services qui ont à effectuer des désinfections importantes. La désinfection par ces étuves sous pression se fait avec une grande perfection et la manière de procéder est réglée par une instruction spéciale, à laquelle on doit se conformer strictement.

Agents chimiques. — Les corps sont pourvus des agents chimiques nécessaires aux désinfections courantes par les demandes trimestrielles de médicaments.

Lorsque des désinfections d'une importance exceptionnelle sont autorisées par le Ministre, des demandes supplémentaires de livraison par les établissements du service de santé, ou d'achat sur place, sont adressées au directeur du service de santé, en y joignant une copie de l'autorisation ministérielle.

La manière de faire les solutions n'exige de précautions spéciales que pour celles de sublimé.

La solution de bichlorure de mercure ne doit se faire que dans des vases en terre vernissés, en fonte ou en tôle émaillée, en dissovant dans l'eau bouillante un gramme de sel marin et un gramme de sublimé par litre. Cette préparation faite à l'avance, s'altère ; elle doit être employée dans les vingt-quatre heures.

On augmente le pouvoir désinfectant des solutions phéniquées, ou celle de sublimé, par l'addition d'un gramme d'acide tartrique ou d'acide chlorhydrique par litre. Le mélange de la solution de sublimé à 1 p. 1.000 avec celle d'acide phénique à 50 p. 1.000, est un désinfectant très énergique.

Pour éviter des méprises, toutes les solutions contenant du sel mercurique doivent être colorées par l'addition d'une solution alcoolique à 1 p. 200 de bleu d'aniline, à la dose de 40 gouttes par litre de liquide désinfectant.

Les solutions antiseptiques ne doivent jamais être renfermées dans des bouteilles à vins ou à liqueurs ni dans des bidons ou des récipients servant aux boissons, mais dans des flacons portant une bande circulaire et une étiquette de couleur orange, bien apparente, avec l'inscription *Poison* en gros caractères.

Pour préparer le lait de chaux, on fait d'abord déliter de la chaux maigre ou grasse, de bonne qualité, en l'arrosant petit à petit avec la moitié de son poids d'eau. On obtient de la sorte une poudre qui peut être conservée quelque temps dans un récipient soigneusement bouché et placé dans un endroit sec. 1^{kg} de chaux ayant absorbé 500 grammes d'eau pour se déliter, a acquis un volume de 2.20, qu'il suffit de délayer dans le double de son volume d'eau, soit 4.40 pour obtenir un lait de chaux à 20 p. 100. Le lait de chaux ne peut conserver ses qualités désinfectantes, que dans un vase bien bouché, et pendant peu de jours.

Les émulsions de crésyl se font comme les autres solutions aqueuses et aux mêmes doses que l'acide phénique ; elles sont à préférer lorsqu'il s'agit à la fois de désinfecter et de déguiser de mauvaises odeurs.

La désinfection par l'acide sulfureux se fait au moyen de la combustion du soufre dans un local parfaitement clos. Il est, avant tout, nécessaire de rendre les clôtures hermétiques, en recouvrant les joints des portes et des fenêtres par des bandes de papier collé ; on place ensuite sur le sol un certain nombre de réchauds ou de récipients en poterie grossière de quinze à vingt centimètres cubes de diamètre et de 0^{m},04 de profondeur, contenant au maximum 250^{gr} de soufre en canons concassé. Si le sol de la chambre est planchéié, il est indispensable, pour éviter l'incendie, d'interposer un lit de sable de 0^{m},25 d'épaisseur, sous chaque réchaud. Le nombre des réchauds doit varier suivant le cubage du local, de façon que la quantité de soufre soit de

30gr au plus, 20gr au moins, par mètre cube. On enflamme le soufre à l'aide de copeaux de bois ou de papier, de l'alcool, du pétrole ou d'une mèche de tonnelier, en commençant par le foyer le plus éloigné de la sortie ; on se retire rapidement, pour éviter de respirer des vapeurs irritantes d'acide sulfureux qui se dégagent aussitôt et ou ferme hermétiquement la porte de sortie ; par prudence et pour la rapidité, il convient d'employer deux hommes à cette opération. Au bout de trente-six heures, la désinfection est terminée, on ouvre le local, on y établit des courants d'air, et on ne doit y séjourner qu'après une heure de large ventilatibn.

IV. — MODE D'APPLICATION DES PROCÉDÉS DE DÉSINFECTIONS AUX DIVERS OBJETS.

Il faut se garder de secouer des vêtements et des effets ou objets de literie infectés, afin de ne pas disséminer dans l'air, des poussières et des germes infectieux : tout matériel suspect doit être transporté dans des draps imbibés d'une solution phéniquée faible, ou dans des récipients hermétiques.

Les désinfecteurs chargés des manipulations d'objets infectés doivent être couverts d'une calotte et d'une longue blouse, qui, aussitôt après leur travail, sont enlevées, passées à l'eau bouillante, à l'étuve, ou immergées dans une solution antiseptique.

Les effets de toile ou de coton, tels que chemises, bonnets, caleçons, chaussettes, cravates, mouchoirs, serviettes, torchons, tabliers, bourgerons, pantalons de treillis, draps de lit, alèzes, taies d'oreillers, etc., sont susceptibles d'être parfaitement désinfectés par l'immersion dans l'eau bouillante ou dans une solutiou de sublimé, d'acide phénique, de sulfate de cuivre ou de chlorure de zinc. Après une immersion complète pendant une demi-heure, il ne reste plus qu'à lessiver les objets par les procédés habituels.

Les effets de laine tels que tuniques, capotes, pantalons, chaussettes, chemises, ceintures, gilets ; les objets de literie, tels que couvertures, matelas, traversins, oreillers, édredons, etc..., sont susceptibles d'être désinfectés par la vapeur sous pression, par l'immersion dans un liquide désinfectant, et par la sulfuration.

Avant de les soumettre à l'action de la vapeur, il faut imbiber, avec de la lessive de soude ordinaire, les taches de vin, de graisse, de sang ou de pus. Il faut préserver à l'aide de flanelles, les objets à désinfecter de tout contact avec les parties métalliques des appareils, pour éviter les taches de rouille.

Enfin, on prend aussi toutes les précautions nécessaires pour que le matériel à désinfecter ne soit pas souillé par l'eau de condensation.

La désinfection des effets de laine par les bains antiseptiques exige une immersion de quarante-huit heures, et il ne faut pas ici aciduler les solutions par l'acide chlorhydrique, car cet acide compromettrait la solidité des tissus.

Les objets de literie, tels que matelas, traversins, édredons, ne peuvent être désinfectés par immersion sans être défaits. Pour les découdre, on asperge à fond les enveloppes avec une solution antiseptique, puis on lessive celles-ci à part ; la laine et le crin animal sont immergés pendant deux heures, dans le bain désinfectant, puis lavés à grande eau et séchés ; la plume est soumise à la sulfuration et le crin végétal brûlé.

Les objets en drap, les tuniques, les capotes, les pantalons peuvent aussi se désinfecter par une simple immersion d'une demi-heure dans l'eau bouillante ; mais ce procédé ne doit être appliqué ni aux couvertures de laine, ni aux flanelles.

La sulfuration peut s'appliquer à la fois aux vêtements de laine, de coton et aux objets de literie ; cependant, la couleur de certains tissus peut être altérée par cette opération. Les objets sont étalés dans un local bien clos, de 40^{m} à 50^{m} de cubage, sur des tringles en bois ou des cordages scellés au mur, à 2^{m} au-dessus du sol, et exposés aux vapeurs sulfureuses pendant trente-six heures; au sortir de ce local, les effets sont aérés pendant deux ou trois jours, afin de dissiper l'odeur de soufre, puis lavés, s'il y a lieu, et les matelas refaits.

Les toiles cirées, les objets en cuir, en peau ou en bois collés à la colle forte, ne doivent être désinfectés, ni à l'étuve, ni à l'eau bouillante ; il faut se contenter de les lotionner avec les solutions antiseptiques, ou les sulfurer.

Les objets sans valeur, tels que paille, foin, chiffons, papiers, pièces de pansement, décombres, fumiers et débris d'animaux ou de végétaux doivent être incinérés : dans un foyer, si leur volume le permet ; ou, dans le cas contraire, hors des habitations, en se conformant aux règlements de police. L'incinération des substances peu combustibles, telles que le fumier, n'est possible qu'après un arrosage avec du pétrole.

Les meubles en bois, cadres, glaces, sont désinfectés à l'aide de pinceaux ou de linges imbibés de solutions fortes, ou bien soumis à la sulfuration. Les meubles capitonnés peuvent être aspergés avec le spray phéniqué, puis essuyés.

Les voitures et les wagons sont désinfectés par les mêmes moyens que les locaux et les meubles : on lave, avec des solutions désinfectantes, le sol, les parois, les coussins, soit à l'aide d'éponges, de pinceaux, de brosses, soit à l'aide d'un jet obtenu par une pompe à main, ou par un réservoir placé à quelques mètres au-dessus du sol.

Les locaux sont désinfectés par des lavages antiseptiques ou par la sulfuration.

Pour les lavages, on retire les étoffes et les meubles qui sont désinfectés à part, comme il est dit plus haut ; puis on imbibe à fond, avec une solution antiseptique, le plafond, les murs, les boiseries, les portes, les fenêtres et enfin le plancher, à l'aide de pinceaux, de lavettes, d'éponges fixées au bout d'un bâton, ou à l'aide d'un pulvérisateur spécial. Il faut faire pénétrer le liquide dans les fentres et les joints ; les surfaces doivent être assez mouillées pour se maintenir humides, pendant dix ou quinze minutes. Pendant l'opération, il est recommandé de laver les pinceaux et les éponges, dans l'eau pure, afin de ne pas souiller de poussières les solutions désinfectantes qui seraient vite altérées.

Pour pratiquer la sulfuration des locaux, les objets métalliques particulièrement ceux en fer et en cuivre, qui s'altèrent très facilement par l'action du soufre, doivent être enduits de corps gras.

Après la clôture hermétique de toutes les issues, et avant de procéder à l'inflammation du soufre, il est utile de saturer d'humidité l'air du local pour fixer l'acide sulfureux, soit en passant un linge mouillé sur les murailles peintes et sur le sol, soit en faisant bouillir de l'eau dans un large bassin. Le local ne doit être réoccupé qu'après une large ventilation et l'avis du médecin.

Les déjections des malades (1), les selles, l'urine, les crachats, les matières vomies, sont désinfectées par l'addition de solutions antiseptiques et les vases destinés à recevoir ces déjections doivent toujours contenir à l'avance une certaine quantité de ces solutions ; celle de crésyl à l'avantage d'être désodorisante. Les parquets, les meubles et les effets souillés de déjections doivent être désinfectés avec le plus grand soin par les procédés qui conviennent à leur nature. Les crachats des tuberculeux et des diphtéritiques doivent être l'objet de la plus grande surveillance ; on recommandera aux malades de ne cracher ni sur des mouchoirs, ni sur des serviettes, ni surtout sur le sol, mais seulement dans un crachoir contenant à l'avance une petite quantité d'eau phéniquée, et le contenu ne sera, si faire se peut, versé dans les latrines qu'après avoir été soumis à l'ébullition.

Les cabinets d'aisance communs doivent être interdits aux malades atteints d'affections contagieuses, surtout de fièvre typhoïde, de choléra, de dysenterie et de scarlatine ; il faut leur attribuer des seaux inodores, contenant à l'avance des solutions désinfectantes, vidés et entretenus en parfait état de propreté

Quand un malade a fréquenté un cabinet commun, le réduit doit être désinfecté avec soin, ainsi que le siège et le tuyau de chute, par des lavages à l'aide de solutions fortes.

Les fosses d'aisance qui reçoivent des déjections suspectes doivent être désinfectées à l'aide du lait de chaux qu'on verse, autant que possible, en quantité égale au volume des matières contenues dans la fosse

On obtient une désodorisation des fosses, plutôt qu'une désinfection, en versant chaque matin, par l'orifice de chute, un quart d'huile lourde de houille, ou, à défaut, une solution aqueuse de sulfate de fer au dixième, et à raison de 25^{gr} de ce sel par homme et par jour.

Les baquets de propreté doivent être en métal ; s'ils sont en bois, ils seront imperméabilisés par plusieurs couches de goudron bouillant, étendues à l'intérieur et à l'extérieur, jusqu'à ce que le goudron fasse vernis à la surface. Ils seront vidés et lavés à grande eau matin et soir, puis on y versera 100^{gr} d'huile lourde de houille ou de crésyl.

Les urinoirs doivent être lavés trois fois au moins par jour à grande eau, avec un arrosoir de jardin muni d'une pomme ou avec une lance. Dans les journées chaudes, il est souvent utile de faire succéder à ces lavages une aspersion avec un lait de chaux ou une solution de crésyl.

On ne peut désinfecter les murs profondément imprégnés d'urine qu'en les faisant repiquer, puis cimenter à nouveau et en recouvrant leur surface d'une couche de goudron de houille.

Les cadavres des personnes qui ont succombé à une affection contagieuse doivent être enveloppés dans un suaire imprégné d'une solution phéniquée forte. La bière est remplie de sciure de bois mouillée d'une solution forte de crésyl. Les locaux où ils ont séjourné, les brancards et les voitures qui ont servi à leur transport, doivent être désinfectés avec soin.

Au moment de l'inhumation, la bière est recouverte d'une couche de chaux vive et l'exhumation est toujours interdite. La dépouille des morts ne cesse

(1) V. p. 121.

d'être un danger pour les vivants que par la crémation ; mais cette opération n'est pas dans les mœurs actuelles, elle exige l'emploi de fours spéciaux que l'avenir multipliera sans doute et qu'il sera opportun d'utiliser dans certaines épidémies.

Les personnes qui ont été en contact prolongé avec des malades atteints d'affections contagieuses doivent changer de vêtements pour les faire désinfecter ; d'autre part, elles doivent se laver les mains et le visage avec de l'eau savonneuse chaude, se nettoyer les ongles soigneusement et enfin se lotionner les parties découvertes, surtout la barbe et les cheveux, avec de l'alcool étendu d'eau. On peut aussi plonger les mains pendant une minute dans une des solutions désinfectantes indiquées plus haut, et cette dernière précaution est indispensable pour les personnes qui participent aux pansements des malades.

Mais les lotions avec ces solutions toxiques ne peuvent s'étendre sans danger à la désinfection de grandes surfaces cutanées ; il faut, dans ce cas, employer la solution de borate de soude ou d'acide borique à 20^{gr} pour 1.000 dans l'eau chaude et on peut se servir de ces dernières, même pour la désinfection des orifices cutanés et des muqueuses.

En général, un grand bain savonneux ou même de sublimé à 20^{gr} suffit pour obtenir une désinfection totale du corps et cette manière de faire est applicable à la plupart des convalescents de maladies contagieuses avant de cesser l'isolement et de permettre le retour à la vie commune ».

Pour ce qui est du choix à faire de l'agent désinfectant dans chaque cas particulier il faut, en attendant que la science ait déterminé les antiseptiques spéciaux à chaque virus, chercher « à aller au delà des besoins nécessaires pour ne pas s'exposer à rester en deça » (Arloing) en utilisant les agents les plus puissants, c'est-à-dire jusqu'à nouvel ordre, le sublimé corrosif, peut-être l'eau de Javel (Chamberland et Fernbach), et l'étuve à désinfection à vapeur sous pression portant la température à 120°. Les solutions de sublimé finissent par perdre leur action antiseptique par décomposition du sel de mercure, mais les formules employées dans nos hôpitaux militaires sont favorables à la conservation des préparations. Léo Vignon (1) qui s'est particulièrement occupé de cette question, recommande une des deux formules suivantes : sublimé 1^{gr}, acide chlorhydrique 1^{c3} par 1^{l} d'eau ; ou sublimé 1^{gr} et chlorure de sodium 10^{gr} pour 1^{l} d'eau. Il faut ajouter cependant que d'après Burcker les principes minéraux et organiques de certaines eaux provoquent la décomposition immediate du sublimé.

L'étuve à désinfection adoptée dans l'armée française, est l'étuve à vapeur sous pression de Geneste et Herscher type fixe et type mobile (*Encyclopédie d'hygiène*, t. V, p. 766 et s.).

Lorsque les solutions désinfectantes doivent être pulvérisées, il est fait usage du pulvérisateur de Geneste et Herscher (*Encylop. d'hygiène*, t. V, p. 779) ou de l'appareil de Bernard.

(1) *Bulletin de l'Académie des sciences*, 15 mai 1894.

D'après le règlement du 30 septembre 1886 sur le fonctionnement de la Compagnie des lits militaires, la désinfection de la literie doit être faite par cette compagnie à l'aide du soufre, moyennant rétribution. Mais une note ministérielle en date du 30 juillet 1890, complétée par celles du 11 juillet 1893 et du 28 septembre 1893, fait connaître que, lorsque du matériel des lits militaires devra être désinfecté par un autre procédé que la sulfuration, le corps de troupe détenteur des effets à assainir préviendra de l'opération le préposé des lits militaires qui sera admis à y assister ; s'il se produisait des dégradations elles seraient soldées à la Compagnie des lits militaires.

Ces instructions permettront de réaliser la désinfection véritable de la literie, lorsqu'elle sera utile et l'on ne verra plus des simulacres de combustion de soufre ou des aspersions insignifiantes avec des liquides désinfectants être substitués aux pratiques rationnelles et efficaces. La surveillance sera assurée par des personnes compétentes qui feront exécuter la désinfection suivant les règles établies et sans jamais permettre le contact des objets à stériliser avec ceux déjà purifiés.

VII. **Incinération.** — L'incinération des objets contaminés à détruire, des baraques ou tentes infectées, etc., peut se faire à l'aide de tous les appareils de chauffage et même à l'air libre, ainsi qu'il a été prescrit au Tonkin par N.-T. Dujardin-Beaumetz qui, lorsqu'il y dirigeait le service de santé en 1885, a fréquemment éteint des foyers de choléra dès leur apparition, en brûlant tous les effets à l'usage des malades, étant à cette époque dépourvu des étuves à désinfection qui existent actuellement.

Geneste et Herscher ont construit pour l'incinération des rebuts des hôpitaux, un four disposé pour utiliser toute espèce de combustible. Au-dessus du foyer se trouve une cuvette en terre réfractaire qui reçoit les détritus à brûler et qui est contournée par les produits de la combustion. La paroi supérieure de la cuvette est formée d'une arcade, également en terre réfractaire, percée de trous communiquant directement avec la cheminée, par laquelle sont évacués les gaz et la fumée : cette sorte de crible s'oppose à l'entraînement, avant leur combustion, des objets légers tels que papiers, ouate, fibres d'étoffes, etc.

L'ensemble de l'appareil est revêtu de fonte : une porte donne accès au foyer, une autre au cendrier, une troisième à la cuvette ; cette dernière est munie d'une garniture en toile d'amiante et d'un levier chargé d'un contrepoids qui rendent sa fermeture hermétique.

En Angleterre et en Amérique des fours pour la destruction des rebuts se trouvent dans un certain nombre de villes : tous les appareils de ce genre sont évidemment utilisables pour la destruction par le feu des effets contaminés (V. Richard, *Précis d'hygiène appliquée*, p. 65 et s.).

(1) *Bulletin de l'Académie des sciences*, 11 juin 1894.

VIII. **Stations sanitaires.** — Lorsqu'au moment d'une mobilisation ou d'une concentration ou aussi du retour d'une expédition, les troupes sont soupçonnées de pouvoir apporter les germes d'une maladie contagieuse, il peut paraître prudent de leur faire subir une sorte d'observation quarantenaire et d'établir pour elles des stations sanitaires. C'est le conseil que donnait Fauvel, lorsqu'en 1854 il demandait que chaque régiment arrivant de France à Gallipoli, fut soumis pendant quelques jours au repos et observé avant de rejoindre le gros de l'armée concentrée à Varna : ce conseil ne fut pas suivi, et on sait comment de proche en proche le choléra décima nos soldats de Marseille à Sébastopol.

L'idée de Fauvel a été mise à exécution au retour des troupes du Tonkin en 1886. Il fut décidé, sur la proposition du médecin inspecteur général Didiot, que les hommes contaminés seraient débarqués à l'île Bagan et que les troupes indemnes seraient campées à Port-Cros ; l'île de Port-Cros eut son hôpital provisoire qui devait évacuer ses malades sur l'hôpital temporaire de Porquerolles à l'expiration des quarantaines.

Les mesures prescrites à l'égard des rapatriés ont été des ablutions, des distributions de vêtements et d'effets en remplacement de ceux apportés en arrivant, désinfection et incinération de ces effets suspects (1).

« A l'arrivée de chaque bateau, le directeur de la santé et le commandant d'armes se rendaient à bord. Ce dernier remettait à tous les chefs de détachement la consigne générale indiquant les dispositions relatives au débarquement, au logement, à la nourriture, aux ablutions, à la désinfection et à l'hygiène du camp. Le débarquement se faisait ensuite au moyen du remorqueur, du chaland ou des barques sous la direction d'un officier. Les malades étaient ordinairement débarqués les premiers et transportés tout de suite à l'hôpital. Les autres soldats étaient conduits en ordre à la salle de désinfection où ils étalaient leurs sacs et havresacs et se rendaient par série de vingt à la salle d'ablutions où des effets d'entretien leur étaient remis. Un officier les accompagnait alors au camp dont l'assiette de logement avait été préparée d'avance et où les vivres les attendaient ; c'est le lendemain qu'avait lieu la visite des convalescents, l'examen des demandes de secours et qu'on pratiquait les vaccinations » (Annequin).

Les ablutions se faisaient par des bains douches. La désinfection était assurée par le soufre pour les sacs et objets pouvant se détériorer en passant à l'étuve, par l'étuve Geneste et Herscher pour les autres effets. On prescrivit l'incinération des matelas employés pendant la traversée (sauf les toiles qui furent passées à l'étuve), de la paille ayant servi à l'hôpital, des chiffons et débris de tout genre et des vêtements classés hors de service.

(1) Annequin, *Le sanatorium de l'île de Port-Cros en 1886* (*Archives de médecine et de pharmacie militaires*, t. VIII, 1886, p. 283 et 372).

Les camps pour les hommes bien portants étaient au nombre de trois : le camp de l'Estissac pouvant loger 316 hommes dans des tentes et des baraques, le camp de l'Eminence pour 360 hommes, formé d'un fort de tentes ou de baraques, le camp de l'amiral Courbet pouvant loger 318 hommes dont 180 sous tentes, 138 sous baraques.

L'hôpital abritait presque tous ses malades sous la tente, les bâtiments de l'ancien fort du Château n'ayant pu recevoir que 75 lits et les services généraux.

L'hôpital temporaire de Porquerolles était mieux organisé, sa contenance était d'environ 300 lits. Il est situé en face de la presqu'île de Gien, sa construction remonte à 1859, au moment du rapatriement des troupes de Crimée. Depuis cette époque il avait servi de sanatorium à l'armée d'Afrique et de Tunisie. Formé de deux corps de bâtiments disposés en arc de cercle sur le versant nord d'un mamelon dominant le port de Porquerolles et l'entrée de la rade d'Hyères du côté de Toulon, l'hôpital est à 300^{m} environ des maisons les plus proches du village et à 200^{m} du bord de la mer.

Les murs de ses baraquements ont 3^{m} de hauteur, le parquet reposant directement sur le sol est en briques et la toiture est formée de briques et de tuiles superposées et fixées les unes aux autres par une épaisse couche de mortier.

L'un des pavillons comprenant 108 lits, a ses deux façades principales tournées l'une vers le levant, l'autre vers le couchant. La ventilation en est facile par des fenêtres opposées ; toutefois en hiver il est trop exposé au vent d'est qui domine en cette saison et qui est toujours fortement chargé d'humidité.

L'autre pavillon a sa façade principale exposée au vent du nord-ouest ou mistral mais la violence avec laquelle souffle ce dernier est en partie atténuée par les bâtiments d'exploitation situés du côté le plus rapproché du village et par la présence du mamelon sur le versant duquel l'hôpital est construit.

Etant suffisamment éloigné du village et établi du reste sur un terrain beaucoup plus élevé que ce dernier (15^{m} à 20^{m}) l'hôpital se trouve dans une situation hygiénique excellente. Les parties de l'île situées en arrière de lui, dans la région sud, sont couvertes de pins et permettent aux malades de faire des promenades sous bois à l'abri du soleil et de la violence du vent.

Il n'existait à l'hôpital aucune fosse fixe. Chaque pavillon était muni de deux tinettes mobiles que l'on vidait au moins une fois par vingt-quatre heures dans la mer et qui étaient soigneusement désinfectées à l'aide d'une solution de sulfate de cuivre.

Comme les malades débarqués à Porquerolles avaient déjà subi des quarantaines très rigoureuses pendant la traversée ou bien, à une certaine époque (avril-juillet 1886), avaient été soumis à des mesures de désinfection à l'île de Port-Cros il n'y avait à l'hôpital comme moyen de désinfection qu'une salle de sulfuration pour les objets les plus suspects.

Chaque malade à son entrée recevait des effets neufs en échange de ceux qui lui avaient servi pendant la traversée et qui, suivant leur état, étaient incinérés ou lessivés.

IX. **Organisation générale de la vaccine.** — La prophylaxie de la variole, la vaccination et la revaccination dans l'armée ont été réglées par la notice suivante annexée au règlement sur le service de santé du 25 novembre 1889 :

« I. — Vaccination dans les corps d'armée. — Les médecins chefs de service dans les corps de troupe et dans les écoles militaires, et les médecins-chefs des hôpitaux, sont chargés respectivement du service des vaccinations et revaccinations du personnel des corps de troupes, écoles, hôpitaux.

Les médecins-chefs dans les corps de troupe et dans les écoles sont tenus : 1° de vacciner ou revacciner tous les jeunes soldats ou élèves dès leur arrivée, ainsi que les hommes des contingents antérieurs chez lesquels l'inoculation est restée stérile ; 2° De renouveler l'opération chez les sujets réfractaires pendant les quatre mois qui suivent le premier essai. De vacciner et de revacciner dès leur arrivée, tous les hommes de la réserve, de la territoriale à la disposition, etc. à l'occasion des périodes d'exercice pendant lesquelles ils sont convoqués, à l'exception de ceux dont le livret individuel portera mention d'une vaccination ou revaccination opérée avec *succès certain*, depuis moins de huit ans, ainsi que de ceux qui produiront à leur arrivée au corps un certificat établi par un docteur en médecine et dûment légalisée, constatant qu'ils ont subi une vaccination ou revaccination suivie de *succès certain* dont la date sera indiquée et ne devra pas être antérieure à une période de huit années ; 4° De soumettre à la vaccination en temps d'épidémie variolique, tous les hommes chez lesquels les inoculations antérieures seraient restées stériles, ou ceux dont la vaccination suivie de succès remonterait à plus de cinq ans.

Les médecins-chefs des hôpitaux ont les mêmes obligations pour les hommes des catégories ci-dessus définies qui seraient entrés à l'hôpital sans avoir été vaccinés ou revaccinés au corps. Pour les vaccinations et les revaccinations, il sera fait trois piqûres ou scarifications à chaque bras.

On aura soin de pratiquer les piqûres ou scarifications sous la saillie du deltoïde, à la face externe et moyenne du bras.

Les hommes désignés pour être inoculés devront, avant de se présenter au médecin, avoir soigneusement lavé leurs bras. En outre, avant de pratiquer l'opération, on lavera la région à inoculer au moyen d'un tampon de ouate trempé dans de l'eau chaude ayant bouilli, et on l'essuiera avec un linge propre.

Une lancette fortement chargée de vaccin servira à effectuer au maximum trois piqûres ou scarifications sur le même sujet : elle devra être ensuite flambée ou trempée dans de l'eau bouillante et épongée avec soin avant d'être rechargée de vaccin.

Le vaccin employé généralement est le vaccin animal.

Il est fourni aux médecins chefs, soit par les directeurs des services de santé de la région, qui eux-mêmes le reçoivent des centres vaccinogènes, soit directement, par les centres vaccinogènes sur la demande des directeurs du service de santé.

Il est constitué cinq centres vaccinogènes, savoir :

1° A l'école d'application de médecine et de pharmacie militaires pour le gouvernement militaire de Paris, les 3e, 4e, 9e, 10e, 11e, 12e, 13e corps d'armée;

2° A l'hôpital militaire du camp de Châlons pour les 1er, 2e, 5e, 6e, 7e, 8e corps d'armée;

3° A l'hôpital militaire de Bordeaux pour le 14e corps d'armée, le gouvernement militaire de Lyon, les 15e, 16e, 17e, 18e corps d'armée;

4° A l'hôpital militaire d'Alger pour les divisions d'Alger, d'Oran;

5° A l'hôpital militaire de Philippeville pour la division de Constantine et la Tunisie.

Les directeurs régionaux du service de santé et les médecins-chefs sont tenus de demander le vaccin dont ils ont besoin au centre vaccinogène chargé d'approvisionner leur circonscription. Ils ne devront s'adresser à des établissements étrangers qu'en cas de nécessité absolue et à défaut d'approvisionnement régulier.

Les directeurs du service de santé des corps d'armée ou des divisions en Algérie et de la brigade de Tunisie dirigent les opérations de vaccination et de revaccination. Ils donnent les ordres nécessaires pour qu'elles soient pratiquées de façon à présenter toutes les garanties au point de vue de la qualité du vaccin et des résultats prophylactiques. Dès que l'époque de l'arrivée du contingent annuel est connue, les médecins-chefs de service adressent aux directeurs du service de santé l'indication des besoins en vaccin de chaque corps de troupe ou établissement, ainsi que celle des conditions dans lesquelles la vaccination pourra être pratiquée.

Les directeurs du service de santé centralisent ces documents, provoquent les ordres du commandement afin que les vaccinations se fassent sans retard à des dates fixées d'avance et réglées de telle sorte que les cultures nécessaires de vaccin soient faciles, ils demandent en temps opportun au centre vaccinogène de leur ressort, le vaccin dont ils ont besoin.

Ce vaccin est destiné à l'inoculation d'un nombre de génisses suffisant pour vacciner de pis à bras et pour constituer, dans chaque région, les sources vaccinales jugées nécessaires.

La matière vaccinale provenant des centres vaccinogènes est répartie entre les médecins-chefs et employée, suivant les ordres du directeur du service de santé, soit à l'inoculation des animaux, soit à la vaccination directe des hommes dans les localités où l'intermédiaire d'une génisse serait inutile.

Le soin de se procurer et de préparer les animaux vaccinifères appartient, en principe, à chaque médecin chef. Le directeur du service de santé peut demander au général commandant le corps d'armée de donner des ordres pour que le service de la vaccine soit centralisé sous la direction d'un médecin d'hôpital ou de corps de troupe, toutes les fois qu'il y aura lieu de rendre plus expéditive et plus facile la vaccination des différents corps d'une même garnison.

Le directeur du service de santé désigne les médecins qui auront à préparer les conserves de vaccin pour les formations sanitaires de campagne du corps d'armée, savoir :

Ambulance du quartier général..................	4 tubes	à renouveler tous les 6 ou 8 mois.
Forts isolés..	3 id.	
Places fortes ne dépendant pas d'un camp retranché. .	5 id.	
Camps retranchés.....................................	10 id.	

II. — ORGANISATION ET FONCTIONNEMENT DES CENTRES VACCINOGÈNES. — Les centres vaccinogènes fonctionnent : celui du Val-de-Grâce, sous les ordres immédiats du médecin-inspecteur, directeur de l'Ecole d'application de médecine et de pharmacie militaires ; ceux des hôpitaux de Bordeaux, camp de Châlons, Alger et Philippeville, sous l'autorité du directeur du service de santé de la région. Les médecins chefs de ces quatre derniers hôpitaux prennent la direction de ce service. Ils peuvent en confier l'exécution à l'un des médecins placés sous leurs ordres, auquel seront adjoints, si les besoins l'exigent, les médecins de l'hôpital ou de la garnison désignés à cet effet par le directeur du service de santé du corps d'armée.

Les directeurs des centres vaccinogènes ont la mission d'entretenir une source constante de vaccin pour faire face, dans le plus bref délai possible, à tous les besoins des troupes en Algérie et en Tunisie, ils doivent également pourvoir à la vaccination des indigènes en territoire militaire.

Avant la période des vaccinations annuelles et pendant toute la durée de celle-ci, ils prennent les mesures convenables pour assurer en temps opportun, l'approvisionnement des corps d'armée ou divisions de leur ressort respectif. Ils reçoivent avis, au moins un mois à l'avance, des demandes formulées par les diverses parties prenantes ainsi que de la date à laquelle les expéditions de vaccin devront parvenir aux destinataires.

En dehors de ces circonstances, ils entretiennent une source vaccinale par des cultures convenablement espacées, afin de satisfaire, à première réquisition, aux besoins imprévus qui peuvent se manifester.

Ils ne négligent aucune occasion de renouveler leur source vaccinale à l'aide de cow-pox ou de horse-pox spontanés, si des cas s'en présentent.

Ils assurent la vaccination des corps de troupe en garnison dans les localités où existent les centres vaccinogènes.

Des formes sous lesquelles le vaccin doit être fourni par les centres vaccinogènes. — Mode d'emploi (1). — Les directeurs des centres vaccinogènes

(1) Le danger de transmission de la tuberculose est celui que l'on redoute particulièrement lorsqu'on pratique l'inoculation vaccinale de pis à bras. Jusqu'à ce jour l'examen particulier de cette question prouve et l'extrême rareté et la tuberculose chez les jeunes bovidés et le résultat négatif des inoculations expérimentales de vaccin mélangé à du sang puisé sur les tuberculeux.

D'autre part, bien qu'il soit reconnu que la pulpe vaccinale bien récoltée et bien employée est dans l'immense majorité des cas, exempte de danger, certains faits publiés récemment attestent qu'on doit redouter la production d'accidents septiques lors de l'emploi du vaccin de conserve. La question reste donc à l'étude.

Aussi, dans les conditions présentes, la condamnation de l'usage des vaccinations de pis à bras paraît prématurée. Qu'il s'agisse de vaccin puisé directement sur l'animal, ou de vaccin de conserve, le médecin vaccinateur doit avoir toujours présents à l'esprit les dangers à éviter et s'entourer des précautions les plus minutieuses.

vaccinent les hommes de la garnison en utilisant le vaccin de génisse entre le 3e et le 6e jour après l'inoculation, et, de plus, ils recueillent, préparent et expédient le vaccin sous l'une ou l'autre des formes suivantes, selon la demande qui leur en aura été faite :

1° *Pulpe glycérinée. — Mode de préparation.* — Après avoir enlevé la mince croûte qui recouvre l'éruption vaccinale et renferme presque toujours des impuretés diverses, on gratte les boutons de la génisse à l'aide d'une curette tranchante et l'on dépose la matière obtenue dans un petit mortier rigoureusement aseptique. On ajoute au produit du raclage un volume égal de glycérine neutre chimiquement pure, et on mélange par une trituration prolongée jusqu'à formation d'une substance homogène, melliforme, sans grumeaux (l'adjonction d'une petite quantité de sucre en grumeaux favorise la trituration). La pulpe est alors introduite dans des tubes de verre préalablement stérilisés par la chaleur ; ces tubes sont ensuite hermétiquement obturés.

Devant servir à l'inoculation des hommes, cette pulpe doit être recueillie, préparée et mise en tube, suivant les règles de la plus minutieuse asepsie ; de plus, elle doit être utilisée dans le plus bref délai possible après sa récolte.

Ces deux conditions sont de rigueur pour assurer à cette préparation l'intégrité de ses propriétés vaccinales et la mettre à l'abri de toute altération.

Dans le cas où la pulpe glycérinée serait mise en réserve pour un emploi ultérieur ne devant jamais dépasser les quinze ou vingt jours qui suivent sa récolte, il est indispensable de le maintenir dans un milieu froid, à l'abri de la lumière, ou dans une cave fraîche. (La période de conservation assignée dans cette instruction aux différentes formes de vaccin est un minimum dont il est prudent cependant de ne pas s'écarter si l'on veut éviter tout mécompte).

2° *Lymphe vaccinale en tubes.* — La lymphe vaccinale préparée en tube est beaucoup moins active que la pulpe ; elle perd rapidement de son efficacité et donne lieu, chez l'homme, à de nombreux mécomptes, en raison de sa conservation difficile. Toutefois son emploi est commode pour l'inoculation des génisses ; la lymphe vaccinale pure, fraîchement recueillie, donne toujours chez les animaux la vaccine classique. D'autre part, la lymphe vaccinale peut être ajoutée au produit du râclage du bouton pour la préparation de la pulpe glycérinée.

Pour recueillir la lymphe vaccinale,on se sert d'un tube cylindrique de 0[m],06 à 0[m],08, large de 0[m],002, et terminé par des extrémités effilées, mais non capillaires. L'une de ces extrémités est plongée dans le liquide à recueillir; celui-ci pénètre rapidement, surtout si l'on donne au tube une position déclive et si l'on écarte avec une aiguille la couche fibreuse qui épaissit la lymphe; huit à dix minutes sont nécessaires pour remplir ce tube. Il est opportun de comprimer simultanément plusieurs pustules ; si des coagulations fibreuses filiformes viennent obstruer l'extrémité effilée du tube, il suffit d'y introduire un crin de Florence.

Le tube étant rempli, il s'y forme un caillot fibrineux ; après une heure ou deux, le coagulum est achevé et flotte au milieu du liquide ; au moyen d'un trait de lime, on divise le tube dans sa partie large et on en verse le contenu dans un verre de montre. On sépare et on réserve la partie coagulée pour être jointe à la pulpe, tandis qu'on recueille la lymphe dans des tubes capillaires, comme il est d'usage pour le vaccin humain, ou dans un tube semblable à celui qui a servi pour la récolte, en ayant soin de n'y point faire pénétrer de bulbe d'air.

Les deux extrémités de ce tube sont fermées, soit à la lampe, soit en les plongeant dans une bougie formée de trois parties de paraffine et d'une de suif, soit encore à l'aide d'une solution de caoutchouc dans l'éther.

3° *Pulpe desséchée et réduite en poudre.* — On gratte les boutons de vaccin à l'aide d'une curette tranchante et l'on dépose la matière obtenue, en couches très peu épaisses, dans un verre de montre rigoureusement propre. La pulpe recueillie est immédiatement soumise à la dessication, qui doit être rapide, absolue et s'opérer, autant que possible, à l'abri de l'air.

Le meilleur moyen est le suivant : on dispose sur un plateau à faire le vide un cristalisoir rempli d'acide sulfurique anhydre, et, au-dessus, de petites étagères sur lesquelles on place les verres de montre renfermant la pulpe ; on recouvre le tout d'une cloche qu'on lute très exactement sur le plateau et qui est mise en communication avec un appareil à faire le vide (trompe, etc.). La dessication est complète en 24 ou 36 heures.

A défaut d'appareil à faire le vide, on peut placer sous une cloche les verres de montre contenant la pulpe et un petit baquet rempli d'acide sulfurique ou de chlorure de calcium ; la dessication n'est obtenu qu'après deux ou trois jours.

On peut encore dessécher la pulpe dans une étuve sèche chauffée à 35° ou 38°.

Lorsque la dessication est achevée, la pulpe forme un amas cohérent, de consistance pierreuee, que l'on pulvérise dans un mortier rigoureusement propre. La poudre est tamisée à travers de la mousseline et introduite dans de petits tubes étranglés en leur milieu, bien secs, préalablement stérilisés et que l'on referme à la lampe.

Pour employer la poudre vaccinale, on la délaye dans un verre de montre, avec quantité égale d'eau glycérinée ; la poudre s'imbibe, se gonfle et forme, au bout de quatre à cinq minutes, un mélange homogène qu'il est facile d'inoculer par la méthode des scarifications.

Il convient de rappeler que le vaccin conservé agit avec plus de lenteur que le vaccin frais, et que, de ce fait, l'éruption obtenue par son emploi subit quelquefois un retard de 24 ou 36 heures dans son apparition.

Cette pulpe conserve, pendant plusieurs semaines, ses propriétés virulentes.

Le directeur du centre vaccinogène expédie aux directeurs du service de santé. Cependant, dans les cas urgents, les expéditions peuvent être faite à l'adresse des médecins-chefs. Ceux-ci en accusent réceptions.

En toute circonstance, une étiquette, collée sur les tubes envoyés, porte les indications suivantes :

Corps destinataire ;

Nature du vaccin (lymphe, pulpe glycérinée, pulpe desséchée) ;

Date de la récolte du vaccin ;

Date de l'expédition.

Les tubes convenablement disposés dans des étuis en bois ou en fer blanc.

à l'intérieur desquels ils sont protégés par de l'ouate ou de la sciure de bois, sont envoyés par la poste et en franchise (Décret du 7 février 1888).

Matériel affecté aux centres vaccinogènes. — Les centres vaccinogènes seront munis des appareils et instruments suivants :

1° Table à bascule ; le modèle en usage au Val-de-Grâce ou tout autre peut être adopté. Il y aura utilité, si les circonstances le permettent, à le faire construire sur place, par la main-d'œuvre militaire ;
2° Liens en cuir pour l'immobilisation des génisses ; muselières ;
3° Pinces expressives, modèle Chambon ;
4° Lancettes à manche, pour l'inoculation des génisses ;
5° Curettes tranchantes pour la récolte de la pulpe ;
6° Lancettes à vacciner ;
7° Rasoirs, bistouris, ciseaux ;
8° Tubes pour la récolte de la lymphe vaccinale ;
9° Tubes pour la pulpe glycérinée ;
10° Tubes pour la pulpe desséchée et pulvérisée ;
11° Verres de montre, cristallisoirs, cloches en verre ; baguettes de verre ;
12° Trompe à faire le vide pour la dessication du vaccin ; étuve.

Le vaccin mis en réserve est conservé dans un endroit frais spécialement disposé à cet effet.

III. — MODE D'APPROVISIONNEMENT EN ANIMAUX VACCINIFÈRES. — FRAIS A ALLOUER. — SOINS A DONNER AUX VACCINIFÈRES. — Pour se procurer les animaux vaccinifères, les directeurs des centres vaccinogènes et les médecins-chefs s'adressent, autant que possible, au fournisseur attitré de l'hôpital ou de la troupe. Il sera alloué, s'il y a lieu, une indemnité de 10 f. à 15 fr. par génisse, les pertes et dépréciations restant à la charge du propriétaire.

La viande de l'animal, après l'abattage, sera acceptée dans les fournitures de l'hôpital ou du corps de troupe, en tant qu'elle offrira les qualités prévues au cahier des charges.

Les médecins vaccinateurs peuvent faire appel à un vétérinaire militaire pour le choix des animaux vaccinifères, l'indication des soins à leur donner, et pour la pratique des autopsies, dans le cas où l'autopsie de l'animal serait jugée nécessaire.

La désignation du vétérinaire est faite par le général commandant le corps d'armée ou le gouverneur militaire, sur la demande du directeur du service de santé.

Tous les frais occasionnés par les vaccinations sont à la charge du service de santé ; ils sont acquittés, dans les corps de troupe, par les trésoriers des corps qui en sont remboursés en fin d'année dans les formes règlementaires. Dans les hôpitaux et les dépôts de vaccin, les frais sont acquittés par le comptable de l'hôpital.

Choix du vaccinifère. — On choisira de préférence une génisse de robe claire et déjà sevrée. L'animal sera sain, vivace, plutôt un peu maigre que trop gras. L'œil sera vif, brillant, non congestionné ni chassieux ; le mufle rosé et frais, l'oreille fraîche, la peau souple, exempte de boutons, le poil soyeux et brillant.

Il faut repousser sans hésitation une bête trop maigre, malingre, fiévreuse, à peau épaisse collée aux côtes, ou atteinte de diarrhée. On s'assurera par la pression de l'ombilic que toute suppuration est tarie en cette région.

En toute circonstance il convient de laisser l'animal au repos, et de le tenir en observation pendant les vingt-quatre heures qui précèdent l'opération.

Soins à donner au vaccinifère. — Si la génisse inoculée est sevrée on la nourrira avec du foin. Lorsque l'animal n'est pas sevré, on lui donne par jour dix litres de lait, et deux à quatre œufs, le tout partagé en trois repas.

Le lait est donné tiède. Les œufs sont écrasés dans la bouche de l'animal qui avale simultanément la coquille et son contenu.

Autant que faire se pourra, on installera l'animal dans une stalle réservée d'un quartier de cavalerie, ou à l'hôpital s'il y existe une écurie, dans les conditions les meilleures de ventilafion, d'abri et de chaleur, de 14° à 15°.

Des écuries seront successivement établies dans les centres vaccinogènes.

Un homme habitué à ces travaux sera particulièrement chargé de soigner l'animal.

La litière sera tenue dans la plus parfaite propreté.

S'il survenait de la diarrhée on réduirait la quantité de lait à 5ˡ ou 4ˡ auxquele on ajouterait 4 à 6 échaudés finement broyés ou bien on ne donnerait d'autre aliment que 3 ou 4 œufs. Si le dévoiement persistait, on pourrait administrer la magnésie calcinée ou quelques gouttes de laudanum.

Immédiatement après l'insertion du vaccin et avant d'enlever les liens qui ont maintenu les jambes de l'animal pendant l'inoculation, on entourera le mufle d'une muselière en osier pour empêcher l'animal de se lécher. On peut, dans le même but, faire usage d'un collier formé de petits bâtons parallèles et reliés entre eux par des liens.

La plus grande surveillance sera exercée pendant l'évolution vaccinale ; la température rectale sera prise matin et soir. A l'état normal, cette température oscille entre 38°,5 et 39°,5, restant sans élévation appréciable pendant les sept premiers jours de la période d'évolution du vaccin. Toutes les fois que le thermomètre, placé dans le rectum, dépassera 39°,8, l'animal devra être tenu pour suspect et le vaccin ne sera pas recueilli ou ne sera utilisé qu'après une autopsie minutieuse ayant dissipé tous les doutes.

Toute diarrhée intense et fétide qui ne cède pas aux moyens indiqués, ou tout signe d'affection grave, motivent les mêmes réserves.

Lorsque, pendant la période d'évolution, la génisse perd sa vivacité reste couchée, et malgré les excitations habituelles, refuse de se lever ou lorsqu'elle peut à peine se tenir debout quand on parvient à la soulever, il faut renoncer à la récolte du vaccin, et faire abattre la génisse dans le plus rapide délai.

S'il y a lieu de soupçonner que l'animal est atteint de tuberculose, il ne sera pas pratiqué de vaccination ; on se bornera à récolter le vaccin et l'animal sera sacrifié. Si les résultats de l'autopsie sont confirmatifs de l'existence de tuberculose (les ganglions mésentriques seront l'objet d'une attention particulière) le vaccin sera détruit sans avoir été utilisé.

Les séances de récolte vaccinale seront coupées par des intervalles de repos pendant lesquels on fera promener l'animal vaccinifère préalablement débarrassé de tous ses liens.

Vaccination avec le vaccin humain. — Lorsque les médecins-chefs seront dans l'impossibilité de se procurer du vaccin animal pour les vaccinations générales, ils feront usage du vaccin humain. Ils utiliseront alors par ordre de préférence :

1° Le vaccin provenant d'enfants âgés au moins de quatre mois et reconnus parfaitement sains ;

2° Celui d'adultes sains vaccinés pour la première fois ;

3° Celui d'adultes sains revaccinés ;

4° Le vaccin humain conservé en tubes.

A l'effet d'obtenir des mères qu'elles prêtent leurs enfants pour l'exécution des opérations vaccinales dans les corps de troupe, une indemnité pouvant atteindre 15f sera allouée pour chaque enfant.

L'inoculation sera faite par la méthode des piqûres, trois sur chaque bras.

Constatation des résultats de la vaccination. — Les médecins-vaccinateurs suivent attentivement les effets des inoculations ; ils exemptent de tout ou partie du service les hommes, généralement en petit nombre, que l'éruption vaccinale rend assez souffrants pour exiger un repos relatif ou complet.

Ils consignent sur le registre des vaccinations et sur le registre d'incorporation les résultats certains ou les insuccès.

Les résultats constatés sont reportés sur les livrets individuels des hommes.

Les médecins-chefs, à l'exception de ceux des écoles, adresseront au directeur du service de santé du corps d'armée, dans la quinzaine qui suivra les revaccinations de chacune des catégories spécifiées au chapitre I (2e alinéa) de la présente notice un rapport détaillé sur le résultat de ces opérations. Ce rapport est établi dans la forme indiquée ci-après.

Ils feront, en outre, figurer dans le rapport de fin d'année un résumé d'ensemble de toutes les revaccinations opérées dans l'année.

Lorsque les inoculations auront été opérées avec du vaccin fourni par un centre vaccinogène, le directeur du service de santé fera parvenir au directeur de ce centre tous les renseignements propres à l'éclairer sur la valeur du vaccin envoyé par ses soins » (1).

Il n'est pas douteux que l'application rigoureuse des prescriptions réglementaires fera complètement disparaître la variole dans notre armée, diminuera considérablement le nombre des sujets aptes à contracter cette maladie au moment d'une mobilisation et permettra sans doute, d'éviter des épidémies de variole semblables à celles qui ont sévi sur nos soldats en 1870 et 1871.

Les bons résultats déjà obtenus sont démontrés par les chiffres suivants :

En 1886, nous comptions encore 15 décès par variole dans l'année (0,004 p. 1.000), 18 en 1887 (0,005 p. 1.000 d'effectif), dès 1888, on n'enregistre plus que 7 décès, 5 en 1889 et 4 en 1890, et encore faut-il remarque ces décès se rapportent, pour la plupart, à des hommes arrivant au régiment en pleine incubation de la maladie : il est malheureusement à présumer que tant que la vaccination ne sera pas obligatoire pour la

(1) V. G. Antony. *Recherches sur la valeur relative des différentes préparations vaccinales* (*Arch. de méd. et de pharm. milit.*, 1893, t. XXII, p. 465-528).

population civile, nous verrons ainsi dans l'armée quelques cas ayant pris naissance en dehors d'elle. Cependant les revaccinations deviennent de plus en plus fréquentes dans la population civile, en attendant que l'application de la loi détermine dans quelles limites elles seront obligatoires, et ce qui démontre bien leur influence c'est que l'immunité individuelle va grandissant, comme le montre la proportion décroissante des succès obtenus dans les revaccinations militaires, bien qu'elles continuent à être pratiquées avec le plus grand soin et avec des préparations vaccinales d'une efficacité certaine.

Des mesures analogues à celles que nous venons d'indiquer ont été prises pour la vaccination des réservistes dans l'armée allemande,

Par une circulaire en date du 8 août 1889, il est prescrit que les hommes de la réserve de remplacement soient dorénavant vaccinés au fur et à mesure de leur convocation, s'ils ne présentent pas des traces de vaccination ou s'ils n'ont pas eu la variole dans les deux années qui précèdent. Grâce à la bonne qualité de la lymphe animale et au perfectionnement de la technique, ajoute la circulaire, il n'y a pas lieu de se préoccuper des indispositious ou des interruptions de service auxquelles pourrait donner lieu l'opératiou.

La vaccination ou revaccination de tous les incorporés a été rendue obligatoire dans l'armée prussienne dès 1834 (1) et la mortalité par variole qui était à cette époque de 0,36 pour 1.000 hommes d'effectif est tombée successivement aux chiffres suivants :

De 1835 à 1844	0,30	par 1.000	hommes d'effectif
De 1845 à 1854	0,10	—	—
De 1855 à 1864	0,03	—	—
De 1865 à 1869	0,10	—	—

En 1866 il se produisit une augmentation par le fait de la guerre prusso-autrichienne.

Pendant la guerre 1870-71, l'armée de campagne compta 4.835 varioleux et 278 décès, soit 0,25 par 1.000 hommes d'effectif ; les troupes stationnées eurent 3.478 malades et 162 décès ou 0,54 pour 1.000 hommes d'effectif : cette recrudescence est attribuable, d'après Kirchner, aux mouvements des troupes et au transport des germes par les prisonniers français.

La revaccination est obligatoire dans l'armée du Wurtemberg depuis 1833, dans celle du Hanovre depuis 1837, de Bavière depuis 1843, de Saxe depuis 1868 et partout les excellents effets de cette mesure se sont fait sentir.

Les dernières statistiques relatives à cette question sont particulièrement démonstratives à cet égard.

Pour ce qui est de l'armée allemande (à l'exclusion du corps d'armée saxon et de l'armée bavaroise).

(1) KIRCHNER, *loc. cit.*, 1892, p. 431.

En 1867	on compte	7,4	malades p. 100 d'effectif	et	0,01	décès p. 1.000 d'effectif.
En 1868	id.	3,9	id.		0,05	id.
En 1869	id.	4,3	id.		0,05	id.
En 1873-74	id.	0,8	id.		0,05	id.
En 1874-75	id.	0,8	id.		0,00	id.
En 1875-76	id.	0,6	id.		0,00	id.
En 1876-77	id.	0,6	id.		0,00	id.

et la morbidité va s'abaissant jusqu'à 0,1 en 1887-88, la mortalité restant toujours nulle, sauf en 1884-85 où elle est de 0,03 p. 1.000.

La mortalité est également nulle dans le XIIe corps (saxon) et en Bavière.

Comme on le voit, la prophylaxie pour la variole a atteint son idéal dans l'armée allemande, ainsi que l'écrivait déjà Longuet en 1890, en analysant la statistique officielle de 1883-84 (*Archives de médecine et de pharmacie militaires*, t. XVI, 1890, p. 56).

De tels résultats ne peuvent être atteints que dans un pays soumis à la revaccination obligatoire : de fait, on n'a à pratiquer dans l'armée allemande que des revaccinations et des revaccinations de moins en moins fructueuses d'année en année, à mesure qu'augmente le nombre des jeunes gens revaccinés déjà à douze ans et même revaccinés une seconde fois dans les écoles, les fabriques, etc.

Le vaccin le plus fréquemment employé jusqu'en 1890, a été le vaccin humain de bras à bras, mais depuis lors une part plus large a été faite au vaccin animal.

En Autriche, la mortalité par variole était tombée dès 1878 à 0,15 pour 1.000 hommes d'effectif.

Dans l'armée anglaise, bien que la revaccination ne soit pas strictement réglementaire, la variole est pour ainsi dire inconnue : on n'en a pas constaté un seul cas en 1890; en 1891, une recrue a eu la petite vérole et l'avait probablement contractée avant son incorporation. D'après les chiffres de la statistique de 1890, la vaccination a été pratiquée de bras à bras sur 6,797 hommes et a été suivie de 56,2 pour 100 de succès; avec du vaccin animal de conserve sur 25.709 militaires ayant présenté 65 p. 100 de succès. Le nombre des anciens soldats revaccinés ne dépasse pas 3.000 (1).

La revaccination avec le vaccin animal est obligatoire dans l'armée italienne : de 1881 à 1888 le nombre moyen de décès par variole y a été de 9 à 10 par an.

En Russie la vaccination a quelque peine à s'acclimater et la variole y fait souvent de grands ravages.

Dans l'armée espagnole, tout semble édicté pour assurer la vaccination et la revaccination dans d'excellentes conditions : la vaccination y est obligatoire depuis 1868, de nombreuses décisions prescrivent avec de

(1) Antony. *État sanitaire de l'armée anglaise* (*Arch. de méd. et de pharm. milit.*, t. XXIII, 1894, p. 313).

grands détails l'organisation du service, et cependant on compte encore en 1886, 96 décès par variole, soit une mortalité de 1 p. 1.000. Ce qui démontre que les règlements hygiéniques ne valent que par la manière dont ils sont appliqués.

CHAPITRE IX

HYGIÈNE DU CHAMP DE BATAILLE

L'hygiène du champ de bataille, abstraction faite des soins à donner aux blessés, comprend deux parties : 1° *hygiène avant et pendant le combat* ; 2° *assainissement du champ de bataille après le combat.*

I. *Avant le combat*, autant que faire se pourra, les hommes prendront un repas de soupe de viande ou de café ou de thé. L'alcool à dose un peu élevée serait funeste : les insurgés blessés de la Commune ont fourni presque autant de décès que d'opérés et les magnifiques résultats chirurgicaux qu'on obtient sur les Arabes, même sans antisepsie, sont attribuables, pour une part, à l'abstinence d'alcool qu'exige leur loi religieuse.

On fera remplir les bidons individuels d'eau ou de café étendu d'eau : ce sera là une grande ressource pour les hommes fatigués par la lutte et surtout pour les blessés. « Tous ceux qui ont visité un champ de bataille ou éprouvé eux-mêmes une perte de sang de quelque abondance, connaissent les tortures auxquelles la soif soumet les blessés » (Heyfelder), et, malgré les approvisionnements en eau des postes de secours et des ambulances, ce précieux liquide fait toujours défaut les jours de bataille.

Les hommes seront porteurs de leur paquet individuel de pansement et de leur plaque d'identité. Cette plaque, mise en usage pour la première fois pendant la guerre de sécession, est réglementaire dans l'armée allemande et aussi en France depuis le mois de septembre 1881. L'*absence* constitue pour les individus et leur famille une situation légale particulière, trop pleine de troubles et d'embarras de tout genre pour que toutes les mesures tendant à faciliter la recherche de l'identité des tués, des blessés et des prisonniers ne soient pas dignes de grand intérêt.

C'est à ce titre que l'expérience qui a eu lieu en 1893 sur une compagnie du 76e de ligne à la caserne du Château-d'Eau mérite d'être relatée. Chaque homme a été photographié sur papier sensible par le duc de Morny, le n° matricule étant écrit à la craie sur la capote : le portrait ainsi obtenu pourrait être placé dans le livret individuel que, presque toujours, l'homme porte avec lui et se substituer au signalement banal. Avec des plaques de vingt-cinq cases (et on pourrait en faire quatre-vingt-une) on peut photographier 2.000 hommes en vingt heures. De telle sorte qu'à l'arrivée des classes, il ne serait pas impossible de procéder à cette opération photographique.

Pendant le combat l'hygiène perd ses droits, en même temps que la vie humaine est sacrifiée comme si elle avait perdu toute valeur : il appartient au commandement seul d'en disposer, avec une sage économie sans doute, mais en sachant faire tous les sacrifices nécessaires, en les exigeant au besoin.

Ceux-là seuls, qui tombent frappés par l'ennemi, redeviennent sujets de l'hygiène : le blessé doit être relevé, transporté, soulagé, soigné à l'aide des moyens dont dispose le service de santé de l'avant et, dans les guerres européennes, sous la protection du pavillon neutre de la Convention de Genève.

Dans les intervalles de l'action, ainsi que le fait remarquer le général Lewal, il est de première importance de faire manger les hommes qui toujours auront eu à produire un travail énorme.

II. *Après le combat*, les blessés relevés pendant l'action ayant reçu les soins nécessaires, le rôle du service de santé n'est pas terminé. On devra rechercher ceux qui, tombés pendant la lutte, n'auraient pas été recueillis durant l'engagement. Au cours de la bataille, un certain nombre n'auront pas été découverts, s'étant abrités dans les broussailles, dans un fossé, derrière un obstacle quelconque ; d'autres même auront été laissés pour morts, alors qu'ils étaient en état de syncope. La syncope des blessés est surtout fréquente par le froid. « J'ai éprouvé une épouvantable émotion après la bataille d'Orléans (Coulmiers) », dit le professeur Nusbaumm de Munich, « lorsqu'une nuit noire, sombre et profonde (10 et 11 novembre) a produit tant de léthargies ». Si ces recherches se font de nuit et si aucune circonstance ne s'y oppose, on s'aidera des différents moyens d'éclairage dont on pourra disposer, notamment des lanternes au magnésium du genre de celles qui existent dans nos voitures régimentaires, ou des appareils électriques ou autres expérimentés à cet effet dans ces dernières années.

En même temps qu'on relève les derniers blessés on procède, autant que faire se peut à l'inhumation des morts.

Les inhumations rapides s'imposent surtout en été, mais en toute saison il importe qu'elles soient faites dans des conditions telles que le champ de bataille ne devienne pas un foyer de pestilence et d'infection. L'histoire des guerres est féconde en épidémies qui ont été favorisées, sinon engendrées, par l'abandon sans sépulture ou par des inhumations incomplètes.

Les inhumations se feront, sous la direction de l'autorité militaire, par les habitants du pays requis à cet effet, par les prisonniers de guerre ou par des hommes commandés de corvée. Il est désirable que toujours un médecin y assiste. « Un examen minutieux du pouls, des battements du cœur, de la température du corps, de la pupille, permet à l'œil exercé du médecin de découvrir des traces de vie là où d'autres désespèrent. On peut ainsi se trouver dans le cas de sauver des hommes en état de mort apparente, du danger d'être enfouis dans la fosse commune (1) ».

Il importe de choisir pour cimetière, autant que le permettent les exigences du moment, un terrain qui ne soit pas dans le fond d'une gorge, un « sol poreux, perméable, sec, déclive, éloigné du voisinage immédiat d'un cours d'eau servant à l'alimentation ; éviter le sable, l'argile, les terres fortes, marécageuses. Les terrains humides où l'eau est stagnante retardent la décomposition des corps. Les fosses ou tranchées doivent avoir 2^m de largeur et une profondeur de 2^m au moins. Les cadavres seront dépouillés de leurs vêtements, car les parties couvertes de pièces d'habillement résistent beaucoup plus longtemps à la destruction. On dispose, si cela est possible, quelques branchages au fond des tranchées pour faciliter l'écoulement de l'eau et le drainage du sol ; les corps sont superposés en couches et de préférence en séries perpendiculaires entre elles ; les fosses doivent être très incomplètement remplies, de telle sorte qu'au-dessus du dernier cadavre il reste un espace libre de $0^m,78$ au moins pour rejoindre la surface plane du sol. On achève de combler la fosse avec de la terre et on dispose en talus toute la terre enlevée dont les cadavres inhumés ont pris la place. On forme ainsi une sorte de tumulus qui dépasse d'ordinaire de 1^m le niveau de la plaine, et dont les dimensions et l'étendue mesurent exactement celles de la fosse ; ces reliefs du sol qui, sur certains champs de bataille, atteignent une longueur d'un kilomètre, signalent plus tard à l'attention du laboureur la présence de ces cimetières ; ils protègent ces tristes dépouilles des insultes des animaux immondes ; ils les protègent aussi contre le soc de la charrue qui a parfois mis à jour des corps à demi-consumés et donné issue, en déchirant la terre, à des flots de gaz pestilentiels. » Si faire se peut, on saupoudrera les corps, comme le recommande Heyfelder, de chaux, de charbon, de tan et l'on placera sur les tumuli des mottes de gazon ou bien, si la saison est favorable, on y sèmera des plantes herbacées de pousse rapide. « La chaux, disait

(1) VALLIN, *Traité des désinfectants et de la désinfection*, p. 780. Paris, 1883. — Voir aussi PEIRE, *Essai sur l'hygiène des champs de bataille*, thèse inaugurale, Paris, 1873, et RAVENEZ, *De la crémation Génie sanitaire*, 2e année 1892, p. 21 et s.

H. Larey, dans un rapport du 7 mars 1872, opère une véritable crémation, dont les effets restent inaperçus.

La notice n° 14 annexée au décret du 31 octobre 1892 portant règlement sur le service de santé de l'armée française en campagne, donne sur ce sujet les prescriptions qui suivent :

« Le premier soin est de choisir un terrain convenable. Assurément à la suite d'une grande bataille qui a occupé plusieurs lieues, on ne peut pas songer au transport des cadavres humains à trop longue distance ; on sera donc porté à les enterrer à proximité de l'endroit où ils sont tombés ; mais encore faut-il choisir le terrain et l'endroit favorables. Ainsi on ne doit pas enterrer les morts auprès des fermes ou des points que l'on a choisis pour l'emplacement d'un hôpital de campagne ; à plus forte raison doit-on s'en abstenir dans les lieux habités, comme du reste, l'interdit le décret du 23 prairial an XII.

En principe, un cimetière doit être situé en bas et non en haut par rapport à un lieu habité.

On doit éviter de l'établir près d'une route fréquentée, près d'une rivière, d'une source ou d'une chute d'eau, ou dans tout autre endroit pouvant à un moment donné être inondé.

Les terrains secs, perméables, légèrement inclinés, dépourvus d'arbres sont choisis de préférence.

La nature du terrain a, en effet, beaucoup d'influence sur la décomposition des cadavres, et on a classé les terres en trois catégories : 1° terres à décomposition rapide des matières animales (terrains silicieux et calcaires) ; 2° terres mixtes (terrains schisteux, calco-schisteux et schisteux à fond granitique ; 3° terres à décomposition lente (sols d'alluvion argileux ou argilo-calcaires).

Comme il a été dit plus haut, il faut éviter la proximité de l'eau, et cela non seulement parce qu'il y a danger d'infecter l'eau potable, mais aussi parce que l'action de l'eau sur les cadavres retarde considérablement la putréfaction. D'autre part, il n'est pas sans inconvénient d'étendre sans absolue nécessité la surface du terrain à consacrer aux sépultures ; aussi est-on obligé d'établir des fosses communes.

Dans ce cas, il est indispensable de creuser très profondément le sol de telle sorte que la rangée de cadavres la plus superficielle soit au moins à 2m au dessous du niveau du sol.

Au fond de la fosse, on dispose quelques branchages pour faciliter l'écoulement de l'eau et le drainage du sol, puis les cadavres sont superposés par couches et, de préférence, en séries perpendiculaires entre elles. Il y a tout avantage à dépouiller les corps de leurs vêtements, car les parties couvertes de pièces d'habillement résistent beaucoup plus longtemps à la destruction ; on conçoit cependant que ce qui peut se faire après de petites affaires soit souvent impraticable après les batailles importantes.

Lorsque les ressources le permettent, il convient de recouvrir les cadavres avec de la chaux vive ; on peut encore arroser les corps avec de l'acide sulfurique ou chlorhydrique ; il est bon, en outre, de couvrir la dernière couche de cadavres de charbon de bois ou de coke, de scories ou de cendres provenant des gares et des usines, et destinées à absorber les gaz putrides.

Les déblais enlevés pour creuser les fosses servent à recouvrir les cadavres et à élever des tumuli.

Tout le terrain devra être semé de plantes fourragères à croissance rapide et particulièrement de celles qui sont avides d'azote, comme le trèfle ou l'avoine ou encore la luzerne, le maïs, le chanvre; les racines pénétrant profondément dans le sol conviennent le mieux.

Les officiers sont enterrés isolément; il arrive très fréquemment en effet, que leurs familles demandent à les faire transporter auprès d'elles, et ces autorisations sont toujours accordées lorsque la santé publique ne doit pas être compromise par l'exhumation et le transfèrement des corps.

Les mêmes principes d'inhumation s'appliquent aux animaux tués pendant le combat; dans ce cas, les fosses doivent être notablement plus profondes; mais pour ceux-ci, on peut avoir d'emblée recours à la crémation.

Après que l'on a mis à profit les ressources alimentaires que fournit la viande des chevaux et mulets tués pendant le combat, il reste une masse énorme de carcasses à enfouir : travail considérable et excessif que l'on peut simplifier en les brûlant comme d'ailleurs tous les détritus laissés par l'armée. Cette pratique a fait ses preuves dans des circonstances très nombreuses.

Pour des animaux récemment tués, on peut sans inconvénient opérer à l'air libre; on creuse légèrement le sol, dans son excavation on dispose une sorte de bûcher sur lequel on place les cadavres d'animaux et que l'on arrose de pétrole pour activer la combustion.

Si, au contraire, on opère sur des cadavres inhumés depuis plusieurs mois, on peut employer le procédé suivant : enlever la terre de la fosse jusqu'à ce qu'on arrive sur la couche noire, fétide, en contact immédiat avec les cadavres; au cours de ce travail, arroser la terre avec une solution antiseptique, puis la faire enlever; quand les cadavres sont à découvert, faire couler sur eux une épaisse couche de goudron et de pétrole et l'enflammer ensuite avec de la paille. L'opération dure une heure environ; au bout de ce temps, il ne reste guère que des os calcinés, et le contenu de la fosse est réduit des trois quarts. »

L'usage de brûler les corps des morts est venu de la guerre et des épidémies, par suite de la nécessité de soustraire les vivants au danger qu'entraîne la putréfaction de nombreux cadavres et de rapatrier les restes des victimes des guerres. Aussi n'est-il pas étonnant que l'incinération ait été assez fréquemment employée après les batailles ou les sièges, lorsque l'inhumation a semblé difficile ou impossible.

C'est ainsi qu'après la prise de Taragonne par l'armée française (juin 1811), on brûla 4.000 cadavres, soit hors des murs, soit sur les places de la ville. On construisit, à cet effet, des pyramides dont « la base était composée de madriers, de poutres et de gros bois sec qu'on trouvait facilement dans les maisons, ou qui avaient servi aux blindages. Cette couche inférieure était recouverte de sarments, de fascines et de menus bois. Au-dessus de ces matériaux très combustibles, on disposait une couche de cadavres avec la précaution de ne pas les juxtaposer trop immédiatement. Une nouvelle couche de fascines était garnie d'une autre couche de cadavres, et ainsi de suite, de manière à former des bûchers pouvant détruire 300 à 400 morts. On avait aussi la précaution de disséminer des cartouches dans toute la masse. La combustion fut très complète, la base de chaque bûcher constituant un brasier très ardent et suffisamment durable. » (L. Dufour, *Mémoires d'un savant français*, Paris, 1888, d'après le *Journal d'hygiène*, t. XIII, p. 126).

On rapporte que les Russes détruisirent par le feu les monceaux de cadavres que l'armée française, en 1812, abandonnait derrière elle sans sépulture. En 1814, après la bataille de Paris, les Allemands brûlèrent à Montfaucon, pendant quinze jours, 4.000 cadavres, en les plaçant sur de grands foyers formés de tringles de fer soutenues par des pierres. Les Anglais, dans leurs guerres de l'Inde, ont souvent fait disparaître les cadavres en les jetant sur des bûchers. Pendant la guerre turco-serbe, les Serbes ont plusieurs fois inciné les morts (Voyez J. Rochard et Vallin, *Encyclopédie d'hygiène*, t. IV, pages 94 et suivantes). Au Dahomey, en 1892, le général Dodds a fait brûler d'une façon habituelle les corps des tués pendant les combats, et, au dire de ceux qui ont fait cette campagne, dans les quelques rares circonstances où l'incinération des morts n'a pu être pratiquée, il en est résulté de graves inconvénients.

Heyfelder estime que la combustion des corps doit être habituelle dans les guerres. Déjà en 1867, au Congrès international des sociétés de secours aux blessés tenu à Paris, on avait proposé l'incinération des hommes tués à la guerre, et, au congrès international d'hygiène de Londres, ce même vœu a été exprimé.

Pourtant il est bien des conditions dans lesquelles il ne sera pas possible de détruire les cadavres par combustion à l'air libre. On ne trouvera pas toujours le combustible nécessaire; la combustion est très lente, la fumée qui se dégage des bûchers est épaisse, salissante et d'une odeur infecte; il y a lieu de compter aussi avec le sentiment général qui n'admet que difficilement que la combustion se substitue à l'inhumation.

Il est vrai qu'en imprégnant les cadavres de goudron ou de pétrole on activera beaucoup la rapidité de la destruction, et, comme le dit le médecin-major Ravenez (*loc. cit.*), l'incinération ne demande, comme outillage, qu'un certain nombre de tonneaux de goudron et de pétrole que l'on trouve partout et qui, à l'arrière des armées, n'attireraient nullement l'attention des combattants.

L'ingénieur Créteur estime que le goudron provenant des usines à gaz permettra l'incinération immédiatement après la bataille, moyennant une dépense de 0f,15 par individu; aussi pensons-nous que le rapport sur le service de santé allemand pendant la guerre de 1870 conclut avec trop de rigueur lorsqu'il dit que la crémation (ou carbonisation) des corps des décédés ne peut être obtenue par la combustion à l'air libre. Malgré ses lenteurs et ses inconvénients, elle est possible et sera souvent utilisable. Le règlement allemand de 1878 ne l'interdit pas, pourvu qu'elle puisse être exécutée en vase clos, mais il la réserve provisoirement pour les cadavres d'animaux, ce qui semble montrer que les procédés d'incinération à l'air libre qu'on a expérimentés n'ont pas été excellents, ou peut-être que l'idée de la combustion des morts a quelque peine à pénétrer dans les esprits.

L'inhumation ou la destruction des cadavres des animaux constitue un point important de l'assainissement des endroits où l'on s'est battu et même des lieux où l'on a campé. Ainsi que nous l'avons dit, le plus grand nombre des chevaux tués le jour d'une bataille pourraient logiquement servir à l'alimentation des troupes ; mais ceux non employés comme viande de boucherie et les restes des animaux dépécés devront, de toute nécessité, être profondément enfouis ou brûlés.

Cependant, si la destruction des cadavres par le feu à l'air libre nous semble possible dans certaines circonstances après les batailles, nous imaginons difficilement que l'on puisse jamais pratiquer en campagne la *crémation* des morts à l'aide d'appareils perfectionnés. Ceux-ci pourraient peut-être trouver leur emploi dans une ville assiégée, dans le camp d'une armée assiégeante, surtout lorsque les épidémies ou les pertes infligées par l'ennemi auront encombré les cimetières dont on dispose. On construira alors des fours sur le modèle de ceux installés à Milan, Lodi, Padoue, Dresde, Bruxelles, Paris, etc. (Voir *Encyclopédie d'hygiène*, tome IV, page 63 et s.).

MM. Kuborn et Jacques et d'autres adeptes de la crémation ont, il est vrai, proposé en 1876, au congrès de Bruxelles, l'emploi aux armées de fourgons ou wagons crématoires.

La voiture de Kuborn et Jacques est essentiellement constituée par une caisse métallique renfermant deux soles en fonte inclinées, chauffées en dessous et sur lesquelles on placerait les cadavres.

Comme le font remarquer les auteurs de l'article *Crémation* de l'*Encyclopédie d'hygiène*, pour détruire les cadavres des batailles des 14, 16 et 18 août 1870, sous Metz, 150 de ces voitures eussent été nécessaires ; et en supposant que de si nombreux véhicules puissent être amenés en temps opportun sur les champs de bataille, comment songer, ainsi que l'écrivait Vallin en 1883, à faire passer sous les yeux de ceux qui vont combattre cet appareil funéraire et lugubre ?

La désinfection des localités où l'on s'est battu peut aussi devenir nécessaire, d'une façon secondaire en quelque sorte, lorsque les inhumations auront été insuffisantes immédiatement après l'action.

Après la guerre de 1870, l'assainissement des environs de Paris, de Sedan, de Metz, de Belfort, etc., a été l'objet d'études suivies, les différents gouvernement intéressés directement comme belligérants ou indirectement par le fait du voisinage des terrains à désinfecter, ayant nommé des commissions spéciales chargées de trouver des moyens pratiques de parer aux dangers résultant des inhumations hâtives faites pendant la guerre.

Le Comité consultatif d'hygiène de France, dans un rapport du 20 mars 1871 présenté par A Latour, au nom d'une commission composée de : MM. Bussy, Fauvel, M. Lévy, H. Bouley, Reynaud et A. Latour, a été d'avis de ne pas pratiquer aux environs de Paris d'exhumations générales, « vu la saison dans laquelle nous entrons, vu le temps qui s'est écoulé depuis l'inhumation et qui a suffi à mettre les cadavres en pleine décomposition ». Mais le Comité estimait que le moyen le plus pratique et suffisamment sûr de parer au danger des émanations putrides était « d'élever sur les fosses ou les tranchées renfermant un nombre plus ou moins grand de cadavres, un tumulus en terre, ne dépassant pas $0^m,40$ à $0^m,50$ de hauteur. Ce tumulus devrait être, d'ailleurs, immédiatement ensemencé de graines, de plantes à végétation rapide, et surtout avides d'azote; telles que : l'*heliantus* (grand soleil), le *galliga officinalis*, la moutarde, le topinambour ou quelques graminées qui, coupées en vert, seraient employées comme un fourrage ». Le rapporteur ajoutait : « Mais un autre cas se présente, et est fréquent aux environs de Paris, où dans un jardin, un champ, on rencontre plusieurs tombes ne renfermant chacune qu'un cadavre, mais inhumé à une profondeur également insuffisante. Dans cette condition, il paraît très difficile et peu équitable d'imposer au propriétaire du sol, la servitude de plusieurs tumulus. Le Comité pense que, dans des cas de ce genre, l'administration pourrait prescrire la mesure suivante : creuser parallèlement à la fosse qui renferme le cadavre, et aussi près que possible d'elle, une fosse de $1^m,50$ à 2^m de profondeur, dimension prescrite par le décret du 23 prairial an XII, enlever la couche de terre recouvrant le cadavre, répandre sur celui-ci une quantité suffisante de chlorure d'oxyde de chaux pour le désinfecter, puis le faire glisser dans la fosse nouvellement creusée, placer le cadavre sur un lit de chaux vive, dont il serait recouvert avant de le recouvrir de terre ». Enfin le Comité conseillait « la culture et la plantation des terrains dans la zône la plus rapprochée des sépultures ».

Le Conseil d'hygiène de la Sarthe a été d'avis aussi que « l'exhumation et la réinhumation ne seraient pas sans présenter quelque danger et qu'il valait mieux rapporter sur les fosses une quantité suffisante de terre pour donner à la couche de recouvrement une épaisseur d'un mètre au moins ; qu'il fallait en outre, ensemencer la surface de ces fosses avec de l'orge, de l'avoine, du ray-gras, de la luzerne ou toute autre plante de saison, de végétation abondante et herbacée ».

Le comité pour l'assainissement des champs de bataille qui s'était constitué à Bruxelles sous la présidence du prince Orloff, envoya à Sedan une commission dont nous connaissons les travaux par les récits du docteur Guillery (*Gazette hebdomadaire*, 1871, p. 175) et de Créteur (*L'hygiène sur les champs de bataille*, Bruxelles, 1871, et *Congrès d'hygiène de Bruxelles*, 1876, t. II, p. 323). Créteur a tenté avec succès l'incinération dans la fosse même (Voir *Encyclopédie d'hygiène*, t. IV, p. 94).

A Sedan, l'ingénieur français des ponts et chaussées Trouet saupoudrait avec une poudre désinfectante des toiles dont on enveloppait le cadavre exhumé avant de l'enterrer de nouveau ; la fosse elle-même était recouverte de la même poudre ; enfin on creusait autour de la sépulture un fossé circulaire dont la terre rejetée vers le centre formait tumulus et était ensemencée.

III. Dans les forts assiégés il sera, avec le système actuel de fortifications, absolument nécessaire de pratiquer des inhumations provisoires. Dans certains ouvrages on utilisera les contre escarpes avec revêtement en décharge dans lesquels on placera les corps complètement entourés de chaux. La sous-commission du service de santé à l'exposition de 1889, estime qu'on pourrait se servir, dans ces circonstances, du sidéro-ciment Morinics. Il consiste essentiellement en une carcasse en fil de fer quadrillé servant de support à une couche de ciment dans laquelle les fils de fer sont complètement noyés. Il serait facile avec cette composition de fabriquer, au moment du besoin, des cercueils qu'on rendrait parfaitement étanches en les badigeonnant de goudron à l'intérieur. Après la mise en bière, on jointrait avec du ciment. Les cercueils seraient conservés dans une chambre mortuaire et il semble qu'on n'aurait à craindre ni exhalation méphitique, ni détérioration du cercueil.

« En cas de besoin absolu, par exemple, pendant un bombardement, les corps nus sont enveloppés dans un drap imbibé d'une solution de sublimé corrosif à 1 p. 1.000, d'acide phénique ou de crésyl à 1 p. 20, et placés momentanément dans un réduit isolé, où on les recouvre, à défaut de cercueils, d'une poudre absorbante, telle que le charbon, la sciure de bois, les cendres ou les scories, ou même d'une couche de terre.

L'inhumation devra être faite aussitôt que possible quand l'investissement du fort aura pris fin. » (Notice N° 14, du règlement du 31 octobre 1892, sur le service de santé en campagne).

On peut aussi répandre sur le cadavre complétement nu, 7k de sel de cuisine ou 500gr d'acide chlorhydrique ou sulfurique dilué et remplir ensuite la bière avec des poudres absorbantes.

Les cercueils ainsi préparés seront hermétiquement fermés et placés dans un endroit frais, ou même provisoirement recouverts d'une couche de terre.

LIVRE VIII

HYGIÈNE NAVALE

Par MM. JULES ROCHARD et DENIS BODET

La profession navale est la plus pénible et la plus périlleuse de toutes. Les conditions dans lesquelles elle s'exerce sont complètement exceptionnelles. Le métier de marin est un défi jeté à l'hygiène. Tout est artificiel dans cette existence à part. Elle enlève l'homme à toutes les conditions morales et matérielles pour lesquelles il a été créé et le condamne à une lutte incessante contre les périls de toute nature dont il est entouré (1).

Dans cette habitation flottante qui est devenue la sienne, il n'a pas l'espace nécessaire pour se mouvoir et pour respirer. Le cube d'air qui lui est alloué est dix fois plus faible que celui qu'on donne à terre aux malades, aux soldats, aux écoliers et même aux prisonniers. Cet air, difficile à renouveler, est humide, chaud, vicié par les émanations de tout genre. L'alimentation à bord est réduite aux substances qui peuvent se conserver sans altération trop grave ; l'eau est renfermée dans des caisses, ou artificiellement préparée par la distillation de l'eau de mer. Le métier est on ne peut plus pénible à bord des navires à voiles, lorsqu'il faut monter dans la mature pour serrer ou larguer les voiles par le mauvais temps. A bord des bateaux à vapeur, ce n'est plus le vent, le froid et la pluie qu'il s'agit de braver, ce sont les hautes températures de la machine et l'atmosphère embrasée qu'on respire dans les chambres de chauffe où le thermomètre monte parfois à 70 ou 80 degrés.

La navigation transporte incessamment les marins d'un bout du monde à l'autre et la rapidité de la marche du navire moderne est telle qu'en quelques jours on passe de la zone tempérée sous l'équateur et

(1) FONSSAGRIVES. *Traité d'hygiène navale*, préface de la première édition.

qu'on s'élève dans le même temps vers les hautes latitudes. En moins d'un mois, dans cette locomotion à outrance, on subit l'évolution saisonnière de toute une année. Enfin cette profession exceptionnelle arrache l'homme à toutes ses affections, à son pays, à sa famille ; elle en fait un exilé perpétuel, errant à travers les solitudes de la mer, sans jamais parvenir à se fixer.

Cette existence a cependant des charmes ; elle a pour certaines natures des séductions difficiles à comprendre, mais très réelles et plus communes qu'on ne le croit. C'était du moins ainsi autrefois, à l'époque où la navigation était un métier aventureux, plein d'imprévu, demandant du sang-froid et de l'audace, alors qu'elle vous emportait vers l'inconnu, vers des pays qui n'avaient pas été parcourus, décrits et photographiés, comme le sont aujourd'hui tous les points du globe et sur le compte desquels il courait des légendes poétiques comme celle des *Mille et une Nuits*. Sans avoir vécu dans ces temps reculés. nous avons ressenti nous-même cette nostalgie de la mer lors de nos premières campagnes, alors qu'on ne connaissait que le navire à voiles, et beaucoup de marins étaient encore à cette époque amoureux de leur profession.

Cette passion s'était déjà bien affaiblie au temps auquel nous nous reportons, si l'on en juge par ce qu'ont dit les écrivains des siècles passés, et elle tend à disparaître avec la transformation de la marine. Les progrès de l'art naval et de l'hygiène ont rendu la situation à bord beaucoup plus tolérable ; ils ont diminué les souffrances et les privations, mais ils ont enlevé à la profession son intérêt et son imprévu, son caractère aventureux, exceptionnel et l'attrait mystérieux des pays inconnus. La navigation n'est plus qu'un moyen de se transporter d'un point à un autre avec la vitesse, la régularité et la monotonie d'un trajet en chemin de fer. Elle ne dit plus rien à l'imagination.

Cela n'importe guère à l'hygiène qui mesure le terrain conquis, les améliorations réalisées et néglige le côté poétique de la question. Il n'est pas de profession pour laquelle elle ait plus fait et qui doive davantage aux progrès des sciences exactes. Leur intervention s'est traduite par une diminution considérable de la mortalité nautique et par la disparition presque complète des fléaux qui décimaient les équipages pendant les longues campagnes et les escadres dans les mers d'Europe.

L'hygiène a du suivre pas à pas les transformatiens sans nombre par lesquelles l'architecture navale a passé depuis le commencement du siècle. Les changements ont été si rapides, si complets, les types se sont multipliés à tel point que toute vue d'ensemble est impossible et qu'on ne peut jamais répondre du lendemain. Il y a plus de différence entre deux navires cuirassés construits à quatre ans de distance, qu'il n'y en avait entre les vaisseaux qui composaient notre flotte en 1840 et ceux qui portaient le pavillon de Tourville et de Duquesne, il y a deux cents ans. Or, tout dans la vie du bord se règle sur le navire. L'habitation domine toutes les autres questions et l'hygiène a dû se transformer comme l'architecture navale et devenir provisoire comme elle. Les ouvrages qui ont fait notre admiration au début de notre carrière, ceux qui ont servi plus tard à diriger notre enseignement, ne sont plus que des monuments d'un autre âge. Le traité de Fonssagrives lui-même, l'un des plus beaux livres qui soient sortis de la plume d'un médecin, a vieilli comme les types des navires qu'il décrivait et dont il ne reste plus de spécimen sur les mers.

Dans de pareilles conditions il n'est pas possible d'écrire un traité d'hygiène durable. Tout ce qu'on peut faire c'est de retracer l'état actuel le plus fidèlement possible et c'est le but que nous tâcherons d'atteindre.

Nous diviserons notre travail en trois chapitres dont chacun correspond à l'un des grands éléments de l'hygiène navale : *Le Navire, L'Équipage, La Mer et la Navigation.*

CHAPITRE PREMIER

LE NAVIRE

ARTICLE I. — TOPOGRAPHIE GÉNÉRALE DU NAVIRE

A l'époque où parut la première édition du *Traité d'hygiène navale* de Fonssagrives, en 1859, tous les navires étaient construits sur des plans à peu près uniformes. La différence ne résidait que dans le nombre et la proportion des compartiments intérieurs. Au-dessus de la cale et du faux-pont les étages, variables de un à quatre, se superposaient sous les noms de *Batteries* et de *Pont*, et rien n'était plus simple que de décrire un type unique auquel les autres pouvaient être rapportés. Moins de trente ans plus tard, une révolution aussi profonde que rapide s'était accomplie dans l'architecture navale. Matériaux de construction, aspect extérieur, aménagements, moyens de propulsion, tout s'était transformé. Le fer, puis l'acier, substitués au bois, la vapeur remplaçant la voile, la plus étonnante diversité de formes, jusqu'aux plus paradoxales, succédant à la grande unité de plan, telles sont les conditions nouvelles qui compliquent singulièrement aujourd'hui l'étude et la description du navire. Il serait difficile cependant d'aborder d'emblée le détail des différents types sans avoir donné une idée d'ensemble des dispositions fondamentales, essentielles, qu'on retrouve sur chacun d'eux, à travers la bizarrerie des modifications qui les ont transformées jusqu'à les rendre parfois méconnaissables.

Tout navire d'un certain tonnage (et ceux-là seuls nous intéressent puisque seuls ils tiennent assez longtemps la mer pour justifier la sollicitude de l'hygiène) est divisé en un certain nombre d'étages qui portent les noms de : *Ponts, Batteries, Faux-Ponts, Cales.* Nous les étudierons dans cet ordre qui est celui où ils se présentent au visiteur.

§ Ier. — Ponts

1. **Pont proprement dit.** — Le *pont* est l'étage le plus élevé du navire. Fonssagrives le comparait avec raison à la terrasse des maisons de quelques contrées chaudes. Il s'étend d'un bout à l'autre du bâtiment, dont les murailles se prolongent un peu au-dessus de lui, sous le nom de *bastingages,* pour l'abriter du vent et surtout de la mer. La hauteur des bastingages, variable avec les dimensions mêmes du bâtiment, atteint parfois trois mètres. Leur bord supérieur est creusé en forme de caisse pour recevoir les hamacs de l'équipage pendant la journée.

Les deux extrémités du pont sont presque toujours surmontées de deux revêtements plus ou moins étendus : la *dunette,* où se trouve, à l'arrière le logement du commandant et de certains officiers ; le *gaillard d'avant* ou *teugue,* qui sert d'abris et parfois même de poste de couchage à une partie des hommes. Le pont représente ainsi, entre la dunette et la teugue d'une part et les bastingages de l'autre, une sorte de longue cuvette rectangulaire soustraite autant que possible aux violences de la mer ou du vent.

Des orifices, en nombre variable, sont percés en différents points du pont, sur la ligne médiane. Ce sont les *écoutilles* ou *panneaux,* où aboutissent les *échelles* qui donnent accès aux étages inférieurs. Ces panneaux sont de forme quadrilatère et munis toujours de rebords plus ou moins élevés, les *iloires* ou *surbaux.* Cet encadrement en saillie a pour but de s'opposer à l'envahissement des autres points du navire par l'eau que les coups de mer projettent sur le pont et par celle du lavage.

Les panneaux ont une importance hygiénique considérable. Ce ne sont point seulement des moyens de circulation entre les divers étages du bâtiment; ils jouent aussi le rôle d'orifices d'aération, et les circonstances de la vie maritime ne sont pas rares où, toutes les autres ouvertures latérales (sabords et hublots) devant être fermées, ils sont la seule voie d'accès de l'air jusqu'aux profondeurs les plus reculées du faux-pont et de la cale. Entre les panneaux, toujours sur la ligne médiane, se dressent les *bas-mâts* entourés, à leur pied, des *bittes* et *râteliers* où s'amarrent les manœuvres, où se suspendent les *glènes de filin*. La cheminée s'élève aussi généralement vers le milieu du pont et plusieurs embarcations y ont leur poste de mer. Le milieu du pont présente donc un encombrement considérable ; seules les parties latérales, entre les panneaux et les bastingages, sont bien dégagées et constituent de véritables promenoirs.

La teugue et la dunette présentent presque le même aspect que le pont proprement dit, à cette différence près que les bastingages y sont le plus souvent remplacés par de simples *rambardes*. Quand ils y sont conservés, ils n'ont jamais qu'une faible élévation et ne dépassent pas la hauteur de l'appui. De plus la dunette, réservée aux officiers et au service de la timonnerie, offre une apparence élégante, plus coquette avec ses cuivres soigneusement polis, ses iloires vernis, son encombrement beaucoup moindre et l'admirable propreté qui y est de rigueur.

II. **Dépendances du pont.** — Le pont comprend encore un certain nombre de parties surajoutées ; ce sont les différentes *passerelles* et les *bouteilles* de l'équipage ou *poulaine* (1). Parfois c'est à cet étage aussi que sont placées les cuisines, le four et certains logements, l'hôpital lui-même entre autres. Mais cette disposition n'est pas constante, il s'en faut de beaucoup, et nous n'en parlerons pas à cette place.

Les passerelles sont des plateformes de construction légère, de forme, d'étendue, de dimensions infiniment variées. C'étaient, dans l'origine, comme leur nom l'indique, d'étroites galeries traversant toute la largeur du bâtiment à une certaine hauteur au-dessus du pont, pour faciliter aux officiers de quart et au commandant la surveillance et la direction de la manœuvre. Depuis lors, elles se sont transformées, multipliées, superposées et ont acquis par suite une certaine importance au point de vue de l'hygiène. La surface qu'elles occupent remplit plus ou moins l'espace qui sépare la teugue de la dunette, de telle manière que l'ensemble de toutes ces plateformes représente une sorte de pont supérieur plus ou moins complet dont il est facile de comprendre que la présence modifie beaucoup les conditions d'habitabilité du pont inférieur. D'une part, en effet, les hommes de service trouvent dans la présence de toutes ces superstructures des abris utiles contre les intempéries. D'autre part, l'aération du pont et, par suite, l'aération du bâtiment tout entier en est un peu atteinte, comme aussi son éclairage. Avantage d'un côté, inconvénient de l'autre. Il ne faudrait pas, toutefois, attribuer à cet inconvé-

(1) On donne le nom de *poulaine* aux urinoirs et aux latrines de l'équipage ; celui de *bouteille* désigne surtout les water closets de l'état-major et de la maistrance.

nient, un peu théorique, plus d'importance qu'il n'en a. S'il est vrai que l'éclairage de la batterie souffre un peu de l'interposition entre le pont et le ciel d'une trop grande étendue de passerelles, il n'est pas aussi prouvé que l'aération en soit réellement rendue plus précaire. Ce qui est certain, au contraire, c'est que les hommes de service sont soustraits, grâce à cet abri, à l'une des plus pernicieuses influences de la vie de bord, l'exposition à la pluie pendant les longues heures d'un quart. De pareilles dispositions permettent en outre à ceux qui ne sont pas de service de prendre l'air sur le pont pendant le mauvais temps, laissant ainsi les compartiments inférieurs dans un état de vacuité favorable à leur assainissement. Disons enfin que les *capots* et *prélarts*, toiles dont on revêt les panneaux lorsqu'il pleut, sont autrement défavorables à l'éclairage et à l'aération que cet espèce de toit toujours incomplet, élevé de trois à quatre mètres au-dessus du pont.

La *poulaine* de l'équipage est presque toujours située sur la partie avant du pont, le plus près possible de son extrémité. Bornons-nous pour l'instant à signaler l'avantage de cette disposition. Plus tard nous aurons à nous occuper avec quelques détails de cette question qui, pour ne pas créer à bord, en raison même des conditions inhérentes à la vie de mer, les difficultés et les dangers qu'elle soulève et qu'elle cause à terre, n'en demande pas moins de la part de l'hygiène de l'attention et des soins.

Nous venons de décrire le pont classique, celui qu'on trouvait jadis sur tous les navires, depuis le brick jusqu'au vaisseau de premier rang, partout le même aux dimensions près. Il en existe encore de pareils, mais en petit nombre.

Déjà en 1875, Bourel-Roncière se plaignait de l'extrême encombrement du pont de l'*Océan* et des corvettes cuirassées. « Une disposition caractéristique, écrivait-il, est la séparation de l'avant et de l'arrière, vers le milieu de la longueur par l'écran transversal que forment les tourelles. Elles empiètent, en effet, des 9/10 de leur diamètre et ne laissent entre elles qu'un étroit passage étranglé de 3,m90 ; la cheminée au milieu ; sur l'arrière, le pied du grand mât et ses bittes complètent presque entièrement l'écran et isolent les deux moitiés du pont (1) ». Il y voyait des inconvénients réels, au mouillage, pour la ventilation de toute la moitié arrière du pont.

Cette complication, cet encombrement sont allés en s'accentuant davantage, depuis quinze ans. Il est des cuirassés comme le *Hoche*, le *Marceau*, le *Brennus* dont le pont défie ou défiera toute description méthodique. Ici les tourelles sont latérales, là elles sont situées dans l'axe même du pont ; ailleurs il en existe, à la fois, de latérales et d'autres situées sur l'axe. La cheminée de la machine n'est plus unique, plusieurs

(1) Bourel-Roncière, *Contribution à l'hygiène des cuirassés* (*Archives de médecine navale*, 1875, t. XXIII).

navires en ont deux, certains en ont jusqu'à quatre. Elles aussi s'élèvent souvent en dehors de l'axe. Les manches à vent en tôle, d'un diamètre parfois considérable ont été multipliées en raison de la difficulté qu'il y a à amener l'air dans tous les reçoins de ces profondeurs segmentées à l'infini ; elles sont, en quelque sorte, semées comme au hasard. Que dire enfin de ces bâtiments dont une partie du pont est le prolongement d'une batterie tronquée à ses deux extrémités, tandis que le reste de ce même pont s'élève à deux étages plus haut ? *(Hoche).* Que dire des garde-côtes dont le pont est construit en porte-à-faux au sommet d'une sorte de haut et long tube aplati qu'il déborde de toutes parts, semblable au plateau d'une coupe fantastique ?

Mais quelles que soient la forme ou l'apparence de ce dernier étage du navire, l'hygiène, en réalité, s'en inquiète peu. Il est comme la place publique du navire. C'est le lieu de la vie en plein air avec tous ses avantages. Qu'on y trouve des abris suffisants contre la pluie ou la chaleur, on n'a rien à exiger de plus. Quant au nombre et aux dimensions des panneaux qui viennent s'y ouvrir, c'est une question dont l'importance reste capitale pour la salubrité des autres étages. Elle trouvera plus loin la place et les développements qui lui conviennent.

§ II. — **Batteries**

Au nombre de deux ou de trois, sur les anciens vaisseaux, suivant leur rang, elles étaient réduites à une seule sur les frégates et les corvettes. Il n'en existait pas sur les bâtiments de dimensions inférieures à ces derniers. Les *bricks* et, plus tard, les *avisos* se réduisent à la cale et au faux-pont. Aujourd'hui les transports seuls ont encore plus d'une batterie ; les navires de combat, cuirassés ou non, n'en ont qu'une et il faut ajouter que celui ou ceux de ces étages qui en portent encore le nom ne les rappellent que de loin.

Les batteries étaient de vastes espaces, tout d'une venue, occupant sans aucune interruption la longueur et la largeur entières du bâtiment, sauf quelques logements réservés à l'arrière pour l'état-major, et l'hôpital auquel on mesurait parcimonieusement sa place sur l'avant. Des panneaux, en nombre correspondant à ceux du pont, presque toujours exactement placés au-dessous d'eux et, comme eux entourés d'iloires, s'ouvraient sur la ligne médiane. De chaque côté s'ouvraient les sabords, larges et multipliés, où s'allongeait l'alignement des pièces d'artillerie. Entre la ligne des panneaux et la double rangée des canons, deux longues allées libres, parfaitement dégagées, s'étendaient de bout en bout, superbes et comme élargies encore par le surbaissement du plafond. La hauteur des batteries était en effet très peu considérable ; il fallait quelqu'habitude pour ne plus éprouver le besoin, en y circulant, de courber légèrement la tête sous les *baux*, qu'on croyait toucher du front. L'hygiène des batteries était satisfaisante, surtout pour la batterie haute dont les sabords étaient moins souvent fermés et où l'air et la lumière arrivaient en outre directement et sans intermédiaire par les panneaux du pont. Mais nous n'avons pas à nous y attarder. Ces batteries là n'existent plus que sur quelques vieux vétérans des anciennes escadres, aujourd'hui transformées en écoles flottantes et dont nous dirons quelques mots plus tard.

Sur nos navires de combat actuels il n'existe qu'une seule batterie et combien différente de celles que nous venons de décrire rapidement ! Si on excepte un petit nombre de cuirassés construits d'hier, où cet étage a subi de nouvelles transformations, on peut dire qu'il se compose de cinq parties distinctes, isolées l'une de l'autre d'une manière complète et absolue, ce sont, de l'avant à l'arrière : 1° l'*hôpital ;* 2° la *batterie avant* (un des meilleurs poste de couchage pour les hommes) ; 3° le *réduit,* sorte de forteresse cuirassée sur toutes ses faces, abritant les quatre ou six grosses pièces d'artillerie qui représentent une puissance supérieure à celle des 190 canons de l'ancienne *Bretagne ;* 4° la *batterie arrière ;* 5° des *logements d'officiers.* Ceux-ci occupent toute la largeur de l'extrême arrière et se prolongent sur les côtés, jusque vers le tiers de la largeur du bâtiment. En outre, très souvent, dans la partie laissée libre entre eux, d'autres constructions viennent prendre place. Ce sont, ou des bureaux ou des offices, quelquefois même le carré des officiers et le poste des aspirants. Il en résulte que la batterie arrière se réduit à un ensemble de corridors spacieux, que les hommes ne fréquentent pas dans la journée, à moins d'y être appelés pour les besoins du service, mais où un certain nombre d'entre eux ont leur poste de couchage pour la nuit. Toutes ces parties présentent une hauteur d'étage qui ne rappelle en rien le surbaissement des anciennes batteries et atteint l'élévation de plafond d'un grand nombre de maisons.

Les médecins de la marine qui, déjà avancés dans leur carrière, ont été amenés par les circonstances à embarquer sur ces nouveaux types de cuirassés et à en étudier l'hygiène, nous paraissent avoir été sévères en accusant leurs batteries d'être hygiéniquement inférieures à celles des vaisseaux en bois. On a beaucoup condamné le cloisonnement, comme on condamnait l'encombrement du pont et le compartimentage de la cale et cela toujours au nom de l'aération qu'on affirmait compromise par cette segmentation. Nous montrerons plus loin ce qu'il y avait d'exagéré dans ce jugement à priori. Signalons seulement ici les quelques avantages incontestables que nous reconnaissons à ces nouvelles batteries : d'abord, leurs dimensions spacieuses et leur grande hauteur d'étage ; puis la largeur de leurs panneaux. Ceux des vaisseaux de 100 canons représentaient une surface totale de 24 à 28 mètres carrés ; sur les frégates cuirassées, ils atteignent 43 et 51 mètres *(Surveillante* et *Gauloise).* Sur l'*Océan,* d'après le calcul de Bourel-Roncière, leur surface totale était de 64 mètres. Quelle différence aussi entre les sabords de nos batteries actuelles et les autres ? L'éclairage, comme l'aération, y trouve son compte. Ajoutons enfin qu'une dernière amélioration vient d'être adoptée et se généralise rapidement, c'est l'emploi des croisées à carreaux de vitre, réservées jadis aux seules chambres d'officiers et dont on munit maintenant les sabords. Leur seul mode de fermeture était jadis le rabattement de deux volets pleins, articulés à charnière sur les bords supérieur et inférieur de l'ouverture. On relevait la *partie basse,* on laissait tomber la *partie haute* (c'est ainsi que se nomment ces volets). Les batteries étaient alors plongées dans une obscurité à peu près complète. Les petits orifices munis de gros verres lenticulaires dont était percée la partie haute n'y laissaient pénétrer qu'un jour plus que douteux. Aussi la fermeture des sabords, pendant la journée, ne se faisait-elle qu'en cas d'absolue nécessité. Il résultait de cet état de choses que les hommes étaient fréquemment exposés au vent, au froid, à l'humidité qui s'engouffrait avec les raffales dans ces longues galeries. Aux heures de l'école élémentaire ou pendant les repas, les matelots, assis le long des tables disposées dans l'intervalle des sabords et perpendiculairement à la muraille restaient exposés, immobiles, à toutes ces intempéries. L'adoption des croisées et des panneaux vitrés amovibles a donc été une grande amélioration. Pour toutes ces raisons, que nous n'avons pu qu'indiquer en passant, les batteries de nos types modernes de combat l'emportent de beaucoup au point de vue hygiénique sur celles des vaisseaux et frégates de l'ancienne flotte.

Nous ne décrirons à cette place aucun des logements de la batterie. Plusieurs d'entre eux ne s'y rencontrent qu'accidentellement. On peut dire, d'ailleurs, d'une manière générale que, si l'emplacement des nombreuses dépendances dont la nécessité de la vie maritime exige la présence sur un navire est soumis à certaines règles dont les grandes lignes restent invariables, ces règles n'ont cependant rien d'absolu. C'est pour cela qu'il nous a paru préférable de décrire, à grands traits, les divers étages, indépendamment des accidents de détail qu'ils peuvent présenter. Nous réunirons ensuite dans une étude spéciale, dont la place à part est justifiée par leur importance, tous ces détails de l'habitation nautique, chambres, carrés, cuisines, hôpital, etc.

§ III. — Faux-pont.

C'est l'étage du navire situé au niveau de la flottaison. Il est même parfois situé en partie au-dessous de la surface de la mer, émergeant seulement de la moitié ou du tiers de sa hauteur. Cette faible élévation le privait du bénéfice que les batteries retirent, pour leur éclairage et leur aération, des grandes ouvertures des sabords; la sécurité du bâtiment ne permettant pas de pratiquer si près de l'eau des orifices de cette dimension. Ils y eussent du reste été complètement inutiles, vu l'impossibilité de les ouvrir, non seulement à la mer, mais très souvent encore au mouillage. Des *hublots* les remplacent. Ce sont de petites ouvertures circulaires munies d'un verre épais enchassé dans une monture de cuivre mobile autour d'une charnière. Ils donnent peu de lumière, encore moins d'air.

Les panneaux, par où le faux-pont communique avec les étages supérieurs, sont en réalité la seule voie d'accès de l'air extérieur. On en peut conclure de suite que la ventilation de ce compartiment était en raison inverse du nombre de batteries qui se superposaient à lui. En effet, sur les bâtiments à batterie barbette, c'est-à-dire ceux dont le faux-pont est l'unique étage, comme les bricks, les goëlettes, les avisos et presque tous les croiseurs de notre flotte actuelle, les conditions hygiéniques sont satisfaisantes. Elles atteignaient, sur les vaisseaux à trois ponts le maximum de défectuosité. L'air qui y parvenait était littéralement de l'air trois fois ruminé. Quant à la lumière du jour, il n'en était pour ainsi dire pas question. En descendant des batteries dans le faux-pont, il fallait quelques instants pour s'accoutumer à l'obscurité et distinguer les objets autour de soi. Cette cave peut être divisée en trois régions. A l'avant, le poste et les chambres des maîtres; à la partie moyenne, les casiers de l'équipage, c'est-à-dire les étagères étroites et profondes où ils déposent leurs sacs d'habillement; à l'arrière, des chambres d'officiers, puis la Sainte-Barbe. Chambres et casiers disposés en abord laissaient libre tout le milieu du faux-pont, du poste des maîtres à la Sainte-Barbe. C'est là, sur la ligne médiane, que s'ouvraient les panneaux donnant accès dans les diverses parties de la cale; c'est là qu'était le four. Sur les bâtiments à vapeur, la continuité du faux-pont est souvent interrompue par la présence des chaufferies et de la machine qui, sur les navires de tonnage moyen, ne peuvent pas être entièrement logées dans la cale. Il en est ainsi, par exemple sur les corvettes cuirassées. Il existe alors un faux-pont avant et un faux-pont arrière, absolument indépendants et séparés l'un de l'autre. Ce n'est point à l'avantage de la salubrité ni du bien-être. Non seulement l'aération en souffre, mais les gaz chauds, l'atmosphère saturée d'humidité, les odeurs grasses qui de la machine se répandent dans le reste de l'étage contribuent puissamment à en faire des locaux tout à fait malsains, où il est quelquefois dangereux et toujours pénible de séjourner longtemps. L'un de nous, qui habita pendant six mois une sorte de trou noir du faux-pont arrière de l'*Alma*, se souvient d'avoir été obligé de quitter sa « chambre » une nuit, à demi-suffoqué, pour aller respirer sur le pont, où il arriva presque défaillant. Il apprit le lendemain que sur le parquet arrière de la machine, à deux pas de cette chambre, le thermomètre était monté à 67 degrés !

Sur les grands cuirassés actuellement en service, le faux-pont a heureusement perdu cette apparence de souterrain et, pour être moins élégant, moins éclairé, moins dégagé que la batterie, il n'en est pas moins devenu un étage salubre et presque confortable. On peut l'identifier avec l'étage correspondant des avisos. Il a perdu d'ailleurs, au moins dans la pratique, sinon dans la nomenclature officielle, son ancienne appellation. On dit : « le pont principal » du nom de la plate-forme cuirassée qui en forme le plancher. Son nom technique n'est plus le *faux-pont* tout court. On y ajoute l'épithète de *supérieur* pour le distinguer du *faux-pont inférieur* situé plus bas et séparé de lui par le pont principal ou pont cuirassé.

Le *faux-pont supérieur* est un long et large espace, sans cloisonnement transversal. Latéralement, des chambres d'officiers et de maîtres, des postes d'aspirants, de mécaniciens et de seconds-maîtres, sont construits dans toute son étendue. Les hublots, beaucoup plus larges qu'autrefois, de 0^{m},25 de diamètre, en très grand nombre (il y en a 86 sur le *Hoche*), fermés par des verres plats d'une transparence parfaite et percés dans une muraille de quelques millimètres à peine d'épaisseur, versent dans toutes ces chambres une lumière très satisfaisante. Les panneaux qui font communiquer le faux-pont avec la batterie y donnent une aération convenable et nous verrons plus tard tel type de cuirassé où cet étage est même énergiquement ventilé.

Les panneaux qui le font communiquer, à travers le pont cuirassé, avec le faux-pont inférieur, puis avec la cale, ne sont plus tous disposés sur la ligne médiane. Quelques-uns d'entre eux s'ouvrent contre la cloison des chambres, à mi-chemin entre la muraille et l'axe du navire. Ils sont, pour la plupart, de dimensions qui eussent paru jadis invraisemblables. De puissants iloires en acier forgé de 0^{m},35 à 0^{m},40 d'épaisseur les entourent et les protègent.

Quelles que grandes que soient les dimensions du faux-pont supérieur entre les deux rangées de logements appliqués contre les parois, son encombrement est énorme. Sur l'axe et de l'avant à l'arrière : les chaînes des ancres et les bittes de tournage, le pied des tourelles, le passage des cheminées de la machine, les échelles, les conduits d'air, les treuils, les établis des charpentiers et des mécaniciens, les tubes lance-torpilles et les torpilles elles-mêmes ; latéralement, les gros cubes que représentent les casiers de l'équipage, tout cela s'accumule, s'entasse, masquant à l'œil les belles proportions de cet étage. Tel qu'il est, le faux-pont supérieur n'en reste pas moins un endroit salubre, qu'on habite sans ennui et sans inconvénients.

Il y a loin de cette opinion à celle qu'exprimait, il y a peu d'années, Fonssagrives dans la seconde édition de son *Traité d'hygiène navale*, lorsque, parlant des causes d'insalubrité du faux pont, il écrivait : « Ces inconvénients existaient dans l'ancienne marine à voiles, les vapeurs les exagéraient, ils sont au maximum sur les cuirassés. » Cette sévérité était justifiée alors pour les navires qu'avait pu voir le célèbre hygiéniste ; mais les frégates et les corvettes cuirassées qu'il jugeait ainsi n'ont été que des types de transition rapidement disparus.

Nous ne nous arrêterons pas ici à la description du faux-pont inférieur. C'est par un réel abus de langage que l'on désigne ainsi un étage intermédiaire entre le faux-pont et la plate-forme de cale. Tout entier situé sous la carapace cuirassée du pont principal, au-dessous de la flottaison, divisé, comme tous les fonds des navires de combat, en plusieurs compartiments distincts, par les cloisons étanches, ce faux-pont inférieur doit être étudié à part et suivant un autre plan. Chacun de ses segments est affecté à un usage bien spécial, une nomenclature spéciale aussi a été imaginée pour les désigner. Nous renvoyons ce que nous avons à en dire, à l'article III consacré à la description des différents types de la flotte moderne.

§ IV. — Cale et compartiments.

On donne le nom de cale à la partie tout à fait inférieure du navire située au-dessous des logements habitables et de la flottaison. Sur les navires d'un fort tirant d'eau la hauteur de la cale est considérable et elle a été divisée en deux étages superposés par un cloisonnement horizontal, par un pont. De ces deux étages, le supérieur s'appelle la plate-forme de cale, l'inférieur s'appelle la cale proprement dite ou le fond de cale. Nous venons de voir que, sur les grands cuirassés, il existe un troisième plan, improprement appelé faux-pont inférieur.

L'intérêt hygiénique de la cale est très grand, mais ici l'objectif change. Ce n'est plus au point de vue de l'habitabilité qu'il faut envisager les profondeurs d'un bâtiment. On n'y demeure pas. Ce qui fait l'importance de leur salubrité, c'est, d'une part, la quantité et la nature des substances qui y sont emmagasinées : matériaux de toute espèce, poudres, vivres, vin et eau potable ; d'autre part, le retentissement nécessaire de l'hygiène de la cale sur celle de tout le navire. L'humidité, le défaut d'aération, le méphitisme provenant des approvisionnements qu'elle renferme, tels sont les grands facteurs de l'insalubrité des cales. De tous les moyens dont on peut disposer pour les combattre, le seul que nous voulions exposer à cette place, parce qu'il rentre dans le cadre de ce chapitre consacré à la topographie générale, c'est l'arrimage (1). Disposer

(1) Un projet de loi sur l'arrimage des navires de commerce a été déposé au Parlement. La discussion n'en a pas encore eu lieu, à l'époque où nous écrivons ces lignes.

avec ordre le chargement de la cale, de façon à en faciliter le remaniement partiel suivant les besoins et assurer dans la limite du possible la libre circulation de l'air entre toutes ces parties, tel est le but d'un bon arrimage. Le bâtiment à voile n'existant plus dans la marine de guerre et disparaissant rapidement des flottes commerciales, nous ne nous occuperons que de la cale des bâtiments à vapeur.

Faisant même abstraction, pour l'instant, du cloisonnement étanche, nous pouvons dire que la cale est divisée en trois parties bien distinctes par la présence, vers le milieu du bateau, de la machine et de ses dépendances. Bien avant que l'idée d'appliquer ce cloisonnement à diminuer la vulnérabilité des navires par les projectiles de toute espèce et les chocs de l'éperon n'ait été mise en pratique, il avait été nécessaire de les protéger efficacement contre les chances d'incendie, en enfermant les machines entre deux cloisons destinées à les isoler des parties voisines. D'où ce premier compartimentage constituant une cale avant et une cale arrière, séparées par l'appareil moteur, comprenant les chaudières, les soutes à charbon et le mécanisme de propulsion. A cette modification près, la disposition des cales est restée la même. A fond de cale, les chaînes, les barriques de vin et les caisses à eau; sur la plate-forme, tous les autres objets disposés dans une série de compartiments appelés *soutes*, formés par des cloisons à claire-voie, et séparés par un vrai dédale de coursives permettant de circuler entre eux. Voici, autant que les variétés particulières permettent d'y retrouver un ordre bien établi, un plan assez général d'arrimage de la cale. Tout à fait à l'avant, le magasin général disposé en triangle, en raison même des formes de l'avant. Une série d'armoires tapisse ses parois. En arrière de lui, les soutes aux poudres de l'avant, puis la cambuse, limitées latéralement par deux coursives qui les séparent de diverses soutes appliquées tout à fait en abord contre la muraille, et par lesquelles on accède au magasin général. Dans la partie arrière cette coursive est formée, en dehors, par des étagères à filin. Puis vient un assez grand espace libre, fermé vers l'arrière par la cloison avant de la machine. Cet espace libre est un *poste des blessés* pendant le combat. Sur ses parties latérales existent des soutes à obus.

Telle est la cale avant.

Derrière la cloison qui limite la partie postérieure de la machine, s'étend la cale arrière. Elle comprend d'abord un espace vide, à peu près symétrique à celui de l'avant, flanqué comme lui de soutes à obus. Après l'espace libre, on trouve les soutes à poudre de l'arrière, longées comme celles de l'avant, par deux coursives qui les séparent, ici encore, d'autres étagères à filin et d'autres soutes dont la situation n'est pas toujours constante (soute aux voiles, soute à biscuits, etc.)

Chacune de ces deux cales avant et arrière a d'abord été séparée en deux par une cloison étanche, ce qui a fait en tout cinq compartiments

(*Lagalissonnière*, *Victorieuse*, etc.), puis par deux cloisons (*Redoutable*, *Courbet*, etc.). Plus tard, une nouvelle cloison étanche a séparé les chaudières de la machine proprement dite, les cales de ces navires se sont trouvées formées de huit compartiments auxquels on a dès lors donné le nom de *tranches*, en les désignant de l'avant à l'arrière par les lettres de l'alphabet. Aujourd'hui ces *tranches* se sont multipliées encore. Sur le *Hoche*, 13 cloisons étanches séparent 14 de ces espaces, et il semble désormais qu'il soit presqu'impossible d'aller plus loin. Ce cloisonnement transversal n'est pas le seul. Nous avons déjà dit qu'aux deux étages des anciennes cales, il convenait d'en ajouter une troisième qui y est de tous points assimilable : le faux-pont inférieur. Comme la cale, privé de tout éclairage latéral, comme elle contenant des soutes, des étagères à filin, la cambuse, etc..., il ne peut être considéré que comme son plan le plus élevé. Ajoutons maintenant à cela un cloisonnement longitudinal très compliqué, l'inégalité de niveau des différents points d'un même parquet horizontal, son absence en quelques endroits, et l'on se rendra compte du labyrinthe que sont aujourd'hui les cales des grandes unités de combat.

Faut-il en conclure que leur salubrité y a perdu ? Loin de là. Pour beaucoup de raisons que nous aurons à développer plus tard et, parmi elles, la nature des matériaux de construction, les moyens d'assèchement et les progrès de la ventilation, l'hygiène des fonds a beaucoup gagné en dépit de la multiplication du compartimentage, de l'individualisation des plus petits recoins et des craintes que l'on avait conçues et exprimées à ce sujet.

§ V. — Dépendances des divers étages.

Les pages qui précèdent ont fait voir les grandes lignes de l'habitation nautique considérée dans son ensemble ; mais elles n'en ont donné qu'une sorte de schéma, montrant la maison vide, réduite à sa charpente. Cela était nécessaire pour mieux faire ressortir la valeur, l'importance, les avantages ou les inconvénients de certaines installations, plus variables dans leurs détails et surtout dans leur situation respective, que commandent parfois impérieusement ces nécessités d'ordre supérieur : les formes ou les dimensions du navire, sa sécurité ou l'intérêt de sa puissance militaire. Ajoutons tout de suite que ces nécessités laissent le plus souvent au constructeur une latitude assez grande pour qu'il puisse faire un certain choix entre plusieurs dispositions possibles. Dans le conflit des exigences auxquelles il doit satisfaire, celles de l'hygiène peuvent n'être pas toujours sacrifiées. C'est pour cela qu'il est utile de rechercher et d'indiquer les meilleures solutions des problèmes si complexes que soulève l'hygiène navale, de formuler ses desiderata, de tracer ses règles.

Nous décrirons sous ce titre de « dépendances des divers étages » les *logements*, les *cuisines*, l'*hôpital*, la *machine*, la *cambuse*.

I. Logements. — Des logements particuliers sont construits à bord des navires pour les officiers, les aspirants et les maîtres. La place affectée à chacun d'eux, leur dimensions, leur confortable varient avec les différents degrés de la hiérarchie. Leur valeur hygiénique suit la même progression. Cette proposition est vraie pour la série des logements envisagée sur le même bateau. Elle cesse de l'être si on veut l'étendre à des bâtiments de plusieurs types. Il est tel cuirassé où les maîtres sont mieux logés, nous voulons dire plus sainement, que les officiers ne peuvent l'être sur certains transports ou certains avisos. Mais dans l'impossibilité de passer en revue tous les cas particuliers, la classification ci-dessus, basée sur la hiérarchie, nous paraît encore la meilleure.

1° Le *commandant* occupe toujours l'extrême arrière du navire et son étage le plus élevé. Cette situation crée à ce logement des avantages hygiéniques de premier ordre. L'air et la lumière lui viennent à la fois, et par les ouvertures latérales, les dernières du bâtiment que le mauvais temps puisse obliger à fermer, et par la partie supérieure, à travers les clairevoies du salon et de la salle à manger.

Les dimensions des pièces dont il se compose, proportionnelles aux dimensions du bateau lui-même, sont toujours bien supérieures au minimum de ce que l'hygiène la plus exigeante pourrait demander. La plupart des influences défavorables à la salubrité des navires, ou bien ne l'atteignent pas, ou bien ne s'y font sentir que très atténuées. Des moyens de chauffage artificiel dont ils sont tous pourvus les mettent à l'abri de l'intensité et de la brusquerie des variations de température qui sont un des désavantages des bâtiments actuels, et pallient dans une large mesure les ennuis et les dangers de l'humidité. Joignons à cela l'isolement complet, l'éloignement relativement grand des autres parties très habitées du navire et l'on ne doutera pas qu'il n'y ait là un ensemble de conditions qui ne le cèdent en rien à celles de nos habitations urbaines.

2° Les *officiers* possèdent chacun une chambre ou cabine, et ont en commun la jouissance d'un local plus vaste, le *carré*, qui est leur salle de réunion et leur salle à manger. Chambres et carré sont situés vers l'arrière du navire. Les chambres sont placées symétriquement des deux bords, le long des parois. Leurs dimensions dépendent de celles du bâtiment mais restent toujours fort exigues. Sur certains avisos ce sont de vraies cellules. Une étroite couchette, une petite armoire, une commode exhaussée d'un surtout où s'encastrent les ustensiles de toilette et dont le premier tiroir peut se transformer en tablette à écrire, y tiennent toute la place, laissant à peine à l'officier le moyen de s'asseoir en face de cette ironique table de travail. Il est, en revanche, des chambres de cuirassés dont la largeur permet aux officiers qui les occupent de s'y donner le luxe élégant (mais souvent maudit) d'un piano. Les cabines de batterie ou de dunette ont sur celles du faux-pont l'avantage d'être éclairées par un sabord au lieu de l'être par un hublot. La supériorité qu'elles devaient à cette disposition a un peu perdu de son importance grâce aux dimensions des hublots actuels et à leur rapprochement. Beaucoup de chambres en ont deux, et ni pour l'éclairage, ni pour l'aération ne le céderaient sensiblement à bien des chambres de batterie, si le peu d'élévation des hublots au-dessus de la flottaison n'obligeait à les fermer à la mer plus tôt et plus longtemps que les sabords. La paroi de la chambre opposée à la muraille du bâtiment est quelquefois construite en forme de persiennes. Cette disposition est excellente sur les petits bateaux, où elle remédie aux inconvénients d'un cubage trop restreint, et dans les pays chauds. Partout ailleurs nous préférons la cloison pleine, avec l'addition, vers sa partie supérieure, de vasistas en verre permettant, suivant le cas, d'établir ou d'intercepter la communication avec l'atmosphère du reste de l'étage.

Le *carré*, nommé encore *grand'chambre*, est le plus souvent dans des conditions hygiéniques très satisfaisantes quoique à des degrés divers, suivant la place qu'il occupe, ses dimensions et le nombre des officiers. Or tout cela est éminemment variable.

En général la grand'chambre est située sur l'axe du navire, soit tout à fait à l'arrière, dont elle mesure alors toute la largeur, soit plus près du centre. Dans le premier cas elle est éclairée latéralement par des sabords ou des hublots, selon l'étage. Au mouillage en rade ou à la mer, par beau temps, cette situation est la meilleure en même temps que la plus agréable. Dans les conditions inverses, l'obligation de fermer hublots ou sabords compromet sérieusement l'habitabilité de ce logement dont l'aération devient précaire et que la chaleur, le méphitisme de l'air obligent parfois à quitter. Les carrés de centre sont éclairés et aérés d'en haut par une claire-voie ouverte sur le pont ou la dunette. Moins exposés aux coups de mer, ils n'en sont pas tout à fait à l'abri et, de plus, dans certains climats tropicaux, des pluies fréquentes et torrentielles peuvent obliger à rabattre et à couvrir les claire-voies dans les moments mêmes où la température est le plus élevée. Moins gais que les carrés de l'arrière, privés de la vue dont on jouit dans les premiers, ceux du centre ne leur sont en rien supérieurs. Sur les navires de faible échantillon ils présentent d'autres inconvénients encore. Là, l'espace dont on dispose est trop restreint pour que le carré puisse être isolé, par des coursives, des chambres situées en abord. Celles-ci s'ouvrent directement dans son intérieur. L'atmosphère devient commune entre eux. L'abandon du carré pendant la nuit, si avantageux à sa salubrité, n'est plus qu'un leurre. L'hygiène ne peut pas ne pas condamner cet état de choses.

Depuis quelques années on a souvent disposé les carrés en abord, contre une des murailles. Sur les grands navires cette innovation reste indifférente ; elle présente des conditions identiques à celles de l'emplacement de l'arrière. Mais sur les petits bâtiments elle devient au contraire très avantageuse en supprimant les causes d'insalubrité que nous signalions plus haut. Une coursive peut toujours, dans le cas actuel, séparer les chambres particulières de la chambre commune, au plus grand profit des unes et de l'autre.

Dans ces derniers temps, il a été créé, sur les navires montés par un amiral, un nouveau carré destiné aux officiers supérieurs, qui partageaient autrefois la table de l'officier général.

Nous ne pouvons que nous borner à signaler cette innovation dont l'agrément et la commodité de l'existence ont très heureusement profité. L'hygiène par ailleurs n'a rien à dire de ce nouveau logement. Intermédiaire pour l'élégance et le confortable entre l'appartement de l'amiral et le carré des officiers, habité par un petit nombre de personnes auxquelles en outre sont réservées de droit les chambres les plus avantageuses du bord, le carré de l'état-major général ne peut être, au point de vue de ce livre, l'objet d'aucune critique, d'aucune réflexion même. Il devait seulement figurer dans cette énumération de logements pour n'en pas laisser la liste incomplète.

3° *Le poste des aspirants* n'est plus seulement, comme le carré, un lieu de réunion et un réfectoire ; c'est aussi un dortoir. Chaque jour, à l'heure du coucher, les hamacs y sont apportés et suspendus ; chaque matin, au branle-bas, ils doivent être enlevés et remis aux bastingages. Cette destination supplémentaire du poste des aspirants crée une différence capitale entre l'hygiène de ce local et celle du carré. Elle la rapproche de l'hygiène générale du navire jusqu'à les assimiler presque entièrement l'une à l'autre, et cela d'autant plus que l'emplacement habituellement réservé au *poste* se trouve beaucoup plus près du milieu du bâtiment, c'est-à-dire des parties fréquentées, pendant le jour, et habitées, pendant la nuit, par l'équipage. Ce n'est pas à dire que cet emplacement soit plus invariablement déterminé que celui du carré. Jadis, quand le plus grand nombre des navires comprenait dans son état-major quelques aspirants, leur poste était installé là où le hasard et les exigences des autres aménagements permettaient de trouver une place libre : rarement dans les batteries, presque toujours dans le faux-pont. C'était un local étroit, obscur, encombré, d'une salubrité plus que douteuse.

Les choses ont changé depuis. Il n'y a pour ainsi dire plus de postes d'aspirants que sur les cuirassés d'escadre et sur les navires chefs de station. Or la place ne manque point sur ces énormes machines de guerre, et nous avons montré de plus combien, au point de vue de l'éclairage et du dégagement, nous accordions de supériorité à leurs batteries ou à leurs faux-ponts sur les étages les plus favorisés des frégates et des vaisseaux d'autrefois. Sur les cuirassés, le poste est généralement construit dans le faux-pont, en abord, contre la muraille, presque vers le milieu de la longueur du bâtiment, entre les chambres des officiers et celles des maîtres. Le seul inconvénient de cette situation c'est la promiscuité que lui inflige l'existence des postes de couchage des hommes dans toute cette région. Aussi faut-il préférer les postes de l'arrière, rares d'ailleurs et très appréciés. Nous n'accordons pas la même valeur à ceux construits dans l'axe même du navire. Nous en avons dit les raisons à propos des carrés présentant cette disposition.

Une condition plus importante que le choix de l'emplacement, c'est l'espace et le volume. Les causes de viciation de l'air sont nombreuses et leur action est prolongée, dans le poste des aspirants. Ils y séjournent beaucoup ; aucun point du navire n'est aussi constamment et aussi régulièrement occupé ; ils y prennent leur repas, y font leur toilette (1) et le nettoyage de leurs vêtements. Ils y dorment, et ils y travaillent. Pendant les soirées qu'ils prolongent fort tard, les produits de combustion des lampes (ceux des cigarettes aussi) s'ajoutent à l'acide carbonique de la respiration et c'est dans cette atmosphère complexe et toujours un peu confinée, que les aspirants passent la nuit. Cet état de choses ne peut pas être considéré comme satisfaisant ; il est d'une autre époque. Il faut proclamer la nécessité, sinon de donner aux aspirants des chambres dont on ne trouverait peut-être pas la place, si exigües qu'on les suppose, au moins de leur réserver, à côté du poste proprement dit qui ne serait plus qu'un dortoir, un local entièrement séparé de lui, qui leur servirait à la fois de salle à manger et de salle d'étude.

4° *Les maîtres*, plus favorisés en cela que les aspirants, ont une salle commune, le *poste des maîtres*, et des chambres particulières. Ces chambres sont situées à l'avant, et toujours dans le faux-pont (2). Elles sont ce que les fait cet étage : claires, saines, aérées, relativement spacieuses sur les grands cuirassés, où elles ne diffèrent de celles des officiers que par des dimensions plus petites et l'extrême simplicité de leur ameublement ; obscures, étroites et chaudes sur les navires de faible échantillon. Il ne faut pas perdre de vue que ces derniers sont les plus nombreux. Le seul remède qui puisse être apporté à leurs défauts c'est une large et régulière aération du faux pont avant, dont les chambres puissent profiter grâce à des portes à persiennes ou à treillis et à des vasistas ménagés dans le haut de leur cloison.

Le poste des maîtres n'est guère qu'un réfectoire, en raison des incessantes obligations du service qui ne leur permettent pour ainsi dire

(1) Sur quelques navires les commandants ont eu l'heureuse idée de leur réserver un local pour la toilette, avec robinets donnant de l'eau à volonté, pomme d'arrosoir pour les douches et *tub* pour affusions froides. Il faut souhaiter voir se généraliser cette mesure qui devrait devenir réglementaire.

(2) On verra plus loin que quelques rares cuirassés (*Courbet*) font exception à cette règle et que les maîtres y sont logés dans la batterie avant.

pas d'y séjourner en dehors des heures de repas. Son influence sur l'hygiène de ses habitants est donc moins immédiate. Très généralement situé à l'extrême avant du faux-pont, comme on l'a vu, il est mal partagé sous le rapport de l'éclairage naturel et de l'aération. Il serait facile de pallier le second de ces inconvénients.

Quelques exceptions heureuses assignent à ce poste un emplacement plus favorable. Il en est de situés latéralement, vers le milieu de la longueur du faux-pont, symétriques à celui des aspirants. C'est toujours la région la mieux ventilée de cet étage, quel que soit le navire. Il en résulte, pour les logements qui y sont construits, un avantage marqué dont le poste des maîtres devrait être appelé à bénéficier toujours.

II. **Cuisines et fours.** — Les cuisines, en nombre égal à celui des tables, sont ordinairement réunies dans un même espace, et séparées les unes des autres par des cloisons pleines ou par des treillis en fil de fer à mailles plus ou moins larges. Cette seconde disposition est préférable en ce qu'elle facilite la circulation de l'air et rend la chaleur moins pénible.

Les *fourneaux à roulis*, chauffés au charbon de bois, où se préparait la cuisine des tables n'existent plus aujourd'hui. Il n'est pas besoin d'insister sur l'avantage qu'y a trouvé la salubrité. Ces fourneaux à roulis, quelquefois placés dans les batteries, y déversaient d'énormes quantités d'acide carbonique.

Les *cuisines distillatoires*, rendues inutiles désormais, dans la marine de guerre, par l'entière disparition du bâtiment à voiles (1) ne sont pas à regretter. Leur histoire tient de trop près à celle de l'eau distillée à bord des navires pour ne pas être reculée jusqu'au moment où nous nous occuperons de cette question. Il ne reste donc plus en usage que les fourneaux à charbon de terre, du système universellement répandu, et dont les produits gazeux sont directement conduits à l'extérieur par la cheminée. Ces cuisines intéressent l'hygiène par la chaleur qu'elles dégagent, les émanations qui s'en échappent, la malpropreté inévitable qu'elles contribuent à entretenir dans leur voisinage. C'est dire que le choix de leur emplacement à bord est d'une haute importance.

Le pont est sans contredit l'endroit qui leur convient le mieux. Là elles n'entraînent, pour les autres étages du navire, aucune sorte d'inconvénients et les hommes préposés à leur service bénéficient largement d'une ventilation facile, énergique, constante. Placées trop

(1) Nous voulons dire seulement qu'il n'existe plus de navires de guerre dont la voile soit l'unique moyen de propulsion. Tous ont une machine et par conséquent les moyens de faire de l'eau distillée sans recourir à l'artifice de la cuisine distillatoire. L'un de nous a fait l'un des derniers tours du monde qu'aient effectués les transports à voile et, sur ce vaisseau déjà, il y avait un appareil distillatoire, distinct de la cuisine qui se faisait à feu nu sur un fourneau ordinaire.

près de l'avant elles sont plus exposées aux coups de mer ; trop près de l'arrière elles nuiraient à la propreté, aux convenances, et blesseraient la délicatesse de l'état-major. Le milieu du pont est leur lieu d'élection. Toutes les fois que des nécessités d'un autre ordre ne s'opposent pas au choix de cette place, c'est à elle qu'on s'arrête. Malheureusement sur les bâtiments de combat, surtout sur les cuirassés, la disposition d'une artillerie nombreuse et puissante fait encore trop souvent reléguer les cuisines dans la batterie. Elles y entretiennent pendant l'été une température excessive, pendant l'hiver une humidité constante, en tout temps une malpropreté choquante et une odeur désagréable. On ne songe plus à les mettre dans le faux-pont où tous ces inconvénients s'exagéraient dans des proportions qu'il est facile d'imaginer.

Le *four* donne prise à moins de reproches. Depuis l'adoption des fours se chauffant à la houille, la cause d'insalubrité résultant d'un approvisionnement de bois, souvent humide, toujours altérable et putrescible, a disparu. Le seul ennui du four c'est la chaleur qu'il rayonne autour de lui. Il suffit d'avoir constaté par soi-même la température étouffante qu'entretient le four placé dans certains lieux retirés et mal aérés du navire, pour ne pas hésiter à nier la prétendue compensation qu'on a voulu y trouver dans l'assèchement et le tirage produits par son fonctionnement.

Le tirage est autrement actif dans les chambres de chauffe de nos machines, ce qui n'empêche pas les chauffeurs de s'y anémier promptement. Ajoutons le danger d'incendie que le chauffage incessant du four peut présenter dans certains cas et dont l'un de nous a vu un exemple redoutable ; danger d'autant plus menaçant, sinon d'autant plus fréquent, que cet appareil est situé plus profondément dans le navire. Pour ces deux raisons, la meilleure place du four est également sur le pont. Dans la batterie il est plus acceptable cependant que dans le faux-pont dont il devrait être définitivement banni.

III. **Hôpital.** — Les importantes questions d'hygiène que soulève l'étude de l'hôpital ne peuvent évidemment trouver toutes place dans ce livre au-delà des limites duquel elles nous entraîneraient bientôt. Il ne faut pas oublier du reste que l'hôpital, à bord, n'est qu'une installation de prévoyance, de précaution, presque de luxe ; il est fait pour le navire et non le navire pour lui, à l'exception des bâtiments hôpitaux, dont nous parlerons plus tard. Là c'est l'inverse qui est ou, du moins, devrait être vrai. Ces réflexions nous sont suggérées par le souvenir d'une conversation avec un homme fort versé dans les questions d'assistance publique, auquel l'un de nous venait de faire visiter, non sans quelque fierté, un hôpital de bord qui passe, à juste titre, pour une merveille du genre. Cette merveille n'avait déterminé chez notre interlocuteur qu'une déconvenue visible, et il ne pouvait comprendre ni l'exiguité relative du local, ni l'absence de chambres d'isolement, d'étuves à désinfection, etc., etc...

La population du navire est une population jeune, robuste, triée sur le volet, vivant dans des conditions de bien être à peu près acceptables, quoique susceptibles d'être améliorées. La morbidité d'une pareille population doit être minime, si l'on excepte quelques influences de climat ou quelques circonstances spéciales de navigation. Rares sont les jours où l'hôpital du bord est rempli. D'ailleurs on se heurte là à des exigences impérieuses et, ni l'espace, ni le personnel, ni le matériel ne peuvent lui être aussi généreusement accordés qu'on le souhaiterait. Quoi qu'il en soit, il faut rechercher pour lui le « mieux possible » de Leibnitz, et s'en contenter. Dimensions suffisantes, éclairage, aération et température convenables, isolement, tranquillité, telles sont les qualités qu'il faut demander à l'hôpital et presque toutes dépendent d'une seule condition : son emplacement.

Du faux-pont où il a longtemps été relégué, l'hôpital a conquis sa place dans la batterie grâce aux efforts des chirurgiens de marine du premier quart de ce siècle. Quelques tentatives isolées ont été faites pour l'élever davantage et le construire sur le pont. Mais l'étroitesse et l'encombrement actuels de cet étage, dont nous avons essayé de donner une idée, ont obligé à y renoncer. C'est à regretter. Sur certains types tout récents, les cuirassés à plages, dont les trois ou quatre modèles actuellement à la mer n'auront vraisemblablement pas de successeurs, la situation de l'hôpital s'est rapprochée cependant de cette disposition si avantageuse, mais qui reste, par le fait, tout exceptionnelle. L'hôpital est donc une dépendance presque constante de la batterie, et, on peut ajouter, de la batterie avant. C'est, après le pont, l'étage où l'aération et l'éclairage sont le plus favorables. Il peut y être mieux défendu contre certains accidents de grosse mer qui sont le vrai désavantage des hôpitaux du pont, et nous ne savons jusqu'à quel point, en cas d'épidémie, l'isolement n'y serait pas plus facile à assurer et à maintenir que sur ce « forum de la vie maritime » où le service, les exercices appellent incessamment l'équipage et dont les étroites nécessités de la manœuvre ne pourraient pas toujours permettre de consigner même une petite partie. Cependant il est un point du pont (son extrême avant, sous la teugue) où l'hôpital, même à cet égard, se trouvait mieux que partout ailleurs. Les corvettes cuirassées du type *Alma* et *Thétis* possédaient en ce point de petits hôpitaux absolument parfaits.

Dans la batterie, l'hôpital peut occuper des régions et offrir des dispositions variées. Tantôt il est placé à l'avant, d'autrefois très rapproché de l'arrière, à peu près à la hauteur de l'avant-carré. Ici, placé dans l'axe il occupe toute la largeur du bâtiment : là, il est construit *en abord*. Le plus souvent il est unique ; rarement il est double et se compose alors de deux locaux symétriquement placés en regard l'un de l'autre à *babord* et à *tribord*.

Dans la batterie avant, le voisinage des cuisines entraine pour lui, en les aggravant encore, les inconvénients signalés plus haut. A l'arrière, les conditions paraissent meilleures et Fonssagrives qui, reprenant une idée soutenue par Le Helloco en 1827, préconisait le voisinage du grand panneau, voyait en outre là, pour les malades, « quelque chose de consolant à se voir rapprochés des logements les plus favorisés du navire et à sentir de plus près la sympathique sollicitude du commandant et des officiers pour leurs misères » (1). La sollicitude ne manque jamais aux malades, même soignés sur l'avant. Commandants et officiers la leur témoignent à l'envi. Les malades que la gravité de leur affection retient couchés à l'hôpital en ont, dans des visites fréquentes, le témoignage très affectueux. Quant à la liberté du service, à la commodité, à l'aisance de l'accès de l'hôpital pour les hommes qui ont à y venir fréquemment dans la journée soit pour un pansement, soit pour l'exécution de prescriptions faites à la visite du matin, elles ne sont nulle part aussi grandes qu'à l'avant.

Nous préférons aussi l'hôpital occupant toute la largeur du navire et séparé par une cloison transversale du reste de la batterie, à l'hôpital construit en abord. Le premier reçoit de l'air et du jour par deux côtés ; et non seulement la surface de ces ouvertures, (le carré aératoire comme l'a appelé Fonssagrives), est plus vaste proportionnellement au volume du compartiment, mais leur disposition sur les deux parois opposées permet, sauf de rares exceptions, d'en utiliser toujours au moins la moitié. C'est un bénéfice qui prime tout. Peu importe que l'hôpital latéral soit de forme plus élégante et plus correcte ; peu importe qu'on soit gêné parfois, dans l'autre, par la manœuvre des ancres de bossoirs. S'il y a là un ennui réel, il n'est du moins ni fréquent ni de longue durée. Il reste bien moins préjudiciable aux malades que la nécessité de fermer dans maintes occasions tous les sabords. Nous avons, pour notre part, toujours été frappés de la défectuosité des hôpitaux disposés latéralement. Ils offrent un dernier désavantage : celui d'avoir peu de largeur, de nécessiter le rapprochement des couchettes et de paraître encombrés, même avec peu de malades. Il n'y a pas lieu de s'arrêter à une objection d'une autre nature qui a été faite à la disposition que nous recommandons. On lui a reproché de compromettre l'aération de bout en bout des batteries, en accaparant pour un seul compartiment et annulant pour le reste de l'étage les sabords si utiles de l'avant. L'argument était déjà plus spécieux que solide, quand les batteries ne formaient qu'une vaste galerie sans interruption ; il n'est plus recevable avec les modifications actuelles de cette partie du navire, dont nous avons déjà dit que l'hygiène avait plutôt profité.

A l'hôpital sont annexées : 1° Sur un très grand nombre de bateaux, des bouteilles (water-closet) dont nous nous occuperons plus tard. Elles ont

(1) FONSSAGRIVES, *Traité d'hygiène navale*, 1re édition, 1857.

rendu inutiles, pour le plus grand bénéfice de la propreté et de la salubrité, les bailles d'aisance dont l'usage se restreint à quelques cas spéciaux ; 2° Une cabine de bains contenant une baignoire, au-dessous de laquelle une pomme d'arrosoir permet d'administrer des douches en pluie. Nous aurons dans un autre article à revenir sur ce sujet ; 3° Une salle de visite, isolée de l'hôpital et qui contient la pharmacie. C'est là une innovation peu répandue encore, dont il faut faire ressortir l'importance. Non seulement le médecin y trouve plus de calme et de silence, pour examiner les malades appelés près de lui isolément, qu'il n'en pouvait trouver dans une pièce remplie d'un monde toujours bruyant ; mais encore la bonne tenue de la pharmacie y a gagné. Cette salle devrait être assez grande pour contenir en outre tout le linge et les objets de pansement qu'on est obligé de ramasser dans des armoires construites dans l'hôpital même. L'antisepsie est trop entrée dans les mœurs, pour qu'on ne tienne pas compte du desideratum qu'elle exprime à ce sujet, d'accord avec l'hygiène.

Que penser des hôpitaux doubles, situés ou non au même étage, symétriquement placés l'un en regard de l'autre, ou éloignés ? A l'avantage tout théorique d'isoler certains malades, de leur procurer plus de repos et de calme par l'affectation exclusive de l'un des deux locaux au traitement des cas les plus graves, il faut opposer les difficultés plus grandes du service avec un personnel trop restreint ; à la plus grande délicatesse des soins, leur moindre assiduité et les lacunes forcées de l'attention et de la surveillance. Nous craignons qu'ici le mieux ne soit réellement l'ennemi du bien. Si, dans des cas exceptionnels, l'isolement d'un ou de plusieurs contagieux s'imposait absolument, on ne serait jamais en peine sérieuse d'arriver à le réaliser à bord.

Les dimensions de l'hôpital sont en fonction de celles du navire et du chiffre de l'équipage. Elles sont presque toujours trop exigues.

Dans l'ancienne flotte, leur cube absolu comme leur cube spécifique par lit était bien supérieur à ce qu'il est actuellement : L'avantage n'était qu'apparent. Il provenait de ce que la proportion du nombre de lits à celui des hommes de l'équipage était moins grande qu'aujourd'hui. Pour un effectif variant de 1,100 à 326 hommes (vaisseaux de premier rang et frégate de 3e rang) le nombre des lits variait de 10 à 4 ; le cube spécifique pour chacun d'eux, de 20^{m3} à 13^{m3} ; le cube total de 180^{m3} à 73^{m3}. L'espace superficiel disponible pour chaque lit était de 7 à 9 mètres carrés. Mais il n'y en avait qu'un en moyenne pour 100 hommes d'effectif ; or sur les navires actuels il y en a un pour 60 ou 70 hommes. En revanche, le volume de l'hôpital ne dépasse 150^{m3} que sur un seul cuirassé ; son cube spécifique ne dépasse 11^{m3} que sur ce même bâtiment. Quant à l'espace superficiel il s'est plus restreint encore, puisque l'élévation de la hauteur des étages s'est accrue notablement et que le cube a diminué. Or ce dernier élément n'est pas sans importance pour la commodité du service et la facilité des pansements, ainsi que pour la propreté et la salubrité. Nous proposons, comme un minimum très acceptable à la fois par l'hygiène et par l'art nautique, les bases suivantes au-dessous desquelles il ne faudrait jamais descendre, au-dessus desquelles il serait inutile de s'élever.

Le nombre de lits doit être de 1 pour 50 hommes d'effectif avec un lit supplémentaire pour chaque fraction dépassant un multiple de ce chiffre.

Le cube spécifique pour chaque lit sera de 15^{m3}, d'où découle la surface spécifique puisque la hauteur de la batterie est d'environ 3 mètres. Cette surface serait en moyenne de 5^{m2},50, réservant à chaque couchette un carré d'un peu plus de 2 mètres de côté. Ce serait suffisant ; personne ne pensera que c'est exagéré. La possibilité d'admettre ces données ressort clairement de leur rapprochement avec les dimensions de l'hôpital d'un cuirassé actuellement armé. Sur le navire auquel nous faisons allusion la surface de l'hôpital est de 64^{m2} et le volume de 153^{m3},84. Il est construit pour 14 lits, et l'effectif du bord est un peu au-dessous de 700 hommes ; soit 1 lit pour 50 hommes ; près de 5^{m2} pour la surface spécifique, et 11^{m3} pour le cube spécifique de chaque lit.

Il est plus difficile de préciser le dosage de l'*air* et de la *lumière* que celui de l'espace. Quelles que soient les exigences de l'hygiène à ce sujet, c'est encore dans la batterie avant qu'il est le plus facile d'y satisfaire. Nous ne calculerons à ce sujet aucun chiffre. Si la lumière est en rapport direct avec le carré d'éclairage il n'en est pas de même de l'aération et du carré aératoire, car le coefficient d'utilisation de ce carré a trop de valeur et de variabilité en même temps, pour qu'il soit permis de le négliger. Signalons seulement, en passant, cette comparaison : L'hôpital de l'*Océan* avait, en 4 fenêtres, un carré aératoire de 2^{m2},024 pour un volume de 67^{m3}, c'est-à-dire 1^{m2} pour 33^{m3}. Ce fut considéré à cette époque comme une situation exceptionnellement bonne, dont on pourrait se contenter partout. L'hôpital du *Hoche* possède, en 8 fenêtres, un carré aératoire de 6^{m2} pour un volume de 150^{m3},20, c'est-à-dire 1^{m2} pour 25^{m3}. Si l'on rapproche de ce progrès frappant le peu qu'on a gagné sous les autres rapports, on en conclura que cette question de l'aération en ce qui concerne les hôpitaux de la batterie peut être considérée comme résolue. Elle ne constitue pas désormais une difficulté dont l'hygiène ait encore à se préoccuper.

IV. **Machine et dépendances**. — La machine est placée au centre du navire. Elle en occupe environ le tiers moyen. Ce grand espace est disposé de telle manière que les chaufferies soient sur l'avant, la machine proprement dite sur l'arrière, et les soutes à charbon disposées latéralement le long de ces deux parties, entre elles et la coque. A cela se bornent les ressemblances des installations sur les divers bâtiments. Tout le reste diffère dans les détails.

1° *Les chaufferies* réunissaient jadis dans le même espace toutes les chaudières. Celles-ci étaient disposées sur deux rangées symétriques. Leurs foyers se faisaient face. Entre elles s'étendait un long couloir, de dimensions variables mais toujours relativement étroites. C'est la chambre ou le parquet de chauffe où, pendant les périodes de fonctionnement de la machine, les équipes de chauffeurs, demi-nus, ruisselants de sueur, noirs de poussière se démènent, comme en une vision fantastique, sur le front de ces foyers incandescents dont les portes périodiquement ouvertes pour l'entretien de la combustion et le nettoyage des grilles, lancent à travers la demi obscurité du lieu des coups brusques de lumière aveuglante et de chaleur intense. Suivant la disposition des chaudières (liée en cela à la largeur des navires), le parquet de chauffe est longitudinal ou transversal par rapport à l'axe du bâtiment.

Les conditions du séjour devant les feux sont bien moins pénibles dans les chaufferies à une seule rangée de chaudières. Sur les cuirassés et beaucoup de croiseurs cette disposition est devenue la règle. Le compartimentage de plus en plus multiplié des fonds ne permettant plus de disposer des énormes volumes cubiques qu'exigeait la chaufferie unique, on a multiplié des chambres de chauffe absolument isolées les unes des autres et sans la moindre communication entre elles. Elles ont retiré un autre bénéfice de la suppression complète de leurs relations avec la machine proprement dite. L'air échauffé au contact des divers organes, cylindres, tiroirs, tuyaux de vapeur, subissait l'action du tirage énergique des chaufferies vers lesquelles il s'écoulait. L'arrivée de l'air frais et sec en était diminuée d'autant, au grand dommage des chauffeurs. Isolement et multiplication des chaufferies sont des conditions avantageuses imaginées, sans doute, sous l'empire de préoccupations étrangères à l'hygiène, dont celle-ci a cependant profité et qui méritent d'être appliquées là même où ce seul intérêt doit être appelé à en bénéficier.

2° *La machine* a naturellement perdu ce que les chaufferies ont gagné à être séparées d'elle, et une ventilation énergique lui est plus que jamais nécessaire.

Au centre d'un vaste espace, ménagé au milieu du navire entre les dernières soutes à charbon, se trouve un amoncellement de pièces métalliques de toutes formes, de toutes grandeurs ; celles-ci délicates comme des jouets, celles-là formidables de puissance. C'est l'appareil propulseur capable d'imprimer à des masses de 11,000 tonnes des vitesses de 17 nœuds, et d'en faire filer 23 à des navires de 150 mètres de longueur. Des tuyaux d'un mètre de diamètre amènent la vapeur sous des pistons de plus de six mètres de circonférence, qui exécutent deux cents mouvements de va et vient par minute. Rien n'est imposant comme le spectacle de ces immenses machines en mouvement. Un seul appareil était autrefois suffisant; depuis l'adoption de deux hélices indépendantes, la machine est devenue double et, presque toujours, chacune d'elles est séparée par une cloison étanche longitudinale de celle du côté opposé.

L'hygiène de la machine dépend avant tout de son aération ; elle n'a pas à se préoccuper des dimensions du compartiment qui la contient, de la largeur et du dégagement de ses palliers et de ses voies d'accès. Ce n'est pas que ces dernières conditions soient indifférentes au point de vue de la fréquence et de la gravité des accidents qui peuvent s'y produire, mais des exigences autrement impérieuses que les siennes sont ici la meilleure sauvegarde de ses propres intérêts.

Le problème de l'aération de la machine se complique avec l'importance du bâtiment et avec le rôle auquel il est destiné. Sur ceux de faible tirant d'eau et peu élevés au dessus de la flottaison le local occupé par la machine atteint le pont lui-même et la ventilation naturelle se trouve assurée d'une manière satisfaisante. A mesure que les étages se superposent ; elle devient de plus en plus précaire. Des panneaux superposés, transformés par des entourages aussi hauts que les étages eux-mêmes en une sorte de large cheminée d'appel, la mettent cependant en communication directe avec l'air extérieur. Mais sur les bâtiments de combat actuels, quel qu'en soit le tonnage, cuirassés ou croiseurs, la présence du pont blindé au ras de la flottaison augmente singulièrement les difficultés. L'aération artificielle devient indispensable. Il s'en faut de beaucoup qu'on soit arrivé à une solution satisfaisante ; toutefois des résultats appréciables ont été atteints déjà et de réels progrès accomplis. L'influence de la machine sur l'hygiène du personnel spécial qu'elle occupe tient, en somme, beaucoup plus à la nature du travail qu'elle exige et à la manière dont il s'exécute, qu'aux conditions inhérentes à la situation même de l'appareil : cette influence, nous la retrouverons en faisant l'étude des professions maritimes. Mais elle en a une aussi sur la salubrité du navire entier, par la chaleur qu'elle dégage, l'humidité qu'elle produit et les déchets de toutes sortes, les souillures, les graisses qui s'en écoulent sans cesse et dont une partie, malgré toutes les précautions prises, se mélange aux eaux de la cale. Elle exige un redoublement dans l'entretien minutieux de la propreté des fonds.

Quant à l'obstacle que la machine a été accusée d'apporter à l'aération de la partie immergée du bâtiment, on a vu plus haut ce qu'il faut penser aujourd'hui de cette allégation désormais sans fondement.

3° *Les soutes à charbon* sont de grands reservoirs placés sur les côtés des chaufferies et de la machine. Leur forme échappe à toute description. Partout où un espace est demeuré libre, il a été entouré de cloisons et destiné à contenir du charbon. La longue ceinture que cette série de soutes fait autour des deux compartiments dont nous venons de parler est entrecoupée par le prolongement des cloisons étanches. Des portes à fermeture également hermétique font communiquer, à travers ces cloisons, toutes les soutes du même côté entre elles, permettant d'amener le charbon à la main depuis les plus reculées jusque près du parquet de chauffe, où des vannes sont disposées pour le laisser tomber au moment du besoin. La partie supérieure des soutes affleure des niveaux différents suivant les dimensions des navires. Tantôt elle arrive au contact du pont lui-même. Tantôt elle atteint le faux-pont ou le pont cuirassé. Dans tous les cas leur plafond est percé d'un certain nombre d'orifices, *les trous d'homme*, obturés habituellement par des plaques de fer maintenues en place par des écrous. C'est par là que le combustible est emmaganisé ; par là aussi que les travailleurs fréquemment pénètrent dans ces espaces. C'est par là encore et seulement par là que l'aération peut se faire. D'où une différence énorme entre la ventilation des soutes à charbon sur les petits et les grands navires. Sur les premiers on peut sans inconvénient laisser les trous d'homme ouverts chaque fois que le temps est beau ; les soutes se trouvent alors en rapport immédiat avec l'air extérieur. Sur les autres, l'air qui peut ainsi pénétrer dans les soutes est déjà moins pur et plus chaud. En outre la béance de ces orifices dans l'intérieur même du bâtiment n'est pas sans légitimer quelques reproches. Sans parler de la fine poussière de charbon qui s'en échappe toujours, qui envahit tout et qu'on respire, la houille mêle à l'air dégagé par les orifices dont il s'agit des gaz plus ou moins irrespirables et l'atmosphère du navire en est altérée. Si l'on ajoute que les trous d'homme sont, en raison même de la topographie des soutes, ouverts près des parois latérales, par conséquent à l'intérieur de certains logements, on verra s'accroître encore l'importance du reproche que nous formulons ici. En quelques points les soutes viennent s'ouvrir dans des sortes de couloirs situés entre deux chambres ou deux postes. Ces couloirs, dont on pourrait augmenter le nombre, sont une excellente disposition à adopter. Il n'y a aucune impossibilité à les multiplier de façon à ce que tous les trous d'homme y soient compris. Comme ils correspondent en outre à des sabords de charge, vastes ouvertures toujours ouvertes au mouillage, l'activité de l'aération des soutes en bénéficierait, et l'hygiène des soutiers n'y trouverait pas moins d'avantages que l'hygiène générale du bord.

V. **Cambuse et soutes diverses.** — Nous avons indiqué plus haut, en décrivant la cale, la disposition générale et les rapports de voisinage des multiples locaux qu'elle comprend. Presque tous sont des magasins où sont rangés des objets de matériel ou de consommation.

Parmi ces soutes, les unes sont sous la dépendance des maîtres de l'équipage, chacun d'eux s'occupant de celle qui contient les objets à l'usage de sa profession ; le maître canonnier est chargé des soutes à poudres et à projectiles ; le maître voilier des soutes à voiles, et ainsi de suite. Ces soutes sont presque toujours fermées, on y entre seulement pour y prendre ou remettre ce dont on a besoin ou qui a cessé de servir. Elles intéressent l'hygiène surtout par la nature des approvisionnements que quelques-unes d'entre elles contiennent et dont l'altérabilité peut porter de graves préjudices à la salubrité des cales. Parmi ces matières on peut citer, entre autres, les matières textiles comme les cordages et les voiles, souvent ramassés dans un état d'humidité qui développe encore leurs propriétés fermentescibles. Il est donc indispensable de tout faire pour favoriser la circulation de l'air entre toutes ces parties et l'on a vu comment le système des cloisons à claire-voies et des coursives avait apporté, sous ce rapport, de sérieuses améliorations à l'ancien état de choses.

Pour d'autres soutes, désignées sous des noms spéciaux, l'intérêt s'augmente de la variété des objets qu'elles renferment, ou de l'importance hygiénique immédiate de ces objets, ou de la présence habituelle et presque constante de certaines personnes qui y passent une grande partie de leur temps. Ce sont : la cambuse avec toutes ses dépendances, et le magasin général. Le besoin, pour les agents chargés de ces deux services de la cale, d'y séjourner longuement et l'ordre rigoureux imposé au rangement de tant de choses diverses, par la nécessité de les déplacer et de s'en servir souvent et par l'exiguité de l'espace, ont amené l'habitude de les orner avec une certaine coquetterie d'un caractère et d'un goût tout professionnels. La propreté y est presque toujours très soignée et pourtant ces locaux sont loin d'être salubres. A la qualité défectueuse de l'air dans toutes les cales se joignent ici : d'abord les produits de la respiration des hommes qui y vivent ordinairement, ceux de la combustion des fanaux qu'il y faut tenir allumés sans cesse, ensuite et par dessus tout, les émanations odorantes ou malsaines qui se dégagent de leurs approvisionnements : suifs, graisses, huiles, peinture, etc., pour le magasin général ; fromages, légumes, conserves, poisson salé, farines, etc., pour la cambuse.

On a loué autrefois une disposition qui consiste à ne séparer la cambuse du magasin général que par une cloison à claire-voie, de façon à mieux assurer la ventilation de l'une et de l'autre. Nous sommes si zélés partisans de la ventilation que nous n'hésitons pas à la considérer comme le premier facteur de l'hygiène des navires, plus important à lui seul que tous les autres réunis ; mais on a pu voir déjà que nous n'attachions pas une bien réelle valeur aux tendances qui accusent de tout le mal le cloisonnement des étages et l'individualisation des locaux. La solution du problème est dans des procédés actuellement à l'étude et dont le principe est tout autre. Mais même avant que cette solution n'ait été cherchée dans la voie aujourd'hui ouverte, il ne semble pas qu'il pût y avoir quelque avantage à rendre dépendants l'un de l'autre la cambuse et le magasin et à solidariser leurs influences. Si le second avait peu à y perdre, la première ne pouvait rien gagner, bien au contraire, à cette association de leurs deux méphitismes. Cambuse et magasin général sont parfois bien éloignés l'un de l'autre sur quelques-uns des nouveaux types. Des tôles pleines et des portes étanches ont remplacé les claires-voies et treillis. Les coursives y sont inconnues. Leur salubrité s'est plutôt améliorée malgré cela. Cette amélioration n'est qu'un début. Quand on sera bien convaincu de l'intérêt qui s'attache à la salubrité de ces parties, des avantages de toute nature qu'on en doit retirer, on donnera aux bâtiments des cambuses et des magasins qui seront à ceux d'aujourd'hui ce que sont les grandes soutes à poudre d'un *Formidable* ou d'un *Hoche* à celles des premiers cuirassés. Le chemin parcouru par celles-ci montre celui qu'on peut faire pour les autres. La difficulté n'est pas dans la solution à trouver. Elle consiste presque tout entière à faire admettre la nécessité de la chercher. Rien ne sera plus démonstratif à cet égard que l'étude succincte des derniers grands navires de combat. Leur ventilation, leur assainissement, leur habitabilité, leur hygiène, en un mot, ne sont guère, sur certains points, moins éloignés de ce qu'ils étaient jadis, que ne peut l'être leur forme même, ou leur vitesse, ou la formidable puissance de leur artillerie.

Il resterait, pour compléter cette revue de la topographie du navire, à dire quelques mots des *prisons*, si l'usage de plus en plus exceptionnel qui en est fait, la durée toujours très courte à bord de cette peine, ne rendait cette description véritablement superflue. Il existe bien, même sur les plus nouveaux des bâtiments, des compartiments qui portent cette indication : *prisons*. Le plus souvent, en réalité, ils servent de décharges. D'ailleurs le compartimentage absolument étanche des fonds ne permettrait pas d'y maintenir un homme pendant vingt-quatre heures. La prison se fait aux fers, dans un endroit vide du faux-pont ou de la cale. Elle ajoute à la peine physique de la barre de justice, la privation de la solde. Cela en constitue la sévérité incomparablement plus grave et le caractère afflictif. Elle y ajoute sa dénomination même qui pèse lourdement sur l'avenir militaire de l'homme qui en a été frappé. Cela suffit à lui conserver dans la hiérarchie des punitions son rang à part et toute son efficacité. Le cachot sans air et complètement noir dont la tête du prisonnier touchait le plafond, dont ses coudes écartés du tronc rencontraient les parois, dont son corps étendu mesurait la longueur ; le cachot dont le cubage se chiffrait par 6^{m3}, 5^{m3}, 4^{m3},60 et même 3^{m3},40 (1). Ce cachot là est le stigmate d'un autre âge. Il ne doit plus appartenir qu'à l'histoire des rigueurs de l'ancienne marine.

(1) Ces chiffres pris entre tant d'autres représentent le volume des prisons de deux frégates : la *Persévérante*, la *Gauloise* ; d'une corvette : l'*Aventure*, et d'un transport : l'*Allier*. Nous n'avons pas reproduit celui de 2^{m3},97 cité cependant par Fonssagrives comme mesurant le volume d'une prison de la frégate la *Psyché*, tellement, malgré l'autorité de l'auteur, nous avons craint qu'il parût exagéré.

ARTICLE II. — LES FACTEURS DE L'HYGIÈNE GENÉRALE DU BORD

§ Ier. — Matériaux de construction, approvisionnements, chargements.

I. **Matériaux de construction.** — Les dimensions, les formes, les aménagements intérieurs des navires ne sont pas les seules circonstances qui influent sur leur salubrité. Les matériaux dont ils sont formés, les substances si variées qui composent leur approvisionnement, celles plus disparates encore que le commerce accumule dans leurs flancs et qui constituent le chargement, tout cela joue un rôle important et de véritables dangers peuvent en sortir. Il est donc impossible de ne pas s'arrêter à examiner toutes les questions qui surgissent à ce propos.

1° *Le bois* était tout en marine il y a encore peu d'années. Il a progressivement cédé la place au métal, et sur les bâtiments de guerre de construction récente comme sur les paquebots ou les grands clippers de la navigation commerciale, les coques, les mâts, les cloisons, une partie des ponts sont en fer. Les cordages eux-mêmes sont en partie métalliques et le filin, cette caractéristique de l'ancienne marine, disparaît de jour en jour.

Le bois est toujours employé à la confection des ponts supérieurs et des ponts de batterie, et l'on continue à construire, pour la petite navigation, des voiliers dont la coque est toute entière en bois comme jadis. Le nombre de ces voiliers est considérable et, pendant longtemps encore, une nombreuse population de marins navigueront sur de pareils bâtiments, subissant les influences propres à la matière même dont sont faits les navires qu'ils montent.

Le chêne, le pin et le sapin, sont les essences les plus habituellement employées. Sur les 6,000 mètres cubes de bois qui entraient dans la construction d'un trois-ponts, M. Coutance a calculé qu'il entrait près de 4,500 mètres cubes de chêne (1). La dureté de ce bois, sa grande résistance à l'attaque des parasites animaux et à l'envahissement des fermentations, ce fait qu'il contient en lui-même la matière qui le préserve, (le tannin), lui ont assuré la première place en architecture navale. Le sapin, imprégné de résine, très liant, élastique, ne le cède guère au chêne après lequel il vient immédiatement. Le teck n'a pas comme les bois précédents l'avantage de naître à portée des centres de constructions nautiques. Il faut l'aller chercher dans l'Inde. Cependant ses qualités eussent fait passer par dessus ce gros inconvénient, et le teck serait sans doute devenu le premier des bois de construction, si le fer et l'acier n'étaient

(1) COUTANCE, *Histoire du chêne dans l'antiquité et de nos jours*, Paris, 1873.

venus changer la face des choses. Le teck est, en effet, plus résistant et plus dur que le chêne, tout en étant plus léger que lui. Il est incorruptible, résiste à l'usure et ne se fendille pas au soleil (1). De là sa supériorité pour la confection des ponts. Les paquebots n'en ont point d'autres. Les navires de guerre ont encore les ponts en sapin dont l'usure est de 1 centimètre par an, tandis que l'usure des ponts en teck ne dépasse pas 1 millimètre. Cet argument a une grande valeur, bien qu'il ne soit pas d'ordre hygiénique. Le suivant en a plus encore.

Les *bordés* en sapin s'imbibent, s'imprègnent facilement de l'eau du lavage. Leur dessication est moins rapide que celle des ponts en teck dont la surface seule est mouillée. De là une humidité plus grande des étages où les ponts sont en bois. Là où les ponts en sapin sont directement exposés à l'air on voit souvent, le soir, le sel dont ils sont pénétrés attirer la vapeur d'eau de l'air, s'y redissoudre, et rendre ces surfaces aussi mouillées que si elles avaient été tout récemment lavées. Rendu plus apparent sur les ponts extérieurs, par l'abaissement de la température, ce phénomène ne s'en produit pas moins dans les batteries, au détriment de leur salubrité.

Il n'est guère utile de se préoccuper beaucoup des diverses circonstances qui modifient la valeur de chaque bois. Les variétés de l'espèce, les terrains où elles se sont développées, l'âge des arbres abattus, la saison dans laquelle ils l'ont été, tout cela influe sur les qualités nautiques des bois dans le même sens que sur leurs qualités hygiéniques. Là dessus chacun est d'accord : ingénieurs, constructeurs et médecins ; et nous pouvons très sûrement nous en rapporter en ceci à la science des premiers non moins qu'à l'intérêt des seconds. Il suffit d'ailleurs d'avoir énuméré ces conditions pour que chacun comprenne le sens et la valeur de leur action.

L'étude des altérations du bois, si intéressante pour le chimiste et le zoologiste, ne peut pas trouver place ici. Disons seulement que les plus sérieuses, au point de vue de l'hygiène, sont celles où l'action simultanée de la chaleur et de l'humidité favorise le développement et la pullulation de plusieurs espèces de mucédinées dont les sporules aisément disséminées vont partout absorbant les sucs du bois, se nourrissant de sa substance et le transformant en une matière spongieuse et friable. On a donné à cette altération le nom de (*carie sèche*) qui véritablement fait image. Les ravages exercés dans les bois par les animaux xylophages, entre lesquels le *taret* (*taredo navalis*) s'est acquis une désolante célébrité, intéressent beaucoup plus l'art naval que la science de l'hygiène.

Quoi qu'il en soit des causes si multiples de l'altération des bois, il importe d'indiquer au moins les meilleurs moyens de les en préserver.

(1) En Cochinchine, beaucoup des canonnières qui stationnent dans les rivières sont en teck et doivent à ce bois leur excellente conservation dans les pires condition de climat et de navigation.

La dessication naturelle consiste à laisser longtemps les bois, avant de les mettre en œuvre, empilés sur des cales légèrement inclinées et couvertes. C'est le meilleur mode de dessication. Mais il est extrêmement lent. La dessication artificielle ou rapide a l'inconvénient de fendiller le bois. Ni le procédé *Guibert* (chauffage par les vapeurs provenant de la distillation de sciure de sapin), ni celui de *Bréant*, *Payne* et *Gavini* (traitements successifs par le vide et l'injection de goudron sous pression), ni celui de *Legé* et *Fleury Piconnet* (traitement par la vapeur d'eau puis par le vide), ni celui de *Lapparent* (modification et peut-être perfectionnement du procédé Guibert) n'ont évité cet ennui. Le mieux est de construire les navires très lentement, de n'appliquer les bordés que quand les couples de la membrure sont bien secs, et de laisser vides les places de quelques-uns des bordés jusqu'à ce que le navire soit complètement achevé, de façon à permettre, jusqu'au jour de la mise à l'eau, la circulation de l'air entre toutes les pièces. Il est bon aussi, au moins dans les chantiers du Nord, de recouvrir les cales de toitures mobiles. Mais les cales couvertes proprement dites, comme il en existe encore en grand nombre, d'ailleurs inemployées, aux arsenaux de Toulon et de Cherbourg, sont plus nuisibles qu'utiles à ce point de vue, parce qu'elles s'opposent au renouvellement facile et incessant de l'air autour des coques qui s'y construisent.

L'*immersion* ou, pour mieux dire, l'*envasement*, tel que la marine de guerre le pratiquait en France, dans ses arsenaux, conserve bien les bois, leur donne la propriété de ne pas se fendiller ensuite et de devenir inattaquables par les tarets. Une fois mis en œuvre, ils sont secs beaucoup plus tôt que les pièces de la même coupe qui n'ont pas été immergées. Quand on veut user de ce procédé, il faut choisir de préférence des enclavations à eau douce courante ou à eau douce fréquemment renouvelable. Celles qui sont faites dans l'eau saumâtre courante ou fréquemment renouvelée, comme cela existait dans les réserves de Penfeld et de Kerhuon à Brest, sont les moins avantageuses parce qu'elles exigent une durée d'immersion un peu plus longue (1).

L'*embaumement* des bois par imbibition ou injection de substances préservatrices (acide pyroligneux, sulfate de fer, alun, etc...) n'est jamais devenu pratique pour les constructions navales, même après l'invention de *Boucherie*. Il va sans dire que le simple badigeonnage avec des solutions aussi éminemment toxiques que celles d'arsenic, de bichlorure de mercure ou de chlorure de zinc, ne peuvent même pas être discutées ici. On pourrait, en revanche, reprendre une proposition faite en 1856 par Fonssagrives, et qu'il abandonna plus tard, de badigeonner au vert de *Schweinfurt* l'intérieur des cales. Cette substance est employée depuis

(1) Cet inconvénient était purement théorique, car la réserve des bois était telle que les pièces employées avaient toujours plusieurs années d'immersion.

de longues années pour la partie immergée des carènes des cuirassés et croiseurs en fer. Deux fois par an on l'enlève par le grattage pour la renouveler (1).

La *carbonisation* très superficielle, le *flambage* des bois est jusqu'à présent le meilleur procédé de conservation. Depuis longtemps, il était en usage, pour certaines pièces de petites dimensions, faciles à manier. L'emploi du gaz d'éclairage l'a rendu applicable aux membrures des plus puissants navires. Il est rapide, peu coûteux, très précis, et n'affaiblit en rien la solidité du bois.

2° *Les métaux.* — Le fer, l'acier, le cuivre, le plomb et l'étain sont employés en architecture navale. Les deux premiers ont acquis une importance que traduit à tous les yeux la révolution si profonde d'où les navires actuels sont sortis. Le cuivre s'est limité à des usages restreints. Le plomb a presque totalement disparu. L'étain n'est employé que comme étamage.

C'est à partir de la construction des premières batteries flottantes cuirassées que le fer a commencé à être employé en grandes masses. Bientôt on ne s'est plus contenté d'appliquer la cuirasse sur les coques en bois, on a fait en fer les coques elles-mêmes. Puis les aménagements intérieurs, les cloisons des chambres, les parquets de la plupart des étages, et enfin, comme nous l'avons dit, les mâts, les vergues et jusqu'aux cordages ont été faits en métal. Le fer, dont la fortune a été si prompte, recule lui-même aujourd'hui devant l'acier. Et si nos cuirassés d'escadre, *Hoche*, *Formidable*, *Marceau*, *Neptune*, etc..., figurent encore sur la liste de la flotte comme ayant des coques en fer ; tous nos croiseurs d'escadre et nos canonnières cuirassées, tous nos torpilleurs sont en tôle d'acier. Demain les cuirassés eux-mêmes et les grands croiseurs d'escadre, qui sont maintenant en achèvement à flot, le *Brennus*, le *Lazare-Carnot*, le *Charles-Martel*, le *Bouvines*, le *Valmy*, le *Dupuy-de-Lôme*, etc., seront tout en acier. On ne construira plus de coques en fer.

Nous aurons à indiquer plus loin quelles modifications a pu imprimer à l'hygiène ce bouleversement si profond dans les qualités physiques des matériaux de l'habitation maritime ; chacun les pressent : échauffement et refroidissement plus rapides, humidité moins grande, méphitisme très réduit, sonorité exagérée, mais, avant tout, étanchéité presque absolue des rivures, tels sont en deux mots les défauts et les qualités du nouveau système. Quant à la substitution de l'acier au fer, elle n'a rien changé aux conditions d'hygiène créées par ce dernier métal.

L'altération du fer n'a pas, en thèse générale, de conséquences fâcheuses pour la santé des hommes. Elle se borne à des oxydations

(1) Voir plus loin, p. 441, à propos des enduits, le développement de cette question du vert de Schweinfurt.

lentes, dont les produits déposés à la surface des tôles, entraînés par l'eau ou détachés par le grattage restent absolument inoffensifs. Toutefois il y a lieu de rappeler qu'en certains recoins des *mailles* ou *doubles-fonds* de la coque, habituellement clos hermétiquement et où l'air ne se renouvelle pas, l'absorption de l'oxygène par le métal peut aller jusqu'à rendre l'atmosphère irrespirable. Aussi toutes les fois qu'on est amené à pénétrer dans ces espaces, il faut y introduire préalablement une bougie, dont l'état de la flamme renseignerait exactement sur la qualité du mélange gazeux. Lorsque la bougie pâlit, à plus forte raison lorsqu'elle s'éteint, ce qui est très fréquent, il faut faire ventiler le compartiment avec les petits appareils à bras qui sont destinés à cet usage.

Le cuivre n'avait guère eu dans la marine qu'un rôle d'ornementation, jusqu'au jour où on s'avisa de l'employer en larges feuilles, pour le doublage des carênes. La disparition des carênes en bois l'aurait de nouveau réduit au rôle le plus modeste, s'il n'avait trouvé par ailleurs, dans le développement inouï des machines, du tuyautage, et dans l'emploi de l'électricité, l'occasion d'être utilisé. Il y a des kilomètres de tuyaux en cuivre, et des kilomètres de conducteurs électriques à bord d'un navire. Ce métal a également pris la place abandonnée par le plomb, dans le revêtement des parquets de cuisines, des forges, des poulaines de l'équipage. On s'en sert à l'état de cuivre rouge, de laiton et de bronze. Le métal et ses alliages ont chacun des usages déterminés. Le cuivre présente cette particularité d'être partout laissé à nu et entretenu, par le fourbissage, à l'état poli et brillant, tandis que le fer, presque partout est recouvert de peinture. L'élégance du pont et des batteries y gagne ; l'œil est assurément flatté de cette profusion de métal clair qui atténue la rigide sévérité du bâtiment de guerre. A ce point de vue nous ne partageons pas l'ostracisme dont Fonssagrives le frappait, et nous ne voyons pas que la grille d'une claire-voie, l'habitacle d'une boussole, si brillants soient-ils, offrent quelque danger pour la vue des matelots. Mais on est arrivé à pousser jusqu'à l'excès la manie du fourbissage. Nous disions tout à l'heure que le fer était généralement peint ; or voici qu'on commence à le fourbir aussi. Dans le chapitre suivant, au paragraphe : « Services et travaux du bord », nous dirons pour quelles raisons l'hygiène doit s'élever contre cette coutume.

Le *plomb* a disparu de nos navires, du moins sous sa forme métallique (1). C'est à peine si on en retrouverait quelques traces en des points très spéciaux. Il y figure seulement à l'état d'oxyde soit dans la peinture, soit dans le mastic pour les joints des machines et du tuyautage. Nous aurons l'occasion d'y revenir à ce sujet. Ce n'est plus le temps de parler encore de son rôle étiologigue dans la colique sèche ; ces anciennes et mémorables querelles sont vidées depuis de longues années.

(1) Il n'y est représenté que par les plombs de sonde de la timonerie et les joints du uyautage.

En constatant ici cet immense bienfait de la disparition du plomb sur nos navires, nous voulons du moins saluer encore la mémoire du Directeur de l'Ecole de médecine de Brest, *A. Lefèvre*, dont les travaux patients et sagaces ont obtenu ce résultat.

L'*étain* recouvre une très grande surface de métal à bord. Les tubes des réfrigérants *Perroy*, *Fraser*, *Normandy*, etc..., sont en cuivre étamé. Les cuisines distillatoires, (chaudières, coffre à vapeur et serpentin) le sont également. Enfin les objets de cuisine en cuivre sont étamés, à bord même, aussi souvent que cela est nécessaire. Tout l'étain dont on se sert dans les arsenaux et sur les navires, pour l'étamage ou la soudure des boîtes de conserves doit être de l'étain fin sans alliance plombique ; les instructions ministérielles le prescrivent expressément.

Un nouveau métal, dont les usages industriels étaient, hier encore, à peine soupçonnés, va peut-être avant qu'il soit longtemps entrer, pour la révolutionner de nouveau dans la pratique des constructions navales.

Il s'agit de l'aluminium, ce métal léger comme du verre, inattaquable par l'eau, et mauvais conducteur de l'électricité. On peut facilement prévoir les avantages qu'offrirait son emploi, dont les principaux seraient la diminution du poids des coques et l'augmentation de la vitesse. Au point de vue de l'hygiène, son inaltérabilité permettrait la suppression de l'enduit extérieur au vert de Schweinfurth et celle des enduits intérieurs au minium. L'absorption de l'oxygène si active dans les fonds des navires actuels en tôle de fer ou d'acier serait supprimée. Dans les étages habités du bâtiment, on pourrait peut-être aussi supprimer la peinture, au grand avantage de la salubrité, comme à celui des deniers de l'État. Or l'entrée de l'aluminium dans le domaine des constructions nautiques est un fait accompli. Un officier de la marine française aura eu l'honneur de faire construire le premier navire de ce genre. C'est un petit yacht de plaisance dont le poids de coque, d'après les calculs déjà faits, sera inférieur de plus de moitié à ce qu'il eût été avec une coque en bois. La construction en est commencée. Il n'est pas douteux que la marine de commerce et, peut-être avant elle, la marine de guerre, ne reprennent pour leur compte et sur une plus vaste échelle, cette première expérience. Déjà, M. Normand, l'habile constructeur du Havre, l'a fait entrer dans d'assez fortes proportions dans la charpente et l'aménagement intérieur de certains torpilleurs pour réaliser, grâce à la diminution des poids, des augmentations de vitesse jusqu'à présent inconnues. Enfin, dès les derniers jours du mois de septembre 1894, un petit torpilleur, entièrement construit en aluminium, a fait sur la Tamise des essais qui ont été très satisfaisants. Le prix de la construction en a été plus élevé que pour les types similaires en acier ; mais cette objection n'est pas de celles qui retarderont longtemps la généralisation de l'emploi de ce nouveau métal (1).

(1) Ce torpilleur, construit pour le compte du gouvernement français, pèse en tout, 9,000 kilog. Il a fait ses essais au port de Cherbourg.

Matières textiles. — Le lin et le chanvre sont seuls utilisés par la marine de guerre. Le commerce emploie beaucoup aussi le *phormium-tenax* pour la confection des cordages. Les voiles sont taillées et confectionnées dans les ateliers de l'Etat avec de la toile achetée à l'industrie. Les cordages sont confectionnés, pour toute notre marine militaire, dans les magnifiques ateliers de la « Corderie » du port de Brest (1), et le chanvre y subit toutes lès préparations et manipulations nécessaires. Il y a là une garantie absolue de la qualité des produits qui seront embarqués sur les bâtiments. Aux voiles et au filin il faut ajouter l'*étoupe*, transformation et utilisation dernière des vieux cordages. L'étoupe a mille usages. Elle sert surtout au calfatage des coques et des ponts. Elle est préparée hors des arsenaux, par des familles nécessiteuses des ports, qui trouvent dans cette occupation quelques ressources. Les vieux cordages débités en tronçons de quelques décimètres, sont bouillis, puis desséchés et enfin effilochés à la main. Sous toutes ces formes, l'usage des matières textiles s'est considérablement réduit depuis moins d'un demi-siècle. Elles survivront au bois cependant, et les étagères à filin ne sont pas près de disparaître des cales où elles mettent encore avec la senteur saine et forte du goudron, l'illusion d'un coin de vieille marine.

Toutes ces substances n'ont par elles-mêmes aucune influence sur l'hygiène. Mais ce sont des substances végétales, fermentescibles par conséquent sous l'action de la chaleur et l'humidité. Cordages et voiles sont très souvent mouillés et doivent être descendus en soute, dans cet état. Dans un grain, un *foc*, un *grand hunier* (2) se déchirent ; il faut immédiatement les rentrer et les remplacer. C'est alors que la fermentation va s'en emparer. Si on ne peut les remonter assez promptement à l'air par beau temps, ces toiles s'échauffent, s'aigrissent, perdent leur solidité, subissent comme une sorte de combustion lente et dégagent une odeur absolument fétide. Les cordages, imprégnés de goudron dans leur fabrication même, sont moins exposés à ce danger sans en être tout à fait exempts. Le remède est de faire monter sur le pont tous ces objets aussi souvent qu'il sera nécessaire, et jusqu'à ce que leur dessication soit complète. Il est important également que les soutes ou magasins destinés à les contenir soient munis d'une bonne aération. Malheureusement il n'en est rien, et les nouveaux types sont inférieurs sous ce rapport aux anciens navires. Un très grand nombre de soutes n'ont aucune espèce de ventilation ; leurs portes sont à joints tout à fait hermétiques. Le danger des anciennes soutes était de verser incessamment dans l'atmosphère les produits des altérations que nous venons de signaler. Quand on ouvre

(1) Chacun des ateliers a une longueur de 400 mètres, entièrement couverts. On peut y fabriquer des haussières et grelins de 200 mètres de long.

(2) Noms donnés à certaines voiles.

les secondes, ces produits se déversent en masse sur les hommes chargés de manipuler les voiles fermentées.

Les ancres qui sont tenues par des câbles au lieu de l'être par des chaînes élèvent au plus haut degré ce genre de méphitisme, parce que l'immersion est de longue durée, et l'imbibition du filin complète ; parce que c'est de l'eau de mer qui imprègne les fibres textiles et que la vase du fond s'est infiltrée dans leurs interstices. Les chaînes elles-mêmes ne sont pas absolument à l'abri de toute souillure de ce côté. Quelque soin qu'on prenne de les irriguer à la lance à mesure qu'on les remonte, au moment de l'apparcillage, quelques chaînons peuvent avoir entraîné dans les *puits aux chaînes* des débris de limon et de varech. Il faut donc veiller avec le plus grand soin à la propreté de ces puits, peu d'endroits du bord sont aussi suspects que celui-là.

Parmi les matières textiles il faut encore ranger une substance récemment employée dans la construction des bâtiments légers de combat Nous voulons parler de la *bourre* de *cocos*, industriellement connue sous le nom de *cellulose*. Elle était destinée à remplir, sous un certain degré de compression, une série de compartiments vides disposés tout autour du bâtiment, depuis la flottaison jusqu'à 1m 50 ou 2m au-dessous. Cette ceinture de cellulose devait être une protection pour ces navires sans cuirasse, la voie d'eau créée par le passage d'un projectile devant être immédiatement oblitérée par le foisonnement de la bourre de coco que le contact de l'eau gonflait et qui se tassait dans l'orifice en l'obturant hermétiquement.

Cette pratique est abandonnée déjà. Il paraît que le passage du projectile dans la bourre de coco suffisait pour y mettre le feu. D'un autre côté si l'étanchéité des caissons du cofferdam n'était pas complète, ou si la cellulose y était enfermée encore humide, elle se putréfiait. Sans doute ces caissons étaient parfaitement clos et il ne pouvait y avoir aucun mélange entre leur contenu et l'atmosphère du navire. Néanmoins l'accumulation d'une substance végétale très divisée comme celle-là, susceptible de fermenter ou de s'enflammer, ne pouvait qu'éveiller les susceptibilités de l'hygiène, et sa disparition ne doit inspirer aucun regret.

4° *Enduits et peintures.* — Des trois catégories d'objets empruntés aux fibres textiles, les uns, comme les voiles, ne sont revêtus d'aucun enduit. Quelques bariolages des voiles de certains bateaux de pêche, le tannage employé sur d'autres points de nos côtes, n'ont aucune importance, tant à cause de la rareté de ces coutumes que des dimensions minuscules des bateaux qui s'y conforment.

Mais les cordages et l'étoupe sont enduits de goudron ou de brai. Le filin est imprégné de goudron, comme nous l'avons dit, pendant sa fabrication. Les fils qui devront entrer dans sa composition traversent d'abord des cuves remplies de goudron liquide et très chaud. Les seuls cordages qui, une fois fabriqués, sont de nouveau revêtus plus ou moins souvent de cette substance, sont ceux qui tiennent la mâture, (*haubans* et *étais*). Quant à l'étoupe, quand elle a été fortement tassée dans les coutures du pont, ou des bordés, on la recouvre d'une couche de brai sec, c'est le « calfatage ». Les cordages métalliques et les chaînes sont enduits de coaltar. Coaltar, goudron et brai proviennent de la distillation de la houille. Cependant on emploie aussi en marine le goudron végétal, produit de la distillation du pin et de quelques autres bois.

Aucune de ces substances ne présente le moindre inconvénient au point de vue de la salubrité. L'odeur qu'elles répandent est forte sans être désagréable et n'a rien de malsain. Nous verrions même volontiers substituer le coaltar à la meilleure des peintures, au moins dans tous les endroits où cela serait possible sans nuire outrageusement à l'éclairage ou à l'élégance des locaux.

La peinture, il faut le dire très nettement, est une des erreurs de la marine actuelle, et cette erreur est connexe de celles qui entraînent les abus du lavage et du fourbissage que nous signalerons plus loin. On comprend mal que tout l'intérieur d'un bâtiment ait besoin, chaque samedi, d'être presque entièrement repeint. Il y a à cela une conséquence facile à saisir. Non seulement les taches et souillures qui ont été faites sur la peinture sont voilées au lieu d'être enlevées, ce qui est encore plus malhygiénique que malpropre, mais les hommes sachant combien simplement ils masqueront ces taches ne se donnent point la peine de ne pas les faire. Ils font moins d'efforts pour ne pas salir, puisqu'il est si facile de rapproprier. En bonne règle, les surfaces peintes ne doivent recevoir de nouvelle peinture qu'à de longs intervalles (1), et en dehors de ces époques, elles doivent être lavées, au savon de potasse, ou avec une solution plus concentrée si cela est nécessaire. Ces solutions d'alcali doivent être mises soigneusement à l'abri, et non laissées n'importe où à la portée des hommes. Les accidents que l'oubli de cette précaution entraîne ne sont point rares, et s'ils ne sont pas tous mortels c'est au hasard seul qu'on en est redevable. Il y a lieu d'enfermer de pareils caustiques avec au moins autant de minutie qu'on enferme dans les pharmacies de bord, la solution phéniquée à 3 p. 100.

Il est embarqué réglementairement quatre peintures de couleurs différentes : blanche, noire, rouge et verte.

La peinture blanche est exclusivement préparée au blanc de zinc. Elle ne sert, sauf exception, que pour l'intérieur du navire. C'est regrettable en ce qui concerne les navires en tôle, car la couleur blanche atténuerait un peu l'échauffement intérieur et compenserait (dans une mesure évidemment très atténuée) la conductibilité excessive des murailles métalliques. Si cette couleur, pour les navires de guerre, porte

(1) D'après le règlement d'armement : une couche à l'*extérieur* tous les quatre mois ; une couche à l'*intérieur* tous les ans.

trop atteinte à la sécurité de la défense et à la sûreté de l'attaque, qu'on adopte au moins le gris, qui est la coloration réduisant au minimum la visibilité du bâtiment de combat.

La peinture noire (noir de fumée, essence et huile de lin) n'est employée que pour l'extérieur. Quelques points très limités de l'intérieur sont également peints en noir, mais ce n'est pas la peine d'en tenir compte. Le seul inconvénient du noir pour l'intérieur serait d'assombrir des locaux déjà trop sombres, et c'est justement pour cela qu'il est proscrit des divers étages et compartiments du navire.

La peinture rouge est à base de minium. Elle joue aujourd'hui un un grand rôle puisque tout ce qui est fer ou acier en est revêtu. Mais on l'applique dans les arsenaux, lors de la construction des navires ; pendant la durée de leur armement on n'en use que pour assurer la parfaite propreté des doubles fonds de la cale. Elle n'est pas délivrée à l'état de peinture toute préparée. C'est à bord même qu'on la prépare au fur et à mesure des besoins. Il y a là un danger. Quelque prudence qu'on apporte à verser sans brusquerie le minium dans le baquet où il sera délayé, on n'empêche pas la diffusion de quelques poussières. Pourquoi, puisque les navires emmagasinent le composé plombique d'un côté et l'huile de l'autre, ne pas leur donner le mélange tout fait? Ce ne serait pas plus encombrant, et ce serait incomparablement plus salubre. Sans doute on n'en aurait pas tout à fait fini avec le minium à l'état pulvérulent, puisqu'on en délivre encore pour les joints de la machine, mais on aurait de beaucoup atténué le péril.

La *peinture verte* ne sert que pour la partie immergée de la carène. Elle est à base d'arsenic. On la prépare en délayant dans 40 parties du liquide siccatif choisi, (huile de lin) 60 parties de vert de *Schweinfurth* C'est une poudre d'une finesse et d'une tenuité extrême, presque impalpable, s'enlevant très facilement en nuages d'une poussière qui s'insinue partout. Comme ce vert n'est autre chose que de l'*acéto-arsénite de cuivre*, on comprend tous les dangers de son maniement. Toutefois il n'est dangereux que lors de la préparation de la peinture, dont l'application au pinceau est sans le moindre inconvénient pour les hommes qui en sont chargés. De là le précepte de ne l'accepter à bord que toute faite. Le but de son application sur les carènes en fer est de les protéger contre le développement des algues et des mollusques qui se fixent si volontiers sur les œuvres vives des bâtiments. Elle y réussit parfaitement; mais en raison de son adhérence très faible il faut la renouveler chaque semestre et l'application d'une couche fraîche est toujours précédée du grattage de la couche précédente.

Par un hasard heureux, les poussières de la vieille peinture n'ont pas la nocivité de la poudre fraîche. Depuis près de quinze ans que la peinture au vert de Schweinfurth est adoptée pour les coques en fer ou acier de notre marine, il passe au bassin, chaque année, dans le but d'y repeindre la carène, une moyenne de trente ou quarante bâtiments. Or nous ne connaissons pas d'accidents ayant résulté de cette opération. Le seul qui soit signalé est celui d'un homme de l'*Estafette* qui, en 1880, fut pris de symptômes simulant un empoisonnement, après avoir été employé à la *préparation*, au *délâyage* de la peinture verte (1). Mais il n'existe pas, à notre connaissance, d'observation de matelots pris d'accidents du même genre après un simple grattage de carène (2). Cependant on retrouve dans le rapport médical concernant le *Bayard* la trace de quelques accidents très légers de toux et d'angine attribués par le médecin-major aux poussières de la peinture verte. Il signale également quelques excoriations épidermiques et pustules siégeant de préférence sur la peau des bourses. Ce dernier fait a été également observé une fois par l'un de nous. Il est d'ailleurs très rare ; nous n'en avons pas retrouvé d'autres traces. Pour s'en garantir, il est suffisant, mais indispensable, d'obliger les hommes qui ont été chargés du grattage de la carène à se laver soigneusement les mains au savon, à chaque suspension de leur travail. En somme la peinture au vert de Schweinfurth est loin d'avoir la nocuité qu'on aurait pu lui attribuer à priori.

A propos de toutes les peintures que nous avons étudiées, nous n'avons envisagé que le rôle de la substance colorante. La térébenthine n'est cependant pas inoffensive. Ses vapeurs absorbées en grande quantité, donnent souvent lieu à des coliques, et quand on repeint largement au pinceau des étages entiers, batteries ou faux-ponts, on observe presque régulièrement, pendant les deux ou trois jours qui suivent, un plus ou moins grand nombre de cas de coliques et diarrhée. Dans les compartiments bien clos, comme certaines soutes étanches, le renouvellement de la peinture accumule des flots de vapeurs térébenthinées que la ventilation n'entraîne pas. En pénétrant dans de pareils endroits on se sent pris de picotements pénibles de la gorge avec toux, et d'un larmoiement douloureux dû à l'irritation violente de la conjonctive. Ces phénomènes assez bruyants sont en quelque sorte une sauvegarde, parce qu'ils empêchent de séjourner dans le local où on les éprouve. Ils sont aussi un avertissement de ne jamais refermer les compartiments qui ont été peints avant que la peinture ne soit sèche, dût-on placer des factionnaires devant les portes pendant le temps voulu.

Une peinture, ou plutôt un badigeon très employé à bord pour les

(1) *Archives de médecine navale*, 1880. L'observation à laquelle nous faisons allusion a été l'objet dans ce recueil d'un intéressant travail de notre camarade Kieffer sur la peinture au vert de Schweinfurth. Mais l'observation en elle-même n'est pas très probante. Il s'agissait d'accidents dysentériques éclatant dans un pays où cette affection est endémique, et la préparation de la peinture a pu être une simple coïncidence.

(2) Ce qui vient d'être dit montre que la proposition d'employer ce vert au badigeonnage intérieur des carènes, faite il y a quarante ans par Fonssagrives, puis abandonnée par lui-même, n'était cependant pas inacceptable.

faux-ponts et les cales, c'est le lait de chaux. Son emploi est très avantageux. Il est propre, d'une blancheur éclatante, utile à l'éclairage de ces parties reculées qui sont toujours trop sombres. Il ne répand aucune odeur. Son seul inconvénient est de provoquer, bien rarement du reste, chez les badigeonneurs, de petites ophtalmies dues à la chute de quelques gouttelettes de lait de chaux entre les paupières. Rien ne serait plus facile que d'exiger le port de lunettes qui mettraient les ouvriers à l'abri de ce léger accident. L'application du lait de chaux est appelée très probablement à disparaître de la marine à mesure que le bois en sera de plus en plus complètement exclu. C'est qu'il n'est pas inoffensif pour les tôles de fer ou d'acier que son contact altère sensiblement. Ce sera regrettable, car si trop souvent le badigeon à la chaux, comme la peinture blanche, sert plutôt à masquer la malpropreté qu'à la détruire, il n'en constitue pas moins une sorte de couche isolante qui protège contre les souillures.

Nous ne dirons rien des enduits incombustibles. On n'en a pas trouvé qui fussent vraiment efficaces pour les navires. Aujourd'hui que tout est en métal, l'incendie, sur les bâtiments de guerre, est une préoccupation écartée de l'esprit des commandants ; c'est une éventualité qui n'entre pour ainsi dire plus en ligne de compte. Sur les bâtiments de commerce en fer, comme sont presque tous les steamers, c'est la cargaison, ce sont les provisions qui brûlent et non le bâtiment lui-même, témoins les récents sinistres de la *France*, du *Norcross*, du *Pretoria*. Pour les bâtiments dont la coque est en bois, ce paraît être une utopie de rechercher l'incombustibilité de pareilles masses ligneuses.

Il nous resterait à dire deux mots de la peinture au liège. Nous les renvoyons au paragraphe où nous traiterons de l'humidité des bâtiments et des moyens de la combattre. Nous ne dirons rien non plus du choix des jours de peinture et du temps qui convient à cette opération. Les conseils que nous pourrions donner à ce sujet ne seraient pas moins banals qu'inefficaces, car les travaux de peinture *intérieure* sont réglés à bord par des considérations d'un ordre spécial dans lesquelles l'état du ciel et de l'atmosphère n'entre que pour une très petite part.

A côté des enduits il faut signaler rapidement les mastics — substances destinées à faire les joints. — Il est délivré aux bâtiments du mastic tout préparé, qu'on est parfois obligé de rammolir avec un peu d'huile au moment de l'employer. On ne s'en sert d'ailleurs presque pas. La céruse, qui sert à compléter et à rendre bien étanches les joints faits au plomb, est embarquée sous forme de pâte très molle et non à l'état pulvérulent. Seul le minium est en poudre, on le malaxe, on le triture à bord même. Nous répétons à ce propos ce que nous disions plus haut. Pourquoi ne pas le donner lui aussi à l'état de pâte ? Pourquoi surtout ne pas remplacer entièrement tous ces mastics par le carton et la tresse d'amiante, qui font des joints très solides et très étanches ? On arrivera bientôt à faire les joints sans mastic d'aucune sorte (1). C'est ce qu'on appelle les joints métalliques. On les emploie déjà pour assurer l'étanchéité de l'insertion des *tubes de chaudière* dans leurs *plaques de têtes*. Nous ne pouvons entrer ici dans leur description. On comprend du reste quelle supériorité hygiénique ils présentent sur les anciens systèmes. Non seulement ils suppriment tout danger d'accidents saturnins mais, leur étanchéité étant absolue, il n'y aura plus à chaque ajutage de tuyau, ces fuites de vapeur et d'eau chaude qui sont une des principales causes de l'humidité des fonds, humidité dont l'importance pathogénique à bord est au-dessus de tout ce qu'on a pu en écrire.

Il est une substance récemment adoptée dans l'art des constructions navales, dont la place vient tout naturellement après l'examen des peintures et des enduits divers. Nous voulons parler du *linoléum*, revêtement imperméable, dont on recouvre maintenant les minces cloisons de tôle gondolée, les parquets et l'intérieur même des murailles du bâtiment. Le linoléum n'est pas seulement imperméable, il est encore mauvais conducteur de la chaleur et n'est pas glissant aux pieds. De là des avantages hygiéniques dont voici les principaux. Il atténue les brusques variations thermiques que de si minces parois métalliques rendent pénibles et dangereuses. Il met à l'abri des infiltrations d'eau si fréquentes à travers les ponts en bois. Il évite les lavages à grande eau. Enfin il évite beaucoup de chutes et de traumatismes, trop fréquents sur les parquets en fer actuels, inexorablement fourbis et souvent gras. Nous exprimons le désir qu'on recouvre de linoléum les parquets de tous les étages du bord. Ce revêtement doit être complet sur toute la surface des étages habités, où les hommes couchent. Dans les autres il suffirait à la rigueur de bandes étroites formant des chemins, sur lesquels on ne serait pas exposé à glisser.

II. **Approvisionnements.** — Rien n'est complexe comme l'approvisionnement d'un navire. Parmi les innombrables (2) objets qu'il renferme, les uns sont indispensables à son entretien, aux réparations dont quelqu'une de ses parties a toujours besoin. Les autres constituent ses moyens même de navigation. D'autres enfin représentent des provisions de toutes sortes destinées à l'alimentation de l'équipage. Nous ne dirons rien ici de ce groupe spécial qui sera étudié avec les plus grands détails dans le chapitre suivant. Parmi les deux premiers il faut de toute nécessité former un certain nombre de catégories d'objets dont chacune sera envisagée en bloc. Quelques-unes de ces catégories rentrent

(1) Le mastic de minium, une fois préparé, durcit relativement vite. C'est pour cela qu'on ne le donne pas tout fait. Le carton et la tresse d'amiante coûtent cher, de là la parcimonie de leur emploi.

(2) La nomenclature générale des matières et objets employés par la marine de guerre ne comprend pas moins de 30,000 articles.

naturellement dans le cadre des substances qui ont été examinées dès les premières pages de cet article. Tels sont les bois de toute espèce et de toute forme : planches, avirons, poulies, caisses, etc... ; tels sont les outils de toutes les professions, y compris celle du matelotage, scies, marteaux, pinces, clefs anglaises, armes, fers de gaffe, émérillons, etc. .. etc... Tout cela c'est du bois et du fer ; il n'y a rien de plus à en dire. Nous ne reviendrons pas non plus sur les voiles et les cordages, partie si importante, comme volume et comme poids, de l'approvisionnement des voiliers. Trois groupes de substances méritent seuls qu'on s'y arrête, ce sont : 1° le *lest*, 2° le *combustible*, 3° les *matières grasses*.

1° Le *Lest*. — Presque tous les bâtiments ont besoin, pour assurer leur stabilité ou se mettre dans les lignes d'eau les plus favorables à leur marche, de disposer, dans leurs cales, une certaine quantité d'objets lourds et peu encombrants. C'est ce qu'on appelle le lest. Le meilleur est celui dont se servent les bâtiments de guerre. Il est fait de blocs de fer, ayant la forme de prismes rectangulaires. Il s'arrime avec la plus grande facilité, et n'a aucune influence sur l'hygiène du bâtiment, mais il est coûteux. Les bâtiments de commerce se servent, le plus souvent, de grosses pierres dont le choix n'est pas tout à fait indifférent. Les blocs plats, à surface lisse, sont préférables à ceux qui sont irréguliers de forme, rugueux, criblés de cavités, de pertuis, comme certains calcaires des côtes méditerranéennes. Ces derniers retiennent facilement des poussières, des détritus malpropres, s'imprègnent d'eau, de vase et les émanations qui peuvent s'en dégager vicient l'air des cales et du bâtiment tout entier. Mais de tous les lests il n'en est pas de plus pernicieux que celui fait de terre de rebut, de déblais provenant de nivellements de terrains ou de démolitions. Nous en avons vu parfois embarquer, qu'une pluie abondante avait presque transformés en boue. On se représente sans peine tout ce que peut récéler d'insalubre cette manière d'assurer l'assiette du bâtiment. L'objection, que le séjour de ces malpropretés dans les cales ne sera pas de longue durée, n'a pas de valeur. Leur action peut ne pas se faire sentir pendant la traversée pour laquelle ils ont été embarqués ; le navire n'en reste pas moins souillé pour l'avenir et pendant longtemps. C'est une vérité bien établie en hygiène navale qu'un navire contaminé redevient très difficilement salubre. Les exemples ne manquent pas, de bâtiments dont les équipages présentaient, après un et deux désarmements successifs, des cas de la maladie qui s'était une première fois déclarée à bord. « L'hygiène présente d'un navire, dit Fonssagrives, ne saurait être compromise sans que son hygiène à venir le soit du même coup » ; l'incurie y engendre des maux qui se transmettent comme une fatale hérédité. C'est à ce point de vue que la question du lest acquiert une importance primordiale. Il est impossible de passer en revue toutes les substances qui peuvent être employées à lester les bâtiments de commerce. Mais on peut résumer ainsi les règles à suivre : choisir des objets à surface lisse, sans anfractuosités, parfaitement secs, et les embarquer par beau temps.

2° *Le Combustible.* — La houille, si largement répandue dans toutes les marines et dont certains bâtiments embarquent dans leurs soutes jusqu'à 1.000 et 1.200 tonneaux, est-elle une substance que l'hygiène navale doive tenir en suspicion ? L'expérience, aujourd'hui si complète, permet de laisser de côté les théories, les raisonnements, les inductions qui autrefois tenaient lieu des faits. Elle répond que les gaz quels qu'ils soient qui se dégagent de la houille, en tout temps mais surtout dans les conditions de température présentées par les soutes à charbon des navires, n'ont aucune action fâcheuse sur l'ensemble de la salubrité du bâtiment. Toutefois ces gaz peuvent constituer un danger d'une autre nature. Leur accumulation dans les soutes ne va jamais jusqu'à être une menace d'asphyxie pour les ouvriers que le service oblige à y pénétrer, mais ils arrivent trop souvent à réaliser, par leur mélange à l'air, des gaz détonnants. S'ils ne détonnent pas, ils s'enflamment du moins au bec de la lampe à l'huile dont sont munis les soutiers. Les brûlures ainsi produites sont toujours sérieuses, parfois graves, nous en avons vu de mortelles. On a demandé, il y a plus de 10 ans, que ce mauvais lampion fut remplacé par la lampe de Davy. Il est à craindre qu'on fasse encore attendre ce perfectionnement auquel l'installation de la lumière électrique dans les soutes n'enlève pas son caractère d'urgence. Cette installation est, jusqu'à présent, incomplète et défectueuse et, en tous cas, les extinctions toujours possibles de la lumière électrique nécessiteront indéfiniment l'usage, au moins temporaire, des lampes de mineurs.

A côté de ce genre d'accidents il en est un autre qui a jadis été plus redoutable encore, mais qu'on ne craint plus : c'est la combustion spontanée de la houille dans les soutes. Aujourd'hui un tuyautage de vapeur permet d'étouffer, en peu d'instants, des incendies de ce genre, dans la soute même où ils auraient pris naissance. Mais mieux vaut, ici comme en médecine, prévenir que guérir. Le moyen le plus efficace pour arriver, c'est d'aérer largement les soutes. Assurer aux gaz délétères des voies d'échappement et injecter de l'air frais, voilà les deux termes de la solution. Elle est déjà trouvée en principe puisque tout un tuyautage d'air comprimé sera bientôt installé en vue de rafraîchir certaines soutes. Il sera facile de faire pénétrer cette canalisation dans les espaces contenant le charbon où de l'air pur serait ainsi refoulé continuellement. La difficulté de créer des voies d'aération naturelle pour ces parties profondes, étroites, d'accès malaisé, disparaît d'elle-même et cesse de compter dès qu'il s'agit seulement de la pose de quelques tuyaux percés de trous ou munis de pommes d'arrosoirs.

Le choix de la houille a aussi son importance. Plus les morceaux en sont gros, moins elle contient de *menu* ou de *poussier*, et moins elle est susceptible de s'enflammer spontanément. On comprend d'ailleurs que la circulation de l'air est plus facile entre les gros blocs qu'à travers la poussière plus ou moins tassée. Le choix du temps vient ensuite. Le charbon de terre doit être autant que possible embarqué par des journées sèches, parce que l'humidité de la houille exagère très notablement les inconvénients qu'elle présente et les dangers qu'elle offre.

Du bois à brûler est embarqué pour le chauffage du four, mais jamais en grande quantité à la fois. Il doit être bien sec et écorcé. Celui qui est pris aux approvisionnements des ports de France réunit toutes les conditions voulues. Mais dans les pays chauds, sous les tropiques, il y a lieu de surveiller très attentivement l'état du bois à embarquer, et même sa provenance.

Du coke, employé quelquefois pour la forge, et du charbon de bois qui ne sert même plus pour la cuisine, puisque les fourneaux sont tous faits pour brûler de la houille, il n'y a rien à dire. Les quantités qui en existent à bord, sont insignifiantes. Bientôt, sans doute, d'autres substances viendront modifier l'état de la question. Le pétrole, soit à l'état liquide, soit solidifié et réduit en briquettes (1) prendra peut-être la place du charbon de terre. Quelles conditions nouvelles créera à l'hygiène et à la sécurité maritimes l'apparition de ces nouveautés ? Il n'est pas permis de se livrer à des conjectures qui n'auraient encore aucune base. Mais s'il fallait à priori exprimer une opinion à ce sujet, la nôtre serait franchement optimiste. L'hygiène a toujours profité des progrès industriels et celui-ci ne ferait sans doute pas exception à la règle.

3° *Matières grasses.* — Ces matières sont une partie considérable des approvisionnements maritimes, et une de celles qui touchent le plus directement aux intérêts de l'hygiène. Elles contiennent des graisses animales, (suif, saindoux) des graisses végétales, (huiles d'olive, de colza, etc.) et des huiles minérales, (oléonaphtes etc.) Ces dernières ont été introduites seulement depuis 10 ans dans l'approvisionnement règlementaire, par décision ministérielle du 21 septembre 1881. On ne saurait mieux donner une idée de la place importante tenue par ces substances qu'en citant les deux chiffres suivants : Sur un cuirassé d'escadre de type nouveau (*Hoche*) le graissage des organes de la machine motrice consomme, pour une journée de marche ordinaire à 7 ou 8 nœuds, 250 kilogrammes de corps gras (en volume, 300 litres) et par journée de marche rapide, de 12 à 13 nœuds, la quantité énorme de 1,500 kilogr. ! Que serait-ce, au tirage forcé, pour filer 16 nœuds !

Les matières grasses occasionnent donc un encombrement notable, bien qu'il soit hors de comparaison avec celui de la houille. Elles agissent

(1) Il existe déjà à Londres une société pour la confection et l'exploitation de ce produit. Quant au pétrole liquide, son emploi pour le chauffage des torpilleurs vient d'être rejeté comme trop dangereux.

sur l'hygiène des bâtiments de trois façons. D'abord par les odeurs qu'elles émettent lorsqu'après avoir été fortement chauffées, au contact des pièces brûlantes de la machine, elles dégagent ces produits volatils, âcres ou écœurants qui rendent le séjour dans la chambre des mouvements si difficile à supporter pour les navigateurs novices. En réalité ces produits odorants ne sont que désagréables, ils n'ont rien de dangereux. Mais cette oxydation des huiles et des graisses n'a pas lieu seulement à chaud. A toutes les températures ces corps absorbent de l'oxygène et rendent de l'acide carbonique. Etant donnée la grande étendue des surfaces métalliques graissées qui existent sur un bâtiment, la perte d'oxygène finit par être appréciable et plus appréciable encore la production d'acide carbonique, d'autant que le compartiment de la machine, dont l'aération est souvent défectueuse sur les grands navires, et les dimensions toujours restreintes, supporte presque seul les inconvénients de ces échanges. Signalons à ce propos un grief contre le fourbissage. Dans les postes de couchage que les hommes désoxygènent si puissamment la nuit, c'est une infériorité de plus que cette masse des parties métalliques à nu où, chaque soir, pour avoir moins de peine à les rendre très propres le lendemain, les hommes viennent passer un « bouchon gras ». Nous aurons à revenir longuement sur cette déplorable habitude.

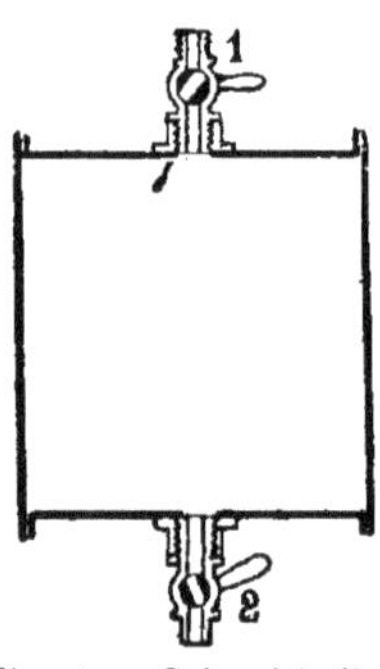

Fig. 1. — Caisse à huiles minérales (contenance: 25 litres).
1, robinet de remplissage ; — 2, robinet de vidange.

L'emploi des matières grasses recèle encore un danger : c'est celui d'incendie qui tient à la grande inflammabilité de ces corps. Les matières exclusivement employées il y a peu d'années, (suif, huile d'olives etc.) n'étaient pas de nature à créer l'imminence constante du péril ; celles qui viennent d'être règlementairement introduites dans notre marine de guerre, (oléonaphte, valvoline, etc.) exigent, au contraire, à cet égard, les plus grandes précautions. La dépêche ministérielle citée plus haut n'a pas manqué de prescrire avec minutie toutes celles dont le personnel mécanicien appelé à manipuler ces huiles ne devait pas se départir. Deux ans plus tard un modèle de caisses était adopté qui, par les dimensions, la facilité de maniement, et la disposition des orifices, a donné toute la sécurité compatible avec l'usage de pareilles substances

Nous en donnons ici un croquis dont la figure très simple n'a pas besoin d'être aidée par des explications.

Tous les corps gras, lorsqu'ils sont au contact de matières fermentescibles et à l'état de division extrême, peuvent présenter le phénomène de la combustion spontanée. Les étoupes, chiffons, débris d'étoffes et de vêtements qui ont été imprégnés de graisse et qu'on abandonne dans des recoins, s'enflamment spontanément. D'où la nécessité d'une surveillance constante à cet égard (1). Mais ce sont des sujets que l'hygiène doit se contenter d'effleurer, pour ne pas encourir le reproche d'empiéter sur un terrain qui cesse d'être le sien.

III. **Chargements.** — On donne le nom de *chargement* à l'ensemble des choses et des êtres qui ne se trouvent que temporairement à bord, pour être transportés d'un point à un autre. Les navires sont appelés à transporter : soit des hommes, soit des animaux, soit des matières diverses. Il y a des transports de passagers, des transports-écuries et des transports de marchandises.

1° *Passagers.* — Il n'en sera pas parlé à cette place, parce que cette question sera étudiée avec tous les développements qu'elle comporte dans le chapitre III (Mer et Navigation).

2° *Animaux vivants.* — La marine de commerce a rarement l'occasion d'avoir des cargaisons de ce genre pour des traversées de quelque durée. Le trafic des animaux vivants se fait entre pays peu éloignés, et le bétail (car c'est presque toujours des animaux de boucherie qu'on transporte) est entassé sur le pont pêle-mêle. L'hygiène n'a rien à reprendre à cette manière de faire.

C'est sur les navires de guerre que la question peut acquérir une grande importance. Très souvent des chevaux et des mulets doivent être transportés, en grand nombre, à des distances très éloignées, d'Algérie en Extrême-Orient par exemple. Certains bâtiments ont été expressément affectés à cet usage. Ce sont des transports à deux batteries, dont la batterie haute est transformée en écuries. C'est le meilleur endroit où on puisse les installer lorsque le pont ne suffit pas à les contenir, à condition d'assurer un rapide et parfait écoulement des liquides et d'obtenir une étanchéité parfaite du pont qui sépare les deux batteries l'une de l'autre. Il est préférable, en effet, que les hommes couchent à l'étage inférieur, parce que les émanations qui se dégagent des écuries se déversent directement au dehors sans traverser les parties habitées du bâtiment. L'équipage n'est pas nombreux sur les transports-écuries et les inconvénients du voisinage qu'il a à subir en sont diminués d'autant. Le transport des animaux n'aurait donc rien de fâcheux au point de vue de l'hygiène, si les navires affectés à cet usage ne faisaient jamais d'autre service. Leur cargaison une fois débarquée, ils subiraient un nettoyage complet qu'on renouvellerait à l'arrivée en France. Malheureusement on ne tient pas compte de cette spécialisation des transports et non seulement des troupes remplacent les bêtes de somme sur le même bâtiment, mais des transports-hôpitaux, construits uniquement en vue du rapatriement de nos malades d'Extrême-Orient, ont pu servir au transport des chevaux.

(1) Nous ne pouvons pas revenir incessamment sur la question du fourbissage, signalons du moins en note cette accumulation de chiffons gras dans toutes les parties du bâtiment dont il est le prétexte dangereux.

En dehors de ces accumulations d'animaux qui ne représentent qu'un cas tout à fait particulier de la navigation, tous les navires sans exception, de guerre ou de commerce, embarquent un certain nombre de têtes de bétail (bœuf, veau, mouton, porc, volailles, etc.), pour fournir à la consommation de la viande fraîche pendant la durée d'une traversée. La quantité de viande sur pied à embarquer est fonction de la durée du voyage et du chiffre de l'effectif. Nous aurons à revenir sur ce sujet à propos de l'alimentation. Disons seulement ici, qu'en aucun cas, ces animaux ne doivent être parqués ailleurs que sur le pont.

3° *Marchandises.* — Dans le nombre infini de substances qui sont l'objet du trafic commercial, il en est dont la présence à bord est toujours et partout inoffensive. D'autres créent un danger plus ou moins sérieux, plus ou moins éloigné pour l'équipage ou les passagers. D'autres enfin peuvent récéler un péril plus grave encore et transporter les germes de quelqu'une de ces redoutables épidémies que l'on voit s'étendre en peu de jours sur un continent tout entier.

Cette dernière catégorie d'objets n'est pas du ressort de l'hygiène navale proprement dite, qui n'a aucune action sur eux. Toutefois les capitaines doivent être prévenus et les médecins doivent leur rappeler que les matières textiles, les étoffes et particulièrement les étoffes de laine, les chiffons surtout, lorsqu'ils proviennent de pays où règne une maladie infectieuse ou contagieuse, sont éminemment suspects. En conséquence, s'ils ne sont pas libres d'en refuser l'embarquement, ils doivent prendre des précautions pour les isoler, si possible, du reste de la cargaison, de façon qu'on n'ait plus à y toucher, à les déplacer pour un nouvel arrimage, jusqu'à l'arrivée au port de destination.

Parmi les marchandises dangereuses pour l'équipage par leur nature même, les unes le sont à cause des émanations, des vapeurs, des gaz qu'elles versent dans l'atmosphère du navire. Celles-là méritent vraiment le nom de chargements insalubres. Les autres menaçent la sécurité du bord d'une manière plus tragique et plus bruyante : ce sont les matières susceptibles de s'enflammer spontanément.

Au premier rang des marchandises insalubres se trouvent les substances d'origine animale. Le guano, la poudrette, les peaux de bestiaux, les cuirs verts, les graisses animales et, entre autres, ces cargaisons des bateaux faisant la grande pêche : spermateci, huile de baleine, morues, etc., ont une puissance d'infection qu'il ne viendra à l'idée de personne de mettre en doute. Nous mettons en dehors de cette catégorie les conserves alimentaires de viandes, amenées par leur préparation même à une complète innocuité, et les viandes fraîches abattues et conservées par la congélation ; dans cet état elles ne le cèdent en rien à la plus salubre des substances.

Le règne végétal peut fournir aussi un assez grand nombre d'objets à la classe des marchandises insalubres. Le foin embarqué sans être tout à fait sec, les bois non écorcés ou incomplètement écorcés, surtout s'ils ont séjourné dans l'eau ; le blé humide, les arachides, etc., peuvent fermenter, se putréfier. Si Jaccoud (1) a pu avec raison attribuer à une cargaison de cuirs verts une petite épidémie de typhus développée sur la *Gironde* pendant une traversée de la Plata à Bordeaux, on avait déjà, non moins justement, rattaché une meurtrière épidémie dont fut frappé un bâtiment anglais, à ce qu'il avait embarqué un chargement de bois de charpente qui avaient été immergés dans les eaux de Sierra-Leone (2).

Il n'est pas jusqu'aux minéraux qui ne fournissent leur appoint à cette catégorie des cargaisons insalubres, et le mercure a donné lieu à des accidents dus aux vapeurs qu'il dégage.

L'hygiène peut difficilement apporter un remède à ces maux. Certes, il est aisé de formuler quelques prescriptions banales : arrimage fait avec soin, bonne ventilation des cales, nourriture plus substantielle de l'équipage. Mais ce serait se payer de mots que de croire avoir fait ainsi une prescription efficace. La seule mesure à conseiller, c'est d'assurer l'isolement hermétique de la cale qui reçoit de pareils chargements. Cela est plus facile sur les voiliers que sur les steamers à cause de la simplicité très grande de leur architecture. Si les logements y sont bien étanches, une fois les panneaux de cale fermés et calfatés, il n'y a pas de chargement qui puisse être dangereux pour la santé des hommes. Il va sans dire que lors du débarquement, les panneaux seront ouverts avec les plus grandes précautions, et qu'on doit laisser à la ventilation de la cale le temps de se faire très complètement avant d'y pénétrer.

Signalons, pour terminer, les principales substances susceptibles de s'enflammer d'elles-mêmes, en faisant courir aux bâtiments le plus affreux danger de la navigation. Ce sont : les récoltes incomplètement sèches, les fourrages dans les mêmes conditions, les laines, le lin, le fumier, les pommes de terre, les chiffons, le coton, l'étoupe quand ils sont imprégnés d'huile et surtout d'huile de lin. Les toiles à voiles enduites de peinture prennent feu, d'elles-mêmes, très fréquemment, et c'est à cette cause qu'on attribua, au siècle dernier, l'incendie de la voilerie de Rochefort.

La chaux vive trouvant dans la cale une quantité d'eau suffisante, s'échauffe assez pour enflammer le bois à son contact. La soude, la potasse, l'acide sulfurique s'écoulant d'une bonbonne brisée, ont occasionné des sinistres.

Enfin, à côté des substances spontanément inflammables, il faut au moins mentionner les substances facilement inflammables, alcools, éthers, pétroles, dont on s'approche et qu'on manipule avec une insouciance toute maritime. L'incendie si dramatique du paquebot la *France*,

(1) *Bulletin de l'Académie de médecine*, 1875.
(2) RAOUL, *Guide hygiénique*, etc. (*Bulletin officiel de la marine*, 1851).

qui marcha pendant trois jours à toute vitesse, ses flancs transformés en fournaise, eut pour cause une imprudence de cette nature; et, bien qu'on n'ait jamais pu en avoir la preuve matérielle, il est très probable que le *Magenta* qui donna, il a 15 ans, à la population de Toulon le terrifiant spectacle de l'explosion d'un cuirassé, dut aussi sa destruction à quelque faute du même genre (1).

Nous demandions plus haut, qu'on donnât des lampes Davy aux soutiers. On ne devrait pas en avoir d'autres à bord. Laisser pénétrer avec des bougies tenues à la main, dans tous les mille recoins où le contact d'une flamme peut amener des désastres, c'est courir de gaîté de cœur au-devant d'eux.

4° *Transport des corps.* Le transport des corps de personnes décédées soit à bord, soit dans les colonies, n'est qu'une exception très rare au milieu des mille obligations courantes de la vie maritime. Il n'en mérite pas moins d'être signalé. Qui sait d'ailleurs, s'il ne prendra pas plus d'extension : déjà les Chinois ont presque installé, à San-Francisco, un service de rapatriement des corps de leurs compatriotes décédés dans cette région de l'Amérique du Nord.

Il y a deux cas à considérer : La personne dont le corps doit être ramené est décédée à terre, dans un pays offrant plus ou moins les ressources de la civilisation ; ou bien le décès a eu lieu à bord même, ou sur une plage déserte, dans quelque île perdue où ces mêmes ressources font absolument défaut.

Dans le premier cas, l'ensemble des précautions à prendre pour la mise en biére est facile à réaliser. Le cercueil métallique hermétiquement soudé, l'enveloppe extérieure en bois, seront confectionnés dans d'excellentes conditions, et les mélanges désinfectants ne manqueront pas.

Il n'en est pas de même dans le second cas. Sur les grands bâtiments où l'on est muni de tout, on arrivera encore sans peine à faire la mise en bière dans de bonnes conditions. Ailleurs ce ne serait pas possible. C'est pour cela que dans son ordonnance du 1er décembre 1855, relative au « transport des restes des personnes décédées dans les colonies, en pays étranger ou à bord des bâtiments de la marine impériale et du commerce », le ministre de la marine Hamelin (2) prescrit l'immersion du corps dans une liqueur alcoolique (eau-de-vie, rhum ou tafia). Toutes les fois qu'il sera possible d'employer le procédé de la mise en bière, il sera mieux de le faire. Ce procédé met suffisamment à l'abri de toute

(1) Par une étrange coïncidence, nous écrivions ces lignes le jour même où le *Norcross* était incendié à l'embouchure de la Seine. Ce grand steamer chargé de pétrole prit feu tout d'un coup pendant qu'on le remorquait hors des passes du Havre ; 10 hommes de l'équipage périrent dans les flammes (6 novembre 1892).

(2) M. Barbey, ministre de la marine, a renouvelé, en 1887, ces prescriptions. Elles ont été publiées dans le *Bulletin officiel des colonies* (1887, p. 291) et dans le *Recueil des actes consultatifs du comité d'hygiène de France* (1888, p. 512).

crainte d'infection et de méphitisme. Il est même inutile de demander l'embaumement préalable par injection du système vasculaire. Le plus souvent, d'ailleurs, il sera impossible de le pratiquer, les médecins n'ayant à leur disposition, ni à bord, ni à terre, l'outillage nécessaire à cette opération. Il va sans dire que là où on pourra faire l'embaumement, ce sera une bonne mesure d'hygiène en même temps qu'une mesure de convenance et de respectueuse piété.

La place que doit occuper un cercueil à bord est presque toujours déterminée par des considérations étrangères à l'hygiène. S'il était une fois possible de n'écouter qu'elle, le corps du décédé serait placé en une partie très aérée du navire. C'est le pont qui conviendrait le mieux, à condition d'y choisir une place abritée, sous la teugue, sous les passerelles, ou de créer à faux frais un abri artificiel : quatre planches et un prélart y suffiraient.

§ II. — Atmosphère intérieure du navire.

L'atmosphère intérieure d'un navire est la résultante d'une série très nombreuse d'influences, au premier rang desquelles il faut mettre les produits de la respiration pulmonaire et de la transpiration cutanée des hommes. Viennent en second lieu, les émanations de la machine, des cales, et enfin l'eau de mer, qui s'introduit et qu'on introduit, en dépit de tout, dans toutes les parties habitées du bâtiment où elle constitue peut-être le principal élément de morbidité.

I. Encombrement, cubage. — L'encombrement est le rapport du nombre d'hommes qui vivent dans un espace déterminé au volume de cet espace. Ainsi un bâtiment de 12,000 tonnes a 600 hommes d'équipage ; l'encombrement est de $\frac{12{,}000^{m^3}}{600}$ soit : 20^{m^3}. Ce rapport exprime en mètres cubes l'espace dévolu à chacun, ou le *cube individuel*. Cette manière sommaire de calculer conduit à des résultats erronés. Et cela pour trois raisons : 1° Une partie très notable de la capacité intérieure des bâtiments n'est pas habitée ; 2° Jamais, en aucun moment du jour ou de la nuit, l'équipage n'est logé tout entier dans l'intérieur. Il y a toujours au dehors, sur le pont pour la manœuvre, à terre pour des exercices, et dans les embarcations, une fraction importante de l'effectif ; 3° Les divers étages d'un navire sont remplis d'une multitude d'objets de toutes formes, de toutes dimensions, qui limitent l'espace disponible, le volume de l'air respirable, et dont il est indispensable de tenir compte.

Dans les calculs qui ont été faits jusqu'à présent on remarque des écarts souvent considérables qui s'expliquent d'eux-mêmes après ce qui vient d'être dit. Parfois en effet on a rapporté l'encombrement à l'ensemble du navire et à l'ensemble de l'effectif. D'autrefois on l'a rapporté à des parties séparées d'un navire (une batterie, le faux-pont etc.) en fonction du nombre de postes de couchage existant dans cette partie. Souvent on a pris comme base avec plus de raison encore, le nombre vrai des hommes couchant dans l'étage examiné ; on sait en effet que le quart au moins, la moitié au plus de l'effectif est de service la nuit. Enfin, dans l'appréciation de l'encombrement matériel, il se glisse forcément des erreurs énormes. Il est impossible de mesurer directement cette cause de réduction de l'espace disponible. Les objets auxquels on a affaire sont de formes trop irrégulières, trop complexes, ils sont trop nombreux et trop divers pour permettre autre chose qu'une appréciation d'ensemble dont l'approximation est extrêmement variable suivant les observateurs. La quantité de choses qui encombrent les batteries et les faux-ponts est, en effet, incroyable : canons, affuts, bailles et seaux de combat, tables et bancs, chassis vitrés, iloires de panneaux, petites armes, échelles, tuyaux de toute espèce et de toutes dimensions, tubes blindés, cheminées, treuils, établis, boîtes à plats, casiers à sacs, tubes lance-torpilles, glènes de filins, haussières et grelins, chaînes, bittes et chemins de fer des ancres etc... etc... tout cela est à défalquer. Il faut y ajouter les hommes eux-mêmes et leurs hamacs, car 300 hommes et autant de hamacs dans une batterie y représentent un encombrement réel de près de 200 mètres cubes. On voit combien il est difficile de calculer avec une précision suffisante le cubage individuel auquel on a attaché, non sans raison d'ailleurs, une importance très grande. On a cependant exagéré un peu cette importance car, si dans l'esprit même de Fonssagrives, le créateur de cette formule, elle a toujours eu pour but de renseigner sur le degré de densité des émanations fournies par l'entassement des corps, on peut dire que ses continuateurs commirent l'erreur de n'y plus trouver que l'indication d'un rapport entre l'oxygène fourni et l'acide carbonique rendu. Ils ont ramené à une simple affaire de respiration et de chimisme pulmonaire, ce qui était une grande question de biologie et de pathogénie. Réduit aux termes où on l'a rapetissé, l'encombrement, le cubage n'a presque pas d'intérêt. Quand on trouve que sur divers navires les hommes ont un cube individuel variant entre 5 et 10 mètres cubes, n'est-il pas clair que l'un et l'autre volume sont tellement éloignés de ce qu'il serait nécessaire qu'ils fussent pour fournir aux besoins de huit ou dix heures de respiration, qu'il devient puéril de dire que 10 mètres sont un très beau cubage, et 5 mètres, un cubage insuffisant ? En réalité ce n'est pas l'oxygène qui manque, ce n'est pas l'acide carbonique qui s'accumule en excès. Le renouvellement de l'air est toujours suffisant à fournir l'oxygène voulu, à entraîner l'acide carbonique formé. A ne l'envisager que de ce point de vue restreint, il n'y aurait pas lieu de conserver en hygiène navale la notion de l'encombrement et du cubage.

Est-ce le nombre trop faible de mètres cubes d'air qui dans les camps, sous la seule voûte du ciel, crée l'encombrement et fait naître le typhus ? Le facteur « volume d'air » devrait être banni de cette étude et nous voudrions qu'à l'avenir on ne mesurât plus l'encombrement par un cube mais par un carré (1). La surface absolue d'un compartiment, diminuée de la somme des surfaces inutilisables, serait divisée par le nombre d'hommes qui y habitent. On ne dirait plus : le cube individuel est de 6^{m3} 468, ce qui signifie peu de chose et ce qu'on comprend mal (2) ; on dirait le carré individuel est de 2^{m2}, 3^{m2} .. Cela exprimerait beaucoup mieux la réalité des faits, et donnerait mieux la mesure de la *condensation de la vie*, suivant la très juste et très suggestive expression de Fonssagrives. On éviterait ainsi de s'extasier sur les beaux (?) cubages fournis par certains bâtiments qui les doivent à une plus grande hauteur de leurs étages, alors qu'en réalité les hommes y sont aussi entassés qu'ailleurs et que l'hygiène y est la même. Il nous faut cependant citer quelques chiffres. Prenons comme point de départ et de comparaison les types anciens.

Les vaisseaux de premier, de deuxième et de troisième rang avait un cube individuel de 4^{m3},53, 4^{m3},01 et 4^{m3},05 ; les frégates des trois rangs 4^{m3},05, 3^{m3},02, 3^{m3},05 ; les corvettes n'atteignaient pas 3 mètres (2^{m3},80 à 2^{m3},90) ; les bricks dépassaient à peine 1 mètre cube (1^{m3},19) (3).

A l'apparition des cuirassés, on arrive d'emblée à 6 mètres sur les frégates, à 12 mètres sur le *Richelieu*, à 11 mètres sur l'*Océan*. La moyenne des bâtiments de ce type a fourni à Bourel-Roncière un cube individuel de 10^{m3},27. L'écart paraîtra plus grand encore si nous disons que les chiffres cités pour les anciens types ont été calculés sans tenir compte de l'encombrement matériel. L'introduction de cet élément dans le calcul les réduirait de près de la moitié. (Fonssagrives).

Nous ne pouvons pas admettre que ces chiffres soient exacts, à moins que les conditions dans lesquelles ils ont été calculés soient tellement différentes pour les uns et pour les autres, qu'aucune comparaison ne soit plus possible.

Des évaluations postérieures à celles de Roncière ont un peu diminué les résultats. Dans le rapport général du médecin en chef Aude, sur le service de santé de l'Escadre en 1883-1884, on trouve pour le *Richelieu*

(1) Le cubage vrai, s'il était possible de le calculer avec précision, pourrait rester une donnée de quelque utilité au point de vue des devis à établir pour l'établissement de la ventilation (Voir plus loin p. 473).

(2) Il est en effet plus facile pour l'esprit de calculer rapidement le côté d'un carré que celui d'un cube, et on se représente mieux une surface qu'un volume.

(3) Ces derniers chiffres nous paraissent impossibles à admettre. Un hamac suspendu occupe une longueur de 2^{m},60 à 2^{m},90. La plus grande largeur est de 0^{m},60. En rapprochant les hamacs à se toucher et en ne donnant comme hauteur de batterie que 1^{m},80, on trouve que le minimum d'espace matériellement nécessaire est un peu supérieur à 2^{m},50.

un cube individuel de 7^{m3},9 seulement ; pour le *Marengo*, 6^{m3},36 ; l'*Amiral-Dùperré* aurait une moyenne un peu inférieure à 9^{m3}.

L'amélioration ne s'est pas continuée sur les nouveaux types. Ainsi, le *Redoutable* n'atteint pas une moyenne de 5^{m3} ; le *Formidable* ne dépasse guère 4^{m3} ; l'*Amiral-Baudin* a 6^{m3} dans la batterie et atteint 7^{m3},32 dans le pont cuirassé ; le *Hoche* a seulement 4^{m3},3 dans la batterie, mais il arrive à 7^{m3} sur le pont principal,

Les croiseurs ne s'éloignent pas beaucoup de ces chiffres. Le *Sfax* fournit à son équipage 4^{m3},88 au mouillage, où le quart se fait par division et où 318 hommes sont couchés à la fois ; à la mer, 205 hommes seulement dorment ensemble, et chacun d'eux dispose de 7^{m3},54. Sur le *Cécille*, au mouillage, le cube individuel est de 4^{m3} dans la batterie et de 4^{m3},84 dans le faux-pont ; sur le *Condor*, 4^{m3},10 ; sur le *Troude*, 4^{m3} ; sur le *Forbin*, identique au *Troude* comme dimensions, comme armement et comme équipage, il a été trouvé des chiffres beaucoup plus élevés : jusqu'à 9^{m3},5 au mouillage, jusqu'à 12^{m3},50 à la mer ; en moyenne 8^{m3} au mouillage et 9^{m3},89 à la mer.

Dans des questions comme celle-ci les moyennes sont insignifiantes, parce qu'elles ne peuvent tenir compte des circonstances diverses qui modifient chaque donnée. Si une partie d'un équipage couche en un faux-pont encombré, où le cube soit de 3 à 4^{m3} par homme, et qu'un certain nombre de privilégiés aient leur hamac pendu en un poste de choix (comme celui des armuriers sur le *Marengo*), où le cubage soit de 13^{m3} au mouillage et de 18^{m3} à la mer, dira-t-on avec justice que le cubage moyen de ce navire est de 9^{m3} à 11^{m3} ? Il faudrait donc étudier séparément à ce point de vue tous les postes de couchage des bâtiments et y remplacer, comme nous l'avons dit, la notion du cube par la notion plus vraie et plus simple du carré d'encombrement.

Dans ce qui précède nous avons eu surtout en vue l'encombrement de la nuit. Pendant le jour, en effet, les postes de couchage sont presque complètement dégagés. Les hommes vivent ailleurs, beaucoup sur le pont, plus encore dans la machine et dans les soutes. La partie immergée des bâtiments de combat actuels est immense. Elle est mesurée par le déplacement, et va de 10.000 à 12.000 tonnes pour nos derniers cuirassés.

Dans cet énorme espace aucun endroit n'est habité. C'est à peine si vingt-cinq ou trente hommes y trouvent place la nuit. Mais pendant la journée tous ces fonds du navire regorgent de monde ; les mécaniciens, les soutiers, les agents de la cambuse et du magasin y passent presque tout leur temps. Une autre partie de l'équipage vit sur le pont. Les étages où l'on couche restent donc relativement vides depuis l'inspection du matin jusqu'au branlebas du soir.

Cette condition, qui n'était pas remplie sur les anciens bâtiments de ligne, est toute en faveur de nos types actuels. Elle diminue l'encombrement, en réduisant le temps pendant lequel s'exerce son influence et, à ce point de vue, elle réalise peut-être la seule supériorité réelle des cuirassés actuels sur les anciens vaisseaux.

Il n'est pas très difficile de le démontrer. Sur le *Hoche* les deux étages habités la nuit sont la batterie et le faux-pont. Dans la batterie 340 hommes ont leur poste de couchage ; dans le faux-pont il y en a 216 seulement. La surface de la batterie est de 675 mètres carrés, chaque homme y occupe moins de deux mètres superficiels. Dans le faux-pont la surface disponible est de 600 mètres carrés à peu près, et chaque homme y dispose de près de trois mètres superficiels. Ces conditions d'espace du faux pont du *Hoche* sont parmi les plus belles. Voyons maintenant celles qu'offraient autrefois les vieux vaisseaux en bois à leur effectif de 1.100 hommes. Quatre étages (les trois batteries et le faux-pont) y étaient affectés au couchage de l'effectif. On peut, avec une approximation suffisante, évaluer à 700 mètres carrés la surface des deux batteries supérieures, et à 650 mètres celles de la troisième batterie et du faux-pont. C'est un total de 2.700 mètres réparti entre un millier d'hommes ; chacun d'eux disposait donc de 2^{m2},70. Ce carré individuel est un peu inférieur à celui du faux-pont du *Hoche*, mais il est sensiblement supérieur à celui de sa batterie.

Si le cubage individuel qui atteignait seulement 4^{m3} 53 sur les vaisseaux de 1er rang atteint en moyenne 5^{m3},5 sur un cuirassé de l'escadre, cette différence tient uniquement, on l'a dit plus haut, à la plus grande hauteur d'étage des types construits depuis 28 ans. Au lieu de 2 mètres on est arrivé à 2^{m},50, et à 3^{m} dans quelques rares endroits plus favorisés. Cette différence d'un cinquième sur la hauteur, concorde bien avec une différence de même valeur dans le cubage ; mais elle n'indique pas une égale supériorité hygiénique, parce que les hommes n'en sont pas moins entassés, parce que les hamacs continuent à se toucher tous dans la même rangée, parce que la densité des émanations de toute nature qu'exhalent tous ces épidermes, toutes ces poitrines, tous ces vêtements, reste la même. La plus grande salubrité de nos types modernes tient à d'autres causes qui seront exposées dans le cours de ce travail; elle ne tient pas à cette diminution toute fictive de l'encombrement. Nous n'en voulons qu'une preuve : C'est la comparaison des dimensions qu'il était possible de réserver à l'hôpital sur les navires de l'ancienne flotte et sur nos bâtiments modernes.

Sur les vaisseaux de premier rang, le cube spécifique (c'est-à-dire celui dont chaque lit disposait) était de 18^{m3} et l'hôpital contenait dix lits ; il était de 21^{m3} sur les vaisseaux de deuxième rang et le nombre de lits était de huit.

Sur les corvettes il atteignait encore 12^{m3} pour chacun des quatre lits qui s'y trouvaient.

Sur les premiers cuirassés, qui n'étaient en réalité que des frégates bardées de fer, il était de près de 13^{m3} et l'hôpital renfermait 9 lits. Il est tombé à 10^{m3} sur les cuirassés plus récents (*Richelieu*, *Marengo*, *Friedland*) qui sont censés avoir de si beaux cubages individuels, et il en est, parmi les plus nouveaux, comme le *Hoche*, où l'hôpital, très admiré d'ailleurs pour d'autres motifs, n'offre que 5^{m3} à chacun des 28 lits qui y peuvent être disposés (1). Enfin, nous arrivons aux croiseurs, type *Condor*, dont l'hôpital contient deux lits disposant, chacun, de 3^{m3},57 !

A l'avenir, les choses devraient être calculées de manière à donner à chaque homme un minimum de 3^{m2}. Il ne serait peut-être pas impossible d'atteindre la moyenne de 4^{m2}. Le problème ne semble pas offrir de difficultés insurmontables. Les ingénieurs s'attacheraient à une meilleure distribution, à une plus précise utilisation de l'espace et, de son côté, l'administration maritime contribuerait pour la plus grande part à la solution en réalisant la diminution des effectifs. Cette dernière mesure est de celles dont nous ne voulons ni ne pouvons discuter la possibilité. Notre compétence y serait trop légitimement récusée. Mais les Anglais, qui sont des maîtres si incontestés pour toutes les choses de la mer, ont des effectifs inférieurs aux nôtres dans la proportion d'un cinquième ! Quel avantage pour l'hygiène de notre marine de guerre, si nous arrivions à les imiter sous ce rapport (2) !

II. **Méphitisme.** — Il faut élargir au lieu de restreindre le sens du mot *méphitisme*, sous peine de tomber dans les minuties et les subtilités les plus obscures. Toute cause susceptible d'altérer, de vicier la composition de l'air, peut, par cela même, créer le méphitisme.

L'air des mailles du double fond, que la tôle a privé de son oxygène, est un air méphitique ; l'air des batteries, où trois cents hommes ont déversé pendant la nuit des produits toxiques fournis par la vapeur de leur respiration et l'exhalation cutanée, est un air méphitique ; l'air de la cale, où se réunissent les eaux et les graisses de la machine qui s'y corrompent et y deviennent putrides, est un air méphitique.

1° *Méphitisme des soutes.* — Il en est de même des soutes où des substances de toute nature peuvent s'altérer et absorber l'oxygène du local en même temps qu'elles y produisent des gaz délétères.

En 1887, sur le *Condor*, en escadre, on voulut enlever de la soute à biscuit une certaine quantité de caisses de cet aliment qui s'étaient avariées. La lumière avec laquelle on essaya de pénétrer dans la soute s'éteignit. Dans la soute à farine, située tout à côté, elle pâlissait très sensiblement, et dans la soute à voiles, voisine des deux autres, elle parut tout près de

(1) Ainsi, l'hôpital du *Hoche* cube 150^{m3} pour 28 lits, tandis qu'un ancien vaisseau en cubait 180 pour 18 lits de moins.

(2) Cette diminution d'un cinquième mettrait l'équipage du *Hoche* dans les conditions que nous demandons. Réduit à 500 hommes dont le quart est de service la nuit sur le pont, il offrirait 3^{m2},34 à chacun des 380 matelots qui coucheraient à la fois dans la batterie et dans le faux-pont.

s'éteindre. Nous ne connaissons pas d'accidents graves dus à ce genre de méphitisme sur les bâtiments ; car il ne faudrait pas y faire rentrer le fait aussi étrange que lamentable du *Bisson*, longuement rapporté par Bourel-Roncière dans sa thèse inaugurale sur l'hygiène du personnel mécanicien de la marine. Il s'agissait là d'un cas tout à fait exceptionnel dont la cause ne fut jamais élucidée, malgré les recherches les plus minutieuses et le talent personnel des membres de la commission instituée à cet effet, dont Fonssagrives faisait partie. Quant aux observations si nombreuses de fanaux pâlissant ou s'éteignant en certaines parties du bâtiment, elles démontrent avec quelle facilité l'air s'y dépouille de son oxygène. Là où son insuffisance dans le mélange atmosphérique n'est pas poussée au point d'empêcher la combustion d'une flamme, elle peut déjà influencer défavorablement l'organisme. Très légitimement on peut y voir une des causes de l'étiolement et de l'anémie des gens qui vivent habituellement dans les fonds. Quand il s'y joint une température toujours élevée et une humidité ruisselante, il ne manque plus rien aux facteurs de l'insalubrité notoire des parties du navire situées au-dessous de la flottaison. On pourrait appeler, avec Fonssagrives, « méphitisme par confinement » celui dont nous venons de parler.

2° *Méphitisme des cales.* – Moins grave peut-être, parce qu'il se traduit promptement par des odeurs repoussantes qui le dévoilent et obligent à le combattre, le méphitisme des cales est dû à deux ordres de causes : 1° l'altération, la fermentation des bois de la carlingue au contact de l'eau de mer (aucune cale de bateau en bois n'est étanche) ; 2° le mélange à l'eau de mer, déjà plus ou moins putréfiée, de détritus variés et entre autres des graisses de la machine qui forment avec elles une sorte de magma putride et infect. On a pu attribuer à ces souillures une action extrêmement nocive, les accuser de la naissance de quelques épidémies et les assimiler aux marais à fièvres. Le terme de « marais nautique » a fait une fortune due peut-être au pittoresque de l'expression plus qu'à sa justesse. Quoiqu'il en soit, ce marais doit être assaini ; il y va de la salubrité du bâtiment tout entier. L'introduction d'eau de mer dans la cale et son évacuation par les pompes de la sentine, pratiquée jusqu'à absence complète de toute odeur désagréable du liquide rejeté, est un assez bon moyen. Nombre de bâtiments de commerce n'en ont pas d'autres à leur disposition. Quelqu'inconvénient qu'il y ait à introduire de l'eau dans une carène, redoublant ainsi l'humidité déjà excessive, il vaut mieux encore diluer au maximum la petite quantité de putrilage que les pompes ne peuvent jamais extraire, que de lui garder tout son degré de concentration et sa puissance d'infection.

Chaque fois qu'une certaine quantité d'eau restera stagnante en un point de la cale, sa désinfection préalable par le sulfate de fer, le chlorure de zinc etc., sera une bonne précaution. La crainte de voir la décomposition du sulfate de fer par les matières organiques contenues dans les eaux de la cale donner lieu à des dégagements nuisibles d'acide sulfhydrique, est une crainte toute théorique, que l'expérience n'a pas justifiée. Suivant l'étendue de la cale et la quantité d'eau infecte qu'elle contient, il sera nécessaire d'employer de 10 à 20 kilogrammes de sulfate de fer (1). Ce sel ne doit pas être dissous d'abord, mais projeté à l'état de cristaux dans le liquide à désinfecter.

La dilution, la désinfection et l'extraction des eaux de la cale ne suffisent pas toujours à en faire disparaître tous les inconvénients ; l'air lui-même a été souillé. Presque immobile, se renouvelant peu dans ces fonds reculés du navire, il contient des gaz et des vapeurs dangereuses. Un grand nombre de moyens ont été employés contre cette cause d'insalubrité ; il serait trop long d'en rappeler la liste. En réalité un seul agent mérite d'être aujourd'hui employé à cet usage ; c'est le chlorure de chaux dont le chlore se dégage avec une lenteur qui le rend inoffensif pour l'organisme, sans lui enlever son action désinfectante. La ventilation active et puissante de la cale vaudrait encore mieux, mais on est loin du moment où l'application de ce moyen deviendra possible et pratique.

Après le lavage et l'extraction des eaux, la cale doit être soigneusement asséchée avec les *fauberts* et même, dans certains cas, à l'aide de brasières. Elle sera ensuite badigeonnée au lait de chaux dans toutes ses parties. Chacune des opérations qui viennent d'être décrites ne peut se répéter avec la même fréquence. On pourrait adopter, sinon comme règle absolue, au moins comme points de repère et termes de comparaison, qu'il faut : 1° évacuer chaque jour les eaux de cale ; 2° les désinfecter d'abord, puis les diluer chaque semaine ; 3° badigeonner au chlorure de chaux, au moins deux fois par mois ; 4° disséminer de petites quantités de chlorure de chaux partout où quelque mauvaise odeur se fait sentir, aussi longtemps et aussi souvent qu'il en est ainsi.

Sur les bateaux en fer et particulièrement sur les grands cuirassés de combat, les cales sont loin de présenter les mêmes conditions d'insalubrité. D'abord, elles sont presque complètement étanches. La petite quantité d'eau qu'on y rencontre parfois provient de la condensation de l'humidité de l'air sur leurs parois, ou de quelques fuites dans des robinets du drain. Au niveau de la machine, l'eau d'arrosage des pièces en mouvement est projetée un peu partout sur les tôles du parquet, d'où elle s'écoule à la cale. Il faut remarquer : 1° que nulle part le liquide accumulé dans les divers compartiments n'est en contact avec une substance putrescible comme étaient les membrures en bois ; 2° que la séparation de la cale en nombreux compartiments indépendants limite à un très

(1) Nous citons le sulfate de fer parce que son emploi est sanctionné par les règlements Mais le sulfate de cuivre lui est infiniment supérieur comme antiseptique, si tant est que le sulfate de fer soit autre chose qu'un désodorisant. Il y aurait donc un intérêt très grand à substituer le second au premier.

petit nombre d'entre eux les inconvénients pouvant résulter des causes que nous venons d'énumérer. Un cuirassé ne présente plus moins de 13 ou 14 cloisons divisant, en autant de tranches de quelques mètres de longueur seulement, l'immense cavité de 100 mètres de long que présente sa carène. Qu'un robinet vienne à fuir dans une de ces tranches, ce n'est qu'un espace en somme très restreint qui sera envahi par l'eau.

L'exposé de ce que nécessite l'entretien de ces espaces en fera de suite comprendre la très grande supériorité. Il y a à envisager séparément : 1° la tranche qui contient les machines ; 2° Celle qui contient les chaufferies ; 3° les autres tranches quelconques.

Dans la cale de la machine il n'y a plus l'accumulation de graisse si malpropre qui s'y faisait. Sous les pièces qui laissent écouler de l'huile en abondance (têtes de bielles des pistons, arbres des tiroirs, etc), il existe des cavités closes où ces huiles sont recueillies et d'où un éjecteur les rejette à la mer. C'est donc seulement l'eau d'arrosage, mélangée il est vrai, encore de quelques corps gras, qui s'écoule jusque dans les doubles fonds. Elle en est reprise par des éjecteurs spéciaux. Le surplus des eaux grasses est essardé, et enfin les tôles sont saupoudrées de *sciure de bois* qui s'imbibent des graisses et n'en laissent subsister que la très minime quantité exactement nécessaire pour la préservation et le bon entretien des tôles. Dans ce compartiment il est inutile de les recouvrir de minium.

Dans les chaufferies, les cales ne contiennent, sauf accident, ni eau, ni graisses. Mais elles sont salies par de la poussière de charbon qui s'infiltre sous les parquets et va s'entasser dans les doubles fonds. La manière de procéder et très simple et très énergique. A l'aide d'une manche en cuir vissée sur une tubulure du collecteur d'incendie, on injecte vigoureusement de l'eau partout, on délaie et on entraîne la poussière de houille. Une pompe reprend et verse à la mer le liquide du lavage. On assèche au faubert et, s'il y a lieu, on passe une couche de minium.

Dans les autres compartiments il suffit toujours du faubert pour éponger le liquide ; exceptionnellement il y en a assez pour qu'on puisse l'enlever avec des seaux. Tous les doubles fonds de ces compartiments sont peints au minium. On les visite une fois chaque semaine. C'est pendant cette visite qu'il faut avoir la précaution, dont l'oubli serait dangereux, de se faire précéder par la bougie ou le fanal dans la maille où on va descendre. Ces visites ne sont jamais faites par une personne seule. C'est l'officier en second du bâtiment qui y procède accompagné d'un matelot porte-lumière et du maître compétent.

Ainsi les cales actuelles sont presque parfaites. On est frappé, en les parcourant, de leur propreté, de l'absence de toute mauvaise odeur, de leur assèchement, de l'impression de salubrité, nous allions dire de confort, qui s'en dégage. Cependant elles contiennent un appareil qui pourrait être une cause d'insalubrité ; nous voulons parler du drain qu'on a déjà accusé, au moins une fois, d'avoir joué un rôle dans la genèse ou le développement d'une épidémie de fièvre typhoïde (1).

Le grand drain est un énorme tube de 0m 35 de diamètre intérieur, allant d'un bout à l'autre du bâtiment contre les tôles extérieures de la carlingue. Il présente, dans tous les compartiments, des tubulures destinées à les mettre en rapport avec la cavité du drain et par suite avec les pompes rotatives puissantes chargées d'assurer l'épuisement en cas de voie d'eau. La cavité même du drain se vide à l'aide de petites pompes dont le tuyautage s'insère sur lui latéralement au lieu de partir du fond même. Diverses causes font que le drain doit être parfois mis en service, ne fût-ce que pour s'assurer périodiquement du bon état et du parfait fonctionnement des pompes *Thirion*. A la longue, après

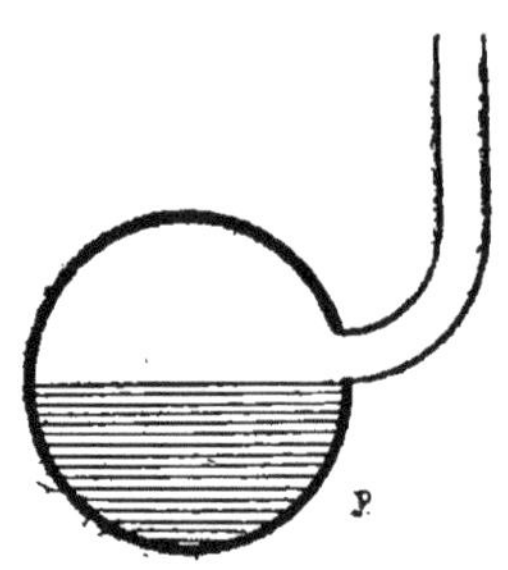

Fig. 2. — Coupe du drain, montrant l'insertion défectueuse du tuyautage de vidange à l'extrémité du diamètre transversal.

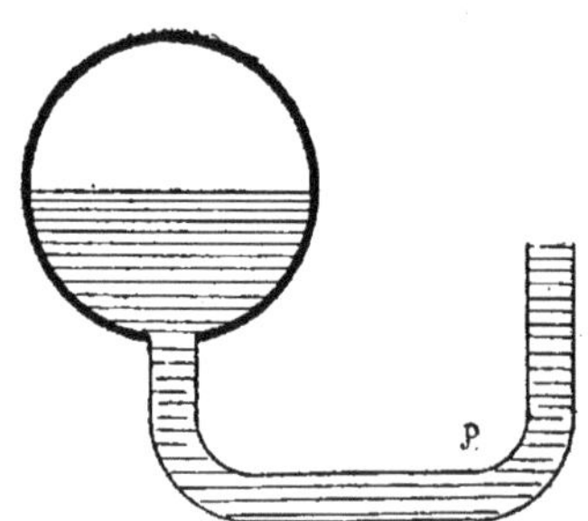

Fig. 3. — Montrant la manière dont le tuyautage de vidange devrait s'insérer à la partie déclive du drain.

un temps d'armement variable de deux à quatre ans, des dépôts se sont produits dans le drain ; chaque fois une certaine quatité d'eau y est restée, croupissante, putréfiée.

Sur quelques navires où le drain peut être mis en communication avec la mer à ses deux extrémités cet inconvénient est peu sensible. Il suffit, chaque fois que le bâtiment est en marche, d'en ouvrir les deux orifices extrêmes et l'eau de mer circule dans l'intérieur du drain avec une vitesse correspondante à celle du navire lui-même. La propreté se fait seule ainsi et d'une façon parfaite. Nous ne savons si des raisons d'un ordre supérieur justifient l'adoption de drains dont les extrémités ne communiquent pas avec la mer ; en tous cas il est regrettable que, sur des types récents, ce second système ait prévalu. Il y a deux manières d'en pallier les inconvénients. Le mode d'insertion du tuyautage de vidange du drain doit d'abord être changé (voir fig. 2 et 3). Rien n'est

(1) Dr Raudon, *Rapport sur l'épidémie de fièvre typhoïde à bord de l'*Amiral-Duperré, *du 1er juillet au* 15 *septembre* 1892 (Archives du médecin en chef d'escadre).

plus simple ; cela peut se faire avec les seuls moyens du bord. Ensuite il faut procéder à des nettoyages fréquents et complets, avec une sorte d'écouvillon rude qu'on promène à la corde d'un bout à l'autre.

3° *Méphitisme des poulaines.* — On ne saurait oublier dans un sujet comme celui-ci de dire quelques mots des *bouteilles* et *poulaines* qui sont les water-closet et les latrines de l'équipage. Les bouteilles sont réparties un peu partout dans le bâtiment suivant les convenances et suivant la répartition des logements eux-mêmes. Le tuyau de descente qui déverse directement les matières à la mer doit être large et rectiligne autant que possible, pour éviter les engorgements. On comprend tout ce qu'une pareille éventualité aurait de répugnant pour des water-closet placés dans l'intérieur du navire. La cuvette est conique, à deux soupapes distantes l'une de l'autre de trente centimètres environ. On ne doit les ouvrir qu'alternativement et dans l'ordre de leur superposition, sous peine de voir l'air contenu dans le tuyau de descente, brusquement comprimé par le passage d'une lame plus haute sur la muraille du navire, projeter dans l'intérieur de la bouteille le contenu de la cuvette. Signaler la possibilité de cet accident, c'est condamner d'emblée le système actuel. A condamner aussi le siège massif en bois, qu'une série de lunettes brillantes de propreté ne protègent pas toujours contre quelques souillures (surtout par les temps de gros roulis). Les souillures du siège acquièrent plus d'importance dans les bouteilles des maîtres, moins minutieusement soigneux que les officiers. Il y a donc lieu de modifier ce qui est. Déjà en 1891, à la suite de l'inspection générale d'escadre, des propositions ont été faites dans ce sens. Il faut, à bord comme à terre (et rien ne s'oppose à ce qu'on le fasse), adopter partout les cuvettes en grès vernissé, type *à bassin*, à dessus de siège étroit. Il importe peu qu'il soit fixe ou mobile. On supprimera ainsi ce bâtis énorme qui englobe les cuvettes coniques actuelles, et est par lui-même un réceptacle de saletés, un foyer de mauvaises odeurs. Un urinoir serait ajouté dans le même local pour éviter la chute de quelques gouttes d'urine que les plus adroits n'évitent pas toujours au moment de verser dans la cuvette le contenu du vase. Les réservoirs d'eau pourraient rester ce qu'ils sont aujourd'hui. Il y aura naturellement à adapter au nouveau système de siège et de cuvette des soupapes et des jeux de robinets appropriés.

Les poulaines de l'équipage, situées toujours sur le pont, y occupent des emplacements variables suivant les navires et dont nous avons apprécié à l'article précédent les avantages ou les défauts. Nous ne voulons signaler ici que les défectuosités inhérentes à la construction même des poulaines. Elles sont faites d'une longue rigole profonde, doublée en cuivre rouge, légèrement inclinée vers une de ses extrémités où s'abouche le tuyau de descente. L'un des bords de la gouttière est adossé à une paroi quelconque ; l'autre, libre, est assez large pour qu'on puisse s'y tenir accroupi. Le parquet est en ciment quadrillé et incliné aussi vers un des angles du local par où se déversent tous les liquides. La souillure de cet endroit est ce qu'on peut la supposer, étant donné l'attitude accroupie des visiteurs, nécessitée par le mode de construction adopté. Il faut espérer que le plus prochainement possible on remplacera ce système trop primitif par des lieux d'aisances convenables, propres, où l'attitude assise soit seule possible ; qu'on substituera au métal des appareils en faïence et en grès ; que le parquet en ciment quadrillé fera place à un sol bien uni où ne séjourneront plus les liquides (1).

Les urinoirs sont souvent placés dans le même local que les poulaines. Quelquefois ils en sont séparés. Dans les deux cas ils sont formés comme elles de longues gouttières en cuivre, mais de moindres dimensions. Leur tuyau d'évacuation va rejoindre celui des latrines et, quand le branchement est défectueux, quand il s'effectue sous un angle trop ouvert, il peut être obturé par des matières solides, auquel cas l'urine regorge et stagne dans les gouttières qu'elle remplit. Là aussi il y a à remplacer le métal par le grès, et la gouttière commune par des cuvettes individuelles. Quant au parquet des urinoirs de l'équipage on n'empêchera jamais qu'il soit maculé. Il faudrait donc déroger légèrement ici à la règle qui résume l'hygiène spécial des locaux dont nous parlons : propreté, sécheresse, aération. Par dessus le parquet en grès cérame vitrifié nous admettrions un caillebotis métallique en cuivre, très léger, sous lequel un écoulement d'eau constant et très peu abondant entretiendrait une propreté parfaite. Dans l'état actuel, les gouttières des urinoirs et des poulaines sont parcourues par des chasses d'eau dont le tort est d'être intermittentes, si fréquemment qu'on les produise. Il est facile d'installer un tuyautage qui permette d'emprunter constamment à la machine motrice la force nécessaire au refoulement incessant de l'eau ; et il faudrait sur les navires qui ont toujours une chaudière sous pression, même au mouillage, que le dispositif employé rendit impossible l'emploi d'une pompe foulante à bras, pour qu'on ne soit pas tenté de n'utiliser que cette dernière, dont le fonctionnement ne peut être que trop rare.

Les poulaines et urinoirs sont doubles et placés symétriquement à babord et à tribord. On ne se sert jamais à la fois des locaux des deux bords. L'un d'eux seulement est en service pendant que l'autre est en nettoyage ou en réparation. Si l'on compare l'étroitesse des latrines au grand nombre des visiteurs on regrettera cette inutilisation systématique de l'une d'entre elles. La propreté n'obligerait jamais à recourir à cette fâcheuse ressource si l'écoulement de l'eau était convenablement assuré. Il serait temps d'y recourir au moment d'une réparation nécessaire, et la

(1) La marine a jusqu'ici résisté de tout son pouvoir à un changement radical de ce système éminemment vicieux. Les derniers modèles adoptés pour les croiseurs actuellement en construction diffèrent si peu de ce que nous venons de décrire, qu'il ne vaut pas la peine de les signaler autrement.

fermeture de la poulaine à réparer, ne serait d'ailleurs que très accidentelle et de courte durée.

4° *Méphitisme des postes de couchage.* — De toutes les causes de viciation de l'air à bord, la plus puissante est à coup sûr, la présence de l'équipage lui-même. Il vicie l'air en augmentant sa température ; en y déversant des flots de vapeur d'eau qui en élèvent le degré hygrométrique; en y substituant à l'oxygène des quantités considérables d'acide carbonique ; en le souillant de produits volatils toxiques (ptomaïnes) et de tous les déchets solides de la vie animale : excrétions, crachats, mucus nasal, squames épidermiques, impuretés adhérentes aux habits (1), germes apportés du dehors etc., etc.

Encore que l'importance attribuée jadis aux produits gazeux et aux vapeurs dans le mode d'action de l'air confiné, ait été très réduite de nos jours, et qu'on attribue le premier rôle aux éléments solides, aux poussières, et en particulier aux germes (2), il n'en est pas moins vrai que la première de ces causes est loin d'être négligeable à bord. Essayons de le démontrer.

A l'exception de quelques cuirassés d'un tonnage très élevé, il existe un rapport assez simple entre le tonnage des bâtiments de guerre et leur effectif. Ce rapport est de 1/10, c'est-à-dire qu'un navire jaugeant entre 6,000 et 7,000 tonneaux a de 600 à 650 hommes d'équipage ; un croiseur de 1,800 tonneaux a 180 hommes ; les grands croiseurs de 4,500 à 5,000 tonnes ont de 460 à 530 hommes ; les croiseurs de station de 1,300 à 1,400 tonneaux ont de 140 à 150 hommes. Sur les navires de plus petit tonnage le rapport diminue, et au lieu d'un homme par 10 tonneaux, on en trouve un pour 8, pour 7, pour 6 tonneaux.

Il existe un second rapport entre la partie d'un navire habité la nuit et son volume total : ce rapport est un peu supérieur à 1/3 mais très inférieur à 1/2. On peut prendre néanmoins ce dernier chiffre comme base, parce que le quart de l'équipage est de service sur le pont la nuit. Donc, en considérant un groupe de 100 hommes, ce groupe habitera et viciera pendant 12 heures, 500^{m3} d'air (3). Il y versera pendant ce temps de 55 à 60^{kg} de vapeur d'eau et 25,200 litres d'acide carbonique ; La proportion est d'un peu plus de 1^{m3} par 20^{m3} d'air, ou 50 pour 1,000 !!

La règle de l'appareil de Volpert pour doser le CO^2 de l'air et apprécier la qualité du mélange porte en regard des chiffres 1, 2, 4, 7, qui indiquent 1 p. 1000, 2 p. 1000 etc..., de CO^2 les indications : *passable*,

(1) Voir pour le lavage des vêtements de nuit de l'équipage le chapitre III, article II.

(2) Il n'existe pas d'étude bactériologique de l'air des bâtiments. Des recherches faites dans cette voie présenteraient un très vif intérêt et il en découlerait bien probablement d'importantes conséquences pratiques.

(3) En effet 100 hommes correspondent à 1,000 tonneaux de jauge qui correspondent eux-mêmes à 500 mètres cubes habitables.

mauvais, *très mauvais*, *entièrement mauvais* (1). On peut juger par là de la gravité de la source de viciation de l'air que nous envisageons en ce moment ; mais on peut s'en rendre compte d'une manière plus saisissante encore. Un homme vicie en 1 minute de respiration 1^{m3} d'air (2) ; 100 hommes vicient pendant le même temps 100^{m3} ; ils en vicient 6,000 en 1 heure ; et 72,000 en 12 heures. Ainsi, ce groupe de 100 hommes qui habite un espace de 500^{m3}, en vicierait 150 fois autant pendant les quelques heures qu'ils y sommeillent. Ce calcul est vraiment frappant et de nature à bien mettre en lumière l'importance de la ventilation. Puisque cette viciation par les produits gazeux ne représente qu'une faible partie des dangers du méphitisme, la plus grosse part revenant aux déchets solides, on voit quelle urgence acquièrent tous les soins les plus méticuleux de propreté corporelle et de propreté des vêtements dont nous aurons à nous occuper dans le chapitre suivant. En présence, cependant, des chiffres qu'on vient de lire, le second moyen d'obtenir la pureté de l'habitation : l'*aération*, ne le cède pas en valeur au précédent. Il est en effet un des facteurs les plus utiles de l'hygiène navale. Avant d'en étudier l'application à bord, il faut nous occuper d'une autre cause d'insalubrité de l'atmosphère du navire, l'humidité presque toujours excessive qui y règne partout.

III. **Hygrométrie.** — L'humidité est une des causes les plus actives de l'insalubrité des navires. Quel que soit son mode d'action, qu'elle nuise en augmentant la conductibilité de l'air et exagérant les effets du froid et de la chaleur ; qu'elle nuise en ralentissant l'énergie des actes organiques et en particulier les phénomènes de dépuration dont la peau est le siège ; qu'elle favorise la genèse, le développement et la diffusion des germes ; ou qu'elle combine ces trois procédés, elle est un de ces ennemis contre lesquels, en marine, on a sans cesse à lutter.

1° *Sources de l'humidité.* — Les raisons de cet état de choses sont multiples. Les unes sont communes aux bateaux en fer et à ceux en bois, les autres sont spéciales à chacune des deux catégories.

Parmi les premières, il faut compter : l'humidité même de l'air marin, qui sera étudiée en détail au chapitre IV ; l'air expiré par l'équipage ; la mer ; les machines ; le lavage extérieur ; le chargement.

Un homme exhale, par journée de 24 heures, 960^{gr} de vapeur d'eau dans l'atmosphère. Un équipage de 100 hommes y versera 96^{kg}, et les cinq ou six cents hommes d'un grand navire de combat y verseront 480 et 576^{kg} de vapeur. Même en tenant compte de ce qu'une partie des hommes vit à l'extérieur, l'action de cette cause n'en reste pas moins très appréciable.

(1) Voir *Encyclopédie d'hygiène*, t. III, p. 524.
(2) Léon Faucher et Richard, *Encyclopédie d'hygiène*, t. III, *Les habitations*, p. 541.

La mer pénètre dans le navire, lors des gros temps, soit que les lames se brisent contre les flancs et que la violence du vent en rejette les embruns sur le pont; soit que les masses d'eau elles-mêmes s'abattent sur lui par-dessus les bastingages, par dizaines de tonneaux à la fois, balayant tout de l'avant à l'arrière, et se précipitant en cascades par les panneaux et les écoutilles. En dehors de ces incidents plus émouvants, l'eau pénètre par les joints des sabords, des écubiers, par des robinets défectueux. On se fait difficilement une idée de la quantité qu'il peut ainsi s'en introduire dans l'intérieur d'un bâtiment. L'un de nous prenant la mer pour la première fois et logeant dans la batterie basse d'un vaisseau à deux ponts, fut réveillé le soir même du départ à l'occasion d'un accident grave qui devait entraîner une amputation de jambe. La mer avait été un peu dure toute la journée, et par les sabords de la batterie basse il en était entré assez pour qu'il y en eût, sur le pont de cette batterie, une nappe de 10 à 12 centimètres qui s'en allait au roulis, d'un bord à l'autre, avec un bruit de torrent.

La mer est aussi introduite volontairement, soit à des intervalles plus ou moins éloignés pour le nettoyage des cales, comme nous l'avons dit au paragraphe précédent, soit quotidiennement pour le lavage des ponts et batteries. Sur les bâtiments où le lavage se pratique à l'aide de manches en cuir adaptées à des prises d'eau du collecteur d'incendie, c'est par tonneaux qu'il faudrait compter ce qu'on en verse pour les lavages. L'eau salée pénètre d'autant mieux dans le bois que celui-ci est en même temps vigoureusement frotté avec des balais durs et briqué avec du sable et des pierres ou raclé avec des « *grattes* ». La durée du lavage est en moyenne de 1 heure chaque jour.

Les appareils moteurs et les machines auxiliaires de toute espèce, sont aussi une autre cause d'humidité. Lorsque la vapeur en parcourt les tuyautages compliqués, elle trouve à s'échapper par une infinité de fissures et rien ne peut mieux donner l'idée de l'importance réelle de la somme de toutes ces fuites que ce fait : sur un cuirassé d'escadre (nous parlons des derniers types construits), la perte d'eau des chaudières, par le fait des fuites de vapeur dans le tuyautage, est de *4 tonneaux* en moyenne par jour. On a très peu d'action contre cette cause d'humidité. Peut-être l'emploi exclusif des joints métalliques, au lieu et place des mastics au minium ou des cartons et mèches d'amiante, y apportera-t-elle un remède efficace. Cette raison s'ajoute à celles données plus haut pour faire désirer cette substitution. Mais il est une source d'humidité contre laquelle on peut tout, c'est la pratique qui consiste à vider l'eau des chaudières dans la cale où des pompes la rejettent à la mer. On a beau attendre trois ou quatre jours après l'extinction des feux pour faire cette opération, l'eau est encore assez chaude pour donner lieu à la production de vapeurs abondantes. Tous les médecins de la Marine se sont élevés contre cette habitude. On commence à réagir contre elle. Plusieurs bâtiments ont un système de tuyaux et de robinets qui leur permettent d'évacuer directement l'eau de leurs chaudières à la mer. Il faut qu'ils en soient tous munis, d'autant que cette modification est très simple à réaliser, et qu'elle peut être faite, dans beaucoup de cas tout au moins, par les seuls moyens du bord.

Le chargement peut être incriminé parfois. La cargaison a été embarquée humide ou elle est hygrométrique par sa nature même ; tel est le sel marin, telles sont les morues salées que toute une flotte de bricks et de goëlettes rapporte chaque année de Terre-Neuve et d'Islande. Il est sûr qu'il y a là une cause d'insalubrité de premier ordre.

Il y faut rattacher le remplissage des caisses à eau qui sur les navires actuels, à très faible approvisionnement d'eau douce, se renouvelle assez fréquemment. La manche qui sert au remplissage laisse écouler, pendant le temps qu'on la transporte d'une caisse pleine à l'orifice d'une caisse vide voisine, une notable quantité de liquide qui tombe au fond de la cale à eau, sous les caisses qu'on ne peut pas déplacer, et il devient impossible de s'en débarrasser (1). Les manches devraient être munies d'une tubulure à robinet qu'on fermerait avant de passer d'une caisse à l'autre.

Toutes les sources d'humidité que nous venons de passer rapidement en revue se rencontrent aussi bien sur les bâtiments en bois que sur les navires en fer. Chacune de ces catégories en a une autre qui lui est spéciale : la porosité des matériaux pour l'une, et leur grande conductibilité pour l'autre. La porosité du bois est plus grande qu'on ne pourrait le penser et il s'imbibe avec une rapidité assez grande. Nous n'en citerons qu'une preuve mais elle est frappante. Lors de l'incendie du *Richelieu*, cuirassé à carène en bois, dans le port de Toulon en 1877, le bâtiment fut sabordé et coula. Il fut relevé moins de trois mois après, et lorsqu'on l'eût desséché et réparé on constata qu'il déplaçait 40 tonneaux de plus qu'auparavant. Cet excès de poids était dû à l'eau de mer dont s'était imbibé tout le bois qui entrait dans sa construction. Plus importantes que la porosité des bois sont les fissures, les fentes, la non étanchéité des coutures et du doublage, les voies d'eau. Aussi la cale des bâtiments en bois contient-elle toujours une grande quantité d'eau de mer, dont la présence réagit activement sur l'hygrométrie intérieure.

Les navires en fer sont étanches, on pourrait dire presque complètement ; c'est leur grande, leur véritable supériorité sur les autres. Ils sont soustraits à la plus redoutable des sources d'humidité, parce que celle qui provient de la porosité des coques, agit à tous moments, sans intermittences, sans trève, sans relâche. Mais celle dûe à la conductibilité des métaux, les atteint gravement.

Dans toute la partie immergée du bâtiment, le contact de l'eau, dont la température est toujours, en été comme en hiver, très inférieure à celle

(1) Delisle, Rapport médical du *Condor*, 1887-1888.

de l'atmosphère des compartiments, ramène et maintient incessamment la coque métallique en équilibre de température avec la mer. A mesure que les couches d'air se renouvellent à la surface intérieure des tôles, leur vapeur d'eau se condense sur les parois et s'écoule en filets qui forment des ruisseaux, puis des flaques.

Dans les étages situés au-dessus de la flottaison l'action est moins marquée et surtout moins constante, mais elle est la même et par les nuits froides de l'hiver, même par certaines nuits plus piquantes de l'automne ou du premier printemps, le phénomène de la rosée se produit très abondant dans les batteries et jusque dans les chambres.

Il semblerait, après cela, que l'atmosphère des bâtiments dût être toujours sursaturée de vapeur. La vérité est qu'elle est toujours immédiatement voisine de son point de saturation et qu'elle le dépasse bien souvent. Malheureusement il est impossible de donner ici des chiffres observés. Les instruments nécessaires aux recherches font défaut à bord. Il existe bien, dans le kiosque de la passerelle de route, un thermomètre à boule sèche et un thermomètre à boule mouillée. Mais ces deux instruments ne peuvent pas en être déplacés. Du reste, étant donnée la lenteur de l'observation par cette méthode, il faudrait un grand nombre de ces thermomètres pour faire les observations multipliées et suivies qu'exigerait l'étude intéressante de l'hygrométrie. Il serait indispensable d'avoir à bord, consacré exclusivement à ce genre de recherches, un ou deux de ces psychromètres graphiques, qui permettent de lire le résultat cherché sur un diagramme qui fait partie de l'appareil lui-même.

Si ce desideratum se réalisait un jour, il faudrait que les observateurs prissent l'habitude de noter non pas la quantité absolue ou relative de vapeur contenue dans l'air, mais son déficit de saturation. Pour un même chiffre de 10 p. 100 d'humidité relative, l'air sera bien plus près d'être saturé à 15° qu'à 25°. Il aura dans le second cas un pouvoir desséchant bien plus grand que dans le premier. Or c'est cette notion qui est utile à connaître au point de vue de l'hygiène.

Le manque absolu d'éléments d'étude explique que les données sur le sujet qui nous occupe soient si vagues. A part quelques observations isolées de Quémar, sur la *Gloire* et le *Solférino*, et de Brion sur le *Montcalm*, il n'y a guère que Bourel-Roncière (1) qui ait fait des observations d'ensemble sur l'*Océan* et les corvettes qui composaient l'escadre de la Méditerranée en 1874-1875.

Les limites physiologiques étant entre 40° et 80° d'humidité relative, la moyenne hygrométrique de l'Océan aurait été de 75°8, la moyenne de sa batterie 72°5, celle du faux-pont 76°5, celle de la cale 77°6 (2). Dans

(1) Bourel-Roncière, *Contribution à l'hygiène des cuirassés* (*Archives de médecine navale*, t. XXIV.

(2) Ces moyennes supérieures à 75° suffisent à indiquer combien souvent la limite de 80° a dû être dépassée !

chacun des étages où ces moyennes ont été prises, il existait des locaux, des compartiments particuliers dont le chiffre s'éloignait beaucoup du chiffre moyen. Ainsi l'hôpital situé dans la batterie était plus humide que la cale. Les compartiments de la cale-avant (cambuse, magasin général), accusaient une humidité très supérieure à celle du reste de la cale. D'une façon générale, on peut conclure des résultats de Bourel-Roncière que l'humidité augmente de haut en bas.

Cependant cette règle cesse d'être vraie si le bâtiment est en marche (1). La cale devient alors l'étage le moins humide, puis le faux-pont milieu, puis la batterie, et enfin le faux-pont avant et le faux-pont arrière.

Toutes ces données sont de très peu de valeur. Au lieu de connaître seulement l'hygrométrie relative des diverses parties du bâtiment, les unes par rapport aux autres, il eût été plus intéressant de connaître le rapport entre l'humidité de ces parties et celle de l'air extérieur au même moment; de connaître les modifications produites dans l'état hygrométrique d'une batterie par le séjour que les hommes y font pendant la nuit; par le lavage du matin, etc., etc.; de savoir comment se comporte, au même point de vue, le compartiment de la machine, suivant la marche ou le repos du navire; d'étudier les variations de l'humidité intérieure en fonction de l'aérage, suivant que les sabords sont ouverts ou fermés, que les manches à air et les ventilateurs fonctionnent ou non, que les capots sont en place ou que les panneaux sont dégagés (2). Sur toutes ces choses, nous avons des opinions faites *a priori* ou par à peu près. Rien ne serait plus utile que de leur donner une base exacte, réellement scientifique, parce que c'est le seul moyen de tracer des règles hygiéniques précises, efficaces, et auxquelles on puisse donner une sanction.

Ce qui reste bien certain, c'est que l'atmosphère intérieure des bâtiments est, en général, beaucoup plus humide que l'air extérieur, et qu'elle l'est assez pour peser sur la morbidité de l'équipage. Il y a un grand intérêt à la combattre.

2° *Moyens de combattre l'humidité.* — Les moyens dont on dispose à ce sujet peuvent se diviser en deux catégories, suivant qu'ils ont pour but de réduire les causes d'humidité, ou de modifier un état hygrométrique déjà constitué.

Parmi les causes d'humidité il en est contre lesquelles on ne peut rien; tels sont le degré hygrométrique toujours élevé de l'air marin et l'exhalation pulmonaire et cutanée des hommes dont l'appoint n'est cependant pas négligeable. Contre la pénétration accidentelle de la mer, embruns et

(1) Il s'agit ici de bâtiments à vapeur, marchant à l'aide de leur machine.

(2) Sur ces derniers points le travail de Bourel-Roncière semble établir un rapport entre le carré aératoire et l'humidité. Les deux termes seraient en rapport inverse. *Exemple :* Batterie, S^2 aératoire = $37^{m2}30$; humidité = 72°5. - Faux-pont, S^2 = $37^{m2}14$; humidité = 75°5. Cale, S^2 = $25^{m2}64$; humidité = 78°1. — Ces résultats étaient faciles à prévoir.

paquets de mer, on peut quelque chose par l'occlusion plus hermétique des sabords, des écubiers, par l'élévation des iloires de panneaux. On peut beaucoup aussi sur les fuites des joints des machines ; on peut beaucoup sur l'écoulement à la cale de l'eau des chaudières ; on peut tout, ou presque tout sur le lavage intérieur auquel on s'acharne malgré les protestations unanimes et constantes des médecins. Nous montrerons dans le chapitre suivant comment il se pratique, et il ne restera de doute, croyons-nous, dans l'esprit de personne, sur le caractère profondément antihygiénique de ce procédé.

La porosité des matériaux, la non étanchéité des coutures, que les mouvements violents du navire font jouer et s'ouvrir, est un inconvénient qu'il faut subir, parce qu'on ne peut rien contre lui (1).

En revanche on ne sera peut-être pas aussi désarmé qu'on aurait pu le craindre contre l'action des murailles métalliques trop conductrices sur lesquelles s'opère en certaines conditions de climat, de saison et de température une incroyable condensation.

Un des premiers moyens auxquels on ait songé a été de doubler la paroi en tôle d'un soufflage en bois, éloigné d'elle de 20 à 30 centimètres. Une couche d'air, renouvelable grâce à des orifices ménagés dans le soufflage, isole bien et met à l'abri des influences de la muraille métallique. D'un prix relativement élevé et facilement inflammables, ces boiseries ne sont guère employées que pour les chambres et carrés d'officiers ; l'ensemble de la population du bâtiment n'en profite pas.

Il faut en dire autant des panneaux de linoléum fixés sur des cadres en lattes de bois étroites et légères. L'hygiène n'en tire pas un profit appréciable, parce que leur bénéfice est réservé à un petit nombre de personnes. Il faut reconnaître qu'ils s'opposent à la condensation de l'eau à leur surface, et que dans la limite extrêmement restreinte où elle s'exerce leur action est salutaire.

On a cru trouver, dans des enduits spéciaux, une panacée à l'humidité excessive des navires en fer, et on a imaginé la peinture au liège, qui se fait en mélangeant à de la peinture blanche ordinaire du liège broyé en petits morceaux de quelques millimètres cubes. Théoriquement, cette peinture devait substituer une surface très rugueuse à la surface lisse du métal beaucoup plus favorable à la condensation et absorber, par le liège qu'elle enrobait, une notable partie de la vapeur d'eau contenue dans l'air. Or le liège est une substance éminemment inabsorbante et, de plus, il est englué dans une couche imperméable de peinture. La rugosité seule de cet enduit pouvait lui donner quelqu'efficacité. L'ex-

(1) C'est en vain qu'on lui a opposé le cimentage des cales, efficace seulement contre l'imprégnation des bois par les liquides intérieurs ; encore le ciment finit-il par se fissurer et il s'insinue par ses fentes une plus ou moins grande quantité d'eau qui va se putréfier au-dessous de lui et qu'on ne peut plus enlever.

périence a prouvé qu'il n'en était pas ainsi. Dans la mauvaise saison, quand le temps est humide et froid, si on applique les mains sur les parties enduites de peinture au liège, chaque aspérité de l'enduit laisse sur la peau la trace d'une fine gouttelette de liquide. En présence d'une inefficacité très certaine et d'une combustibilité dangereuse, la peinture au liège devrait avoir déjà disparu.

Très supérieurs à elle se sont montrés les revêtements de linoléum directement appliqués sur les tôles. Ils sont d'autant plus efficaces que leur épaisseur est plus grande. Ceux qu'on a appliqués sur nos types de combat les plus récents sont trop minces. Sur le *Cécille*, grand croiseur d'escadre construit à l'industrie, le linoléum qui revêt les cloisons a 25 millimètres d'épaisseur ; sur ce bâtiment le lambrissage en bois existe partout, même dans la batterie, même dans le faux-pont, et enfin *tous* les parquets sont recouverts de linoléum, ce qui supprime le lavage. Aussi le *Cécille* a-t-il offert, au point de vue de l'hygrométrie, une supériorité sur tous les autres bâtiments de l'escadre (1).

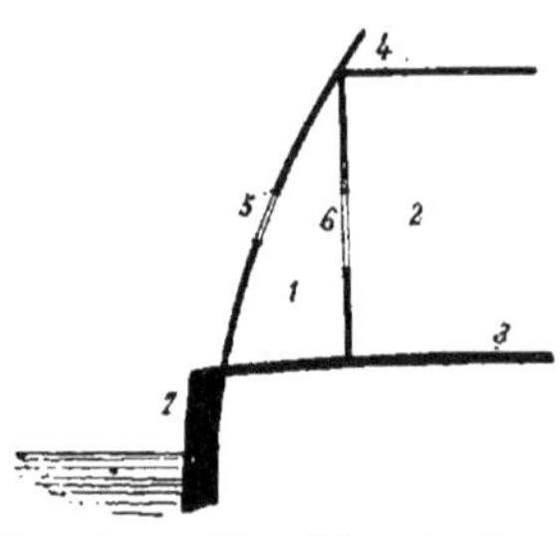

Fig. 4. — Disposition du faux-pont de l'*Amiral-Baudin*.
1, coursive ; — 2, chambre ; — 3, pont cuirassé ; — 4, pont de la batterie ; — 5, hublot de la muraille extérieure ; — 6, fenêtres des chambres, ouvrant sur la coursive extérieure.

Les formes extérieures de quelques cuirassés à murailles très inclinées ont conduit à limiter l'espace habitable du faux-pont par une cloison verticale qui sépare, entre elle et la muraille, un espace prismatique et triangulaire assez vaste pour qu'on y puisse circuler sans gêne ; c'est une véritable coursive. L'influence de cette disposition sur le degré d'humidité de l'étage où elle existe est très heureuse. Sur l'*Amiral-Baudin* notamment, malgré la différence d'aération et de ventilation qui est toute en faveur de la batterie, le pont principal s'est montré constamment moins humide qu'elle (2). (Voir fig. 4).

Quoi qu'on fasse, quelque disposition architecturale qu'on adopte, quelque soin qu'on ait d'écarter toutes les sources d'humidité sur lesquelles on a prise, on ne réussira pas par ces seuls moyens à ramener l'atmosphère d'un bâtiment à un déficit de saturation égal à celui de l'atmosphère ambiante. Il en est deux autres beaucoup plus puissants, qui répondent d'ailleurs à d'autres indications non moins capitales, ce sont la ventilation et le chauffage.

La ventilation en entraînant rapidement au dehors l'air du bâtiment et en le remplaçant par l'air extérieur toujours plus sec, augmente dans la proportion où elle le renouvelle, le « pouvoir desséchant » de l'air intérieur du navire.

(1) JAN, *Rapport médical sur le* Cécille, 1890-1891.
(2) L'éclairage y perd ; mais de deux maux il vaut mieux choisir le moindre.

Le chauffage, en élevant la température de cet air, augmente son déficit de saturation ; il éloigne de son point de condensation la vapeur d'eau qui y est dissoute ; en élevant la température des tôles il diminue leur rôle de condensateur. Par le chauffage, la même quantité de vapeur reste contenue dans l'atmosphère, mais l'humidité relative, et c'est là l'important, diminue dans des proportions considérables. L'étude de la ventilation, comme celle du chauffage, ne se rattache pas seulement à la question de l'hygrométrie des navires. Elles ont un autre but et méritent d'être étudiées séparément dans les paragraphes qui sont à suivre. Toutefois il y a lieu de signaler ici même l'assèchement à l'aide des *brasieres*. Ce sont de vastes plateaux en tôle ou mieux en cuivre, dans lesquels on fait brûler du charbon de bois ou de la braise de boulanger. Ils sont disposés pour être suspendus à de certains endroits ou pour être promenés dans les diverses parties de l'étage à assécher.

On obtient assez rapidement ainsi l'abaissement du degré hygrométrique. Mais cette action est essentiellement temporaire et de très courte durée. Comme ce procédé ne peut être répété fréquemment ni prolongé au-delà d'un temps limité, à cause des grandes quantités d'acide carbonique et d'oxyde de carbone qui sont versées dans des bocaux de volume restreint et dont l'air ne se renouvelle pas très facilement, il ne doit être recommandé qu'à titre d'exception. Il est vrai que, dans les cas tout spéciaux où il est indiqué, aucun autre ne peut lui être comparé. Lorsque le lavage d'un faux-pont, d'une plate-forme de cale ou de la cale elle-même coïncide avec un de ces temps froids et pluvieux par lesquels rien ne sèche, il y a tant d'avantages à se servir des brasières qu'on serait impardonnable d'en négliger l'emploi dans ces occasions.

§ III. — **Ventilation**.

Il faut distinguer, pour la clarté de l'exposition, (car elles ne sont pas essentiellement différentes et elles concourent à un but unique) la ventilation naturelle ou spontanée, de la ventilation artificielle ou provoquée. La première se fait uniquement par les ouvertures des murailles ou des ponts, qui sont créés dans le but d'assurer la puissance militaire du bâtiment (sabords), ou de permettre la communication de ses divers étages entre eux et avec l'air extérieur (panneaux), ou d'éclairer les étages placés trop près de la surface de l'eau et où les larges baies des sabords seraient une menace pour la sécurité (hublots). La seconde exige soit des appareils mécaniques (ventilateurs), soit des dispositions particulières, des aménagements faits exprès, des conduits, des tambours construits dans le seul but de multiplier les voies d'accès ou les voies de sortie de l'air.

I. **Ventilation naturelle.** — Les ouvertures aératoires d'un bâtiment se divisent tout naturellement en deux groupes, suivant qu'elles en mettent l'intérieur en relation avec l'atmosphère, ou qu'elles établissent seulement la communication entre tous les points des divers étages. Les premières sont : 1° les panneaux du pont supérieur ; 2° les sabords et les hublots. Les secondes sont les panneaux des ponts intermédiaires. Ceux-ci ne servent qu'à distribuer l'air qui a pénétré par les autres. Ils en régularisent la circulation.

1° *Panneaux du pont supérieur.* — Rien n'est variable, sur les navires actuels, comme le nombre et les dimensions des panneaux et des sabords.. Les anciens vaisseaux avaient 7 panneaux sur le pont supérieur. Les frégates cuirassées, type *Provence*, *Gauloise*, en avaient également 7, et leurs dimensions étaient un peu plus grandes que sur les vaisseaux. Leur surface totale était de 61^{m^2}, représentant la section de l'ensemble des conduits par où l'air pouvait pénétrer dans le bâtiment. Les vaisseaux blindés *Solférino*, *Magenta*, n'avaient que 5 panneaux, donnant ensemble $22^{m^2},59$; l'*Océan* avait 10 panneaux, faisant une surface de $64^{m^2},40$; le *Trident* n'en a que 6, dans lesquels est compris le puits d'aérage de la machine. Ils lui fournissent une section totale de $37^{m^2},50$. Le *Formidable* atteint près de 50^{m^2}, avec 11 panneaux, le *Hoche* n'arrive qu'à 20^{m^2}, et ne présente que 4 panneaux (1). Le *Vauban* et le *Duguesclin* n'ont également que 4 panneaux ; le *Bayard* en a 6.

Sur les avisos, on trouve des chiffres très éloignés des précédents. Ainsi le pont du *Condor* n'est percé que de 3 écoutilles, faisant ensemble $3^{m^2},75$ de surface aératoire, et de deux petites guérites de descente dans la machine, qui portent ce chiffre à près de 5^{m^2}. Sur le *Forbin*, le pont est percé de 5 écoutilles, qui fournissent une section totale $6^{m^2},50$.

Il y a donc de très grandes différences entre le nombre et les dimensions des panneaux, suivant les navires, sans qu'il y ait une proportionnalité, même éloignée, entre le carré aératoire de leur pont et leur tonnage. L'*Océan* a $64^{m^2},40$ et déplace moins de 8,000 tonneaux ; le *Forbin* a un déplacement égal au quart du précédent (1,820 tonneaux), et la surface de ses panneaux atteint seulement le dixième de l'autre ; le *Hoche* déplace près d'un tiers de plus que l'*Océan*, et ses panneaux du pont supérieur ont une surface deux fois moins grande.

Presque tous les chiffres que nous venons de citer doivent être un peu réduits, à cause de la présence des *caillebotis* sur tous les panneaux qui ne sont pas munis d'échelles de circulation. Les caillebotis ont pour but de supprimer le danger d'ouvertures béantes au ras des ponts, tout en

(1) Cette grande différence entre ce chiffre et les précédents tient en partie à ce que nous n'y avons pas compris la grande claire-voie de la salle à manger de l'amiral et celle de son salon. Ces ouvertures n'aèrent que des logements particuliers dont l'atmosphère est réellement très distincte de l'atmosphère générale du navire. Les faire entrer en ligne de compte dans l'étude de l'aération, c'est fausser gravement les résultats.

permettant aux étages inférieurs de profiter de l'accès qu'elles offrent à l'air et à la lumière. Ils sont en bois ou en fer. Ceux en bois sont à mailles carrées et la sécurité exige que les croisillons de bois aient une largeur égale à celle des mailles qu'ils délimitent. Le calcul montre que l'aire de l'ouverture ainsi protégée est diminuée des trois quarts. Il existe encore de ces caillebotis en bois sur un assez grand nombre de bâtiments. Il faut les condamner et n'avoir plus partout que ceux en fer. Ceux-ci sont eux-mêmes de plusieurs sortes. Parfois ils sont faits d'une simple plaque de tôle percée de trous. Si les orifices sont étroits et espacés, le résultat obtenu est inférieur à celui que nous avons vu fourni par les claire-voies en bois. Mais les orifices ont, le plus souvent, une forme et une disposition régulière ; ce sont des hexagones, séparés par des lames de métal ayant comme largeur la moitié du côté de l'hexagone ; dans ce cas, la surface du panneau n'est réduite que de la moitié. Maintenant, les caillebotis en fer sont à mailles rectangulaires très larges, limitées par des lames étroites et l'aire efficace du panneau atteint et dépasse parfois les trois quarts de sa surface totale ; c'est juste la proportion inverse de ce qui était obtenu avec les caillebotis en bois. Il ne devrait plus y en avoir d'autres en usage.

2° *Sabords et hublots.* — Les sabords sont les fenêtres des étages favorisés du navire. Leur nombre et leurs dimensions ne sont pas moins variables que ceux des panneaux. La somme de leur surface est en général beaucoup plus grande que celle des écoutilles. Elle l'était dans le rapport de 7 à 1 sur les anciens vaisseaux qui alignaient, entre leurs deux ou trois batteries, jusqu'à 120 pièces de canon. La proportion a beaucoup diminué depuis cette époque, parce que il n'existe jamais plus d'une seule batterie au lieu de deux ou de trois, et parce que le calibre des pièces ayant augmenté au détriment de leur nombre, les sabords sont beaucoup plus espacés qu'ils n'étaient ; en revanche ils sont beaucoup plus vastes. Sur les derniers cuirassés, *Hoche*, *Formidable, Amiral-Baudin*, ils dépassent 2 mètres carrés chacun. Ces grandes dimensions ont pour but d'augmenter le champ de tir des pièces ; l'hygiène en profite indirectement. Mais partout où les sabords n'ont d'autre but que de servir à l'aération et à l'éclairage, ils n'atteignent pas ces belles proportions et restent compris entre 20 et 60 décimètres carrés. Leur nombre alors est multiplié ; il en est ainsi pour les batteries du *Courbet*, du *Redoutable*, de la *Dévastation*, pour les superstructures du *Hoche*.

L'aération par les sabords est très efficace. Malheureusement on les ferme tous les soirs, un peu avant le branle-bas jusqu'au lendemain matin. De plus, à la mer, on est très fréquemment obligé d'en faire autant pendant la journée. Les bâtiments dont la batterie est peu élevée au-dessus de la flottaison (*Bayard*, *Vauban*, *Duguesclin*), se trouvent à ce point de vue dans les mêmes conditions fâcheuses que la batterie basse des anciens vaisseaux qui était presque constamment close et calfatée à la mer.

Les hublots sont des orifices circulaires munis de verres épais enchassés dans une monture qui peut obturer hermétiquement l'ouverture sur laquelle elle se rabat. Au début, les hublots n'avaient en réalité d'autre utilité que de laisser filtrer un peu de jour dans les chambres de faux-pont. Ils avaient alors 10 centimètres de diamètre et parfois, le verre étant encastré dans le bois à poste fixe, il n'y avait en réalité aucune ouverture aératoire. De grands progrès ont été réalisés sous ce rapport. Le diamètre des hublots est maintenant de $0^m,25$ en moyenne représentant une surface de près de 5 décimètres carrés. Ils peuvent être multipliés autant qu'on le désire sans aucun inconvénient pour la sécurité du navire, et on arrive à ne pas les espacer de plus de deux mètres. Les faux-ponts ou ponts principaux de cuirassés comme le *Formidable*, le *Hoche* sont percés de 80 à 90 hublots. Ceux-ci présentent sur les sabords l'avantage de n'être pas obligatoirement fermés la nuit et, même à la mer, on laisse habituellement aux officiers le soin de fermer, au moment qu'ils jugent opportun, ceux qui se trouvent situés dans leurs chambres.

3° *Panneaux des ponts intermédiaires.* — Ils sont de tous points semblables aux écoutilles du pont supérieur, sauf en ce qui concerne leur nombre plus réduit. Ainsi les panneaux et claires-voies de l'arrière, réservées à l'aération et à l'éclairage des logements de l'état-major, n'ont rien qui leur corresponde dans les étages situés au-dessous. D'une façon générale on pourrait dire que ces ouvertures de communication et d'aération sont d'autant plus nombreuses qu'on s'élève davantage au-dessus de la *carlingue*. Il y a quelques exceptions à cette règle, et elles se multiplieront si on généralise le mode de ventilation adopté sur les cuirassés du type *Hoche* où toutes les prises d'air des faux-ponts et des cales se font à travers les panneaux du pont cuirassé. C'est pour cela que ce bâtiment qui n'a que quatre panneaux d'aération sur son pont supérieur, en a huit sur son pont cuirassé, représentant une surface totale de 45^{m^2} alors que ceux du pont supérieur n'en ont qu'une deux fois moins grande.

Bien que les panneaux intermédiaires n'augmentent pas la surface des ouvertures qui donnent accès à l'air dans l'intérieur du bâtiment, ils n'en jouent pas moins un rôle très intéressant dans la manière dont cet air circule, se répand et se distribue partout. A ce point de vue, on s'est demandé quelle disposition serait la plus favorable à l'aération de tous les étages : de la superposition exacte de tous les panneaux depuis le pont jusqu'à la cale, ou de la disposition contraire, c'est-à-dire de la non correspondance des ouvertures.

A priori, la première condition est plus favorable à l'arrivée facile et abondante de l'air dans les parties les plus profondes. Mais elle restreint beaucoup le renouvellement de l'atmosphère des régions comprises entre deux quelconques de ces grands puits d'aérage. La seconde condition est moins avantageuse à la ventilation des extrêmes fonds, mais assure mieux l'aération régulière de toutes les parties d'un même étage, à cause des inflexions nombreuses que les courants d'air sont forcés de subir pour franchir toute la série de ces ouvertures non superposées. Par conséquent, les panneaux qu'on destinera seulement à l'aération des étages supérieurs jusques et y compris le faux-pont, devront ne pas se correspondre. Ceux destinés à l'aération des fonds, principalement sur les bâtiments de combat, où le volume de la partie immergée est considérable et fragmenté en une infinité de compartiments, devront être superposés. Cette disposition déjà évidente sur les cuirassés types *Courbet*, *Formidable*, est mieux marquée encore sur le *Hoche*. Signalons, en passant, deux autres avantages de la superposition des panneaux, parce que nous n'aurons plus à revenir sur ce sujet. Elle favorise beaucoup l'éclairage, en permettant l'arrivée directe des rayons lumineux. Elle permet seule une organisation facile du transport des blessés pendant le combat. Aussi est-il indispensable que sur tous les bâtiments, un certain nombre de panneaux soient exactement superposés dans toute la hauteur du navire, même à travers le pont cuirassé.

4° *Circulation de l'air par les ouvertures naturelles*. — L'air circule d'une manière très différente, selon que la totalité ou une partie seulement des ouvertures d'aération sont ouvertes. Dans l'un et dans l'autre cas, sa circulation est modifiée par l'angle, variable de 0° à 180°, que fait l'axe du bâtiment avec la direction du vent.

Lorsque les panneaux seuls sont ouverts, leur capacité aératoire est considérablement diminuée, car ils doivent alors servir au double courant d'entrée et de sortie de l'air. En prévision de cette éventualité qui est quotidienne, puisque toutes les ouvertures latérales sont fermées la nuit, les panneaux doivent être dégagés autant que possible, c'est-à-dire ne pas être abrités du vent par des obstacles, comme les mâts, la cheminée, les tourelles. Il y aurait à rompre, sous ce rapport, avec les idées reçues et les habitudes prises. Les panneaux, au lieu d'être situés dans l'axe, devraient être placés latéralement, *en abord* comme on dit en marine, ceux des deux côtés n'étant pas placés sur la même perpendiculaire à l'axe. La gêne apportée par tous les reliefs à la pénétration de l'air dans les panneaux médians, et surtout celle qui est due à l'élévation de la teugue, de la dunette et des bastingages, est telle que la direction des courants d'air dans les étages du navire est inverse de celle du vent. Est-il debout ? l'air pénètre par les panneaux de l'arrière, circule de l'arrière à l'avant dans le bâtiment et s'échappe par les panneaux de l'avant. Vient-il de l'arrière ? le phénomène inverse se produit, les courants vont de l'avant à l'arrière, et c'est par les panneaux de l'arrière que l'air chaud se dégage. Si le vent vient du travers, chaque panneau laisse entrer l'air par le bord de son orifice qui est le plus éloigné du vent, et le courant chaud venant de l'intérieur s'échappe par le *côté du vent*. Il se passe là quelque chose d'identique à ce que chacun peut observer en chemin de fer, dans un wagon dont la vitre est baissée. En projetant vers l'orifice de la fumée de tabac, dont les spirales sont faciles à voir, on remarque qu'elles sont violemment refoulées dans le compartiment, le long du côté arrière de l'ouverture. Au contraire, elles sont aspirées avec énergie du côté le plus rapproché de la locomotive.

Si les sabords et les hublots sont ouverts, il y a encore à considérer deux cas : le bâtiment est vent debout ou vent arrière ; le bâtiment est vent de travers ou plus ou moins incliné sur la direction du vent.

Dans le premier cas, il n'y a que les sabords et hublots extrêmes de l'avant ou de l'arrière et les panneaux, qui donnent accès à l'air. Celui-ci s'écoule ensuite par les sabords latéraux. La direction du vent arrière qui est déjà dans les conditions précédentes plus défavorable que celle du vent debout, puisque sa puissance d'aération est alors représentée par la différence des vitesses de la brise et du navire (1), l'est encore plus dans l'hypothèse actuelle, parce qu'à cette première raison vient se joindre l'inutilité presque absolue des baies de l'arrière qui ouvrent dans les logements particuliers et ne servent qu'à eux.

Dans le cas du vent de travers, l'air s'engouffre avec une grande force par les ouvertures latérales situées au vent, il s'échappe par celles sous le vent. Mais comme la vitesse du courant est brisée et ralentie par beaucoup d'obstacles, il ne peut s'échapper tout entier par les sabords ou hublots sous le vent et reflue alors de bas en haut par les panneaux qui deviennent des voies d'évacuation de l'air vicié.

Quand la brise vient du travers, la vitesse du courant d'air dans les étages munis d'orifices latéraux peut être assez grande pour qu'il y ait danger à y laisser les hommes exposés. Il est indiqué alors de fermer un plus ou moins grand nombre des sabords *sous le vent*. Dans des circonstances exceptionnelles de mauvais temps, on se trouverait mieux de fermer ceux *au vent* (2).

5° *Surface aératoire. — Aération absolue et spécifique.* — De même qu'on a calculé le cube d'encombrement absolu et spécifique des bâtiments, on a voulu aussi déterminer le rapport entre la surface aératoire totale (représentée par la somme des ouvertures extérieures), et le volume du bâtiment ou de certains compartiments d'une part, et le chiffre de l'effectif, d'autre part. Le premier rapport représente l'*aération absolue ;* le second, l'*aération spécifique*. Les indications fournies par cette recherche sont, jusqu'à présent, d'un intérêt plus apparent que réel. Sans doute l'hygiène navale ne peut plus se contenter de demi-aperçus d'assertions vagues ; elle doit s'approprier toutes les sources d'investigation qui ont porté si haut dans l'estime des savants l'hygiène contemporaine (3), mais il manque justement aux recherches que nous discutons

(1) Quand la brise est debout, sa puissance d'aération est au contraire représentée par la somme de ces deux vitesses.

(2) Nous n'avons en vue en donnant ces derniers conseils que les bâtiments au mouillage. A la mer d'autres exigences dictent la conduite à tenir, et celles-là sont absolues.

(3) FONSSAGRIVES, *Traité d'hygiène navale,* 2e édition, p. 252.

ici ces « sources d'investigation indispensables ». Dans toute question d'aération, la connaissance de la vitesse du courant d'air est une notion dont on ne peut se passer. Or elle ne s'acquiert qu'à l'aide d'instruments spéciaux, manomètres différentiels, ou anémomètres qui n'ont jamais existé à bord. Il en est de ceux-ci comme des psychomètres et les appareils pour le dosage de l'acide carbonique, dont l'emploi donnerait des résultats si intéressants et si utiles. Cette pénurie profondément regrettable enlève une très grande partie de l'intérêt qu'elle pourrait avoir, à l'étude des rapports entre les ouvertures aératoires et l'aération elle-même. Elle lui enlève en tous les cas toute précision, comme nous la verrons plus loin enlever toute rigueur à la question de la ventilation artificielle. Nous demandons instamment qu'on munisse les médecins-majors de tous les bâtiments de guerre d'un anémomètre de Casella, très supérieur à celui de Combes et qui peut traduire, sans calcul, des vitesses inférieures à 10 centimètres par seconde.

Grâce à ces instruments, on remplacerait bientôt, en hygiène navale, la notion peu utile du carré d'aération absolu ou spécifique par celle du « coefficient de ventilation ». On apprendrait alors combien il pénètre d'air neuf dans l'intérieur du navire pendant un temps donné, et quelle est la durée du renouvellement de l'atmosphère, soit du bâtiment tout entier, soit de ses diverses parties. On pourrait dans ce cas retirer quelqu'avantage de la connaissance du « cubage » qui, dans l'état actuel a peu de signification.

Aussi ne donnerons-nous aucun chiffre, non seulement pour les raisons qui précèdent, mais parce que l'examen de ceux qui sont donnés par Fonssagrives, Quémar, Bourel-Roncière et de ceux qui figurent dans les relations des médecins-majors depuis cette époque donne des résultats trop différents pour qu'on les compare avec fruit. Tous ces rapports que Fonssagrives a voulu établir et chiffrer mathématiquement ne sont pas d'une netteté parfaite et n'ont probablement pas été compris et calculés de la même façon par tous. Pour n'en donner qu'un exemple, les carrés spécifiques du *Marengo* et du *Richelieu* sont, d'après Fonssagrives et Bourel-Roncière, de 1,77 et 1,42 (exprimés en décimètres carrés), tandis que, deux années plus tard, Aude les trouvait égaux à 25 et à 17 décimètres carrés.

Il y a une autre raison pour ne point reproduire ces données numériques. C'est que les moyennes qu'on a déduites indiquent, comme toutes les moyennes, des résultats inapplicables, parce qu'elles ne tiennent compte d'aucune des conditions particulières qui modifient les résultats partiels. Sur le *Marengo* les 15 hommes qui couchent sur le parquet de la machine disposent d'un carré aératoire individuel de $0^{m^2},93$; dans la cale arrière, 4 hommes auraient un carré spécifique de $1^{m^2},69$; dans l'hôpital, 7 hommes ne jouissent que de $0^{m^2},03$! Sur le *Duperré* les 22 hommes qui dorment sous la teugue ont $1^{m^2},6$ chacun de carré aératoire ; dans le poste des maîtres et des seconds maîtres, 14 et 42 hommes ont seulement $0^{m^2},03$ et $0^{m^2},08$. Que peuvent indiquer des moyennes basées sur de telles différences ?

Il y a donc là une grande lacune dans l'étude hygiénique des bâtiments. Les médecins n'en sont pas responsables. Lorsqu'ils seront munis des instruments nécessaires ils auront à reprendre tout ce grand chapitre de l'aération naturelle, à faire table rase de ces rapports compliqués, de ce calcul pénible et aride, dont l'importance a été démesurément grossie. Ils les remplaceront par la notion du « coefficient de ventilation ». En prenant l'heure comme unité de temps, on arriverait à des résultats faciles à noter et à saisir. L'espace dont l'air se renouvellerait une fois en une heure aurait pour coefficient : 1 ; s'il se renouvelait deux fois en une heure le coefficient serait de 2 ; s'il se renouvelait une fois en deux heures le coefficient serait 1/2 et ainsi de suite. Le coefficient s'exprimerait donc par une fraction $\frac{R}{H}$ dans laquelle le numérateur indique le nombre des renouvellements de l'air et le dénominateur le temps employé pour les obtenir. Si l'on admet que dans un espace cubique de 5^{m3}, très rapproché de celui dont disposent les marins à bord, l'air doit être renouvelé trois fois en une heure pour que les règles de l'hygiène soient observées, le coefficient normal des divers postes de couchage devra être égal à 3. Au-dessous de ce chiffre, les conditions seront inférieures à ce qu'elles doivent être. Exprimée de la sorte, la valeur de l'aération frappera les yeux avec une autre netteté que les chiffres indiquant les carrés spécifiques ou absolus, et elle répondra à une réalité matérielle au lieu de n'être qu'une vue de l'esprit toute théorique et trop artificielle.

II. **Ventilation artificielle.** — L'utilité d'aider artificiellement à l'aération des bâtiments a été reconnue depuis longtemps, et de nombreux essais ont été tentés dans ce sens. Mais c'est seulement à propos des tout à fait derniers types de nos unités de combat que la nécessité s'en est imposée impérieusement. De cette urgence même sont sortis des appareils et des principes déjà efficaces et déjà sûrs, qui permettent de croire que l'on touche enfin à la solution de ce difficile problème.

Examinons d'abord les moyens dont on dispose, nous dirons ensuite sur quelles bases on doit désormais édifier les calculs qui ont trait à la ventilation artificielle des navires.

On a rangé en trois classes les appareils et les systèmes, suivant qu'ils fonctionnent par pulsion, par aspiration ou par la combinaison de la pulsion et de l'aspiration.

1° *Ventilation par pulsion.* — Deux ordres d'appareils y sont employés : les *manches à vent* et les *ventilateurs mécaniques.*

Les manches sont en *toile* ou en *tôle.* Les premières sont faites d'un cylindre creux en toile, calibré de distance en distance par des cercles intérieurs en bois ou en fer, et dont l'extrémité supérieure, évasée en entonnoir, est munie d'une sorte de pavillon, en toile également, qui dirige le courant d'air dans l'intérieur de la manche. Le grand inconvénient de cet appareil c'est de s'étrangler, en dépit des cercles destinés à en maintenir la béance, sur le rebord des iloires, lorsque les panneaux ne sont pas exactement superposés et que la manche doit décrire un trajet sinueux. Un second défaut, c'est que les manches en toile ne peuvent conduire l'air au loin. Elles le déversent entièrement à leur pied, même, au-dessous du dernier panneau qu'elles ont traversé, et la tendance à l'augmentation de pression qui en résulte, en cet endroit même, fait immédiatement refluer, par le panneau, une partie plus ou moins grande de l'air. Aussi l'effet de ces manches est-il restreint à un très petit espace. Ce fait n'avait pas échappé à Duhamel du Monceau, qui recommandait de boucher entièrement l'écoutille par où passait la manche. En cela nous lui donnons raison, contre Fleury et Fonssagrives, qui conseillaient le contraire. Tout insuffisantes qu'elles sont, les manches en toile rendent des services appréciables. Elles sont toujours très employées et, dans l'escadre actuelle de la Méditerranée, il est quelques cuirassés qui s'en servent encore (1).

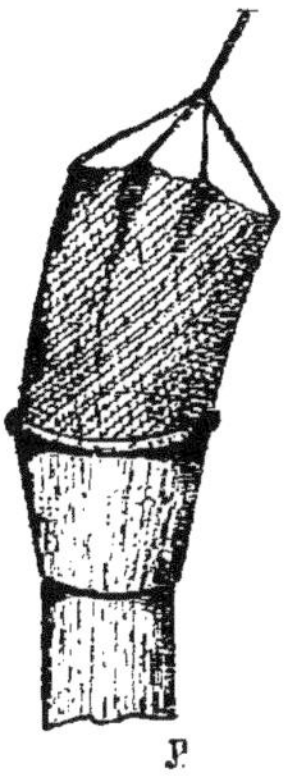

Fig. 5. — Orifice supérieur d'une manche en toile.

Les manches en tôle sont supérieures aux précédentes. Leur calibre peut être beaucoup plus large et il reste invariable. On établit, sur leur parcours, des vannes, des prises d'air, qu'on peut ouvrir ou fermer suivant les besoins des compartiments qu'elles traversent ; on peut les prolonger, les contourner, les infléchir à sa guise ; les bifurquer de toutes les manières, pour les conduire là où l'on veut.

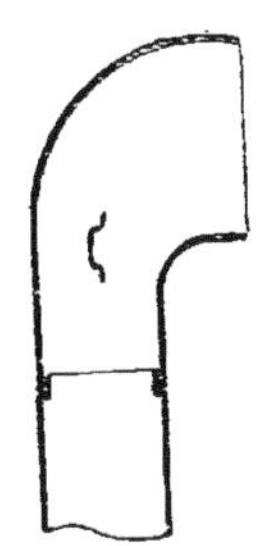

Fig. 6. — Schéma de l'extrémité supérieure d'une manche en tôle avec son pavillon mobile.

Le pavillon des manches en tôle est largement évasé, et muni latéralement de deux poignées qui permettent de l'orienter au vent. Cette nécessité d'orienter sans cesse le collecteur, sous peine de supprimer toute ventilation, est un gros ennui de ce système. Il est impossible d'y remédier ; le poids et les dimensions du pavillon ne permettent pas de le disposer pour l'orientation spontanée.

On a demandé à ce mode de ventilation beaucoup plus qu'il ne pouvait donner. En présence des résultats insuffisants, on a cru devoir multiplier les manches. Un croiseur comme le *Condor* a 8 manches en tôle pour la

(1) Ces lignes étaient écrites en 1892.

ventilation de sa cale ; il y en a 11 sur le *Vauban* ; 14 sur le *Formidable*, et 18 sur l'*Amiral-Baudin !!* Quand on arrive à de pareils chiffres on ne peut plus ne pas tenir compte de l'encombrement que produit, sur le pont et dans l'intérieur du navire, cette forêt de gros conduits. La section totale des 18 manches en tôle de l'*Amiral-Baudin* est de 34 mètres carrés. Enfin, à moins que la brise ne soit fraîche, ou la vitesse du bâtiment considérable, le débit des manches est très faible. En temps ordinaire on peut considérer que la vitesse de la brise varie entre 1 et 3 mètres par seconde ; à la vitesse normale d'évolutions qui est de 7 nœuds, le navire fait $3^{m},50$ environ par seconde ; c'est donc avec une vitesse inférieure à trois mètres que l'air, dans la grande majorité des cas, vient se présenter à l'orifice des manches. Les frottements contre les parois, au niveau des coudes et des éperons de bifurcation des conduits ralentissent assez le courant d'air pour qu'il cesse d'être sensible à une très petite distance de l'extrémité inférieure de la manche.

En outre, si l'orientation n'est pas incessamment surveillée, l'arrivée de l'air cesse à chaque instant. Le sens du courant peut même être interverti, la manche fonctionnant alternativement comme appareil d'aspiration et de pulsion. La ventilation peut devenir un leurre dans ces circonstances.

Les ventilateurs mécaniques, qu'ils soient mus à bras ou par des machines, reposent tous sur le même principe. Dans une caisse munie de deux orifices, une roue à volants est disposée de façon à ce que son mouvement de rotation appelle l'air par une des ouvertures et le refoule par l'autre. Le plus souvent, c'est la force centrifuge qui détermine le courant ; quelquefois c'est la disposition hélicoïdale des ailettes. Peu importe d'ailleurs le détail de la réalisation mécanique du phénomène.

Les ventilateurs à main, quel qu'en soit le système, n'ont aucune importance au point de vue de la ventilation générale d'un bâtiment : On s'en sert seulement pour renouveler l'air de ces petits compartiments, de ces mailles du double fond et de la double coque où nous avons vu que l'oxygène fait souvent défaut.

Les grands ventilateurs qu'une petite machine auxiliaire met en mouvement ont seuls une action efficace, et on en n'emploie pas d'autres aujourd'hui. L'intérêt qu'ils offrent ne réside pas dans leur mode de construction mais seulement dans leurs rapports avec les autres dispositions qui assurent en même temps qu'eux la ventilation des bâtiments. Nous n'avons donc pas à les décrire. Qu'il suffise de savoir que, dans la marine française tout au moins, on emploie surtout les ventilateurs à force centrifuge.

Entre les ventilateurs à main d'un effet utile presque nul et les grands appareils mécaniques, il y a place pour des instruments plus efficaces que les premiers, moins volumineux et moins encombrants que les seconds. Nous voulons parler des ventilateurs électriques, qu'on intercale dans le circuit d'une lampe à incandescence, comme le *cyclone electric fan* des Américains (1), ou qu'on installe à poste fixe dans les points qu'on veut ventiler, comme le sont les appareils que nous avons eu l'occasion de voir fonctionner dans l'hôpital du croiseur russe *Amiral-Korniloff*.

Ces ventilateurs tiennent très peu de place mais la rapidité de rotation de leurs ailettes est très grande et ils brassent une quantité d'air considérable. Ils rendraient de signalés services dans beaucoup de compartiments que la ventilation générale du bord n'atteint pas. Pour n'en citer qu'un seul, les carrés des officiers situés dans le faux-pont arrière des cuirassés modernes et qui ne sont plus aérés du tout dès qu'on prend la mer, parce que le moindre clapotis oblige à en fermer les hublots, retireraient un bénéfice très appréciable de l'action de ces petits appareils ; ces locaux deviendraient habitables tandis qu'ils cessent réellement de l'être dans les conditions actuelles.

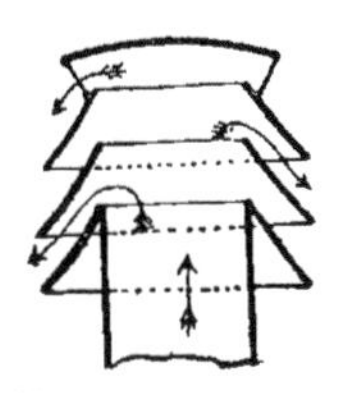
Fig. 7. — Manche Nouailher.

2° *Ventilation par aspiration.* — Tout l'art de la ventilation par aspiration consiste à ménager à l'air vicié des voies d'échappement combinées de telle sorte qu'il soit forcé de s'y engager. Cela s'obtient tantôt par la seule disposition des conduits, tantôt par l'action de la chaleur qui détermine le tirage. Les premières conditions sont très préférables aux secondes. Elles sont plus économiques, elles n'obligent pas à augmenter les sources de chaleur déjà très actives dans les fonds des bâtiments, elles agissent sans interruption, en tous temps et dans toutes circonstances de navigation.

Le principe sur lequel elles reposent est très simple, c'est celui de la moindre densité de l'air chaud et de la force ascensionnelle avec laquelle il tend à s'élever. Les manches et conduits qu'on destine à son échappement n'ont plus besoin d'être munis de pavillons évasés, comme le sont les manches à air frais. Ils suffit qu'ils s'élèvent à une certaine hauteur au-dessus du pont, pour que les gens qui s'y trouvent ne soient pas gênés par la température et surtout par l'odeur de l'air qui s'en échappe. Cependant on donne quelquefois à leur extrémité supérieure des dispositions assez variées dont voici les principales.

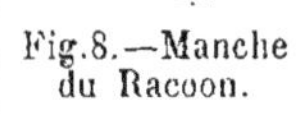
Fig. 8. — Manche du Racoon.

Pour éviter la chute de l'eau de mer ou de la pluie dans les orifices béants des manches d'aspiration, on les a recouvertes d'un obturateur convexe, au-dessous duquel l'air s'échappe par les ouvertures circulaires du pavillon évasé. Telles sont les manches de Nouailher employées sur le *Marceau*. Sur le même bâtiment, ainsi que sur l'*Amiral-Baudin*, on

(1) *La Nature*, n° 986, 26 avril 1892.

fait également usage de la manche Giffard qui porte, soudé sur la convexité du pavillon, un entonnoir dont l'orifice communique avec sa cavité. Le passage de l'air dans cet entonnoir suivant la direction de la flèche entraîne de bas en haut celui qui est contenu dans la manche et y détermine une aspiration proportionnelle à la vitesse du vent (1). Les manches du *Racoon* sont analogues comme effet aux précédentes. Toutefois elles fonctionnent simultanément comme aspirateur d'air chaud et conducteur d'air frais. A ce titre elles peuvent être considérées comme ventilateurs mixtes. Nous les décrirons à cette place pour n'avoir plus à revenir sur cette question des manches.

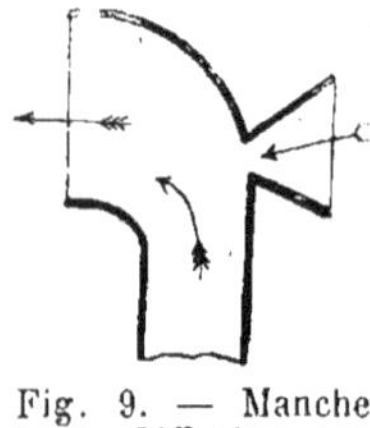
Fig. 9. — Manche Giffard.

Elles se composent de deux conduits circulaires concentriques l'un à l'autre, et terminés par deux pavillons orientés en sens inverse, à 180° l'un de l'autre. L'aspiration et le refoulement se font alternativement par chacun d'eux suivant les circonstances. Le refoulement produit dans l'un d'eux favorise l'évacuation par l'autre. Signalons encore les très petites manches recourbées en siphon, telles qu'on les emploie sur les ponts des bateaux peu élevés sur l'eau, et où d'autres conduits seraient inapplicables. Telles sont celles des torpilleurs (type *Coureur*). Ce genre de manches, très utile, est plus employé en Angleterre que chez nous.

Jusqu'à ces derniers temps, le jeu naturel des manches évacuatrices n'a pas paru suffisant à déterminer le renouvellement de l'air vicié et on a depuis longtemps appelé la chaleur à leur aide. Les premiers appareils de Sutton, de Duhamel du Monceau, de Villers, de Poiseuille, de Keraudren lui-même, bien que chacun d'eux fût en progrès sur ses devanciers, paraissent aujourd'hui enfantins et tout à fait insuffisants. Fonssagrives avait formulé dès 1856 les desiderata d'une bonne ventilation par aspiration mais c'est le médecin Anglais Edmund qui les a réalisés en 1865. Son système a été le point de départ des progrès accomplis depuis cette époque par l'aération des bâtiments. Il consiste en une série de canaux s'ouvrant, d'une part dans les parties du navire dont il s'agit d'évacuer l'air vicié, et de l'autre dans deux grands conduits collecteurs. dirigés de l'avant à l'arrière, où viennent s'aboucher les premiers canaux et d'où partent d'autres conduits qui amènent l'air vicié, soit dans

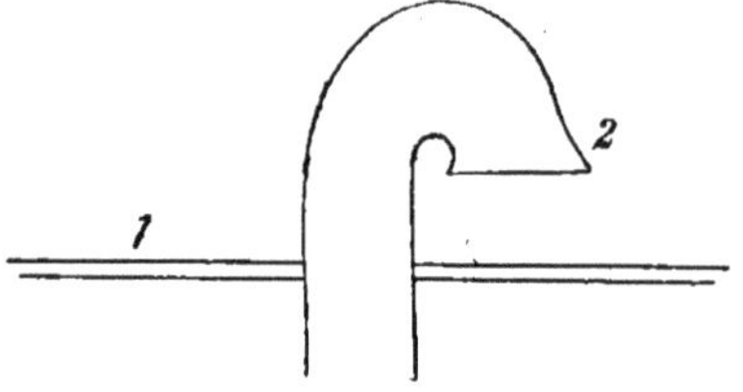

Fig. 10. — Manche de torpilleur.

(1) Si on oriente au vent le pavillon à la place de l'entonnoir, la manche fonctionne comme conduit d'arrivée de l'air frais.

l'enveloppe de la cheminée, s'il s'agit d'un bateau à vapeur, soit directement sur le pont, au-dessus des bastingages.

Sur les bâtiments à vapeur un second système de tuyaux amène, sur les foyers même des chaudières, l'air vicié des fonds du bâtiment. M. Bertin, ingénieur des constructions navales, a imaginé pour la ventilation d'un transport écurie, le *Calvados*, un système qui ne diffère du précédent que par des détails de construction et par la présence, au point d'abouchement des tuyaux collecteurs dans la cheminée, de deux foyers d'appel destinés à chauffer l'air vicié et à lui donner une certaine force ascensionnelle, lorsque les foyers des chaudières motrices ne sont pas allumés.

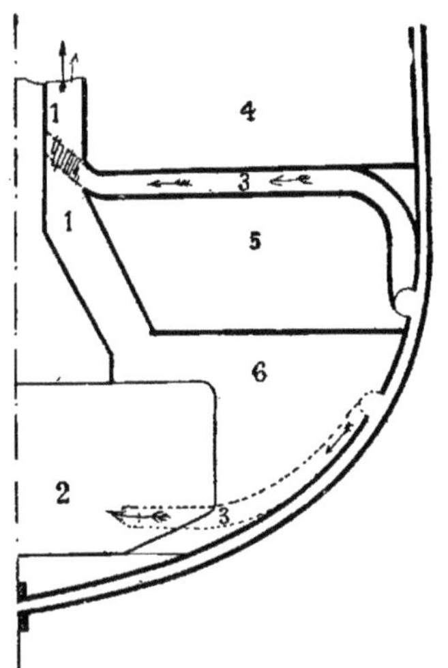

Fig. 11. — Schema du système *Edmund*. 1, enveloppe de la cheminée où viennent s'ouvrir des canaux (3) branchés sur le canal collecteur dont on voit la coupe près de la muraille du navire; — 2, foyer des chaudières où arrive l'air vicié recueilli dans les fonds par un second tube collecteur; — 4, faux pont; — 5, plateforme; — 6, cale.

C'est toujours sur les mêmes bases qu'est fondée l'aération de nos grands transports de Cochinchine, que le Dr Pfihl, ancien médecin major d'un de ces bâtiments, a si nettement décrite en peu de mots : «... une double coque s'étendant jusqu'au pont supérieur et une enveloppe entourant la cheminée jouent le rôle de tuyaux d'échappement de l'air vicié. Une fois armé, le bâtiment, soit en rade soit à la mer, a toujours des fourneaux allumés et l'aspiration se trouve ainsi assurée. La coque interne est percée, de distance en distance, dans toutes les parties du navire, d'ouvertures dont chacune est munie d'un diaphragme qui permet de faire fonctionner la ventilation isolément dans les différents étages ou de modérer son action. » Il va sans dire que ce vaste système d'aspiration est complété par un ensemble de manches à air frais très généreusement distribuées, puisqu'il en existe 22, dont 4 médianes et 18 latérales.

A côté des systèmes Edmund et Bertin, est-il bien utile de signaler celui de Mac-Donald qui leur est postérieur (1) et presque semblable? Il emprunte aux précédents l'utilisation de l'espace compris entre le bordé et le vaigrage comme voie d'échappement de l'air; il leur emprunte l'action de la chaleur des chaudières pour activer le tirage de l'air impur par l'enveloppe de la cheminée; il leur emprunte enfin les collecteurs

(1) Les expériences du *Calvados* étaient terminées le 15 juillet 1873 et c'est seulement au commencement de 1874 que le Dr Mac-Donald a proposé son projet.

longitudinaux avec cette particularité, cependant, qu'il se sert pour cela des cornières qui supportent les baux et qui sont en fer creux. La grande différence, à l'avantage du projet Mac-Donald, tient à ce que l'aération des divers étages est rendue indépendante. Mais on a vu avec quelle simplicité on obtient cette indépendance par des orifices munis de diaphragmes, dans le système Bertin, tel qu'il est appliqué sur le *Vinh-long*.

3° *Ventilation mixte.* — On pourrait dire que la ventilation est toujours mixte, puisqu'il n'est pas de navire qui n'emploie simultanément des moyens de propulsion et des moyens d'aspiration. Il est légitime cependant de réserver cette dénomination à des appareils ou à des systèmes qui sont basés sur la réunion des deux procédés.

Parmi ceux qui ont été imaginés, bien peu méritent même une mention. Pour être moins naïfs que ceux énumérés plus haut, ils n'en sont pas moins insignifiants. Tels sont les ventilateurs de Thiers, de la Nouvelle-Orléans et de Roddy, de New-York qui, à l'aide de dispositions très compliquées, utilisent pour la ventilation : le premier, l'action du roulis, le second, celle du tangage. Tel est encore le ventilateur de Peyre, sorte de pompe aspirante et foulante, dont le corps avait 1^{m3} de capacité et qui pouvait extraire 900^{m3} d'air vicié par heure (1).

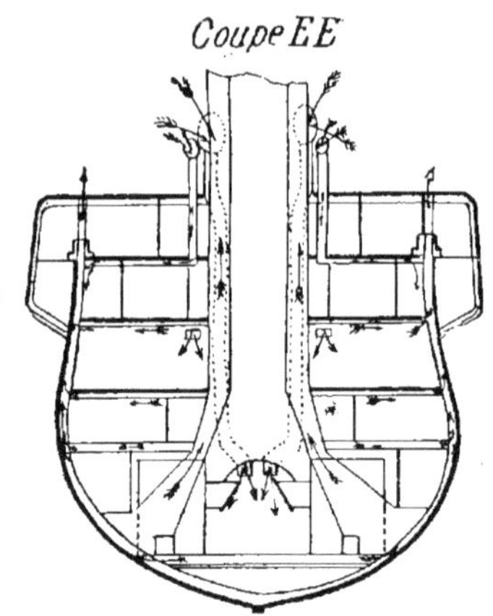

Fig. 12. — Ventilation du *Vinh-Long*. (Système Edmund-Bertin). Les flèches indiquent les voies d'aérage et le sens du courant d'air.

Le ventilateur de Schiele et Williams, qui est à la fois aspirant et refoulant, a été essayé au port de Brest en 1866. Malgré les très bons résultats qu'il avait donnés aux expériences et les rapports favorables qui en avaient été faits, il n'a pas été adopté sur nos navires où on emploie les ventilateurs ordinaires, à la fois plus puissants, plus simples et plus légers. Dans l'appareil Schiele et Williams, le ventilateur appelle l'air d'un côté et le refoule de l'autre, exactement comme font ceux d'aujourd'hui, de manière que, suivant les conduits qu'on mettait en relation avec ses ouvertures, il pouvait envoyer de l'air frais ou aspirer de l'air vicié.

Un officier de marine, M. Decante, proposa, en 1870, pour l'aération d'un grand transport en projet, un système tellement compliqué, qu'on ne l'a jamais appliqué. Fonssagrives en a donné une description détaillée, inutile à reproduire ici.

(1) On jugera de suite l'insignifiance de ces appareils en apprenant que le *minimum* de la quantité d'air à extraire sur le *Calvados* avait été évaluée par M. *Bertin* lui-même à 33,600 mètres cubes par heure.

Le docteur Beaumanoir avait proposé, lui aussi, pour les anciens transports du type *Rhin*, *Var*, *Corrèze*, etc., un mode de ventilation qu'on peut schématiquement décrire en quelques mots. Une manche à vent, contenant dans son intérieur une hélice de $1^m 40$ de pas, se bifurquait, au niveau de la batterie basse avant, en deux tuyaux qui longeaient les parois du bâtiment et d'où partaient d'autres conduits qui s'ouvraient dans la batterie basse, le faux-pont et la cale. Un pareil système existait pour l'arrière du bâtiment. A sa partie moyenne, une troisième manche se bifurquait d'une manière identique vers l'avant et l'arrière, mais elle ne contenait pas de ventilateur. Les deux premières, dont les hélices pouvaient être mues à bras ou par la machine, servaient, suivant le sens de la rotation, à injecter de l'air dans les fonds ou à en retirer. La manche et la canalisation médianes servaient de voies d'échappement à l'air vicié dans le premier cas, et de voies d'accès à l'air pur dans le second cas.

Tout cela est encore bien théorique. Mais ce dernier essai est presque d'hier et à ce titre il était intéressant de le mentionner. On va voir combien, cependant, on est loin aujourd'hui de ces complications de détails. On doit une grande part des progrès réalisés à l'obstacle que les ponts cuirassés et le cloisonnement des fonds ont apporté à l'installation de ces tuyautages minutieux et trop étendus. Sous la carapace d'acier qui enferme les faux-ponts et les cales, l'aération n'est possible qu'à l'aide de dispositions spéciales. D'un autre côté, le nombre des étages non immergés se trouvant réduit à deux au maximum (batterie et pont principal), la ventilation de ces étages est devenue facile à obtenir, par le seul jeu des ouvertures naturelles, et le problème se limite à la ventilation des fonds. Elle réunit la combinaison de trois moyens d'action diversement associés suivant les bâtiments et suivant les diverses parties d'un même bâtiment; ce sont : les manches à pulsion d'air, les manches d'aspiration et les ventilateurs à force centrifuge, mis en mouvement par de petites machines auxiliaires. Le meilleur moyen d'en exposer le fonctionnement, c'est d'examiner la ventilation de quelques types récents de cuirassés et de croiseurs.

III. **Ventilation des navires de combat actuels.** — 1° *Les croiseurs.* — Les croiseurs des types *Condor*, *Vautour*, *Forbin*, *Lalande*, etc....., ont, au-dessous du pont cuirassé, 11 compartiments étanches. Les quatre premiers à partir de l'avant n'ont pas de moyens d'aération. Les deux premiers sont vides, le quatrième est une soute à charbon, le troisième contient la cale à eau et la cale à vin. Personne n'y habite et n'y séjourne. La onzième tranche, tout à fait à l'arrière, contient la barre et des soutes alimentaires. Elle n'est aérée que par ses orifices de communication avec la dixième tranche.

Les six tranches intermédiaires reçoivent chacune une ou deux manches à vent en tôle, qui leur amènent l'air frais. L'air vicié s'échappe du compartiment des machines motrices par la claire-voie commune aux deux machines et par les panneaux de descente qui y conduisent. En outre, dans chaque machine, un ventilateur aspire, dans une sorte de double fond constitué par le pont cuirassé et le *pont pare-éclats* (1), l'air chaud qui s'y accumule et il le rejette au dehors par deux manches qui s'ouvrent au-dessus du pont supérieur. Pour ce qui est des chaufferies, c'est par les foyers et la cheminée que s'échappe l'air qui a afflué par les deux manches affectées à chacune des trois chaufferies. Il existe encore dans les chaufferies une manche supplémentaire à laquelle est adapté un ventilateur. Mais cet appareil ne sert pas à la ventilation proprement dite, il n'est utilisé que pour la marche à tirage forcé.

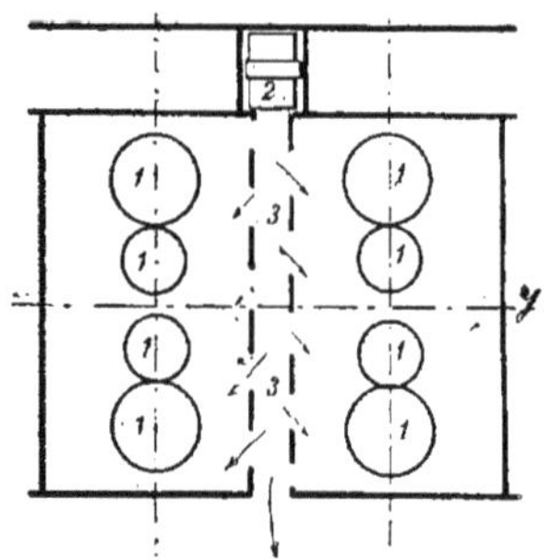

Fig. 13. — Ventilation des machines du *Cécille* (schéma).

1, 1, 1, plan des cylindres; — 2, ventilateur; — 3, double cloison perforée pour l'arrivée de l'air frais dans la tranche des machines.

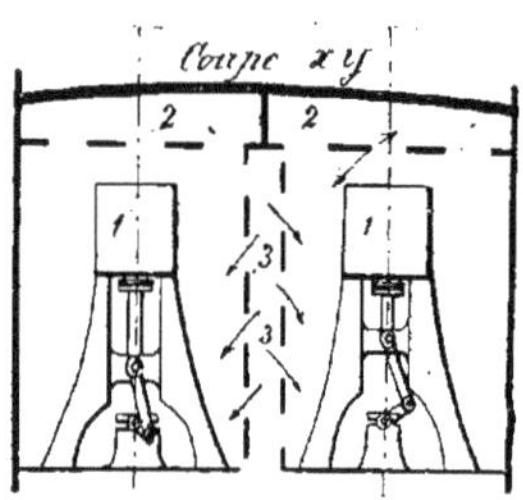

Fig. 14. — Coupe verticale suivant l'axe *xy* de la figure précédente.

1, 1, élévation des cylindres et bâtis de la machine ; — 2, 2, plafond perforé ; — 3, 3, cloison longitudinale perforée.

L'aération du *Cécille* est très bien comprise. Elle est intéressante à suivre à cause de l'éclectisme qui a présidé à sa conception. Le bâtiment tout entier peut être divisé à ce point de vue en trois régions.

La première va de l'extrême avant à la première chaufferie exclusivement. Elle comprend les tranches non habitées qui recèlent la cambuse, les cales à eau et à vin, quelques soutes à projectiles. Ce sont des parties dont l'aération, on ne sait pourquoi, est sacrifié sur tous les navires, comme de propos délibéré. Le *Cécille* ne fait pas exception à la règle et tous ses compartiments de l'avant n'ont d'autre moyen d'aération que les portes et panneaux qui les font communiquer entre eux et avec le faux-pont. Là il n'existe pas de courant d'air, l'échange des gaz se fait à travers les orifices de communication, presque exclusivement en vertu des lois

(1) Le pont *pare-éclats* est un plan de tôles situé à une certaine hauteur au-dessous du *pont cuirassé*. Il a pour but d'empêcher la chute dans les compartiments de la cale qui contiennent des organes importants, des éclats provenant de l'explosion des projectiles ou de la rupture des plaques du pont cuirassé.

de la diffusion gazeuse. C'est, ici comme ailleurs, absolument insuffisant et la bonne conservation des aliments dans les soutes en est trop souvent compromise.

La deuxième région comprend l'ensemble des tranches réservées aux trois chaufferies qui communiquent entre elles par un long couloir médian. Au niveau de la chaufferie avant, il existe un grand puits d'aérage qui descend du pont et amène l'air frais à toutes les chaufferies, dont chacune est aérée en outre par des panneaux de communication avec le faux-pont. La masse d'air qui s'engouffre par là s'échappe, en partie par les foyers mêmes où elle sert à la combustion de la houille, en partie par les enveloppes des trois cheminées. Cette aération des chaufferies du *Cécille* est réalisée d'une manière très naturelle, sans pulsion, sans manches, sans appel mécanique d'aucune sorte. Elle est parfaite et le séjour devant les feux n'a rien de pénible sur ce bâtiment.

La troisième région comprend les machines auxiliaires et motrices, et toutes les tranches de l'arrière. Entre ces dernières tranches et le compartiment des machines est installé un ventilateur puissant qui refoule l'air dans une cloison à double-fond, étendue longitudinalement d'une extrémité à l'autre du compartiment. L'épaisseur du double-fond est de 14 centimètres et les lames de tôle qui le limitent sont percées de nombreux orifices, munis de vannes, par où l'air se précipite dans les machines. Le double-fond médian communique avec l'espace compris entre le pont cuirassé et le pont *pare-éclats*. Ce dernier espace qui constitue le plafond des compartiments est lui-même percé de trous par où l'air frais descend dans les chambres des mouvements.

L'air chaud s'évacue très largement par un grand puits d'aérage de 3m de côté qui part du centre même des machines et va s'ouvrir sur le pont, jouant un rôle absolument inverse de celui que joue le puits d'aérage des chaufferies. Quant aux tranches tout à fait extrêmes, elles sont ventilées par le même ventilateur qui fournit l'air frais dans les machines, parce que c'est là, au milieu de cette cale arrière, que se trouve la provision d'air dans laquelle il aspire. La tendance au vide qui en résulte est contrebalancée par l'afflux incessant d'air neuf qui a lieu par les portes et panneaux. Et ainsi, au moyen d'un seul ventilateur et d'un puits d'aérage, les deux tiers d'un navire de 115 mètres de long se trouvent très convenablement ventilés.

Le *Davoust* (1) est divisé par onze cloisons en douze tranches dont les deux premières seules n'ont d'autre moyen d'aération que les portes qui les font communiquer entre elles. Une de ces tranches est vide, l'autre sert de cale à vin. Parmi les 10 tranches munies d'appareils d'aération il faut éliminer de suite la 3e et la 4e tranche à l'avant et les 11e et les 12e à

(1) Les bâtiments de type analogue sont : le *Jean-Bart* actuellement en escadre, le *Bugeaud*, le *Friant*, le *Suchet* encore en construction.

l'arrière. Elles forment deux groupes analogues. Chacun d'eux est aéré par une manche dont l'extrémité supérieure s'arrête dans le faux-pont, et dont l'autre s'ouvre à la jonction des compartiments à ventiler. L'air chaud est évacué par des conduits spéciaux qui viennent déboucher dans l'axe creux des mats militaires. Un ventilateur de 1,000$^{m^3}$ à l'heure pour les tranches de l'avant, et de 15,000$^{m^3}$ pour celles de l'arrière, assure la régularité et l'énergie de la circulation de l'air. La différence de puissance entre ces deux ventilateurs tient à ce que les tranches de l'arrière contiennent le *servo-moteur* (1), les machines de compression et les dynamos et que l'élévation de température qui en résulte exige des moyens puissants de ventilation.

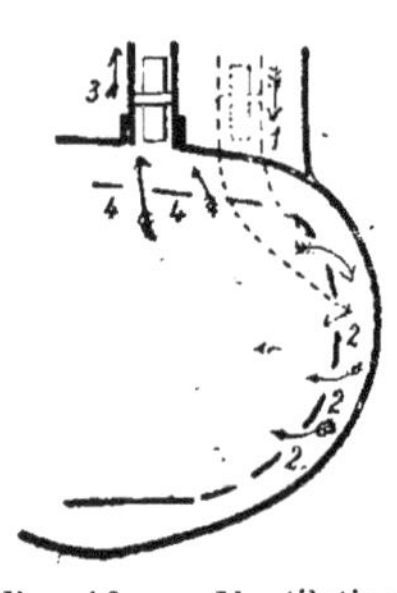

Fig. 16. — Ventilation de la machine du *Davoust* (coupe transversale).
1, ventilateur refoulant l'air frais dans la double enveloppe ; — 2, 2, orifices de la double enveloppe ; — 3, ventilateur aspirant l'air chaud ; — 4, 4, plafond perforé.

Toutes les autres tranches, représentant plus de la moitié de la longueur du bâtiment, et les trois quarts de son déplacement sont occupés par les deux machines motrices et les trois chaufferies.

Les machines sont aérées par quatre manches en tôle dont trois prennent l'air sur le pont tandis que la dernière le prend dans le faux-pont. Signalons, en passant, l'avantage que retire le faux-pont de l'aspiration énergique qu'y produisent cette manche et les deux premières que nous y avons décrites ; chacune des quatre manches destinées aux deux machines est munie d'un ventilateur de 15,000$^{m^3}$ qui refoule l'air dans une double enveloppe dont les machines sont tout entières entourées. La coque interne est percée de nom-

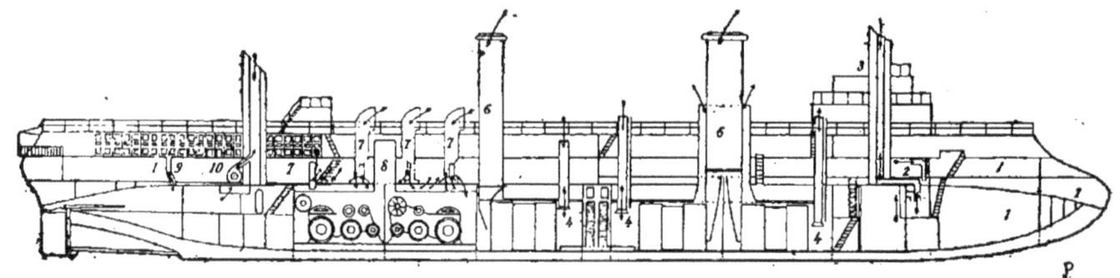

Fig. 16. — Ventilation du *Davoust* (figure d'ensemble).
1, tranches de l'avant ; — 2, ventilateur pour ces tranches ; — 3, mât militaire avant ; — 4, 4, 4, ventilateur des chaufferies ; — 6, 6, cheminées ; — 7, 7, 7, ventilateurs des machines ; — 10, ventilateur des tranches de l'arrière.

breux orifices à diaphragmes, par où se produit l'arrivée de l'air frais. L'air chaud s'échappe grâce à un système identique. Le plafond est creux comme les parois latérales et son doublefond est percé de trous comme

(1) On donne ce nom à l'appareil à vapeur qui sert à gouverner le navire.

elles. Deux ventilateurs puissants de 45,000^{m3} y aspirent l'air chaud et le refoulent à l'extérieur par deux larges conduits. L'atmosphère de la machine du *Davoust* peut être renouvelée *deux fois* par *minute* grâce à ces appareils. Cela était indispensable, non seulement pour permettre aux mécaniciens d'y séjourner, mais pour empêcher l'échauffement des enveloppes en bois des cylindres, qui se sont enflammées une fois pendant des essais de vitesse.

Les trois chaufferies sont ventilées par six manches munies de ventilateurs de 15,000^{m3}. Elles sont entièrement indépendantes les unes des autres, à ce détail près que les boîtes à fumée des deux chaufferies avant s'ouvrent dans la même cheminée. Sur le *Davoust*, comme partout ailleurs, l'air des chaufferies s'échappe presque entièrement par les foyers, les boîtes à fumée et la cheminée. Celui qui est en excès est entraîné dans l'enveloppe de la cheminée où le tirage a l'énergie que l'on devine.

La ventilation du *Davoust* présente l'intérêt qui s'attache à une grande difficulté vaincue, et elle est un exemple de ce que l'on peut espérer (et par conséquent demander) dans cette voie.

2° *Les Cuirassés.* — Nous laisserons de côté les types plus anciens (*Marengo*, *Trident*, etc...) dont la ventilation, assurée presque uniquement par les ouvertures naturelles à peine aidées d'une ou deux manches en tôle ou en toile, n'offre aucune espèce d'intérêt. Nous tairons aussi volontairement celle des types *Tempête*, *Tonnerre*, etc.) que *Fonssagrives* qualifiait justement de *paradoxaux*. On n'en refera plus de semblables, et quoiqu'ils n'aient pas vingt ans d'existence, ils n'appartiennent déjà plus qu'à l'histoire des erreurs de l'architecture navale.

A côté de ces garde-côtes paradoxaux il en est d'autres comme le *Caïman*, l'*Indomptable*, le *Terrible*, etc... qui peuvent faire un service actif d'escadre et tenir la haute mer. Leur ventilation diffère beaucoup de celle des croiseurs et de celle des cuirassés d'escadre proprement dits. C'est encore le système Bertin, quoique très modifié déjà dans l'application, qui est la base des appareils d'aération de ces bâtiments. L'air frais arrive au-dessous du pont cuirassé par 6 panneaux dont quatre sont les panneaux de descente des chaufferies, un cinquième est le panneau de descente de la machine de pompage du canon de 42 cm. et le sixième est le panneau de descente dans la machine motrice. Ce dernier panneau est traversé par le mât militaire arrière qui sert, lui aussi, à l'arrivée de l'air frais dans les fonds. Entre les quatre panneaux des chaufferies, un puits d'aérage très vaste traverse le pont cuirassé qui est comme grillagé à ce niveau. Onze manches en tôle envoient de l'air frais à savoir : Quatre dans les chaufferies arrière, quatre dans les chaufferies avant (1). Les

(1) Dans chaque chaufferie deux de ces manches sont affectées en même temps à l'enlèvement des escarbilles.

deux dernières manches de l'avant envoient de l'air dans la cambuse et dans le compartiment des machines de pompage ; la dernière manche de l'arrière donne de l'air frais au compartiment du servo-moteur et aux soutes à poudre voisines. Enfin deux ventilateurs placés dans les chaufferies avant peuvent refouler de l'air dans des tuyaux symétriquement placés de chaque côté de la coque, et qui aèrent, au moyen des ouvertures disposées à cet effet, toutes les soutes à poudre de l'avant, les machines

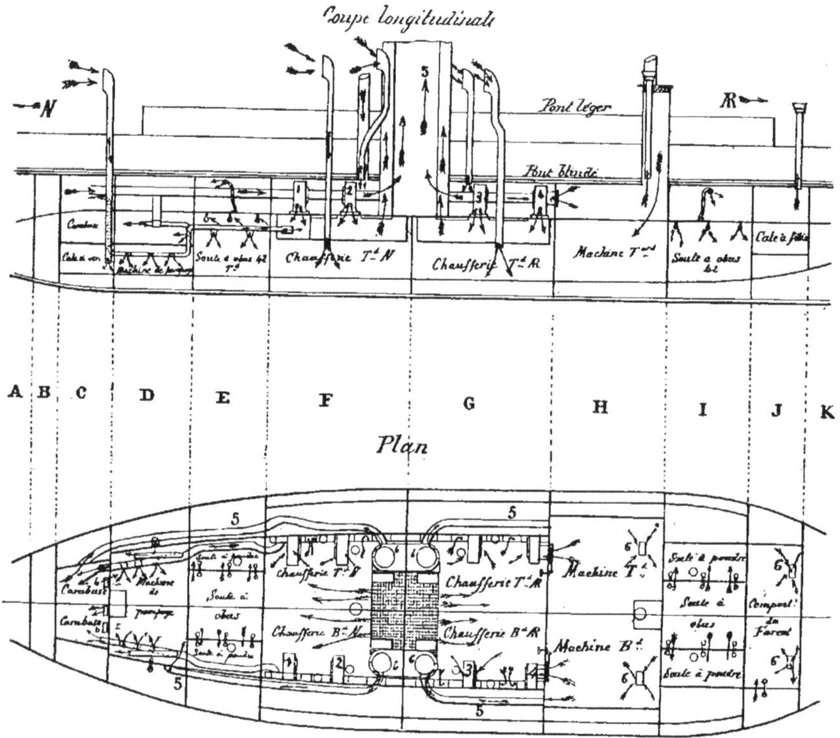

Fig. 17. — Aération du *Terrible* (coupe longitudinale).
Fig. 18. — Aération du *Terrible* (plan).
Dans les deux figures : 1, 2, 3, 4 indiquent les ventilateurs de refoulement d'air frais ; — 5, 5, indique la cheminée et les conduits d'évacuation d'air vicié qui y débouchent.

de pompage, la cale à vins, etc... La canalisation de l'air pur est donc très compliquée sur le *Terrible*.

Le refoulement de l'air vicié est plus simple. Il est évacué presque totalement par quatre conduits longitudinaux qui se terminent dans l'enveloppe des quatre cheminées. Deux des conduits longent tous les compartiments de l'avant au niveau desquels ils présentent des orifices d'évacuation. Les deux autres conduits viennent déboucher dans les chambres des machines. Enfin deux ventilateurs aspirent également l'air chaud des machines et, par une disposition malheureuse qui n'est pas spéciale au *Terrible*, le refoulent dans les chaufferies d'où il s'échappe par le tambour du plafond et l'enveloppe de la cheminée. Il reste à signaler deux manches Nouailher qui complètent l'évacuation de l'air de ce compartiment et une manche du même genre pour l'évacuation de l'air du servo-moteur. Cette ventilation très compliquée, où de nombreuses tranches sont solidaires les unes des autres et tributaires d'un seul système d'aspiration de l'air vicié, est défectueux. Ces bateaux sont mal aérés. De leur étude on tire cette importante conclusion : l'*aération doit être autant que possible indépendante et complète pour chaque tranche* ou, au plus, pour deux tranches voisines. Les appareils d'ensemble sont d'ores et déjà condamnés par l'expérience.

L'*Amiral-Duperré* possède un système très analogue à celui du *Terrible*. C'est une canalisation étendue et complexe, embrassant aussi dans son action un grand nombre de tranches à la fois. Elle est mauvaise pour

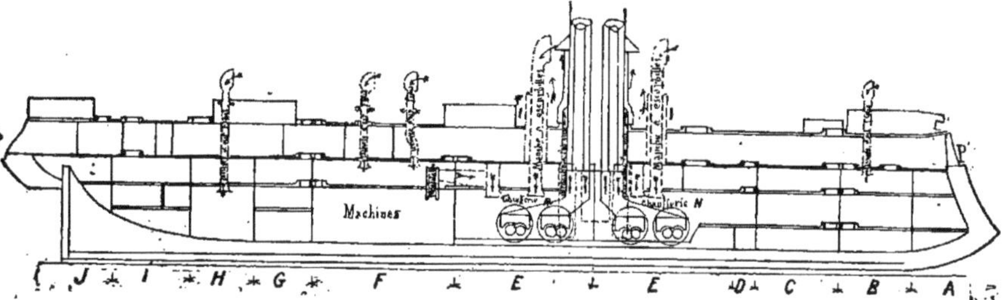

Fig. 19. — Ventilation du *Bayard* (les majuscules au bas de la figure indiquent les tranches).

cette raison. Nous la mentionnons parce que l'*Amiral-Duperré* est un des plus anciens parmi les cuirassés actuellement en service, et qu'à ce titre son aération constituait à l'époque où elle fut exécutée, un progrès indéniable.

Le *Vauban* et le *Bayard* sont aérés purement et simplement par des manches en tôle et en toile qui descendent au-dessous du pont cuirassé. Il y a onze manches sur le *Vauban* et sept sur le *Bayard*. Sur ce dernier bâtiment, dont les mâts sont en bois, rien n'est disposé pour l'évacuation de l'air vicié, si ce n'est l'enveloppe de la cheminée et les manches à escarbilles. Sur le *Vauban*, les mâts creux, en fer, y contribuent également. C'est encore l'enfance de la ventilation.

Le *Duguesclin*, cuirassé du même type, réalise un progrès sur les précédents par l'emploi des ventilateurs. Il en possède quatre, dont deux affectés à la machine et deux au faux-pont. Ces derniers aspirent et dirigent dans l'enveloppe de la cheminée l'air chaud de tout le faux-pont, pendant que cinq manches en tôle, très larges, y assurent l'accès de l'air frais. Des deux ventilateurs de la machine, l'un évacue l'air chaud, l'autre amène l'air frais.

Le *Redoutable*, le *Courbet*, la *Dévastation*, laissent encore beaucoup à désirer sous ce rapport. Sur ce dernier navire, tout l'avant, jusqu'à la muraille cuirassée du réduit central, est aéré par trois manches. A l'une d'elles est annexé un ventilateur qui refoule l'air frais par deux conduits latéraux symétriques dans le vaste compartiment des machines auxiliaires, dont l'air chaud est entraîné dans trois conduits qui viennent s'ouvrir sur le pont. Le milieu du navire, limité par les deux murailles du réduit, contient les quatre chaufferies qu'aère un large puits central partant de la passerelle supérieure, entre les deux cheminées, à plus de 15^{m} au-dessus des compartiments dont il doit assurer la ventilation ! C'est dans ce puits d'aérage que viennent puiser trois ventilateurs, dont l'un aère les soutes à poudre centrales, et deux refoulent l'air frais dans les machines. Enfin,

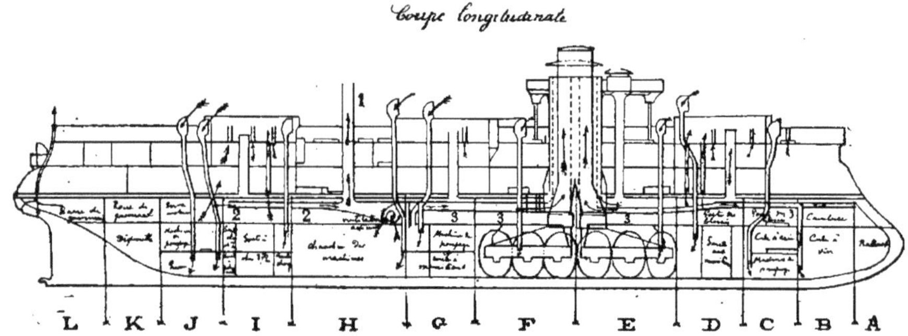

Fig. 20. — *Amiral-Baudin* (ensemble de la ventilation).

1, conduit d'évacuation de l'air vicié des machines puisé par un ventilateur dans le double plafond des machines (ce conduit n'est autre que le mât arrière) ; — 2, 2, double plafond des machines ; — 3, 3, double plafond des chaufferies évacuant l'air chaud dans l'enveloppe de la cheminée. — Au-dessus des tranches D, G et I se voient les voies d'évacuation d'air qui empruntent les axes des tourelles cuirassées.

deux ventilateurs aspirent l'air chaud de la machine et du compartiment du *servo-moteur Farcot* situé beaucoup plus sur l'arrière, au moyen de deux longues caisses communiquant avec un plafond creux percé de trous. L'air chaud ainsi recueilli est évacué par deux manches débouchant près des coupées arrière.

Les trois tranches comprises entre les machines et l'extrême arrière sont ventilées par deux manches, dont l'une est munie d'un ventilateur, qui refoule l'air surtout dans le compartiment du *Farcot* (on vient de voir que l'évacuation de ces derniers compartiments leur était commune avec celle des chambres des machines). Les résultats ne sont satisfaisants sur aucun des cuirassés de ce type. Les modifications de détail qui existent de l'un à l'autre, n'ont apporté aucune différence dans l'ensemble de leur aération. Si on excepte les chaufferies et les machines, tout ce qui est compris au-dessous du pont principal est défectueux et présente de mauvaises conditions d'aérage. Cela est dû, en partie, à la très grande hauteur de la partie émergée de ces bâtiments. La descente de l'air neuf en est rendue plus difficile. Sur le *Courbet*, il n'y a pas moins de 18 à 20^m de chute entre l'orifice extérieur du puits d'aérage et le parquet des chaufferies.

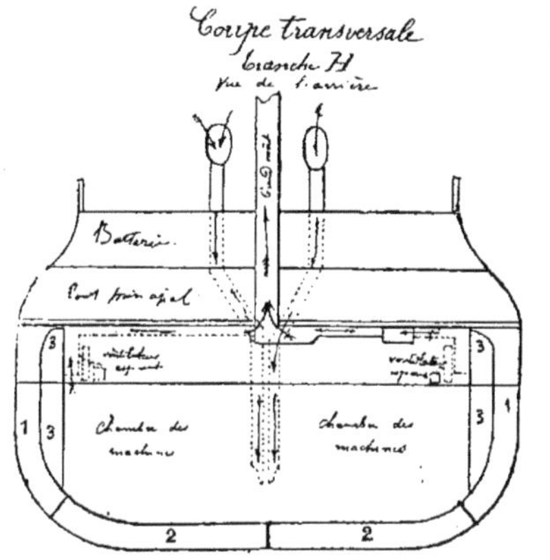

Fig. 21. — Coupe de l'*Amiral-Baudin* par le travers du mât arrière, montrant le double plafond des machines, les ventilateurs qui y amènent l'air vicié et les manches d'arrivée d'air frais pour le compartiment des machines.

1, 1, double coque ; — 2, 2, double fond ; — 3, 3, compartiments vides.

La ventilation de l'*Amiral-Baudin* et du *Formidable* sont bien supérieures à celle des cuirassés qui précèdent. L'*Amiral-Baudin* l'emporte même encore sur le *Formidable*, en ce que celui-ci n'emprunte que ses mâts creux pour l'évacuation de l'air vicié des fonds, tandis que le premier se sert aussi des enveloppes de sa cheminée. A cela près, la ventilation des deux cuirassés est presque identique, comme leurs formes, leurs aménagements et leur aspect extérieur.

Sur ces navires presque tout récents, le nombre des cloisons et des tranches augmente. Sur l'*Amiral-Baudin* il y a douze tranches séparées par onze cloisons complètes. La première est vide et les deux dernières contiennent la barre

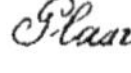

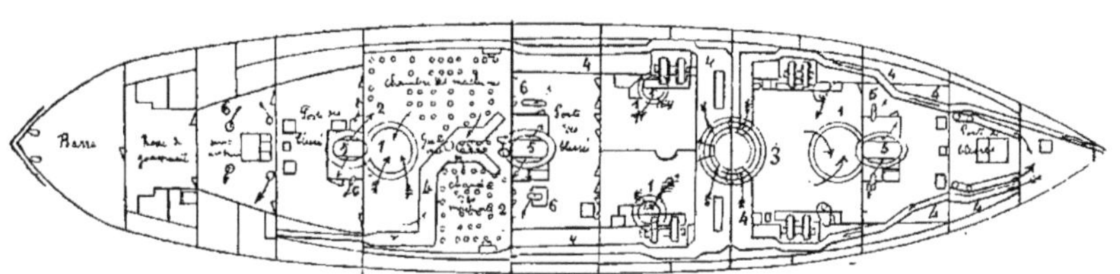

Fig. 22. — Coupe transversale immédiatement au-dessous du pont principal de la figure précédente, montrant les orifices du double plafond des machines.

1, 1, panneaux circulaires du pont cuirassé ; — 2, plafond des machines ; — 3, coupe de la cheminée et de ses enveloppes ; — 4, 4, refoulement et aspiration d'air vicié pour les tranches de l'avant et de l'arrière ; — 5, 5, tourelles avec leurs tambours d'aération ; — 6, 6, 6, coupe des diverses manches à vent.

et la roue à bras. Elles n'ont pas d'aération spéciale et ne reçoivent d'air que par leurs portes de communication avec les compartiments voisins. Les neuf autres tranches sont munies de manches à vent en tôle, au nombre de 18. Chaque tranche en reçoit deux, qui lui sont exclusivement affectées. Les deux premières manches de l'avant font seules exception à cette règle : elles se bifurquent et se prolongent presque jusqu'à la carlingue pour desservir la cambuse, la cale à vin (mieux ventilées sur le *Baudin* que partout ailleurs), le poste des blessés avant, la cale à eau et les machines de pompage de la tourelle avant. A cette série de manches, il faut ajouter trois panneaux circulaires du pont cuirassé dont l'un, de 9^{m^2} d'ouverture, sert à l'aération des machines, et les deux autres, de 5^{m^2}, aèrent les chaufferies. Voici la première fois que nous rencontrons cette tentative de prise d'air par les ouvertures du pont cuirassé. On verra plus loin quel parti on en a tiré sur des types plus neufs.

L'évacuation de l'air chaud, très complètement installée, mais où les diverses parties du bâtiment sont encore trop solidarisées sous ce rapport, comprend trois groupes de conduits : 1° le système des enveloppes de la cheminée; 2° le système du mât militaire arrière; 3° le groupe des tourelles cuirassées.

Les enveloppes de la cheminée recueillent l'air de quatre longs tambours qui se dirigent de là vers l'avant et vers l'arrière du bâtiment, symétriquement à babord et à tribord. Ils sont en rapport avec chacun des compartiments qu'ils traversent, par des ouvertures munies de vannes. Le tirage par la cheminée est assuré en tout temps, le bâtiment ayant toujours une chaudière allumée même au mouillage.

Le *mât-militaire* (1) arrière évacue l'air chaud des machines du servo-moteur et de la machine de pompage arrière. Deux tambours latéraux provenant de ces compartiments reculés communiquent avec le plafond creux des chambres des machines et la caisse d'un ventilateur qui refoule tout cet air dans le mât. Malheureusement sa section est insuffisante pour assurer l'échappement rapide de ces masses d'air chaud et la température du servo-moteur, des machines de pompage et du poste des blessés arrière reste toujours très élevée.

Les trois tourelles cuirassées évacuent, par des conduits ménagés dans les monte-charge, l'air vicié des différentes *soutes aux munitions*, situées dans les fonds à l'aplomb des tourelles.

Il semble résulter de cette description, forcément trop rapide, que la préoccupation principale ait été ici d'assurer l'évacuation de l'air chaud. Les résultats ont été satisfaisants. Ils le seront d'autant plus qu'on s'attachera davantage à favoriser cette évacuation, et surtout qu'on se décidera franchement à rendre, sous ce rapport, les tranches indépendantes l'une de l'autre. On a commencé à s'engager dans cette voie pour le *Neptune*, le *Marceau* et surtout pour le *Hoche* qui est jusqu'à présent le mieux ventilé de nos cuirassés d'escadre.

Sur le *Neptune* 18 manches à vent, 4 conduits spéciaux pour le refroidissement des *boîtes à fumée* et un très grand nombre de panneaux du

(1) Voir fig. 23 (page 497).

pont cuirassé servent de voie d'accès à l'air. Les trois premières tranches, où se trouvent toutes les soutes alimentaires, y sont sacrifiées comme partout ! Il est de même de la dernière qui ne contient que la barre du gouvernail. Partout ailleurs l'arrivée de l'air frais est insuffisante. L'éva-

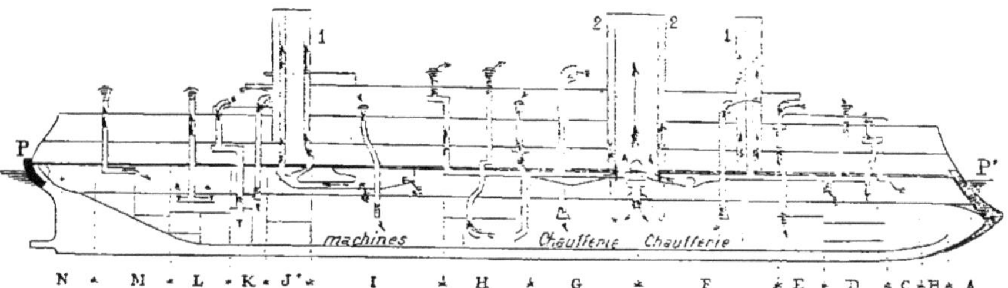

Fig. 23. — Coupe longitudinale du *Neptune*.
Les flèches indiquent clairement l'arrivée de l'air par les nombreuses manches à vent et son évacuation par les deux mâts militaires (1, 1) et les enveloppes de la cheminée (2, 2).

cuation se fait au moyen de cinq systèmes de tambours et de plafonds perforés qui recueillent tout l'air chaud des fonds et l'évacuent : 1° par l'enveloppe de la cheminée ; 2° par les deux mâts militaires ; 3° par cinq manches d'aspiration d'air chaud. Un premier système évacue l'air des

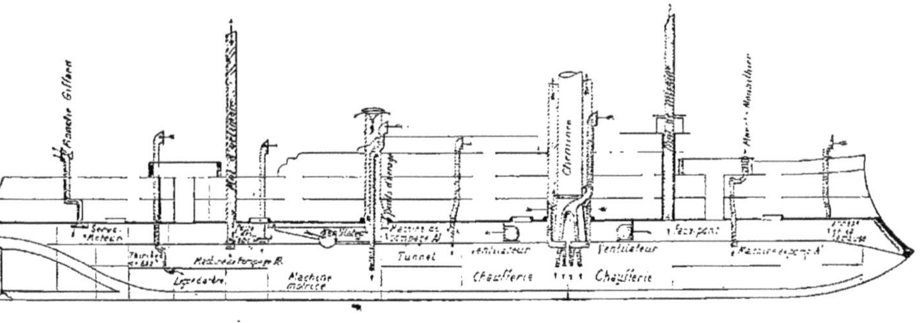

Fig. 24. — Coupe longitudinale du *Marceau*. — Ensemble de la ventilation.

3ᵉ, 4ᵉ, 5ᵉ et 6ᵉ tranches : un second évacue celui des 7ᵉ et 8ᵉ tranches : une troisième canalisation est affectée à la 9ᵉ et à la 10ᵉ : la 11ᵉ a ses conduits spéciaux ; enfin la 12ᵉ et la 13ᵉ ont une manche évacuatrice commune.

Le *Marceau* a réalisé par des moyens très simples une ventilation assez satisfaisante, qui repose toujours sur ce même principe : arrivée d'air par des manches plus ou moins nombreuses plus ou moins ramifiées; évacuation par des conduits spéciaux et les enveloppes de la cheminée. Mais les diverses tranches deviennent de plus en plus indépendantes sous ce rapport. La figure schématique ci-contre est assez claire pour se passer de commentaires.

Le *Hoche* mérite une description moins sommaire parce que son système de ventilation présente une nouveauté heureuse : la suppression des

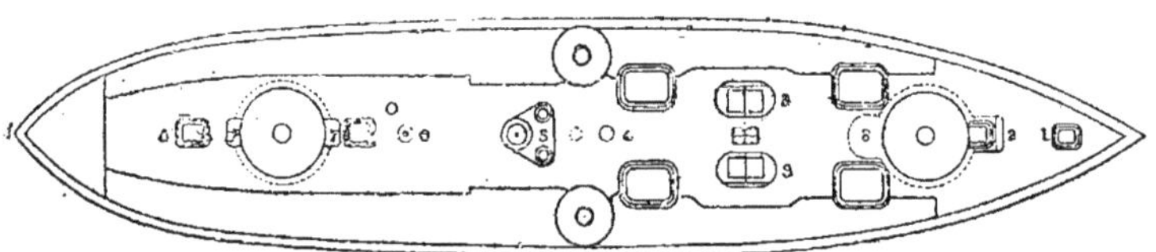

Fig. 25. — Pont principal du *Hoche*, montrant les huit panneaux du pont principal. (Ce sont les ouvertures carrées limitées par un triple trait, dont quatre plus petites sont sur l'axe du bâtiment, et les quatre autres beaucoup plus vastes (panneaux des chaufferies) sont disposés par groupes de deux, de chaque côté de l'axe).

manches à vent comme voie d'accès de l'air. Il n'y en a pas une seule. Toutes les prises d'air se font par les panneaux du pont principal, au nombre de huit. Cette disposition a le très grand avantage d'obliger tout l'air qui va dans les fonds à traverser d'abord les autres étages au grand bénéfice de leur aération pendant la nuit et à la mer ; tandis que l'air qui

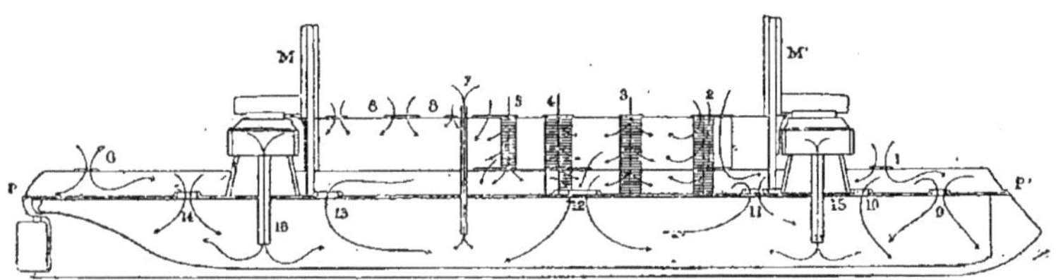

Fig. 26. — Voies d'accès de l'air dans les fonds du *Hoche*, pour montrer surtout la disposition des trois grands panneaux dont les ouvertures se superposent à tous les étages jusqu'au pont cuirassé.

à travers les manches va directement sous le pont principal est perdu pour la ventilation des parties habitées du bâtiment. L'adoption de ce point de départ : *toutes les prises d'air sur le pont principal*, a forcé de beaucoup soigner l'évacuation de l'air vicié ; aussi chaque tranche possède-t-elle sa canalisation spéciale.

1° *Arrivée de l'air*.— Les huit panneaux du pont principal représentent une surface aératoire de 45^{m^2} (1). Il faut y ajouter les orifices de ventilation

(1) Voir in *Arch. de médecine navale*, janvier et février 1892. *Contribution à l'hygiène du Hoche*, par le docteur Bodet.

des boîtes à fumée, dont le système assez compliqué ne saurait être décrit ici, et les monte-charge des quatre tourelles qui peuvent être considérés comme faisant l'office de véritables panneaux. L'accès de l'air en quantité suffisante jusque sur le pont cuirassé est assuré par trois larges panneaux disposés comme de véritables puits d'aérage entre le pont supérieur et le pont cuirassé.

Cela fait, 12 larges voies d'accès dont chaque tranche, à peu près, possède la sienne. Seules les trois dernières sont desservies par un panneau unique. Ce panneau est très vaste mais, parmi les compartiments qu'il dessert, il faut compter celui du *servo-moteur* et celui des machines de pompage arrière qui sont, l'un et l'autre, extrêmement chauds. Les deux machines motrices ont un panneau commun ; chaque chaufferie a le sien propre, qui mesure plus de 7^{m^2} d'ouverture.

2° *Évacuation de l'air.* — L'heureuse disposition des voies de sortie de l'air vicié permet aux ouvertures aératoires naturelles du pont cui-

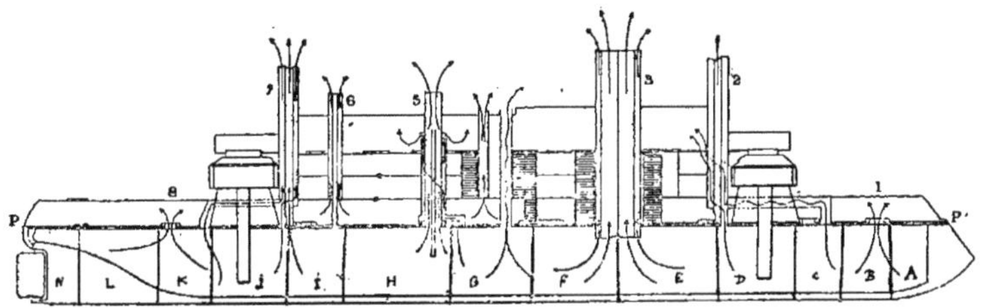

Fig. 27. — Coupe longitudinale du *Hoche* montrant les voies d'évacuation d'air chaud et comment chaque tranche est, à ce point de vue, indépendante des tranches voisines, sauf les tranches extrêmes.

rassé d'avoir leur plein effet. Cependant les quatorze tranches qui se succèdent de l'avant à l'arrière, n'ont pas été également bien partagées à cet égard. Les trois premières, où se trouvent comprises, comme d'habitude, les divers compartiments de la cambuse, ne sont aérées que par un panneau circulaire qui sert à la fois à l'entrée et à la sortie de l'air. La porte qui les fait communiquer avec la tranche suivante ne peut guère compter. Elle n'est ouverte qu'à de longs intervalles, pour les distributions de vivres et les inspections. Les deux dernières tranches (servomoteur et barre de gouvernail) n'ont également, pour l'accès et l'évacuation de l'air, que l'unique panneau de descente par où on y accède. Partout ailleurs des conduits nombreux, très étudiés, dans le détail desquels il nous est impossible d'entrer (1), débouchent dans les différents compartiments de chaque tranche et en conduisent l'air chaud et vicié dans six

(1) Voir pour la description complète de ce système de ventilation, l'*Étude hygiénique du Hoche* par le docteur Bodet, in *Archives de médecine navale*, janvier et février 1892.

groupes d'orifices extérieurs qui s'ouvrent au niveau ou au-dessus du pont des *spardecks* ou pont supérieur.

Ce sont : 1° Le groupe du mât militaire avant qui dessert le compartiment de la tourelle avant et le compartiment du poste des blessés et de la machine de pompage avant;

2° Le groupe de la cheminée dont l'enveloppe évacue l'air des quatre chaufferies;

3° Le tube cuirassé du blockauss, par où s'échappe une partie de l'air de la tranche intermédiaire aux chaufferies et aux machines;

4° Le grand tube central, divisé en plusieurs canaux, donne passage : *a*) à l'air chaud des machines dont l'évacuation est activée par un ventilateur, qui aspire dans un plafond creux perforé; *b*) à l'air des machines de pompage milieu, du compartiment des tuyaux de vapeur et des soutes à poudre et à obus de 27^{cm} et de 14^{cm};

5° Un conduit isolé pour les soutes de 14^{cm} arrière;

6° Le mât militaire arrière par où s'écoule, au dehors : *a*) l'air du compartiment de la tourelle arrière et des soutes à munitions qu'il renferme; *b*) l'air du compartiment des machines de pompage arrière.

Telle est, aussi brièvement exposée que possible, la très intéressante et très remarquable ventilation des fonds du *Hoche*. Tout n'y est pas parfait, mais les difficultés à vaincre étaient énormes, et les résultats obtenus sont très satisfaisants. C'est dans cette voie qu'il semble, dès maintenant, qu'on doive rencontrer la solution du problème si important et si difficile de l'aération des fonds.

Règles générales d'aération. — On peut diviser en quatre catégories les divers locaux dont l'ensemble complexe constitue un bâtiment; chacune d'elles a des exigences plus ou moins étroites au point de vue de la quantité d'air qu'on doit lui fournir.

Dans la première, nous mettrons les mailles de la double coque et les compartiments vides, qui peuvent n'être pas aérés du tout, à la condition de n'y jamais pénétrer sans en avoir renouvelé l'atmosphère à l'aide d'un ventilateur à bras. Ces espaces sont toujours clos et n'ont aucune influence sur l'hygiène de la partie habitée et vivante du navire.

Une deuxième catégorie comprend toutes les soutes, quelles qu'elles soient : soutes à munitions, à filin, à voiles, mais surtout soutes alimentaires (cambuse et annexes). Là, le renouvellement incessant de l'air est indispensable pour les raisons qui ont été exposées plus haut à propos des approvisionnements et qui le seront dans le chapitre suivant à propos de la ration. Mais il n'est pas besoin que la ventilation soit très active. On ne séjourne longtemps dans aucun de ces compartiments; il suffit que l'air n'y stagne pas complètement. Pour peu qu'en établissant son plan de ventilation, le constructeur ne les perde pas tout à fait de vue, et qu'il y ménage le moindre conduit, la moindre ouverture, ils seraient très suffisamment ventilés.

La troisième classe, très importante, comprend les étages qui servent de logement à l'équipage et où il habite, non seulement le jour mais aussi et surtout la nuit. L'aération doit y être largement assurée, et par les moyens les plus sûrs : sabords, panneaux, trompes et ventilateurs métalliques s'il le faut. Un intérêt supérieur prime tout ici. Il est d'absolue nécessité de fournir, pendant les 10 heures de nuit, une quantité d'air assez grande pour que les hommes respirent dans un milieu salubre. En tenant compte du rapport entre le nombre d'hommes, l'espace qu'ils occupent et le minimum d'air à fournir par homme et par heure, qu'on peut évaluer à 15 mètres cubes environ, on trouve que l'air des étages habités devrait être renouvelé à peu près quatre fois par heure. Il est difficile de croire qu'on atteigne ce chiffre avec les dispositions actuelles. D'un autre côté un renouvellement trop fréquent a ses dangers. On sait qu'un courant d'air dont la vitesse atteint $0^m,50$ par seconde est déjà malaisément supporté, et qu'un courant de 1 mètre est intolérable lorsqu'on garde l'immobilité. Par conséquent, pour tous les endroits où couche l'équipage, le problème de la ventilation de nuit doit être ainsi posé : Renouveler l'air par des ouvertures naturelles ou des moyens mécaniques tels, que l'atmosphère des locaux en question soit totalement remplacée trois fois par heure, avec un courant d'air d'une vitesse très inférieure à $0^m,50$ par seconde. On simplifiera beaucoup ce problème en trouvant d'abord la solution de celui-ci : Augmenter l'espace et diminuer l'effectif de façon à pouvoir se contenter de renouveler l'air une fois ou tout au plus deux fois par heure.

Reste un dernier groupe de compartiments où les hommes séjournent pour le service pendant un temps assez long, et qui se trouvent dans des conditions spéciales. Nous voulons parler des machines et, sous ce nom, nous ne comprenons pas seulement les machines motrices, mais encore toutes les autres : machines de pompage, servo-moteur, presses hydrauliques, machines de circulation et condenseur auxiliaire. Elles sont toutes situées sous le pont cuirassé et leur aération est déjà par cela même rendue difficile. Elle le devient davantage à cause de la température élevée qui rend si pénible le séjour dans ces compartiments. Il ne suffit pas en effet que les hommes employés dans les machines trouvent dans l'air qu'ils respirent la dose d'oxygène voulue. Si cette condition était seule à intervenir on trouverait toujours suffisante l'aération de ces espaces habituellement très vastes où quelques hommes seulement, à la fois, passent chaque jour un petit nombre d'heures. Mais à côté du besoin de respirer on rencontre ici la nécessité de ne pas subir de trop hautes températures.

La transpiration abondante, dont l'évaporation doit empêcher la chaleur organique de s'élever au-dessus d'un degré dangereux, exige pour se réduire en vapeur, un air abondamment renouvelé et sec. Au contact des pièces, cylindres, tuyaux de vapeur, etc., l'air s'échauffe promptement et doit être promptement chassé. Les machines sont, en résumé, des étuves humides à température élevée, où il est indispensable que les hommes aient à leur disposition non pas assez mais trop d'air. Ce n'est plus de l'aération qu'il faut, c'est de la ventilation, une énergique ventilation. On a vu plus haut à quels résultats on était arrivé sur le *Davoust*, et par quels moyens on les avait atteints. L'intensité du courant d'air n'a plus d'inconvénients ici, car les hommes ne sont pas immobiles et ils sont plongés dans une atmosphère brûlante. Il n'y a donc pas de restrictions à apporter dans la quantité d'air à fournir. La seule précaution à prendre est de faire en sorte que l'air arrive de partout à la fois, par une multitude d'orifices, de manière à éviter un courant unique, sorte de veine froide traversant, sans s'y mêler, l'air chaud du compartiment, et au niveau de laquelle les hommes viendraient, en sueur, s'exposer à de redoutables refroidissements. A ce point de vue la disposition du *Davoust* est excellente, celle du *Hoche*, très défavorable (1).

En résumé, jusqu'à présent la ventilation mécanique à l'aide d'appareils mûs par la vapeur n'a pas donné de résultats bien satisfaisants. On est arrivé sans doute à brasser des masses d'air considérables et à ce point de vue le but est très certainement atteint : l'air peut être renouvelé. Mais la température des compartiments où les ventilateurs fonctionnent, reste élevée et cela tient à la grande quantité de chaleur développée et émise par les machines qui font tourner les ailes de l'instrument. Le refroidissement produit par l'arrivée de l'air neuf est plus que compensé par l'échauffement dû à la machine. Cela explique pourquoi le système d'aérage appliqué sur le *Hoche* a donné de meilleurs effets qu'aucun autre. Les promesses que semble donner la ventilation électrique appliquée seulement aujourd'hui au renouvellement de petites masses d'air (300 à 400^{m3} à l'heure) permet d'espérer qu'on en retirera de réels avantages lorsqu'on sera parvenu à l'employer en grand. Plusieurs petits ventilateurs électriques ont été commandés pour le cuirassé d'escadre *Magenta* qui vient d'être affecté à l'escadre de la Méditérannée. Sur les grands navires actuellement en construction où la manœuvre des grosses pièces sera faite à l'aide d'appareils électriques, on disposera d'une force électromotrice telle qu'on pourra sans doute s'en servir pour le fonctionnement de ventilateurs puissants.

Que donnerait une pareille expérience ? Les ingénieurs semblent avoir toute confiance dans le succès. L'avenir seul en décidera. Mais il est permis, dès maintenant, à l'hygiène d'escompter la réussite et d'encourager de tout son pouvoir ces tentatives qui semblent prochaines.

(1) *Etude hygiénique du* Hoche, par le docteur BODET, p. 50 et 55 et figure 5.

§ IV — Thermométrie, lumière, mouvements.

Nous réunirons dans ce paragraphe, l'ensemble des conditions qui complètent l'influence de l'atmosphère nautique et contribuent à faire de l'hygiène des bâtiments quelque chose de si spécial. L'étude de l'atmosphère nous a conduits à celle de la ventilation ; de même ici, nous trouverons l'occasion d'exposer deux questions intéressantes : celle de l'éclairage, déjà résolue, ou peu s'en faut, et celle du chauffage qui vient à peine d'entrer dans les habitudes de la marine.

I. Thermométrie. — Les recherches relatives à la température des bâtiments sont peu nombreuses, ou plutôt peu méthodiques et difficiles à coordonner. Il faut reconnaître que leur importance est loin d'atteindre le degré qu'on s'était plu d'abord à leur attribuer. Rien n'est plus facile que d'accumuler les observations et les chiffres, de multiplier les tableaux et de les faire suivre de nombreux commentaires. Mais c'est un travail stérile sans conclusions pratiques, et c'est au sentiment très net qu'ils ont de l'inutilité de cette besogne, qu'il faut attribuer le peu d'empressement que les médecins de la marine ont apporté à suivre les minutieuses indications de Fonssagrives. Très zélés à poursuivre sur tous les autres points l'exécution du programme de recherches qu'il a magistralement tracé, ils ont manifesté sur celui-ci une résistance presque unanime. Au point de vue purement spéculatif, une étude très minutieuse et très compliquée de la thermométrie nautique présenterait assurément quelque intérêt, mais l'hygiène n'a que faire de la spéculation, et les théories ne l'intéressent que quand elles conduisent à des résultats positifs. Nous serons donc encore très sobres de chiffres à ce sujet.

1° Facteurs de la température a bord des navires.— A. *L'air et l'eau.* — Au premier rang, il faut placer l'action des milieux extérieurs : l'air et l'eau. Le premier, d'une chaleur spécifique peu élevée, très mauvais conducteur, offrant de très grandes variations de température, agit peu par son contact avec les parois du navire mais beaucoup par sa pénétration dans les divers locaux, et son action sera d'autant plus énergique et plus nette que la ventilation sera plus active elle-même. De ce chef, les batteries, aux larges ouvertures, subiront des écarts énormes parallèles à ceux de l'air lui-même, à peine moins froides que lui en hiver, mais aussi à peine plus chaudes en été. Les étages inférieurs où l'air, moins renouvelé, sera plus influencé par les facteurs thermométriques inhérents au bâtiment, présenteront des écarts moindres, resteront plus tièdes pendant la saison froide, plus frais pendant la saison chaude.

L'action de l'eau ne s'étend pas comme la précédente à toute l'étendue du navire. Elle est limitée à sa partie immergée et présente, pour cette raison, moins d'intérêt, car c'est la partie la moins habitée et qui l'est pendant le moins de temps. L'eau a une chaleur spécifique et une égalité de température très grandes si on les compare à celles de l'air. Le peu d'écart relatif entre ses extrêmes d'hiver et d'été tend à uniformiser aussi la chaleur des étages qui y sont plongés. Elle peut leur en soustraire beaucoup en été et leur en céder quelquefois en hiver. Il va sans dire que les étages situés au-dessus de la flottaison sont absolument soustraits à cette influence.

Un troisième facteur très important c'est l'action directe des rayons solaires. Plus que jamais aujourd'hui les navires à parois métalliques éprouvent l'action du soleil qu'exagère encore l'inclinaison des murailles de bas en haut et de dehors en dedans. En effet, la surface exposée aux rayons du soleil, au lieu de se présenter à eux très obliquement comme sur les navires à murailles droites ou inclinées en dehors, les reçoivent dans une direction presque perpendiculaire. Cette disposition, beaucoup plus défavorable pendant les temps chauds qu'elle n'est utile pendant la saison froide, est en somme fâcheuse et il y a lieu d'en signaler l'inconvénient. On aura une idée de l'importance de l'action solaire par ce fait que la différence de température entre le côté ensoleillé et le côté à l'ombre peut aller jusqu'à 16° (Bourel-Roncière). Ce chiffre est rarement atteint cependant. C'est en hiver que la différence est le plus accentuée. En été, elle ne dépasse pas 6° à 8° et c'est déjà énorme ; entre 24° à l'ombre et 30° ou 32° du côté du soleil, il y a un abîme au point de vue du bien être. Les logements particuliers, qui ont leur atmosphère personnelle si on peut s'exprimer ainsi, atteignent des chiffres d'écart que les larges espaces des batteries ne connaissent pas. Là, l'air n'est plus brassé en tous sens et l'équilibre entre les deux murailles ne s'établit pas facilement. Aussi la différence d'un côté à l'autre atteint son maximum dans ces logements.

B. *Les matériaux de construction.* — Le bois est très mauvais conducteur de la chaleur et sa solidité, relativement minime, oblige à donner aux murailles des bâtiments une épaisseur considérable. De plus, grâce au volume des membrures, un espace vide, de dimensions variables comme ce volume, sépare le *bordé* du *vaigrage* (1). Pour ces trois raisons, on peut affirmer que l'intérieur de ces navires (et nous avons surtout en vue ici les bâtiments de guerre d'autrefois) est soustrait à l'influence du contact des milieux et à celle de la radiation solaire. Seules les relations de l'atmosphère du bâtiment avec l'air extérieur modifient sa température. Or, ces relations sont souvent trop restreintes et la chaleur du navire, influencée surtout par les facteurs intrinsèques que nous indiquerons

(1) On nomme *bordé* les pièces de bois appliquées sur le côté extérieur et *vaigrage* celles placées sur le côté intérieur des *membrures* qui les séparent l'un de l'autre.

tout à l'heure, présente une certaine constance, ou du moins elle est infiniment moins variable que sur les navires en fer.

Le fer, au contraire, a une conductibilité très grande, s'échauffe très vite et se refroidit de même. Sa résistance, sa densité ont conduit à donner aux murailles une minceur extrême. Les tôles des cuirassés ont quinze millimètres d'épaisseur ; sur certains torpilleurs elles n'en ont que trois. Dans de pareilles conditions le contact de l'eau peut soustraire d'énormes quantités de calorique aux compartiments inférieurs ; le contact de l'air lui-même cesse d'être indifférent ; les rayons solaires ont une action d'une intensité incomparable. D'une part, tout excès de calorique extérieur est promptement communiqué au navire et, d'autre part, tout excès de calorique intérieur lui est immédiatement soustrait. De là, ce grave inconvénient signalé dans tous les rapports médicaux qui concernent les bâtiments en fer : Etuves en été, glacières en hiver. En voici quelques exemples empruntés au rapport du docteur Chevalier sur le *Forbin*.

En hiver, la plus grande différence constatée entre l'air extérieur et le poste de couchage *le plus favorisé* du croiseur a été de + 3°. Le thermomètre du pont marquait 0°, celui du faux-pont marquait + 3°. Il est arrivé de ne constater qu'un écart de + 1° et même de + 0°,7 seulement (air extérieur 2°,5, faux-pont 3°,2). Or, ce faux-pont cube 750 mètres cubes et il est habité la nuit par 84 hommes. On comprend avec quelle rapidité il faut que le calorique lui soit soustrait par l'air ambiant et le rayonnement, pour que ces 84 habitants n'en puissent élever la température de plus de 1° à 3° au-dessus de celle du dehors. Les cuirassés ne sont pas mieux partagés sous ce rapport. Pendant que le *Hoche* faisait ses essais en rade de Brest (hiver 1890-91), la température de la batterie et du pont cuirassé s'abaissait au point que les hommes ne pouvaient dormir dans leurs hamacs à cause du froid, et se levaient pour se réchauffer en marchant.

L'inverse a lieu en été. Sur le *Condor*, en juin, le thermomètre marquant 18°,4 à l'air libre, on trouvait 24°,3 sous la teugue et 29° dans le faux-pont. Sur le *Duguesclin* on a relevé, dans la batterie, des chiffres supérieurs de 10° à la température de l'air prise sur le pont. On pourrait passer en revue tous les navires actuels sans rencontrer un seul fait qui fût en contradiction avec ceux-là.

Le mode de construction agit aussi sur la thermométrie des bâtiments. C'est ainsi que toute la partie submergée, qui est formée d'une double coque dont les deux lames sont séparées par la largeur des couples, est garnie sur toute son étendue d'un épais matelas d'air qui diminue dans une sensible mesure la solidarité thermique entre l'eau et l'intérieur de la carène. Au-dessus de la flottaison au contraire la coque est simple. Il y a lieu de tenir compte également, pour certains compartiments de la cale, de la présence des soutes à charbon disposées en ceinture autour des chaufferies et des machines auxquelles elles forment une couche isolante très efficace. Les très petits bâtiments (torpilleurs, avisos-torpilleurs, canonnières cuirassées) ont leurs soutes à charbon installées suivant un plan horizontal, entre les plafonds des compartiments habités et le pont. Cette disposition est, à priori, favorable à l'égalisation de la température : c'est un abri contre le soleil du jour et le rayonnement de la nuit. Mais on ne possède pas de documents sur ce point.

C. *Les machines.* — Lorsqu'on songe que sur les cuirassés, près des deux tiers et, sur les croiseurs, les quatre cinquièmes de la carène immergée sont occupés par les chaufferies, les machines motrices et les auxiliaires ; que cet immense espace est sillonné par des kilomètres de tuyaux de vapeur ; qu'il contient d'énormes masses de fer ; on se rend compte de la part prépondérante qui revient aux machines dans les modifications de la température des étages qu'elles occupent et de ceux qui leur sont immédiatement superposés. Leur influence se fait sentir pendant leur repos et pendant leur marche.

Dans le premier cas, elles agissent par la soustraction calorique qu'elles exercent en vertu de la conductibilité de ces grandes quantités de métal. En hiver, les chambres des machines sont froides, lorsque le bâtiment est au mouillage depuis quelques jours.

Mais c'est à la mer, lorsque les feux sont allumés, que les machines tiennent véritablement sous leur dépendance la température de presque tout le bâtiment et, plus particulièrement, des tranches comprises entre les chaufferies et l'arrière. Et ce ne sont pas seulement les compartiments situés sous le pont cuirassé ou, pour employer une expression plus générale, au-dessous du faux-pont, qui présentent cette élévation du thermomètre. Le faux-pont tout entier la subit. Sur les bâtiments de combat, où le pont cuirassé existe, la chaleur est assez uniformément répandue partout. Si on excepte l'avant jusqu'aux chaufferies, l'augmentation de température de la carapace d'acier est presque partout sensible à la main. Sur les autres navires, elle se restreint aux parties du faux-pont immédiatement situées au-dessus des machines et des chaufferies.

L'influence de la machine sur l'ensemble du navire n'est donc pas négligeable ; mais l'hygiène a surtout à s'en préoccuper au point de vue de la quantité de chaleur dégagée dans les compartiments mêmes où sont placés les chaudières et les appareils moteurs. Là le thermomètre atteint des degrés parfois si élevés que l'on a vu des hommes tomber devant les feux. Il y a une différence à cet égard entre les chambres de chauffe et les machines. Autrefois les premières offraient une température beaucoup plus élevée que les secondes. Dans la thèse de Bourel-Roncière on voit que les températures de 65°, 70° et jusqu'à 80° n'étaient pas rares dans les chambres de chauffe, où le séjour devenait impossible au point qu'on était obligé, comme sur l'*Avalanche* dans le détroit de Malacca, de laisser tomber les feux (1). On retrouverait encore des conditions analogues à celles-là sur quelques paquebots et dans certains parages, la *Mer Rouge* par exemple. Mais elles sont devenues l'exception et le séjour devant les feux est moins pénible aujourd'hui que le séjour au poste de manœuvre. Sur les croiseurs du type *Vautour*, *Condor*, *Forbin*, etc.., la température des chaufferies varie, en hiver, de 36° à 41°, et ne dépasse pas 50° en été (ce dernier chiffre a été relevé sur le *Forbin* le 11 et le 12 août 90, trois chaudières étant allumées, la brise étant très faible). Dans les machines de ces mêmes bâtiments, le thermomètre a varié, cet hiver, de 30° à 39°5 et en été il s'est élevé jusqu'à 62°. A l'air libre on avait noté dans le premier cas (fin de mars) de 10° à 19°5, et dans le second (mi-août) de 17°4 à 28°5. Les écarts maximum ont été : dans les chaufferies, de 40° en hiver et de 30°5 en été ; dans les machines, de 20° seulement en hiver et de 37°5 en été.

Le fait est peut être encore mieux marqué sur les cuirassés, où la température des chaufferies atteint rarement 40°, tandis que dans les machines on voit la colonne mercurielle dépasser 55°, atteindre 58°, sans descendre jamais au-dessous de 35° à 40°. Ces hautes températures se produisent rapidement après l'allumage des feux. Au bout de 24 heures de chauffe, la moyenne thermométrique n'augmente plus. Mais le refroidissement de ces masses métalliques et surtout celui de l'énorme quantité d'eau des chaudières chauffées à 130° et 140°, est beaucoup plus lent. Il demande plusieurs jours, pendant lesquels les locaux adjacents aux machines et aux chaufferies continuent à ressentir leur influence.

Il a été fait peu de recherches à cet égard. Des observations de Bourel-Roncière, sur les cuirassés, en 1875, et de celles que nous avons faites nous-mêmes sur les types récents, il ressort que la durée du refroidissement était de 4 jours sur les anciens cuirassés, et qu'il est de 8 jours sur les nouveaux. Il y a aussi une différence dans la rapidité avec laquelle se rétablit l'équilibre avec l'air extérieur suivant qu'on envisage les chambres de chauffe ou celles des machines. Dans les deux groupes d'observations, les chaufferies se sont refroidies plus vite que les machines. La différence a été de deux jours en faveur des dernières dans nos recherches personnelles. Ce résultat va à l'encontre de ce qu'on aurait pu prévoir, car les organes des machines sont beaucoup moins chauffés que l'eau des chaudières, et leur chaleur spécifique est beauconp moindre. Il en est d'autant plus intéressant, parce qu'il démontre la puissance de la ventilation qui est forcément beaucoup plus active dans les chaufferies. Les machines autres que l'appareil moteur (condenseur auxiliaire, machines de pompage, dynamos, servo-moteur), exercent une action identique. Ce serait une répétion inutile que de donner encore des chiffres d'où ne ressortirait aucune conclusion nouvelle.

(1) Bourel-Roncière, *Considérations sur les conditions hygiéniques des chauffeurs et mécaniciens, etc.*, Montpellier, 1864.

D. *Les appareils d'éclairage et de chauffage.* — Les facteurs de la thermométrie qu'il nous reste à envisager encore n'ont qu'une importance secondaire, comparés à ceux qui précèdent. Ils sont loin d'être négligeables cependant. Les bougies stéariques et les lampes à huile disparaissent rapidement devant la rapide extension de la lumière électrique. Ils avaient, d'ailleurs, beaucoup plus d'inconvénients, comme sources de viciation de l'air, par l'acide carbonique et les produits empyreumatiques résultant de leur combustion, que par la quantité de calorique émise. Cependant il est au moins curieux de savoir qu'il se brûlait, chaque nuit, à bord d'un grand bâtiment, 4^{kg} de bougie et 27^{kg} d'huile. D'après le calcul de Bourel-Roncière, il s'en dégageait 154.239 calories, chiffre trop faible, parce qu'il ne tint compte, dans son calcul, que du carbone, en négligeant l'excès de l'hydrogène libre sur celui déjà combiné avec l'oxygène. Il faudrait presque doubler le nombre.

Le charbon de terre consommé pour les cuisines, le four et le chauffage des poêles dans les appartements du commandant et les carrés des officiers, représente une somme de 3.200.000 calories environ. C'est encore trop peu pour modifier sensiblement la température du bâtiment pris dans son ensemble (1). Mais c'est plus que suffisant pour élever, jusqu'à les rendre parfois inhabitables et toujours insalubres, les parties voisines de ces appareils. Or, on a eu jusqu'ici l'habitude essentiellement regrettable de loger le four dans le faux-pont et les cuisines dans la batterie.

E. *L'équipage.* — Il n'y a pas lieu de tenir compte de l'influence de ce facteur sur la thermométrie diurne. Les hommes sont espacés, vivent beaucoup au dehors et toutes les ouvertures aératoires sont ouvertes. Il n'en est pas de même pendant les heures de la nuit qui les réunissent dans leurs postes de couchage, où nous avons vu qu'il règne un encombrement réel. Aussi la température des étages habités la nuit s'élève-t-elle toujours au-dessus de la température extérieure. Dans le pont principal du *Hoche,* cet écart a été de 8°,5 à 10° en hiver et de 7° à 8° seulement en été. Dans la batterie du même cuirassé rendue par sa disposition plus sensible aux influences saisonnières, l'écart n'a jamais dépassé 4°. Nous ne connaissons pas d'autres recherches sur ce sujet. Elles auraient pourtant quelque intérêt. Il est facile de comprendre qu'un équipage de 600 hommes qui dégage, en 12 heures de nuit, de 5 à 600,000 calories, puisse élever notablement la chaleur des locaux où il séjourne. Ce qui est vrai des bâtiments à fort tonnage est vrai des autres ; en effet, on a vu, à propos de l' « encombrement » et du « cubage », que la proportion restait presque invariable sur les divers navires entre le chiffre de l'effectif et le volume des compartiments et des étages où couchent les matelots.

(1) Une partie extrêmement faible de ce nombre est seule rendue libre et concourt à l'échauffement du milieu ambiant.

2° MOYENS DE MODIFIER LA TEMPÉRATURE INTÉRIEURE. — Les développements qui précèdent rendent inutile le détail des observations concernant les divers compartiments pris isolément. Aucun intérêt spécial ne s'attacherait à cette étude pour laquelle d'ailleurs les documents font à peu près défaut. Elle ne s'adresserait qu'à des locaux généralement inhabités, à des postes occupés seulement pendant très peu de temps et à des intervalles plus ou moins éloignés. Telles sont les diverses soutes qui, avec les machines et les chaufferies, occupent toute la partie immergée de la carène. Il est plus intéressant d'étudier maintenant les moyens de soustraire, dans la limite du possible, les navires à l'action des modificateurs thermiques.

Les chiffres que nous avons cités démontrent la nécessité de lutter soit contre la chaleur, soit contre le froid. Si l'on admet, avec la plupart des hygiénistes, qu'on ne doive supporter, dans une habitation collective où l'on passe de longues heures immobile (et tel est le cas des équipages, pendant la nuit, à l'heure des repas ou de l'école élémentaire), ni moins de 14° à 15°, ni plus de 20° à 21°, — ce dernier degré étant déjà considéré comme trop élevé, — il est parfaitement évident que les navires se trouvent chaque jour en deçà et au-delà de ces limites et doivent être tantôt rafraîchis, tantôt réchauffés.

A. *Abaissement de la température.* — Les moyens dont on dispose dans ce but sont très restreints et très insuffisants. Ce sont : les *tentes* et *rideaux*, l'*arrosage*, l'*ouverture des orifices aératoires*, le *panca*, etc...

Les *tentes* n'ont pas seulement pour effet d'abriter les hommes contre l'action des rayons solaires. Elles abritent aussi les ponts, les ouvertures des panneaux, les claire-voies et s'opposent par là, dans une faible mesure, à l'échauffement des logements situés au-dessous des ponts, dunettes et teugues. Leur action est de peu de durée car, pendant les premières heures et les dernières de la journée, les rayons solaires, très obliques, passent, en grande partie, sous les tentes devenues inutiles. Dans les pays chauds, leur épaisseur est insuffisante et il n'est que prudent de les doubler avec les tauds, en laissant entre les deux toiles une distance de quelques centimètres, de manière à intercepter une couche d'air isolante.

Les rideaux de tente se suspendent verticalement entre le bord des tentes et les bastingages du côté du soleil, et parent à l'inconvénient qui vient d'être signalé. Ce n'est pas toujours sans en faire naître un autre. Ils s'opposent à la libre circulation de l'air sur le pont et, par suite, dans les panneaux. Le défaut de ventilation qui en résulte fait souvent regretter la mise en place des rideaux. On y obvie dans une certaine mesure en relevant un peu leur partie inférieure.

Les rideaux de carène rendent des services plus appréciables que les précédents. Attachés par leur bord supérieur aux bastingages, et maintenus écartés de la muraille du navire par des arcs-boutants de

3m,50 à 4 mètres de longueur, ils pendent presque jusqu'à l'eau, protégeant toute la surface latérale contre la radiation solaire. Sur les navires en fer, étant donnée l'inclination défectueuse de leurs parois, cet abri est précieux. Bien qu'il gêne un peu, lui aussi, la circulation de l'air, son action ne s'en fait pas moins très heureusement sentir et produit des abaissements de température variant de 3° à 6°. Pour obtenir ce bénéfice très appréciable il faut avoir soin d'établir les rideaux de carène avant que la muraille n'ait été échauffée et les enlever dès que le soleil cesse de la frapper. Cette recommandation banale est à souligner cependant, car il arrive trop souvent que, pour divers motifs, on installe et on enlève les rideaux trop tard, oubliant que s'ils empêchent l'échauffement ils ne le diminuent pas quand il est produit. Bien au contraire, lorsqu'ils sont laissés en place au-delà du temps nécessaire, ils s'opposent au refroidissement qu'amèneraient une ventilation et un rayonnement plus actifs. Une des raisons qui empêchent que les rideaux ne soient toujours installés au moment voulu, c'est l'évitage des navires qui varie avec la direction de la brise ou avec la marée, exposant alternativement au soleil l'une et l'autre muraille. Or c'est un travail long et qui occupe beaucoup d'hommes, que de faire passer les rideaux de carène d'un bord à l'autre. De là des retards nombreux et souvent prolongés qu'on éviterait en munissant les bâtiments d'un double jeu de toiles installées à poste fixe au mouillage, pendant l'été. Il suffirait de les laisser tomber du bord ensoleillé et de les serrer de l'autre ; les deux choses se feraient avec la plus grande rapidité et le bien être des hommes et des officiers en serait très accru.

L'arrosage est un excellent moyen de réfrigération qu'on n'utilise pas assez largement. On se borne habituellement à projeter avec la main, sur les parties du pont que le soleil atteint, de l'eau de mer puisée dans un seau. Il faut subir, dans les pays les plus torrides du globe, des températures tout à fait excessives pour voir arroser les tentes. Or les tentes, les rideaux de tente et de carène devraient être arrosés constamment, même dans nos climats, pendant les fortes chaleurs. Il n'y a aucun inconvénient à employer pour cela de l'eau de mer que les nombreuses prises d'eau des collecteurs d'incendie permettraient de projeter, avec une lance, aussi souvent qu'il serait nécessaire. Il va sans dire que l'arrosage extérieur seul est recommandable et qu'il ne faut jamais mouiller les ponts des étages intérieurs. C'est déjà trop du lavage quotidien.

L'arrosage des murailles elles-mêmes serait encore plus utile que celui des tentes et des rideaux. Mais le procédé de la lance n'est plus praticable ici où l'arrosage devrait être continu. Ne serait-il pas facile de faire courir, tout autour des bastingages, un tuyau branché sur le collecteur d'incendie et percé d'une infinité d'orifices par où de l'eau s'écoulerait incessamment sur les murailles, en une couche très mince dont le contact et surtout l'évaporation abaisseraient la température intérieure mieux qu'aucun autre procédé, et rendraient inutile l'usage actuellement indispensable mais insuffisant des toiles de carène.

L'ouverture des orifices aératoires est une mesure sur laquelle il n'y a pas à insister. Si l'occlusion hermétique des appartements à terre en maintient la fraîcheur, à bord l'emploi de ce moyen transformerait le navire en étuve et rendrait l'éclairage artificiel obligatoire. Tout doit être ouvert le plus largement possible, la partie basse des sabords doit être abaissée, les panneaux dégagés, les portes des chambres rabattues (1), pour favoriser l'aération de tous les recoins du navire.

La manœuvre du *panca* consiste à imprimer des mouvements de va et vient à une large bande d'étoffe tendue sur un cadre léger qui oscille, à la manière d'un éventail, au-dessus des tables des carrés et salons à manger. L'appareil brasse l'air, y détermine de rapides courants qui activent l'évaporation de la sueur sur les parties découvertes du corps et procurent ainsi une agréable sensation de fraîcheur. Très limité dans ses applications, le panca est un raffinement de confort pour un petit groupe de privilégiés, états-majors et passagers des places de luxe. Il ne faut rien lui demander de plus.

Rappelons, parmi les moyens dont l'emploi est facile, la substitution d'une peinture claire, blanche ou grise, à la peinture noire dont on s'obstine à peindre les coques des bâtiments. La différence entre le pouvoir absorbant du noir et du gris pour les rayons calorifiques est telle, que sur les navires où les effets du changement de peinture ont été étudiés, on a observé, toutes conditions de saison, de climat et de temps étant égales par ailleurs, des écarts de température d'une étendue moyenne de 3°, selon que les murailles étaient peintes en noir ou en gris. Les paquebots, transports et, en général, tous navires autres que ceux de combat qui seuls ont besoin de ne posséder qu'une visibilité réduite au minimum, devraient adopter franchement la couleur blanche. Leur valeur hygiénique y gagnerait.

Un dernier procédé de réfrigération dont l'application à l'hygiène navale nous paraît pratique, c'est l'emploi de l'air comprimé dont la détente produit des abaissements de température considérables. Nous ne pouvons que le signaler, car il est seulement encore à l'étude, bien qu'on l'ait déjà fait servir à la production du froid sur les steamers qui transportent des viandes abattues d'Amérique en Europe et qu'il doive être prochainement expérimenté comme mode de réfrigération des soutes à poudre, sur les cuirassés. Il faut demander avec instance, si ces expériences donnent des résultats favorables, qu'on essaie d'étendre l'application de l'air comprimé à la diminution de la chaleur dans tous les compartiments habités.

(1) Cette dernière mesure est naturellement laissée à la volonté des officiers qui habitent ces chambres ; elle n'est indiquée ici qu'à titre de conseil.

B. *Élévation de la température. Chauffage.* — On est, ou du moins on pourrait être mieux armé, à bord, contre le froid que contre la chaleur. Mais, jusqu'à présent, on s'est borné à mettre des poêles dans les carrés d'officiers, dans les salles à manger, dans les salons et les chambres des amiraux et des commandants. Partout ailleurs il n'y a rien ; et cependant, sur les bâtiments modernes aux minces coques d'acier, l'abaissement de la température, on l'a vu plus haut, est parfois intolérable. Tous les médecins-majors de cuirassés et de croiseurs, dont nous avons pu consulter les rapports, sont unanimes sur ce point : il faut chauffer les navires en hiver. Lorsque le ministre de la marine fit demander, il y a cinq ans, l'avis des commandants et des médecins des escadres, la conclusion de toutes les réponses fut la même. La seule opposition élevée contre le chauffage fut formulée, au ministère même, par le président du conseil supérieur de santé qui était, à cette époque, M. Béranger-Féraud. Bien qu'il ait transpiré peu de chose de la discussion qui eut lieu à ce sujet au Conseil des Travaux, on peut dire que l'argument principal fut celui-ci : En chauffant les bâtiments, on expose les hommes à subir, lorsque le service les appelle à l'extérieur, surtout la nuit, des transitions de température plus étendues et par suite plus dangereuses.

Cette crainte provenait uniquement d'une idée erronée de ce que l'on doit demander au chauffage. Il ne s'agit pas, en vérité, de transformer les étages et compartiments habités en autant d'étuves ou de fournaises, mais seulement d'en relever un peu la température, pour ne pas laisser, à l'avenir, les équipages exposés à l'action prolongée d'un froid très vif, surtout pendant les heures d'immobilité du sommeil. Le relèvement de la température entraîne, comme une heureuse conséquence, la diminution de l'humidité, l'augmentation du pouvoir desséchant de l'air. L'hygiène ne peut qu'y gagner ; c'est une question qui ne fait plus doute aujourd'hui. Elle sera prochainement résolue dans la marine française, comme elle l'est dans plusieurs marines étrangères, en faveur du chauffage dont il reste à choisir le meilleur procédé. Si l'on met à part les carrés, les chambres communes, les salons des officiers de tous grades, on ne peut s'adresser au chauffage par les poêles ordinaires. Ils seraient dangereux dans les chambres particulières et plus qu'insuffisants dans les batteries. Pour les autres logements, au contraire, ils sont parfaits, donnent l'illusion de la cheminée de nos maisons et la gaîté que procure la vue de la flamme. Là où ils existent, il faut les conserver ; rien ne les remplacerait. Partout ailleurs il faut trouver autre chose. Or de tous les moyens de transport de la chaleur le plus efficace, le plus puissant, le plus commode à manier, c'est le transport par la vapeur. Ni l'air chaud, ni l'eau chaude (1) ne nous semblent être pratiques à bord des

(1) La marine danoise a cependant adopté, au moins pour quelques-uns de ses navires, le chauffage à l'eau chaude. L'eau refoulée dans un bouilleur par une pompe, en sort très

navires. La vapeur dégage par sa condensation une quantité considérable de calorique, elle circule avec une très grande rapidité et peut parcourir, sans se refroidir sensiblement, une très longue étendue de tuyaux. On la distribue avec une extrême facilité, elle se prête à toutes les combinaisons, à toutes les complications du tuyautage et, enfin, on l'a sous la main constamment, en quantité aussi considérable qu'on le désire.

Les détails de l'installation ne sont pas de notre ressort mais on ne peut les regarder comme susceptibles de constituer une difficulté sérieuse lorsqu'on songe qu'à *New-York*, depuis six ans, il existe une distribution de chaleur à domicile, au moyen d'une canalisation de vapeur à haute pression installée dans les rues. La construction d'un appareil de chauffage à la vapeur est donc facile et son fonctionnement serait assuré sur les navires par un personnel mécanicien hors ligne (1).

Les marines qui ont appliqué déjà ce mode de chauffage en ont imaginé deux systèmes. Le premier, plus compliqué, se compose d'un tuyautage parcourant les parties habitées et sur lequel sont branchés des calorifères à tuyaux verticaux, dont la communication avec les conduits d'introduction peut être établie ou supprimée à volonté, à l'aide de robinets. L'avantage de ce système est de rendre indépendants les divers locaux et de permettre de graduer, dans chacun d'eux, la température au degré voulu.

Le second, plus récent et plus simple, consiste seulement en un tuyautage circulant des deux bords, dans tous les endroits où des hommes sont appelés à séjourner. Il longe le pied des cloisons d'aménagements où une grille en bronze le protège et met à l'abri de son contact. Cet appareil fonctionne avec de la vapeur à basse pression, bien qu'elle soit prise aux grandes chaudières où la pression est de 5 kilog., parce qu'un détenteur la ramène à 1 kilogr. Dans ce système le diamètre des conduits est de 5 centimètres et la surface réchauffante est de $0^{m^2},32$ par mètre cube. Le diamètre des tuyaux doit varier suivant les dimensions de l'espace à réchauffer et on est amené à leur adjoindre des modérateurs, et à installer dans certains points des écrans, etc...

En résumé, ce dernier système paraît supérieur pour tous les espaces d'un grand volume. Dans les chambres particulières on le combinerait heureusement avec les calorifères à tuyaux verticaux, qui permettent à l'habitant de régler lui-même la température de son habitation. En ce cas, le gros tuyau de distribution passerait en dehors des chambres et il en partirait, au niveau de chacune d'elles, un conduit de plus petit diamètre, destiné à l'alimentation du calorifère.

chaude, se distribue dans un système de conduits ramifiés et revient froide à la pompe qui la ramène au bouilleur. C'est une véritable circulation, où les pertes de liquide sont réduites presque à rien.

(1) Pour les détails d'installation du chauffage à la vapeur à terre, voir *F. et E. Putzeys*, l'*Hygiène dans la construction des habitations privées*, et *Richard* et *J. Rochard*, article *Habitations*, dans l'*Encyclopédie d'Hygiène*, tome III, p. 616 et suiv.

A bord du *Hoche*, pendant son armement au port de Brest, il a été fait un essai très restreint de chauffage à la vapeur pour l'hôpital du bord, pour la salle à manger de l'amiral, pour le carré des officiers et pour les chambres du commandant et du chef d'état-major. Les appareils, fabriqués à bord par les moyens de la machine, sont des serpentins en cuivre, logés dans une enveloppe protectrice de même métal percée de trous nombreux pour le passage de l'air. L'enveloppe cylindrique a $0^m,70$ de haut sur $0^m,40$ de diamètre. Le serpentin y décrit cinq tours de spire; il est formé d'un tuyau de 3^{cm} de diamètre. Les appareils construits pour les chambres sont de dimensions un peu plus restreintes. Les résultats en ont été à demi satisfaisants. La proportion de la surface réchauffante au volume de l'espace à réchauffer n'a pas été assez bien établie. Les fuites sont fréquentes, d'abord parce que la vapeur arrive à haute pression dans les conduits, et parce que ces conduits de distribution, d'un trop faible diamètre, n'ont pu être munis de *compensateurs*. Ce défaut permet à la dilatation longitudinale, très appréciable sur des tuyaux de 20 à 30^m de longueur, d'exercer des tractions sur les joints qui cessent d'être hermétiques. Malgré ces défauts, on a retiré de l'usage de ces poêles à vapeur de très bons effets dans l'hôpital, où la température s'est maintenue pendant une série d'observations à 10°, 12° et 13°, alors que le thermomètre extérieur marquait, aux mêmes moments, 1°, 2°2, et 3°5.

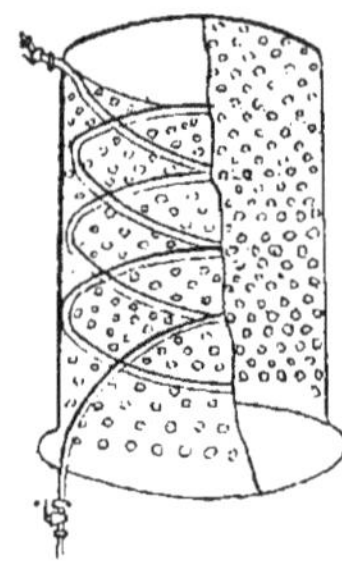

Fig. 28. — Poêle à vapeur de l'hôpital du *Hoche*.

Les essais du *Hoche* sont donc encourageants malgré tout et, d'ailleurs, l'expérience des autres marines est très concluante en faveur du chauffage à la vapeur.

Tel était, il y a deux ans, au moment où les lignes qui précèdent furent écrites, l'état de la question du chauffage. Comme nous le faisions prévoir, elle a été résolue depuis. Si l'on excepte la *Romanche*, navire chargé de l'observation du passage de Vénus, au cap Horn, et qui fut, en raison de cette campagne spéciale, munie d'un système de chauffage à la vapeur, le premier bâtiment où on ait fait des essais sérieux de ce système fut le *Requin*, garde-côte cuirassé faisant partie de l'escadre du Nord. L'installation était rudimentaire et les résultats laissèrent beaucoup à désirer. La description et les appréciations qui suivent sont dues au docteur Guézennec, qui était, à cette époque (1890-1891), le médecin-major du *Requin*.

« La vapeur circulait dans un tuyautage appliqué sur le plancher de l'hôpital, dont il suivait tous les contours. Un serpentin-poêle était interposé en dérivation sur son parcours dans la pharmacie. La conduite était branchée sur le tuyau de distribution des machines de pompage, sous le pont cuirassé; après s'être élevée jusqu'au compartiment le plus élevé du bord, dans l'hôpital, elle retournait dans les parties profondes du bâtiment, à la bouteille d'évacuation des purges des machines auxiliaires.

Le chauffage de l'hôpital était ainsi obtenu facilement. Un thermomètre suspendu au milieu du local permettait d'y entretenir une chaleur à peu près constante de 15° à 18°.

Mais l'appareil ne régularisait pas lui-même la constance de la température. Il fallait observer fréquemment le thermomètre pour interrompre ou rétablir, suivant le besoin, la circulation de la vapeur. De plus, le système nécessitait la présence d'un homme entendu, pour la manœuvre des soupapes. Enfin les soupapes et les robinets étaient d'une étanchéité insuffisante, projetaient constamment des jets de vapeur qui retombaient en pluie sur le plancher et entretenaient une humidité désagréable ».

Cette installation sommaire et défectueuse avait été réalisée par les moyens de l'arsenal de Cherbourg. On s'est adressé depuis aux maisons Grouvelle-Arquembourg et Geneste-Herscher, dont les appareils sont actuellement en service sur les cuirassés *Formidable* et *Neptune*, sur les croiseurs *Troude*, *Suchet*, *Isly*, *Surcouf*, *Chasseloup-Laubat*, *Bugeaud*, etc., etc.

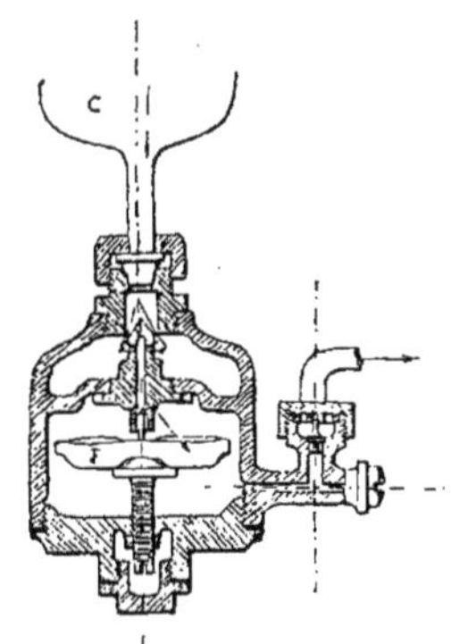

Fig. 29. — Coupe verticale de la boîte du purgeur Herscher, dont le jeu est dû aux changements de volume de la capsule d'alcool située dans la grande cavité de la boîte.

Le point essentiel de ces appareils est de permettre le chauffage indépendant de chaque local, c'est-à-dire de permettre de faire fonctionner ou non, à volonté, chacun des poêles.

Ceux-ci sont établis en dérivation entre des tuyaux de vapeur et des tuyaux de purge. Entre le pied de chaque poêle et le branchement du tuyau de purge existent une soupape destinée à empêcher les retours d'eau dans le poêle, quand le vide s'y produit après l'extinction, et un mécanisme empêchant la vapeur d'envahir le collecteur de purge. Le purgeur de la maison Herscher, dont nous donnons une coupe dans la figure ci-jointe, consiste en une boîte contenant une capsule en laiton remplie d'alcool et reliée d'une part à une vis dont l'écrou appartient au bâti du poêle, de l'autre au clapet d'une soupape isolant le poêle de la canalisation de retour. La vis du purgeur étant bien réglée, si l'eau s'accumule au bas du poêle, la soupape en question s'ouvre et l'eau s'échappe. Mais dès que la vapeur tend à prendre le même chemin, la capsule remplie d'alcool se dilate et vient fermer le pied du poêle.

La maison Grouvelle remplace le purgeur des pieds de poêles par un diaphragme de tête. C'est une pièce de bronze, placée sur le parcours de la vapeur et percée seulement d'un très faible orifice. Cet orifice est calculé en tablant sur un écart de température raisonnable entre l'air extérieur et l'atmosphère du local à chauffer, de telle sorte qu'il ne puisse laisser passer dans un temps donné qu'une quantité de vapeur un peu inférieure à celle que le poêle qu'il dessert peut condenser.

Le plus grand diamètre de ces orifices, suffisant pour alimenter un poêle quelconque par écoulement continu de vapeur, n'a pas dépassé 2^{mm}. Cela explique pourquoi il n'est pas pratiquement réalisable de régler le fonctionnement d'un poêle à vapeur en manipulant son robinet de tête, car à peine celui-ci est-il entr'ouvert qu'il offre déjà une section plus que suffisante pour le débit de la vapeur nécessaire, Il n'y a donc d'autre ressource que de supprimer totalement ce débit dès que la température obtenue devient plus élevée.

Mais on peut régler le fonctionnement de l'ensemble des poêles, en modifiant la pression de régime du tuyautage de vapeur. On y arrive par l'emploi de détendeurs placés à la tête des collecteurs de vapeurs. Ce serait sortir de la question hygiénique proprement dite que de décrire ici les divers détendeurs des appareils Grouvelle et Herscher.

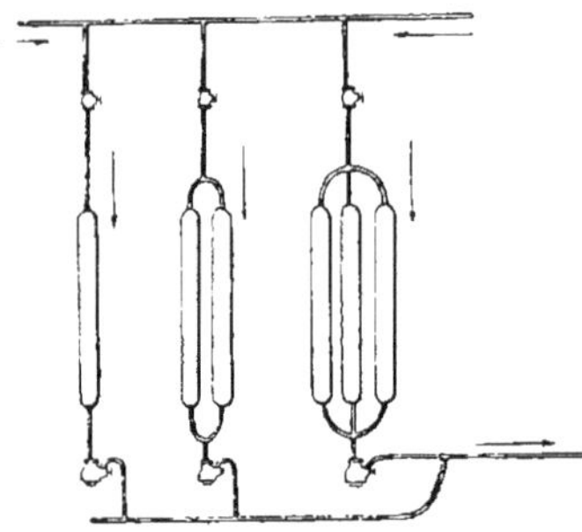

Fig. 30. — Schéma des appareils de chauffage. — Poêles simple, double et triple. — Les flèches indiquent le sens de la circulation de la vapeur dans la canalisation d'arrivée, dans les poêles et dans les tuyaux de purge.

Le schéma ci-dessus fait comprendre très suffisamment l'ensemble du système de chauffage.

La conduite principale est branchée sur un collecteur général venant des chaufferies. Le tuyautage de vapeur est installé sous les plafonds, le tuyautage des purges suit le ras des ponts, pour aboutir à une bâche. Toutes les canalisations sont en cuivre rouge sans soudure. Les diverses parties de la canalisation sont réunies au moyen de manchons et de raccords en bronze fileté à joints en plomb prisonnier qui assurent une complète étanchéité.

Les appareils de chauffage sont constitués par des fûts cylindriques en cuivre rouge sans soudure. Dans les entreponts, le chauffage est réalisé au moyen d'une ou de plusieurs lignes de tuyaux également en cuivre rouge. Sur le *Chasseloup-Laubat* et le *Bugeaud*, les divers locaux fermés, (carrés, chambres, hôpital, etc...), sont chauffés par 32 poêles simples, 7 poêles doubles, 3 poêles triples. Les surfaces chauffantes varient pour ces divers poêles de $0^{m^2},25$ à $1^{m^2},25$. Les entreponts (pont des gaillards et faux-pont), sont chauffés par des tuyaux de chauffe et la canalisation représentant en tout $73^{m^2},64$ de surface chauffante, dont $41^{m^2},94$ pour le pont des gaillards et de $31^{m^2},70$ pour le faux-pont. La surface chauffante est de $0^{m^2},04$ par mètre cube du premier, est de $0^{m^2},03$ par mètre cube du second. Ces moyennes, très variables du reste suivant les locaux et les régions envisagées, ont été calculées très largement pour obtenir une température intérieure supérieure de 12° à la température extérieure quand celle-ci ne dépasse pas 5°, et pour maintenir, dans les autres cas, un minimum de 17°.

Les résultats obtenus ont plutôt dépassé ces prévisions. D'après la note fournie par M. l'ingénieur de la marine Moissenet (1), au sujet des essais faits sur l'*Isly* et le *Surcouf*, on obtint le 29 décembre 1893, après deux heures de chauffe, une température de 19°,3, le thermomètre extérieur marquant 11°. Le lendemain on obtint 20°,3, le thermomètre extérieur marquant 10°. Deux autres essais, dans des conditions identiques donnèrent une moyenne de 20°,9. C'est 2 à 3 degrés de plus qu'il n'est utile et prudent d'atteindre. Nous avons vu plus haut que les limites hygiéniques sont comprises entre 14° et 21°.

Nul doute qu'avec les progrès à intervenir dans les installations de chauffage et avec l'expérience qu'on acquerra de leur manipulation, on arrive à se maintenir entre ces chiffres extrêmes. C'est une question de tour de main à acquérir. Il serait prématuré de déclarer le chauffage inapplicable et dangereux d'après ces premières tentatives. On ne doit pas perdre de vue que les essais ci-dessus mentionnés eurent lieu par des journées d'hiver d'une douceur exceptionnelle. Mais quand le thermomètre marquera entre 0° et 5° ou 6°, ce qui n'est pas rare, l'intérieur des bâtiments sera maintenu entre 14° et 18°, et ce sera parfait (2).

Les appareils de chauffage sont installés depuis trop peu de temps pour qu'on puisse tirer quelque conclusion de l'examen des statistiques médicales des bâtiments qui en ont été dotés. La marine se montre défiante à leur égard. Il faut avouer qu'il en est presque toujours ainsi des changements qui viennent modifier ses pratiques séculaires. Il ne serait point difficile d'entasser de solides arguments en faveur du chauffage. Mais ce serait enfoncer une porte ouverte. Disons seulement pour résumer tous les plaidoyers qu'on a pu faire à cet égard, que partout, et de tout temps, les hommes se sont chauffés pendant la saison rigoureuse et sous les climats froids. Les résultats de cette expérience universelle sont indiscutables, et on considère comme un dernier degré du malheur et de la misère d'en être réduit à manquer de feu pendant l'hiver. On chauffe les écoles et on chauffe les casernes. A bord même, on chauffe les officiers. Pourquoi les matelots seraient-ils les seuls à rester encore exposés sans remède aux souffrances du froid? Si haut que parle ici l'hygiène, il semble qu'on entende une voix plus élevée encore que la sienne, parler dans le même sens. Et, en effet, à côté de la question

(1) Nous avons également emprunté à cette note de M. Moissenet la plus grande partie des détails qui précèdent. Elle est datée du 24 avril 1894.

(2) Les résultats obtenus sur la *Manche* pendant sa mission à l'île Jean-Mayen et au Spitzberg ont été très satisfaisants à cet égard. Le médecin-major de ce navire a loué sans réserve l'application du chauffage à la vapeur sur ce bâtiment. Il lui a attribué l'excellence de l'état sanitaire de l'équipage pendant une campagne dont les conditions hygiéniques, à priori, étaient très défavorables.

hygiénique pure, il y a, dans cette affaire du chauffage des bâtiments, une question d'humanité non moins pressante. Celle-ci devrait suffire à elle seule à entraîner les convictions les plus hésitantes.

§ II. — Eclairage

L'importance de l'éclairage est beaucoup moindre que celle des autres facteurs hygiéniques déjà étudiés ; cependant son action est plus complexe peut-être, car il joint à l'action générale de la lumière sur l'économie son action plus restreinte mais plus certaine et plus marquée encore sur le sens de la vue, et il ajoute à cela les modifications qu'il est susceptible de produire dans les qualités de l'atmosphère du navire, soit au point de vue de sa constitution chimique, soit au point de vue de la température. Comme partout ailleurs l'éclairage est naturel ou artificiel, suivant les heures et les parties du bâtiment qu'on envisage.

I. Eclairage naturel. — Il est distribué à bord par les mêmes ouvertures qui servent à l'aération naturelle, panneaux, sabords et hublots, avec ces réserves que les panneaux servent beaucoup plus à l'aération qu'à l'éclairage, tandis que c'est le contraire pour les hublots. En outre un certain nombre d'orifices munis de verres lenticulaires ne sont pas disposés pour être ouverts ; tels sont les hublots du pont sur les petits bâtiments.

Les panneaux éclairent peu en raison de leur petit nombre, de leurs dimensions toujours étroites proportionnellement à celles de la surface à éclairer, de l'épaisseur de leurs parois verticales et du peu de hauteur de l'étage situé au-dessous d'eux (1). Si l'étage où sont ouverts les panneaux du pont supérieur est mal éclairé par eux, que dire des étages inférieurs ? La diminution de la lumière qui leur est fournie s'accentue, à mesure qu'on descend, avec une incroyable rapidité. Sur les vaisseaux à deux batteries, le faux-pont, qui n'était que le troisième plan au-dessous du pont, était noir comme une cave ; à peine voyait-on à s'y conduire au pied même des échelles.

Les sabords sont les fenêtres de l'habitation nautique. Aujourd'hui qu'on les fait très grands (ceux des derniers cuirassés ont environ deux mètres carrés d'ouverture), ils donnent dans la batterie un très bel éclairage. A la mer, on est obligé de les fermer souvent et la lumière ne pénètre plus que par les orifices circulaires munis de verres épais, dont ils sont percés.

(1) Pour le développement de ces dernières raisons voir : GARIEL, *Eclairage des villes*, in *Encyclopédie d'hygiène*, tome IV, page 167.

L'éclairage devient alors semblable à celui du faux-pont. L'adoption de chassis vitrés, s'encastrant dans les ouvertures des sabords, en a considérablement accru le rôle éclairant. On n'est plus obligé d'en rabattre les volets dès que la brise est trop fraîche ou qu'il vient à pleuvoir. Il est à désirer que tous les bâtiments existants en soient pourvus comme le seront ceux à construire.

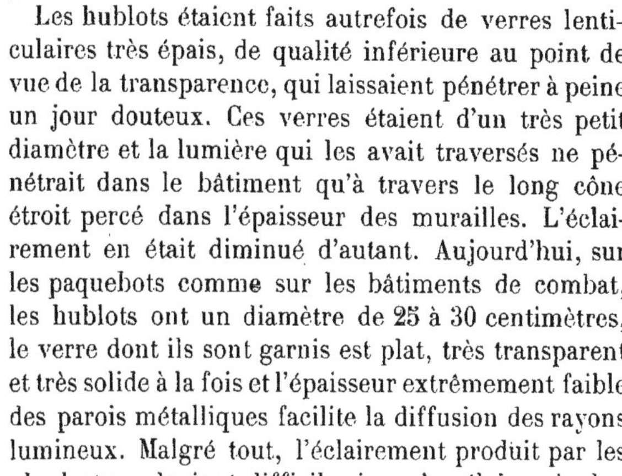

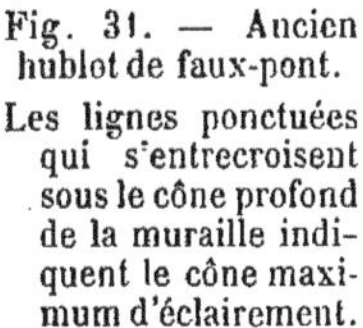

Fig. 31. — Ancien hublot de faux-pont. Les lignes ponctuées qui s'entrecroisent sous le cône profond de la muraille indiquent le cône maximum d'éclairement.

Les hublots étaient faits autrefois de verres lenticulaires très épais, de qualité inférieure au point de vue de la transparence, qui laissaient pénétrer à peine un jour douteux. Ces verres étaient d'un très petit diamètre et la lumière qui les avait traversés ne pénétrait dans le bâtiment qu'à travers le long cône étroit percé dans l'épaisseur des murailles. L'éclairement en était diminué d'autant. Aujourd'hui, sur les paquebots comme sur les bâtiments de combat, les hublots ont un diamètre de 25 à 30 centimètres, le verre dont ils sont garnis est plat, très transparent et très solide à la fois et l'épaisseur extrêmement faible des parois métalliques facilite la diffusion des rayons lumineux. Malgré tout, l'éclairement produit par les hublots reste faible. La lecture devient difficile si on s'en éloigne à plus de deux mètres.

L'ensemble de tous ces orifices d'éclairage a besoin, pour produire tout son effet, de trouver partout des surfaces réfléchissantes, et c'est pourquoi l'usage de la peinture blanche est indispensable dans toute l'étendue des batteries, du faux-pont, de la cale, aussi bien que dans les chambres et logements particuliers.

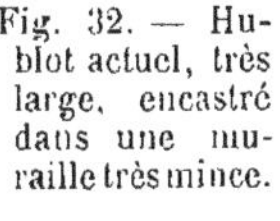

Fig. 32. — Hublot actuel, très large, encastré dans une muraille très mince.

Y a-t-il un intérêt réel à calculer la surface totale des ouvertures qui donnent accès au jour et à les rapporter au volume des étages et compartiments qu'elles éclairent ?

Fonssagrives était revenu avec raison sur l'importance qu'il avait d'abord attachée au calcul des carrés d'éclairage absolu et spécifique. Il n'en peut ressortir aucune notion utile. Il faudrait lui substituer la mesure de l'éclairement.

Les procédés imaginés pour y arriver ne sont ni d'égale valeur, ni d'égale simplicité. Ceux basés sur l'effet produit, pendant un temps déterminé, sur un papier sensible, présentent le double défaut d'une appréciation difficile de cet effet et d'une variabilité trop grande dans la composition du papier ; sans compter que les radiations les plus réfrangibles, qui influencent surtout les réactifs (bleu, violet et au-delà), sont en même temps les plus indifférentes au point de vue de l'éclairage. Les radiomètres, proposés par M. Layet, ne peuvent fournir aucune indication sérieuse. Il reste les photomètres proprement dits, d'un emploi délicat, parmi lesquels celui de Weber nous paraît convenir le mieux aux recherches photométriques à faire sur les bâtiments (1).

Mais si l'on se place au point de vue de l'hygiène pratique, la seule au fond qui soit de mise dès qu'il s'agit de professions à exigences aussi multiples que celle de marin, on doit avouer que, dans les étages audessus de la flottaison, l'éclairage naturel est presque toujours suffisant pour deux raisons : 1° les hommes passent une grande partie de leur temps à l'extérieur, en plein air et l'action physiologique générale de la lumière influe suffisamment sur leur organisme ; 2° lorsqu'ils sont occupés dans l'intérieur, les ouvrages qui leur sont imposés ne sont pas de nature à entraîner le surmenage de leur accommodation et à menacer l'intégrité et la finesse de leur appareil visuel.

Toutefois il faut y apporter deux restrictions. La première concerne l'école élémentaire, qui se fait vers la fin de l'après-midi et devrait exiger dans bien des cas, en hiver, l'emploi de la lumière artificielle. Nous reviendrons sur ce point dans le chapitre suivant à propos des facteurs de l'hygiène individuelle.

La seconde concerne le personnel mécanicien qui séjourne beaucoup trop dans la machine, où il se plaît, où il se sent chez lui, dans son domaine propre et exclusif, d'où une tendance très marquée à ne pas fréquenter suffisamment le pont. Il est nécessaire que l'autorité du bord réagisse contre cette tendance d'autant plus nuisible que les professions de la machine souffrent déjà de trop de causes d'insalubrité. On doit leur faciliter les moyens de monter souvent à l'air libre, les y encourager, les y obliger au besoin. Presque tous les médecins navigants sont d'accord pour signaler l'inconvénient de cette privation, en partie volontaire, de la lumière du soleil et la nécessité d'y porter remède.

II. **Eclairage artificiel.** — L'éclairage artificiel joue, en hygiène navale, un rôle plus actif peut-être que l'éclairage naturel. Une très notable partie du navire n'en a jamais d'autre et, partout ailleurs, il est répandu la nuit avec une certaine profusion indispensable à la surveillance et à la bonne exécution du service.

On emploie pour le produire :

1° Les *bougies stéariques*, de dimensions variables suivant qu'elles sont destinées aux fanaux de combat, de route, de signaux, etc... ;

2° L'*huile de colza épurée*, colorée en rouge par l'orseille, qui alimente les lampes de la timonerie, les quinquets et les lampes de la machines ;

3° La *lumière électrique*. — Pour mémoire citons une tentative d'éclairage au gaz faite sur les paquebots d'une compagnie anglaise, la

(1) Comme pour la plupart des recherches exigeant quelque précision, le manque d'instruments a entraîné ici l'absence de documents.

White star Line. Le gaz était fabriqué à bord même (1). Les dangers du système l'ont emporté sur les avantages ; il a été promptement abandonné et ne sera plus repris maintenant que l'électricité a résolu le problème de l'éclairage à bord d'une façon merveilleuse.

A. Les Fanaux. — Ils sont de plusieurs espèces. Les seuls intéressants pour l'hygiène sont les fanaux d'applique qui restent allumés toute la nuit dans les diverses parties du bâtiment. En dehors d'eux, les uns, « fanaux de route et de signaux », ne sont allumés qu'à l'extérieur ; les autres, « fanaux de combat », ne sont allumés que temporairement pour la durée d'une inspection, l'arrivée d'un canot contenant des officiers, etc.

Les fanaux d'applique sont identiques aux lanternes des voitures, à la dimension près. Un réflecteur projette au loin la lumière produite par la flamme d'une très grosse bougie qu'un ressort maintient au foyer du miroir métallique.

Le nombre de ces fanaux varie avec l'importance du bâtiment. Il est déterminé, pour chaque unité, d'après un plan spécial établi par une commission d'essais. Pour fixer les idées, disons qu'un cuirassé d'escadre possède 40 à 50 de ces fanaux. Ils éclairent les batteries, les faux-ponts et quelques compartiments déterminés, comme la cambuse et l'hôpital. Les chambres sont éclairées, aux frais des officiers et à leur gré, par des bougies ou des lampes à huile végétale (2). Sur les bâtiments de combat chaque officier a la liberté absolue de la disposition de son éclairage, mais il y aurait des dangers graves à accorder la même facilité aux passagers des transports ou à ceux des paquebots. Sur les premiers on se contente d'ordonner l'extinction des lumières à une heure fixée par le commandant. Sur les paquebots, chaque chambre est munie d'un petit fanal d'applique qui ne peut s'ouvrir que de l'extérieur de la chambre, à l'aide d'une clef dont le passager n'a jamais la disposition. Ce sont des agents du bord qui allument et éteignent ces lumières aux heures dites. En dehors d'une plus grande sécurité contre l'incendie, cette disposition présente l'avantage d'avoir la cheminée d'échappement des gaz chauds située en dehors de la chambre ; c'est un bénéfice pour l'hygiène de ceux qui l'occupent. Il y a lieu d'adopter cette manière de faire sur tous les bâtiments à passagers dont l'éclairage est encore assuré à l'aide des bougies (3).

B. Les lampes. — Il en existe à bord de trois sortes :

1° Les *lampes* dites *modérateur* qui servent à l'éclairage des salles à manger et salons des amiraux et commandants, des carrés d'officiers

(1) *Revue maritime et coloniale*, N° de février 1872 (traduction d'un article de « *The engineiring* »).

(2) Sur les navires où l'éclairage électrique existe, les chambres d'officiers sont éclairées, comme on le verra plus loin par des lampes à incandescence.

(3) L'emploi de l'électricité se généralise si vite que déjà, sur les grands paquebots neufs, toutes les chambres de passagers possèdent des lampes à incandescence.

et des chambres d'officiers supérieurs. Leur nombre varie de trois à vingt (1), suivant l'importance du bâtiment et la composition de l'état-major. Elles sont de trois grandeurs différentes. On y brûle de l'huile de colza.

2° Les *quinquets* de la machine sont des lampes dont le réservoir d'huile est supérieur au plan de combustion de la mèche. Ils sont à deux, trois ou quatre becs, suivant les points qu'ils doivent éclairer. Leur tirage est très inférieur à celui des « modérateurs » malgré l'allongement de la cheminée en verre par un tube en fer blanc. Il donnent donc moins de lumière et répandent plus de produits empyreumatiques avec plus de fumée. Entre les machines et les chaufferies d'un cuirassé il y a 157 lampes de cette espèce.

3° Les *lampes* dites de *mineur*, qui n'ont du reste rien de commun avec la lampe de *Davy*, sont des sortes de lampions, dans lesquels on brûle de l'huile de colza au lieu de suif. La mèche y plonge à même, et la combustion se fait à l'air libre, sans tirage, sans cheminée, d'une façon très incomplète, en répandant une clarté misérable, au milieu des torrents d'une fumée âcre et nauséabonde. Ces lampions servent à éclairer les hommes qui ont à travailler dans certains recoins où l'emploi des quinquets serait impossible et aussi, malheureusement, dans les soutes à charbon. Nous avons déjà eu l'occasion de déplorer cette imprudence en parlant des approvisionnements et de demander la condamnation de ce mode d'éclairage antédiluvien et son remplacement par les lampes *Davy*.

C. L'ÉCLAIRAGE ÉLECTRIQUE. — On emploie à bord des bâtiments la lumière voltaïque et celle des lampes à incandescence. Les navires de commerce n'ont besoin que de la seconde. Les navires de guerre emploient l'une et l'autre. Le puissant éclairage de l'arc voltaïque, projeté au loin sous forme de faisceaux cylindriques, est utilisé dans un but purement militaire d'attaque ou de défense, pour éclairer un navire ou un ouvrage ennemis à détruire, pour fouiller l'horizon, y découvrir les torpilleurs dont les surprises de nuit peuvent être si redoutables, pour rendre visibles les détails d'une passe difficile, etc... (2) En temps ordinaire on ne s'en sert qu'à titre d'exercice, pendant deux heures au plus chaque semaine. Néanmoins l'hygiène doit se préoccuper de son emploi.

Les *lampes à incandescence* servent à l'éclairage intérieur et sont répandues dans tout le bâtiment : batteries, faux-pont, cales, soutes de toute espèce, logements communs et chambres particulières. Elles sont

(1) Ces chiffres tiennent compte seulement des lampes qui peuvent être allumées simultanément et non de celles qui existent à titre de rechanges.

(2) Les paquebots franchissent maintenant le canal de Suez la nuit grâce aux projections électriques que la compagnie leur loue et qu'ils installent sur leur avant pour éclairer les berges.

de trois sortes : lampes d'applique à abat-jour ; lampes d'applique à réflecteur ; lampes mobiles.

Les premières servent uniquement à l'éclairage des logements de l'état-major. On les rendrait plus agréables et plus douces à la vue qu'elles ne le sont, en employant des ampoules dépolies (1), ou en renversant la disposition réciproque de la lampe et de la cuvette de verre opaque qui lui sert d'abat-jour. On trouverait facilement un degré de translucidité du verre tel que l'éclairement n'en fut pas diminué d'une façon excessive. Dans les endroits où ces lampes sont placées, on est toujours à une petite distance de chacune d'elles et l'intensité de leur lumière, dont rien n'atténue la crudité, nous a paru parfois un peu offensante. Tout le matériel électrique destiné à l'éclairage des locaux particuliers se perfectionne, d'ailleurs, avec une étonnante rapidité. La marine dispose aujourd'hui de modèles de lampes, où l'ampoule incandescente est logée entièrement dans des globes de verre aux teintes très adoucies, qui sont de vrais bijoux d'art industriel en même temps que des appareils hygiéniquement parfaits.

Les lampes d'applique à réflecteur servent, jour et nuit, à l'éclairage normal, si on peut dire ainsi, de toutes les parties du navire où la lumière naturelle n'arrive pas ou n'arrive que très affaiblie, c'est-à-dire partout, excepté dans la batterie et dans les chambres du faux-pont. Elles éclairent, la nuit, le navire tout entier. Elles jouent le rôle des anciens fanaux d'applique qu'on n'allume plus là où il y a de la lumière électrique, bien qu'ils soient toujours à leurs places munis de leurs bougies et prêts à être allumés en cas d'extinction des lampes à incandescence.

Dans les soutes à poudre, les lampes à réflecteur sont disposées de façon à ne pouvoir être maniées que de l'extérieur de la soute dont elles sont séparées par un vitrage. Il devrait en être de même dans les soutes à charbon.

Les lampes mobiles, enfermées dans un globe de verre protégé par un grillage métallique à très larges mailles, peuvent se déplacer, autour de leur prise de courant, dans un rayon dont le conducteur qui les y rattache mesure l'étendue. Elles ne s'allument que dans certains endroits et en certaines circonstances. Ce sont des appareils de ce genre, rendus très maniables et très pratiques par leurs dimensions, leurs formes et la souplesse des conducteurs, qui devraient à l'avenir remplacer les détestables lampions à huile dont nous faisions le procès tout à l'heure.

Comme éclairage de nuit, l'emploi des lampes à incandescence donne de très remarquables résultats (2). Il est insuffisant pour l'éclairage de

(1) Elles sont déjà adoptées sur quelques bâtiments où on s'en loue beaucoup.

(2) Il n'y manque que l'éclairage du pont. Impossible avec les anciens procédés, huile et bougie, il est devenu facile avec l'électricité et il s'impose. La manœuvre n'en peut être que facilitée, et combien d'accidents graves n'éviterait-il pas !

jour ; les lampes sont trop parcimonieusement distribuées, et encore ne sont elles pas toutes allumées ensemble. Nous n'en voulons pour preuve que la nécessité où les commandants se trouvent de se faire accompagner, pendant leur inspection, par deux hommes portant des fanaux de combat.

Tels sont les divers modes d'éclairage artificiel dont il est fait usage en marine ; il nous reste à les apprécier, en ce qui touche à l'hygiène navale.

Fig. 33. — Lampe d'applique à abat-jour.

D. Appréciation des procédés d'éclairage artificiel a bord. — Ils sont à envisager sous le double rapport de l'hygiène générale du bâtiment et de l'hygiène du sens de la vue. Leur action sur la salubrité du bord dépend comme partout ailleurs de la chaleur qu'ils dégagent, des produits qu'ils versent dans l'atmosphère, et de la nature même des substances employées pour l'éclairage.

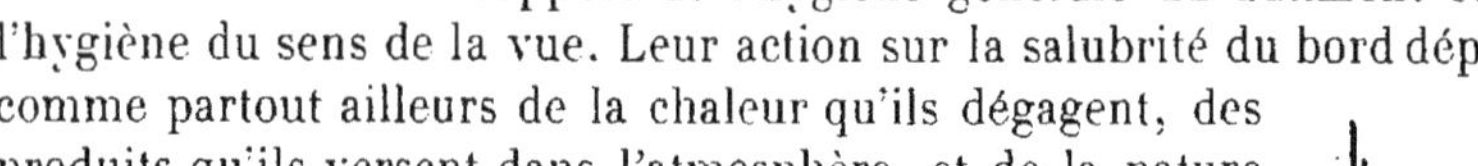

1° *Du dégagement de chaleur*. — La chaleur dégagée par la combustion de la bougie et de l'huile est considérable. Nous avons cité, à propos de la thermométrie, le chiffre de 154.219 calories dont le calcul de Bourel-Roncière a prouvé que l'éclairage d'un cuirassé était responsable. On appréciera mieux l'importance du calorique produit par la comparaison avec la chaleur dégagée par un homme pendant une heure. Si on l'évalue à 120 calories, chiffre moyen, l'éclairage à la bougie équivaut à 6 personnes, et l'éclairage à l'huile équivaut à 3.5 personnes. Si l'éclairage nocturne emploie, sur un cuirassé de 600 hommes d'équipage, 50 fanaux à bougie et 50 quinquets à huile, la chaleur qui s'en dégage est équivalente à celle que produirait une augmentation d'effectif de 750 hommes, c'est-à-dire plus du double de l'effectif réel. Comme un tiers de l'équipage est de quart sur le pont (1), le nombre des calories produites est triplé par l'éclairage. Il y aurait donc avantage, sous ce rapport, à remplacer partout les fanaux d'applique à bougies, par des lampes d'applique à huile. A égalité d'éclairement, la chaleur serait moindre. On exagérerait, cependant, en attachant trop de valeur à cette différence.

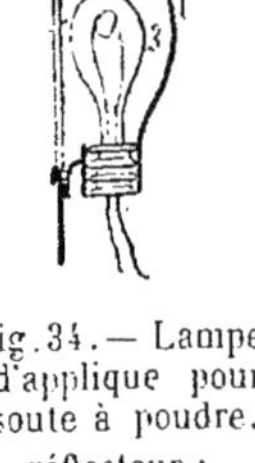

Fig. 34. — Lampe d'applique pour soute à poudre. 1, réflecteur ; — 3, lampe séparée de la soute par une lame de verre ; — 2, regard pour la surveillance de la lampe.

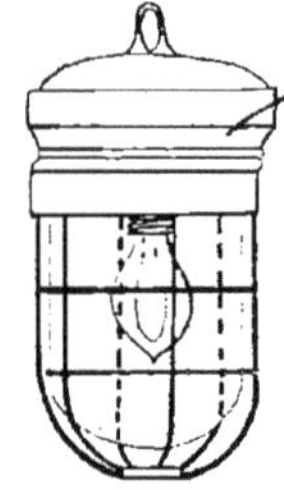

Fig. 35. — Lampe dite *lampe-wagon*.

En comparant les expériences de Crompton, à *Birmingham*, et celles de Petenkhoffer, à *Munich*, sur l'élévation de température produite par l'éclairage dans les salles de théâtre de ces deux villes, on peut conclure que sur les 24° dont

(1) Ce chiffre est la moyenne entre la quotité de l'équipage qui est de quart de nuit au mouillage (un quart) et celle qui est de quart à la mer (la moitié).

s'éleva, en trois heures, la chaleur du plafond de la salle de Birmingham, 16° peuvent être attribués à la présence de 3,000 auditeurs, et 8° seulement à la combustion du gaz. En évaluant à 1/6 de ce chiffre, le nombre de degrés dont l'éclairage à la bougie peut faire monter le thermomètre dans une batterie ou un faux-pont, ce qui serait encore au-dessus de la vérité, on voit que la température n'est pas élevée, de ce chef, au-delà de 1° à 1°,5 ou 2° au maximum. Dès lors, la différence à établir à ce point de vue entre la bougie et l'huile, cesse d'être pratiquement appréciable en hygiène navale.

L'électricité reste, dans tous les cas, bien au-dessus des procédés anciens. Les 50 fanaux et les 50 quinquets à huile sont remplacés, sur un cuirassé, par 250 à 270 lampes à incandescence qui ne produisent, à raison de 40 calories par lampe et par heure, que 10,800 à 11,000 calories au lieu de 153,000. La différence serait bien plus grande encore si on la rapportait à d'égales intensités d'éclairement, car il n'y a aucune comparaison à établir entre la lumière fournie par les lampes à incandescence et la clarté falotte donnée par les fanaux d'applique. Les lampes à arc n'entrent pas ici en ligne de compte, puisqu'elles sont installées seulement à l'extérieur du bâtiment, en plein air.

2° *De la viciation de l'air.* — La viciation de l'air présente plus d'intérêt que son échauffement. Les lampes à incandescence, quel que soit leur nombre et leur pouvoir éclairant, n'apportent évidemment aucune modification à la composition de l'air, puisque la spirale de charbon devient incandescente dans le vide. Les lampes à arc, où les charbons brûlent à l'air libre, produisent de l'acide carbonique, mais nous venons de dire qu'il n'y a pas lieu d'en tenir compte. Les bougies et les quinquets sont, au contraire, de puissants viciateurs de l'atmosphère. Ils en diminuent la quantité d'oxygène, augmentent la proportion d'acide carbonique et de vapeur d'eau, y déversent des produits mal définis, mal étudiés encore qu'on appelle pyrogenés ou empyreumatiques et parmi lesquels l'*acroléine* tout au moins, irritante pour les muqueuses oculaires et respiratoires, n'est probablement pas sans inconvénient pour la santé.

La diminution de l'oxygène peut être négligée, tout appréciable qu'elle soit, parce qu'elle n'arrive jamais au point où elle constituerait un danger ni même un inconvénient réel. Il n'en est pas de même de la production d'acide carbonique et de vapeur d'eau. On n'a pas de données précises sur ce dernier terme mais, après ce que nous avons dit de l'hygrométrie à bord, il est facile de comprendre que la moindre augmentation de l'humidité crée aussitôt une condition plus défavorable.

La production d'acide carbonique est mieux connue. D'après les résultats des expériences de Hammond (1), les 50 bougies des fanaux d'applique produiraient, en 10 heures de nuit, 8.750 litres d'acide carbonique. Les

(1) Gariel, *Éclairage des villes* (*Encyclopédie d'Hygiène*, tome IV, p. 286).

50 quinquets à huile en fourniraient, pendant le même temps, environ les deux tiers, soit 6.000 litres en chiffres ronds. Ce total de 15.000 litres d'acide carbonique est loin d'être à négliger, comme on le voit. Une pareille quantité de ce gaz rendrait malsaine une masse d'air de 15.000^{m3}, et très malsaine une masse de 3.000^{m3}. Or un équipage de 600 hommes ne dispose pas, en moyenne, de plus de 2.500^{m3} entre ses divers postes de couchage. La viciation de l'air justifierait, plus étroitement que l'élévation de la température, la substitution de l'huile aux bougies partout où la lumière électrique n'est pas encore employée.

3° *Des chances d'incendie.* — Il peut paraître étrange de s'arrêter, à propos de l'éclairage, sur la possibilité d'un danger de ce genre, alors que les bâtiments recèlent, dans leurs flancs, tant de substances infiniment plus redoutables que l'huile de colza ou la bougie. Quand des soutes énormes sont remplies de poudre à canon et de fulminates, quand le fulmi-coton sec est suspendu, dans de petites boîtes en bois blanc, aux barrots des batteries, sans autre protection, quelle importance attacher à la présence à bord, dans le magasin général, de quelques caisses d'huile et de bougie? La réponse est facile. Toutes les précautions les plus minutieuses sont prises dans les soutes à explosifs. Les substances destinées à l'éclairage sont, au contraire, maniées avec une désinvolture et une insouciance parfois incroyables. La plupart des incendies sont dûs à des bougies oubliées, tout allumées, dans des chambres ou dans des recoins de la cale, des soutes alimentaires, des soutes à voile, etc .. Un des appareils les plus dangereux à cet égard, c'est le fanal de ronde « vitré en corne », c'est-à-dire aux parois presque opaques. L'insuffisance de la lumière qu'il projette entraîne à chaque instant les hommes à en retirer le reste de bougie qui y brûle et à le poser près d'eux, par terre, pour éclairer leur travail ou leurs recherches. Le travail fini, les objets trouvés, l'homme reprend sa lanterne, mais oublie la bougie qui achève de brûler en répandant autour d'elle la cire fondue où les derniers fils de la mèche mettent le feu. Un paquet d'étoupe, des cordages, sont tout proches et s'enflamment. Il nous est arrivé de voir un de ces vastes fanaux rempli de bougies neuves qu'on venait de prendre au magasin général pour garnir les fanaux de combat. Au centre de la lanterne ainsi garnie brûlait un bout de bougie de trois ou quatre centimètres à peine; le tout reposait sur le pont en bois de la batterie !

L'huile donne, contre ce genre de danger, une sécurité certainement plus grande et c'est la troisième raison qui militerait en faveur de sa substitution complète aux fanaux et aux bougies.

L'électricité, cela va sans dire, offre plus de garanties encore. Elle n'en donne pourtant pas d'absolues. Nous ne parlons pas de l'échauffement direct des ampoules en verre des lampes à incandescence, avec lesquelles on a réussi, dans des conditions toutes spéciales, il est vrai, à enflammer des étoffes.

Mais le feu peut très bien prendre sur le passage des conducteurs. Que l'intensité du courant vienne à augmenter parce que la machine mal surveillée *s'emballe*, parce que la mise hors circuit d'un certain nombre de lampes vient brusquement diminuer les résistances, parce qu'une dénudation de l'enveloppe isolante met en contact deux points des conducteurs, établissant ainsi un court circuit ; dans toutes ces circonstances l'échauffement des conducteurs peut être porté au point d'enflammer les corps qui sont à leur contact. Tous ces dangers sont faciles à conjurer à bord.

La machine est surveillée avec le plus grand soin par un personnel nombreux et expérimenté. Les conducteurs sont partout logés dans de petites gouttières en bois recouvertes d'une planchette et l'isolement des fils se trouve assuré même dans le cas où leur enveloppe de gutta-percha viendrait à fondre. Enfin de nombreux coupe-circuits sont intercalés dans le trajet des conducteurs dont l'échauffement ne peut atteindre un degré suffisant pour devenir dangereux.

Dans les conditions actuelles du fonctionnement de l'électricité à bord, on n'a pas à s'inquiéter de la possibilité d'accidents d'un autre genre ; nous voulons parler de ceux que peut entraîner le passage à travers l'organisme d'une fraction ou de la totalité d'un fort courant. La plus faible différence de potentiel que l'on croit susceptible d'offrir des dangers est de 300 volts pour les courants alternatifs. Or sur les deux cuirassés où les machines électriques sont les plus puissantes, on est encore loin de ce chiffre. Sur le *Formidable,* il y a trois dynamos de 75 à 80 volts, sur le *Hoche,* il y en a quatre de 68 à 70 volts. Jamais plus de trois d'entre elles ne marchent à la fois, lorsque tous les circuits de jour et de nuit, de mer et de combat et les six projecteurs sont allumés. Mais ces trois machines ne sont pas attelées ensemble sur le même circuit. Il n'y a donc rien à craindre pour l'instant, en dehors de secousses plus ou moins désagréables dont les hommes ne s'effrayent même plus. Mais on ne sait où s'arrêteront les emplois de l'électricité dans la marine de guerre. Les presses hydrauliques qui font mouvoir les énormes tourelles de 300 tonnes ont déjà fait leur temps et, sur les cuirassés en cours de construction, c'est à l'aide d'appareils électriques qu'on manœuvrera l'artillerie de gros calibre. A quelles différences de potentiel en arrivera-t-on ? Il est difficile de le prévoir dès maintenant ; on peut toutefois redouter de voir survenir alors les accidents dont l'industrie a déjà fourni des exemples. Du reste, ce n'est plus l'éclairage qui est en cause ici ; il ne sera jamais responsable à bord des méfaits dont il s'agit.

4° *De l'action sur la vue.* — L'éclairage électrique offre seul quelqu'intérêt sous ce rapport. Les bougies et les quinquets à huile ne servent que pour l'éclairage de nuit ou pour l'exécution de travaux qui ne demandent pas une grande intensité d'éclairement. Il n'en résulte pour le sens de la vue aucune sorte d'inconvénient.

Les lampes à incandescence ont toujours été considérées comme inoffensives pour la vision, mais peut-être y aurait-il quelques réserves à formuler à cet égard. On emploie à bord un certain nombre de lampes d'un grand pouvoir éclairant (30 et 50 bougies) qui rayonnent en même temps beaucoup de chaleur. En raison du peu d'élévation des étages, les sources de lumière sont, en bien des cas, rapprochées de l'œil que l'action des radiations calorifiques peut affecter péniblement. L'équipage est peu exposé à cet inconvénient dont les officiers souffriraient surtout, parce qu'ils passent habituellement beaucoup d'heures, soit au carré soit dans leurs chambres, à lire ou à travailler à proximité de leur lampe à incandescence. Nous ne connaissons pas d'observation bien nette de fatigue ou d'affaiblissement de la vue qu'on puisse rattacher à cette cause. Cependant nous avons vu des officiers se plaindre de quelques symptômes, sans importance il est vrai, comme des picotements de la conjonctive ou un peu de larmoiement, que la cessation pendant quelques jours de l'éclairage électrique faisait rapidement disparaître. L'un de nous a éprouvé des phénomènes du même genre caractérisés surtout pendant des lectures faites au lit, l'œil étant à un mètre d'une lampe de 16 bougies fixée presque au-dessus de sa tête. Des lectures de même durée faites à terre dans les mêmes conditions, mais avec des bougies ou une lampe à huile végétale, n'ont jamais produit sur lui ces troubles d'ailleurs très légers. On s'en garantirait bien facilement en adoptant, comme nous l'avons déjà demandé, des ampoules en verre dépoli (1) ou le renversement de l'abat-jour d'opale.

Les puissantes lampes à arc des projecteurs, auxquelles l'hygiène générale du bord reste par ailleurs si indifférente, exercent en revanche sur le sens de la vue une action très vive qui pourrait être la source de graves accidents, si les conditions mêmes de leur fonctionnement ne réduisaient à presque rien la durée de cette action. C'est toujours en essayant de fixer directement les charbons, pour s'assurer de leur disposition, de leur écartement, etc..., que les hommes chargés de diriger les projecteurs ont contracté des ophtalmies. Les accidents, assez fréquents il y a huit ou dix ans, dans les premiers temps de l'emploi des projecteurs, sont devenus très rares depuis que les marins attachés à ce service ont été plus instruits et rendus plus prudents. Il arrive, en deux ans d'embarquement sur un navire de combat, de rencontrer un ou deux cas de conjonctivite, presque toujours légère, dus à cette cause. C'est donc très peu de chose. L'emploi de lunettes en verre d'urane empêche la production de ces accidents et rien n'est plus simple que de veiller à ce que les hommes de projecteurs en soient toujours munis pendant les exercices de lumière électrique.

A ces conjonctivites il faut ajouter le singulier accident qui a reçu le

(1) Les paquebots les ont presqu'exclusivement adoptées.

nom de *coup de soleil électrique*. Sans aucune gravité du reste, il constitue pendant quelques jours une très grande gêne. Il se traduit par des phénomènes entoptiques consistant en la perception de larges cercles irisés de toutes les couleurs de l'arc-en-ciel. Les hommes qui éprouvent ces symptômes ne viennent même plus s'en plaindre.

§ V. — Mouvement. — Bruits. — Vibrations.

1. Mouvements. — Les mouvements du navire sont très complexes, En dehors de la translation suivant l'axe longitudinal qui n'a rien de spécial au mode de progression des bâtiments, il existe des mouvements d'oscillations, soit de l'avant à l'arrière (tangage), soit d'un bord à l'autre (roulis). De plus, la disproportion entre les dimensions du bâtiment et le volume des houles peut être telle, que celui-là se soulève en masse et retombe alternativement, suivant la verticale. Tous ses mouvements se combinent entre eux le plus capricieusement du monde. Leur étendue ou amplitude est très variable. Elle est fonction du tonnage et des formes du navire, de la hauteur et de la largeur des lames, de la direction réciproque de la route suivie et de celle de la mer. La variabilité est telle qu'il est de toute impossibilité de déterminer avec quelque précision les résultats produits par la combinaison de ces éléments divers.

D'une façon générale, on peut dire que les mouvements se font sentir plus violemment sur les navires de faible tonnage. Plus un navire est court, plus le tangage y est dur et pénible. Le roulis est au contraire plus accentué sur ceux dont la longueur est très grande. Sur les grands paquebots de 130 à 150 mètres, qui reposent toujours sur deux lames au moins, sauf dans les tempêtes où l'écart entre les crêtes des vagues devient considérable et atteint ou dépasse 200 mètres, le mouvement de tangage est réduit au minimum, tandis que le roulis y acquiert des amplitudes incroyables.

Il n'y a pas à considérer seulement l'écart angulaire entre deux positions extrêmes du bâtiment, il faut aussi tenir compte de l'étendue de l'excursion décrite par un quelconque de ses points. Le roulis s'exerçant autour de l'axe longitudinal contenu approximativement dans le plan de la flottaison, il en résulte : 1° que plus un navire est large, plus le mouvement en abord sera étendu ; 2° que, pour un même navire, les mouvements seront d'autant plus étendus qu'on s'éloignera davantage de l'axe, soit horizontalement vers les murailles. soit verticalement vers les étages supérieurs (ponts, passerelles, mâture), ou vers les fonds. Le tangage s'exerçant autour d'un axe transversal contenu à peu près aussi dans le plan de la flottaison, mais beaucoup plus rapproché de l'arrière que de l'avant, il résulte : 1° que pour un même batiment, l'excursion sera d'autant plus grande qu'on se rapprochera davantage de l'avant ; 2° que, pour des bâtiments différents, elle sera la plus étendue sur le plus long d'entre eux (à amplitudes angulaires égales bien entendu). Ces distinctions sont importantes parce qu'il en découle des applications pratiques.

L'amplitude du roulis est toujours plus grande que celle du tangage. Tandis que celle-ci dépasse à peine 10° à 12°, la première peut atteindre et dépasser 30° et 35°. Des oscillations aussi considérables donnent aux ponts une inclinaison qui prime tout autre élément. La distance des points extrêmes au centre de rotation est toujours relativement faible, et il n'y a presque aucun intérêt à habiter tel ou tel étage du bâtiment, à se tenir prêt de l'axe ou près de la muraille. Il n'existe qu'un moyen de se soustraire aux effets du roulis, c'est de s'étendre dans une couchette suspendue parallèlement à l'axe du navire et pouvant osciller autour de ses points de suspension. Le hamac réalise admirablement cette condition. Si l'on ne peut disposer d'une couchette suspendue (par une étrange routine les couchettes des passagers et des officiers sont toujours fixes), il faut en choisir une disposée suivant l'axe. Mais, par une aberration non moins curieuse, presque toutes les couchettes de bord sont perpendiculaires à la direction du navire.

L'amplitude du tangage est assez faible pour que le degré d'inclinaison des ponts ait une influence beaucoup moins grande que l'étendue du déplacement. Il y a donc lieu de fuir l'avant, pour rester vers le point de jonction des trois quarts antérieurs avec le quart postérieur du bâtiment. L'extrême arrière est loin d'être le point le plus favorable où l'on doive se tenir.

Un troisième élément intervient dans l'action exercée sur l'organisme par ces mouvements ; c'est leur rapidité. Elle dépend de la position du centre de gravité par rapport aux axes des mouvements.

Le même bâtiment, lège ou chargé, se comportera différemment, toutes conditions de mer et de vent étant égales d'ailleurs. Dans le premier cas, l'amplitude du roulis sera très grande, mais les mouvements seront doux et lents, parce que le centre de gravité peu éloigné de la flottaison reprendra sans brusquerie la position d'où il a été éloigné. Dans le second cas, le centre de gravité plus éloigné de la flottaison agira, pour reprendre sa position d'équilibre le plus bas possible au-dessous d'elle, sur un bras de levier plus grand ; le navire sera sollicité à se redresser par une force plus considérable, il le fera avec plus de rapidité. On dit alors que le bâtiment a « les rappels brusques ». Par une conséquence toute naturelle, il présentera aussi des mouvements moins étendus.

Il en est de même du tangage. Plus le centre de gravité sera distant de ce plan idéal qui contient l'axe des oscillations transversales, moins l'excursion de haut en bas sera étendue, mais plus la chute sera brutale. Et c'est là ce qui rend si pénible le tangage en général peu étendu des cuirassés, où tant de poids, cuirasse, tourelles, canons de gros calibres, sont accumulés sur l'avant.

Presque toujours les deux mouvements de roulis et de tangage se combinent dans des proportions variables, avec prédominance de l'un ou de l'autre, suivant les cas. Lorsqu'il y a coïncidence entre une extrême inclinaison latérale et une chute brusque de l'avant, les effets physiologiques arrivent à un maximum d'intensité infiniment pénible. A ces cas trop fréquents d'ailleurs, le langage imagé des marins a donné le nom de « coup de casserole ».

Le mal de mer est la conséquence des mouvements du navire.

II. Vibrations et bruits. — 1° *Bruits.* — Il n'y a peut-être pas de milieu plus bruyant que les navires, et où les bruits soient en même temps plus intenses, plus variés et plus continus. « Si l'on songe, dit *Fonssagrives* (1), que l'accumulation d'un nombre considérable d'hommes aux habitudes bruyantes dans un espace assez restreint, la multiplicité et la confusion des ordres répétés à haute voix, les bruissements de la mer, le sifflement du vent dans les agrès, le jeu des clairons et des tambours, les détonations de l'artillerie, les exercices sont des causes incessantes de production de bruit à bord d'un navire; si d'un autre côté on envisage les puissants moyens de propagation et de renforcement qu'il rencontre: à savoir, compartiments pleins d'air et séparés les uns des autres par des cloisons horizontales qui leur transmettent le son comme le font les tables de certains instruments à cordes; propagation de celui-ci par un système de corps solides partout continu à lui-même, si, disons-nous, on rapproche ces conditions les unes des autres, on se rend aisément compte de l'intensité des vibrations sonores à bord d'un navire ». Ces conditions sont exagérées sur les navires en fer aux parois d'une extrême minceur, aux cloisonnements plus minces encore et où s'entassent en nombre de plus en plus grand les machines de toutes sortes.

Il ne faudrait pourtant pas attacher une importance exagérée au rôle hygiénique du bruit à bord : éminemment désagréable, il l'est sans conteste; préjudiciable à la santé, cela est beaucoup plus douteux, du moins en ce qui concerne l'état général de l'équipage, car il n'est pas toujours inoffensif pour le sens de l'ouïe.

Les bâtiments présentent, à ce point de vue, deux régions bien distinctes. Tout l'avant est extrêmement bruyant, l'arrière est presque absolument silencieux. A l'avant habite et se tient l'équipage composé en immense majorité de gens jeunes, très robustes, peu prédisposés par leur nature et leur éducation à ressentir ces ébranlements nerveux, à souffrir de ces agacements sensoriels répétés que des personnes plus affinées ne supporteraient certes pas sans inconvénients. Mais l'arrière, réservé aux officiers beaucoup plus susceptibles de pâtir de ces ennuis, est justement protégé avec une sollicitude efficace contre presque tous les bruits. Seuls

(1) Fonssagrives, *Traité d'Hygiène navale*, 2e édition, p. 295.

les malades de l'hôpital en reçoivent un préjudice très notable. Il suffit de se rappeler la situation de l'hôpital à l'avant de la batterie, à proximité des chaînes des ancres, sous le canon de la teugue, et sous les forges allumées dès le branle-bas du matin, avec les postes de l'équipage tout près de lui, séparés seulement par une mince cloison de tôle ou de bois léger, pour se faire une idée de ce que doivent endurer les hommes qu'on y soigne. Là se borne l'influence des bruits sur le système nerveux des équipages. Nous avons dit qu'elle était moins innocente à l'égard de l'ouïe.

De même que nous avons distingué deux régions, l'une bruyante, l'autre tranquille, de même il faut distinguer deux sortes de bruits : les bruits habituels et les bruits accidentels. C'est des premiers surtout qu'il était question dans les lignes qui précèdent. Ceux-là peu intenses en réalité ou, pour mieux dire, peu blessants mais continus, sans trêve, amènent promptement une assuétude qui n'est pas étrangère à l'immunité avec laquelle on les supporte. On arrive à ne plus les entendre, et plus des neuf dixièmes des sonneries de clairon et des batteries de tambour passent inaperçues de ceux pour qui ce n'est pas une nécessité de service d'y prêter l'oreille ; le branle-bas du matin, si particulièrement bruyant, n'éveille presque jamais un officier (1).

Il n'en va pas de même des bruits accidentels, parmi lesquels nous rangerons les manœuvres des chaînes lors des appareillages et des mouillages, et surtout les exercices à feu de l'infanterie ou de l'artillerie. Ici plus d'assuétude, et la violence des bruits serait assurément dangereuse si leur durée relativement courte et les intervalles éloignés de leur reproduction n'écartaient tout péril.

Reste leur action sur l'appareil auditif. Le tir du canon est seul capable d'amener un ébranlement de l'air assez grand pour amener des lésions de l'ouïe. Des bourdonnements plus ou moins persistants, des saignements d'oreille, indices d'une déchirure du tympan, ne sont pas rares après des exercices à feu. Ces accidents s'éviteraient à l'aide d'une précaution bien simple : une touffe d'ouate dans le conduit auditif. Les officiers n'y manquent presque jamais ; mais peut-on la recommander pour les équipages ? Son application ne soulève aucune difficulté matérielle. Les tirs du canon sont rares en dehors des écoles spéciales de tir (2) ; en escadre on en fait un par trimestre. Il ne serait donc ni compliqué ni coûteux de faire distribuer, à tous les hommes présents pendant le tir dans la batterie ou sur le pont, une certaine quantité de coton prise à la pharmacie du bord. Nous conseillons très vivement cette mesure, sans nous faire illusion

(1) Il ne s'agit pas là de la dysécée dont on s'est plu à accuser la vie à bord de favoriser la production. Nous ne croyons pas à la dysécée produite par le perpétuel *brouhaha* des navires, et nous avons seulement en vue des phénomènes très nets d'assuétude.

(2) Sur le vaisseau-école des canonniers, la précaution dont nous parlons est prise pour tout le monde.

d'ailleurs sur le sentiment que sa proposition fera naître. Plus d'un sourire en sera l'expression discrète ; en quoi cependant, l'esprit militaire exige-t-il qu'on coure inutilement au-devant d'affections si faciles à éviter ?

Les détonations des pièces de gros calibre employées depuis une vingtaine d'années ont été accusées de donner naissance à une lésion d'un tout autre genre. Sous l'influence de l'excitation auditive violente, le crémaster se contracterait avec une telle brusquerie et une telle énergie que les testicules en seraient contusionnés contre les bords fibreux de l'orifice inguinal. C'est à bord du vaisseau-école de canonnage que ces accidents auraient été constatés. On a attribué à cette cause non-seulement des orchites traumatiques franches, mais même des épididymites blennorrhagiques où elle interviendrait, tout au moins, à titre d'influence prédisposante. L'orchite suite d'effort n'est pas niable. Nous en avons constaté bien des cas. Peut-on cependant assimiler la contraction consécutive au réflexe auditif, toujours très rapide et dont l'énergie doit être modérée, à la contraction puissante et soutenue du crémaster qui accompagne l'effort ? On signale à bord du vaisseau des canonniers une orchite en moyenne par mois. Il ne s'en produit guère moins à bord des autres bâtiments, et s'il est vrai que l'école de canonnage présente sous ce rapport une très légère supériorité de nombre, n'en trouve-t-on pas l'explication toute naturelle dans ces faits : que les efforts exigés par l'exercice du canon sont considérables, que l'équipage très nombreux de l'école s'y livre quotidiennement et que le voisinage de Toulon et les fréquents rapports avec cette ville multiplient, pour les apprentis canonniers, les chances de blennorrhagie. Nous restons donc très sceptiques devant cette étiologie inattendue ; si nous avons affronté quelques sourires pour proposer l'emploi du coton dans les oreilles, nous n'osons vraiment pas défendre, même en compagnie de l'autorité scientifique qui l'a émise, l'idée de faire porter des suspensoirs aux canonniers de marine.

2° *Vibrations.* — A côté des vibrations sonores qui constituent les bruits, il y a lieu de tenir quelque compte d'une autre sorte de vibrations beaucoup moins rapides et beaucoup moins étendues, auxquelles le nom de trépidations conviendrait peut-être davantage. Elles résultent de la propagation à toute la masse du navire d'ébranlements répétés tels qu'en produisent la rotation des hélices, les frottements des chaînes dans les écubiers lors des mouillages, le fonctionnement des treuils à vapeur ou celui des dynamos. Les secousses déterminées dans le corps tout entier par ces trépidations très désagréables, secousses auxquelles on ne se soustrait que très incomplètement par le décubitus même, ont-elles une influence fâcheuse sur le système nerveux ? Aucune observation directe ne permet de l'affirmer. L'analogie avec les phénomènes éprouvés par les mécaniciens des chemins de fer, ceux attribuables à l'usage des machines à coudre et les résultats obtenus en thérapeutique nerveuse par l'application de l'ébranlement mécanique permet néanmoins d'admettre la possibilité d'une action réelle. Il faut attendre de l'avenir la solution de cette question. Aucun intérêt pratique ne semble d'ailleurs s'y attacher. A supposer, en effet, que le mal existe, le remède lui fera toujours défaut. Qu'on ne se dissimule pas enfin qu'il ne s'agit ici que d'un facteur hygiénique d'une importance tout à fait discutable. Il y avait quelque intérêt à le signaler, ce serait de la minutie d'y insister. Pour une raison analogue nous n'avons même pas donné place dans cet article à l'étude des variations de l'ozone dans l'atmosphère du navire. Les recherches faites par Jaconat sur la *Danaé*, en 1864, et par Bourel-Roncière sur le *Jean-Bart*, l'année suivante, n'ont pas donné de résultat sérieux et aucune relation n'a été constatée par ces observateurs entre la quantité de l'ozone et l'état sanitaire de leurs bâtiments.

ARTICLE II. — DESCRIPTION DES PRINCIPAUX TYPES

Dans l'ancienne marine, c'est-à-dire il y a trente ans à peine, les catégories de navires étaient peu nombreuses. L'apparition de la vapeur, comme moyen de propulsion, ne les avait guère augmentées ; elle les avait seulement modifiées toutes à peu près dans le même sens, en nécessitant la création, vers le milieu du bâtiment, de ce grand puits allant du pont à la cale, où on logeait chaudières, machines et cheminées. A part l'isolement et l'indépendance ainsi réalisés entre l'avant et l'arrière, rien, ou presque rien n'avait été changé, ni dans l'aspect extérieur, ni dans les aménagements, ni dans la voilure. Ces changements suffisaient bien à multiplier les types dont la longue énumération figure à l'index du règlement d'armement publié en 1859 (1), mais ils n'en modifiaient pas le plan et la disposition générale ; et l'hygiène pouvait se contenter de les classer en un très petit nombre d'espèces remarquables par la permanence de leurs caractères spécifiques.

Le *vaisseau* avec ses deux ou trois batteries, sa nombreuse artillerie, sa lourde et puissante mâture, conservait les formes trapues, ramassées, rebondies qui lui donnaient cet air de force tranquille et sûre d'elle-même que respirent encore les derniers échantillons de cette vieille architecture utilisés comme pontons ou magasins au fond de nos arsenaux. La *frégate*

(1) D'après le règlement d'armement de cette époque on peut classer ainsi les bâtiments : 1° vaisseaux à trois ponts ; 2° vaisseaux à deux ponts ; 3° bâtiments ayant une seule batterie couverte (frégates cuirassées, frégates en bois, corvettes, transports à batterie) ; 4° bâtiments sans batterie couverte (bricks, avisos, goélettes, transports sans batterie). Ces quatre goupes se subdivisaient en 17 catégories officielles dont chacune contenait deux ou plusieurs types ; Exemple : brick de 10, nouveau ; brick de 10, ancien ; aviso de 120 chevaux, à roues ; aviso de 120 à hélice, etc... L'index mentionne 60 types.

et la *corvette*, plus fines, plus élégantes, plus sveltes, avec quelque chose peut-être de plus crâne, de plus hardi, de plus marin en un mot, n'étaient, au fond, qu'une réduction du vaisseau dans toutes ses dimensions ; c'était le vaisseau rasé d'un ou de deux ponts. Le *brick* était une petite corvette sans batterie, auquel sa longueur très réduite ne permettait plus que deux mâts. La voilure diminuait encore d'importance sur des *bricks* d'un plus petit calibre qui prenaient le nom de *goélette* et, au-dessous de ce dernier échantillon, on ne trouvait plus que les barques, que leur genre de navigation, la brièveté de leurs voyages et l'infimité de leurs effectif soustrayaient véritablement aux préoccupations et à la sollicitude de l'hygiène navale.

Aujourd'hui les espèces se sont multipliées. La lutte toujours indécise entre le canon et la cuirasse, l'invention des torpilles, l'emploi d'explosifs d'une puissance redoutable dont les effets pendant le combat dépasseront peut-être toutes les craintes, tout cela joint à l'ignorance presque complète, que trente années de paix maritime ont faite sur les conditions et les conséquences d'une grande action navale, a conduit à imaginer une très grande variété de dispositions (1). Chaque bâtiment nouveau est comme la solution d'un nouveau problème militaire, et ces problèmes se posent chaque jour avec des données différentes, exigent de l'architecture navale qu'elle réponde à des exigences inconnues jusque là. Aussi pourrait-on dire qu'il n'y a plus d'espèces ; on n'a pas le temps d'en créer ; chaque unité est une espèce à part.

Il est possible néanmoins de les grouper un peu. Nous basant à la fois sur les particularités de construction, la destination, le genre de navigation, le mode d'armement, nous proposons le groupement suivant :

Marine de guerre

Navires d'escadre.	Cuirassés		Cuirassés d'escadre.
			Croiseurs d'escadre cuirassés.
			Garde-côtes cuirassés.
			Canonnières cuirassées.
	Non cuirassés.	Croiseurs	Croiseurs d'escadre (trois classes).
			Croiseurs-torpilleurs.
		Torpilleurs	Avisos-torpilleurs.
			Torpilleurs de haute mer.
			Torpilleurs de 1re et 2e classe.
		Transports	Transports d'escadre.
Navires de station.	Cuirassés		Cuirassés de station.
	Non cuirassés	Croiseurs	Croiseurs à batterie.
			Croiseurs sans batterie.
		...	Avisos.
		Canonnières	Canonnières.
			Chaloupes-canonnières.
Transports	Des Colonies		Transports de station.
			— de Calédonie.
			— d'Indo-Chine.
	...		Transports des côtes de France.

(1) La guerre sino japonaise est venue interrompre cette série. Mais les conditions où elle a eu lieu ne permettent guère encore d'utiliser l'étude de ses épisodes maritimes.

Navires à voiles	Frégates. Goélettes Cutters et garde-pêche.
Navires-écoles	En rade. A la mer.
Navires de servitude	Bâtiments-hôpitaux.
Navires sous-marins.	

Marine de commerce

Navires à vapeur	Cargo-boats. Paquebots.
Navires à voiles.	

Chacune des espèces contenues dans ce tableau comprend elle-même un ou plusieurs types. Leur description méthodique demanderait un volume et nécessiterait de fréquentes redites. Nous nous bornerons à signaler les particularités intéressantes pour l'hygiène qu'ils peuvent offrir ; il serait impossible et d'ailleurs fastidieux d'aller au-delà.

SECTION PREMIÈRE. — MARINE DE GUERRE

§ I. — Navires d'escadre.

Les navires d'escadre sont de beaucoup les plus curieux à étudier, tant par l'importance primordiale du rôle qu'ils sont appelés à jouer, que par la variété de leurs types, la bizarrerie de leurs formes, la complication de leurs aménagements et l'effectif de leurs équipages. On peut y établir trois grands groupes : les *cuirassés*, les *croiseurs* et les *torpilleurs*. Les transports d'escadre n'existent encore qu'en projet. Le bâtiment qui figure actuellement sous cette rubrique dans la liste de la flotte est un transport ordinaire construit il y a plusieurs années pour une autre destination et qui a accompli plusieurs voyages d'Extrême-Orient (1).

I. Navires cuirassés. — Ils ont comme uniques caractères communs d'être munis, sur une partie plus ou moins grande de leur surface, d'un revêtement protecteur en plaques d'acier, d'une épaisseur variable suivant la force et les dimensions du bâtiment et d'offrir, dans la partie immergée de leur carène, des cloisonnements multiples poussés si loin de nos jours qu'il semble bien difficile d'aller beaucoup au-delà désormais. Cette dernière disposition existe aussi sur certains navires non cuirassés. Quant aux caractères différentiels qui en séparent les divers groupes, ils sont trop nombreux et trop disparates pour se prêter au classement.

(1) Un transport d'escadre, spécialement construit pour ce rôle, est actuellement en construction.

A. *Cuirassés d'escadre proprement dits.* — Il faut en distinguer, tout d'abord, deux catégories dont la première, composée de navires plus anciens, va de l'*Océan* au *Richelieu*, et la seconde, formée des types les plus nouveaux, va du *Redoutable* au *Brennus*. On en pourra bientôt faire une troisième où entreront les puissantes unités de combat qui sont actuellement en achèvement à flot ou en construction sur cales : tels le *Lazare-Carnot*, le *Charles-Martel*. Cette dernière classe ne différera guère moins de la précédente que celle-ci ne diffère de la première.

Les cuirassés que nous appellerons *anciens* (1) faute d'une dénomination plus précise, s'éloignent peu, comme construction générale, des bâtiments de l'ancienne flotte. Leurs œuvres vives, c'est-à-dire la partie immergée de leur carène, sont en bois. La partie émergée de la coque est seule en fer et encore la cuirasse de leur fort central est-elle appliquée sur des murailles en bois. Cela est doublement vicieux au point de vue de leur hygiène. Leur cale présente, en effet, les inconvénients dus à la présence du bois : humidité, fermentations organiques, émanations plus ou moins fétides ; et leurs étages habités ont toutes les défectuosités dues à la conductibilité du métal : températures excessives et à variations brusques, sonorité exagérée, etc...

Ce sont des conditions précisément inverses de celles que demanderait l'hygiène.

Leurs aménagements sont simples. Ils ont cinq étages : le pont, la batterie, les deux faux-ponts et la cale. Le pont, très vaste, est comme séparé en deux parties par la présence des tourelles et du massif de la cheminée qui ne laissent entre eux que des passages relativement étroits. On a cependant exagéré en accusant cette disposition de nuire sensiblement à l'aération par les panneaux. Des bastingages élevés entourent le pont ; le même reproche a été formulé contre eux, sans plus de raison. Ils ont, au contraire, l'avantage de protéger les hommes de quart contre les brises trop fraîches. La dunette n'existe pas sur ces cuirassés mais ils ont, à l'avant, une petite teugue qui sert de poste de couchage, ou qui a été installée pour servir d'hôpital. Aucun emplacement, peut-être, n'est supérieur à celui-là. La topographie des deux étages supérieurs (batterie et premier faux-pont) est caractérisée par la présence, au milieu du navire, du fort blindé. C'est un énorme parallélipipède, aux murailles épaisses d'un mètre, qui ne communique avec l'avant et l'arrière de ces étages que par deux portes étroites. Il en résulte une séparation de chaque étage en trois compartiments presque totalement indépendants l'un de l'autre. Ce sont : la batterie avant, le réduit central, la batterie arrière ; le faux-pont avant (ou batterie des chaînes), le réduit des sacs, le faux-pont arrière.

La batterie avant sert de poste de couchage à l'équipage. Elle contient

(1) Ce mot « ancien » n'a ici qu'un sens tout relatif, puisque ces navires sont encore en service et que plusieurs d'entre eux font actuellement partie de l'escadre de réserve de la Méditerranée.

l'hôpital quand celui-ci n'est pas sous la teugue, et ce second emplacement ne le cède en rien au premier, au point de vue du bien-être et de l'hygiène des malades. Mais elle contient aussi les cuisines, au grand détriment de la salubrité de ce bel emplacement et de la santé des hommes qui l'occupent. La muraille avant du réduit forme la paroi postérieure de ce grand poste.

Le réduit central occupe environ le quart de la longueur totale du navire. Il est très encombré par les six pièces de gros calibre qui sont en abord et le passage des cheminées dans sa partie centrale. Il n'en sert pas moins de poste de couchage à près de 200 hommes. Les conditions d'aération permettent d'accepter ce chiffre.

Du fort central à l'arrière, on ne rencontre plus que les chambres des

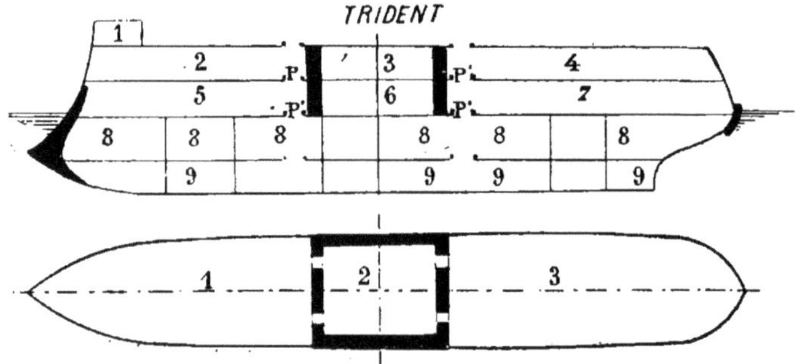

Fig. 32 et 33. — Schéma des cuirassés type *Trident*.

1° coupe longitudinale (1, teugue, hôpital ; — 2, 3, 4, batterie avant, batterie arrière et réduits cuirassés ; — 5, 6, 7, faux-pont avant, arrière et réduit des sacs ; — 8, 8, 8, faux-pont inférieur ; — 9, 9, cales ; — P, P', panneaux d'aérage).

2° Plan au niveau de la batterie (1, batterie avant ; — 2, réduit cuirassé ; — 3, batterie arrière).

officiers supérieurs et le logement de l'amiral. Le tiers de l'étage y est donc exclusivement consacré. Largeur de l'espace, éclairage parfait, ventilation irréprochabe, tout y est à souhait.

Au-dessous de la batterie, le faux-pont supérieur présente trois segments analogues aux siens, mais inférieurs à tous les points de vue.

La hauteur de l'étage y est moindre, l'éclairage et l'aération y sont réduits de toute la distance qui sépare les dimensions des sabords de celles des hublots. Le segment antérieur, appelé quelquefois « batterie des chaînes », parce que les chaînes des ancres le traversent, contient les chambres des maîtres et sert de couchage à une centaine d'hommes. La présence, en abord, des chambres qui accaparent pour elles seules la lumière des hublots et leur aération, contribue à diminuer, dans des proportions considérables, la valeur hygiénique de cet espace.

En arrière de lui, le réduit des sacs (étage inférieur du grand fort central, compris comme l'autre entre les quatre murailles cuirassées), a reçu son nom de la présence des caissons où sont renfermés les sacs de l'équipage (Voir chapitre III). Il en est très encombré. Il contient aussi les machines Gramme pour la lumière électrique, et le four ! Quatre sabords de charge, ouverts seulement en rade, ne lui assurent qu'une aération assez précaire, et les 100 ou 120 hommes qui y dorment sont, sans aucun doute, les plus défavorisés du bord.

Le dernier segment du faux-pont supérieur s'étend de ce réduit jusqu'à l'extrême arrière et comprend les logements des officiers et le poste des aspirants.

L'étage que nous venons de décrire doit son nom de faux-pont à la nature de ses ouvertures d'éclairage et d'aération latérales, qui sont des hublots. Mais la dimension de ceux-ci, la hauteur sous barrots, l'intensité relative de l'éclairement en font presque l'analogue hygiénique des anciennes batteries basses, et c'est l'étage venant immédiatement au-dessous qui répondrait effectivement au faux-pont des vaisseaux. Comme eux il est immergé et l'usage de la lumière artificielle y est constamment indispensable. Mais au lieu d'être d'une seule venue, incomplètement fermé seulement dans l'étendue de son tiers moyen par les chaufferies, les soutes à charbon et la machine, il commence, dès l'apparition des premiers types de la catégorie que nous avons en vue en écrivant ces lignes, à présenter les premiers linéaments du cloisonnement transversal étanche. Dès lors le faux-pont et les cales se trouvent divisés en un nombre de plus en plus grand de compartiments pouvant être rendus absolument indépendants les uns des autres, en cas de combat, et ne communiquant entre eux, en temps ordinaire, que par des portes étanches étroites et peu nombreuses.

Sur les cuirassés de ce premier groupe les cloisons furent d'abord au nombre de quatre limitant cinq grands espaces. Il y en eût jusqu'à huit sur les derniers. Ce chiffre a été dépassé depuis. Nous verrons plus loin qu'on est arrivé actuellement à quatorze cloisons.

Le faux-pont inférieur contient : au centre, les machines auxiliaires, le magasin de la machine, les établis des mécaniciens ; à l'arrière, la barre du gouvernail ; à l'avant, les appareils pour le stoppage des ancres, une partie de la cambuse et le magasin général. Le reste de l'espace est irrégulièrement affecté à des postes de couchage qui sont défectueux au premier chef, à cause de la chaleur et du défaut presque général d'aération, encore que certains d'entre eux présentent des dimensions très vastes et un cube individuel hors ligne. Plus de cent hommes couchent dans ces différents postes. On peut dire de suite que les derniers cuirassés construits jouissent, sous ce rapport, d'une supériorité indiscutable. Leur faux-pont inférieur ne sert qu'exceptionnellement au couchage de quelques hommes.

Les cales, cloisonnées comme le faux-pont, contenaient les compartiments inférieurs de la cambuse et du magasin général, la cale à eau, la cale à vin, les chaufferies, les machines, les soutes diverses (approvisionnements, poudres et projectiles), et le tunnel de l'arbre de l'hélice. La disposition réciproque de ces diverses parties est trop variable pour ne pas échapper à une description qui doit rester rapide et un peu générale malgré tout. Elles n'ont d'ailleurs qu'une influence assez restreinte sur la santé des hommes, puisqu'ils n'y séjournent pas. Leur mode d'action sur l'hygiène de tout le bâtiment ne sort pas des influences d'ensemble qui tiennent à la nature des matériaux de construction, à l'aérage, à la thermométrie, etc... Elles ont été exposées dans le précédent article.

Tous les cuirassés construits sur le type qui vient d'être décrit, ne diffèrent entre eux que par des détails d'aménagements sans importance. Aucune nouveauté saillante, susceptible d'en modifier l'hygiène ne peut y être signalée. Le dernier d'entre eux, le *Friedland,* présenta cependant

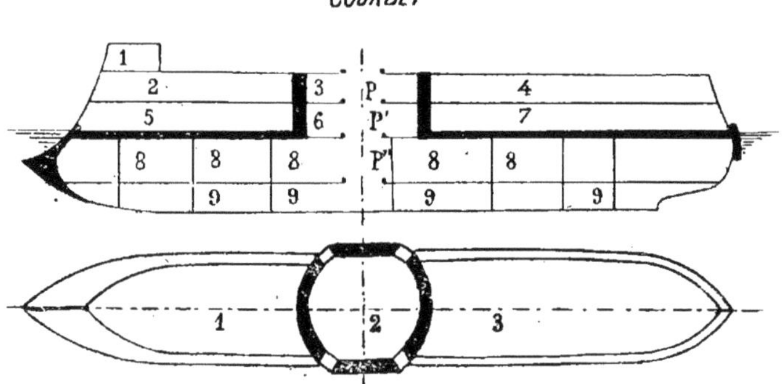

Fig. 34 et 35. — Coupe longitudinale schématique du *Courbet* et plan de la batterie. Même légende qu'aux figures 32 et 33.

cette importante innovation d'être entièrement construit en fer; mais ses dispositions intérieures restent identiques à celles des navires qui l'ont précédé.

Le *Redoutable* fut le premier navire d'une série qui n'eut que trois représentants, et constitue une sorte de transition entre les anciens cuirassés et les tout à fait derniers spécimens du genre. Le *Redoutable,* la *Dévastation,* le *Courbet,* empruntent aux *Trident, Marengo, Suffren, Colbert,* etc..., leur réduit central, modifié d'ailleurs dans sa forme, ses dimensions et son armement; ils leur empruntent par suite la division en trois segments de la batterie et du faux-pont. Mais un fait d'une importance capitale se rencontre ici pour la première fois; c'est l'apparition du « pont cuirassé ». Entre les deux faux ponts, une carapace d'acier de plusieurs centimètres d'épaisseur enveloppe et protège toute la partie immergée de la carène. Cette cuirasse horizontale est seulement interrompue au centre du navire, là où les murailles blindées du réduit viennent rejoindre le pont cuirassé.

Il en est résulté, pour les fonds, la suppression des deux grands puits d'aérage, situés sur l'avant et sur l'arrière des anciens réduits et qui traversaient, par des panneaux superposés, la hauteur entière du bâtiment, du pont à la cale. Ces larges bouches d'air furent remplacées par un puits unique percé au centre du réduit. C'eût été une atteinte grave à la ventilation des compartiments du faux-pont et de la cale sans l'emploi d'artifices d'aération, manches et insufflateurs mécaniques, dont les dispositions si multiples ont été exposées dans un autre article. Nous y avons montré quelle impulsion l'adoption du pont blindé avait donné aux recherches concernant les meilleurs procédés d'aération des fonds.

Une disposition nouvelle de l'artillerie du réduit, permettant aux grosses pièces de 34cm de tirer en chasse et en retraite, par quatre sabords d'angle, exigea une rentrée considérable des formes de l'avant et de l'arrière, et ne permit point de placer dans la batterie les canons de moyen calibre. La conséquence de ce fait a été d'augmenter le bien-être de l'équipage, la salubrité du navire dans sa partie habitée, au point que le plus parfait de ces trois navires, le *Courbet*, marque certainement le plus haut point où ait atteint jusqu'à présent l'hygiène d'un navire de guerre. Il suffit de le parcourir pour s'en convaincre.

Le pont, un peu encaissé peut-être par des bastingages exceptionnellement élevés, est armé des pièces de 14cm qui ne pouvaient être placées dans la batterie. A son centre, un massif élevé contient les quatre cheminées des chaufferies avec le puits d'aérage entre elles, et se relie presque avec les deux demi-tourelles des pièces de 27cm. Le tout est surmonté d'une vaste passerelle sous laquelle on a logé, par une heureuse exception, les cuisines, le four et la boulangerie.

Sous le pont, de l'avant jusqu'au réduit, la batterie contient les chambres des maîtres, habituellement reléguées dans le faux-pont, et l'hôpital un peu exigu mais très bien situé, à l'extrême avant. L'espace libre entre l'hôpital, les chambres des maîtres et le réduit fait un magnifique poste de couchage pour 60 à 80 hommes. Il est occupé par les seconds-maîtres. Le fort central est si encombré par les pièces, les monte-charges, les refouloirs hydrauliques, les cheminées et le puits d'aérage qui le traversent, qu'il n'est occupé, la nuit, que par 25 à 30 hommes. Tout l'arrière est réservé aux logements, au carré des officiers et aux appartements du commandant. Ce dernier tiers de la batterie est ici, comme partout, dans de superbes conditions d'espace, d'aération et d'éclairage.

Le faux-pont supérieur débarrassé à l'avant des chambres des maîtres, à l'arrière de celles des officiers, offre deux très beaux espaces qui sont les principaux postes de couchage des hommes ; ils contiennent, celui de l'avant 150 et celui de l'arrière près de 200 hamacs. Là les hublots s'ouvrent directement dans le poste de l'équipage, leur pouvoir éclairant leur surface aératoire ne sont plus accaparées par les chambres, reportées dans la batterie; l'équipage en profite intégralement. Nous ne rencontrerons sur aucun des bâtiments, même les plus récents, une situation aussi avantageuse.

Entre les deux postes de couchage de la batterie basse se trouve l'étage inférieur du fort central, où s'entassent les pompes de compression, des presses hydrauliques, les monte-charges, les machines électriques, les casiers des sacs et que traversent aussi les cheminées et le puits d'aérage. Personne n'y couche, il n'est guère occupé qu'aux heures d'exercice du canon et pendant le fonctionnement de l'éclairage électrique.

Les fonds des cuirassés de ce type se caractérisent par l'augmentation du cloisonnement transversal et l'apparition de quelques cloisons longitudinales. Cette complication du compartimentage s'explique en partie par les mêmes raisons qui ont conduit à l'idée du pont blindé.

Le calibre des pièces, c'est-à-dire leur poids, ne permettant plus de les manœuvrer à bras, il a fallu employer des machines hydrauliques, appareils délicats par leur tuyautage qui ont exigé une protection efficace, d'où le pont blindé; et une indépendance absolue du mécanisme propre à chaque pièce, pour ne pas généraliser les conséquences d'une avarie, d'où la multiplication des machines et du compartimentage destiné à les isoler. La substitution des deux hélices latérales à l'unique hélice médiane que le *Redoutable* même a encore, a amené, d'autre part, le cloisonnement longitudinal des machines et des chaufferies.

Sur le *Courbet*, que nous avons surtout en vue dans cette description, il existe neuf tranches transversales, dont deux sont cloisonnées de l'avant à l'arrière. Chacun de ces onze grands espaces est divisé lui-même, par d'autres cloisons qui limitent des soutes, des magasins, la cambuse, les tunnels des hélices, etc. . Il est évident que l'aération en est rendue très défectueuse, l'accroissement du nombre des cellules ayant marché beaucoup plus vite que les progrès de la ventilation. Mais il faut dire que toute la partie comprise sous le pont blindé n'est à peine habitée que pendant la durée de certains exercices, que peu d'hommes y ont affaire, et que les dimensions relatives des locaux où ils se tiennent ne laissent guère subsister pour eux que les ennuis d'une température élevée. Seules les chaufferies et la machine occupent et retiennent un nombreux personnel. Leur ventilation a été, par cela même, l'objet de préoccupations toutes spéciales et elle est suffisante (Voir page 494).

La substitution au réduit cuirassé de la batterie, de tourelles placées sur le pont supérieur n'a pas moins modifié la topographie des types postérieurs au *Courbet*, que l'innovation de la carapace d'acier du pont principal n'avait transformé le type *Trident*.

Le pont cuirassé réduisait l'aération naturelle des fonds au puits unique d'aérage que nous avons vu traverser le réduit. La disparition du réduit a supprimé cette dernière ressource. Elle a rendu à la batterie la largeur de ses formes et sa continuité sur toute son étendue; mais le pont cuirassé a dû s'étendre sur le large quadrilatère non blindé que les muraillles du fort central avaient permis de réserver au centre du vaisseau. Le faux-pont, comme la batterie, a cessé d'être formé de trois segments séparés et presque complètement isolés l'un de l'autre par les parois transversales du fort. Il s'étend sans interruption de l'avant à l'arrière, réalisant les conditions d'unité d'espace si préconisées par Fonssagrives et ses continuateurs. Nous verrons que l'équipage n'a pas bénéficié de cet avantage tout théorique.

Le *Formidable*, l'*Amiral-Baudin*, tous deux semblables d'aspect, le *Marceau* et surtout le *Hoche*, qui s'en éloignent si complètement par leurs formes extérieures, le *Neptune*, qui vient d'entrer en escadre ; le *Magenta* et le *Brennus*, à peine achevés, rentrent dans cette troisième catégorie de cuirassés d'escadre et, malgré de notables différences de construction, d'aménagements ou de formes, offrent tous ce même caractère générique très important : continuité ininterrompue du pont principal où s'ouvent à peine quelques rares panneaux dont aucun ne doit correspondre avec ceux des autres étages.

Le pont de l'*Amiral-Baudin* et du *Formidable* sont remarquables par la présence de trois énormes tourelles cuirassées situées dans l'axe du navire : à l'avant, au milieu et à l'arrière. Au-dessus du rebord de leur épaisse cuirasse, trois canons de 37^{cm}, longs de plus 10^{m}, allongent leurs volées monstrueuses. Entre la tourelle avant et celle du milieu, une très large passerelle occupe toute la largeur du pont qu'elle déborde de chaque côté. Elle est traversée par la cheminée, des manches à vent et garnie de canons à tir rapide. Les bastingages, en tôle mince, assez bas pour qu'on puisse s'y accouder, disposés pour être rabattus en dehors pendant le combat, n'encaissent pas le pont comme font ceux du *Courbet*, tout en offrant aux hommes une certaine protection contre le vent.

Le pont de l'*Amiral-Baudin*, qui est dépourvu de tous bastingages dans les deux tiers de sa longueur, est inférieur en cela à celui du *Formidable*. Il lui est inférieur sur un autre point. Ni le four ni les cuisines n'y ont trouvé place ; les unes sont dans la batterie, l'autre dans le faux-pont. Nous disions, dans l'article consacré à la topographie générale, qu'il ne semblait pas impossible de loger toujours ces dépendances sur le pont et, qu'une fois bien convaincus de l'importance qu'il y a à le faire, les ingénieurs y réussiraient toujours. La comparaison entre ces deux cuirassés n'en est-elle pas une preuve ?

Ils sont identiques de formes, de dimensions et presque d'aménagements, leur équipage est le même, leur armement est pareil ; sur l'un d'entre eux on a réalisé ce perfectionnement d'éloigner de l'intérieur du navire ces sources de chaleur, d'humidité et de saleté ; cela eût donc été possible sur l'autre si on l'avait voulu.

Les batteries des deux bâtiments sont calquées l'une sur l'autre, à l'exception de la présence, dans celle de l'*Amiral-Baudin*, des cuisines qui l'encombrent, l'échauffent et l'enfument. Tout à fait à l'arrière, se trouvent les logements ; à l'extrême avant, l'hôpital ; dans le reste de l'étendue, un poste d'équipage large, haut d'étage, si largement aéré par d'énormes sabords, que les médecins-majors de ces bâtiments se sont plaints des inconvénients des courants d'air trop vifs et de la fréquence inusitée des rhumes et des angines pendant l'hiver. Les châssis vitrés dont les sabords sont presque tous munis maintenant atténueront ce défaut jusqu'à en faire une qualité. Sur le *Marceau*, on semble avoir eu quelque regret d'avoir si libéralement échancré les murailles et les sabords en ont été, après coup, retrécis de près de la moitié de leur largeur. Au point de vue de l'hygiène, il n'y a qu'une façon d'apprécier cette mesure : elle est déplorable.

Sur le *Formidable* et sur l'*Amiral-Baudin*, l'hôpital est bien placé, aéré par le sabord de la pièce de chasse et par des ouvertures latérales, clair, régulier de forme, commode, facile à embrasser d'un coup-d'œil. Pourquoi sur le *Marceau* l'avoir disposé en arc de cercle autour de la tourelle avant, où il est étroit, sombre, défectueux à l'excès ?

Si nous insistons un peu sur le parallèle entre le pont et la batterie de ces trois unités de combat, c'est pour bien faire toucher du doigt que les exigences de l'hygiène ne sont pas toujours aussi difficiles à satisfaire qu'on tend à le croire. Que de desiderata les médecins mêmes n'osent-ils pas toujours formuler, craignant d'avance de se heurter à des impossibilités matérielles ! Ces impossibilités sont rares ; et nous venons de voir que, sur les types dont nous nous occupons, elles n'étaient absolues ni pour l'emplacement, sur le pont, des cuisines, ni pour une heureuse installation de l'hôpital dans la batterie.

Le *Marceau*, dont la batterie n'est pas sensiblement différente des précédentes, offre une tout autre disposition du pont, lequel est recouvert d'une superstructure qui en occupe le tiers moyen, comme si la dunette, absente à l'arrière, y avait été reportée. Elle a reçu le nom de spardeck. Elle ne contient aucun logement d'état-major, c'est un poste de couchage pour les hommes, qui diminue d'autant l'encombrement du faux-pont et sert d'abri pendant le jour contre le mauvais temps. Ce spardeck n'est clos vers l'arrière du bâtiment par aucune cloison, mais les cuisines en restreignent assez l'entrée pour ne laisser entre elles et les bastingages que deux passages d'une faible largeur. Ainsi réduite, la béance du spardeck est acceptable. Peu élevé sur le *Marceau*, cet appendice du pont devient très haut sur le *Neptune* et le *Magenta*, et peut-être l'aération des fonds aura-t-elle à en souffrir (1).

C'est le moment de parler d'une modification toute récente, avec

(1) Sur le *Neptune* et le *Magenta*, ce spardeck n'est recouvert que d'un pont très incomplet ; c'est plutôt une série de passerelles laissant entre elles de larges vides qui ont rendu cet espace inutilisable comme poste de couchage. Il n'en reste pas moins précieux à titre d'abri pour les hommes de quart pendant les mauvais temps.

laquelle a disparu un des derniers traits de ressemblance de ces nouvelles machines de guerre avec les anciens navires de combat. Elle est moins indifférente à l'hygiène qu'il ne paraît au premier abord : il s'agit du remplacement de la mâture par des tours en fer, larges, peu élevées, creuses, contenant dans leur cavité deux spirales d'escaliers superposées qui mènent à des plateformes protégées par de hauts pavois en tôle et garnies d'artilleries. Ce sont les *mâts militaires*. La disparition des haubans, des enflêchures, des vergues, de toute la complication du gréement et de toute la difficulté de la manœuvre a supprimé une des causes les plus fréquentes et les plus graves de traumatisme, celle qui grêvait le plus la statistique chirurgicale du bord.

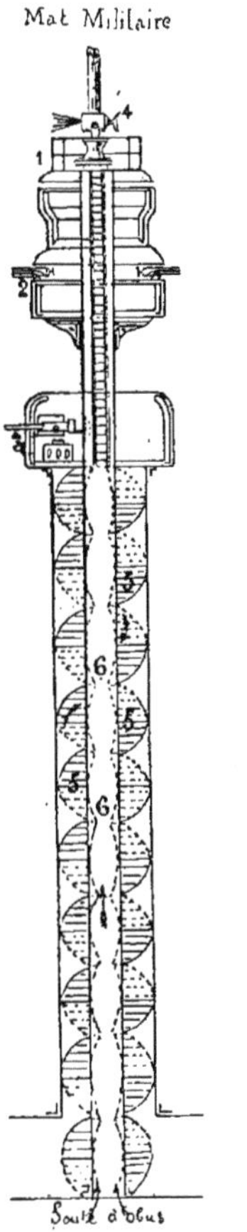

Fig. 36. — Coupe d'un mât militaire.

1, hune moyenne ; — 2, hune inférieure ; — 4, projecteur ; — 5, 5, double rampe à spirales superposées ; — 6, axe creux du mât servant de monte-charge et de voie d'aération.

L'axe de la double rampe d'escaliers est creux. Il sert de passage pour les projectiles destinés aux hunes pendant le combat ; en temps ordinaire, il est une voie importante d'évacuation d'air chaud ou d'arrivée d'air frais dans les étages inférieurs.

Le faux-pont de tous ces bâtiments est construit sur des plans à peu près identiques. Il est libre de tout cloisonnement transversal, mais, de l'une de ses extrémités à l'autre, s'étendent deux longues cloisons en tôle mince, distantes des murailles de 3m environ, qui limitent de chaque côté deux espaces subdivisés à leur tour en logements particuliers (chambres d'officiers et de maîtres, postes des aspirants, postes des maîtres, etc...). L'espace médian, qui occupe les deux tiers de la largeur du bâtiment, sert de poste à la moitié de l'équipage. Il est encombré de beaucoup d'appareils et d'engins divers. Cependant ses dimensions sont telles (près de 100m de long, plus de 10m de large et près de 3m de haut), que la place y est assez largement dévolue à chacun.

Au-dessous de cet étage qui repose sur le pont cuirassé, commence le cloisonnement vertical qui va jusqu'au fond du navire. Le nombre des cloisons varie de 12 à 14. Chaque tranche subit elle-même tant de divisions, par des plans horizontaux ou des cloisons longitudinales, qu'il faut renoncer à une description méthodique. Nous nous bornerons donc à quelques indications générales et rapides, qui permettront de se faire une idée des principales dispositions.

Un certain nombre de tranches sont nécessitées par des organes ou des appareils importants qu'on retrouve partout : ce sont les *tourelles*, les *chaufferies* et les *machines*. Chaque tourelle exige deux tranches contigues, l'une pour les presses de *pointage*, l'autre pour les machines dites

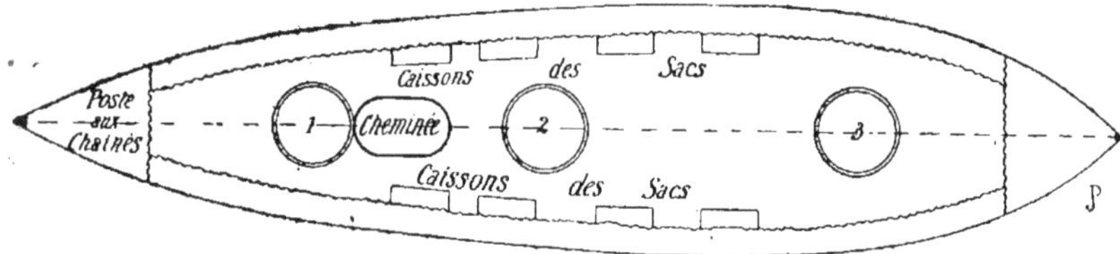

Fig 37. — Faux-pont des cuirassés type *Formidable*.

1, 2, 3, coupe des tourelles cuirassées. Les caissons des sacs sont appliqués contre deux longues cloisons en tôle gondolée, allant de l'avant à l'arrière. L'espace existant entre ces cloisons et les murailles du navire est divisé en une série de logements particuliers (chambres, postes des maîtres et des aspirants).

de *pompage*, qui font mouvoir ces presses. Chaque chaufferie AV et AR prend une tranche ; les machines en prennent une autre ; ces trois

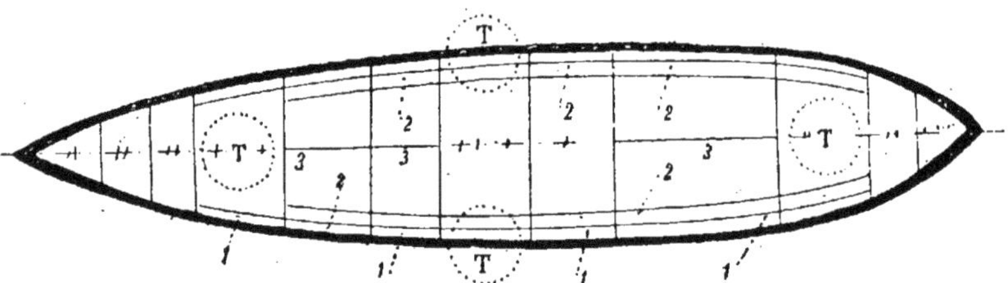

Fig. 38. — Plan d'un cuirassé au-dessous du pont principal pour montrer le compartimentage transversal et longitudinal des fonds.

T, T, tourelles cuirassées ; — 1, 1, compartiments vides ; — 2, 2, soutes à charbon ; — 3, 3, chaufferies et machines (type *Hoche*, *Marceau*, etc.).

dernières sont divisées longitudinalement. Cela fait, en tout, neuf tranches, auxquelles s'ajoutent : à l'avant, celle de la cambuse et celle de l'éperon ;

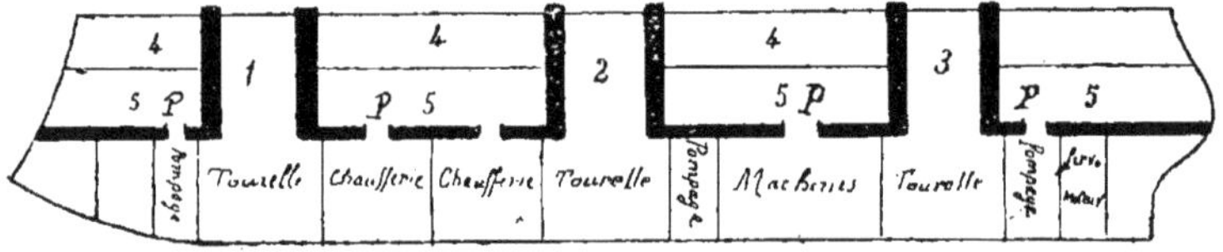

Fig. 39. Coupe d'un cuirassé pour montrer les rapports du compartimentage avec les tourelles (type *Formidable*, *Baudin*).

à l'arrière, celle du servo-moteur et celle de la barre (fig. 39). Tel est le cloisonnement transversal. Longitudinalement, il existe une première série de cloisons, limitant de ses paces ou *coursives* (1, 1, 1), destinés à rester vides (1), puis une seconde ligne, située en dedans de la première qui limite, avec elle, la série des soutes à charbon (2, 2, 2) (fig. 38).

Enfin, toutes les tranches sont divisées par des parquets horizontaux en deux ou trois étages. La tranche des machines fait seule exception à cette règle. Ceux de ces étages qui sont le plus profondément situés, en contact immédiat avec les doubles fonds de la coque, sont réservés pour servir de soutes à poudres et à munitions.

Parmi les cuirassés d'escadre un seul, le *Hoche,* très analogue aux autres par ses faux-ponts et ses cales, en diffère notablement par sa batterie et ses ponts. L'aspect extérieur de ce bâtiment est remarquable par une étrangeté presque fantastique. A peine élevé au-dessus de l'eau à l'avant et à l'arrière, il présente, à sa partie centrale, un véritable amon-

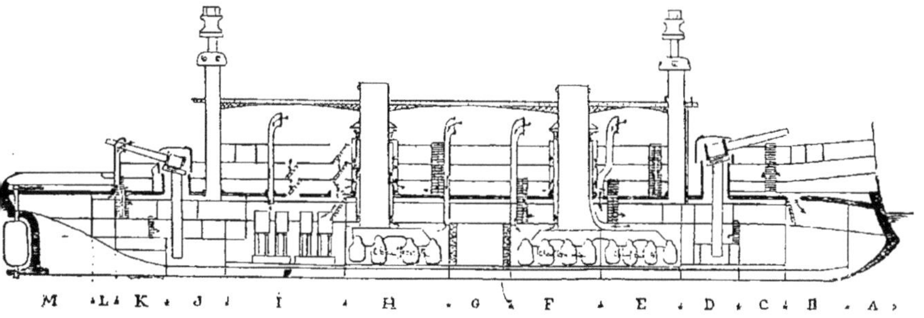

Fig. 40. — Coupe longitudinale du *Lazare-Carnot* montrant les détails du compartimentage.

A B C, tranches de l'avant à deux étages (cambuse, magasin général, machine de pompage); — D J, tranches tourelles AV et AR (deux étages contiennent les soutes aux gros projectiles); — E F H, tranches des trois chaufferies; — J, tranche des machines; — G, tranches des tourelles latérales, avec machines de pompage et soutes à projectiles; — K L M, tranches de l'arrière (machines de pompage, soutes, farcot, barre, deux étages).

cellement d'étages nécessité par l'installation des logements qui n'ont pu trouver place ailleurs. Au-dessus d'eux, des tourelles pour les canons à tir rapide, des donjons pour des pièces de 14^{cm}, puis des passerelles, des abris cuirassés, des postes de commandement et, s'élançant de toute cette masse presque confuse à l'œil, les deux mâts militaires couronnés de leur double étage de hunes hérissées de petite artillerie, tout cela donne une impression véritablement curieuse.

L'hygiène du bord en est d'ailleurs peu modifiée. Il faut signaler seulement la difficulté de l'aération du faux-pont arrière, situé sous la plage (2) arrière, où ne s'ouvre aucun panneau sur une étendue de près de 30^{m}, et les dimensions extrêmement restreintes du pont, dont la moitié

(1) Ces vides ont pour but de servir de chambres d'expansion aux gaz provenant de l'explosion des torpilles, de façon à atténuer les effets de l'explosion et à en limiter les dégâts. Elles sont à la torpille (théoriquement), ce que la cuirasse est au canon.

(2) On nomme *plages* les deux extrémités très surbaissées du bâtiment.

seulement est laissée à la disposition de l'équipage. Il est pénible d'y voir les hommes entassés après les repas, pendant les courts instants de récréation qui leur sont accordés.

Il y a là une défectuosité sérieuse. L'équipage très gêné dans cet étroit espace perd l'habitude d'y venir prendre l'air, se confine dans les fonds, au détriment de sa santé. Ce fait constitue une réelle infériorité pour le *Hoche*, si satisfaisant par ailleurs, comme on l'a vu à propos de sa ventilation.

B. *Garde-côtes cuirassés.* — Ce genre comprend un certain nombre de subdivisions. Il y faudrait faire rentrer les anciens *monitors* dont l'*Onondaga*, le *Cerbère*, le *Tigre*, etc.., furent les premiers représentants, aujourd'hui hors d'usage. Les types de transition qui les suivirent, la *Tempête*, le *Fulminant*, et qui ont préparé l'avènement des derniers échantillons du genre, sont encore en service et même armés au moment où nous écrivons ces lignes. Leur étude a cependant perdu toute utilité. Ce sont les derniers vestiges d'une erreur de conception qui ne se reproduira plus. Fonssagrives les avait rangés dans les *types paradoxaux*. Nous les jugerons en quelques lignes sans les décrire. Ils sont inhabitables. Ni air, ni lumière naturelle. Un éclairage et une aération artificiels très défectueux; une humidité extrême; des étages surbaissés au-delà de toute limite; telles sont les conditions absolument déplorables qu'ils présentent. L'un de nous a été embarqué sur l'un de ces navires et y a passé un hiver dans les ports du Nord. Il certifie qu'ils sont absolument l'antipode de l'hygiène qui les condamne tous avec la même rigueur.

Il n'en est pas de même des nouveaux garde-côtes du type *Requin*, *Caïman*, *Furieux*, *Indomptable* et *Terrible*. Ces cinq bâtiments font actuellement partie de l'escadre du Nord et de l'escadre de réserve de la Méditerranée. Ce sont, comme le *Hoche*, des bâtiments à *plages*, mais de dimensions plus restreintes. Leur batterie plus basse d'étage contient, à la place des canons, des tubes lance-torpilles (1). Leur état-major plus restreint a été logé, en totalité, dans le faux-pont arrière, aussi a-t-on pu éviter de surmonter leur batterie de ces superstructures élevées qui donnent au *Hoche* une physionomie si spéciale.

Seuls l'« hôpital » et les « cuisines » sont installés au-dessus du pont, dans la situation la plus avantageuse, en plein air, et on peut dire qu'ils sont entièrement indépendants du reste du navire. Un équipage relativement peu nombreux dispose, dans la batterie et le faux-pont, d'un espace suffisant. L'absence de tourelles centrales ou latérales diminue la complication du cloisonnement intérieur; enfin la moindre profondeur de la carène atténue les défauts de leur ventilation trop compliquée. Ce ne sont pas de mauvais navires, hygiéniquement parlant. Le nom sous lequel on les désigne n'est pas flatteur pour eux à ce point de vue. En

(1) Il est question d'y placer désormais des pièces d'artillerie.

réalité, ils se rapprochent beaucoup des cuirassés d'escadre, et il y a un abîme entre eux et les gardes-côtes du type *Tempête*. Les renseignements déjà fournis à leur sujet, rendent de plus longs détails inutiles.

C. *Croiseurs d'escadre cuirassés.* — Deux seuls navires de ce genre sont actuellement à flot. Construits à Cherbourg et à Brest, ils auront déjà pris leur place en escadre, au moment où ce livre paraîtra. Ce sont les premiers croiseurs cuirassés que possède notre flotte. Leur artillerie est protégée par de petites tourelles ainsi disposées : trois sur le pont avant, trois sur le pont arrière, et deux sur les flancs. Entre les deux groupes extrêmes de tourelles, il y a un spardeck analogue à ceux du *Hoche* et du *Marceau*. Le faux-pont, dont l'élévation au-dessus de l'eau fait ici une véritable batterie, est disposé sur le plan général des faux-ponts des cuirassés. Au-dessous du pont principal, la division en tranches

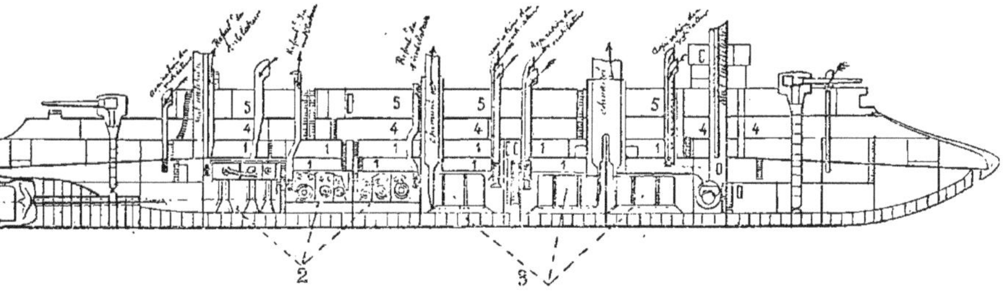

Fig. 42. — Coupe du *Dupuy-de-Lôme*.
1, 1, 1, soutes à charbon et faux-pont ; — 2, machines ; — 3, chaufferies ; — 4, batterie ; — 5, pardeck.

nombreuses séparées par des cloisons étanches existe comme partout, avec une augmentation encore dans le nombre des cloisons. Nous ne parlerons que du plus important d'entre eux, le *Dupuy-de-Lôme*, surtout remarquable par la disposition de ses soutes à charbon et par son aération.

La grande élévation du pont principal au-dessus de la flottaison a permis de créer, entre lui et le *pare-éclats* (1), un véritable étage, étendu d'un bout à l'autre du navire. Il y a là, entre ces deux ponts, un espace de plus de 4^{m} de hauteur, cloisonné à la vérité comme les compartiments de la cale, divisé comme elle en une série de tranches et où on emmagasine le charbon. Cette disposition est très supérieure à celles réalisées partout ailleurs. Elle facilite le travail des soutiers.

Une autre supériorité des soutes à charbon du *Dupuy-de-Lôme*, qui réalise un progrès désiré depuis longtemps, c'est la création de voies d'échappement larges et faciles pour leur air vicié et les gaz de la houille.

(1) On nomme ainsi un plan de tôles continu, placé à quelque distance au-dessous du pont cuirassé, et qui a pour but d'empêcher la projection et la chute, dans les organes des machines et dans les soutes, des éclats provenant des ruptures du pont cuirassé par des projectiles.

Chaque tranche de ces soutes a son tuyau spécial, large comme les tuyaux des poêles de nos maisons. Tous ces tuyaux s'élèvent à travers le faux-pont où ils forment comme deux sortes de petites colonnades symétriquement placées à quelques mètres de chaque côté de l'axe du bâtiment. Ils vont rejoindre les gros conduits d'aération des fonds.

On a été moins prudent sur des croiseurs plus récemment construits (*Alger, Chasseloup-Laubat,* etc ..), sur lesquels les tuyaux d'évent des soutes à charbon débouchent directement dans la batterie et y déversent à même les produits dangereux de la houille. Dans un seul des postes de couchage du *Chasseloup-Laubat*, neuf de ces évents contribuent à vicier l'air! Plusieurs des soutes de ces croiseurs, situées au-dessus des machines, subissent des élévations de température qui dépassent 100° et 110°. Si on songe à la nature et à la qualité des corps volatils contenus dans la houille qui se dégagent à cette température, on ne pourra pas croire que ce soit une pratique innocente de les faire arriver dans les espaces confinés des batteries, au milieu des hommes qui y coucheront. L'un de nous a signalé le danger possible d'une pareille mesure, et, quoique rien n'ait été encore décidé au moment où nous écrivons ces lignes, il y a lieu d'espérer que sur les bâtiments en construction ou à construire, on évitera de retomber dans la même imprudence. Ce sera si simple et si peu coûteux de prolonger ces manches de dégagement jusque sur le pont, en leur donnant quelques décimètres de hauteur en plus!

Les manches aératoires du *Dupuy-de-Lôme* sont au nombre de vingt-deux, les unes destinées au refoulement de l'air frais et terminées par des pavillons évasés susceptibles d'être orientés dans la direction de la brise, les autres destinées à l'aspiration de l'air chaud, non munies de pavillons et simplement protégées par un chapiteau en tôle. Toutes sont munies de ventilateurs puissants, disposés inversement dans chacune de deux séries. La quantité d'air qu'ils peuvent faire circuler est énorme. Leur puissance dépasse de beaucoup celle des ventilateurs du *Davoust*. Les chaufferies n'ont que des manches d'aspiration d'air frais; leur air chaud s'échappe par les cheminées et leurs enveloppes. Les machines, très encombrées, très chaudes ont, à la fois, l'un et l'autre système.

Une partie de l'équipage couche dans le spardeck, où les conditions sont bonnes. Le reste est tout entier logé dans le faux-pont, où le passage des cheminées et des nombreux conduits d'évacuation de l'air chaud élève beaucoup la température. Cependant ni le four ni les cuisines n'y sont placés. On les a très heureusement logés sur le pont. Les logements particuliers, chambres de maîtres, postes de seconds maîtres, carré et chambres d'officiers, logement du commandant, tout cela est soigné, bien clair, aussi ample que les dimensions du navire l'ont permis. Un nouveau système d'ameublement, meubles d'attache en *pitch-pin* vernis, y a été inauguré. Le *Magenta* et les navires en construction ou à construire, seront d'ailleurs aménagés de même. L'élégance y trouve assurément son compte : le confort y trouvera peut-être le sien, ce qui est moins certain ; mais l'hygiène ne saurait s'en déclarer satisfaite. Nous le disons dès maintenant en passant : nous aurons à y revenir dans le chapitre suivant à propos des logements. En résumé, le type des croiseurs cuirassés d'escadre, autant qu'on en peut juger à première vue sur un navire encore en armement, incomplètement aménagé, encombré d'ouvriers, rempli de bruit, mal éclairé, et surtout n'ayant pas encore subi l'épreuve d'un premier voyage à la mer, paraît bien compris au point de vue de la salubrité. Il est très en progrès sur les autres croiseurs du même tonnage. C'est un réel plaisir de le proclamer et un devoir d'exprimer à ceux dont tous les efforts ont pour but de réaliser ces progrès incessants, toute la reconnaissance de l'hygiène.

D. *Canonnières cuirassées.* — Elles méritent à peine une mention. Il en existe des deux types *Mitraille* et *Achéron*. Les premières au nombre de six, dont la moitié encore inachevées, ressemblent vaguement aux anciens monitors *Cerbère* et *Taureau* que Fonssagrives décrivait comme « deux bateaux apposés par leur pont ». Plus petites que ceux-ci, cloisonnées dans les fonds en six tranches, avec des logements minuscules, une aération déplorable, elles offrent, aux cent et quelques hommes dont leur équipage se compose, de très mauvaises conditions d'habitabilité. Elles ne les rachètent ni par leurs qualités militaires, ni par leurs qualités nautiques. Leur stabilité à la mer est des plus problématiques. Elles sont destinées à ne jamais s'éloigner du port, à n'être armées que pour de très courtes périodes d'exercices ou de manœuvres. Dès lors, nous pouvons nous en désintéresser.

Ce qui précède peut également s'appliquer aux canonnières type *Achéron*, pour les formes extérieures duquel il semble qu'on ait voulu atteindre au dernier degré de la bizarrerie dans l'inélégance. Leurs murailles droites les font cependant un peu plus logeables que les précédentes. Leur pont a des dimensions moins exiguës. Mais en somme, l'hygiène pas plus que la marine n'ont à s'attarder à la discussion de ces erreurs. Elles les signalent et elles passent.

II. **Navires non cuirassés.** — Les navires non cuirassés qui font partie des escadres modernes sont les *croiseurs*, les *torpilleurs* et les *transports*. Ces derniers, destinés au ravitaillement et, au besoin, au service des blessés, n'existent encore que de nom. Nous avons dit plus haut que la *Gironde*, qui figure sous cette rubrique sur la liste de la flotte, ne diffère pas des bâtiments qui font le service de l'Extrême-Orient, et ne mérite pas d'être décrite à part.

Chacune des deux autres classes comprend trois subdivisions, basées sur le mode d'armement, sur la puissance militaire, sur les dimensions des bâtiments, plutôt que sur des caractères bien tranchés d'architecture ou des différences de construction et d'aménagement qui permettent.

dans une étude d'hygiène, de conserver cette classification minutieuse. Nous nous bornerons donc à deux divisions : *croiseurs ; torpilleurs*.

A. *Croiseurs*. — Une place à part mérite toutefois d'être réservée aux grands croiseurs rapides dont le *Tage* et le *Cécille* sont les premiers échantillons très réussis. Leur supériorité hygiénique sur les types sans batterie est incontestable. Ils sont vastes, on s'y meut à l'aise, l'espace y est moins parcimonieusement distribué qu'ailleurs, d'autant qu'une vaste dunette, où les appartements du commandant sont situés, rend disponible, dans la batterie, pour d'autres usages, la surface toujours considérable occupée par ce logement. Une teugue à l'avant du pont, de larges passerelles créent aux hommes de quart d'excellents abris que complètent des bastingages élevés.

Le four et les cuisines sont sur le pont. Une buanderie y est installée avec une lessiveuse mécanique. Tous ces locaux occupent la partie centrale laissant, autour d'eux, le reste de l'espace libre et très dégagé.

La batterie, éclairée par des sabords — dont ceux du milieu, armés de canons de 14^{cm}, sont de grandes dimensions — assure au poste de l'équipage un éclairage et une aération satisfaisants. Elle constitue la grande supériorité de ces navires. Elle offre, situés sur l'axe du bâtiment, une série de postes à parois vitrées dans leur moitié supérieure, qui servent soit d'ateliers, soit de bureaux, soit de réfectoires pour diverses catégories du personnel. Cette disposition est très nouvelle et très peu répandue. Nous ne pensons pas qu'elle soit à encourager. Non qu'elle apporte quelque entrave à la circulation générale de l'air dans le reste de l'étage, mais parce qu'elle soustrait à cette circulation les postes mêmes dont nous parlons. D'un autre côté, l'éclairage naturel, toujours peu intense dans les batteries même les plus favorisées à cet égard, est encore diminué dans les parties limitées par ces cloisons. Quel besoin d'enclore tous ces espaces ? et, si l'on y tient absolument, pourquoi ne pas faire comme les Anglais qui, pour limiter certains endroits réservés plus spécialement à tel travail, à tel groupe d'hommes, se contentent de demi-cloisons, hautes d'un mètre à peine, véritables stalles qui ne restreignent sensiblement ni l'aération, ni l'éclairage, ni la surveillance ? C'est une amélioration que nous devrions imiter.

Le faux-pont des croiseurs à batterie en est la partie défectueuse. Il est encombré, considérablement rétréci par la longue coursive qui longe, de chaque côté, les murailles au-dessus des caissons du *cofferdam* (1). Traversé par les trois puissantes cheminées des chaufferies, privé d'aération et d'éclairage naturels, il présente, en marche, une température trop élevée. Ses conditions d'habitabilité sont donc mauvaises.

La cale a été suffisamment décrite au paragraphe de l'aération, où la ventilation des fonds du *Cécille* est justement prise comme type.

(1) On désigne sous ce nom les mailles de la coque destinées à contenir la cellulose dont il a été question au chapitre précédent (matériaux de construction).

Les *croiseurs sans batterie* comprennent un assez grand nombre de navires de dimensions et d'aspect assez différents, depuis le *Davoust* jusqu'au *Condor*, mais qui peuvent tous, sans inconvénient, rentrer dans une description d'ensemble.

Leur pont, très étroit, est encaissé de hauts bastingages qui offrent une disposition heureuse de leurs casiers à hamacs. Au lieu d'être ouverts par en haut, recouverts seulement d'une toile peinte qui les protège de la pluie, ils s'ouvrent latéralement en relevant des vantaux de tôle articulés à charnière autour de leur bord supérieur. Cela permet de laisser les hamacs exposés à l'air pendant le jour, même par temps de pluie. La distribution des hamacs en est rendue plus facile et moins dangereuse pour les hommes qui en sont chargés.

Au-dessus du pont il existe, à l'arrière, une très longue dunette où sont

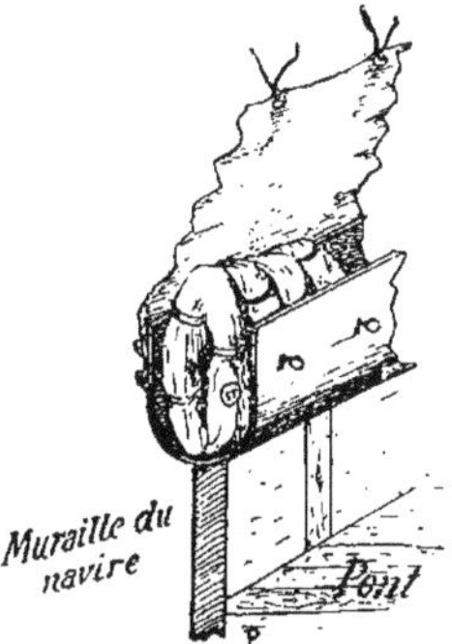

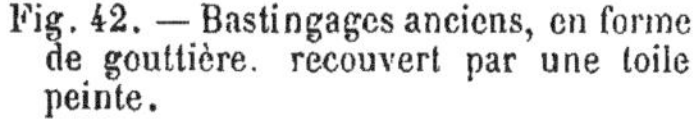
Fig. 42. — Bastingages anciens, en forme de gouttière. recouvert par une toile peinte.

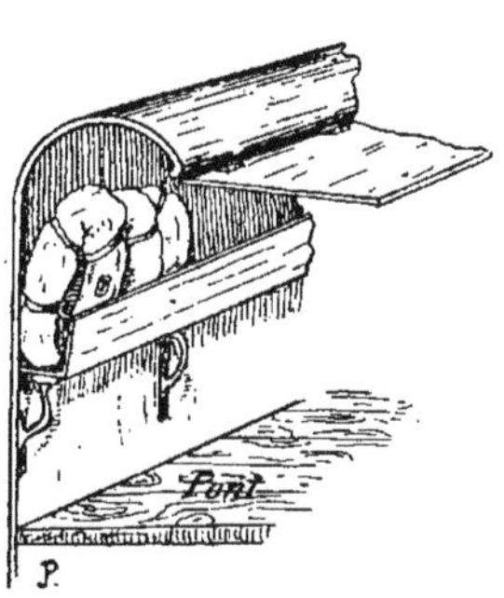

Fig. 43. — Bastingages nouveaux des croiseurs avec auvents en tôle à charnières.

situés le logement du commandant, les chambres très étroites et le carré plus réduit encore des officiers. A l'avant, une teugue, très longue aussi, contient le poste des maîtres, les postes de couchage d'une partie de l'effectif et, par une étonnante autant que regrettable disposition, la poulaine de l'équipage séparée, il est vrai, du reste de la teugue par deux portes étanches. On pénètre dans la poulaine par un petit panneau de la teugue très souvent condamné à la mer. L'accès n'y est plus possible alors que par les portes de communication avec le poste de l'équipage. Il est inutile de s'appesantir sur le méphitisme et l'infection qui en résultent. Un pareil voisinage est tout simplement monstrueux.

La teugue et la dunette sont réunies par une série de passerelles qui les font communiquer entre elles et avec la grande passerelle de route située autour de la cheminée et sous laquelle sont les cuisines et le four.

Le faux-pont, peu élevé d'étage, rétréci de toute l'épaisseur des caissons à cellulose qui l'entourent en ceinture, contient : tout à fait à l'avant, la cambuse (au-dessous de la poulaine !), à l'arrière et vers sa partie moyenne, un très petit hôpital, placé latéralement (1), une ou deux chambres et une sorte de couloir étroit décoré du nom de poste des seconds maîtres mécaniciens ; la saillie des caissons à cellulose y sert de table ! Le reste de l'espace est encombré par les tubes lance-torpilles, des pompes, la cheminée et les *guérites* des panneaux. Ces guérites ne sont autre chose que les iloires prolongés jusqu'au pont supérieur, pour éviter l'envahissement des cales par l'eau qui viendrait à pénétrer dans le faux-pont. Elles ont, comme les panneaux, une forme rectangulaire et, dans l'une de leurs faces, une porte étanche a été ménagée, de façon à permettre d'accéder à l'échelle du panneau par le faux-pont même, sans être obligé de remonter jusqu'à son ouverture sur le pont. L'entourage ainsi donné aux panneaux restreint beaucoup la facilité de l'accès de l'air dans cet étage. Il répond à une nécessité de navigation, contre laquelle l'hygiène ne saurait s'élever, mais qu'elle regrette.

Les compartiments situés au-dessous du pont cuirassé ne présentent ici rien de saillant et qui ne puisse rentrer dans les considérations qui ont été déjà développées à cet égard à propos des types précédemment étudiés. Les quelques détails particuliers qu'ils pouvaient offrir ont trouvé leur place dans le paragraphe consacré à la ventilation, où le *Forbin* nous a servi de type de description.

B. *Torpilleurs.* — Derniers venus dans la série des créations qu'a suscitées la tactique navale moderne, les torpilleurs ont déjà subi plusieurs transformations. Les dimensions extrêmement réduites des premiers modèles se sont successivement accrues, leur tonnage a été augmenté, leur armement s'est modifié, compliqué et par cela même leur effectif est devenu plus élevé. Au point de vue de l'hygiène on est autorisé à en signaler, sinon à en décrire trois classes moins différentes, d'ailleurs, par leur construction que par le service auquel on les destine. Les plus petits d'entre eux, appropriés à la défense mobile des ports, y séjournent, amarrés au quai, ne faisant au large, à titre d'exercices, que de courtes et rares sorties. Il est vrai qu'il n'en était pas ainsi au début. On avait voulu les utiliser comme des navires capables de tenir la haute mer, d'accompagner des escadres, de croiser loin des côtes. Bientôt il a fallu en rabattre. Sur ces coquilles de noix effroyablement ballotées par la moindre houle, où les plus marins ne pouvaient se tenir et marcher qu'en s'accrochant partout des deux mains, le surmenage des hommes était extrême. Les contusions, les blessures, les phlegmons de la paume des mains se multipliaient, les infections typhoïdiques n'étaient pas rares. On réalisait là, en quelque sorte, cette expérience de laboratoire où des rats et de jeunes cobayes galopent dans une roue animée d'un incessant

(1) Sur le *Davoust*, l'hôpital occupe à l'avant la place de la cambuse. Il est vaste, aéré par des manches spéciales et d'une hauteur d'étage tout à fait exceptionnelle.

mouvement de rotation et ne peuvent résister aux mêmes infections qui laissent indemnes des animaux témoins non surmenés. On a donc sagement renoncé à une dangereuse utopie.

L'impossibilité d'employer comme bateaux de mer ce qui n'était en réalité que de longues chaloupes, a conduit à construire les torpilleurs dits de « haute mer » capables d'accompagner une escadre dans une traversée rapide et courte, impuissants à la suivre dans une croisière de quelque durée. D'une sécurité douteuse, et d'une inhabilité certaine au mouillage des rades foraines, ils doivent, comme les premiers, gagner le port dans les intervalles des sorties. Ils sont désignés par des noms, *Agile*, *Audacieux*, *Ouragan*, etc..., tandis que les premiers portent seulement des numéros. Leur puissance offensive très accrue les rendant plus redoutables, on a imaginé, pour défendre les cuirassés contre leurs attaques, d'autres types, *contre-torpilleurs* ou *avisos-torpilleurs*, d'un échantillon encore plus fort, rapides et légers comme eux cependant,

Torpilleur de haute mer (Le Coureur)

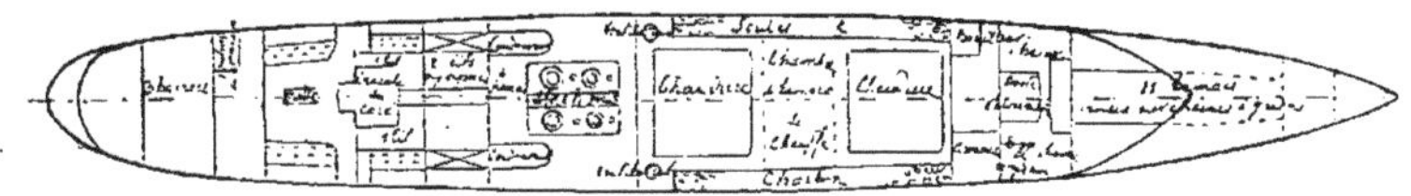

Fig. 44. — Plan au-dessous de la flottaison d'un torpilleur de haute mer, indiquant le compartimentage et les aménagements principaux.

mais pouvant naviguer et tenir devant les plus gros temps comme l'a démontré la croisière de la *Dague* dans le Levant avec une des divisions de l'escadre de la Méditerranée, pendant l'hiver de 1892. Le type *Dague*, *Bombe*, *Dragonne*, est dépassé à son tour par le type *Lévrier*, *Léger*, qui, grands déjà comme des avisos ne marquent peut-être pas encore la limite où s'arrêtera ce genre de bâtiments. Les premiers torpilleurs avaient 23 mètres, jaugeaient de 25 à 30 tonneaux, étaient montés par 10 hommes. Les avisos-torpilleurs ont 70 mètres, jaugent 400 tonnes, et leur effectif est de 80 hommes.

Les torpilleurs de la défense mobile se composent : à l'avant, d'un poste d'équipage très bas, très resserré, intenable ; à l'arrière, d'une étroite cabine à deux couchettes où l'on ne saurait se tenir debout ; au milieu, de la machine que le peu de profondeur des flancs du bateau ne pouvait contenir tout entière et au-dessus de laquelle le pont se relevait en voûte, pour augmenter la capacité de l'espace qu'elle occupait. Quelque part sur le pont, un petit fourneau servait de cuisine. A l'extrême avant, au bout d'une hampe en bois, se trouvait l'engin explosif qu'on allait porter directement contre les flancs de l'ennemi. Quand on eut allongé ces premiers types, la hampe fut remplacée par un ou deux tubes lançant des torpilles *Whitehead* à l'aide d'une petite charge de poudre. L'ensemble du navire prit la forme d'un long fuseau, l'apparence du dos de quelque monstrueux cétacé. Rien n'était changé d'ailleurs aux conditions de l'existence à bord. Les tubes et la machine plus forte avaient accaparé toute l'augmentation de volume et de longueur. L'hygiène n'a rien à voir avec cette catégorie de navires ; ils en sont la négation à tous les points de vue ; il y a incompatibilité entre elle et eux par le fait même des conditions essentielles de leur existence. Mais si l'on ne peut rien pour le bateau, on peut beaucoup pour le personnel. Puisque ces petits navires sont presque toujours dans le port, il est nécessaire d'avoir à proximité soit quelque ponton, soit quelque baraquement, quelque maison qui serve de caserne aux équipages et où les hommes aillent passer la nuit. Ces torpilleurs sont nombreux et la somme de leurs effectifs est importante. Il y a donc en jeu un intérêt de premier ordre qui vaut de n'être pas négligé.

Cette ressource n'est malheureusement pas utilisable pour les torpilleurs de haute mer qui relâchent tantôt dans un port, tantôt dans un autre, suivant le mouillage de l'escadre qu'ils accompagnent. Elle est du reste moins urgente pour eux. Encore que leurs dispositions générales ne diffèrent pas sensiblement des autres, l'espace du moins y est plus vaste, le confortable en est moins radicalement absent. Ils ont un pont où les hommes peuvent presque circuler et quelques-uns d'entre eux, du type *Ouragan*, *Téméraire* sont encore plus favorisés à cet égard : on a trouvé le moyen d'y loger deux officiers ; la cuisine y est moins sommaire ; il y existe une sorte de cambuse. Pour peu que les séjours à la mer ne soient pas de trop longue durée, les conditions d'existence y sont supportables, parce que les hommes, une fois rendus au port, passent une grande partie de leur temps à terre, sur le quai, où ils trouvent, avec le grand air, de l'exercice et de la distraction. Il serait bon que le temps d'embarquement sur ces torpilleurs fût abrégé. C'est à peu près la seule mesure efficace d'hygiène qu'on puisse opposer à l'insuffisance de leur salubrité.

Il nous reste à dire quelques mots des *avisos-torpilleurs*. Nous les avons fait rentrer dans la même catégorie de navires que les torpilleurs proprement dits, encore que leur nom d'*avisos* les rapproche d'un groupe de bâtiments beaucoup plus considérables, et qu'ils soient rangés, dans la liste officielle de la flotte, avec les autres avisos. A notre avis leur mode de construction, leur service même, l'ensemble des conditions toutes spéciales qu'ils offrent à leurs habitants, justifient pleinement notre manière de voir. Il y a très loin de l'*Elan* ou du *Cuvier* à la *Bombe* et à la *Dragonne* ; il n'y a qu'une série de transitions presque insensibles entre celles-ci et les plus petits des torpilleurs.

D'un tirant d'eau très faible et très peu élevés au-dessus de la flottaison ces bâtiments ont une profondeur de carène si réduite qu'ils peuvent être considérés comme n'ayant qu'un seul étage, le faux-pont, immergé dans la moitié de sa hauteur. Leur cloisonnement étanche va du pont à la cale. Les tranches qui contiennent les machines et les chaufferies sont entièrement séparées de celles de l'avant réservées à l'équipage et aux maîtres, et de celles de l'arrière occupées par le commandant et les officiers. Les soutes à charbon sont en partie horizontalement placées entre le pont et les machines, dans une sorte de double plafond, analogue à celui que nous avons décrit sur le *Dupuy-de-Lôme,* mais avec des dimensions infiniment restreintes.

Tout l'avant, jusqu'au cinquième de la longueur du bâtiment, est privé d'ouvertures supérieures, de panneaux. Les hublots y sont rigoureusement fermés à la mer, même par beau temps, et souvent au mouillage. C'est un long cul-de-sac, qui ne communique avec l'extérieur que par l'intermédiaire du poste de l'équipage dans lequel il s'ouvre par une seule porte étanche, étroite et basse. Là est le poste des seconds maîtres, où quelques hamacs sont suspendus la nuit. Est-il besoin de dire à que point l'air y est confiné et quel en est le méphitisme.

Le poste de l'équipage occupe le second cinquième du bâtiment. I n'est guère plus favorisé. Cependant il bénéficie de l'ouverture de son panneau de descente, qu'on a rarement besoin de fermer, même par gros temps, grâce à l'élévation de ses iloires, à l'action efficace du brise-lames qui protège l'avant du pont, et à la légèreté du navire qui s'élève très facilement à la houle. Les machines et les chaufferies sont ce qu'elles peuvent être sur des petits bâtiments, de 400 tonneaux, dont l'appareil moteur a une puissance de dix-huit cents (1.800) chevaux !

Les officiers et le commandant habitent de véritables cellules étroites et basses, obscures, dont l'aération vaut peut-être moins encore que celle du poste de l'équipage. Leur seule supériorité, à ce point de vue, c'est de n'être habitées que par un très petit nombre de personnes (1 commandant, 3 officiers).

Une des souffrances les plus pénibles à supporter sur ce genre de bâtiments, c'est la violence des trépidations imprimées à toute la coque par les deux hélices. Dans les traversées — un peu expérimentales — que fit la *Dague*, avec la division du Levant, de janvier à avril 1892, l'équipage en éprouva une fatigue extrême. Par gros temps surtout, quand des mouvements exagérés de roulis et de tangage se combinent avec ces vibrations augmentées et rendues irrégulières par l'émersion et l'immersion alternatives des hélices, le sommeil devient impossible et l'épuisement dû à l'insomnie s'ajoute à un surmenage musculaire incroyable. A l'arrivée au port d'Alexandrie, après neuf jours de traversée dont quatre de mauvais temps consécutifs, le commandant de l'aviso nous déclarait que son personnel était exténué. « Nous sommes, disait-il en ce langage imagé des marins qui peignait la situation avec une si expressive énergie, nous sommes tous *à bloc !* »

Sur les derniers types d'avisos-torpilleurs, le *Léger* et le *Lévrier*, on a voulu atténuer ce supplice des trépidations pour les officiers chez qui la fatigue physique se double de la tension de l'esprit et du poids de la responsabilité. L'arrière étant la partie du bâtiment où ces secousses vibratoires atteignent leur plus haut degré d'intensité, on a reporté le logement des officiers vers le centre, et l'arrière a été affecté à une partie de l'équipage. Les premiers en ont retiré un avantage très appréciable, le second n'a pu qu'y perdre et l'hygiène générale du bord n'en a reçu aucune amélioration. Cependant le logement du commandant ayant été construit sur le pont, la place relativement étendue qu'il occupe toujours est devenue disponible pour les hommes, et l'encombrement en a été théoriquement diminué. Nous disons théoriquement, parce que, en pratique, il est vraiment difficile de mesurer ce bénéfice. Il faut être entré une fois dans les postes de couchage de ces avisos-torpilleurs, après le branle-bas du soir, quand les hommes occupent les hamacs, pour se faire une idée de la déplorable étroitesse des locaux, de l'incroyable entassement du personnel. Quelques mètres cubes de plus répartis entre cinquante dormeurs n'y ont rien changé. Ce serait se payer de mots que de le croire.

En résumé, aucun navire torpilleur, y compris les avisos de ce nom, n'est apte à un service de mer de quelque durée et de quelque continuité. L'hygiène de ces types de bâtiments est défectueuse sous tous les rapports. Le service y est particulièrement pénible ; la fatigue y confine sans cesse au surmenage ; l'encombrement y est excessif ; enfin la minceur inouïe des parois métalliques y cause des variations de température d'une brusquerie et d'une étendue qui ne sont atteintes nulle part ailleurs (1).

§ II, — **Navires de stations ou de croisières.**

Nous étudierons sous ce titre, les navires destinés aux campagnes lointaines, soient qu'ils aient pour mission de faire flotter sur de vastes étendues de mers et de côtes le pavillon de la France, soit qu'ils séjournent dans les ports ou les rivières de l'une ou de l'autre de nos colonies. Au premier service sont destinés les plus grands de ces bâtiments, cuirassés et croiseurs ; au second sont affectés des bâtiments plus petits, avisos et canonnières (2).

(1) Sur le pont du *Coureur*, les tôles sont si minces, qu'elles se dépriment sous la foulée de chaque pied, comme si l'on marchait sur une surface élastique.

(2) La dénomination *navires de station* n'existe pas dans la nomenclature officielle des bâtiments de la flotte. Nous l'avons adoptée pour répondre au besoin de la classification que nous faisons des navires au point de vue de l'hygiène. Elle a l'avantage de s'appliquer à la fois au type des bâtiments et aux conditions mêmes du service auquel on les emploie.

I. **Cuirassés de croisière.** — Le développement que nous avons donné à l'étude des cuirassés d'escadre nous permettra d'être très brefs sur les cuirassés de croisière. Ils sont en très petit nombre, et il ne semble pas qu'on doive l'augmenter, puisqu'aucun navire de ce genre n'est actuellement en construction.

Il y en a deux types assez distincts l'un de l'autre, suivant qu'il y existe ou non un réduit central cuirassé. Le type à réduit central, dont le premier représentant fut le *Lagalissonnière*, armé en 1874 au port de Brest, est plus ancien que l'autre. Il en reste trois échantillons dont un seul est armé actuellement. Ces navires ne sont autre chose que des modèles un peu agrandis des anciennes corvettes cuirassées *Alma*. *Thétis*, etc., qui ont été si soigneusement décrites par Bourel-Roncière, en 1875, dans sa « Contribution à l'étude de l'hygiène des cuirassés. » Ils tiennent le milieu entre ces corvettes et les vaisseaux du type *Océan*, *Trident*, qui ont été décrits plus haut. Leurs dispositions intérieures sont les mêmes. C'est le même pont, avec sa petite teugue servant d'hôpital à l'avant ; les mêmes tourelles l'étranglant vers son milieu ; c'est la même batterie avec ses trois parties bien distinctes : le réduit, au centre, contenant les grosses pièces d'artillerie ; le poste de l'équipage à l'avant contenant presque toujours les cuisines ; les logements de l'état-major et du commandant à l'arrière. C'est le même faux-pont, coupé par la machine, les chaufferies et les soutes à charbon latérales, comme la batterie est coupée par le réduit. Et ainsi de tout. Les conditions d'hygiène des corvettes s'y retrouvent donc, avec les seules différences qu'y peuvent apporter la nature des campagnes, les brusques et fréquents changements de climat, la longueur des traversées, les violences de la mer, l'éloignement, tous les facteurs en un mot dont l'ensemble constitue l'action si complexe des navigations lointaines (voir chapitre IV).

Ces cuirassés à réduit central ont vu leur succéder un type plus récent, de tonnage supérieur (6.300 tonnes au lieu de 4.500) dont le plan général semble être une transition entre les navires comme le *Courbet* et les bâtiments plus nouveaux, comme le *Hoche*, le *Neptune* ou le *Formidable*. De même que les premiers sont une réduction des premiers cuirassés d'escadre, de même les seconds représentent le modèle réduit d'un navire qui n'eut jamais qu'un seul représentant, et que pour cette raison nous n'avons pas décrit l'*Amiral-Duperré*. La différence de déplacement entre lui et les types *Bayard*, *Duguesclin*, *Vauban*, etc., est du simple au double, 11.000 tonnes d'un côté, 6.000 seulement de l'autre. La différence d'aménagements n'est pas moins importante. Elle se traduit par la suppression d'un étage. Il n'y a pas de faux-pont supérieur sur les cuirassés de croisière, dont l'unique batterie est à tous les égards une batterie basse.

Le *Bayard*, que nous prendrons pour type de description de ces nouveaux cuirassés de croisière, est construit en bois et en fer ; nous avons dit plus haut comment ces coques composites réunissaient les inconvénients des deux classes de matériaux, sans offrir les avantages d'aucune des deux (1). Il présente, à $0^{m},35$ au-dessus de la flottaison, un pont cuirassé de 5 centimètres d'épaisseur qui sépare les fonds du navire des parties émergées. Ces dernières seules sont en tôle.

Le pont supporte quatre tourelles cuirassées : deux dans l'axe, l'une à l'arrière, l'autre au milieu ; et deux latérales tout près de l'avant. Des

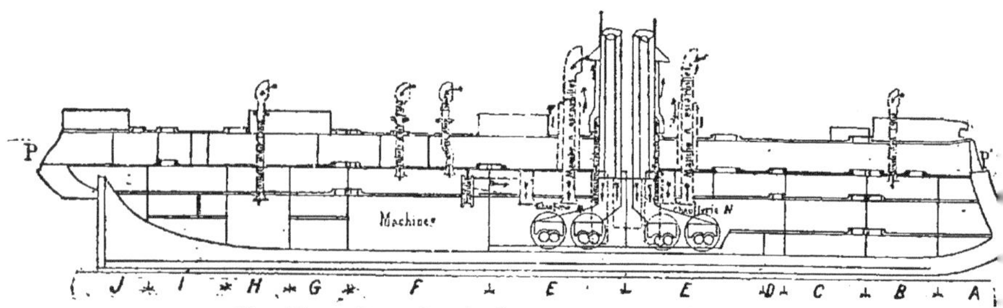

Fig. 45. — Coupe longitudinale d'un cuirassé de croisière.

passerelles construites pour le service des tourelles et reliées, d'une part à la grande passerelle de route, de l'autre à la dunette, constituent un pont supérieur incomplet, bon abri pour les hommes de quart, mais trop développé ici pour ne pas apporter quelque entrave à la ventilation et à l'aération naturelles par les panneaux. La dunette est vaste, bien dégagée comme le pont lui-même et ses passerelles. Ce sont là, pour la

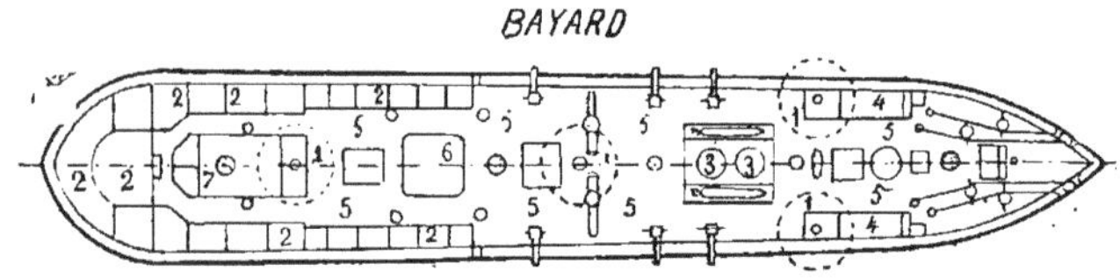

Fig. 46. — Batterie d'un cuirassé de croisière.
1, 1, tourelles ; — 2, 2, logements des officiers ; — 3, coupe des chaudières ; — 4, 4, hôpital (double, situé latéralement ; — 5, espace disponible pour le couchage des hommes

vie et l'exercice en plein air, des dispositions très avantageuses qu'on ne saurait assez louer et qui compensent largement l'inconvénient que nous avons fait ressortir d'abord. C'est sur le pont que sont établies les cuisines du *Bayard ;* malheureusement le four est encore dans le faux-pont, où il élève jusqu'à 45° et 50° la température du compartiment qu'il occupe !

La batterie a le grand défaut d'être trop peu élevée au-dessus de la

(1) Le *Bayard* a été lancé en 1880. Il a fait sa première campagne en 1883-1885, sous les ordres de l'amiral Courbet, pendant la guerre contre la Chine.

flottaison. On est très souvent obligé d'en fermer les sabords, à la mer. La partie disponible pour le couchage des hommes est réduite par les logements de l'arrière au centre desquels se trouve le poste des aspirants, et par les deux constructions symétriques réservées, à babord et à tribord devant, à l'hôpital d'un côté, à la pharmacie de l'autre. Aussi a-t-il été impossible d'y trouver place pour les 350 hamacs qu'elle devait contenir. Deux cent quatre-vingts hommes seulement peuvent y coucher, et c'est presque trop.

Le reste de l'équipage a été réparti dans divers compartiments au-dessous du pont cuirassé. C'est là aussi que se trouvent les chambres des maîtres, réduits qui n'ont d'air et de lumière que ce que peut en prendre, dans un étage déjà très obscur et mal aéré, l'unique porte à claire-voie qui les fait communiquer avec lui. On retrouve ici les fâcheuses dispositions des anciennes corvettes.

Les cales du *Bayard*, segmentées en dix tranches par neuf cloisons, n'offrent rien à signaler qui vaille qu'on s'y arrête. Leur ventilation a été décrite au paragraphe précédent.

II. Croiseurs. — A mesure qu'on avance dans cette étude de la topographie particulière des navires, on se trouve en présence de types qui se rapprochent de plus en plus des grandes lignes de l'ancienne architecture navale. Et d'abord, à quelques rares exceptions près qui seront signalées chemin faisant, nous n'allons plus rencontrer que des navires en bois, c'est-à-dire les derniers spécimens de genres qui ne seront plus reproduits. Ces vestiges d'un monde qui disparaît n'offrent guère qu'un intérêt rétrospectif. Leur étude a moins d'utilité pratique, elle a beaucoup moins d'attraits surtout que celle de nos cuirassés ou de nos croiseurs d'escadre, avec lesquels on se sent à l'avant-garde du progrès, et où l'on note avec d'autant plus d'ardeur les désiderata de l'hygiène qu'à côté des défectuosités encore existantes on rencontre, à chaque pas, les améliorations déjà réalisées et la trace des efforts tentés vers de plus grands progrès.

Il existe trois classes de croiseurs et trois classes d'avisos. Ces nombreuses catégories ne diffèrent entre elles que par les dimensions et le tonnage. Supérieur à 3.000 tonnes pour les grands croiseurs, il s'abaisse jusqu'au dessous de 200 pour les plus petits avisos.

L'équipage varie de même dans les limites très étendues de 400 à 50 hommes. Ces différences ne justifient pas néanmoins des descriptions séparées, parce que le plan général, les dispositions principales des emménagements restent les mêmes. Il est évident *à priori* que, dans certaines circonstances de mer ou de campagnes, chacun de ces types réagira différemment sur le personnel qui le monte ; les mouvements de roulis ou de tangage par exemple, seront plus violents et plus pénibles sur un aviso, les coups de mer l'éprouveront davantage, ses panneaux du pont devront être plus souvent condamnés que ceux du croiseur de haut bord ; et ainsi de plusieurs autres influences qu'il est inutile de détailler ici parce qu'elles seront examinées plus loin (V. chap. IV). Mais dans cet article exclusivement consacré à « l'anatomie descriptive de l'habitation nautique », comme aurait dit Fonssagrives, ce serait courir gratuitement au-devant des redites et des longueurs que de multiplier des descriptions trop semblables.

Dans la liste très nombreuse des croiseurs et des avisos, un petit groupe de bâtiments mérite pourtant une mention à part. Ce sont ceux que nous appellerons les *croiseurs à batterie* par analogie avec un groupe déjà étudié parmi les *croiseurs d'escadre*. A vrai dire, ces navires ont plus d'un point de ressemblance avec les anciennes frégates. Leur voilure est plus réduite, leur machine plus puissante, mais les conditions de leur hygiène sont presque identiques. Or, les frégates ont toujours passé pour être particulièrement salubres ; nous en avons rapidement indiqué les raisons dans un paragraphe précédent. La batterie des croiseurs a été copiée sur celle des frégates, si exactement qu'on en a reproduit le défaut principal : l'insuffisance de hauteur d'étage. L'habitude aujourd'hui bien acquise de vivre dans des batteries de 2m50 de hauteur sous barrots fait paraître les autres encore plus surbaissées et plus écrasées. Mais elles rachètent cet inconvénient par un admirable dégagement : il n'y existe point d'artillerie ; toutes les pièces sont sur le pont. L'équipage y trouve donc un poste exceptionnellement agréable. C'est la grande qualité des bâtiments de ce genre.

Tous les autres n'ont que le faux-pont, plus ou moins vaste suivant les dimensions du navire, très beau encore, très dégagé, haut d'étage sur les plus grands croiseurs de 3e classe, comme le *Nielly*, le *Dupetit-Thouars*, le *Lapérouse* qui déplacent entre 2.000 et 2.500 tonnes; beaucoup moins favorisé sur les échantillons plus faibles, qui ont de 1.500 à 1.200 tonnes de déplacement, tels que le *Hugon* et le *Duchaffaut*; très étroit, très encombré, tout à fait insuffisant sur les avisos. Il n'y a pour s'en rendre compte, qu'à comparer le rapport des chiffres du déplacement et de l'effectif.

Les croiseurs de 2.000 tonneaux n'atteignent pas tout à fait 200 hommes d'équipage; les avisos de 800 tonnes, en ont plus de 100 et il faut remarquer que les logements de l'état-major, l'emplacement exigé par les machines ne diminuant pas aussi rapidement que le tonnage, c'est surtout le poste de l'équipage, le faux-pont avant, qui supporte la plus grande diminution de volume. Tous les calculs directs ont démontré la vérité de ce regrettable état de choses et, dans l'ancienne marine comme sur la flotte de nos jours, l'entassement du personnel a toujours été relativement beaucoup plus considérable sur les petits que sur les grands bâtiments. Les aménagements particuliers des croiseurs de 3e classe et des avisos ne diffèrent pas assez de la description générale qui a été faite dans le

1er paragraphe de cet article, pour mériter qu'on s'arrête à signaler les détails sans importance hygiénique, qui en constituent les traits distinctifs individuels. Tous ont les cuisines et quelques-uns ont le four sur le pont dans un *roof* qui entoure la cheminée et supporte la passerelle. Plusieurs ont une teugue à l'avant, un petit nombre ont une dunette ; c'est autant de gagné, sur ceux-là, pour les logements de l'équipage dans le faux-pont. Les chaufferies et la machine interrompent la continuité de cet étage dont elles occupent le tiers moyen. Elles ne sont absolument indépendantes ni du faux-pont avant où elles s'ouvrent par une étroite coursive latérale, ni du faux-pont arrière, où la chambre des machines communique trop largement avec l'espace libre placé entre les chambres et le carré des officiers et qui porte le nom d'avant carré (1).

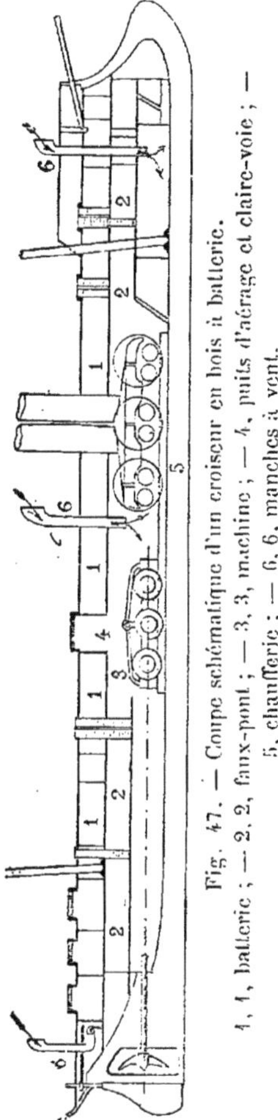

Fig. 47. — Coupe schématique d'un croiseur en bois à batterie.
1, 1, batterie ; — 2, 2, faux-pont ; — 3, 3, machine ; — 4, puits d'aérage et claire-voie ; — 5, chaufferie ; — 6, 6, manches à vent.

L'hôpital, quand il en existe un, ce qui n'est point la règle sur les avisos, est placé en des endroits très différents : tantôt dans le poste de l'équipage, latéralement ; tantôt, mais plus rarement, dans l'avant carré.

Les panneaux du pont sont peu nombreux. Il y en a un ou deux au plus donnant accès dans le poste de l'équipage ; les chaufferies s'aèrent par des ouvertures spéciales des roofs ; une claire-voie surmonte la chambre des machines ; un panneau descend dans l'avant carré, un autre dans l'appartement du commandant. Enfin de petites claire-voies éclairent le carré des officiers, le salon du commandant et sa salle à manger.

La cale, sur les croiseurs, rentre, à peu de choses près, dans la description qui a été faite déjà de cet étage. Mais sur les avisos elle n'est guère plus qu'une série de caissons plus ou moins profonds, s'ouvrant à même le faux-pont par des trappes que ferment des châssis pleins. C'est dire que toute aération lui est absolument refusée, et que celles de ces soutes où se conservent les denrées altérables, vins, farines, biscuits, etc.., se trouvent dans les plus mauvaises conditions qu'on puisse imaginer. Il y a d'autant plus lieu de le regretter que ce genre de navires est destiné

(1) Sur les croiseurs type *Nielly*, *D'Estaing*, etc., la carène est assez profonde pour que la machine soit tout entière contenue dans la cale. Le faux-pont est alors d'une seule venue et en tout semblable à une batterie qui n'aurait que des hublots et pas de sabords.

aux plus longues et aux plus lointaines navigations, et qu'ils restent en campagne pendant quatre ou cinq années consécutives. Si la santé des équipages n'en souffre pas autant qu'on pourrait le croire, c'est que les climats où ils passent la plus grande partie de leur temps sont situés sous la zone torride, où la vie sur le pont est la règle. Les hommes ne le quittent guère pendant la journée, ils y prennent leurs repas, et, dans beaucoup de cas, ils y couchent.

III. **Canonnières.** — Il existe des canonnières de première et de deuxième classe, des chaloupes-canonnières et enfin de simples chaloupes à vapeur pontées, servant d'annexe à certains bâtiments stationnaires de rade ou navires-écoles. Celles-ci n'intéressent plus l'hygiène. Ce sont de grands canots, ne faisant autre chose qu'un service de va-et-vient de la terre à leur bâtiment.

Les grandes canonnières ont en revanche une importance hygiénique non négligeable. Leurs effectifs sont peu nombreux, il est vrai, 50 hommes en moyenne, mais il y en a beaucoup d'armées et elles font un service particulièrement pénible dans les rivières de l'Indo-Chine et de l'Afrique occidentale, sur les côtes de Madagascar, en pleins pays à fièvres, sous des climats de feu.

Il suffit d'une ligne pour les décrire : ce sont de très petits avisos, Tout ce qui a été dit de ceux-là leur est applicable ; nous n'y reviendrons pas. Une seule disposition leur est spéciale, c'est l'installation à poste fixe, au-dessus du pont et dans toute sa longueur, d'un toit légèrement bombé, formé de châssis en bois démontables, qui protège avec une autre efficacité que les tentes les plus épaisses contre les ardeurs du soleil ou les pluies diluviennes des tropiques. La vie presque toute entière de l'équipage et des officiers se passe à l'abri de ce toit, de cette *paillotte* comme on l'appelle un peu improprement. C'est en effet sur le pont que les tables même de l'état-major sont dressées pour les repas, c'est là qu'on dort et, quand les rideaux en toile qui pendent des bords de la toiture sont abaissés, le poste de couchage ainsi formé est supérieur à tout autre (1). C'est, du reste, grâce à ces dispositions que l'existence reste possible, dans les arroyos de la Cochinchine et du Cambodge, sur ces bâtiments minuscules. Les particularités purement techniques de leur construction n'ont pas à nous arrêter, et nous ne signalerons pas plus ici l'étrangeté de ces canonnières munies, comme mode de propulsion, d'une roue à palettes, unique, placée à l'arrière du navire, que nous n'avons parlé des roues à aubes latérales, encore en usage sur quelques avisos. L'hygiène n'a rien à y voir parce que les aménagements intérieurs et la disposition des divers logements n'en sont aucunement modifiés.

(1) Les hamacs sont suspendus à des crocs fixés dans les chevrons qui supportent les chassis de la toiture.

§ III. — TRANSPORTS

Les transports diffèrent beaucoup les uns des autres suivant le service qu'ils sont destinés à faire. Ces différences ne portent pas seulement sur leurs dimensions, mais encore et surtout sur leurs aménagements. Il en existe trois classes. Il est préférable, au lieu de les désigner ici par les numéros d'ordre de ces classes, de les diviser d'après leurs destinations particulières en : *Transports des côtes de France*, *Transports de l'Indo-chine*, *Transports de la Nouvelle-Calédonie.*

I. **Transports des côtes de France.** — Identiques au point de vue de leur distribution topographique aux petits navires de commerce à vapeur, ces transports ne nous retiendront pas. Ils sont partagés en quatre parties distinctes. — La *cale de chargement* en occupe la plus grande partie. Etendue dans toute la hauteur et dans toute la largeur de la carène, elle est située soit tout entière sur l'avant des chaufferies et de la machine, soit en partie sur l'avant et en partie sur l'arrière de l'appareil moteur. Le poste de l'équipage est à l'avant, dans le faux-pont. Quelquefois la présence d'une teugue permet d'y loger un petit nombre d'hommes ; le faux-pont est dégagé d'autant. Au-dessous du poste de l'équipage existe la cale avant réservée aux approvisionnements alimentaires ou nautiques du bâtiment. Les chaufferies et les machines s'élèvent de la carlingue jusqu'au pont. Elles sont éclairées et aérées par de larges claires-voies qui s'ouvrent directement au-dessus d'elles. A l'arrière existe le logement des officiers et leur carré. Au-dessous de celui-ci, quelques soutes contiennent les approvisionnements qui n'ont pas trouvé place dans les soutes de l'avant.

Sur le pont sont les cuisines et le four et, presque toujours, le logement du commandant qui y est aménagé dans un roof contigu aux locaux précédents.

Ces bâtiments font un service parfois pénible. La navigation est dure sur nos côtes de l'Océan et de la Manche. Mais les traversées sont de courte durée. Seul le voyage de Rochefort à Toulon a quelque importance à cet égard. Les transports des côtes ne séjournent guère en rade. C'est dans le port, presque à quai, qu'ils viennent s'amarrer pour opérer à l'aise leur chargement et leur déchargement. Le matériel qu'ils transportent comprend surtout des pièces de machines de l'artillerie, du filin neuf ; rien, en un mot, qui soit de nature à compromettre leur hygiène.

II. **Transports de l'Indo-Chine.** — Tous construits depuis moins de vingt ans, pour répondre aux nécessités urgentes du rapatriement des malades, alors nombreux, de notre colonie d'Extrême-Orient, exclusivement adaptés au rôle spécial qui devait leur incomber, aménagés suivant les plus étroites données de l'hygiène de cette époque, vastes, confortables, rapides, ces transports sont restés, malgré quelques défauts que les progrès de la science ont fait ressortir depuis, d'excellents types de bâtiments, qu'il est seulement regrettable de voir affecter parfois à des usages pour lesquels ils n'avaient pas été faits (transports de chevaux et de mulets), alors qu'on voit rapatrier par des paquebots affrétés, bien inférieurs à eux, des malades et des convalescents. Mais cette mauvaise utilisation n'enlève rien aux mérites intrinsèques de ces navires que nous devons décrire avec quelque soin.

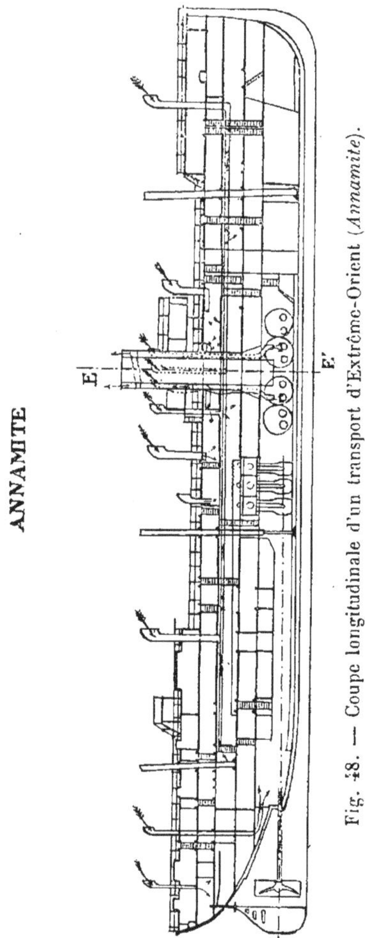

Fig. 48. — Coupe longitudinale d'un transport d'Extrême-Orient (*Annamite*).

a). *Le pont* est surmonté à l'avant et, à l'arrière, d'une teugue et d'une dunette très étendues. Sous la teugue sont installées : des baignoires pour l'équipage et les passagers ; une buanderie, une boucherie et le parc à bestiaux. Sous la dunette, on trouve le logement du commandant à l'arrière et, de l'arrière à l'avant, le salon des dames passagères, celui des officiers supérieurs, les offices du pourvoyeur et le carré des officiers passagers. Sur plusieurs transports, la dunette, plus étroite que le pont, laisse entre elle et lui une coursive large de 3 mètres, couverte par le prolongement en auvent de la plateforme, où l'on peut encore circuler et prendre l'air par mauvais temps. C'est une heureuse amélioration. Au centre du pont, sur l'avant de la cheminée et sous la passerelle de route, le four et les cuisines ont trouvé place. Le reste du pont, égal aux deux cinquièmes de la longueur totale du bâtiment, est réservé à la manœuvre, à l'équipage et aux troupes passagères.

b). *La batterie haute* est occupée à l'avant par le poste des maîtres et leurs chambres ; à l'arrière par le carré et les chambres des officiers du bord, et par les cabines des officiers passagers. Celles-ci sont disposées en massifs de quatre chambres à deux couchettes. Deux de ces chambres prennent le jour par des sabords, les deux autres reçoivent l'air et la lumière par des claires-voies donnant dans le passage couvert qui s'étend autour de la dunette. Plus sombres que celles « d'en abord », elles sont plus fraîches qu'elles et plus recherchées pour ces voyages sous des latitudes chaudes. Chaque massif est séparé du groupe voisin par un couloir perpendiculaire à l'axe du bâtiment, au fond duquel est percé un sabord et sur lequel s'ouvrent les portes des chambres. A ces chambres sont annexés : un hopital de six lits pour officiers passagers, des urinoirs en porcelaine, des bouteilles et une salle de bains.

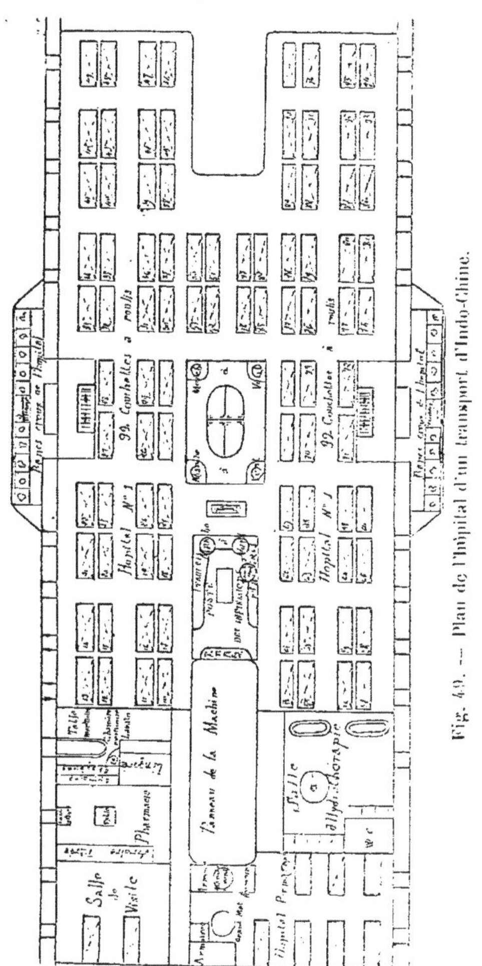

Fig. 49. — Plan de l'hôpital d'un transport d'Indo-Chine.

Sur l'avant de ces chambres se trouve l'hôpital des passagers divisé en deux parties latérales par la claire-voie de la machine et la cheminée. Il comprend 96 couchettes à roulis. Il est éclairé par 18 sabords. De chaque côté se trouvent de vastes *bouteilles* qui font relief sur les murailles extérieures du transport. Elles sont munies chacune de 10 sièges séparés et d'un urinoir. Les installations de l'hôpital sont complétées par une salle de visite contenant deux lits, une pharmacie, une lingerie, une chambre mortuaire, une salle d'hydrothérapie, avec appareils pour douches circulaires et ascendantes ; il n'y manque qu'une douche en jet.

Entre l'hôpital et la partie de l'avant réservée aux maîtres, existe un poste de couchage pour 90 hommes. Il est éclairé et aéré par quatorze sabords.

c). *La batterie basse* est affectée, à l'arrière, au carré des passagers de 3e classe et à leurs chambres. Celles-ci, plus vastes mais beaucoup moins confortables que celles de la batterie haute, contiennent de 12 à 20 lits. Elles ont pour annexes une salle de bains et des water-closets. Puis vient un large espace réservé aux troupes passagères et enfin un second hôpital de 80 couchettes destiné aux malades moins graves, et dont une partie, entièrement séparée d'ailleurs et comprenant elle-même 80 couchettes, sert exclusivement au couchage des convalescents. Vingt sabords éclairent ces deux hôpitaux ; mais le peu d'élévation de la batterie basse oblige trop souvent, comme on le sait, à les condamner à la mer. L'extrême avant de la batterie basse est un dernier poste de couchage pour 150 hommes de l'équipage.

En résumé on peut monter sur ces transports (1) 260 lits de malades ; dont : 108 dans la batterie haute, toujours en place, formés d'une couchette en fer à roulis, non superposés, garnis d'un sommier Tucker, d'un matelas et d'un traversin ; 152 dans la batterie basse, montés seulement pendant la traversée de retour. Ces derniers sont en bois, fixes et superposés deux à deux. Enfin on peut suspendre dans le poste intermédiaire aux chambres des passagers de 3e classe et à l'hôpital de la batterie basse, 254 hamacs. On peut ainsi ramener par ces bâtiments plus de 500 convalescents et malades.

Les faux-ponts, cales, machines et soutes diverses n'ont rien qui soit différent de ces mêmes locaux sur les navires précédemment étudiés. Il serait fastidieux d'en allonger cet article déjà trop étendu.

III. **Transports de Calédonie.** — Ils ont été effectués pendant de longues années par des frégates, où l'entassement du personnel joint à la lenteur d'une traversée qui ne durait guère moins de quatre mois, sans relâches, à travers des Océans réputés pour les tempêtes qui presque sans trêve les bouleversent en vagues d'une violence et d'une hauteur inconnues ailleurs, accumulaient les plus déplorables conditions d'insalubrité. Le scorbut était le fléau de ces bâtiments. Plus tard on leur substitua d'anciens vaisseaux à deux ponts, *Loire*, *Tage*, *Fontenoy*, *Navarin*, disparus aujourd'hui fort heureusement. Ils ont été remplacés depuis une dizaine d'années par deux bâtiments d'un type à peu près analogue mais construits en fer, plus longs et munis d'une machine suffisante pour leur faire franchir les zones de calme et leur permettre d'atterrir sans être arrêtés par ces mêmes calmes ou des vents contraires. La durée des traversées en a été raccourcie d'un tiers. L'aération y a été prévue, et leurs aménagements, faits exprès, sont très supérieurs à l'adaptation vaille que vaille des anciens navires de combat à cette

(1) Nous avons pris pour type de cette description le *Tonkin* dont l'étude a fait l'objet d'une thèse inaugurale du docteur Palud, Bordeaux, 1886.

destination imprévue. Ces deux nouveaux transports, *Calédonien*, et *Magellan* n'ont effectué qu'un très petit nombre de voyages.

Ce sont des vapeurs de commerce affrétés par l'État qui font désormais ces traversées, au grand détriment du personnel qu'ils transportent. Il faut avoir vu sur les *paquebots* (?) comme la *Ville-de-Saint-Nazaire*, les cages étroites, sombres, sans air où sont parqués les forçats, et le réduit ménagé aux femmes condamnées, pour comprendre jusqu'à quel point peuvent être encore méconnues les plus simples exigences de l'hygiène.

En somme, les *transports de Cochinchine* ainsi qu'on les nomme ordinairement, sont les seuls analogues que nous possédions de ces grands *troup-schips* anglais que nos marins croisent si souvent sur la route de l'Extrême-Orient. Ils supportent avantageusement la comparaison avec leurs rivaux et nous ont même toujours paru moins encombrés qu'eux. Tous les médecins qui en ont dirigé l'important service s'accordent à les louer. Ce que nous en avons dit plus haut, et l'étude qui a déjà été faite de leur ventilation prouvent qu'il y a peu à y reprendre et que, jamais peut-être, l'accord des besoins de la navigation avec ceux de la salubrité n'a été plus complet. Il est à regretter que la nature des voyages de France en Nouvelle-Calédonie n'ait pas permis d'y affecter des bâtiments du même genre. Ceux dont nous avons cité les noms sont d'ailleurs aussi convenablement disposés que possible pour ces exceptionnelles traversées. On ne saurait demander à des navires, où plus d'un millier d'hommes doivent passer près de cent jours en pleine mer, d'offrir à leurs habitants autre chose qu'un confortable très relatif. Le *Magellan* et le *Calédonien* y atteignaient mieux que tous autres et on ne peut qu'exprimer le désir de les voir reprendre le service pour lequel ils avaient été spécialement construits (1).

§ IV. — **Bâtiments à voiles et navires-écoles**

I. Bâtiments à voile. — Si l'on excepte une frégate, la *Melpomène*, qui sert d'école pour les gabiers, ce genre de navires n'est plus représenté, dans la marine de guerre, que par deux ou trois goëlettes de 20 à 30 hommes d'équipage, en station à Tahiti et aux Marquises et par des côtres *garde-pêches* que montent une dizaine d'hommes. Ces derniers vestiges

(1) Nous n'avons fait entrer dans l'étude des transports ni les anciens transports à deux batteries du type *Rhin*, *Sarthe*, etc., détestables bâtiments dont le docteur Beaumanoir, dans son rapport sur le *Rhin*, au retour d'un voyage en Calédonie, a fait ressortir les nombreux défauts, ni les *transports-écuries* comme le *Finistère* et le *Calvados*. Ces navires ont toujours été employés à des services très divers, transportant alternativement des troupes, des chevaux et des malades, les stalles des animaux faisant place aux couchettes des convalescents. Leur topographie n'a rien de spécial. Ils sont hors d'usage. Le seul souvenir intéressant qui s'y rattache, c'est que c'est sur l'un d'eux, le *Calvados*, que fut installé pour la première fois le système de ventilation Bertin.

d'une marine oubliée n'offrent plus l'intérêt et n'ont plus l'importance qui leur mériterait une place dans cet ouvrage. Les regrets que leur disparition peut encore laisser chez beaucoup de marins ne sauraient être ressentis par les hygiénistes et, fût-ce à titre de souvenir, nous ne nous attarderons pas à en parler.

II. **Navires-écoles.** — Ils sont au nombre de quatre (1) : Le *Borda*, la *Bretagne*, l'*Algésiras*, la *Couronne*. Le *Borda*, où est installée depuis soixante ans l'Ecole Navale et l'*Algésiras* qui sert depuis cinq ou six ans d'école pour les torpilleurs, sont deux anciens vaisseaux à deux ponts, transformés en *trois-ponts* par l'addition d'une batterie. L'un et l'autre ont reçu dans leurs aménagements des modifications en rapport avec leurs nouvelles destinations. Des amphithéâtres de cours, des salles d'étude et de démonstration sur le premier, des ateliers, des forges sur le second, en ont profondément modifié l'aspect intérieur.

La *Couronne* école de canonnage, et la *Bretagne*, école des mousses, ont au contraire conservé leur apparence de navires de guerre. Le *Borda* et la *Bretagne* sont mouillés sur des *corps-morts* en rade de Brest et ne quittent jamais leur mouillage. Les deux autres effectuent de loin en loin la traversée de la rade des îles d'Hyères à Toulon, et la *Couronne* appareille assez fréquemment dans la rade même d'Hyères pour y exécuter des tirs d'exercice en marche.

Il faut donc mettre à part ce dernier bâtiment dont l'utilité est incontestable et que rien ne saurait remplacer. Mais que dire des autres, sinon qu'ils sont une de ces erreurs qu'une tradition un peu routinière perpétue et qui semblent consacrées comme des principes. Nous n'aurons garde d'entrer dans les considérations étrangères à notre sujet qui militent puissamment en faveur du remplacement de ces vieux bâtiments en bois dont les membrures fermentent et se pourrissent depuis tant d'années sous l'inutile ciment qui recouvre leurs cales. Les raisons purement hygiéniques suffisent à les condamner.

Quand on songe que la mortalité de l'école des mousses est de 2,4 pour 1.000 plus élevée que celle des autres enfants du même âge, n'est-on pas fondé à s'élever contre le système qui donne ces résultats? Et il faut ajouter, pour bien faire ressortir toute la valeur de cette constatation pénible, que les enfants de 13 à 16 ans qui constituent la population de la *Bretagne* sont choisis avec le soin le plus extrême parmi les plus robustes. On impose à leur admission des conditions très étroites de taille, de poids, de périmètre thoracique, de périmètre bicipital. Ils doivent être exempts de toute tare organique même légère. Le varicocèles, les varices, une pointe de hernie, une acuité visuelle inférieure à 4/5 les font éliminer d'emblée. Si l'on ramenait leur mortalité à celle d'enfants du

(1) La *Bretagne*, école des apprentis-marins, en rade de Brest, n'existe plus depuis deux ans et le *Japon*, annexe de l'*Algésiras*, école des torpilles, vient d'être désarmé.

même âge qui auraient été d'abord l'objet d'une sélection pareille, qui sait qu'elle différence on arriverait à constater? Et ces enfants ainsi choisis, triés sur le volet, ont une nourriture supérieure à la moyenne, en qualité et en quantité, ils boivent du vin, ils sont vêtus chaudement, on s'en occupe et on les soigne avec une réelle sollicitude! Et, malgré ces conditions favorables, que l'immense majorité des enfants de la même classe sociale sont loin de rencontrer dans leurs familles nécessiteuses, ils meurent plus que les autres. Leur excès de mortalité ne peut donc être attribué qu'au fait même de leur habitat nautique.

Il n'est pas besoin d'insister. Le détail des causes qui pèsent sur l'hygiène de l'existence maritime est l'objet même de tout ce travail, comme son but est d'aider à lutter contre elles. Or, dans ce cas, la lutte est facile et le remède certain. Il faut placer à terre toutes ces écoles. La *Bretagne*, comme le *Borda*, ne sont que des casernes flottantes. C'est sur des annexes de ces bâtiments, sur l'*Allier*, sur l'*Ouessant*, sur le *Nisus* que les futurs officiers comme les futurs matelots vont apprendre la pratique de leur métier. Leur instruction maritime n'aurait rien à souffrir d'une installation salubre dans des locaux construits à terre, leur santé y gagnerait infiniment. Nous disions plus haut que ce progrès si rationnel et si désirable se heurtait à la résistance des traditions. On est bien obligé d'en reconnaître la force quand on se souvient qu'il y a peu d'années on préféra mettre à l'étroit entre les murailles de l'*Algésiras* l'école des torpilles qui avait été d'abord largement et confortablement organisée à terre. Le respect de la tradition doit savoir s'arrêter à la limite où il est démontré qu'elle n'est qu'une erreur. C'est parce que nous sommes convaincus de l'erreur de la tradition dont il s'agit que nous nous élevons contre elle avec énergie.

III. Navires-hôpitaux. — Nous ne comprenons sous ce titre que des pontons mouillés dans certaines rades, où ils servent d'hôpital. Il ne s'agit plus de navires destinés à transporter des malades. Ceux-là, bien plus importants et plus utiles, ont été étudiés plus haut. Les *navires-hôpitaux* proprement dits sont peu nombreux. Il y en a un au Gabon depuis plusieurs années ; on vient d'en envoyer un autre à Diégo-Suarez ; son installation n'est pas encore achevée au moment où nous écrivons ces lignes.

Au Gabon, c'est une ancienne frégate, la *Minerve* qui est actuellement affectée à ce service. Elle a remplacé, il y a quelques mois seulement, la corvette *Cordelière*, qui achevait là une longue carrière. A la dimension près, les deux pontons présentent les mêmes dispositions. Nous en devons les détails très précis qui suivent à l'obligeance du docteur Pfihl qui a été embarqué sur l'un d'eux.

« Le bâtiment réduit à ses bas-mâts est recouvert d'une double toiture en bois.

Sur la dunette, à l'arrière, le logement du commandant et, dans des coursives, à babord et à tribord, deux chambres d'officiers et les bureaux de la timonerie.

Sur le pont, les cuisines. Il n'y a pas de four, le pain étant fait à terre; pas d'ateliers non plus (forges, charpentage, etc. .), toutes ces dépendances sont également à terre où les ouvriers restent *pendant la journée seulement*.

C'est dans la batterie que se trouve l'hôpital, éclairé de chaque côté par 10 sabords. Il offre un vaste emplacement séparé de l'avant et de l'arrière par des cloisons complètes. La cloison de l'arrière est pourtant munie de deux portes pour le passage des officiers. L'accès des malades sur le pont se fait par un panneau situé tout à fait à l'arrière et garni d'un escalier commode, dirigé dans le sens de l'axe du navire et non transversalement comme les échelles ordinaires. Entre les sabords sont placés, perpendiculairement à la muraille, comme dans les salles d'hôpital, de *vrais* lits, en fer, protégés par des moustiquaires.

Sur l'avant de l'hôpital on a placé, d'un côté, une pharmacie bien aménagée ; de l'autre, la salle de bains et la bouteille des malades.

Sur l'arrière, quatre cabines sont réservées aux officiers malades; puis viennent les chambres et le carré des officiers du bord.

L'hôpital flottant est exclusivement réservé aux *blancs* ; les *noirs* sont soignés dans une infirmerie à terre.

L'extrême avant de la batterie forme un poste d'équipage pour 150 hommes.

Le faux-pont, comprenant les chambres des maîtres, des casiers à sac, etc., ne diffère pas de ce qu'il est sur tous les bâtiments à voiles. »

IV. **Navires sous-marins.** — Y a-t-il vraiment lieu de faire une place dans ce travail à ce genre de navires qui est à peine entré dans le domaine des conceptions presque invraisemblables de l'architecture navale ? Nul ne peut dire aujourd'hui si ce rêve encore indécis prendra plus tard une forme mieux arrêtée. Il est difficile de prévoir si les tentatives vagues faites pour le fixer et lui donner un corps sortiront jamais de la période d'expérimentation purement théorique qui a produit le *Goubet* et le *Gymnote*. Toutefois, les essais déjà nombreux de ce dernier bateau semblent avoir encouragé les ingénieurs et les marins, et un type de *sous-marin* presque grand comme un aviso est actuellement en construction. Ses plans sont tenus secrets et nous devons nous borner à décrire en deux mots le *Gymnote* (1).

C'est un fuseau de vingt mètres de long et de deux mètres de diamètre maximum. Les poids sont combinés de façon qu'il se maintienne

(1) Le *Gustave-Zédé*, auquel nous faisons allusion ici, est aujourd'hui achevé et aura même terminé ses essais quand ces lignes paraîtront.

au-dessous de l'eau dans une position invariable. Il est divisé en deux compartiments séparés par une porte étanche. Le premier communique avec l'extérieur par un trou d'homme hermétiquement clos pendant l'immersion. Un second orifice, garni d'un tissu imperméable élastique, permet à l'officier, au moment de l'émersion de passer, au-dessus de la planche étroite qui sert de pont, la partie supérieure de son corps, que le souffet élastique enserre très étroitement de manière à empêcher l'introduction de l'eau dans l'intérieur. Le second compartiment est garni, de chaque côté, de deux séries d'accumulateurs entre lesquelles existe un passage de quelques centimètres à peine qui représente tout l'espace libre dont disposent les deux habitants de ce singulier navire. Des caisses à air comprimé servent, d'une part à fournir l'oxygène nécessaire à la respiration ; de l'autre, et surtout, à modifier le poids absolu du bâtiment. Quand il s'agit de le rendre plus léger et de lui permettre de remonter, l'air se substitue à l'eau qui remplit des compartiments disposés à cet effet ; il cède, au contraire, sa place à de l'eau, quand le navire, rendu plus lourd, doit plonger. En somme, il ne s'agit là pour le moment que de pures expériences de physique et de mécanique (1). L'hygiène qui aurait tant à se préoccuper de la salubrité de ce genre de navires et qui trouverait à y résoudre de si nombreux et si difficiles problèmes, ne peut que rester attentive à la marche de cette évolution si curieuse, prête à intervenir, aussitôt qu'elle aurait à le faire utilement. Formuler dès maintenant, non pas même des conseils, mais seulement des appréciations, ne serait qu'une compromettante maladresse.

SECTION DEUXIÈME. — MARINE DE COMMERCE

L'étude topographique des bâtiments de la marine commerciale ne saurait comporter les mêmes développements que celle de la marine de guerre. Aussi brefs que nous nous soyons efforcés d'être, il était impossible sous peine d'être obscurs et incomplets de ne pas entrer dans certains détails qu'a multipliés la diversité des types. La marine marchande est moins compliquée, parce que ses exigences sont plus simples et plus réduites ; car si l'on se place au point de vue du tonnage, de la valeur pécuniaire et surtout du nombre d'hommes qui consacrent leur existence à la profession de marins du commerce, son importance est infiniment plus grande que celle de la marine militaire.

(1) Cependant toutes les marines semblent entrer dans cette voie. Les Anglais ont le *Nordenfeld*, les Italiens ont l'*Audace*, décrit dans le *Cosmos* du 28 janvier 1893, qui a fait ses premières expériences en décembre 1892.

Elle comprend deux grandes classes de navires : *Navires à vapeur*, *navires à voiles*. Les premiers se divisent eux-mêmes en deux catégories selon qu'ils sont destinés à transporter des passagers en même temps que des marchandises : ce sont les paquebots ; ou affectés uniquement au transport des denrées commerciales : ce sont les navires de charge (*cargo-Boats*).

Dans chacun de ces groupes il existe un grand nombre de variétés. La forme extérieure, les dimensions, l'ameublement et les dispositions de détail intérieures peuvent varier. Mais le type reste assez identique à lui-même, le plan général est assez uniforme pour qu'il n'y ait pas de subdivisions à y introduire.

I. **Marine à vapeur.** — A. *Paquebots.* — Lorsqu'on visite les magnifiques bâtiments qui, des ports du monde entier, sillonnent toutes les mers, chargés d'une population innombrable de passagers que leurs affaires ou leurs plaisirs entraînent d'un continent à l'autre plus facilement et plus vite qu'on ne se rendait, il y a cinquante ans, des frontières d'un pays à sa capitale, on reste émerveillé du confort, de l'élégance, du luxe déployés pour attirer ce peuple de voyageurs et des progrès réalisés en si peu d'années. Rien n'a été épargné par les grandes compagnies maritimes des diverses nations pour arriver en tête dans ce steeple-chase de la concurrence. Il est permis de constater, avec quelque fierté, que la France y tient le premier rang et que partout nos paquebots sont les plus recherchés. Courtoisie des officiers, rapidité des traversées, tables somptueuses, richesse de l'ornementation, luxe rehaussé de bon goût où triomphent les instincts et les aptitudes artistiques de notre pays, tout y concourt à ce succès incontestable. Il va sans dire que l'hygiène est la première à profiter d'efforts dont elle n'a peut-être pas été l'inspiratrice, mais où elle trouve un si complet bénéfice.

Le *pont* des paquebots présente à considérer trois parties, distinctes bien que continues entre elles et sans séparation matérielle.

La première est réservée à l'équipage. Elle est recouverte généralement d'une teugue étendue qui sert en partie de poste de couchage. Elle est meublée de couchettes et de caissons. Disons en passant que ce mode de couchage, général sur les navires de commerce, est bien inférieur au hamac. Moins d'air dans les lits, plus d'encombrement, aussi bien pendant le jour que pendant la nuit, non aération de la literie, propreté moins assurée, tels sont les désavantages de la couchette. Sur l'arrière de la teugue sont établis des parcs pour les animaux vivants.

La partie centrale du pont est affectée aux passagers de 3e classe. Elle est encombrée au milieu par un énorme massif de superstructures qui contient les cuisines, nombreuses, soignées, proprement tenues. Le four et la buanderie y ont également leur place. Au-dessus de ces locaux il y a une chambre de route, un petit salon pour le commandant, la timonerie tout ce qui constitue les installations de la passerelle de navigation. Ce vaste roof ne laisse entre lui et les bastingages que deux passages relativement étroits, dont l'un est presque toujours réservé exclusivement pour le service.

Tout l'arrière du pont est affecté aux passagers de 2e et de 1re classe. C'est un vaste promenoir qui occupe près de la moitié de la longueur totale du bâtiment. Absolument dégagé en abord, c'est-à-dire sur les côtés, il présente, sur l'axe, toute une série de constructions, de panneaux et de claires-voies. Ce sont : le *bar-room* sur l'arrière des cuisines, le fumoir, l'immense claire-voie qui termine et protège le puits d'aérage des machines, les cabines de luxe et la descente du salon des premières, les claires-voies de ce salon, etc... Tout le pont est en bois de teck, dur, imputrescible, ne s'imprégnant pas de l'eau du lavage, et séchant par conséquent en quelques minutes. Il est recouvert d'épaisses tentes de toile, installées à poste fixe, qu'on ne serre que dans des cas tout à fait exceptionnels de mauvais temps.

La *batterie*, ou mieux le faux-pont, est tout entière occupée par les passagers ; ceux de première classe à l'arrière, ceux de seconde classe au milieu, les autres à l'avant. On a une tendance à modifier pour l'avenir ces situations relatives consacrées par la tradition et qui tiennent aux idées encore admises dans les marines militaires, où l'arrière est la place d'honneur. En réalité, la partie la plus agréable à habiter est toujours le milieu du bâtiment. Les mouvements de tangage y ont la moindre excursion et surtout on y est à l'abri des trépidations de l'hélice L'exemple est déjà donné et sur les paquebots qui seront construits désormais, on intervertira probablement la place des deux salons de première et de seconde classe.

Les cabines s'étendent de bout en bout, adossées aux murailles; celles des passagers de première classe ont deux couchettes, celles des passagers de seconde classe en ont quatre, superposées deux à deux. Une toilette et une glace complètent cet ameublement très simple mais très suffisant. L'air et la lumière sont donnés par un grand hublot, auquel on peut adapter un écran extérieur, sorte de manche à vent en miniature qui active très agréablement la ventilation. Ajoutons que dans chaque cabine sont disposées des ceintures de sauvetage en nombre égal à celui des couchettes. On ne saurait affirmer que la première vue de ces corsets de liège n'inspire pas quelquefois aux passagers timides et novices des réflexions un peu moroses, mais cette impression du début est de courte durée et fait bientôt place à une confiance mêlée de gratitude. C'est en effet une excellente précaution qui devrait être plus généralement répandue qu'elle ne l'est.

Le mode d'éclairage artificiel adopté pour les cabines de passagers sur les grands paquebots a été décrit au chapitre précédent. Il est inutile d'y revenir. La lumière électrique se substitue partout très rapidement à tous les autres procédés, ajoutant un élément de sécurité et de confort à tous ceux qui font aujourd'hui de nos grands navires postaux des merveilles d'installation.

Entre les cabines on trouve les salons. Celui des premières classes est à l'arrière, sauf quelques très rares exceptions qui deviendront certainement, comme nous venons de le dire, de plus en plus nombreuses. Nous sortirions du cadre et de l'esprit de ce travail en décrivant ces luxueuses installations, si connues d'ailleurs. Entre le salon de l'arrière et le salon du centre on trouve des offices ; de larges espaces libres, promenoirs accidentels pendant le mauvais temps ; le vaste puits d'aérage des machines, immense cage vitrée qui active l'évacuation de l'air chaud sans nuire à l'éclairage du faux-pont. Deux belles coursives larges et claires séparent cette cage de l'alignement des cabines. Puis vient le salon des passagers de 2e classe, précédé de son office particulier. Ce salon est simplement confortable, très éloigné de la richesse élégante du premier. La catégorie de voyageurs qui le fréquente diffère aussi beaucoup de celle des passagers de première classe. Des assimilations trop étroites, étendues à tort des bâtiments de guerre aux navires de commerce, imposaient autrefois aux officiers subalternes l'obligation pénible de s'y trouver en contact parfois prolongé avec la suite de quelques riches étrangers. On a récemment modifié cet usage choquant et tous les officiers voyagent aujourd'hui en première classe sur les paquebots.

Il y a moins à louer dans les logements dont il reste à parler maintenant : ceux des passagers de l'avant. Là il y a parfois de l'encombrement. La place disponible dans cette partie du bâtiment est restreinte. On l'augmente en affectant un étage de plus à cette catégorie de voyageurs. Ils occupent donc l'avant de la batterie et l'avant d'un second faux-pont derrière lequel viennent immédiatement les cales de chargement. Les conditions d'espace et d'aération y sont du reste à peu de chose près satisfaisantes. Si elles produisent, au premier abord, une impression moins favorable, c'est surtout par comparaison avec l'élégante richesse de l'arrière. Or les traversées sont aujourd'hui si réduites par les vitesses actuellement réalisées, que le séjour à bord des paquebots n'est presque jamais de longue durée. Telles qu'elles sont, étant donné surtout le peu de temps qu'on est amené à y vivre, ces installations de l'avant n'ont rien qui justifie, au point de vue de leur salubrité et de leur action hygiénique sur les passagers, des préoccupations vraiment sérieuses.

Tout le reste, c'est-à-dire toute la partie immergée du bâtiment, est divisé par quelques cloisons étanches peu nombreuses (quatre ou cinq au plus) en autant de larges espaces où sont logées : les chaufferies, les machines, les cales de chargement, les soutes à charbon. Les unes et les autres donneraient lieu à de fort curieuses descriptions. Rien n'est étrange en effet comme cette longue chambre de chauffe étendue entre ses deux rangées de chaudières qui se rejoignent en voûte à la partie supérieure et où, dans le rougeoiment embrasé des foyers ouverts, on voit passer les ombres demi-nues de tout un peuple de chauffeurs noirs. Mais il n'y a plus là rien qui puisse donner lieu à des considérations qui n'aient été déjà exposées, ou ne doivent l'être plus tard dans d'autres parties de ce livre.

Enfin, des compartiments plus petits sont aménagés pour servir de cambuse, de magasins, etc. Ils ne diffèrent pas assez des mêmes aménagements sur les navires de guerre pour mériter d'être décrits à part. Signalons seulement la glacière immense où sont conservés les vivres frais, fruits, légumes, gibier et poisson et où l'on rafraîchit toutes les boissons servies aux tables privilégiées du bord.

Les navires qui nous ont servi de type pour la description qui précède sont ces magnifiques vapeurs des grandes lignes de navigation que desservent les compagnies Transatlantiques et les Messageries maritimes. Sur les lignes secondaires, les paquebots plus petits et plus anciens de construction ont des installations moins brillantes, mais analogues. D'ailleurs leurs traversées sont encore plus courtes ; c'est à peine si elles durent au-delà de huit à dix jours. Dans ces conditions il serait exagéré d'attacher trop d'importance à l'influence du navire sur ses habitants d'occasion.

II. **Navires de charge.** — Sur ces bâtiments tout est sacrifié au chargement. La machine, les chaufferies et les soutes à charbon, placées généralement le plus près possible de l'arrière, ne laissent après elles que l'espace nécessaire au logement du capitaine. Tout à fait à l'avant se trouve le poste de l'équipage semblable à tous ceux des navires de commerce avec ses couchettes superposées ; au-dessous sont arrimés, entre le pont et la cale, les approvisionnements du bord.

Le pont est encombré de treuils, percé de larges panneaux qui sont les ouvertures des cales de chargement et les claires-voies des machines. Au centre, près de la cheminée, les cuisines, le four, la machine distillatoire ; des chambres d'officiers et un petit nombre de cabines, en prévision de quelques passagers accidentels, occupent un roof assez vaste dont la partie supérieure prolonge la passerelle de route.

La presque totalité des flancs du navire est donc libre et exclusivement affectée à l'entassement des marchandises. L'équipage est toujours peu nombreux et si parcimonieusement qu'on lui ait ménagé sa place, l'encombrement n'est pas à craindre. Le problème de l'aération ne se pose pour ainsi dire pas sur ce genre de bâtiments : toutes les cales de marchandises doivent y être hermétiquement closes ; les officiers ont leurs chambres sur le pont, à l'air ; l'équipage vit sous la teugue et parfois un peu dans le faux-pont avant ; la machine qui remplit toute la hauteur de la carène entre la quille et le pont est très largement ventilée par les grandes claires-voies qui lui donnent en même temps la lumière.

Les chaufferies seules exigent un tirage mieux assuré auquel suffisent quelques manches à vent en tôle, à pavillon mobile, dont est flanquée la cheminée et qui descendent jusque dans la chambre de chauffe.

L'aération très satisfaisante en temps normal peut en revanche se trouver compromise par mauvais temps, quand ces bâtiments, toujours très chargés, assez bas sur l'eau et s'élevant difficilement à la lame, sont balayés de bout en bout par les coups de mer et doivent soigneusement fermer tous les orifices du pont, leurs panneaux de descente et leurs claires-voies. Il serait à désirer, qu'en prévision de ces circonstances trop fréquemment rencontrées, une canalisation artificielle d'évacuation de l'air vicié fût installée à bord de tous ces navires. Le très petit nombre de locaux à ventiler, la grande simplicité de plan de cette catégorie de steamers rendrait bien faciles la conception et l'exécution d'un système de ventilation. Il y a un progrès important à réaliser dans ce sens.

§ II. — **Navires à voiles**

Les navires de commerce à voiles sont loin d'avoir suivi le mouvement qui depuis quelques années a si profondément et si heureusement modifié la vie maritime. Si les conditions, déplorables à tous les points de vue, de l'existence que menaient autrefois les marins : campagnes et traversées interminables, nourriture défectueuse, vêtements mal compris, culture corporelle ignorée, logements malsains, peuvent se retrouver encore aujourd'hui à peine améliorées, c'est sur ce genre de bâtiments qu'on est sûr de les rencontrer. Nous n'avons pas seulement en vue ici ces bateaux armés pour des missions particulièrement pénibles, comme les pêches d'Islande et de Terre-Neuve, comme surtout la pêche à la baleine où tout contribue à entasser les causes d'insalubrité ; on peut dire que tous les longs-courriers à voiles offrent à l'hygiène les mêmes motifs de récriminations.

Cette règle est trop générale pour être infirmée par quelques exceptions. Elles deviendront cependant plus nombreuses, l'espoir en est dès à présent permis. Si la voile doit rester encore le seul mode de propulsion d'une grande partie des navires de commerce, il est probable qu'on en arrivera à perfectionner leurs aménagements et qu'on substituera, peu à peu, au type presque uniforme qui s'est perpétué jusqu'à nos jours, des bâtiments plus vastes, plus salubres, mieux en rapport avec les exigences de plus en plus étroites du bien être et de la salubrité. Les grands *clippers* en fer, à quatre ou à cinq mâts, longs de 90 à 100 mètres dont le monopole semblait jusqu'à présent réservé à quelques maisons anglaises, pour le commerce des laines d'Australie, remplaceront les vieux trois mâts ou les bricks en bois dont on ne devrait plus, depuis longtemps, construire de nouveaux échantillons. Déjà en France un ou deux clippers de ce genre ont été mis à l'eau. Sur ces navires où l'on est au large, l'équipage relativement peu nombreux est très confortablement logé sous la teugue ou dans le faux-pont avant. Tous les services sont installés sur le pont, et l'arrière est réservé aux logements particuliers des officiers et des passagers. Car ces clippers ont une clientèle régulière de voyageurs. La plupart sont des familles anglaises qui pour leur plaisir, souvent même pour leur santé, affrontent ces longs voyages d'Europe en Australie à travers les grands Océans du sud. Nous avons eu l'occasion de voir, dans les ports de Sydney et de Melbourne, ces beaux voiliers où, à défaut du luxe éclatant des paquebots, on trouve, mieux encore que sur ceux-ci, l'espace, l'air, le confort, la propreté sévère.

Malheureusement c'est l'exception. La règle c'est ce qu'on voit partout, aux quais de toutes les villes maritimes du monde. C'est le trois mâts réduit à une immense cavité où s'empile la cargaison qui ne laisse en dehors d'elle : à l'avant, qu'un étroit et sombre logement pour l'équipage ; à l'arrière, quelques cabines pour le capitaine, le second, le maître d'équipage, avec une sorte de carré au milieu. Souvent (on pourrait dire presque toujours) ces logements sont situés sous une teugue et sous une dunette. C'est un avantage qui atténue dans une mesure appréciable des inconvénients trop nombreux encore. Sur le pont ainsi réduit un roof placé au pied du grand mât contient la cuisine et le four. Les soutes aux approvisionnements sont ménagées, comme le poste et les cabines, aux deux extrémités du navire, au-dessous des logements.

Rien de plus primitif, comme on le voit. Le salut, c'est que tout le monde vit sur le pont presque constamment et que l'encombrement humain n'existe pas. Mais lorsque sur des trois mâts d'un tonnage assez considérable pour comporter un faux-pont, on vient à embarquer de nombreux passagers, les conditions hygiéniques deviennent promptement détestables. Nous nous souvenons d'avoir assisté, il y a quelque vingt ans, en rade de Nouméa, à des arrivées de trois mâts à voiles qui transportaient, de France en Nouvelle-Calédonie, des convois de femmes condamnées ou de troupes sur lesquels avait pesé durement le long et pénible voyage. Les médecins qui ont été attachés au service de l'*immigration* savent aussi quel tribut paient à cette mauvaise hygiène les contingents de *coolies*. Ce n'est pas le lieu de s'appesantir sur ces questions qui seront traitées dans un autre chapitre de cet ouvrage. (Voir chap. IV.) Nous voulions seulement ici décrire rapidement la topographie d'une classe de navires qui ne sembleraient plus qu'un mauvais souvenir du passé, si leur nombre encore considérable n'en faisaient un élément trop important de la profession maritime de nos jours.

Pour cette raison ils devaient avoir dans ce travail leur place bien marquée. Mais leur étude ne vaut pas de plus amples détails, parce qu'il n'y a vraiment pas d'améliorations sérieuses à y apporter. Ils doivent disparaître et l'on a vu plus haut dans quel sens il semblait, dès maintenant, que leur transformation dût être dirigée.

CHAPITRE II

L'ÉQUIPAGE

ARTICLE I. — COMPOSITION DE L'ÉQUIPAGE

Le chapitre précédent nous a montré le navire, étudié d'abord dans son ensemble puis dans ses dispositions de détail et avec toutes les variétés offertes par les types si nombreux et si différents que l'architecture navale a créés dans ces dernières années. Nous avons exposé aussi les conditions hygiéniques résultant de ces dispositions mêmes et inhérentes à l'habitation nautique considérée, en quelque sorte, comme une abstraction, comme un milieu déterminé, accepté tel qu'il est. Nous allons animer ce milieu, étudier la population qui l'habite, et, suivant en cela le plan précédemment adopté, rechercher ensuite les facteurs de l'hygiène dont l'action s'exerce sur cette population. De la juxtaposition de ces deux études : facteurs de l'hygiène du navire, facteurs de l'hygiène du matelot, se dégagera nettement la résultante des réactions de ces deux influences. Le chapitre suivant complètera cet ensemble en indiquant les modifications imprimées à la vie maritime par le milieu marin tout entier, mer, climats, endémies, parachevant le tableau complexe, attachant, triste souvent, sombre parfois, toujours grandiose de l'existence de l'homme de mer.

§ Ier. — Provenance. — Mode de recrutement

Le recrutement des équipages se fait par trois systèmes très différents et d'importance très inégale qui sont : 1° l'*inscription maritime ;* 2° les *engagements volontaires* ; 3° l'*appel.*

I. **Inscription maritime.** — Elle a succédé en France, il y a plus de deux siècles, au procédé brutal et barbare de la *Presse*, sous le régime duquel les marins étaient enrôlés de force par des agents recruteurs. A cette réquisition inique, désordonnée, qui n'offrait aux requis aucune indemnité compensatrice, Colbert substitua une réquisition non moins stricte dans son caractère d'obligation, mais soumise à des règles, tempérée par des compensations très appréciables et finissant par ressembler à une sorte de contrat consenti entre l'État et le marin. En retour de certains avantages, tels que le droit exclusif et gratuit de l'exercice de toutes les professions maritimes et l'assurance d'une pension de retraite pour ses vieux jours, l'homme accepte de rester à la disposition du département de la marine pendant une certaine période d'années.

Au début de l'institution, tous les marins valides étaient *classés*, dans chaque localité du littoral, en trois groupes qui devaient servir alternativement et pendant un an chaque fois, sur les bâtiments de l'État. Ce fut le *système des classes*, remplacé un siècle plus tard par celui des *rôles*. Il y avait deux rôles, celui des célibataires et celui des gens mariés. Leurs tours de *levée* étaient organisés de façon que les célibataires fissent un temps de service plus long d'un tiers que celui des gens mariés. Les hommes exerçant les professions maritimes étaient soumis à ce régime depuis 18 jusqu'à 50 ans. L'équité dans la répartition des charges de la levée n'était qu'apparente. L'irrégularité des levées faites seulement d'après les besoins du moment et la non disponibilité fréquente des inscrits amenait, en réalité, une inégalité de traitement choquante que les populations sentirent plus vivement encore quand l'action du recrutement de l'armée eut été définitivement fixée à 7 ans. On dût remanier le système. Au lieu de dépendre des besoins du jour, la levée devint *permanente*. Elle porta sur tous les marins de 20 à 40 ans n'ayant pas encore de service à l'État. Le nombre d'hommes ainsi incorporés dépassant habituellement les besoins de la flotte, on créa, pour ceux qui n'avaient point de place sur les navires, des réservoirs — les divisions des équipages de la flotte (1) — puis des écoles.

Toutefois des circonstances se présentèrent (guerres de Crimée, de Chine, d'Italie) qui rendirent momentanément insuffisants les contingents de la levée permanente. On dut recourir parfois à des secondes, à des troisièmes levées. La rigueur des sacrifices imposés alors aux populations du littoral conduisit à réduire jusqu'à six ans la durée du temps pendant lequel les inscrits restaient à la disposition du ministre. Des armements exceptionnels et un décret du chef de l'État pouvaient seuls prolonger cette limite.

Aujourd'hui, la durée de l'assujettissement de l'inscrit est de sept années, dont deux de congé renouvelable ou de réserve, et les derniers vestiges des classes sont supprimés par ce fait que les secondes levées portent dans

(1) Cette dénomination, supprimée au mois de novembre 1891, est remplacée par celle de *dépôts*.

tous les cas sur les hommes ayant le moins de service à l'État. Les cinq années de service actif dues par les hommes de l'inscription maritime se réduisent en fait à beaucoup moins. Le ministre fixe librement, suivant les besoins, la durée effective de cette période. Pour l'année 1892 elle a été fixée à 48 mois. C'est une durée peu ordinaire. La moyenne ne dépasse guère 40 ou 42 mois.

Mais dans le but de conserver au service des hommes expérimentés, des gradés surtout, les *réadmissions* sont favorisées par la concession aux réadmis de primes s'élevant pour toute la durée de leur réadmission à 0 fr. 40 ou 0 fr. 50 par jour suivant les cas, prime dont une annuité entière leur est payée de suite.

Quel que soit le temps passé par l'homme sous les drapeaux, il reçoit, après 50 ans d'âge et 300 mois (25 ans) de navigation, une pension (pensions de demi-solde ou dérivées de la demi-solde). Les veuves, les enfants et, quelquefois, les ascendants de l'inscrit obtiennent également des pensions ou des secours. Les fonds de l'établissement des Invalides paient, de ce chef, une somme annuelle de plus de neuf millions.

Tel est ce mode de recrutement. Les matelots qu'il fournit à la marine de guerre sont de premier ordre. Nous en montrerons bientôt la valeur et les qualités. Les hommes qu'il rend à la marine de commerce ont acquis sur les navires de guerre des qualités d'ordre, de propreté, de discipline et d'honneur qui valent d'être comptées pour quelque chose. Cette institution a été cependant attaquée violemment. Elle reste encore en butte aux assauts de nombreux adversaires. Ce n'est pas le lieu d'entrer dans la discussion approfondie des griefs élevés contre elle, mais nous tenons à dire notre sentiment à ce sujet. Les deux grandes objections faites au régime de l'inscription avaient pour base la lourdeur des charges imposées par l'État aux populations du littoral, et les entraves apportées par la levée au recrutement des équipages de la marine de commerce. La première objection est tombée d'elle-même depuis que l'obligation du service militaire personnel est inscrite, dans la loi, pour tous. « L'inscription militaire, a dit l'amiral de Gueydon, sauvegarde désormais l'inscription maritime. » La différence du temps passé au service dans l'armée et dans la marine se réduit, en fait, à quelques mois. Pour ce surcroît minime d'assujettissement, les inscrits jouissent de compensations et d'avantages nombreux. Nul n'est inscrit de force et la radiation est toujours un droit pour qui veut se soustraire aux charges de la situation en renonçant à ses bénéfices. Les demandes de radiation sont exceptionnelles.

Quant à la gêne apportée à la navigation commerciale, est-elle sérieuse? Le recrutement par la conscription ordinaire n'aurait-il pas pour elle, aujourd'hui, les mêmes résultats? Et en admettant, pour un instant, la réalité des entraves dont se plaint le commerce, n'y trouve-t-on pas une ample compensation d'abord dans la qualité des équipages, ensuite dans leur prix d'engagement. La perspective de la pension acquise par 25 ans d'embarquement n'est-elle pas de nature à retenir sur notre flotte commerciale un grand nombre de marins et à diminuer la valeur moyenne du salaire qui leur est accordé ?

Les raisons de maintenir l'institution sont d'ailleurs d'un ordre plus élevé. L'abaissement à trois ans du service militaire la rend plus indispensable que jamais. Six mois au minimum sont nécessaires pour acquérir les premières notions du métier de la mer ; six mois et plus doivent être passés dans l'une ou l'autre des écoles où se forment les diverses spécialités nautiques ; il resterait moins de deux ans de service à faire à l'homme ainsi recruté. Or combien de campagnes dépassent cette durée ! Même en escadre et sur les côtes de France, avec la durée actuelle du service, on se plaint amèrement et avec raison de l'extrême mobilité des équipages, si préjudiciable à tant d'égards. Que deviendrait-elle, après la suppression de l'inscription ?

Le régime a cet autre avantage de se plier admirablement aux circonstances. Il est d'une élasticité très heureuse. Des armements nombreux peuvent devenir nécessaires en vue d'une expédition (et l'expérience de ces dernières années n'est pas pour infirmer la valeur de l'argument) ; on peut avoir besoin, en présence d'une situation internationale qui se modifie, de renforcer les équipages, d'augmenter le nombre des navires en état de tenir la mer ; on peut avoir intérêt à le faire sans secousse pour le pays, sans discussions dans le Parlement se répercutant toujours au-delà des frontières et impressionnant l'opinion. Le droit pour le ministre de prolonger de plusieurs mois, d'un an, la durée du service des inscrits a pour effet immédiat de pourvoir sans inconvénients et avec efficacité à l'augmentation nécessaire des effectifs. La réciproque est vraie pour le jour où des réductions viennent à s'imposer. Si nous ajoutons que les qualités de résistance et de vigueur des hommes de cette catégorie sont loin d'être indifférentes à l'hygiéniste, nous aurons justifié les quelques développements donnés à une question qui ne se rattache qu'indirectement en apparence au sujet de ce livre.

II. **Engagements volontaires.** — Les engagements de servir dans la marine contractés par des jeunes gens, soit au moment où leur classe va être appelée sous les drapeaux, soit en devançant plus ou moins l'âge de l'appel légal, sont de deux sortes : L'engagement ordinaire et l'engagement à *long terme.*

L'engagement ordinaire s'ouvre chaque année dans les ports à des dates fixées par le ministre de la marine ; elles varient suivant la spécialité nautique dans laquelle l'engagé désire faire son temps de service. Lorsque le contingent fixé par le ministre, pour chaque spécialité, a été atteint, la liste d'engagement de cette spécialité est close. La durée de l'engagement ordinaire est de cinq ans. Toutefois les préfets maritimes sont autorisés à accepter des engagements de trois ans pour certaines professions de recrutement plus difficile et plus restreint (musiciens, cuisiniers et tailleurs d'habits), si la durée de cinq ans fait obstacle au complément du contingent des catégories ci-dessus. Tous les jeunes gens admis doivent avoir dix-huit ans accomplis. En dehors des conditions physiques de taille, de poids, de périmètre thoracique, etc., etc..., requises en général pour l'aptitude au service de la flotte, il en est édicté d'autres en rapport avec les exigences de chaque spécialité. Nous les signalerons quand nous nous occuperons des professions nautiques.

De même que l'inscrit peut prolonger la durée de son service à l'État par des réadmissions successives dont chacune l'engage pour une nouvelle période de trois années, de même les engagés peuvent, à l'expiration des cinq années de leur premier contrat, se lier de nouveau par le système des *rengagements*. La durée de chacun d'eux est de trois ans, comme celle des réadmissions pour les inscrits.

A côté des engagements ordinaires existent les engagements à *long terme*. L'âge auquel on est admis à les contracter peut s'abaisser jusqu'à 16 ans. Le Ministre de la Marine détermine le minimum d'âge exigible pour ce mode de recrutement. Ainsi, la circulaire du 12 décembre 1891 qui précise les conditions des divers engagements, ordinaires et à long terme, pour l'année 1892, défend d'admettre pour l'espèce dont il s'agit, les jeunes gens qui n'auront pas accompli leur dix-septième année au moment de s'engager.

Les engagés à long terme sont liés au service depuis le moment où ils y sont admis, jusqu'à l'époque du passage, dans la réserve, de la classe à laquelle ils appartiennent : un jeune homme admis à 16 ans restera donc dans la marine jusqu'à 24 ans, c'est-à-dire pendant huit années. Ils sont destinés aux spécialités et, dans ce but, non seulement on exige d'eux, pour les accepter, une aptitude physique *supérieure*, mais ils reçoivent une instruction également plus soignée. Les citations suivantes de la circulaire précitée permettront de juger de l'importance attribuée à la valeur de ce recrutement : « On devra se montrer très sévère et n'accepter que les sujets tout à fait irréprochables au point de vue de l'aptitude physique.... Je tiens à ce que les commandants de dépôt se montrent très sévères et qu'ils donnent la préférence à ceux fortement constitués plutôt qu'aux plus instruits.... Avant d'accepter les engagés de cette catégorie, on réunira le plus possible de renseignements sur leur compte ; on exigera des certificats, des références, et l'on procèdera à une enquête sur leur état de santé habituel, leur conduite et leur moralité, afin de ne prendre que des sujets capables de rendre de bons services dans la marine militaire ».

III. **L'appel.** — Ce mode de recrutement ne fournit pour ainsi dire rien à la marine ou plutôt aux équipages ; car les corps de troupe de la marine (infanterie et artillerie), se recrutent au contraire de cette façon.

Mais l'hygiène de ces troupes ne touche à celle du marin que par un trop petit côté pour que nous voulions les faire entrer ici en ligne de compte. Les influences de la vie de bord, de la mer et de la navigation ne les atteignent que pendant leurs courts passages sur les navires qui les transportent dans les colonies où les appellent leurs tours de service. Les officiers et les sous-officiers de ces corps de troupe sont seuls exposés à faire plusieurs de ces voyages pendant le cours de leur carrière. Quant aux hommes, ils ne font jamais qu'une traversée d'aller et une de retour.

Mais si l'appel n'est pas un procédé normal de recrutement pour les équipages, il fournit toutefois un très minime contingent de personnel par le moyen du *changement de corps*, en vertu duquel des hommes des corps de troupe peuvent obtenir de les quitter pour passer au service de la flotte.

La partie de la circulaire déjà citée qui concerne ces changements de corps donnera l'idée de leur importance infiniment réduite : « Les demandes de changement de corps ne seront transmises que : 1° pour les militaires *engagés pour cinq ans* se trouvant dans leur première année de service ; 2° pour les hommes appelés et les engagés volontaires venant d'entrer dans leur dernière année de service et désireux de contracter un rengagement de trois ans. Elles ne devront guère concerner que les infirmiers, clairons, tailleurs d'habits, cordonniers et musiciens. Ces demandes ne seront accueillies que si les contingents n'ont pu être complétés par l'engagement volontaire. »

Or, la difficulté de compléter les contingents n'existe jamais que pour les cuisiniers, tailleurs et musiciens. Toutes les autres professions attirent un assez grand nombre de candidats, pour qu'il soit recommandé de se montrer très sévère dans l'acceptation des demandes.

IV. **Surnuméraires.** — Une catégorie assez nombreuse de personnel était englobée jadis sous ce nom. Elle comprenait les agents des vivres, les magasiniers, les cuisiniers et maîtres d'hôtel et, enfin, les domestiques particuliers des officiers supérieurs. Aujourd'hui les agents des subsistances et les magasiniers sont complètement militarisés, se recrutent par les voies ordinaires. Les cuisiniers et maîtres d'hôtel des tables, toujours très peu nombreux (quatre ou huit suivant l'importance du bâtiment), tendent de plus en plus à être eux-mêmes militarisés et fournis par les dépôts des équipages au lieu d'être choisis parmi des civils qu'on embarque et débarque à la volonté des officiers et commandants, et qui ne tiennent, en réalité, à la marine que par le droit à une pension de retraite qu'ils acquièrent après vingt-cinq années d'embarquement effectif.

V. **Mousses et pupilles.** — Une école dite des *mousses* est établie en rade de Brest, sur un ancien vaisseau à deux ponts. Elle a pour but de former de bonne heure pour la marine des serviteurs instruits, disciplinés, rompus au métier, parmi lesquels se recruterait de préférence le personnel de la maistrance. Les enfants y sont admis depuis l'âge de 13 ans (minimum), jusqu'à celui de 15 ans (maximum). Ils en sortent à 16 ans et contractent un engagement à long terme. Il y a donc là encore une source intéressante de recrutement qu'il était utile de signaler.

Les *pupilles* ont été une création de pure bienfaisance. C'est un asile institué par l'impératrice Eugénie, en 1862, pour les jeunes orphelins, enfants de marins. On avait eu l'espoir d'en retirer pour la marine un certain avantage. Ces enfants admis dans l'établissement des pupilles à Brest, depuis l'âge de 7 ans, recevaient une éducation toute maritime et on les dirigeait, à leur sortie des pupilles, à 13 ans, sur l'école des mousses. Pour des raisons dont la discussion ne rentre pas dans le cadre de ce travail (1), cet espoir a été déçu. La taille et la vigueur physique de ces enfants restaient bien au-dessous de la moyenne. On a dû abandonner l'idée d'y trouver une pépinière de matelots de choix et d'officiers mariniers. L'établissement n'est plus aujourd'hui qu'un asile scolaire. Très peu de pupilles sont dirigés vers la carrière maritime. Le plus grand nombre sort de l'établissement pour entrer dans des écoles professionnelles. Mais la tentative méritait d'être soulignée.

Nous avons vainement recherché le nombre total des inscrits levés par année, et leur proportion par rapport au nombre des hommes du recrutement. La comparaison de ces chiffres eût montré éloquemment l'importance de l'inscription maritime. Le rapport sur le budget de la marine, rédigé par M. H. Brisson, donne seulement le nombre des hommes congédiables en 1892, et on y voit que la proportion des inscrits par rapport aux engagés congédiables est la suivante :

Inscrits maritimes...........	2981
Recrutement ou engagements.................	1683

Malheureusement, la signification de ces chiffres se trouve altérée par ce fait que les mesures prises à la suite de la loi du 15 juillet 1889 ont certainement contribué à augmenter le nombre des congédiements parmi les hommes du recrutement.

Le même rapport (annexe 44), contient un état des effectifs donnant, depuis 1872, le nombre d'inscrits et d'hommes du recrutement ayant fait partie de ces effectifs. Voici ces chiffres :

(1) A notre avis, la plus importante a été l'entraînement physique exagéré auquel on a soumis ces enfants, sous l'influence d'idées préconçues et erronées dont l'expérience et l'observation ont fait justice aujourd'hui. On peut dire, sans rien exagérer, que la gymnastique et les exercices de force exigés de ces bambins, qui manœuvraient des canons, nageaient dans des embarcations, faisaient la faction en armes à la porte de l'établissement, serraient les voiles sur une corvette, constituaient pour eux un vrai surmenage musculaire. L'exiguïté si manifeste de leur taille, la lenteur de leur croissance, nous paraissent relever manifestement de cette cause, principale sinon unique.

ANNÉES.	INSCRIPTION.	RECRUTEMENT.	TOTAL.	PROPORTION D'INSCRITS pour 1 homme du recrutement.
1870	35.920	10.851	46.771	3,3
1871	33.987	9.752	43.739	3,4
1872	19.780	8.988	28.768	2,1
1873	20.414	10.965	31.369	1,9
1874	21.273	9.680	30.953	2,3
1875	20.765	9.880	30.645	2,1
1876	20 287	12.223	32.510	1,7
1877	20 402	14.846	35.245	1,4
1878	22 714	14.412	37.126	1,7
1879	22.682	14.590	37.272	1,6
1880	23 687	15 191	38.878	1,7
1881	22.461	16.330	38.791	1,5
1882	21 570	17.116	38.686	1,3
1883	23.785	16.003	39.788	1,6
1884	22.375	19.646	42.021	1,15
1885	23 689	20.867	44.556	1,14
1886	21.987	19.096	41.083	1,12
1887	22.157	20.672	42.829	1,07
1888	20.380	14.892	35.272	1,4
1889	22.842	14.632	37.474	1,7
1890	24 078	12.615	36.693	1,9
TOTAL...	48[illegible].235	302.247	790.482	1,8

Soit en moyenne : Inscrits.............. 61,5 %
Recrutement........... 38,5 %

Ce tableau contient plusieurs enseignements. Il fait ressortir d'abord les ressources exceptionnelles que peut fournir l'inscription maritime aux époques mêmes où celles du recrutement se réduisent au minimum. C'est ainsi que pendant les deux malheureuses années 1870-71, le chiffre des inscrits s'élève jusqu'à près de 36.000, alors que celui des hommes d'autres provenances atteint à peine 10.000. En second lieu on ne peut ne pas être frappé de la régularité numérique des contingents d'inscrits par rapport à ceux du recrutement. L'écart le plus grand atteint à peine 4.000 pour les premiers pendant la période de 19 ans qui va de 1872 à 1890. Cet écart dépasse 11.000 pour les seconds dans la même période. La signification de ces différences s'accentue encore si on réfléchit que celle concernant les inscrits se produit sur un nombre moyen de 24.000 inscrits pour ces 20 dernières années, alors que pour le recrutement l'écart presque triple du précédent porte sur un nombre moyen annuel de 15.000 engagés seulement. Nous allons voir en outre que les qualités mêmes des hommes provenant de l'inscription maritime et leurs aptitudes spéciales à la vie et aux professions maritimes sont un argument de plus en faveur de l'institution. Les modifications si profondes du matériel naval n'ont pas entraîné, dans l'exercice des diverses spécialités, des changements aussi radicaux qu'on serait tenté de le croire à première vue ; les chapitres suivants le démontreront sans peine.

§ II. — Qualités physiques et morales des divers groupes.

La similitude des occupations, l'uniformité de la règle, l'identité complète des influences spéciales qui agissent aussi bien sur le caractère que sur la santé des matelots, atténuent assez promptement les dissemblances originelles pour qu'il soit difficile, même à un œil exercé, de distinguer sûrement la provenance de tel ou tel groupe de l'équipage.

Les diverses professions nautiques impriment aux hommes qui y sont affectés un cachet plus net, plus facile à reconnaître et qui, promptement, efface plus ou moins les caractères propres à chacun d'eux. Le *gabier* et le *fusilier* sont plus aisément différenciés l'un de l'autre, quoique provenant tous deux de l'inscription maritime, que ne le seront deux hommes de la même spécialité dont l'un proviendrait de cette même inscription et l'autre du recrutement. Nous indiquerons dans le prochain article les signes particuliers qui donnent à chaque profession son allure et son cachet spécial.

Il n'en est pas moins vrai que les conditions antérieures de l'existence, le genre de vie, l'origine des diverses catégories de l'équipage ont donné à chacune d'elles des qualités variables et ces qualités, dont les traits distinctifs ne trouvent pas toujours l'occasion d'être mis en relief, ont une incontestable influence sur la valeur, la force et la résistance des hommes. Ce n'est pas que nous songions à maintenir et à retracer les séparations nettes, tranchées, profondes que beaucoup des médecins qui ont écrit sur l'hygiène navale se sont plus à décrire. A mesure que les communications et les relations entre les ports sont devenues plus fréquentes, depuis que les armements ne se font plus par port et que la nécessité d'entretenir sur nos côtes de la Méditerranée des escadres nombreuses oblige à y diriger, de tous les arsenaux du Nord, les équipages dont le recrutement du littoral du Midi ne peut fournir qu'une minime partie, les distinctions jadis si frappantes et les rivalités parfois acharnées qui en étaient la suite se sont bien atténuées. Les différences ethniques persistent ; les différences morales s'estompent. Le tableau que Fonssagrives en traçait de main de maître (1) il y a quarante ans, reste un document précieux qui fixe, en un très beau langage, l'ancien état de choses. Mais déjà l'ère des transformations s'ouvrait. La vapeur, l'hélice, la cuirasse même (2) avaient paru. La marine avait commencé à se renouveler et l'on sait avec quelle promptitude elle l'a fait et combien profondément. La substitution de campagnes relativement courtes aux

(1) FONSSAGRIVES, *Hygiène navale*, 2e édition, p. 132 et suiv.

(2) C'est pendant la guerre de Crimée que furent construites et envoyées dans la mer Noire les premières batteries flottantes.

interminables croisières d'il y a cinquante ans, la fréquence plus grande des relâches, plus de libéralité dans les permissions accordées aux hommes pour descendre à terre ont contribué aussi dans une très large mesure à modifier le type classique du matelot.

Cependant la diversité d'origine reste un facteur non négligeable dans l'étude de l'homme de mer. A ce point de vue on peut établir deux grandes divisions dans les équipages : les hommes provenant de l'inscription maritime et ceux qui proviennent des autres modes de recrutement, quels qu'ils soient.

I. **Matelots de l'inscription maritime.** — Les premiers se distinguent par leurs aptitudes maritimes incontestablement supérieures. Nés et élevés au bord de la mer, ils ont appris de bonne heure à l'aimer, à la connaître et à la combattre. Les grèves de nos côtes ont été le théâtre de leurs ébats d'enfants. Ils ont joué au marin comme d'autres jouent au soldat, toutes leurs impressions, tous leurs souvenirs d'enfance, tous leurs rêves d'avenir n'ont pas d'autre objet ni d'autre horizon. A peine âgés de dix à douze ans, ils ont rempli leur rôle comme mousses sur des barques de pêche, aux prises avec les fatigues, les difficultés et les dangers de la profession. Rien de ce qu'elle offre de peines et de risques ne leur a été ménagé. Ils sont rompus au métier bien avant l'âge d'homme et toutes les qualités de vigueur, de sang froid, de courage, d'énergie, de résistance qu'une pareille éducation a développées chez eux, ils les apportent au service. Le mal de mer, qui abolit si complètement toute énergie morale et physique, n'a pas de prise sur eux. Les émotions les plus déprimantes les laissent impassibles. Une corvée de nuit, en canot, par gros temps ne les étonne même pas (1). Leur genre de vie leur a donné une immunité très remarquable contre l'influence des intempéries. Ils sont d'ailleurs le résultat d'une douloureuse sélection que le froid et la mer ont opéré parmi eux : les faibles n'atteignent pas, dans ce métier, l'âge où l'inscription viendrait les prendre. Les autres sont, dès leur entrée au service, des matelots accomplis.

On a vu plus haut que nous renoncions à accentuer, dans cette grande classe des inscrits, des traits distinctifs tenant à la région particulière du littoral, d'où ils proviennent. Ce serait courir de gaîté de cœur au-devant de la subtilité et même de l'exagération. N'a-t-on pas vu, lors d'une

(1) C'est avec des hommes de cette trempe qu'on peut accomplir des faits d'armes comme celui de Shei-Poo. Deux canots à vapeur reçoivent, à minuit, l'ordre d'aller torpiller deux croiseurs chinois refugiés dans le port de Shei-Poo. La nuit est absolument noire, le temps est mauvais et la mer dure. Il y a 17 milles (30 kilomètres) à faire pour atteindre l'ennemi, et cette marche, à travers un chenal difficile et dangereux, dure quatre heures, pendant lesquelles chaque tour d'hélice rapproche ces hommes d'une mort à peu près inévitable. Quelle énergie indomptable suppose l'exécution d'une pareille entreprise, et sa pleine réussite ne suppose-t-elle pas jusqu'à l'évidence toute l'intégrité de leur sang-froid ?

croisière dans la mer Blanche, en 1855, où l'un des navires, la *Cléopâtre*, fut lourdement atteint du scorbut, tandis que l'autre, le *Beaumanoir*, en resta indemne, attribuer cette différence à ce que l'équipage breton du premier était moins apte à résister au froid que l'équipage normand du second ?

« Faut-il tenir compte de ce que les riverains de la Manche ne perdent guère leurs côtes de vue sans apercevoir celles de l'Angleterre, alors que le pêcheur de l'Armorique, s'élevant au large, sait qu'il n'a plus d'autre terre à voir que celle de son port et que chacune de ses sorties a une apparence de grande navigation qui le familiarise avec l'idée d'excursions lointaines » ? Fonssagrives, à qui nous empruntons ces lignes, a mieux caractérisé ensuite la différence générale entre nos grandes races de marins lorsqu'il dit : « Doué de moins d'initiative que le matelot normand, moins ardent et moins brillant que le Provençal, le Breton prend sur tous les deux, lorsque le mauvais temps se prolonge, une supériorité de résistance qui ne se dément pas ». Cette endurance presque incroyable est bien, en effet, le trait distinctif de ces hommes et nous ne pouvons résister au plaisir de reproduire ici l'hommage que leur rendait l'amiral Grivel quand il écrivait : « Il me semble que rien n'est au-dessus de cette race opiniâtre et courageuse qui borde les côtes de la vieille Armorique. S'il exista jamais des hommes particulièrement organisés pour tous les évènements de tempête ou de combat, pour lutter avec avantage contre les privations et les fatigues de toute espèce que la mer impose, ces hommes, à coup sûr, se trouvent parmi les Bretons ».

L'importance de ces qualités précieuses s'accroît de celle du nombre. L'étendue considérable du littoral armoricain, la densité de la population qui l'habite élèvent beaucoup la proportion des inscrits qu'il fournit à la marine. Quelques chiffres partiels en donneront une idée suffisante.

Les contingents des spécialités qui se recrutent de préférence parmi les inscrits ont été ainsi fixées dans chaque port, pendant l'année 1892 :

SPÉCIALITÉS.	CHERBOURG	BREST.	LORIENT.	ROCHEFORT	TOULON.	TOTAL par spécialité.
Gabiers	40	140	35	20	15	250
Canonniers	70	160	30	35	35	330
Torpilleurs	25	80	25	25	25	180
Timoniers	10	25	10	10	10	65
Fusiliers	60	180	100	60	70	470
TOTAL par port	205	585	200	150	155	1.295

Ce tableau montre que les ports de l'Océan fournissent les 9/10 de ce recrutement ; les deux ports bretons, à eux seuls, un peu plus des 3/5 ; le seul port de Brest, presque la moitié.

La proportion se maintient pour les autres spécialités, beaucoup moins importantes, que nous avons passées sous silence pour ne pas donner trop d'étendue à ce tableau. On remarquera que les professions qui y figurent sont des professions essentiellement militaires et de matelotage, c'est-à-dire nautiques par excellence.

A cela se bornent les distinctions qu'il soit permis de faire aujourd'hui entre les inscrits de nos arrondissements maritimes. Elles suffisent, d'ailleurs, pour justifier l'avantage si souvent proclamé d'une composition mixte des équipages. Le mélange d'hommes provenant de plusieurs régions de notre littoral est à coup sûr une heureuse condition. L'entrain et la gaîté du méridional réagit favorablement sur le caractère plus sombre du matelot du nord. La patience, l'endurance, la résistance du second n'est pas sans exercer, à son tour, une influence indéniable sur le premier.

Depuis un certain nombre d'années, le régime de l'inscription maritime a été étendu à nos colonies lointaines et, plus récemment, à l'Algérie.

Les inscrits des Antilles, de la Réunion, de la Guyane, etc..., quoique soumis aux mêmes règlements que ceux de la Métropole, ne sont levés qu'au fur et à mesure des besoins toujours très restreints des stations locales. Aussi peut-on toujours se contenter d'embarquer ceux d'entre eux qui se présentent de bonne volonté. La minime importance numérique de l'appoint qu'ils fournissent aux équipages de ces stations, le fait qu'ils ne quittent point leurs climats d'origine, le peu de durée de leurs services sur les bâtiments de l'État, ne justifie point une étude spéciale de leurs qualités et de leurs aptitudes.

Il n'en serait point de même pour les inscrits Algériens. Bien que naturalisés Français ils sont d'origines si diverses, Italiens, Maltais, Espagnols, etc..., etc..., ils sont si peu semblables à nos inscrits de France, — plus différents à coup sûr du Provençal que celui-ci du Normand, — qu'il y aurait peut-être lieu de leur donner une place à part dans ce tableau de nos équipages. Mais l'inscription algérienne est de date récente. De plus elle n'oblige ceux qui y sont soumis qu'à un service d'une année, et enfin elle leur accorde le privilège de n'embarquer que sur les navires ne sortant pas de la Méditerranée (1). C'est dans l'escadre

(1) « A priori on se demande quelles peuvent être les considérations qui conduisent à accorder aux marins de cette possession française, administrée comme la France et où les lois françaises sont, pour tout, appliquées, un traitement exceptionnellement favorable au point de vue de la durée obligatoire du service à l'État. Ils jouissent des mêmes privilèges que les inscrits métropolitains : monopole de la pêche, demi-solde, etc... ; pourquoi donc ne leur imposerait-on pas les mêmes charges ? A cette objection qui a été formulée, il a été répondu qu'en Algérie la pêche est surtout pratiquée par des Italiens, des Maltais et des Espagnols ; que les avantages qui leur sont accordés constituent le moyen recommandé par les autorités locales pour faire, sinon de ces étrangers du moins de leurs enfants, des instruments de la colonisation française ; que, dans l'avenir, on pourra voir à les faire rentrer dans le droit commun ; mais, qu'à l'heure présente il serait impolitique de les éloigner de nous en leur retirant des immunités qu'ils considèrent comme absolument légitimes ».

(*Rapport de la Commission de l'Inscription maritime*).

du Midi que presque tous accomplissent leur temps de navigation à l'État. Il devient par là difficile de les étudier longuement, d'apprécier leur valeur et de les comparer bien légitimement aux marins de la Métropole. On peut affirmer cependant leur vigueur physique, leurs aptitudes à certains emplois comme ceux de soutiers, de chauffeurs, de canotiers. En revanche, ils sont peu militaires. Les exercices du fusil, du canon, les trouvent rebelles, ils n'y apportent de bonne volonté que le minimum accepté par la discipline du bord. Leur tenue laisse le plus souvent à désirer. Le service reste, pour eux, une obligation pénible à remplir, une corvée dont la courte durée leur paraît encore trop longue et à l'achèvement de laquelle ils aspirent de tout leur cœur.

Cela dit, revenons aux inscrits de nos côtes de France. Les mérites, la valeur que nous leur avons reconnus, nul ne les a jamais contestés, mais les adversaires de l'institution leur ont amèrement reproché leur instruction insuffisante et parfois nulle. Il est temps de faire justice de cette accusation et de la réduire à sa juste valeur.

Le développement de l'instruction primaire, la multiplication des écoles, l'obligation d'y envoyer les enfants, ont exercé leur influence sur les populations côtières comme sur celles de l'intérieur. Le nombre des inscrits complètement illettrés s'est réduit de plus en plus et très rapidement ; il est presque nul aujourd'hui. La somme de connaissances exigées pour les spécialités maritimes est un sûr garant du développement intellectuel des hommes qui y sont admis. Elle est très grande pour quelques-unes d'entre elles (torpilleurs, mécaniciens). Or le tableau précédent fait voir quelle part importante représentent les inscrits dans le contingent de ces spécialités.

II. **Matelots du recrutement.** — Nous avons fait remarquer plus haut que les influences, puissantes et identiques pour tous, auxquelles la vie de bord soumet les hommes, ne tardait pas à leur imprimer ce cachet spécial sous lequel s'effacent les différences originelles et que, dans un groupe de matelots réunis sur le pont d'un navire, il était plus facile de dire : Voici un canonnier, voici un gabier, que de savoir lequel est un inscrit, lequel est un engagé. Cependant il y a des distinctions réelles entre ces hommes, plus encore au point de vue moral qu'au point de vue physique. Il ne faut point perdre de vue que la grande majorité des hommes du recrutement provient surtout des départements côtiers (1). Entre eux et les inscrits des régions correspondantes aucune particularité de race ne peut donc exister. Leur taille, leur constitution, leur vigueur, leurs sentiments mêmes sont analogues. Une seule chose les sépare nettement les uns des autres : l'habitude de la mer. Mais cette chose est

(1) Il faut faire une exception pour la spécialité de mécanicien où entrent en foule des jeunes gens de nos départements industriels du centre.

capitale. A quelques exceptions près l'engagé ne l'acquerra jamais. Les trois années qu'il passe au service ne suffisent point à la lui donner.

Dans les circonstances ordinaires de la navigation, cette inassuétude ou, pour être plus juste, cette assuétude incomplète à l'existence maritime ne se trahit pas. Mais dès que se présente une de ces péripéties qui sont loin d'être rares en marine, aussitôt s'affirme l'infériorité de l'engagé vis-à-vis de l'inscrit. Elle se manifeste par-dessus tout par la prédisposition au mal de mer. Sur les navires qui font au loin de longues campagnes, avec courtes relâches et traversées interminables, l'accoutumance à la naupathie finit sans doute par s'établir plus ou moins. Il n'en est pas de même sur ceux de nos bâtiments (et ce sont les plus importants après tout) qui séjournent sur les côtes de France, sur nos navires de combat, les cuirassés et les croiseurs de nos escadres. Là, la proportion des jours de mer aux jours de mouillage en rade est à peine comme *un est à huit*. Les traversées sont toujours très brèves, de quelques jours à une semaine au plus. Aussi les hommes qui n'ont pas fait, antérieurement à leur entrée au service, l'apprentissage du rude métier de matelot, sont-ils très éprouvés dès que le temps devient mauvais et la mer dure.

Il peut en résulter des inconvénients parfois sérieux. Nous avons vu, dans une rade foraine où la houle était un peu forte, des canots à vapeur rester en détresse parce que les mécaniciens de ces embarcations, anéantis par le mal de mer, n'arrivaient plus à maintenir la pression dans la chaudière, en oubliaient l'alimentation, et mettaient, après mille incidents, sept heures de temps pour accomplir un trajet qui n'en eût pas demandé deux.

N'y eût-il que cette question du mal de mer à envisager, elle est assez grave pour justifier toute la supériorité que nous avons, avec tous les marins, reconnue aux hommes de l'inscription. Mais il en est d'autres. Les influences dépressives de l'éloignement, de la séparation du pays et de la famille agissent avec bien plus d'énergie sur des hommes qui les subissent sans préparation aucune, que sur ceux habitués de bonne heure à l'isolement, aux voyages, aux campagnes plus ou moins lointaines ou, tout au moins, familiarisés depuis leur jeune âge avec ces idées. Il n'est pas jusqu'à la rudesse, et on peut dire la dureté des conditions matérielles de la vie du matelot, qui ne trouvent chez les engagés des caractères et des organismes moins bien disposés à s'en accommoder. Ajoutons à cela que la résistance aux intempéries n'a pas été exercée et développée chez eux comme nous avons vu qu'elle l'était chez les inscrits.

Il resterait peut-être à effleurer un autre sujet, celui des excès auxquels se livre le matelot. Mais il n'y a, dans les deux grandes débauches auxquelles se résument tous leurs vices : l'alcool et les femmes, rien qui soit spécial à la marine, rien non plus qui différencie l'une de l'autre les deux classes d'hommes que nous étudions. Nous voudrions même, à ce propos, réagir contre l'exagération du reproche d'ivrognerie qu'on leur adresse un peu conventionnellement. Il est incontestable que le matelot s'enivre trop fréquemment à terre lorsqu'il lui est donné d'y descendre. Mais il y descend fort peu. Après de longues semaines, après, souvent, de longs mois de claustration à bord, il se livre à la joie d'être libre avec toute la fougue et l'immodération de sa nature. Ces excès entraînent parfois pour lui, au point de vue disciplinaire, des conséquences plus ou moins sérieuses. Le plus souvent toutefois, le matelot rentre, après quelques heures passées bruyamment dans les cabarets, ivre mais tranquille. Et d'autres mois vont le séparer d'un nouvel excès.

Nous attachons plus d'importance aux excès génésiques parce qu'ils entraînent à leur suite de tout autres désastres. L'un de nous a jadis étudié cette grave question dans l'un de nos ports militaires (1). Les choses ne se sont pas amendées depuis, bien au contraire (2). Il y a cependant un immense intérêt à ce que cette question soit étudiée de près. On ne peut accepter, sans essayer d'y remédier, que le quart ou même le tiers des hommes qui se présentent à la visite du matin à bord soient atteints de maladies vénériennes. Cette proportion n'est aussi forte que par la durée plus grande du traitement d'une uréthrite ou d'un chancre que de celui de la plupart des petites affections soignées dans les infirmeries de bord. Mais, en recherchant le nombre des entrées à l'infirmerie, on trouve encore que le sixième environ en est dû à des maladies de cette nature.

Nous ne voulons pas nous appesantir davantage sur une question qui ne se rapporte que très indirectement au sujet que nous traitons. Il nous suffisait d'en signaler la gravité.

ARTICLE II. — FACTEURS DE L'HYGIÈNE INDIVIDUELLE

Nous venons de montrer, dans l'article précédent, comment se recrutent et de quels éléments se composent les équipages. Il nous faut étudier maintenant à quelles influences personnelles ces hommes sont soumis. Elles peuvent se ranger sous quatre chefs. D'une part la nature même des travaux qui sont le propre de chacune des nombreuses professions de la mer apporte, à ceux qui en sont chargés, des conditions très particulières d'hygiène. Il suffit de citer, pour les faire toucher du doigt, les deux spécialités les plus éloignées l'une de l'autre à ce point

(1) J. Rochard, *De la prostitution à Brest*, troisième édition du livre de Parent-Duchâtelet, Paris, 1857.

(2) Cartier, *La prostitution à Toulon* (*Arch. de médecine navale*, janvier et février 1894).

de vue : gabiers et chauffeurs. D'autre part tous les autres facteurs de l'hygiène individuelle exercent leur action sur tout l'ensemble d'un équipage, et ils l'exercent sans interruption. Nous aurons à passer en revue tout ce qui se rapporte aux soins du corps : les vêtements, le mode de couchage ; la propreté corporelle ; puis à faire l'étude si importante de la nourriture : aliments et boissons. Enfin nous aurons à grouper, dans un dernier chapitre, d'autres influences, moins générales sans doute et moins précises quoique très réelles, qui peuvent contribuer à modifier l'état hygiénique d'un équipage et dont on ne saurait méconnaître l'action.

§ Ier. — Professions nautiques

Sous ce titre il y a à distinguer deux choses : *les professions* proprement dites ou spécialités, et les *services* du bord. Des hommes de différentes spécialités sont, le plus souvent, appelés à faire le même service, et l'exercice même de la profession n'entre souvent que pour une petite part dans l'ensemble du service auquel chaque homme est astreint. Un exemple fera bien saisir cette différence. Le canonnier et le fusilier sont des hommes de spécialités, mais aucun d'eux ne fait exclusivement l'exercice du fusil ou celui du canon. L'un et l'autre en revanche sont employés à nager dans les canots. Il n'y a pas de profession de canotier, ce n'est point une spécialité, c'est un service. Il faudrait faire une autre distinction pour ce qu'on nomme les travaux du bord (nettoyage, réparations, peinture, etc., etc.), dont les uns incombent indifféremment à tout l'équipage, tandis que d'autres sont exclusivement réservés à des hommes spéciaux. Nous aurons donc à envisager séparément les professions, les services et les travaux du bord.

I. État-major et maistrance. — En faisant la part presque égale aux influences morbides entre les officiers et les équipages, Fonssagrives nous semble avoir beaucoup exagéré l'action de causes pour le moins très secondaires. La générosité, très relative il est vrai, avec laquelle leur sont distribués l'air et la lumière, la variété et la délicatesse très satisfaisantes de leur nourriture, la part réduite de fatigue qu'ils ont à supporter, les distractions des relâches, les ressources intellectuelles qu'ils peuvent trouver contre l'ennui, tout cela constitue pour les officiers des conditions de vie tellement supérieures à celles des matelots qu'il n'y a point à les comparer. L'hygiène de l'état-major est aussi satisfaisante que l'on puisse la désirer ; elle n'est compromise que par les facteurs de l'hygiène générale du bâtiment lui-même et elle l'est toujours moins, toutes choses égales d'ailleurs, que celle des hommes. Cela est indéniable et il ne faut point chercher à le dissimuler.

Les maîtres, pourvus de chambres comme les officiers et, comme eux, d'une salle commune où ils prennent leurs repas et peuvent se réunir, se trouvent, à ce point de vue, dans une situation qui les rapproche plus de l'état-major que de l'équipage. D'un autre côté, quelques-uns d'entre eux, par les occupations mêmes de leur service, partagent plus complètement les inconvénients de certaines professions ; tels les maîtres commis, magasiniers, mécaniciens, armuriers. Officiers et maîtres n'en ont pas moins, à bord, une hygiène très satisfaisante et toujours mieux garantie que celle des autres habitants du navire.

II. **Matelots proprement dits.** — Les professions, militaires ou autres, sont très nombreuses à bord d'un bâtiment. Les unes s'exercent en plein air, les autres dans l'intérieur du navire. Les premières comprennent : les *gabiers*, les *timoniers*, les *canonniers*, les *fusiliers*, les *voiliers ;* les secondes : les *torpilleurs*, les *fourriers*, les *charpentiers*, les *boulangers*, les *tonneliers*, les *infirmiers*, les *cuisiniers*.

Bien que le nombre des spécialités s'exerçant au dehors soit moins considérable que celui des autres, comme leur effectif est infiniment plus nombreux, il en résulte que la grande majorité de l'équipage vit à l'extérieur. D'autre part, les hommes des autres professions sont tous astreints à certains exercices militaires (fusil, gymnastique, petites armes), qui ont lieu à l'air libre. En outre la division de service, soit à la mer, soit au mouillage, est arrangée de façon à ce que chaque homme jouisse d'un certain nombre d'heures de repos qu'il passe où et comme il lui plaît, le plus souvent sur le pont à sommeiller. La distinction entre ces deux groupes de marins, pour très réelle qu'elle soit, se trouve cependant moins tranchée, moins complète qu'on ne serait tenté de le croire.

D'une part, les matelots chargés des services intérieurs peuvent bénéficier de la vie au grand air ; de l'autre, ceux dont les spécialités s'exercent au dehors ont très souvent à séjourner dans les étages inférieurs de leur bâtiment.

Deux seules catégories d'hommes vivent presque exclusivement sur le pont, ce sont les timoniers et surtout les gabiers.

1° *Gabiers*. — Ceux-ci sont aujourd'hui très réduits de nombre. Ils n'ont rien perdu des qualités qui distinguaient jadis ces hommes de choix. Leur goût pour le tatouage et les boucles d'oreilles est allé rejoindre, dans l'oubli, beaucoup de vieilles coutumes, mais ils sont restés les hommes agiles, robustes, actifs et résolus qu'on s'est toujours plu à dépeindre. Leurs maladies, rares, sont celles qui procèdent de l'exposition aux intempéries. Mais les traumatismes sont fréquents chez eux, particulièrement ceux des extrémités, surtout ceux des mains. Parmi ces traumatismes, il convient de citer les panaris des doigts ou de la paume, et les écrasements ou arrachement des dernières phalanges, souvent engagés dans les poulies pendant les manœuvres.

Les gabiers se recrutent presque complètement parmi les hommes de l'inscription maritime. Il n'est exigé d'eux, à part une excellente vue, aucune condition physique autre que celles requises d'une façon générale pour le service de la flotte. Toutefois, en raison du nombre d'hommes qui demandent cette spécialité, il est toujours facile d'exercer une sélection très suffisante.

2° Les *timoniers* sont très peu nombreux. Leur service les met en contact perpétuel avec l'état-major, dont ils partagent jusqu'à un certain point les travaux de conduite du bâtiment. On a beaucoup exagéré la facilité et la douceur de leur travail. Sans cesse en course d'une extrémité à l'autre du bâtiment, montant et descendant cent fois les échelles qui vont du pont aux divers étages, ils ont accompli, à la fin de leur quart, un travail musculaire considérable. De plus, ils doivent exercer une surveillance constante et dépenser une somme d'attention considérable pour ne rien laisser échapper de ce qui se passe au dehors, des signaux faits par d'autres navires, de tout ce qui peut se produire sur toute l'étendue de l'horizon, pour ne rien oublier des mille détails du service, dont ils sont chargés de rappeler à chacun le moment précis où ils doivent s'exécuter. C'est une profession intelligente, instruite, c'est celle qui permet le plus facilement l'accès au grade d'officier. Comme pour les gabiers, l'excellence de la vue est la seule condition physique qui soit exigée d'eux. Il leur faut posséder aussi l'instruction du 1er degré.

3° Les *fusiliers*, dont le rôle est de former les compagnies de débarquement en vue d'une action à terre, seraient presque désœuvrés à bord si, en dehors des quelques heures d'exercice du fusil, ils n'étaient, comme les gabiers, les canonniers, etc., employés à une infinité d'autres travaux. Les conditions requises pour cette spécialité sont plus sévères que pour les précédentes, en raison des marches auxquelles les hommes qui en font partie peuvent être astreints. Ils doivent non seulement avoir une bonne constitution, mais être exempts même des plus légères infirmités (telles que varices, pieds plats, orteils déviés, etc.). La vue doit être normale à droite, on tolère, à gauche, une diminution d'acuité jusqu'à 3/5. En même temps que des fusiliers, le bataillon de Lorient forme aussi les tambours et clairons et les élèves de gymnastique et d'escrime. Il est recommandé d'examiner les premiers d'une façon particulièrement sévère au point de vue de la poitrine. Les seconds doivent être non seulement lestes et bien découplés, mais avoir une taille supérieure à la moyenne, c'est-à-dire un minimum de 1m 60, au lieu du minimum de 1m 54 admis pour le service de la flotte. On évite aussi de désigner pour la gymnastique ou l'escrime les hommes « atteints de palpitations de cœur, ceux qui ont, dans leurs antécédents, une affection de poitrine un peu sérieuse, ceux que la laxité de l'anneau inguinal prédispose aux hernies, ceux pour lesquels les varices aux membres inférieurs ou au cordon testiculaire (varicocèle), rendent la gymnastique dangereuse, et enfin ceux qui ont été précédemment atteints de fracture et surtout d'entorse » (1).

4° Les *canonniers* n'ont plus à déployer les efforts musculaires énormes que nécessitait jadis la manœuvre à bras des grosses pièces. L'emploi des machines hydrauliques pour les canons du plus gros calibre, des combinaisons mécaniques particulières pour les autres, ont rendu moins utile la vigueur physique du matelot canonnier. On a continué cependant à l'exiger d'eux, et ce sont les hommes les plus solides, les plus robustes et les plus grands du bord.

Le canonnier doit avoir une « taille de 1m 60, avec tolérance jusqu'à 1m 58 pour les anciens mousses et pour les hommes que leur instruction élémentaire et leur vigueur physique rendent très aptes au canonnage, une excellente constitution, être exempts de toutes les infirmités, *même les plus légères*, si elles sont susceptibles d'aggravation (varices, pointes de hernie). La vue doit être normale. Ils doivent savoir lire » (2).

La disposition de l'artillerie, en partie sur le pont ou les passerelles, en partie dans les batteries ou les tourelles, ferait de la spécialité du canonnage une profession mixte s'exerçant tantôt à l'air libre, tantôt à l'intérieur du navire. Mais ce qui a été dit des fusiliers s'applique à eux. L'exercice du canon leur prend moins de temps que beaucoup d'autres travaux de pont ou de services comme le canotage, qui les font ranger, sans hésitation, parmi les hommes vivant en plein air. Ils sont exposés plus que tous les autres matelots à de nombreux traumas, parfois terribles. La proportion des blessures dont ils sont atteints est à peu près le double de celle du reste de l'équipage.

5° Les *voiliers*, les *tailleurs*, très peu nombreux sur chaque bâtiment, participent à tous les travaux de l'extérieur. Les premiers exercent leur industrie sur le pont même ou tout au moins dans la batterie (en cas de mauvais temps), lorsque il y a à réparer ou à confectionner des pièces de voilerie, ce qui devient de plus en plus rare. Les seconds, qui n'ont que plus exceptionnellement encore à travailler de leur métier, sont adjoints au service de la timonerie et remplissent l'office de timoniers-coureurs.

Nous ne disons rien ici des *matelots de pont*. Ce sont des hommes sans spécialité, qu'on emploie à toutes sortes de travaux, et dont on fait de préférence des soutiers et des chauffeurs. Il n'y a donc pas de catégorie distincte à créer pour eux. Leur hygiène dépend du service pour lequel ils sont désignés.

Les professions qui s'exercent à l'intérieur du bâtiment, si on en distrait les mécaniciens et les chauffeurs qui méritent d'être étudiés à part, n'occupent que très peu de monde. L'une d'elles cependant est relativement moins restreinte, c'est celle des torpilleurs.

(1) *Bulletin officiel de la marine*, 1888, 22 mars.
(2) *Bulletin officiel de la marine*, *loc. cit.*

6° Les *torpilleurs* ne sont pas seulement embarqués sur les petits bateaux de même nom. Il y en a sur les cuirassés comme sur les croiseurs, sur tous les bâtiments de combat. Nous les avons rangés dans le groupe des hommes vivant à l'intérieur du navire en raison du temps que l'entretien, la surveillance, la manipulation de leur matériel les oblige à y passer. Mais, comme toutes les autres classes de l'équipage, d'autres travaux, et les exercices du fusil et du canon auxquels tout le monde prend part à tour de rôle, les amènent fréquemment sur le pont.

7° Les *fourriers*, presque constamment occupés à des écritures dans de petits réduits plus ou moins obscurs, toujours étroits, les *tonneliers* et le personnel de la cambuse, les *magasiniers*, les *boulangers* et les *caliers*, tels sont les hommes qui vivent véritablement dans l'atmosphère intérieure du bâtiment, à des étages divers plus rapprochés des fonds pour les tonneliers et les caliers que pour tous les autres. Il faut y joindre les *charpentiers*, dont les réparations de la coque, de la mâture ou des embarcations peuvent exiger la présence à l'extérieur, mais qui presque toujours travaillent dans le faux-pont ou dans la batterie basse où leurs établis sont, du reste, installés à poste fixe. Parmi les matelots de ces diverses professions on pourrait encore distinguer, au point de vue hygiénique, ceux qui habitent, comme les fourriers, les batteries, de ceux qui vivent au-dessous du faux-pont, comme les caliers, les magasiniers et les cambusiers. Nous pensons, à vrai dire, que ces distinctions deviendraient subtiles. Les cambuses et magasins sont fermés en dehors de certaines heures et nul n'y séjourne plus. Libre alors aux hommes chargés de ces services de remonter à l'air. Ils ne s'en privent pas du reste. Les caliers seuls passent presque tout leur temps dans la partie de la cale dont ils ont la surveillance. Mais ici encore il faut se garder d'exagérer. Le calier n'est plus l' « homme sauvage », ne sortant jamais de ces recoins profonds où il se constituait une sorte de *home* suivant l'expression de Fonssagrives. Les cales, du reste, existent-elles encore? Un fait fera bien voir qu'il n'y a guère lieu d'attacher trop d'importance à cette question de la cale. Sur un cuirassé tout moderne, le *Hoche*, il n'y a que *deux* caliers et leurs postes ne sont autres que les deux postes de blessés avant et arrière. Ces postes sont dans le faux-pont inférieur, à plusieurs mètres au-dessus de la carlingue et, si la température y est parfois élevée, l'aération y est satisfaisante (1).

III. **Mécaniciens, chauffeurs, soutiers.** — Si les professions que nous venons rapidement de passer en revue exposent à l'anémie avec tout son cortège ordinaire, et semblent créer une sorte de réceptivité aux maladies épidémiques, que dire de celles qui vont nous occuper maintenant? Le sentiment général de tous les médecins navigants est qu'au-

(1) D. Bodet, *Étude hygiénique du* Hoche (*Arch. méd. navale*, nos janvier-février 1892).

cune spécialité à bord ne présente une insalubrité comparable à celle de mécanicien. Il est facile de s'en rendre compte.

Le personnel de la machine comprend les mécaniciens proprement dits et les chauffeurs.

1° *Mécaniciens.* — Les premiers sont hiérarchisés, depuis le mécanicien principal qui jouit du rang et de l'état d'officier jusqu'à l'ouvrier mécanicien, en passant par les différents grades de la maistrance. Leur domaine embrasse la machine tout entière y compris les chambres de chauffe, mais ils ont à séjourner surtout dans la chambre des mouvements. Ils ont aussi dans leurs attributions l'atelier de la machine situé parfois loin de celle-ci, mais toujours vers les étages inférieurs du navire.

2° Les *chauffeurs* se divisent en chauffeurs brevetés et chauffeurs auxiliaires; les premiers, spéciaux dans leur métier et desquels on exige un apprentissage et des connaissances pratiques, les seconds choisis parmi les hommes de l'équipage que nous avons classés sous la rubrique : *matelots de pont*. Les chauffeurs ne s'occupent que de la conduite des feux, ils vivent pendant leurs heures de service dans la chambre de chauffe.

Un facteur commun domine toute l'hygiène de ces deux classes de travailleurs, c'est l'élévation de la température qu'ils ont à supporter. Ce facteur relègue au second plan les autres influences un peu différentes qui agissent sur les mécaniciens ou les chauffeurs. Devant les feux, le thermomètre a des oscillations plus accentuées que dans la chambre des mouvements. Lors de l'ouverture des foyers, des radiations calorifiques et lumineuses d'une intensité redoutable se projettent de toutes parts et ne sont pas sans offrir des dangers (1). L'aération assurée par l'énergie du tirage, atténue parfois sensiblement l'action de la chaleur, tandis que sous certaines allures défavorables, comme le vent arrière, la ventilation se réduisant au minimum, la température devient intolérable. L'atmosphère des chambres de chauffe est loin aussi de présenter un état hygrométrique aussi voisin de la saturation que celle des chambres des machines. Les traumatismes enfin y sont beaucoup moins fréquents et surtout beaucoup moins graves. Ici aucun de ces appareils aux mouvements rapides et compliqués, dont les organes de bronze et d'acier s'enchevêtrent, se croisent, se précipitent, s'agitent en tous sens et à travers lesquels le mécanicien doit circuler, qu'il doit toucher de la main, tant pour la conduite de sa machine que pour son entretien. La température de la machine varie moins que celle des chaufferies à cause de l'aération toujours plus précaire et, si elle est souvent moins élevée que devant les feux, la grande quantité de vapeur d'eau répandue dans l'air la rend plus pénible à supporter.

Telles sont les conditions de travail des chauffeurs et des mécaniciens

(1) *Thèse* Bourel-Roncière, observ. II et III, pages 77 et suiv.

lorsque le bâtiment est en marche. Au mouillage, quand les feux sont éteints pendant un assez long temps, elles deviennent tout inverses.

On comprend que les maladies de la partie de l'équipage dont nous nous occupons en ce moment soient nombreuses et variées. Les affections cutanées figurent au premier rang : furoncles, eczémas, acné, etc..., produites par l'action combinée de la chaleur, des poussières de charbon, des graisses ; contusions, plaies, surtout celles des membres inférieurs occasionnées par la chute des blocs de charbon lors de ses manipulations multiples, ou par la pénétration de petits fragments aigus de ce combustible dans la plante des pieds ; brûlures plus ou moins sérieuses, dont il n'est pas besoin d'expliquer la fréquence. Nous ne parlons pas ici des blessures plus graves, fractures, broiements, ni de ces épouvantables accidents, véritables catastrophes, qu'amène la rupture d'une chaudière, d'un tuyau de vapeur, d'un peet-valve, dans d'étroits espaces d'où les hommes ne peuvent fuir assez tôt (1). Les affections médicales ne sont pas moins largement représentées : anémie, rhumatismes, diarrhées, phlegmasies aiguës et chroniques des organes respiratoires. Ces dernières maladies sembleraient, au premier abord, devoir être plutôt rares dans une profession dont la caractéristique hygiénique est, au fond, l'action de la chaleur humide. Mais il faut compter avec l'addition d'autres éléments. Les refroidissements sont de tous les instants, soit que les hommes, pour trouver quelque soulagement à leur malaise, viennent, demi-nus et le corps ruisselant de sueur, respirer au-dessous d'un panneau ou d'une manche à vent ; soit que les nécessités même du service les obligent à remonter sur le pont, sur la passerelle, pour rendre compte à l'officier de quart, au commandant, des circonstances de leur service. Si une chose pouvait surprendre, c'est que les effets funestes de ces imprudences ne soient pas plus multipliés. Cela tient sans doute à ce que le retour presque immédiat à une température très élevée ramène promptement la transpiration. Les effets de toutes les causes d'insalubrité dont nous venons de parler, s'impriment promptement sur la physionomie des mécaniciens et lui donnent son cachet si facile à reconnaître. Ils sont pâles, maigres, nerveux, avec une musculature habituellement solide, dont les reliefs s'accusent sous une peau mince, non doublée de tissu cellulaire.

Il est évident que des fonctions aussi rudes, aussi exposées que celles-là, justifieraient une hygiène un peu spéciale, quelques améliorations de régime, de couchage ou de vêtements. Une situation plus favorisée au point de vue de la solde ou de l'avancement peut bien suffire à assurer un bon recrutement de ce personnel, mais l'hygiène n'y trouve pas son

(1) Dans l'accident de ce genre qui se produisit, en 1891, sur l'*Amiral-Baudin* et dont l'un de nous fut témoin, 16 hommes furent affreusement brûlés ; quatre d'entre eux succombèrent.

compte. Elle a d'autres exigences, et nous signalerons dans les paragraphes suivants les modifications qu'il nous semblerait utile d'apporter à l'état de choses actuel.

3° Les *soutiers* constituent deux catégories de matelots très distinctes l'une de l'autre par la nature de leur service, les conditions de leur travail et les conséquences qui en découlent pour leur santé. Nous les avons réunis pour ne pas scinder l'étude d'un groupe défini à bord par une seule appellation.

Ceux d'entre eux qui sont chargés des *soutes à charbon* doivent être identifiés, au point de vue de l'hygiène, avec le personnel de la machine. Ils forment d'ailleurs avec lui un tout complet; c'est eux qui approvisionnent de combustible les chaudières dont les mécaniciens utilisent la vapeur. Lors de l'embarquement du charbon, ils s'occupent de l'arrimer dans les soutes; lorsque la machine est en marche, ils l'amènent jusqu'au parquet des chambres de chauffe. Si l'on se rappelle la description que nous avons faite plus haut des soutes à charbon, leur disposition en ceinture autour des chaudières et de la machine, leur voisinage immédiat de ces foyers de chaleur, l'étroitesse des ouvertures qui les font communiquer avec l'air déjà chaud et vicié des étages inférieurs, on comprendra d'emblée tout ce que le travail de soutier offre de pénible et de fatigant. A la température élevée de ces couloirs obscurs, se joint la densité des poussières de charbon que les hommes avalent et respirent, qui s'attachent à leur peau couverte de sueur, en obstruent les pores et pénètrent profondément dans les dernières ramifications bronchiques. Le transport à bras du combustible, dans de petites mannes d'osier, ne tarde pas à devenir nécessaire dès que les premières parties des soutes, au voisinage même des parquets de chauffe, ont été vidées. Sur les grands navires actuels, la longueur totale de ces couloirs où l'on emmagasine la houille atteint jusqu'à 60m ! Les traumatismes ne sont pas rares ; les tas de charbon attaqués par la pelle et la pioche peuvent s'écrouler, et l'on a vu des soutiers ensevelis sous ces sortes d'éboulements. Nous avons aussi signalé des accidents d'un autre genre : l'explosion du grisou dans les soutes. Les affections de ces hommes se rapprochent complètement, par ailleurs, de celles des mécaniciens et des chauffeurs qui ont été énumérées plus haut.

Les autres soutes (à poudres, à projectiles, à voiles, à filin) n'ont d'autre point commun avec les premières, que d'être placées, comme elles, dans les fonds du navire. Les hommes qui y ont leur poste n'y séjournent que peu de temps, juste ce qu'il est nécessaire pour l'arrimage et la propreté. Malheureusement celle-ci est poussée, parfois, à un degré de minutie exagérée, ou, pour mieux dire, elle n'est pas hygiéniquement comprise. Il en résulte que les hommes chargés de l'assurer y emploient plus d'heures qu'il ne serait utile et se livrent à un genre de travail plus pénible et plus fatigant qu'il ne faudrait. Nous faisons allusion ici au fourbissage des surfaces métalliques, habitude que les constructions en fer ont développée à l'excès. Nous y reviendrons prochainement. Les soutiers dont nous parlons en ce moment sont pris, comme les premiers, parmi les matelots de pont. Toutefois, dans les soutes à poudres et à projectiles, des hommes des spécialités de *fusiliers* ou de *canonniers* leur sont adjoints pour la manœuvre des obus et des gargousses. On sait que la plupart de ces soutes possèdent, sur les bâtiments des types les plus récents, une aération bien entendue qui en rend le séjour innocent. Seule la température souvent élevée qu'elles présentent offre quelques inconvénients. Mais les navires ainsi disposés sont encore l'exception et, somme toute, le métier des soutes tient le milieu entre les professions dites à « température élevée » et celles que nous avons dénommées « professions de l'intérieur du navire ».

§ II. — Services et travaux du bord

Nous connaissons l'équipage dans sa provenance et dans son mode de recrutement; nous en connaissons les divers groupes, professions et spécialités multiples. Nous avons à exposer maintenant la nature et le mode de distribution du service.

I. **Du quart.** — La journée de 24 heures est divisée à bord en six parties de 4 heures chacune, qui ont reçu le nom de *quarts*. Les trois parties comprises entre 8 heures du matin et 8 heures du soir sont dites : *quarts de jour;* les trois autres sont les *quarts de nuit*. Sauf dans des circonstances tout exceptionnelles, une partie seulement de l'équipage est de service à la fois pendant la durée d'un quart. Toutefois, dans la journée, tous les hommes sont occupés soit à un service, soit à des exercices et c'est seulement la nuit que les « gens non de quart » sont soustraits à toute obligation. Ils le sont également dans les après-midi des dimanches et des jours de fête.

L'équipage est divisé en deux *bordées;* chaque bordée en deux *divisions;* chaque division en *deux sections;* chaque section enfin, en un certain nombre de *séries*, de 1 à 4 suivant l'effectif.

En rade, le service, pendant le jour, est fait par bordée. La moitié de l'équipage est de service en même temps et occupe pendant quatre heures les différents postes qui lui ont été assignés. Pendant la nuit le quart est fait par division, c'est-à-dire que la quatrième partie seulement de l'équipage reste debout et travaille ou veille, pendant que le reste des hommes sont couchés. Le service de nuit se règle habituellement comme il suit : La fraction déterminée par le commandant (une division, ou exceptionnellement une section) prend le quart alternativement : 1° du branle-bas du soir, c'est-à-dire de 7 h. 1/4 à 11 heures ; 2° de 11 heures à 2 heures du matin ; 3° de 2 heures au branle-bas du matin qui a lieu, suivant la saison, entre 4 h. 45 et 5 h. 30.

Il en résulte que trois des divisions de l'équipage ont environ 7 heures de sommeil, soit ininterrompu, soit coupé par 3 heures de service et que la quatrième division a sa nuit franche. Chacune d'elles a ainsi une nuit complète sur quatre, et environ 7 heures de hamac pendant les trois autres nuits. Est-ce suffisant pour des hommes jeunes et fournissant une somme assez grande de travail.

A la mer, de nuit comme de jour, le quart est fait par bordée. Les quarts de nuit sont ainsi organisés: Une bordée prend le service de 6 heures à 11 heures du soir ; la seconde de 11 heures du soir à 4 heures du matin ; la première le reprend de 4 heures à 6 heures.

La moitié de l'équipage dort 5 heures en une seule fois ; l'autre moitié 7 heures en deux fois.

La moyenne est de 6 heures de hamac à peine, sur lesquelles il est difficile de compter plus de 5 heures ou 5 h. 1/2 de sommeil. Ce serait trop peu si les « gens de quart » ne trouvaient le moyen dans les intervalles souvent très longs de repos que leur laisse la manœuvre, de compléter la dose, accotés au bastingage, couchés à l'abri d'un canot ou d'une drôme. Dans certaines longues et pénibles traversées des mers australes, où la nécessité de manœuvrer sans cesse ne permet pas aux matelots la jouissance de ce supplément de sommeil, la fatigue se fait vite sentir avec les effets du surmenage. On n'a pas oublié, dans la marine, ce « brillant » voyage accompli, de Nouméa en France par le cap Horn en 72 jours, par un vaisseau à voiles, qui ramena son équipage épuisé et sur les dents.

Ces faits sont exceptionnels. Le règlement, du reste, accorde aux commandants le droit, suivant les circonstances, de ne conserver sur le pont qu'une seule division de la bordée de quart et de permettre à l'autre division de rester en réserve dans la batterie, ou même de se coucher dans les hamacs. C'est une mesure excellente, de l'utilité de laquelle il importe que les commandants soient bien convaincus : grâce à elle on évite autant qu'on le peut le sommeil interdit pendant les heures de service et les punitions multipliées qui en sont la suite. A un autre point de vue, on évite ces refroidissements dangereux du sommeil à plat pont, sources d'affections rhumatismales, de phlegmasies de l'appareil respiratoire qui grèvent la morbidité du bord.

La bordée de quart, à la mer, est uniquement chargée de la manœuvre, elle fournit les hommes des postes et les factionnaires, les hommes de veille au bossoir, la série de loch, l'homme de vigie et les hommes de barre. Ce service du gouvernail, où les matelots sont assez fréquemment remplacés, n'expose plus comme jadis aux intempéries. Les roues à bras, ou les manivelles des servo-moteurs Farcot, sont placées dans des abris où les hommes ne souffrent plus que de l'immobilité dans la station debout qu'ils doivent garder fort longtemps.

Au mouillage, la bordée de quart fournit les hommes de garde et elle est chargée de tous les travaux qui se font sur le pont, tels que hisser les embarcations, exécuter les manœuvres de voiles, etc. La bordée non de quart exécute les travaux qui se font à l'intérieur, et elle fournit, autant que possible, les armements des canots.

Le service de quart expose, cela va sans dire, les matelots à toutes les intempéries, du moins à la mer où les tauds ne peuvent être établis. Il les expose aussi à des causes nombreuses de traumatisme que les excursions dans la mâture, les manœuvres d'amarres, de chaînes, d'ancres, etc., expliquent facilement.

Pour le *personnel de la machine*, l'organisation du séjour devant les feux et aux postes de manœuvre a été légèrement modifiée. Au mouillage, si la machine est entièrement au repos, les mécaniciens ne sont occupés qu'à l'entretien et à la propreté. Un très petit nombre d'entre eux seulement sont désignés pour les quarts de nuit. Si quelques-uns des systèmes auxiliaires sont en fonction, moteurs des dynamos, pompes, appareils distillatoires, treuils (et sur les cuirassés et beaucoup de croiseurs modernes ces auxiliaires sont constamment en marche), le quart est alors fait par division, c'est-à-dire que chaque homme a une nuit blanche sur quatre et 7 heures de sommeil pendant les trois autres nuits. Mais à la mer, où le quart par division ne suffisait plus et où le quart par bordée épuiserait promptement les hommes, on a installé ce qu'on appelle le service *des trois quarts*. L'effectif est divisé en trois parties qui sont de service à tour de rôle. Il en résulterait, si les quarts étaient toujours de 4 heures, que la même série d'hommes serait devant les feux chaque jour aux mêmes heures ; la même aurait, toutes les nuits, son sommeil coupé en deux tronçons. Pour éviter cet inconvénient, les quarts sont de 6 heures. Il y a ainsi un enjambement d'un tour de service par jour. Une fois tous les trois jours le tiers du personnel fait deux séances de 6 heures ; il a, en revanche, pendant les deux journées suivantes, trois périodes de repos de même durée. La moyenne est de 8 heures de travail. Qu'on n'oublie pas que les deux tiers du personnel qui sont « non de quart » n'en sont pas moins occupés à des travaux de forge ou d'établi.

Telle est l'économie du service habituel de la machine. Cependant, pour des traversées courtes, n'excédant pas, ou mieux ne devant pas atteindre deux jours pleins et, surtout, si le bâtiment doit fournir une vitesse supérieure à la vitesse normale, les mécaniciens, chauffeurs et soutiers (1) doivent faire le quart par bordée comme tout le reste de l'équipage.

(1) La question du sommeil à bord vient d'être remise à l'étude par le ministre actuel de la Marine, après avis du conseil de santé. Les amiraux et officiers commandant à la mer ont été invités, par une circulaire récente (janvier 1895) à étudier les moyens d'améliorer la situation actuelle. Cette sollicitude pour les équipages fait le plus grand honneur à l'amiral Rieunier.

Tableau d

JOURS de la SEMAINE.	BRANLEBAS. DÉJEUNER.	LAVAGE DU LINGE.	PROPRETÉ DU BATIMENT.	HABILLEMENT DE L'ÉQUIPAGE.	LARGUER LES VOILES.	INSPECTION.	EXERCICES DU MATIN.
Lundi	4h.45 à 5 30	5h.30 à 6 45	6h.45 à 8 25	8h.25 à 8 45 bordée de quart.	9h. sur les cargues	»	9 h. 15 à 10 h. 15 : Exerc du fusil pour la bordée de qu et les hommes de poste des de bordées. Ecole du scaphandre. bordée non de quart aux sacs 8 h. 45 à 10 h. 45.
Mardi	4h.45 à 5 30	»	5h.30 à 7 10	7h.10 à 7 50	8h.15 en bannière.	8h.30	9 h. 30 à 10 h. 30 : Exerci général de manœuvre.
Mercredi.....	4h.45 à 5 40	»	5h.40 à 7 10	7h.10 à 7 50	8h.15 sur les cargues	8h.30	9 h. 30 à 10 h. 30 : Exerci général ou particulier du cano Exercice général de signaux jour (quand il y aura exerci particulier du canon.
Jeudi.......	4h.45 à 5 30	»	5h.30 à 7 10	7h.10 à 7 50	»	8h.30	9 h. 30 à 10 h. 30 : Branleb de combat.
Vendredi.. .	4h.45 à 5 30	5h.30 à 6 45	6h.45 à 8 25	8h.25 à 9 05	9h. sur les cargues	»	9 h. 30 à 10 h. 30 : Exercic partiels à la volonté des com mandants. Conférence de to pilles. Théories. Rôles. Tim nerie. Manœuvre. Torpilles.
Samedi......	4h.45 à 5 40	»	5h.40 à 10 45	Les hommes désignés se changent à 9 h.	»	»	Propreté du bâtiment.
Dimanche....	4h.45 à 5 30	»	5h.30 à 8	8 à 9h.	»	9h.15	Propreté du bâtiment.

n escadre.

REPOS.	EXERCICES DE L'APRÈS-MIDI.	AMENER LES OBJETS AU SEC.	ÉCOLE ÉLÉMENTAIRE.	GYMNASTIQUE ESCRIME.	HISSER LES EMBARCATIONS.	SOUPER.	POSTE DE COMBAT BRANLEBAS.	ÉCOLE DES MÉCANICIENS.
Midi à une heure, sacs pour la bordée non de quart.	1 h. 30 à 2 h. 30 : Exercice du fusil pour la bordée de quart et les ouvriers de tous grades et professions. La bordée non de quart aux sacs jusqu'à 2 h. 30. 2 h. 45 à 4 h. : Visite et entretien du matériel.	12h.15 ou 2h.40	»	4h. à 5	5h.	5h.45	7h.	7h.15 à 8 15
	1 h. 15 à 2 h. 15 : Exercice des petites armes pour les abordages. Gabiers à l'école d'accostage et du sifflet. Fusiliers à la théorie. Ecole des tambours et clairons. 1 h. 15 à 3 h. 15 : Une escouade de torpilleurs aux exercices extérieurs. 3 h. à 4 h. : Ecole de nage dans les embarcations.	»	4h. à 5	4h. à 5	5h	5h.45	7h.	7h.15 à 8 15
	1 h. 15 à 2 h. 15 : Arriérés du fusil à l'exercice. Canonniers et timoniers à la théorie. 2 h. 45 à 4 h. : Corps de débarquement à bord. *Nota.* — Si le corps de débarquement est envoyé à terre, il descend à midi 15 m.	»	4h. à 5	4h. à 5	5h.	5h.45	7h.	7h.15 à 8 15
	Exercices partiels à la volonté des commandants. Lancements de torpilles. *A la nuit :* Exercices de lumière électrique ou exercice général de nuit.	»	4h. à 5	4h. à 5	5h.	5h.45	7h.	7h.15 à 8 15
	1 h. 15 : Appel des embarcations armées en guerre. 2 h. à 3 h. 30 : Exercice des embarcations. Gabiers à la visite des clans. Personnel disponible à l'exercice du canon et du canon-revolver. — *Nota.* S'il y a exercice de descente, cet exercice a lieu à l'heure signalée. 7 h. à 9 h. : Les torpilleurs-mineurs aux exercices extérieurs de nuit.	12h.15 ou 3h.40	4h. à 5	4h. à 5	5h.	5h.45	7h.	7h.15 à 8 15
	Midi à 2 h. 15 / 2 h. 30 à 4 h. 45 } Sacs par la bordée.	»	»	»	5h.	5h.45	7h.	»
	Repos et jeux.	»	»	»	5h.	5h.45	7h.	»

Tableau de

JOURS de la SEMAINE.	BRANLEBAS DÉJEUNER.	LAVAGE DU LINGE.	PROPRETÉ DU BATIMENT.	COULEURS.	HABILLEMENT DE L'ÉQUIPAGE.	LARGUER LES VOILES.	INSPECTION.	EXERCICES DU MATIN
Lundi....	5h.15 à 6	6h. à 7 15	7h.15 à 9	8h.	9h. à 9 25	9h.30 Les canots qui ont lavé leurs voiles les mettent au sec.	»	9 h. 45 à 10 h. 45 : I gabiers, fusiliers, matel de pont, mécaniciens de bordée de quart, canonni et torpilleurs des deux b dées à l'exercice du fus. Les mécaniciens de la bord non de quart à l'école scaphandre.
Mardi....	5h.15 à 6	»	6h. à 8 05	8h.	8h.05 à 8 30	»	8h.45	9 h. 45 à 10 h. 30 : Exe cice général de manœuvr
Mercredi..	5h.15 à 6	»	6h. à 8 05	8h.	8h.05 à 8 30	»	8h.45	9 h. 30 à 10 h. 30 : Ex cice général ou particuli du canon (En alternant ch que semaine).
Jeudi....	5h.15 à 6	»	6h. à 8 05	8h.	8h.05 à 8 30	»	8h.45	9 h. 30 à 10 h. 30 : Bra lebas de combat.
Vendredi .	5h.15 à 6	6h. à 7 15	7h.15 à 9	8h.	9h. à 9 25	9h.30 Les canots qui ont lavé leurs voiles les mettent au sec.	»	9 h. 45 à 10 h. 45 : Exe cices partiels. Conférenc de torpilles. Théorie. Rôle Timonerie. Manœuvre.
Samedi...	5h.15 à 6 10	»	6h.10 à 10 45	8h.	Les hommes désignés se changent à 9 heures.	»	»	Propreté du bâtiment.
Dimanche.	5h.15 à 6	»	6h. à 8	8h.	8h. à 8 25	»	9h.20	Propreté du bâtiment.

r en escadre.

EXERCICES DE L'APRÈS-MIDI.	AMENER LES OBJETS AU SEC.	PRENDRE LES SACS.	GYMNASTIQUE ET ESCRIME	ÉCOLE ÉLÉMENTAIRE.	HISSER LES CARTAHUS DE LINGE ET LES CANOTS INUTILES.	COULEURS MOUVEMENTS DE MATURE.	SOUPER.	POSTE DE COMBAT BRANLEBAS.
1 h. à 2 h. : Gabiers, fusiliers, matelots de pont de la bordée de quart, ouvriers des deux bordées domestiques à l'exercice du fusil. 12 h. à 2 h. : Canonniers et torpilleurs des deux bordées aux sacs. Chaloupiers et canotiers de service aux compartiments vides selon les besoins. 2 h. 15 à 4 h. 15 : Canonniers et torpilleurs aux ordres de leurs maîtres	2h. ou 4 15	12h. à 2 2h.15 à 4 15	3h.15 à 4 15	»	4h.45	Coucher du soleil.	5h.30	6h.45
1 h. 15 à 2 h. 15 : Exercice des petites armes. Fusiliers à la théorie. Gabiers à l'école d'accostage et de sifflet (théorie). Ecole de nage pour les arriérés ne faisant pas partie des abordages, matelots de ponts. Ecole des tambours et clairons.	»	12h. à 1	3h. à 4	3h. à 4	4h.45	Coucher du soleil.	5h.30	6h 45
1 h. à 2 h. 15 : Compagnie de débarquement. Canonniers à la théorie. Gabiers à la visite du matériel. Torpilleurs aux travaux pratiques. Ecole des tambours et clairons.	»	12h. à 1	3h. à 4	3h. à 4	4h. 5	Coucher du soleil.	5h.30	6h.45
1 h. à 2 h. 15 : Exercices partiels à la volonté des commandants. Lancement des torpilles lorsque l'ordre en est donné de 1 h. à 3 h. ou suite des lancements du matin.	»	12h. à 1	3h à 4	3h. à 4	4h.45	Coucher du soleil.	5h.30	6h.45
1 h. à 2 h. 30 : Exercice des embarcations. Gabiers à la visite des clans. Canonniers à la théorie. Fusiliers et matelots de pont disponibles à l'exercice du canon ou du revolver. Les torpilleurs aux exercices extérieurs quand on pourra leur en fournir les moyens.	2h.35 ou 4 15	12h. à 1	3h. à 4	3h. à 4	4h 45	Coucher du soleil.	5h.30	6h.45
Sacs par bordée.	»	12h. à 2 15 2h.30 à 4 30	»	»	4h.45	Coucher du soleil.	5h.30	6h.45
Repos et jeux.	»	»	»	»	4h.45	Coucher du soleil.	5h.30	6h.45

II. Exercices. — Il faut les envisager à un double point de vue, général et particulier. Ils intéressent l'hygiène par les mouvements, les actions musculaires plus ou moins réglées qu'ils imposent, par la diversion qu'ils apportent aux travaux plus monotones qui sont l'apanage de chaque spécialité, par les qualités physiques ou morales qu'ils tendent à développer. Ces influences leur sont communes à tous. D'un autre côté chacun d'eux, par la nature du travail qui le caractérise, modifie dans un sens qui lui est propre la valeur de ces influences générales. Nous donnons ci-dessus deux tableaux de l'emploi du temps et de la distribution des exercices en escadre, pendant l'été et pendant l'hiver. Nous avons choisi le tableau de service de l'escadre parce que c'est là où les choses sont le mieux réglées et le mieux suivies. Les changements que l'ordre ainsi établi peuvent subir, soit du fait des circonstances, soit en raison des préférences personnelles des commandants, sont tout à fait insignifiants et n'enlèvent rien au caractère de mesure très générale que le règlement a imprimé aux dispositions de ces tableaux.

La journée se compose de deux parties symétriquement disposées, encadrées par les repas dont le premier (déjeuner) a lieu aussitôt le réveil, le dernier (souper) aussitôt avant le coucher, et l'intermédiaire (dîner) a lieu à 11 heures, à égale distance des deux autres. Il y a peu d'années, le dîner avait lieu à midi et le souper à 4 heures. Fonssagrives, Bourel-Roncière se sont élevés contre cette coutume qui mettait tant d'intervalle entre le déjeuner toujours léger (café noir, eau-de-vie et biscuit) et le dîner, et si peu entre celui-ci et le souper, pour laisser encore un si grand nombre d'heures entre le souper et le déjeuner du lendemain. Ils avaient proposé les heures de 6 heures du matin, 11 heures et 6 heures du soir qui ont été adoptées — à quelques minutes près — pour les heures extrêmes. C'est un réel progrès.

Entre ces trois repas, la matinée et l'après-midi se déroulent partagés entre le service intérieur du bord et les exercices. Le service occupe les premières et les dernières heures. Les exercices occupent celles qui précèdent et suivent immédiatement le dîner. Il leur est consacré 1 h. 1/4 ou 1 h. 1/2 le matin et à peu près autant le soir. Une exception est faite pour le samedi où l'équipage est occupé à la propreté du bâtiment jusqu'au dîner, et au soin de ses vêtements et de son linge dans l'après-midi. Pendant l'été, chaque jour entre midi et une heure, la bordée non de quart peut être autorisée aussi à aller aux sacs (1).

Les principaux exercices sont : l'exercice du *canon ;* celui du *fusil ;* ceux de la *manœuvre*, qui comprennent la *voile*, le *canotage*, les manœuvres des *ancres à jet ;* ceux de la *gymnastique* et de l'*escrime ;* ceux des *petites*

(1) Permettre à l'équipage « d'aller aux sacs » signifie qu'il peut s'occuper à mettre en ordre les objets à son usage personnel, qui sont contenus dans deux sacs marqués à son nom et à son numéro. Les hommes sont libres également de se reposer, d'écrire, etc., etc.

armes (sabre et révolver) ; les exercices de *signaux* de jour et de nuit et la lumière électrique. Ces deux derniers sont spéciaux, les uns aux timoniers, les autres aux torpilleurs ; l'équipage tout entier est astreint à tous les autres à tour de rôle.

A part la manœuvre, les signaux et la lumière électrique, tous les autres exercices ne sont autre chose qu'une sorte de gymnastique. Ils en ont les mouvements rythmés, réguliers, énergiques sans violence et sans excès. Le canon lui-même, nous l'avons vu, grâce à la perfection toujours croissante des appareils mécaniques de pointage et de chargement, n'exige plus ce déploiement de force musculaire qui soumettait autrefois les apprentis canonniers à un entraînement qui n'allait pas toujours sans quelque danger. La seule différence qu'on puisse établir (encore est-elle un peu subtile) entre ces diverses manières de développer l'instruction militaire des équipages, réside en ce que les unes ont toujours lieu en plein air, les autres toujours, ou très souvent, dans les batteries. Mais si l'on se souvient de l'aération très large de cet étage des bâtiments, si l'on tient compte de ce fait que l'exercice du canon ne peut se faire qu'avec les sabords ouverts, on ne l'accusera d'aucune infériorité hygiénique sur les autres.

La manœuvre est passible de plus de réserves. Le travail qu'elle impose à une partie des hommes est un travail de force, une fatigue. Elle est l'occasion fréquente de traumatismes, comme nous l'avons déjà mentionné à propos de la profession des gabiers. Elle expose aux intempéries. Alors que les autres exercices peuvent se faire à couvert des tentes ou des tauds, la manœuvre ne peut s'exécuter qu'à ciel ouvert. Il est vrai qu'on sursoit à cet exercice lorsque le temps est mauvais. Mais il reste à tenir compte des inconvénients de la chaleur et du soleil dans certaines saisons et dans certains pays. La précaution de fixer des heures où la température soit moins brûlante et la radiation solaire moins dangereuse, ne peut qu'atténuer ces inconvénients sans les faire disparaître.

La réduction de plus en plus grande des mâtures, leur disparition déjà complète sur beaucoup de types de navires, n'enlève presque rien à l'importance des considérations qui précèdent. De nombreuses manœuvres de force sont encore exécutées à titre d'exercice, comme de mouiller des ancres à jet, d'armer, de hisser, d'amener les embarcations. Or tout cela est justiciable de ce qui vient d'être dit.

Le *canotage*, qui est considéré comme rentrant dans la manœuvre, mérite une mention à part. Pratiqué, à titre d'exercice, par un temps favorable — ce qui est toujours le cas — et pendant une heure au maximum, il constitue une occupation des plus hygiéniques. A la voile il est plutôt une distraction et un repos pour les hommes, dont il développe seulement le coup d'œil, le sang-froid et ce qu'on appelle le *sens marin*. A l'aviron il devient une gymnastique, un peu violente dans la mesure de ce que les hommes y apportent d'entrain et d'ardeur, mais très salutaire, éminemment propre au développement de tous les muscles, à l'accroissement de la capacité pulmonaire.

Il n'existe pas, à notre avis, d'exercice répartissant plus également, plus harmonieusement pourrait-on dire, le travail musculaire dans tout le corps. Les bras qui tirent sur les poignées des avirons, les membres inférieurs qui s'appuient vigoureusement sur les marchepieds (1), le tronc qui alternativement se fléchit et s'étend comme les membres et non moins énergiquement qu'eux, pour ajouter à l'effort et produire le maximum d'effet utile, tout cela fait de la *nage* (2) une gymnastique éminemment favorable. Malheureusement le canotage n'est pas seulement un exercice. Il est une part importante des travaux habituels du bord, et à ce titre il se fait trop souvent dans des conditions fâcheuses. Nous aurons à l'envisager sous ce point de vue très prochainement.

L'hygiène n'a rien à dire des *exercices de signaux*. Ils se font en plein air, n'exigent qu'un développement de force minime. Leur influence sur le sens de la vue, sur l'amélioration de l'acuité visuelle est, pour le moins, négligeable.

Quant aux exercices de *lumière électrique*, leur action, à ce même point de vue, ne peut être aussi rapidement et aussi lestement jugée, on l'a vu dans le chapitre II, quand nous avons traité la question de l'éclairage artificiel des navires. Nous rappellerons seulement ici toute l'importance qu'il y a pour les hommes à ne négliger aucune des précautions recommandées et que c'est le devoir de leurs supérieurs de veiller à ce qu'ils n'oublient jamais l'emploi des lunettes à verres foncés, qu'ils sont trop tentés de considérer comme une gêne inutile.

III. **Travaux du bord.** — Parmi les travaux de nature très diverse qu'exigent l'entretien et les petites réparations du matériel, il faut distinguer ceux qui incombent à la généralité de l'équipage, et ceux qui sont réservés aux hommes des professions. Nous pouvons citer comme exemple de ces derniers, le charpentage, la forge, l'atelier de la machine; parmi les premiers nous retiendrons seulement la propreté du bâtiment et le canotage (3).

Les tableaux de service que nous avons reproduits précédemment prouvent surabondamment quel degré d'importance on attache avec raison dans la marine à la *propreté du navire*. Chaque jour un temps notable lui est exclusivement consacré, pendant lequel l'équipage entier est réparti dans toutes les parties du bâtiment, chaque homme au poste qui lui a été personnellement désigné. En outre, une partie du temps

(1) Les marche-pieds sont des traverses de bois placées dans le fond du canot, sur lesquels les canotiers appuient les pieds pour contretenir l'effort exercé sur les avirons.

(2) C'est le terme consacré en marine pour désigner l'action de ramer.

(3) Nous envisagerons ici le service du canotage par opposition avec l'exercice des embarcations qui a été apprécié plus haut.

disponible dans le courant de la journée est employée au même objet. Aussi la propreté a-t-elle fait, depuis cinquante ans, des progrès inouïs. Sur les bateaux de guerre particulièrement, elle est exquise, minutieuse, on a dit même, d'un mot parfois trop exact, desespérante. Il y a là, comme l'a dit Fonssagrives avec beaucoup de vérité, « à se garantir d'un écueil : le sacrifice de la propreté réelle qui profite à la santé, à une propreté d'apparat qui ne profite qu'aux yeux, comme font certaines femmes dont la robe luxueuse cache souvent une sordidité réelle des vêtements qui ne se voient pas (1) ». Le nettoyage du bâtiment comprend le *lavage*, le *fourbissage*, la *peinture*.

1° Le *lavage* se fait à grande eau. Jadis on puisait l'eau de la mer avec des seaux, et on la projetait violemment sur les parties qu'il s'agissait de laver. Aujourd'hui c'est la machine qui pompe et refoule l'eau dont on dirige le jet à l'aide de manches en cuir, pendant que les hommes munis de balais rudes frottent vigoureusement les ponts préalablement saupoudrés de sable. Dans quelques cas et à des jours déterminés, ce briquage au sable est plus raffiné. Les hommes à genoux sur leurs courts balais de bruyère frottent les ponts à même avec des frottoirs en grosse toile, ou avec certaines pierres tendres, qu'ils désignent sous le nom de briques, et que leur ingéniosité, jamais au dépourvu, sait se procurer dans telle ou telle relâche bien connue d'eux. Quant le briquage est jugé suffisant et que des flots d'eau ont enlevé jusqu'aux derniers grains du sable qui y a servi, les ponts sont essuyés, *essardés* comme disent les marins, à grands coups de *fauberts*. Le faubert est un assemblage de filaments de chanvre provenant de vieux cordages, disposés parallèlement les uns aux autres et réunis par une garniture ficelée, terminée en un anneau de corde servant à manier l'instrument dont la capacité d'imbibition est très grande. Tel est le procédé de lavage un peu primitif, il faut le reconnaitre et assez lent, en usage dans la marine de l'État. Sur les paquebots, les briques sont encastrées au bout d'un long manche qui dispense de se mettre à genoux. L'essardage s'opère à l'aide de râteaux pleins dont le bord est garni d'une bande de caoutchouc épaisse et résistante. La pression de ce rebord refoule très exactement le liquide. Le maniement en est moins pénible que celui du faubert. Il est à désirer que ce système soit adopté et généralisé sur les navires de guerre. Le briquage debout offre l'avantage de ne pas donner lieu à ces irritations et excoriations des genoux qui sont assez souvent le point de départ de furoncles ou même de phlegmons.

Il n'y a pas à reprendre seulement dans le mode de lavage : l'opération en elle-même est souvent passible de quelques reproches. Si on ne lavait tous les jours que le pont, rien ne serait plus recommandable. Mais il n'est pas démontré que l'inondation quotidienne des étages intérieurs du

(1) FONSSAGRIVES, *Hygiène navale*, 2e édit., p. 402.

bâtiment n'ait pas, à la longue, plus d'inconvénients que d'avantages. L'humidité qu'elle y entretient est constante, d'autant plus que l'eau de mer peut seule être employée (les approvisionnements d'eau douce y seraient vite épuisés). Les substances salines que la dessication laisse se déposer à la surface et dans les interstices des couches superficielles du bois, sont très hygrométriques et, le soir, peu après le coucher du soleil, à la fraîcheur des premières heures de la nuit, elles absorbent la vapeur d'eau de l'air, voisin alors de son point de saturation, et s'y redissolvent. Nous avons dit plus haut, qu'il n'est rien moins que rare de voir le bois des ponts redevenir tout humide comme s'il venait à peine d'être asséché. Or les causes d'humidité sont trop nombreuses à bord pour qu'on puisse impunément y ajouter celle-ci. Tous les médecins de la marine sont unanimes à signaler cette source d'insalubrité. Le règlement d'ailleurs a, depuis longtemps, restreint le lavage du faux-pont (1), et formulé les précautions qui doivent en atténuer les dangers : lavage à l'eau douce, emploi de fauberts secs pour l'essuyage, emploi des brasières pour l'assèchement rapide. Quoi qu'il en soit, on peut dire qu'on abuse encore du lavage ; on lave trop souvent et pendant trop longtemps. Mais la tradition est difficile à entamer. Aussi l'hygiène ne peut-elle que se réjouir de voir les planchers de bois faire place de plus en plus aux parquets métalliques recouverts de linoléum. Cette substance tout à fait inabsorbante, à surface lisse, se nettoie très bien par le passage d'un faubert simplement humide. Bien qu'on y répande encore plus d'eau qu'il ne serait nécessaire, comme elle ne s'en imbibe point, son assèchement est facile, rapide et complet. Du reste le nettoyage à grande eau altère le linoléum qui se fendille, s'écaille, se décolle, et cette détérioration matérielle à éviter obligera, de toute nécessité, à diminuer l'abus de l'eau dans les fonds. L'hygiène accueillera de grand cœur ce progrès, ne fût-il accompli que sous l'empire de considérations étrangères à elle-même.

2° *Le fourbissage* consiste à entretenir à l'état poli les surfaces et objets métalliques. La substitution du fer au bois dans les constructions navales a contribué au développement de cette habitude, sorte de coquetterie assez discutable d'ailleurs au point de vue esthétique, mais dont l'hygiène ne peut envisager les rapides progrès sans quelque ennui. Il est des bâtiments où les surfaces ainsi soumises au fourbissage sont peut-être plus étendues que celles qui relèvent du lavage. Des calculs, évidemment approximatifs, nous ont permis d'évaluer à beaucoup plus de 1.000 (mille) mètres carrés la somme totale des surfaces fourbies sur quelques navires. Les inconvénients de cette pratique sont multiples. Elle exige d'abord l'emploi d'une quantité considérable de vieux linges, de chiffons de laine, débris de vareuses ou de tricots, imbibés d'huile

(1) Règlement du 18 août 1851, art. 677.

qui rancit, souillés de sable, de blanc d'Espagne, de tripoli et de rouille. Chaque matelot possède, à son usage personnel, une partie de ces détritus qu'il ramasse soigneusement dans des cachettes introuvables, connues de lui seul. Le hasard en fait parfois découvrir de surprenantes (1). Réglementairement ce matériel (?) de fourbissage se remise dans des endroits spéciaux, caissons, petits sacs de toile dont chaque pièce de canon est munie, mais ces endroits ne suffisent pas et les loques grasses, les boules de blanc, les vieilles boîtes de conserves (celles ayant contenu des sardines à l'huile jouissent à cet égard d'une faveur marquée) s'entassent et se dissimulent un peu partout. Il n'est pas besoin d'insister sur les dommages que la salubrité peut avoir à en souffrir.

L'air marin, l'humidité extrême, la pénétration de l'eau salée provenant des coups de mer ou du lavage, ternissent et rouillent promptement le métal ainsi mis à nu et le travail est à recommencer sans cesse. Les hommes y emploient donc un temps considérable. En outre, pour atténuer autant que possible les pernicieux effets des causes que nous venons de dire, ils passent constamment sur les objets dont le fourbissage leur est confié, le « *bouchon gras* », c'est-à-dire des morceaux de laine imbibés d'huile, et il en résulte que partout où les mains ou les vêtements viennent à s'appliquer sur le métal brillant, ils emportent des taches de graisse. La propreté des hommes en souffre, leurs vêtements de toile sont vite souillés et sordides. Pour ceux qui sont chargés de l'entretien des fonds du bâtiment, la longueur exagérée du temps que ce mode d'entretien demande, leur impose un séjour plus prolongé qu'il ne faudrait dans les parties les plus obscures, les plus chaudes et les moins aérées, au grand détriment de leur santé.

L'influence fâcheuse du fourbissage se fait sentir d'une façon bien plus directe encore et souvent plus grave. Nous voulons parler des cas de traumatisme dont il est la cause. On a vu, dans le précédent chapitre, que les parquets des étages inférieurs des navires, à partir du faux-pont, sont en tôle ; les échelles, qui jadis étaient en bois, sont partout en fer. Il est aisé de comprendre que sur ces surfaces lisses, glissantes, les chutes ne soient point rares, surtout à la mer, dès que le navire est animé de mouvements de roulis et de tangage. Il en résulte des contusions, des entorses, des plaies souvent sérieuses au niveau de la crête et de la face externe des tibias (chûtes faites en montant les échelles) et parfois des fractures ainsi qu'il nous a été donné d'en voir des exemples.

Il n'est pas besoin, après cela, d'invoquer d'autres raisons secondaires telles que l'action fâcheuse sur la vue de tous ces points brillants, pour condamner l'abus de la pratique contre laquelle nous nous élevons.

(1) Nous en avons vu dans des gibernes et des cartouchières. Dans un étui à gargousses de 14 cent. nous avons trouvé tout un lot de ces chiffons, une bouteille d'huile et des brosses à cirage. L'ingéniosité des matelots trouve mille recoins plus bizarres encore.

Certes il est des objets qui demandent à être polis et huilés, le bon fonctionnement de certains appareils de machine et d'artillerie étant à ce prix ; il en est d'autres dont le fourbissage peut jeter une note élégante ou gaie dans la sévérité de l'aspect militaire d'un navire de combat et, parmi eux, nous citerons les habitacles en cuivre jaune des compas, les dômes des panneaux de la dunette, quelques emblèmes décoratifs, œuvre, presque toujours, de quelqu'habile ouvrier mécanicien du bord. Mais il faut se borner là. Partout ailleurs le métal nu est à proscrire. Là où l'emploi de la peinture n'est pas de mise (ferrures, charnières, etc...) le zingage des pièces métalliques en assure la bonne conservation et il nous paraît inutile de donner la peine de le détruire à la lime. Quant à ce qui regarde les parquets et les échelles il est indispensable, ou bien de substituer à la tôle lisse des tôles quadrillées de losanges en relief, ou de recouvrir ces tôles lisses, dans les parties où les hommes sont appelés à circuler, de petits caillebotis en fer très mince. Nous avons entendu affirmer que ces parquets en tôle ne sont pas glissants à la condition d'être fourbis à sec, et de ne présenter aucune trace de corps gras à leur surface. Encore que notre expérience personnelle nous ait mis en défiance contre cette sécurité très relative, nous savons trop l'extrême difficulté qu'il y a à obtenir des hommes ce fourbissage à sec, pour ne pas le comprendre dans la proscription où nous englobons toute cette pratique.

3° *La peinture* dont on fait à bord un usage très habituel, est parfois un ennui. Elle n'est plus un danger et l'hygiène n'a guère désormais à s'en préoccuper. L'étude de la composition et de l'usage des différentes peintures employées à bord a été faite au chapitre précédent.

4° *Le canotage* envisagé non plus comme un exercice régulier, exécuté dans de bonnes conditions, par beau temps et sans excès de travail, mais comme service courant, sans choix du jour, de l'heure ou de la durée, sans autre restriction que les circonstances athmosphériques exceptionnelles capables de compromettre la sécurité des embarcations et des hommes qui les montent, est, à coup sûr, un des travaux les plus pénibles de la vie maritime, un des plus préjudiciables à la santé.

Les canotiers sont exposés à subir à chaque instant des refroidissements fâcheux ou à se trouver exposés aux ardeurs du soleil, pendant le temps même qu'ils se livrent à un travail musculaire particulièrement violent. Si la mer est mauvaise, les embruns les couvrent à chaque instant, ils doivent souvent rester ainsi tout inondés et transis, immobiles au bord d'un quai. Après une nage énergique qui les a trempés de sueur, la brise vient-elle à se lever, rendant possible l'établissement de la voilure, ils restent sans transition exposés à la fraîcheur du courant d'air sous les ralingues (1). Dans les gros temps, alors que le canot est à moitié plein

(1) On appelle *ralingues* les bords libres des voiles. Les bords verticaux se nomment *ralingues de chûte*, le bord horizontal (au niveau duquel se trouve la tête des canotiers) se nomme *ralingue de fond*.

d'eau, ils y sont plongés presque jusqu'aux genoux. Ce service rien ne l'arrête, ni la saison, ni l'heure ; il fonctionne l'hiver comme l'été, de jour comme de nuit, sous les brumes du nord comme dans la fournaise des tropiques. On se fait difficilement une idée du nombre de voyages de canots qui s'accomplissent chaque jour entre un navire au mouillage et la terre. Nous avons relevé ce nombre pendant une journée prise au hasard. Trente-deux fois des canots avaient quitté le bord pour remplir différents services. Il y a là en jeu un intérêt de premier ordre pour l'hygiène et c'est son devoir d'appeler toute la sollicitude de l'autorité sur la situation des canotiers. Les précautions ne sauraient être trop minutieuses, ni trop rigoureusement suivies et imposées.

Il est très important de surveiller avec grand soin l'habillement des hommes qui embarquent dans un canot. Si la température le permet, la chemise de laine doit être enlevée pour la nage et reprise aussitôt après l'accostage ou lors de l'établissement des voiles. S'il pleut ou que la mer soit clapoteuse on doit faire revêtir les vêtements cirés ; ils doivent être disposés d'avance dans l'embarcation si le temps est douteux. Les tentes ne doivent jamais manquer d'être installées, pendant la saison chaude, dès que le soleil commence à s'élever au-dessus de l'horizon. Nous voudrions en voir modifier la disposition. Ces étroites bandes de toiles ne protègent sérieusement les hommes qu'aux heures où le soleil est presque à pic. Pour peu que ses rayons soient obliques elle ne servent pour ainsi dire plus. Une petite frise en toile tombant verticalement des bords de la tente (comme on en voit quelques-unes ajoutées au-dessus de la chambre (1) de certains canots, améliorerait beaucoup l'effet de protection qu'elles doivent produire.

Mais il y a mieux à faire, c'est de réduire au minimum le service du canotage. Déjà depuis plusieurs années l'introduction des chaloupes à vapeur en a sensiblement allégé les charges. Elles pourraient l'être encore davantage par une utilisation plus étendue des qualités de force et de vitesse des embarcations à moteur mécanique. C'est à celles-ci qu'il faudrait presque tout demander, les autres faisant seulement l'appoint, le complément aussi restreint que possible des corvées exceptionnelles. On y arriverait en donnant aux bâtiments, suivant leur force, deux chaloupes ou canots à vapeur, au lieu d'un seul qui leur est délivré actuellement (2) et en organisant, suivant certaines règles à établir, l'emploi de ces deux chaloupes. Le vœu que nous exprimons est celui de tous les médecins de la marine et celui de la très grande majorité des officiers de vaisseau eux-mêmes ; nous sommes d'autant plus autorisés à le formuler avec

(1) La *chambre* est la partie arrière des canots, réservée aux officiers.

(2) Les grands cuirassés ont bien une deuxième embarcation à vapeur, la « *vedette* ». Mais elle a une destination spéciale, en raison de laquelle elle est construite de telle sorte qu'elle ne peut servir couramment comme canot. C'est pour cette raison que nous n'en tenons pas compte ici.

insistance et à dire, bien que nous nous soyons toujours interdits les considérations non exclusivement hygiéniques, que l'augmentation bien peu notable de la consommation de charbon qu'entraînerait une pareille modification, serait compensée par la diminution du nombre des canots et par celle des effectifs. Cette compensation dût-elle être plus spécieuse que réelle, fût-elle tout à fait illusoire, il n'est pas niable que les avantages au point de vue de la santé dédommageraient, et au-delà, des légers sacrifices pécuniaires qu'ils coûteraient.

Un autre inconvénient du batelage ordinaire c'est la facilité et la fréquence des communications des canotiers avec la terre. Quelque sévérité qu'on y apporte, il est bien difficile d'empêcher les hommes de quitter un instant leur canot, pendant les longs stationnements au quai ou à la plage, pour courir au cabaret voisin. De là des ivresses souvent graves au point de vue de la discipline, toujours pernicieuses pour la santé.

Ainsi, à quelque point de vue qu'on envisage le service des embarcations, il offre tant de dangers et d'ennuis, qu'on comprendra sans doute l'insistance que nous avons mise à les signaler.

5° *Les travaux de charpentage* ne présentent de spécial, à bord, que le fait d'être exécutés en partie dans le faux-pont, à l'intérieur du navire, dans un endroit dont l'éclairage et la ventilation n'ont pas toute l'intensité voulue. Cependant une très grosse part de la besogne des charpentiers s'exécute à l'extérieur, sur le pont (réparations de mâture ou d'embarcations, etc.). Leur séjour dans le faux-pont n'a rien d'assez habituel pour donner lieu à des considérations particulières. Il en est de même des traumatismes auxquels leur profession les expose comme partout.

6° *Les travaux de la forge* et l'*atelier des mécaniciens* ne se trouvent pas dans le même cas. Les établis, les étaux, les tours à fer sont installés dans le faux pont et réclament l'emploi de la lumière artificielle. Entre leurs stations à ces établis et leur présence dans la machine, il reste peu de temps aux mécaniciens pour la vie au grand air. Les *forges* seules sont établies sur le pont, à l'avant, à cause des dangers et des inconvénients faciles à imaginer qui rendent impossible leur installation dans le bâtiment. La place qu'on a su trouver pour elles est-elle tout à fait impossible à trouver pour le reste? Il s'agit de quelques pieds carrés à y consacrer, sous un endroit abrité comme la teugue ou même à l'air libre. Il serait toujours facile d'y adapter une toiture légère, amovible, de toile, de linoléum ou de mince tôle gondolée. Non seulement les ouvriers en retireraient un avantage très grand, mais la tranquillité, la propreté et la salubrité du faux-pont s'en trouveraient sérieusement améliorées, sans que l'activité et la bonne exécution des travaux en fussent le moins du monde compromises. C'est un progrès à réaliser en faveur d'une classe d'hommes très intéressants et par la nature de leurs fonctions et par le degré de leur intelligence et de leur instruction, et par leur importanee numérique dans la marine moderne.

7° *Le scaphandre.* — L'invention d'un appareil permettant la descente et le séjour prolongé sous l'eau pendant plusieurs heures a rendu inutile l'habileté des plongeurs. Les hommes qui se livraient à cet excercice restaient immergés au plus deux minutes (exactement 1 minute 20 ou 1 minute 30 secondes en moyenne); et ce laps de temps passé, sans respirer, à des profondeurs qui ne dépassaient pas quelques mètres, c'est-à-dire, à une pression de 1 athmosphère 1/2 à 2 atmosphères au plus, suffisaient à occasionner des accidents sérieux. Avec le scaphandre et à condition de choisir des hommes vigoureux, d'observer exactement toutes les précautions requises et d'exercer, du bord, sur le scaphandrier, une surveillance très étroite, les accidents sont exceptionnels. L'appareil adopté par la marine est le scaphandre Denayrouse. Il y en a de deux modèles : l'un consiste en un simple réservoir d'air à régulateur que l'homme porte sur le dos; une pince obture les narines, les lèvres s'appliquent hermétiquement sur le ferme-bouche qui termine le tuyau amenant l'air du réservoir. Le plongeur est nu, muni seulement de semelles de plomb qui le maintiennent vertical au fond de l'eau. La soustraction de calorique rapidement opérée par le milieu liquide ne permet pas de plonger pendant plus d'une demi-heure ou 40 minutes. Ce modèle n'existe pas dans la marine de l'État qui emploie seulement le modèle à vêtement de caoutchouc, avec casque, qui empêche le contact de l'eau. Casque et vêtement de caoutchouc forment à l'ouvrier une enveloppe hermétique qui non seulement le sépare de l'eau, mais limite autour de lui une couche d'air plus ou moins épaisse qui sert de manchon isolant et mauvais conducteur. Aussi la transpiration est-elle abondante et nécessite-t-elle que l'homme soit chaudement vêtu de laine pour éviter le refroidissement que la condensation de la vapeur d'eau, au contact de l'habit de caoutchouc, ne manquerait pas d'amener. En plus des précautions recommandées dans l'instruction qui accompagne chaque appareil et qui a trait à la conduite des pompes, à l'habillage et au déshabillage du plongeur, à la manière de communiquer avec lui, etc.., il en est d'autres concernant le plongeur lui-même, et que l'on peut résumer ainsi : 1° choisir des hommes vigoureux, au thorax bien développé, sans tendance à la pléthore et aux congestions ; 2° être à jeun au moment de plonger ; 3° descendre très lentement, au lieu de se laisser couler dans l'eau comme quelques-uns ont l'habitude de le faire, pour donner le temps à la pression de s'égaliser dans tous les sens ; 4° l'ascension peut-être lente ou rapide suivant les cas, mais la décompression par ouverture du casque ne doit jamais être brusque, surtout si le plongeur a atteint de grandes profondeurs (1). Il faut ouvrir d'abord seulement la soupape et continuer à pomper de l'air pendant quelques instants.

(1) L'appareil Denayrouse permet d'atteindre 50 mètres. Mais c'est une profondeur *d'expériences* qui n'est jamais réalisée dans la pratique.

Nous ne nous arrêterons pas ici, pas plus que nous ne l'avons fait à propos des autres professions, à décrire les accidents que peut entraîner l'usage du scaphandre, usage du reste très restreint à bord des navires. Ces appareils sont surtout employés aux travaux hydrauliques dans les ports ou rivières, dans les puisards de mines et n'intéressent qu'exceptionnellement l'hygiène navale.

§ III. — Vêtements, couchage, soins corporels

Nous ne nous occuperons dans ce paragraphe que de ce qui concerne les matelots. Les officiers et les maîtres jouissent sous le rapport du vêtement d'une grande latitude et, à part l'uniforme proprement dit, c'est-à-dire la coiffure (1), la redingote et le pantalon, composent à leur guise leur trousseau de corps et en usent suivant leurs convenances. Pour le couchage, maîtres et officiers jouissent du bénéfice de la chambre et de la couchette. Seuls les matelots sont astreints : d'une part à être munis d'un sac (2) dont la composition est très strictement réglementée et souvent vérifiée ; de l'autre, à coucher dans cet appareil essentiellement maritime, le *hamac*, que l'exiguité de l'espace oblige à suspendre un peu partout, et souvent dans des endroits du navire où l'hygiène déplore inutilement qu'on fasse dormir des hommes. Pour ces raisons nous n'aurons en vue, dans ce qui suit, que l'équipage proprement dit, à l'exclusion de l'état-major et de la maistrance.

I. **Sac du matelot.** — Le trousseau tout entier du matelot, vêtements et linge, est contenu dans deux sacs en forte toile, l'un beaucoup plus volumineux que l'autre, ce sont : « le grand et le petit sac ». Tous les deux sont munis, sur la circonférence de leur ouverture, d'une série d'œillets où se fixent des cordelettes qui se réunissent à 50 centimètres de leur extrémité libre pour former une sorte de tresse terminée par une « cosse ». C'est ce qu'on appelle l'*araignée*, qui sert à la fois à fermer, à suspendre le sac, et à le porter sur l'épaule. Ces sacs, où le matelot enferme, outre ses vêtements, un petit nombre d'objets à son usage personnel : quelques manuels de théorie, et une boîte où s'entassent pêle-mêle du papier à lettres, du tabac, une glace de poche, des brosses, etc..., etc..., sont déposés dans les *casiers*. Ce sont de grands caissons divisés par des

(1) Il faut signaler cependant la casquette d'uniforme comme étant aussi peu hygiénique que possible. Doublée d'ouate et de soie, très chaude, à peu près imperméable aux produits de la transpiration du cuir chevelu, elle est un type de mauvaise coiffure militaire.

(2) On donne aussi bien ce nom au sac destiné à contenir les effets et le linge des hommes qu'à ces objets d'habillement eux-mêmes. Contenant et contenu ont ainsi la même désignation.

cloisons verticales et horizontales en une foule de petits espaces prismatiques et quadrangulaires assez profonds pour contenir le sac qui est juste inscrit entre leurs quatre parois. L'axe de ces cases est horizontal. Ces casiers sont ouverts sur une de leurs faces et, pour éviter toute possibilité de vol, des chaînes sont tendues à mi-hauteur de chaque rangée de cases. Elles sont fermées par des cadenas, surveillées par des factionnaires et aucun homme ne peut toucher à son sac, en dehors des jours et des heures réglementaires fixées à cet effet, sans en avoir obtenu l'autorisation. Ces casiers à sac sont presque partout maintenant construits en tôle légère, bien préférable au bois pour cet usage.

Les vêtements, en effet, sont souvent humides sinon mouillés, souvent salis par toutes sortes d'impuretés et le bois s'imprégne de cette humidité infecte. Il ne suffit pas que les casiers soient en tôle, cette tôle doit être ajourée afin que l'air circule et se renouvelle facilement autour des sacs pour assurer l'assèchement et l'assainissement de leur contenu. L'ajourement de la tôle est pratiqué maintenant, mais pas assez largement à notre avis. Les parois verticales sont seules percées d'orifices, en forme d'hexagone, dont la surface totale représente environ le tiers de la paroi. Quant aux cloisons horizontales, elles sont encore en tôle pleine. Chaque rangée de sacs est donc tout à fait isolée des rangées immédiatement supérieure et inférieure. L'aération en est rendue insuffisante. La vraie solution consisterait à construire les casiers en grilles légères dont les barreaux, pour faciliter l'introduction et l'extraction du sac, seraient dirigés parallèlement à l'axe des cases. Cloisons verticales et cloisons horizontales devraient être faites de même. Tout en donnant une complète satisfaction aux *desiderata* de l'hygiène, l'adoption de ce mode de construction aurait l'avantage de la légèreté et son prix de revient ne serait pas plus élevé que celui du système actuel.

Le sac du matelot est ainsi composé :

1 Paletot.
2 Pantalons en drap bleu.
2 id. en toile blanche.
3 id. en toile treillis.
2 Vareuses en toile treillis.
4 Chemises en coton tricoté.
2 id. en molleton.
2 Paires de bas de laine.
2 Demi-paires de bas de laine.
1 Cravate en laine bleue tricotée.
1 id. en lasting.
1 Chapeau de paille.
2 Bonnets de travail.
2 Coiffes de toile blanche pour bonnet de travail.
2 Coiffes de toile blanche pour chapeau.
4 Rubans légendés.
2 Jugulaires en lacet blanc.
1 Serviette en coton épais.
2 Paires de brodequins.
1 Brosse à habits.
1 id. à souliers.
1 id. à laver.
1 id. à dents.
1 Peigne démêloir.

A ces objets il faudra bientôt ajouter, lorsque la circulaire ministérielle du 3 octobre 1891 aura reçu son plein effet, deux tricots en laine bleue dits *jerseys*, deux caleçons en coton tricoté d'un modèle analogue à celui des troupes de la marine, et une deuxième serviette en coton pour la toilette. L'addition des tricots « jersey » sera compensée par la suppression d'une des quatre chemises blanches en toile. Le jersey ne se portera en aucun cas directement sur la peau, mais toujours entre le tricot de coton et la chemise de toile.

En outre des effets d'habillement sus-mentionnés qui sont la propriété du marin, les navires sont munis de certains vêtements destinés à protéger les hommes contre les intempéries auxquelles la nature de leur service ne leur permettrait pas de se soustraire. Tels sont les *cirés (sud-ouest* (1), vareuse et pantalon huilés) dont les hommes se vêtissent dans les embarcations par mauvais temps ; telles encore les capotes en grosse toile à voile, doublées dans le dos et aux manches d'un lambeau de couverture de laine. D'autres vêtements, enfin, sont délivrés à titre exceptionnel, pour certaines navigations dans les pays froids, comme la station de Terre-Neuve, les parages du cap Horn et du cap de Bonne-Espérance Les préfets maritimes appréciant la nature et la durée de la campagne proposent ces délivrances extraordinaires au ministre qui les autorise. Elles comprennent des chemises en molleton, des caleçons de même étoffe, des tricots de laine et des bas en laine drapée.

La comparaison entre la composition du sac actuel et de ceux qui étaient réglementaires en 1855 et en 1876, lors des deux éditions du traité d'hygiène navale de Fonssagrives, montre des différences qui constituent de sensibles progrès. Tout n'est pas parfait cependant et de nouvelles amélioratians pourraient être réalisées.

Une première question se pose, importante par elle-même et par les discussions auxquelles elle a donné lieu non moins que par l'ardeur de conviction des médecins qui s'en sont occupés. Nous voulons parler de l'usage de la flanelle, soit sous forme de gilet, soit sous forme de ceinture. Entre les partisans de l'adoption du gilet de flanelle comme objet entrant dans la composition réglementaire du sac et les adversaires de cette mesure, il y a place, nous semble-t-il, pour un moyen terme qui donnerait satisfaction aux uns et aux autres. Le port habituel d'un tissu de laine en contact direct avec la peau est, à coup sûr, une précaution hygiénique dont la valeur n'est pas niable. On ne peut toutefois la considérer comme d'une nécessité absolue si l'on songe surtout que les hommes à qui on demande de l'appliquer sont des hommes jeunes, de constitution robuste, presque triés sur le volet, et dont l'immense majorité n'a jamais eu l'habitude de porter le gilet de flanelle. La plupart d'entre eux également, au retour dans leurs foyers, ne pourraient continuer un usage un peu dispendieux. Le fonctionnement et la sensibilité de leur système cutané

(1) Le *sud-ouest* qu'on prononce *suroît*, est ce chapeau en toile huilée dont le rebord très large dans sa demi-circonférence postérieure s'étend jusqu'au delà du collet de la vareuse et protège le cou contre la pénétration de la pluie et des embruns.

modifiés pendant leur temps de service par l'addition de ce vêtement n'auraient-ils pas perdu, au grand détriment de leur santé, leur rapidité et leur puissance de réaction contre les influences climatériques ? Pour ces raisons qu'il nous suffit d'indiquer d'un trait, nous ne souscrivons pas à l'addition du gilet de flanelle aux effets d'habillement réglementaires.

D'un autre côté, malgré le soin apporté à l'examen de l'aptitude au service des inscrits ou des engagés, malgré la rigueur désormais appliquée à la réforme des hommes présentant le moindre signe de tuberculose pulmonaire, il est certain qu'un certain nombre de matelots présentent une constitution moins vigoureuse, plus de prédispositions morbides, moins de résistance que la moyenne de leurs camarades. L'usage de la flanelle leur serait incontestablement utile. Pour ceux-là nous voudrions, qu'à titre de délivrance extraordinaire et gratuite, des gilets de flanelle fussent accordés. Une quantité de ces vêtements à déterminer d'après le chiffre de l'équipage serait embarquée et emmagasinée à bord, comme les vêtements cirés, comme les chapeaux de paille, et les hommes susceptibles d'en bénéficier, en seraient pourvus sur demande et avis motivé du médecin-major. Une pareille mesure rendrait de réels services non seulement aux jeunes gens de tempérament plus délicat, mais aussi à ces vieux matelots plusieurs fois rengagés, que de nombreuses et pénibles campagnes ont fatigués avant l'âge et dont la robustesse native peu à peu s'est minée sous l'action de la mer et des climats.

Des vêtements de corps contenus dans le sac nous n'avons rien à dire. La chemise de toile est de tous points préférable à celle de coton qui est plus lourde, moins souple, moins perméable et dont Fonssagrives, pour ces mêmes raisons justement, demandait à tort l'adoption en attendant la venue du gilet de flanelle.

Les bas de laine et les demi bas ont le défaut de n'être pas assez portés. Le matelot par insouciance, un peu par paresse, beaucoup par suite d'habitudes antérieures à son incorporation, chausse volontiers les souliers sur ses pieds nus. Il serait facile d'exiger l'usage des bas et de la chaussette et de s'assurer, aux inspections, que la prescription est suivie. La propreté, l'hygiène générale de l'homme et surtout la protection d'un organe que la rudesse du cuir blesse souvent, justifient la minutie apparente de ce détail. Que d'ampoules, que d'excoriations, portes ouvertes au phlegmon et à la lymphangite, l'observance de cette simple précaution n'éviterait-elle pas !

C'est le moment de dire quelques mots de la chaussure elle-même. Les controverses ont été sérieuses sur le point de savoir si le matelot, à bord, doit être chaussé ou non. On pouvait à la rigueur s'expliquer cette diversité de vues lorsque les exercices et les manœuvres de mâture exigeaient une agilité parfaite, une grande souplesse de jeu dans toutes les articulations du pied, qualités d'où dépendaient à la fois la rapidité, l'élégance de l'exécution, et surtout la sécurité personnelle des hommes.

Aujourd'hui la voilure disparaît, elle a disparu. On monte dans les mâts militaires par des escaliers tournants, comme dans des clochers de cathédrale. Le matelot peut et doit être chaussé constamment, exception faite pour le temps consacré chaque matin au lavage du bâtiment. Exposés à faire parfois de longues marches à terre avec les compagnies de débarquement, les hommes doivent avoir les pieds faits au contact de la chaussure. C'est le seul moyen aussi de réduire au minimum les innombrables blessures dont ces organes sont atteints à bord. Barthélémy a calculé que sur 100 plaies contuses ou contusions, plus de 50 siègent au-dessous des malléoles. La situation n'a pas changé depuis 1865, où ce travail a paru dans les archives de Médecine navale. Les hommes atteints de ces lésions du pied toujours longues à guérir encombrent les infirmeries du bord, surchargent les statistiques de morbidité. L'immobilisation de personnel qui en résulte n'est pas à dédaigner. A un autre point de vue la propreté de l'équipage et celle du navire y gagneraient, maintenant plus que jamais où les ponts, les échelles, tout est en fer plus ou moins entretenu à l'huile ; où la poussière de charbon et les escarbilles mélangées à des graisses souillent toutes les surfaces. A voir les matelots pieds nus, vers la fin de la journée, on ne se douterait jamais qu'ils ont passé plus d'une heure, le matin, dans l'eau jusqu'à mi-jambe. Les hamacs dans lesquels ils passent la nuit, les couvertures dont ils s'enveloppent se ressentent promptement du contact de ces souillures. C'est une cause réelle d'insalubrité, plus sérieuse qu'on ne pourrait le croire. Le port obligatoire de la chaussure suffirait à la faire disparaître.

Les chaussures distribuées aux équipages sont en cuir rude, à semelles épaisses qu'un long usage seul assouplit. C'est peut-être une des raisons de la répugnance qu'ils ont à s'en servir. Leurs dimensions sont comprises entre quatre numéros de taille (1). Des souliers de ce genre ne peuvent pas correspondre aux exigences si variées de la forme et de la grandeur du pied. C'est sur mesure que cette partie du vêtement devrait être confectionnée. La chose est loin d'être impossible. De plus, le soulier du matelot n'a pas besoin d'une semelle épaisse. A bord, l'usure des semelles est lente. L'empeigne elle-même doit être souple pour permettre au pied la plupart de ses mouvements partiels. Ces conditions sont exactement inverses de celles aujourd'hui réalisées ; nous les réclamons pour la chaussure des marins.

En résumé, le matelot doit être constamment chaussé. La chaussure doit être faite à la mesure du pied, elle doit être légère, flexible, souple. Serait-il bien difficile d'imaginer et d'adopter pour le bord une sorte de pantoufle en cuir à semelle très légère, avec ou sans talon, qui n'enlè-

(1) Dans la marine anglaise il y a 8 numéros de longueur et, pour chacun d'eux 4 numéros de largeur. Cela fait 32 types de souliers parmi lesquels les hommes ont bien plus de chance que chez nous de trouver une chaussure convenable. Mais, à ce degré de complications, la chaussure faite sur mesure ne paraît-elle pas encore plus simple ?

verait rien de l'agilité ni de la précision de mouvements si utiles sur les bâtiments ? L'empeigne de cette chaussure découvrant assez largement le dessus du pied permettrait de s'assurer que le matelot ne néglige pas l'usage des chaussettes. Un soulier de ce genre serait sans doute d'un prix de revient très minime. Les hommes l'adopteraient très volontiers : du même coup la propreté réelle, la salubrité du navire seraient augmentées et le nombre moyen des exemptions de service serait notablement diminué.

Nous regrettons que le cadre de ce travail ne nous permette pas de développer davantage ce point auquel nous attachons une sérieuse importance.

Les habits, proprement dits : pantalon, vareuse, caban, cravate satisfont pleinement aux préceptes de l'hygiène. Des raisons d'élégance ou de convenances ont amené à en modifier très fréquemment les menus détails de forme ou de disposition. Aucune de ces modifications n'est de nature à émouvoir l'hygiéniste qui n'a pas à prendre parti pour l'une ou pour l'autre. Quelles qu'en soient la coupe et la disposition, la vareuse, le caban et le pantalon plaisent aux hommes qui s'y trouvent à l'aise, dégagés, absolument libres dans tous leurs mouvements. Le pantalon de drap est remplacé pendant l'été et dans les pays chauds par le pantalon de toile. Mais après le coucher du soleil le pantalon de drap doit être repris. C'est là une excellente mesure, à laquelle les hommes se soustrayent trop souvent. Un grand nombre d'affections intestinales, de névralgies et de rhumatismes sont la conséquence de ces infractions à la règle, surtout dans les climats où la fraîcheur souvent très vive des nuits succède aux chaleurs accablantes de la journée. Nous appelons l'attention des médecins et des commandants sur l'utilité de tenir la main à ce que le pantalon de drap soit réellement porté le soir. L'habitude si fréquente des hommes de quart de dormir en plein air rend ce devoir plus impérieux encore.

La coiffure est suffisante depuis la suppression de l'affreux chapeau verni, pesant de 500 à 600 grammes, d'une rigidité qui ne lui permettait pas de s'adapter aux formes de la tête et lui avait valu le nom pittoresque de « chapeau de tôle ».

Le chapeau de paille vaut incontestablement mieux, si mal confectionné, si laid de formes qu'il soit souvent. Il se porte recouvert d'une coiffe blanche, et la protection qu'il offre contre le soleil en est augmentée. Les bords sont suffisamment larges. Nous ne lui reprochons qu'un petit excès de poids. Nous lui préférerions de beaucoup le béret en toile blanche de la marine autrichienne. Ce béret très léger, auquel s'adapte en outre un couvre-nuque, réunit toutes les conditions d'une bonne coiffure d'été. Comparativement aux autres modes de coiffure, il a été constaté qu'il abaisse la température de l'air entourant le cuir chevelu, de 2° 1/2 à 4°. Le bonnet de travail est la vraie coiffure de bord, la seule usitée en dehors des jours d'inspection ou de l'envoi à terre. Commode, chaude et suffisamment perméable, tenant bien à la tête, avec cela légère, c'est une des meilleures pièces de l'habillement du matelot. Il a pour elle une prédilection marquée et c'est justice, malgré la forme étrange que lui donne depuis quelques années la baleine ou ressort circulaire qui en étale le fond. Mais l'hygiène n'a pas à entrer dans ces considérations d'esthétique militaire. Ses préoccupations sont d'une autre nature. Ici elle n'a qu'à louer. Dans les pays chauds, cependant, le casque devrait être pour les matelots la seule coiffure admise toutes les fois que les hommes montent sur le pont ou sont employés à des travaux ou à des exercices extérieurs.

Les objets de toilette contenus dans le sac réglementaire consistent en deux serviettes de coton épais, un démêloir et une brosse à dents. Nous y voudrions voir ajouter une brosse à cheveux douce, plus utile que le démêloir pour des hommes dont les cheveux sont toujours coupés très ras. Nous voudrions surtout y voir ajouter des mouchoirs de poche. C'est là « une lacune qui, d'après Fonssagrives, ne saurait profiter à la distinction du matelot ». On se demande en vain quels motifs ont pu faire supprimer un objet dont le sac réglementaire était muni du temps de Rouppe. Espérons qu'il suffira de signaler une fois de plus, sans y insister, cet étrange desideratum.

Il nous reste à dire deux mots des vêtements imperméables, chapeaux, vareuse et pantalons cirés. Depuis 1872 il en a été accordé pour l'armement des trois grandes embarcations. C'est environ le dizième ou le douzième de l'équipage (50 cirés pour un équipage de 600 hommes). C'est beaucoup trop restreint et cette concession devrait être généralisée. Il arrive que des matelots, en prévision d'un passage au Cap-Horn, achètent eux-mêmes de ces vêtements ou en improvisent avec de vieilles toiles ou de vieux draps enduits de peinture noire (1). Ces artifices indiquent manifestement un besoin auquel il est urgent de satisfaire. Un autre vœu est à exprimer sur le même sujet. Les vêtements imperméables actuellement réglementaires sont lourds, durs, rigides, incommodes à ce point que les hommes répugnent parfois à les endosser. Or aujourd'hui la fabrication des tissus imperméables a fait des progrès très grands qui permettraient à la marine de remplacer les cirés actuels par des étoffes ayant conservé leur souplesse. L'augmentation du nombre de ces vêtements et leur amélioration offrent, au point de vue de la santé des équipages, un intérêt de premier ordre. Les officiers se munissent d'étoffes imperméabilisées qui leur rendent les plus grands services. Il est équitable de faire bénéficier les matelots des bienfaits résultant de l'usage de ces étoffes.

Avant de quitter cette étude du trousseau, nous voudrions indiquer quelques points spéciaux au costume des mécaniciens et de tout le personnel de la machine. Ces ouvriers sont exposés à deux dangers : d'une part excès de température et refroidissements consécutifs ; trauma-

FOURNIER, *Rapport sur la campagne de la* Flore. (Collection de Brest).

tismes de l'autre. On parerait au premier par l'adoption, pour cette catégorie de travailleurs, du gilet de flanelle que nous avons repoussé en principe pour le reste de l'équipage. Ce vêtement de corps ne serait endossé qu'au sortir des machines et des chambres de chauffe, après le lavage complet du corps aux robinets et sous les douches du lavabo. La flanelle se conserverait ainsi propre pendant plusieurs jours. Contre le second danger on a proposé l'adoption de la ceinture. Des essais ont été tentés il y a quelques années, puis le port de la ceinture a été abandonné. Les matelots la trouvaient gênante à cause de la boucle, qu'ils étaient obligés de ramener sur le côté pour se livrer à la plupart de leurs travaux. Pour les mécaniciens elle présentait l'avantage d'empêcher les vêtements de flotter et d'être saisis dans quelque engrenage, lorsque les hommes circulent dans des espaces souvent fort étroits entre toutes les pièces en mouvement. Mais ils ont tous adopté aujourd'hui la petite veste justaucorps en usage dans l'industrie. Mieux que la ceinture elle diminue les risques d'accident. C'est la tenue rationnelle de l'ouvrier dans la machine. Un certain nombre de ces vestes sont délivrées aux navires pour être cédées aux hommes. Souhaitons de voir généraliser et réglementer le port de ce vêtement de travail, en l'introduisant dans le sac du mécanicien où il remplacerait une ou deux des chemises de toile, dont l'usage est beaucoup plus restreint pour eux que pour le reste de l'équipage.

II. Hamacs et postes de couchage. — Le mode de couchage à bord des bâtiments est différent pour les officiers et les maîtres et pour le reste de l'équipage. Les premiers dorment dans des couchettes ou dans des lits, les seconds dans des hamacs. Enfin il existe un troisième système intermédiaire entre les deux autres, le cadre, réservé surtout aux malades et dont les officiers peuvent aussi bénéficier dans quelques cas, quand les dimensions de leurs chambres permettent d'y accrocher cette sorte de lit suspendu.

1° *Lits.* — Dans les chambres des officiers généraux et supérieurs, le mobilier comprend, entre autres meubles, un lit en bois d'acajou verni, de 1m 95 de longueur, sur 0m 80 ou 0m 90 de largeur. Le fond du lit est garni d'un cadre en bois, sur lequel est clouée une forte toile qu'un transfilage permet de tendre à volonté. Deux matelas, un oreiller et deux couvertures en constituent la garniture.

Les officiers couchent, suivant les aménagements du navire, dans des lits d'attache construits en même temps que la chambre, ou dans de petits lits en fer analogues à ceux qui servent au couchage des soldats dans les casernes. Dans l'un comme dans l'autre cas, la garniture du lit se compose également de deux matelas, d'un oreiller et de deux couvertures. Les maîtres, dont les chambres sont, de toutes, les plus exiguës, ont toujours un lit d'attache (1). Ces trois dispositions ont une valeur inégale

(1) Cette disposition permet de mieux utiliser l'espace, par suite de la possibilité d'aménager le dessous de la couchette comme une armoire avec étagères et portes à deux battants.

au point de vue du confortable et à celui de l'hygiène. Les lits des officiers supérieurs offrent évidemment la plus grande somme de bien-être et d'aisance, à cause de leurs dimensions en largeur très supérieures à celles des lits d'attache et surtout à celles des couchettes en fer.

Mais ces dernières constituent, à n'en pas douter, le système le plus hygiénique pour beaucoup de raisons. Elles tiennent moins de place et en laissent une plus grande pour le volume de l'air toujours trop réduit dans les chambres de bord ; l'air circule facilement au-dessous d'elles et tout autour ; le dormeur n'y est pas encaissé ; enfin elles réduisent au minimum les angles, coins et rainures où s'accumulent les poussières et les microbes, où se cachent et s'entassent les insectes de toute sorte, en particulier les punaises et les cancrelas. Leur nettoyage est facile et sûr en tout temps, leur désinfection peut être absolue. En augmentant de quelques centimètres leur largeur vraiment trop restreinte, elles réaliseraient les meilleures conditions qu'il soit possible de désirer pour le couchage des officiers. Leur encombrement est si minime qu'il serait facile de les accorder, même aux maîtres. Il y a là une réforme à accomplir sur laquelle nous appelons très vivement l'attention, d'autant que leur prix de revient est minime, et qu'elles ont une durée illimitée.

2° *Hamacs.* — Le hamac est un rectangle de toile à double enveloppe, entre lesquelles se glisse un mince matelas. Les deux petits côtés sont munis d'œillets où se fixent les extrémités libres d'une *araignée*, à peu près identique à celle que nous avons décrite pour les sacs. Ces araignées se terminent par deux anneaux de fer qui se fixent aux crochets suspenseurs dont sont garnis les barrots dans tous les postes de couchage. Le matelot s'enveloppe pour dormir dans une ou deux couvertures de laine, suivant la saison et le climat.

Ce mode de couchage présente des avantages considérables. Si peu confortable qu'il paraisse à première vue, on en acquiert vite l'habitude et, quand elle est prise, on s'y trouve aussi bien que dans un lit. A la mer, les hamacs suspendus par leurs deux extrémités oscillent ou plutôt semblent osciller. En réalité, c'est le navire qui oscille autour du hamac immobile dans le plan vertical. Ni le roulis ni le tangage n'y sont ressentis et, par les gros temps, c'est là pour les navigateurs novices et même pour les autres, un bénéfice très apprécié.

Mais il y a mieux. Les hamacs sont décrochés chaque matin au branlebas et portés dans les bastingages qu'on peut laisser découverts lorsque le temps est beau. Les postes de couchage restent donc complètement dégagés pendant toute la journée, et les objets de couchage sont aérés, ventilés, séchés, assainis. Cette pratique de l'ouverture des bastingages devrait être érigée en règle. Nous la considérons comme un des éléments essentiels de la salubrité d'un bâtiment, et son importance vaut bien qu'on

(1) Le Roy de Méricourt, *Arch. de méd.*, nov. 1890, tome XV.

passe par dessus le manque de correction apparent de cet étalage des hamacs, symétriquement rangés et pliés d'ailleurs, et dont l'ensemble n'offre rien d'offensant pour les yeux les plus susceptibles.

En outre, le hamac peut être fréquemment lavé, très facilement désinfecté s'il y a lieu, et au besoin jeté à la mer. Son peu de valeur vénale rend facile ce moyen certain de prophylaxie, le plus sûr de tous.

Le couchage du matelot ne laisse vraiment rien à désirer; sous tous les rapports il est parfait et les avantages qu'on en retire dans la marine seraient bien de nature, selon nous, à le faire adopter, même dans les casernes, pour les troupes de l'armée de terre. On ne tarderait point sans doute à s'en féliciter.

La situation relative du hamac une fois suspendu, varie un peu suivant la hauteur de l'étage. Sur les anciens bâtiments et sur les navires actuels de faible tonnage, le peu d'élévation des batteries et des faux-ponts oblige à disposer les crocs de suspension sur les faces latérales des barrots, très près du plafond, et les hommes se trouvent placés dans les couches d'air les plus élevées, les plus chaudes, les moins renouvelées de l'espace où ils couchent. C'est une condition défavorable à laquelle on a cherché à remédier par un système de suspension, imaginé et appliqué depuis une vingtaine d'années en Angleterre. Des tringles transversales, auxquelles s'accrochent les hamacs, sont supportées à une certaine distance au-dessous des barrots par des crochets mobiles autour de chevilles à œil fixées dans les barrots eux-mêmes. Pendant le jour, ces tringles sont maintenues relevées de manière à ne pas gêner la circulation. C'est un appareil à recommander. Sur les navires de combat actuels, où la hauteur des étages est beaucoup plus grande, il devient inutile. Les crochets de suspension descendent très au-dessous des cornières et, bien qu'ils soient fixes, ils restent encore assez élevés au-dessus des ponts pour que la circulation n'en soit aucunement gênée.

3° *Cadres.* — Le cadre est une caisse rectangulaire en toile, dont la forme est maintenue par un rectangle de bois assujetti dans le fond du cadre et par deux traverses, également en bois, fixées aux bords libres des deux petits côtés de l'appareil. C'est à ces deux traverses que s'attachent les *araignées* de suspension. La literie du cadre se compose d'un ou de deux matelas avec oreiller et couvertures. Il a tous les avantages du hamac, avec la supériorité d'un confortable beaucoup plus grand ; cependant il n'est qu'exceptionnellement employé à bord. Il faut rapprocher du cadre les lits du Dr Beaumanoir et celui du commandant Guépratte destinés aux malades. Aucun des deux modèles n'a été adopté dans la marine, mais c'est d'eux que découle celui actuellement en usage dans un grand nombre d'hôpitaux de bord et si avantageux qu'il faut réclamer, avec insistance, la généralisation de son emploi et sa substitution, sur tous les navires, aux couchettes d'attache trop fréquemment rencontrées encore dans nos infirmeries. Il mérite d'être rapidement décrit dans cette étude.

Il se compose d'un cadre en fer sur lequel repose un treillis métallique formé de bandes de tôle mince de 0m,03 de large. Deux bandes longitudinales et neuf bandes transversales forment ce treillis dont les mailles très larges ont 0m,15 de côté. C'est sur ce fond, non dépressible et doué d'une certaine élasticité, que reposent les matelas. Aux deux extrémités du cadre sont adoptées deux plaques de tôle fixées sur un encadrement de fer qui s'articule à charnière sur le fond du lit, de façon à pouvoir se rabattre sur lui quand il est vide. Cet encadrement se prolonge, au-dessus de la plaque, en forme de V renversé et sert de point de suspension au lit, en s'accrochant à des crochets à vis de pression, qu'on fixe sur des épontilles à la hauteur voulue. Deux tringles en fer dont les extrémités sont rabattues à angle droit relient ensemble les deux plaques qui forment la tête et le pied du lit. Elles assurent la rigidité de tout le système et maintiennent le matelas supérieur, au glissement duquel elles s'opposent. A la plaque de tête se trouve jointe une petite planchette horizontale percée de trous où l'on place le verre, les courtines de potions et le pot à tisane

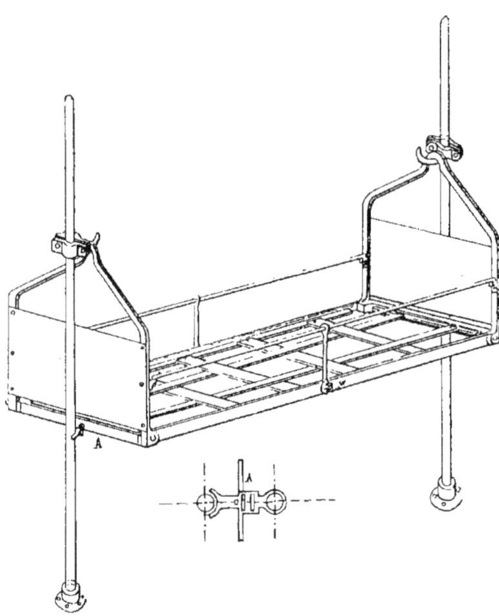

Fig. 50. — Suspendu pour infirmerie de bord.
A, plan de la targette de fixation aux épontilles. Pour ne pas nuire à la clarté du dessin, on n'a pas représenté la tablette destinée à recevoir le verre, le pot à tisane et les courtines à potion.

A la partie inférieure du cadre, du côté de la tête et du côté des pieds, on a disposé deux petites targettes dont le bout libre en forme de croissant embrasse la convexité de l'épontille et empêche toute oscillation du lit lorsque le navire n'est animé d'aucun mouvement gênant de roulis ou de tangage.

Il y a là un progrès réel sur les autres appareils destinés au couchage des malades. On a seulement abusé, peut-être, de la commodité que donne ce lit au point de vue de l'espace occupé. Les épontilles ont été très rapprochées, et c'est à peine si on peut se glisser de côté entre deux lits voisins. C'est une gêne très grande pour le service et, surtout, cela crée entre malades une véritable promiscuité où l'hygiène est loin de trouver son compte. Ce n'est pas à entasser un certain nombre de lits dans un espace restreint que consiste la donnée du problème qui se pose aux constructeurs de navires; c'est à trouver un espace où ce même nombre de lits puisse être contenu, sans encombrement, sans danger ni ennui pour les hommes que des maladies ou des blessures condamneront à y être couchés. Pour ne citer qu'un exemple de la tendance dont nous signalons ici le côté fâcheux, l'hôpital du *Hoche*, qu'on admire beaucoup et non sans raison, pour sa situation choisie, son aération et son éclairage parfaits, a le défaut de pouvoir contenir 28 lits du système qui vient d'être décrit. Ils sont disposés sur deux plans de 14 lits chacun. Encore que le plan supérieur ne soit jamais monté et qu'il ne doive servir que dans des circonstances exceptionnelles, il n'en reste pas moins 14 lits sur un espace superficiel de 60 mètres carrés environ. Il en faut même déduire la place occupée par deux bans à dossier, par deux grands fauteuils de malades, par la table de l'appareil à pansement, etc. Il est facile de juger que la présence d'une douzaine d'hommes à l'infirmerie devient presque voisine de l'encombrement.

4° *Postes de couchage.* — Aucune question n'intéresse plus vivement l'hygiène navale, aucune ne présente plus d'importance parce qu'aucun facteur, peut-être, n'exerce sur la santé une influence plus prépondérante. Et cependant c'est le point sur lequel l'action du médecin a le moins de prise, si tant est qu'elle en ait une. Si regrettable que ce soit, il est bien malaisé d'y remédier. Cela tient au rapport trop faible entre le nombre des hommes à loger et les dimensions du bâtiment. Ce rapport est pour ainsi dire impossible à modifier, au moins dans l'état actuel de la marine. On peut espérer que les progrès de l'architecture navale et de l'armement permettront de l'augmenter et, on a vu plus haut à propos du cubage, que la situation est meilleure sur nos cuirassés que sur les anciens vaisseaux. Mais cette amélioration est si faible, si éloignée de ce qu'il faudrait qu'elle fût !

Non seulement l'exiguité de l'espace disponible mais encore des raisons de service, l'arrangement des rôles, la distribution des numéros de série sont autant d'obstacles, moins sérieux que le premier il est vrai, à des modifications dans l'assignation des postes de couchage. Lors de la construction et du premier armement d'un navire, des crochets de hamac sont placés partout où la chose est possible, à une distance les uns des autres que détermine le règlement. Cette distance est de 0^{m},65 transversalement, c'est-à-dire entre chaque homme. Ainsi pour un carré superficiel donné il y a tant d'hommes couchés. Cette proportion du nombre à la surface est la seule base employée à la fixation de l'effectif de chaque poste de couchage. Il est profondément désavantageux qu'il en soit ainsi. Les divers étages d'un navire, les diverses régions d'un même étage sont trop inégalement partagées sous le rapport de la température et de la ventilation, pour qu'on puisse les considérer toutes comme équivalentes pour le repos de la nuit.

La question du cube individuel à laquelle nous avons reconnu quelque valeur doit même être ici reléguée au second plan. Une considération prime toutes les autres, quand il s'agit du séjour prolongé d'un certain nombre d'hommes dans un compartiment plus ou moins restreint, c'est celle de la quantité d'air qui peut circuler dans le compartiment pendant le temps qu'ils y séjournent. Il est malheureusement presque impossible de l'apprécier avec une précision satisfaisante. Toutefois la disposition des locaux, l'étude de leurs voies d'aération permettent de s'en faire une idée approchée. On pourrait même, en y ajoutant des recherches relatives à la température et surtout à l'hygrométrie, réunir des éléments déjà très sérieux d'appréciation. La température et le degré d'humidité d'un espace donné peuvent en effet être considérés comme fonctions de sa ventilation (1). Des études de ce genre faites lors d'un premier armement amèneraient à rectifier la distribution des postes, et, bientôt sans doute, il serait possible d'en dégager des principes bien assis qui serviraient de guide aux ingénieurs et les conduiraient à une meilleure répartition des espaces où doivent coucher les diverses fractions de l'équipage.

Il existe une autre méthode, basée sur l'observation et l'expérience, qui consiste à tenir compte de la morbidité présentée par les hommes suivant le point du navire où ils couchent. Il faut pour cela noter soigneusement, devant le nom de chacun des matelots qui se présentent à la visite du matin, l'endroit précis où est suspendu leur hamac. Une abréviation rapidement écrite suffit à cette indication : B AV, batterie avant ; B AR, batterie arrière ; P P M, pont principal milieu ; P B, poste des blessés, etc.... Ces renseignements ne sont utiles qu'en ce qui concerne les affections se rattachant au cadre de la clinique interne et quelques maladies tenant à un état général défectueux comme la furonculose, certains engorgements ganglionnaires, etc.... L'un de nous a fait de semblables recherches sur un des plus nouveaux cuirassés en service, et la valeur hygiénique des différents postes de couchage en est ressortie avec une netteté frappante.

Il résulte de cette statistique, pour le navire auquel nous faisons allusion ici, que la salubrité est en raison directe de la hauteur de l'étage au-dessus de la carlingue. La batterie est très saine ; les seules affections qui en chargent un peu la morbidité sont des inflammations aigües des voies

(1) Cette proposition est vraie en général. Elle souffre toutefois de nombreuses exceptions. Au voisinage de certains foyers de calorique (chaudières, cheminées, tuyaux de vapeur, bouilleurs, etc.), la température des compartiments adjacents peut se maintenir très élevée, et l'air rester très humide, malgré une aération satisfaisante Mais ces exceptions n'enlèvent rien à la valeur de la règle et elles sont très vites reconnues. D'ailleurs un pareil excès de température et d'humidité devient par lui-même, et malgré la meilleure aération, un vice rédhibitoire à l'installation de postes de couchage dans les locaux qui y seraient soumis. Cela seul suffirait à condamner tous les postes de couchage situés au-dessous du pont cuirassé.

respiratoires, bronchites et angines, développées presque toutes dans la batterie arrière où la présence des coupées détermine des courants d'air fréquents et très intenses. La batterie avant est presque indemne de maladies, elles y sont avec celles de l'arrière dans la proportion de 1 à 4. Le pont principal, bien qu'il présente très peu de ces affections aigües, bien que le nombre des hommes qui y dorment soit beaucoup moins élevé que dans la batterie (216 h. au lieu de 340 h.), et que chacun d'eux y dispose d'un cube individuel presque double (7 mètres cubes au lieu de 4^m), a une morbidité proportionnellement plus élevée et où on relève surtout des affections rhumatismales, des furoncles, des embarras gastriques, des engorgements ganglionnaires. Il ne s'agit sans doute ici que d'une statistique isolée, faite pour un seul navire et pendant quelques mois seulement, mais elle n'en est pas moins une confirmation évidente des principes que nous énoncions plus haut. Elle l'est d'autant plus que si l'on considère les diverses régions du pont principal on voit que c'est la partie arrière, de beaucoup la moins aérée, qui fournit le plus de malades, un peu plus à elle seule que les deux tiers antérieurs ensemble et cela malgré le moindre encombrement de l'arrière. Quelle que soit la minutie un peu fastidieuse de ce genre de recherches, nous n'hésitons pas à les recommander vivement au zèle et au dévouement toujours infatigables de nos camarades de la marine. Les limites qui nous sont tracées ne nous permettent pas de développer davantage ces considérations générales, malgré leur grand intérêt. Nous devons nous borner maintenant à l'indication rapide de quelques préceptes, de quelques conseils pratiques dont l'observance atténuera dans la mesure du possible les inconvénients inhérents aux différents postes de couchage.

Un des premiers soins à prendre c'est de veiller à ce qu'aucun des orifices aératoires des ponts, et en particulier les panneaux à caillebotis, ne soient obstrués, en tout ou en partie, par la présence de ces mille objets qu'on rencontre partout à bord : un prélart, un capot, des glènes de filin, quelque baille, un établi, etc., etc. Lorsqu'il pleut, on est dans la nécessité de recouvrir ces orifices avec les toiles affectées à cet usage. Mais il ne faut rien exagérer. Beaucoup de petites pluies, de courte durée, n'exigent pas qu'on prenne tant de précaution et la pénétration de quelques gouttelettes d'eau, à travers les panneaux, a moins d'inconvénients que l'atteinte portée à la régularité de la ventilation. Ces mêmes étages qu'on protège avec un zèle si jaloux contre l'invasion d'un peu d'eau douce seront, quelques heures plus tard, inondés d'eau de mer sous prétexte de lavage. D'ailleurs, même devant des pluies longues et abondantes (deux choses qui s'excluent en général), il vaudra toujours mieux, toutes les fois que les circonstances de la navigation ne s'y opposeront pas formellement, mettre en place les tauds et laisser les panneaux découverts. La protection contre l'eau du ciel en sera tout aussi assurée et l'aération n'en souffrira point. Il y a vraiment lieu de réagir contre l'extrême facilité qu'on apporte à la mise en place des capots. On doit être bien persuadé que c'est au très grand détriment de l'arrivée d'air frais dans les fonds et que cette mesure, en apparence inoffensive, entraîne au contraire avec elle des inconvénients réels.

Mais autant il faut être soucieux d'assurer en tous temps la meilleure ventilation des postes de couchage, autant il faut redouter l'établissement de courants d'air rapides, nuisibles à ceux qui se trouvent sur leur chemin et inutiles à tous les autres, car la veine fluide qu'ils créent entre deux orifices malencontreusement disposés reste indépendante du reste de la masse d'air. On a vu plus haut à quel point de pareilles conditions peuvent multiplier sur un navire les cas d'affections aiguës de la gorge, de la poitrine ou du tube digestif. Il y a là encore une précaution trop généralement considérée comme négligeable. Les moyens ne manquent pas de se mettre à l'abri d'un pareil danger. Rien n'est plus simple que de faire confectionner des rideaux en toile épaisse ou même en fourrure (1), qui isolent, à la manière de paravents, les hommes couchés contre l'action funeste de ces courants d'air. Il n'est pas indifférent non plus, dans certaines circonstances de saison et d'atmosphère, de garnir de rideaux de toile l'entourage des panneaux. Fixées aux orifices supérieurs des panneaux, ces bandes de toile descendent jusqu'à mi-hauteur de l'étage où elles sont placées, de façon à ce que leur bord libre soit au niveau du fond des hamacs. Cette disposition a deux avantages : elle garantit les hommes qui couchent à proximité des panneaux contre les douches d'air qui descendent par là avec une violence parfois très grande ; elle améliore l'aération des étages inférieurs en ébauchant une espèce de canalisation par où l'air est plus sûrement et plus abondamment amené vers les fonds du bâtiment. Nous voudrions qu'au lieu de s'en remettre aux médecins-majors et aux commandants du soin d'installer à faux frais ces toiles, on les fit confectionner d'avance dans les ports d'armement, au même titre que les capots, dont l'utilité n'est pas plus grande.

Lorsque la température est trop élevée, la brise très faible, on est parfois obligé d'ouvrir les sabords des batteries qui, réglementairement, sont fermés tous les soirs au branle-bas. Quand ce cas se présente (et il n'est pas rare, même dans nos climats), on doit avoir soin de n'ouvrir jamais à la fois deux sabords se correspondant directement. Des deux côtés du bâtiment ce sont les sabords de numéro différent qui doivent être ouverts, de façon que la colonne d'air à laquelle ils donnent passage traverse obliquement l'étage, brisée par cent obstacles et avec une vitesse très ralentie.

Nous avons vu que la literie du matelot est simple. Elle se compose d'une couverture de laine en été ; on ajoute, pour l'hiver, une seconde

(1) Toile de qualité moins solide que la toile à voile.

couverture. On a parfois de la tendance à ne délivrer aux hommes cette seconde couverture que quand la mauvaise saison est franchement établie et le froid devenu vif et constant. La sollicitude des capitaines est en cela entachée d'une erreur qui consiste à croire que les hommes munis trop tôt de leur seconde couverture seront devenus plus sensibles au froid et y résisteront moins bien quand l'hiver sera plus avancé.

Or les premières intempéries de l'automne sont souvent les plus dangereuses, par la brusquerie de leur apparition et l'état de l'organisme encore habitué à l'égalité et à la douceur de la saison précédente. Ces premières attaques ne doivent point trouver les hommes démunis des moyens d'y résister. Si parfois encore à cette période de l'année de beaux jours reparaissent et que le thermomètre vienne à remonter, les matelots n'auront pas besoin qu'on leur conseille de mettre un moment de côté le surcroît de leur literie ; ils se réduiront d'eux-mêmes à ce qui leur est strictement nécessaire.

Il est difficile de préciser l'époque où la délivrance de la couverture supplémentaire doit avoir lieu. C'est au médecin-major à saisir les indices de l'opportunité de la mesure et, sans attendre l'apparition des premiers cas saisonniers d'affections des voies respiratoires, de se renseigner près de l'équipage. Les appréciations ainsi recueillies sont toujours sincères. Elles peuvent varier suivant l'étage du bâtiment, ou les diverses régions d'un même étage. Il serait facile de fractionner la distribution de la deuxième couverture, au fur et à mesure des besoins de tel ou tel groupe, des conditions hygiéniques de tel ou tel poste de couchage.

Nous ne quitterons pas ce chapitre sans renouveler le vœu si fréquemment émis et dont la réalisation est loin de nous paraître impossible, par lequel on a demandé que des draps fussent ajoutés à la literie du hamac. Il est inutile de faire remarquer ce que gagneraient à une pareille mesure, la propreté du hamac, celle du bâtiment tout entier, et le bien être des matelots. Le service même du bord en serait simplifié parce qu'il deviendrait possible de laver moins fréquemment les hamacs, tout en ayant la certitude de les avoir beaucoup plus propres.

III. **Propreté personnelle.** — Depuis quelques années la propreté du corps semble entrer de plus en plus dans les habitudes du matelot et lui devenir un besoin. A peine sur un nombreux équipage peut-on compter, à titre de rares exceptions, quelques hommes dont des prescriptions formelles de service et une surveillance spéciale assurent seules l'entretien dans un état convenable de propreté. En réalité, le bon vouloir fait moins défaut aux hommes sous ce rapport que les moyens mis à leur disposition.

Les ablutions se pratiquent d'une façon convenable, mais il manque à bord le moyen de baigner et de doucher l'équipage qui retirerait un si grand profit de ces pratiques.

Les ablutions ont lieu chaque matin entre le premier déjeuner et le lavage du bâtiment. Pour cela, des bailles sont disposées de place en place, sur le pont et dans la batterie; on y verse une quantité d'eau douce déterminée par le nombre d'hommes groupés à chaque baille. Là, nus jusqu'à la ceinture pour la plupart, quelques uns conservant sur le tronc le gilet de coton rayé, les hommes se savonnent, se frottent, se lavent, n'ayant pour se frictionner et s'arroser que la paume de leurs mains et ce qu'il y peut tenir de liquide. Ils s'essuient parfois avec l'unique serviette contenue dans leur sac. Si primitif que soit encore ce mode de lavage, il réalise déjà un progrès considérable sur l'époque où ces ablutions se faisaient à l'eau de mer; et ce temps là est presque d'hier. Même aujourd'hui, sur des navires effectuant de très longues traversées, et naviguant à la voile, on est obligé de recourir à cette déplorable ressource. Mais sur les bâtiments à vapeur de guerre ou de commerce, il ne serait plus permis de commettre un tel anachronisme. Non seulement l'eau douce nettoie mieux, dissout plus facilement le savon, mais elle n'exerce pas sur la peau l'action irritante de l'eau de mer. Les hommes négligent souvent de s'essuyer après le lavage, ou ils s'essuient mal, insuffisamment. Dans ce cas l'évaporation laisse déposer, à la surface du corps, de petits cristaux de sel dont la présence constante peut être la cause, au moins prédisposante, de plusieurs affections cutanées, tels que furoncles, acné, lichens, etc... Du reste, cela ne fait plus question de nos jours, le principe du lavage corporel à l'eau douce est admis, il y est donné satisfaction partout où ce n'est pas impossible. C'est une conquête définitive de l'hygiène; elle n'a plus à lutter que pour des concessions de détail.

Deux de ces concessions ne sont pas sans importance : l'une d'elles est relative à la quantité d'eau douce mise à la disposition des hommes; l'autre à la promiscuité fâcheuse du nettoyage en commun. Les chiffres suivants représentent la bonne moyenne de ce qui existe actuellement.

Sur un grand navire de combat, cuirassé d'escadre, de près de 700 hommes d'équipage, plus de 50 personnes (officiers, aspirants et maîtres), ont leurs toilettes particulières dans leurs chambres et ne sont pas rationnés d'eau. Ils en ont autant qu'il leur en faut. Il reste à peu près 600 matelots, quartiers-maîtres et seconds maîtres, sur lesquels le personnel de la machine, comprenant 120 hommes environ, jouit d'un confortable un peu moins restreint. Nous nous en occuperons dans un instant.

Les 450 ou 480 hommes restants se lavent comme nous l'avons dit. A cet effet, 14 ou 15 bailles sont disposées et 500 litres d'eau distribués entre ces 15 récipients. Cela fait environ un litre par homme, et 32 hommes par baille. Cet état de choses est évidemment défectueux. Un litre d'eau peut bien suffire pour chacun, mais à la condition que ce litre soit personnel. Dès qu'il y a mise en commun des souillures de plusieurs corps, leur degré de dilution dans le mélange est tel qu'il peut se créer facilement un danger de contagion, sans parler de la répugnance que peut en éprouver la délicatesse la moins raffinée. Cette manière de faire doit disparaître de partout le plus promptement possible. Mais comment et par quoi la remplacer?

Déjà, en escadre, sur un certain nombre de bâtiments, on a installé (dans des proportions insuffisantes, il est vrai), des lavabos qui constituent un progrès considérable. Ce n'est encore qu'un essai, il mérite d'être encouragé, développé, généralisé à tous les navires. Que l'aspect d'un coin de batterie y perde en élégance et en correction, c'est là un inconvénient peu grave au regard des avantages très sérieux de l'installation des lavabos. Vingt-cinq robinets de chaque bord permettraient à 50 hommes de se laver à la fois. En accordant trois minutes pour ces ablutions au robinet, les 450 hommes sur lesquels portent tous ces calculs, seraient tous lavés en une demi-heure. Ce n'est pas trop demander.

Les mécaniciens et tout le personnel de la machine jouissent depuis longtemps déjà de l'usage de lavabos, commodément installés, à proximité de la machine. Vingt ou vingt-cinq robinets s'ouvrent au-dessus d'auges profondes qui conduisent l'eau salée dans des caisses d'où elle est rejetée à la mer par des éjecteurs. Le plancher du lavabo est formé d'un caillebotis en fer qui forme la paroi supérieure des caisses, ce qui permet d'avoir au plafond (1) quelques pommes d'arrosoir (six ou huit), pour les douches.

C'est parfait, ou pour mieux dire, presque parfait. Le local affecté à la toilette des mécaniciens devrait être plus vaste, les robinets et surtout les appareils à douches plus nombreux. Nous n'aurions pas réclamé un agrandissement de ces lavabos, s'il ne nous avait été donné d'entendre un des officiers généraux les plus éminents de la marine, s'étonner de l'espace perdu, inutilisé, sur ces énormes machines flottantes de 10.000 à 11.000 tonnes. C'est un peu de cette place inoccupée que nous demandons, pour l'amélioration des soins de propreté dont l'importance est capitale.

Il est un autre desideratum. La quantité d'eau accordée est trop faible : 600 litres par jour pour 120 hommes. A première vue, ce chiffre de cinq litres par tête paraît largement suffisant. Mais il faut avoir vu dans quel état de sueur et de malpropreté ces gens sortent de leurs chaufferies et de leurs soutes, quel magma la poussière de charbon, l'huile et la transpiration ont accumulé sur leurs membres! On ne songe plus alors à s'étonner que cette quantité soit jugée au-dessous des besoins. Pour tout ce qui concerne cette question primordiale de l'eau douce employée à la toilette, l'hygiène peut, sans remords, se montrer exigeante. On n'a plus à ménager parcimonieusement un liquide dont on craignait toujours de

(1) Les termes plancher et plafond n'ont rien de maritime. Nous les employons ici par nécessité ; leurs équivalents n'existent pas dans la nomenclature navale.

manquer jadis. Aujourd'hui les navires fabriquent leur eau en quantité aussi considérable qu'ils le veulent. Un cuirassé de 600 hommes d'effectif peut très facilement faire 8 à 10 tonneaux d'eau douce par 24 heures. L'argument de la pénurie de liquide n'est donc plus de mise. Resterait-il l'objection du prix? Une tonne de charbon fait 6 à 7 tonnes d'eau. En comptant qu'il vaille en moyenne 30 francs, ce qui est un prix très fort, le tonneau d'eau distillée reviendrait entre 4 fr. 50 et 5 fr. On en donnerait un de plus à l'équipage pour sa propreté corporelle, sans aggraver sensiblement les charges du budget.

Si nous avons toujours pris comme exemple les cuirassés dans le cours de ce paragraphe, c'est qu'à cause de leur effectif élevé ils offrent le maximum de difficultés pour l'organisation très large de ce service. Ce qui est possible sur ces forteresses flottantes l'est, à fortiori, sur les autres types de bâtiments de guerre et, plus encore, sur les paquebots. Ajoutons que sur beaucoup de navires on a fait construire à proximité du lavabo et dans ce local même, lorsque cela a été possible, de petites cases destinées à recevoir les vêtements de travail des mécaniciens (pantalon et veste bleus) en dehors de leurs heures de présence dans la machine ou devant les feux. Ils les quittent avant de se laver et mettent ensuite leurs habits propres. C'est une heureuse innovation dont les conséquences sautent aux yeux.

S'il est aisé de modifier le mode de lavage des matelots, en substituant l'usage du robinet de fontaine à celui des bailles, il est loin d'être aussi simple d'organiser à bord un service de bains. Dans les pays chauds pendant toute l'année, et pendant l'été de nos climats, les bains de mer ou de rivière satisfont sans frais et à merveille au besoin d'un nettoyage plus complet que les ablutions seules ne le permettent. Là on use largement de ces bains et, chaque jour, autant que les conditions atmosphériques ne s'y opposent pas, les deux bordées de l'équipage se baignent alternativement, soit qu'on les conduise à la plage, soit qu'elles se mettent à l'eau le long du bord, où une voile immergée à un mètre de profondeur environ fournit un lieu de repos aux nageurs fatigués ou inexpérimentés. Elle est même censée offrir à ceux qui ne savent pas nager, un asile de toute sécurité. Il ne faudrait se faire aucune illusion à cet égard. Les matelots qui ne nagent pas n'ont dans ce fond de bain qu'une confiance très limitée et s'abstiennent de s'y risquer. Ceux-là sont dans la proportion de 15 à 20 pour 100 de l'effectif. Il y a donc un sixième de l'équipage qui ne se baigne jamais. Les nageurs eux-mêmes ne sont pas contraints de se mettre à l'eau. C'est seulement une autorisation qui leur est donnée. Ils en profitent largement, avec une joie d'enfants et c'est là, en dehors de la valeur hygiénique du bain de mer, un des délassements préférés des matelots.

Malheureusement, dans les mers d'Europe où naviguent plus de la moitié des effectifs, il y a de longs mois de rigoureuse saison pendant lesquels les bains sont nécessairement suspendus. Sous d'autres climats même, pendant les grandes traversées qui durent des semaines sinon des mois, les équipages sont encore privés de cette ressource. L'organisation de bains complets à bord des navires reste un besoin dont il est utile de déterminer l'urgence et de discuter l'application.

Nous n'hésitons pas à abandonner d'emblée l'idée de concéder aux matelots, sur les navires, des bains de baignoire à l'eau douce chaude, quel que soit le procédé qu'on puisse proposer pour chauffer ces bains. On ne peut pas demander l'impossible ; c'est compromettre le succès des revendications les plus modérées. Les arguments à l'aide desquels on a soutenu la nécessité de cette innovation n'ont rien perdu de leur valeur ; mais la possibilité de la réaliser n'est rien moins que démontrée et des tentatives isolées, comme celle de l'amiral Moullac, ne prouvent rien à ce sujet. Baigner les 600 hommes d'un cuirassé, à raison seulement d'un bain par homme et par mois, c'est-à-dire donner vingt bains chauds par jour à bord d'un bâtiment, c'est une impossibilité, très regrettable si l'on veut, mais à peu près absolue. Il faut, en hygiène, se garder de toute exagération. Ses conseils, ses prescriptions et au besoin ses exigences ne sont écoutés, suivis et acceptés qu'à cette condition.

Donc nous repoussons franchement la création d'« établissements de bains » à bord parce qu'elle n'est pas pratique, parce qu'elle n'est pas réalisable, parce qu'elle sera indéfiniment refusée (1). Mais il est d'autres moyens non moins efficaces dont l'application a le mérite d'une très grande simplicité : ce sont les douches. Il n'est pas rare qu'à la mer les capitaines fassent doucher l'équipage avec une pompe à incendie. Ces douches, utilisées seulement comme affusions rafraîchissantes, sont données à l'eau salée. Elles ne remplissent pas le but du bain de propreté. Nous ne les signalons que pour mémoire. On ne peut songer à les donner à l'eau douce, à cause de la très mauvaise utilisation du liquide par ce procédé. La dépense d'eau douce serait hors de toute proportion avec le résultat obtenu.

Mais rien ne serait plus simple, plus économique que de disposer, à bord, des appareils à douche dans le genre de ceux qui sont employés dans un très grand nombre de régiments de l'armée de terre. La facilité avec laquelle on peut obtenir de l'eau chaude, en faisant courir un serpentin de vapeur dans le récipient contenant la quantité de liquide voulue, simplifie encore l'installation.

Un médecin-major de l'armée, le Dr Maréchal a publié (2) la description

(1) Cela est tellement vrai qu'il a été impossible encore d'obtenir que l'unique baignoire concédée aux infirmeries des grands bâtiments soit munie d'un appareil de chauffage à la vapeur. Deux ou trois cuirassés, et non des plus récents, en ont été dotés à titre d'exception. Mais on s'est arrêté dans cette voie et des types plus nouveaux en sont privés. Non seulement leur baignoire ne se se chauffe pas, mais elle n'est alimentée qu'à l'eau de mer !

(2) *La propreté corporelle du soldat dans l'armée française* (Journal la *Nature*, 11 juin 1892). La figure 49 est empruntée à ce travail.

d'un appareil qui fonctionne dans quelques corps de troupes et dont les équipages se trouveraient admirablement. Un réservoir dont l'eau est chauffée par une chaudière thermo-siphon (elle le serait à bord par la vapeur) distribue le liquide dans un tube en U sur les branches duquel sont fixées des pommes d'arrosoir. La durée de la douche est de une minute et demie et la quantité d'eau employée est de trois litres par homme. Voici comment on procède. Le robinet est ouvert pendant une demi minute. Son débit est calculé pour l'écoulement d'un litre et demi pendant ces 30 secondes. Il est ensuite fermé pendant le même temps. Cette première minute est employée, par l'homme qu'on douche, au savonnage rapide du corps. Pendant une autre demi minute le robinet est ouvert une seconde fois. Un litre et demi s'écoule encore et suffit au rinçage. « Lorsqu'on ne s'en est pas rendu compte personnellement, dit le Dr Maréchal, on a peine à croire que ce laps de temps et cette quantité d'eau soient suffisants pour laver convenablement une personne. Il en est cependant ainsi, à la condition que les hommes se savonnent sans retard et que ces trois litres soient bien divisés et ne s'écoulent pas tout d'un coup. » Avec huit pommes d'aspersion on lave 80 hommes en 25 minutes, dont dix sont consacrées aux allées et venues et à l'habillement. Deux compagnies peuvent être lavées chaque jour sans aucune gêne pour le service. Sur un régiment de 14 compagnies tous les hommes ont donc été douchés une fois par semaine.

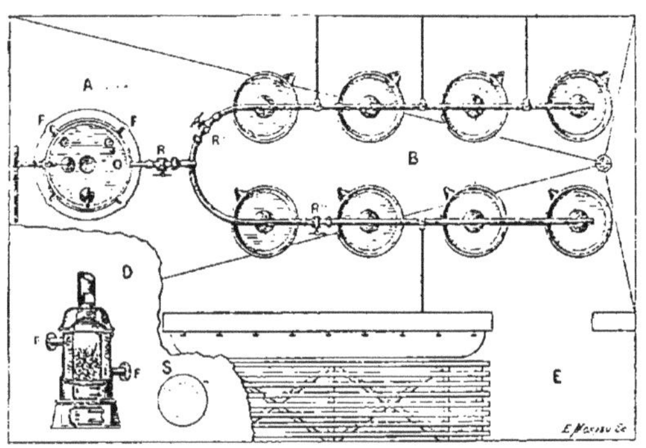

Fig. 51. — Plan de l'appareil à douches utilisé par les régiments.

A, thermosiphon ; — B, tube en U portant huit pommes d'arrosoir placées au-dessus des bassins — E, salle d'habillage ; — D, coupe du thermosiphon.

Voilà l'appareil qu'il est possible d'avoir à bord. Il réunit toutes les conditions. Aucune objection ne peut être faite à son adoption, et si Fonssagrives, l'ardent et convaincu promoteur de la concession de bains chauds à l'équipage, pouvait revoir les pages qu'il y a consacrées, il est bien probable qu'il se rallierait de grand cœur à ce mode de réalisation de son rêve.

Ce qui ne peut se faire pour tout un équipage devient aisé pour un état-major. Aussi ne peut-on que déplorer le manque d'une ou deux baignoires avec chauffage à la vapeur. Elles offriraient aux officiers, pendant les traversées, des ressources que l'emploi presque général du

« tub » et des affusions froides ne rend pas inutiles, ne fût-ce qu'à titre d'agent de sédation et de détente.

La culture corporelle n'est pas suffisamment assurée par les ablutions, ni même par les bains. Les soins de la bouche et l'entretien des cheveux et de la barbe en sont le complément nécessaire.

Dans la marine, les cheveux doivent être coupés très courts, comme dans l'armée. C'est le meilleur moyen d'être certain de la propreté du cuir chevelu. L'eau des ablutions l'atteint alors très facilement, le débarrasse sans peine des poussières de toute nature qui s'y déposent. Il n'y a pas de meilleur parti à prendre pour la chevelure du matelot. Chaque compagnie, à bord des bâtiments et dans les dépôts des arsenaux maritimes, possède un ou plusieurs barbiers, auxquels on accorde une allocation spéciale pour l'exercice de leur profession. Tous les samedis, les hommes dont les cheveux dépassent la longueur voulue, confient leur tête au ciseau. Cette opération, se répétant sur un grand nombre de chevelures avec les mêmes instruments, pourrait ne pas être toujours sans inconvénient et devenir accidentellement une cause de propagation des nombreuses affections contagieuses du cuir chevelu. Mais elles se traduisent par des signes si évidents et empreints d'un tel caractère de répugnance, que le barbier le moins expérimenté n'exposerait pas ses instruments à ces souillures (à supposer qu'elles eussent échappé déjà aux regards des médecins chargés des inspections sanitaires, ou même aux officiers préposés aux différents détails). Seule peut-être la pelade offrirait un danger réel à cet égard parce que son diagnostic est difficile, demande du soin et de l'expérience. A côté des multiples cicatrices de la tête qui la simulent si souvent, elle peut à son tour, prise pour l'une d'entre elles, passer inaperçue. Cependant nous ne connaissons, pas jusqu'à présent, de cas où la pelade ait été propagée, à bord, par les instruments du barbier.

Cela tient, sans doute, à son extrême rareté dans le milieu maritime et aussi à ce que les conditions de la contagion sont trop complexes pour être réalisées par le simple contact d'un ciseau suspect avec un cheveu sain. Quoi qu'il en soit, la possibilité d'un contage suffit à créer l'obligation de le prévenir. Toute désinfection compliquée, lente, difficile, devant être d'abord écartée, ne suffirait-il pas d'exiger que chaque barbier se servit alternativement de deux paires de ciseaux, dont l'une serait plongée dans un vase contenant une solution phéniquée à 5 p. 100 pendant que l'autre serait employée. Pour assurer le contact entre la solution désinfectante et toutes les parties de la lame de l'instrument, la solution serait à une température de 40° à 50°, suffisante à détacher du métal les particules grasses qui y adhéreraient et à donner toute garantie de propreté et d'asepsie.

La question de la barbe est de celles qui ont le privilège inexpliqué de soulever des querelles, de provoquer des contradictions, et de faire naître, à intervalles presque périodiques, des mesures alternativement libérales ou draconiennes. Il est probable cependant que l'ère de ces fluctuations est définitivement close en faveur de la liberté de la barbe et il faut le souhaiter grandement, même et surtout au point de vue de l'hygiène. Sans renouveler ici l'argument facile et suranné des causes finales, on est obligé de reconnaître que le développement du système pileux du visage a une influence favorable sur la conservation des dents, et sur l'aptitude plus ou moins grande qu'on peut avoir à contracter certaines affections aiguës de la gorge et des premières voies respiratoires. Combien de gens ont vu disparaître des névralgies dentaires, combien ont perdu une déplorable facilité à prendre des rhumes ou des angines pour avoir tout simplement laissé repousser sur leurs lèvres et sous leur menton la barbe protectrice.

Nous disions tout à l'heure que la coupe des cheveux ne paraissait pas offrir des conditions parfaites de transmission des parasites du cuir chevelu. Il est loin d'en être de même de l'action du rasoir, dont le tranchant est en contact immédiat, intime et répété avec la peau du visage dont il racle et éraille l'épiderme, dont il violente les pores et les orifices des bulbes pileux. Aussi les affections cutanées de la lèvre supérieure et du menton étaient-elles fréquentes jadis. Elles sont exceptionnelles aujourd'hui. Nous ne parlons pas de la difficulté et, jusqu'à un certain point, des petits dangers que peut offrir l'usage du rasoir à la mer. Et d'ailleurs nous le répétons, c'est sans doute bien fini de ces proscriptions pénibles. On porte désormais la barbe non pas tout à fait à sa guise, mais avec une latitude très suffisante dans le choix de la coupe : toute la barbe ; pas de barbe du tout ; les favoris seuls, ou les favoris et le collier.

S'il était dur d'imposer l'obligation du rasoir, il ne peut être que sage et prudent de s'opposer aux fantaisies qui pousseraient les hommes à reporter, sur la longueur du poil, la variété très limitée qui leur est accordée quant à sa disposition. La propreté exige impérieusement que la barbe ne dépasse pas quelques centimètres.

Il nous reste à parler des soins de la bouche. Peu de détails d'hygiène ont été, dans la marine, l'objet de préoccupations aussi constantes, de mesures aussi nombreuses. L'importance de la question justifie ce zèle, mais le résultat est d'une insuffisance qui équivaut presque à un insuccès.

Voici ce qui existe aujourd'hui. Chaque homme possède une brosse à dents et il est fait régulièrement à l'équipage des distributions de poudre dentifrice (1). La brosse, toujours neuve, est fièrement plantée debout entre deux vêtements, aux jours d'inspection des sacs, montrant ses poils

(1) La poudre dentifrice en usage à bord des bâtiments de la flotte est un mélange à parties égales de poudres de charbon et de quinquina. Une dépêche ministérielle du 11 janvier 1891 a prescrit de mettre à l'essai une nouvelle poudre composée de : craie lavée 60, chlorate de potasse porphyrisé 10, acide borique 10. Les essais n'ont encore donné lieu à aucune décision définitive au sujet de cette poudre.

qu'aucun contact n'a salis (quelques-unes cependant ont servi à marquer le linge à l'encre de chine). La poudre, quand elle est employée, est frottée sur les dents avec le doigt. Cela doit avoir lieu les jours où les hommes sont soumis à l'inspection de santé, c'est-à-dire une fois par semaine. Il est certain qu'on trouve rarement, pendant ces inspections, des bouches aux dents malpropres. On se contente de ce nettoyage superficiel et intermittent parcequ'il est impossible d'exiger plus ; mais pour qui veut ne se payer ni de mots ni d'apparences, il est tout à fait insuffisant ; ce n'est plus de l'hygiène de la bouche, pas plus que le fourbissage au clair d'une ancre de chaloupe n'est de l'hygiène du bâtiment.

Si les hommes ne se lavent pas les dents avec plus de soins et plus efficacement, c'est qu'ils manquent d'eau pour le faire. Nous avons dit plus haut comment trente hommes se lavent à la même baille et nous avons déploré cette promiscuité de souillures. Quelles objections plus graves encore ne soulèverait pas l'usage en commun de cette eau pour la propreté d'une cavité naturelle comme la bouche, réceptacle de tant de substances fermentescibles, séjour de tant de bactéries, siège de tant d'affections transmissibles ! Le complément obligé de la brosse à dents c'est l'addition, au sac du matelot, d'un gobelet à dents et la distribution toute spéciale d'une petite quantité d'eau, uniquement destinée à cet usage, qui serait faite aussitôt les ablutions corporelles terminées. Alors seulement les médecins pourront se montrer exigeants et les commandants sévères pour l'entretien des dents.

Ce serait une erreur de croire que la dentition des matelots soit aussi défectueuse et laisse autant à désirer qu'on l'a écrit et que beaucoup le disent encore. Trois causes, en dehors de la brosse et des poudres dentifrices, ont contribué à améliorer sensiblement l'état de choses dont on se plaignait jadis à si juste titre. Ce sont : la disparition du scorbut ; la réduction de plus en plus grande de la quantité de biscuit délivrée en guise de pain ; la disparition, sans cesse plus sensible, de l'habitude de chiquer. En réalité rien n'exige ni ne justifie des préoccupations spéciales, des plaintes exagérées, des mesures particulières. Mais il faut mettre les marins en état de se servir utilement de la brosse qu'on leur donne ; or celle-ci restera une superfétation dans leur bagage tant qu'ils n'auront pas ce que nous demandons avec la conviction que cela est de première nécessité ; 100 grammes d'eau et un verre ou gobelet pouvant les contenir.

La propreté corporelle, l'état de la bouche et l'intégrité des téguments, sont constatés par des inspections de santé que les médecins du bâtiment passent à des jours déterminés. Autrefois, cette inspection avait lieu une fois par semaine, sur le pont. Les hommes tout vêtus montraient seulement leurs avant-bras, dont les manches étaient relevées jusqu'au coude. C'était surtout la recherche des cas de gale qui était l'objectif de ces investigations. Celles portant sur les affections syphilitiques avaient lieu dans l'hôpital, une fois par mois et même moins souvent. Les hommes s'y présentaient nus. On combine maintenant avec raison ces deux inspections. Chaque jour une fraction de l'équipage est soumise à la visite médicale. On s'arrange pour que l'équipage tout entier soit vu chaque semaine. Les hommes sont nus et sont examinés séparément. Cette manière de faire est, à tous égards, préférable aux anciens errements. Il faut seulement prendre la précaution de changer l'ordre dans lequel les séries sont appelées à subir l'examen du médecin, pour éviter que les hommes puissent impunément négliger de se nettoyer six jours sur sept. Grâce à cet artifice on pourra sans inconvénient augmenter, pour chaque groupe, l'intervalle des visites, puisque les matelots seront tenus en haleine par la possibilité d'un appel à l'improviste. Il y aurait à ce *modus faciendi*, sur les navires à gros effectif, un avantage sérieux : celui de ne pas imposer chaque jour au médecin un examen trop prolongé, avant la fin duquel la fatigue diminue très sensiblement l'exactitude et la précision des résultats (1).

Nous avons cru nécessaire de ne pas reculer, dans cette question de la propreté corporelle, devant la minutie apparente des détails. C'est qu'il n'y a rien de négligeable en matière de propreté et l'importance d'en assurer la perfection devient plus grande que jamais. Non seulement l'hygiène générale en profite d'une façon constante mais, au jour d'un combat, la gravité des blessures reçues, la rapidité de leur guérison peuvent en dépendre. Les énormes vitesses des balles actuelles développent, pendant leur trajet, une chaleur suffisante pour détruire les microbes qui y adhèrent. Le projectile est donc aseptique et les plaies faites par lui le sont également. Elles cessent de l'être si les surfaces traversées par la balle sont infectées. Tels sont les résultats des expériences entreprises par Messner (de Viesbaden), exposées par lui au 21e Congrès des chirurgiens allemands (juin 1892), et qui ont amené Lauenstein à insister, devant la même réunion, sur le grand intérêt prophylactique que présentent les lavages fréquents et soigneux de tout le corps chez les soldats. Il va sans dire que la propreté absolue des vêtements est non moins indispensable et que, sans elle, la plus parfaite netteté des téguments devient aussitôt illusoire au point de vue spécial que nous venons d'envisager. Voyons donc comment se fait le nettoyage du linge à bord.

IV. **Lavage du linge.** — Nous comprendrons sous ce titre non seulement le linge de corps et les effets de toile, mais aussi la literie et les sacs.

Deux jours par semaine sont affectés au lavage du linge. Tout l'équi-

(1) Sur les navires de 6 à 700 hommes d'équipage, c'est plus de 100 hommes par jour à examiner, tant au point de vue de la propreté qu'à celui des affections contagieuses de diverse nature que l'ensemble du tégument cutané et des muqueuses accessibles à la vue, peut offrir. C'est trop.

page est tenu de laver aux jours indiqués : lundi et vendredi. Une des bordées lave pendant le quart du jour, avant le branle-bas, c'est-à-dire entre 4 heures et 6 heures du matin ; la seconde bordée lave après le déjeuner, vers 7 heures. Une heure et quart est accordée pour cette opération y compris le temps de la propreté corporelle.

Les hamacs sont lavés deux fois par mois, en rade ; à la mer, une seule fois dans le même temps.

Les sacs sont lavés tous les quinze jours à la mer comme en rade, et on choisit, pour cette opération, le vendredi qui n'est pas consacré au lavage des hamacs.

Les couvertures doivent être lessivées aux renouvellements des saisons, et, dans les pays chauds, plus souvent encore ; ce sont les termes même du règlement. Les couvertures et les matelas doivent être battus et aérés une fois par mois. Ces prescriptions réglementaires ne sont bien rigoureusement suivies qu'en ce qui concerne le lavage des sacs et des hamacs. Il est vrai que le lavage des couvertures est difficile, encombrant, et ne serait jamais irréprochable, étant donnés les moyens trop primitifs dont on dispose. Si imparfait qu'il puisse être, il vaudrait cependant mieux que rien. Le battage et l'aération sont d'excellentes mesures, dont on ne peut que regretter profondément le discrédit qui les laisse peu à peu tomber en désuétude. Les données de la bactériologie, qui ont si bien mis en relief l'action désinfectante des rayons solaires et de l'oxygène de l'air, justifient de plus en plus nos regrets et démontrent que l'empirisme de ces pratiques avait un fondement sérieux et réel. On n'y renoncerait pas impunément.

Voici de quelle manière on procède pour le linge. Une certaine quantité d'eau, calculée à raison de 5 litres par homme environ, est versée dans des bailles dont le nombre est également proportionnel à l'effectif. Sur un cuirassé de 600 à 700 hommes d'équipage, on dispose de 28 bailles et de 3.000 litres d'eau. Comme les deux bordées lavent séparément, les 28 bailles sont réparties entre 300 hommes seulement ; cela fait de 10 à 12 hommes par baille, ayant à leur disposition de 60 à 70 litres d'eau. A chaque lavage, chaque matelot n'a qu'un petit nombre d'effets à laver, ce sont : un tricot de coton, une chemise, un pantalon gris, une vareuse de toile, une paire de chaussettes, un mouchoir de poche. Ces six pièces sont un maximum assez fréquemment atteint pour être considéré comme une moyenne. C'est donc à peu près 60 ou 70 pièces de linge qui sont lavées dans les 60 à 70 litres d'eau de chaque baille : un litre d'eau par pièce. Cette proportion est un peu trop forte. Il faut en effet tenir compte que, une fois par semaine, le vendredi, le sac et le hamac alternativement viennent s'ajouter aux autres objets.

Les hommes gradés et les chefs de pièces ont l'avantage très envié de laver séparément dans des seaux (de lavage ou de combat). Ils y versent la quantité d'eau qui leur revient et qui est défalquée de celle versée dans les bailles communes, savonnent et rincent leur linge à part. Il serait à désirer que tout l'équipage pût en faire autant, mais c'est impossible. D'ailleurs il y a des desiderata plus urgents que celui-là.

Qu'ils jouissent du bénéfice d'un récipient personnel ou qu'ils en soient réduits au réservoir commun, les matelots s'y prennent tous de la même façon. Une première pièce est plongée dans l'eau de la baille, puis posée sur le pont, savonnée à la brosse, étreinte fortement et rincée dans la même eau. Les deux ou trois premiers morceaux peuvent être rincés à l'eau douce. Mais quand vient le tour des derniers, la baille ne contient plus que de l'eau très savonneuse, où le rinçage ne peut se faire. Quand tout a été savonné et tordu, les bailles sont vidées et on les remplit d'eau de mer qui sert à rincer les derniers objets. La vareuse, le pantalon de toile, le sac et le hamac se rincent à l'eau salée. C'est la grande défectuosité du lavage à bord et c'est contre elle qu'il faut s'élever. L'eau douce ne manque plus aujourd'hui ; on ne peut accepter sans en exprimer de regrets, qu'elle soit trop parcimonieusement accordée pour une opération comme le nettoyage des vêtements de corps et du hamac. Il est inutile d'entrer dans l'énumération des inconvénients qui résultent du rinçage à l'eau de mer. Chacun sait combien les effets sèchent mal, incomplètement et avec quelle facilité ils s'imprègnent d'humidité dans une atmosphère dont l'hygrométrie est un peu élevée. Or c'est un cas trop fréquent en marine pour qu'on néglige d'en tenir compte. Dans les climats du nord surtout il y a là une cause imminente d'insalubrité. Il faut la signaler avec insistance et protester contre le caractère de banalité que les personnes étrangères aux sciences médicales attribuent, avec une légèreté parfois un peu dédaigneuse, aux avertissements de l'hygiène. Elle a conquis trop rapidement et trop brillamment sa place et rendu déjà de trop éclatants services, pour craindre encore de revendiquer hautement ses droits. Or ici l'intérêt qu'elle défend est considérable ; la sauvegarde qu'elle exige pour lui est facile à réaliser et il n'y a aucune raison sérieusement valable de ne pas lui donner satisfaction sur ce point. Il faut espérer que bientôt le rinçage à l'eau de mer aura rejoint, dans le domaine des choses passées, tant d'autres coutumes de la vie maritime considérées jadis comme impossibles à modifier et cependant oubliées aujourd'hui.

L'emploi de l'eau salée pour le rinçage n'est pas le seul desideratum du lavage à bord des bâtiments. Le savonnage à la brosse a le gros inconvénient d'user très rapidement la toile. Mais, vu l'impossibilité du *battage*, qui serait atrocement bruyant, et l'insuffisance du frottement par *pliage* à faire disparaître les taches de graisse, d'huile et de peinture, la brosse continue à jouir d'une faveur très générale. On arriverait à la rendre inutile si l'on introduisait la pratique du lessivage dans les mœurs maritimes. Le lessivage à froid ne soulèverait, cela va sans dire, aucune difficulté d'exécution. Le linge destiné à être lavé le lendemain matin, serait mis à tremper la veille au soir, dans des bailles contenant la solution alcaline adoptée (1). Il serait disposé par paquets individuels suspendus aux bords du récipient.

La lessive froide serait un progrès mais il serait préférable d'aller d'emblée jusqu'aux limites extrêmes du mieux en adoptant le lessivage à chaud. Il ne peut pas être question ici du coulage au cuvier, opération qui demande plusieurs heures, un déploiement d'appareil assez notable, et qui a surtout le grand inconvénient de répandre une buée chaude extrêmement abondante. En revanche, le lessivage dans les appareils aujourd'hui si répandus, qui ne demande qu'une couple d'heures, se fait dans des chaudières fermées d'où aucune vapeur ne s'échappe, et peut être conduit par une seule personne, nous paraît devoir être une des plus prochaines conquêtes que l'hygiène du marin ait à réaliser.

Une ou deux lessiveuses du système Chauveau, où la vapeur serait fournie par les grands appareils évaporatoires des machines, seraient bien facilement installées en quelque recoin du pont, et rendraient des services signalés. Sur quelques navires de guerre construits à l'industrie, des lessiveuses de ce genre ont été placées dans un compartiment des superstructures du pont. Pour éviter toute imprégnation du bois par le liquide qui s'écoule du linge pendant les manipulations, le plancher a été recouvert d'un revêtement de briques vernies, à surface inclinée vers une rigole placée en abord qui communique avec un des nombreux dalots de mer.

Cela ne tient pas de place, n'amène aucune complication de service et ne coûte presque rien. Cependant cette innovation a été accueillie avec une sorte de défiance, sinon de défaveur, sur les navires où elle a été apportée : à la suite d'un essai, dans lequel les vêtements bleus de travail des mécaniciens n'avaient pas été complètement débarrassés des taches de goudron et de minium dont ils étaient souillés, on avait même, sur certain navire, renoncé à l'usage des lessiveuses. Ce n'est pas une raison suffisante de ne pas proposer de nouveau leur emploi.

Le système Chauveau où le linge préalablement imprégné de lessive est soumis à l'arrivée de la vapeur, n'est pas le meilleur procédé de lessivage. Le système Recoudun, où la vapeur ne sert qu'à faire passer et repasser plusieurs fois la solution alcaline sur le linge, présente plus d'avantages et rien ne serait plus simple que son installation, en adaptant au générateur de la machine motrice ou des chaudières auxiliaires, selon les cas, l'injecteur spécial à l'aide duquel serait assurée la circulation de la lessive.

Le séchage se fait toujours à l'air libre. Des cartahus ont été disposés à l'avance, dès la veille au soir. A mesure que chaque homme a terminé

(1) Le chiffre de 1 kilog. de carbonate de soude ou de potasse pour une baille de 50 à 60 litres d'eau serait très suffisant.

de laver son linge, il l'amare sur ces cartahus, et quand tous les effets y sont suspendus, on les hisse à la hauteur voulue. Il n'est pas de meilleur mode de séchage. On sait combien l'action du soleil est puissante pour détruire les germes et les spores. Quand à la clarté du ciel s'ajoute une jolie brise de beau temps qui secoue tous ces effets et les agite en tous sens, ils sèchent en quelques heures. Le linge est plus blanc que par n'importe quel procédé artificiel de séchage, et il semble avoir emprunté quelque chose à la fraîcheur et au parfum de l'air du large.

Mais il n'est pas rare que l'inclémence du temps, l'absence du soleil, l'humidité de l'atmosphère, la pluie même viennent compromettre le résultat, et ralentir tellement l'évaporation qu'on soit obligé de ramasser le linge encore humide.

Dès 1856, Fonssagrives, à qui l'on doit toujours revenir quand il s'agit d'hygiène navale, signalait comme possible l'établissement sur les navires à vapeur « d'une sorte de séchoir, chauffé par la vapeur elle-même, destiné à suppléer à l'action solaire qui, dans certaines navigations, fait souvent défaut pendant des séries de dix ou quinze jours et quelquefois au-delà ». Il ajoutait : « la crainte de paraître trop aventureux nous dissuade de développer une idée qui, une fois mise en avant, fera son chemin tôt ou tard si elle est utile ».

Cette idée sur laquelle il revenait vingt ans plus tard, dans la seconde édition de son livre, en demandant qu'elle fut mise pratiquement à l'étude, a fait le chemin qu'il lui prédisait. Une dépêche ministérielle du 13 novembre 1891, se basant sur les résultats de tentatives isolées dues à l'initiative de commandants qui mettent l'hygiène, avec raison, au rang de leurs principales préoccupations, recommande d'étudier ce qu'il serait possible de faire dans ce sens, et de soumettre des propositions avec plans à l'appui. On peut dire que l'idée des séchoirs est entrée définitivement dans la période d'exécution (1). Le problème qu'elle soulève est de ceux dont la solution s'impose d'autant mieux qu'elle ne présente pas de difficultés réelles. Ce n'est pas le lieu de rechercher ici les moyens à mettre en usage. Mais on comprend qu'il soit aisé d'y employer une faible partie de l'immense quantité de calorique développée chaque jour sur les navires à vapeur. Le détail des dispositions à imaginer n'arrêtera pas, un seul instant, nos ingénieurs. La question est d'ailleurs un peu connexe de celle du chauffage des bâtiments. Il est très certain qu'elles seront résolues, presque ensemble et de la même manière, pour le plus grand profit de l'hygiène et du bien-être des équipages et des états-majors.

Cette étude de la propreté des vêtements serait incomplète si nous ne

(1) Des marines étrangères et notamment la marine américaine nous ont devancé dans cette voie et ont trouvé le moyen de transformer en séchoirs, les enveloppes de la cheminée. Il y a peut-être mieux à faire, mais c'est déjà un résultat heureux. On a adopté la même combinaison sur les derniers navires construits dans nos arsenaux et les résultats paraissent être satisfaisants.

soulevions ici une question presque toujours laissée dans l'ombre, comme une chose négligeable qu'elle est loin d'être. Il s'agit du lavage des *bleus de nuit* que les hommes revêtent chaque soir avant le branle-bas et qu'ils gardent jusqu'au lendemain matin à huit heures. Ces habits se composent d'un vieux pantalon de drap, d'une vareuse de molleton également vieille et d'un bonnet de travail. Portés pendant longtemps, ces vêtements portent les traces de toutes les souillures. L'huile, la graisse, la peinture, dont ils sont imprégnés jusqu'à rigidité de l'étoffe, les émanations cutanées qui s'y sont infiltrées, en font des loques sordides, tout imbibées, pénétrées de substances fermentescibles. Pendant le jour, ces loques sont entassées dans les casiers, avec le sac; la nuit elles sont étalées dans les batteries, sous les hamacs où couchent les hommes « non de quart ». Est-il besoin de dire quelle source d'insalubrité, quel danger ils sont et quelles conséquences pourrait entraîner, en temps d'épidémie, une telle accumulation de vêtements de laine sales dans un espace aussi encombré que l'est le meilleur et le plus aéré des bâtiments. Il y a urgence à prendre des mesures à ce sujet et à réglementer, en en faisant une obligation de service, les dispositions que quelques commandants prennent d'eux-mêmes. De temps à autre il est strictement indispensable de laver ces trois pièces de l'habillement de nuit. L'eau habituellement allouée pour le lavage du linge est déjà trop réduite en quantité pour qu'on puisse songer à la faire servir encore à laver ces habits luisants de graisse. Une distribution spéciale, d'au moins trois ou quatre litres d'eau douce devra être faite. Encore ne sera-t-elle suffisante qu'à la condition d'employer le perfectionnement suivant mis en usage sur un petit nombre de navires.

La veille du jour désigné pour le lavage des *bleus de nuit*, les vêtements sont mis à tremper le soir dans des bailles contenant une lessive légère de soude, à une température de 50° à 60°. Les bailles sont ensuite couvertes, closes et surveillées jusqu'à l'heure du lavage. Il suffit, à ce moment, de rincer les vêtements après un savonnage que l'action de la lessive a rendu facile et efficace. L'oubli de ces précautions comme de celles qui concernent les couvertures de laine et le matelas de hamac, porte à l'hygiène des bâtiments une atteinte grave dont les résultats pourraient, à un moment donné, devenir irréparables.

En terminant ce paragraphe si rempli de menus détails, il n'est pas inutile de résumer brièvement les *desiderata* que nous avons rencontrés et signalés chemin faisant.

En ce qui concerne l'habillement des hommes, nous demandons :

La possibilité de donner le gilet de flanelle aux hommes que le médecin-major trouverait justiciables de cette précaution, et sa délivrance à tout le personnel de la machine.

Le port obligatoire des souliers et des chaussettes; l'adoption d'un modèle de chaussure adapté aux besoins et aux exigences de la vie de bord.

En ce qui concerne le couchage :

La suppression des lits d'attache, et même celle des lits meubles en bois, et leur remplacement par des couchettes en fer.

L'adoption du drap de hamac pour l'équipage.

Une répartition plus étudiée des postes de couchage, et la suppression complète de tous ceux situés au-dessous des ponts cuirassés.

En ce qui concerne la propreté corporelle :

La suppression du lavage en commun à la baille.

L'adoption d'un modèle de lavabos et d'appareils à douches, permettant de les donner à l'eau chaude, suivant la saison.

L'addition d'un gobelet à dents aux plats de l'équipage.

Enfin en ce qui concerne le lavage du linge :

La suppression du rinçage à l'eau de mer, et l'installation de lessiveuses à chaud.

La régularité de l'exposition à l'air et du battage de la literie.

La prompte solution de la question des séchoirs mise à l'étude comme nous l'avons dit, depuis le mois de novembre 1891.

§ IV. — **Influences morales** (1).

Nous serons très brefs sur ce sujet. Ce n'est pas que nous ayons des doutes sur l'action que les influences morales peuvent exercer. Personne ne se soustrait à ces influences, dont la puissance comme modificateur physiologique est incontestable et que les marins subissent plus que personne. L'isolement, — on pourrait dire la séquestration en songeant à l'étroitesse de l'espace où quelques centaines d'hommes peuvent être appelés à passer plusieurs années de leur vie ; — l'éloignement de la famille, du pays natal, de la patrie ; l'absence de nouvelles ; le rapprochement forcé, le coudoiement incessant auquel cette vie plus étroitement commune que tout autre, condamne ceux qui l'ont embrassée ; le changement de toutes les habitudes plus profond que partout ailleurs ; la rupture des affections plus brutale et plus complète ; voilà plus qu'il n'en faut pour comprendre l'importance de ce groupe d'influences sur la santé des hommes. Qu'on y ajoute l'ennui morne des longues journées toutes pareilles (car la grandiose beauté du spectacle n'en pallie guère la monotonie et d'ailleurs celle-ci attriste plus les matelots que celle-là ne les touche), qu'on y joigne l'ennui des occupations toujours identiques, des travaux indéfiniment semblables ; le manque de bien-être, de confort, la gêne matérielle ; si l'on veut bien, par dessus le tout, supposer, chose

(1) Nous engageons le lecteur à lire les très belles pages que Fonssagrives a écrites à ce sujet à la fin de son *Traité d'hygiène navale*. L'élégance du style y est égale à la délicatesse des sentiments et à l'élévation de la pensée.

qui devient heureusement bien rare, un régime disciplinaire un peu lourd, on comprendra qu'il y ait lieu de tenir grand compte, dans l'hygiène de la profession maritime, du rôle joué par les influences morales. Si nous ne nous y arrêtons pas longuement, c'est qu'elles n'ont plus rien qui ne soit connu et admis de tous. Les remèdes à y appliquer sont du même ordre qu'elles, chacun les connaît et au besoin les invente.

Une première condition à remplir, c'est de ménager aux hommes quelques loisirs. Il n'est pas utile qu'ils soient constamment occupés à quelque chose. On s'ingénie parfois pour employer tous leurs instants. Cette crainte de l'oisiveté des équipages est exagérée, sinon vaine. Les fatigues parfois excessives que le métier leur impose valent qu'on ne leur marchande pas les moments de repos. Assez souvent, on est obligé de leur demander presque au-delà des limites des forces humaines, pour pouvoir leur accorder un peu plus de loisirs qu'à d'autres. Ces loisirs sont employés par les matelots à lire ou à visiter et à réparer leurs vêtements et leur linge. Pour eux, c'est un grand plaisir et, par ailleurs, l'élégance de leur tenue et l'ordre général du bord ne peuvent qu'y gagner.

Le dimanche est le seul jour où les jeux soient permis. De une heure à quatre heures après midi chacun s'amuse à sa guise. Des groupes se forment où l'on joue, ici au loto, là aux cartes, plus loin au bouchon. Plus loin, une barre fixe et des anneaux sont installés et les plus agiles y viennent déployer leurs talents de gymnastes ; d'autres font de l'escrime ; beaucoup lisent, écrivent, ou visitent leurs effets. Dans l'armée de terre on a, depuis assez longtemps déjà, admis le principe de la liberté complète des hommes pendant la journée du dimanche. Cela devrait être décidé également pour la marine. Beaucoup d'officiers le désirent, nous pourrions même dire, en nous rapportant au souvenir des conversations de carré et de dunette, que la grande majorité d'entre eux le veulent très vivement. Les médecins, au point de vue spécial qu'ils envisagent, le demandent avec plus d'instance encore peut-être. Personne ne nous accusera d'exagérer si nous disons que toute inspection fait peser sur les matelots pendant le temps qu'elle dure une sorte de contrainte pénible. Les meilleurs ne sont pas à l'abri d'une faute, d'une négligence, d'un oubli et par suite d'une réprimande publique ou d'une punition. Ce serait procurer aux équipages une grande satisfaction que de reporter au samedi l'inspection du dimanche, de façon à leur laisser toute cette journée de pleine liberté et de plein repos d'esprit.

Parmi les distractions les plus aimées de l'équipage il faut citer la danse et le théâtre. Il est aisé de leur procurer la première. La fanfare réglementaire, s'il s'agit d'un bâtiment amiral ; un orgue de Barbarie, payé par le détail du bord, sur les navires qui n'ont pas de fanfare ; un vulgaire accordéon sur les petits bateaux ; l'orchestre, on le voit, est vite trouvé. Le théâtre est plus compliqué à installer, il a l'inconvénient d'occuper un certain nombre d'hommes en dehors des heures consacrées au jeu. Il est difficile d'en recommander l'usage habituel. Mais son influence sur le moral des équipages est telle, c'est une si puissante distraction, son action se prolonge si au-delà de la durée des représentations, qu'on doit le considérer comme un auxiliaire indispensable des navigations pénibles ou très longues. Les transports de Nouvelle-Calédonie se trouvaient très bien d'offrir, le dimanche, à leurs équipages et à leurs passagers cinq ou six représentations, pendant que la traversée dans les régions des vents alizés les rendaient possibles. Les navires qui font des expéditions dans les pays froids en retirent surtout un très grand bénéfice et, tout récemment, pour ne pas citer d'autres exemples, sur la *Manche*, au cours de sa mission au Groënland et au Spitzberg, on s'est beaucoup loué de l'installation d'un théâtre à bord.

La réduction considérable de la durée des campagnes, la rapidité des traversées, la facilité des correspondances et, sans doute aussi, la diffusion de l'instruction, l'élévation continue du niveau intellectuel dans les moindres communes de notre pays ont presque fait disparaître la nostalgie, cette navrante maladie morale, aux progrès irrésistibles de laquelle on assistait désarmé et impuissant quand on ne pouvait pas rapatrier ceux qui en étaient atteints. Mais on en retrouve encore des formes atténuées. Elle se dévoile surtout par le cachet qu'elle imprime à certaines maladies dont elle facilite ou dont elle détermine l'éclosion, prolonge la durée, accentue la gravité. Les distractions sont le meilleur moyen de prophylaxie qu'on puisse lui opposer et, parmi elles, il convient de recommander les chansons du gaillard d'avant pendant le quart de nuit. Elles sont un criterium du bien-être d'un équipage. Les bateaux où l'on chante sont de *bons bateaux*, suivant l'expression consacrée ; sur ceux-là on peut être certain qu'il existe une réelle communauté de sentiments et de sympathie entre les hommes et l'état-major. Un équipage joyeux est un équipage bien portant au moral et au physique. On peut compter sur lui en toute occasion.

Dans un article précédent, à propos de la distribution du service, nous avons dit comment les heures de sommeil étaient sinon parcimonieusement, du moins irrégulièrement réparties. C'est une mauvaise condition. Il est difficile de s'y soustraire. Le règlement, en acceptant que le service de quart soit fait par division et non par bordée, en rade et même à la mer chaque fois que les circonstances le permettent, paraît avoir atteint la limite des concessions possibles. Toutefois, l'importance du sommeil nocturne et régulier est telle, il y a par ailleurs tant d'inconvénients à laisser les hommes dormir en plein air, la nuit, sans abri, et c'est une cause si active de maladies, qu'on ne peut s'empêcher de demander s'il ne serait pas possible d'accorder encore un peu plus, et d'accepter que le quart fût fait par section. Ce serait ainsi non plus le quart, mais le huitième seulement de l'équipage qui serait de service à la fois, et en rade du moins, les hommes auraient, comme dans l'armée, six nuits tout à fait franches sur sept.

Sur tous les navires, à la mer et au mouillage, tous les jours de la semaine à l'exception du samedi et du dimanche, une heure ou une heure et demie est consacrée à l'école élémentaire.

Il est inutile de dire combien l'hygiène bénéficie de cet exercice intellectuel qui est en même temps un repos musculaire avantageux. Peut-être y aurait-il à faire, pour certains bateaux seulement, quelque réserve au sujet de l'éclairage insuffisant. En hiver, dans nos climats, il y aurait lieu d'allumer des lampes au-dessus des tables (1). La généralisation de la lumière électrique rendra ce progrès facile. Son importance s'accroît beaucoup dans le cas particulier de l'école des mousses, installée à bord d'un ancien vaisseau en bois dans la rade de Brest. Là le nombre des heures de classe est plus grand qu'ailleurs et il s'agit d'enfants chez qui l'oubli des règles concernant l'hygiène de la vue peut avoir des conséquences graves.

Outre l'école élémentaire, des cours sont faits aux mécaniciens jusqu'au grade de maître. Là, il s'agit de leçons sérieuses, et les jeunes gens qui les suivent s'y appliquent de tout cœur, car leur avancement dépend d'examens auxquels ces cours les préparent. Ils ont lieu trop souvent le soir, après le souper ; le temps qu'on y consacre est pris sur le repos de la nuit ; c'est un surcroît de travail. L'heure même où on les fait oblige à y affecter des locaux défectueux (généralement c'est quelque poste au-dessous du pont principal), où la chaleur est pénible et l'aération insuffisante. Si l'on songe aux fatigues déjà excessives du personnel de la machine qui a besoin plutôt d'être ménagé, on admettra l'urgence qu'il y a à modifier cette pratique. Les cours aux mécaniciens ne devraient être faits que pendant la journée et dans une batterie.

Au nombre des influences morales il faudrait peut-être ranger certaines habitudes ou passions qui sont en effet des modificateurs hygiéniques de premier ordre. Mais quoiqu'on en puisse dire, elles n'ont rien de spécial à la profession maritime. Nous avons dit déjà ce que nous pensions des exagérations habituelles au sujet de l'ivresse chez les matelots ; nous n'y reviendrons pas. D'un autre côté, il est peu de professions où l'on use aussi sobrement du tabac (2) depuis que l'habitude de chiquer a presque complètement disparu. Quant aux excès vénériens, ils sont très restreints. Ce n'est pas que le matelot n'accomplisse volontiers des prouesses sous ce rapport, mais il en a si rarement l'occasion ! Les affections dont il est fréquemment atteint ne sont pas la preuve qu'il fasse un usage immodéré des plaisirs génésiques. Elles démontrent seulement l'insuffisance des

(1) C'est pendant la deuxième moitié de l'après-midi que l'école élémentaire a lieu. Elle se termine, suivant les jours, à 4 heures ou 4 heures 15 minutes. A cette heure-là les batteries sont déjà obscures.

(2) Il suffit de rappeler que les hommes ne sont autorisés à fumer que sur le pont, en dehors de leurs heures de service. Cela réduit à très peu de chose le temps pendant lequel ils peuvent se livrer à cette distraction.

mesures prophylactiques prises contre la syphilis par les municipalités des villes maritimes. Dans les ports militaires même, la présence obligatoire d'un médecin de la marine à la visite des filles ne donne à cet égard aucune garantie sérieuse. La raison en est facile à comprendre. Le médecin de la marine peut exercer son contrôle sur l'entrée des filles malades à l'hôpital municipal, mais il n'en exerce aucun sur leur sortie qui a lieu pour beaucoup d'entre elles alors que leur commerce est encore dangereux (1). C'est une grosse question dont l'urgence est grande, mais que nous ne pouvons traiter ici.

Nous avons voulu seulement noter d'un trait, en passant, ces influences passionnelles. Il en sera de même d'un dernier point dont il est impossible de ne pas dire quelques mots, également très courts, dans une étude comme celle-ci : il s'agit du régime disciplinaire.

Les châtiments corporels autrefois très durs, cruels, — on a pu dire immoraux, — comme les *haubans*, la *cale sèche*, la *cale mouillée*, la *cale par dessous la quille*, les *coups de corde*, etc., ont disparu de l'arsenal disciplinaire. On en a seulement conservé deux, les plus anodins : le *piquet* et les *fers*. Le *piquet* a les inconvénients de l'immobilité trop longtemps gardée. Il amène une fatigue musculaire considérable, une gêne circulatoire des membres inférieurs caractérisée par une stase qui va jusqu'à la production de l'anémie cérébrale aigüe, jusqu'à la syncope. Il doit donc être de courte durée. De plus, les hommes qui en sont punis en hiver sont exposés à l'action des intempéries rendue plus efficace par l'immobilité même. Par certains soirs de mauvais temps, quand le vent fait rage et qu'il gèle, l'heure de peloton est une peine très dure qu'il y aurait humanité, dans bien des cas, à transformer en un autre mode de répression. Les *fers* sont un châtiment supportable quand un seul pied est passé dans la boucle de la barre de justice. Etre mis aux fers par les deux pieds, c'est au contraire subir une punition pénible. Le danger qu'elle présente, aujourd'hui où on en use avec plus de modération qu'autrefois, réside seulement dans le choix des locaux où les hommes subissent cette punition. L'explosion du cuirassé le *Requin* dans l'escadre du Nord en 1890, a démontré l'imminence de ce danger ; celle de l'*Amiral-Baudin* en 1891 en a fait toucher du doigt la gravité effroyable. Un peet-valve ayant éclaté, la vapeur brûlante envahit le compartiment où quatre hommes étaient aux fers. Deux d'entre eux sont morts. Deux autres, grièvement brûlés, ne durent de survivre qu'au courageux dévouement du factionnaire Le Dem qui exposa sa vie pour les sauver et reçut lui-même des blessures extrêmement graves. Le Parlement s'émut de ce fait profondément douloureux. Mais la peine des fers

(1) Il va sans dire que nous n'en rejetons pas la faute sur les médecins chargés du service spécial des vénériennes. Il y a là une situation inéluctable créée par l'insuffisance matérielle des locaux et dés ressources.

survécut à la discussion provoquée à son sujet. En elle-même elle ne mérite pas que l'hygiène la proscrive. Il faut seulement qu'elle soit subie en des points où la vie des hommes punis ne soit pas à la merci d'un accident, infiniment rare si l'on veut, mais toujours et à chaque instant possible.

Des mesures de prudence ont été prescrites par le ministre de la marine à la suite de la séance de la Chambre à laquelle nous faisions allusion. Elles sont insuffisantes à notre avis. Le déplacement des barres peut seul donner toute garantie. Il faut les enlever de la cale et du faux-pont.

La *prison* est une peine à laquelle l'hygiène souscrirait plus volontiers qu'à toute autre, sous certaines réserves. Les locaux où elle est subie devraient être salubres. Ils ne le sont jamais à bord. Sur beaucoup de cuirassés récents ils sont tout à fait inhabitables, privés de toute aération et un homme n'y vivrait pas 24 heures. Aussi est-il impossible de s'en servir. On les utilise comme soutes. Pour les fautes moins graves que celles qui l'entraînent habituellement, il y aurait avantage à la nommer d'un autre nom, comme on fait dans l'armée pour les *salles de police* qui n'inspirent aucune idée de dégradation, de déshonneur. Elle ne serait pas accompagnée, dans ces cas là, de la privation de solde qui l'aggrave d'une douloureuse façon, en punissant la famille du coupable plus durement encore que lui-même. Et il y a quelque chose de si profondément attristant dans cette pensée qu'on voudrait que la délégation consentie par le matelot, c'est-à-dire la partie de sa solde que, sur son désir, l'État lui-même se charge de faire parvenir à sa famille, restât intacte et que la suppression portât seulement sur ce que l'homme s'est réservé de toucher pour lui. Ce n'est point sortir du cadre de l'hygiène que de compatir, pour y remédier, aux privations accrues de femmes et d'enfants qui en ont déjà tant à supporter pour la plupart.

La *consigne* est la peine la plus facilement acceptée par l'hygiène. Quand elle n'est pas prolongée outre mesure et qu'elle n'atteint pas à la fois un trop grand nombre d'hommes, elle n'offre aucun inconvénient. Dans le cas contraire on pourrait voir se produire les conséquences d'une privation trop longue et trop générale de la terre. Il a été donné jadis de rencontrer des faits de ce genre. Aujourd'hui, bien peu sans doute parmi les plus anciens de nos marins, ont eu l'occasion d'en voir. Dans les limites où elle est désormais contenue, la consigne est un mode parfait de répression.

Le *retranchement* de vin consiste à priver un homme, pendant un certain nombre de repas (de deux à huit généralement), des 23 centilitres de vin auxquels il tient tant. C'est une punition à supprimer. Notre opinion est formelle à cet égard. Le vin n'est pas donné aux matelots pour satisfaire leur sensualité, mais pour maintenir leur santé ; ce n'est pas une friandise, c'est un aliment de première nécessité ; ce n'est point une faveur, c'est un droit. Fonssagrives le trouve : « la plus vicieuse..., la plus malencontreuse pour l'hygiène.. , attentatoire à la santé du matelot ». Une très remarquable brochure, généralement attribuée au prince de Joinville s'exprime ainsi à son sujet : « Peut-on priver l'homme qui travaille d'une partie de la ration que l'État a jugée nécessaire à l'entretien de ses forces ? Ce genre de punition doit d'ailleurs être rejeté comme illusoire en ce qu'elle ne s'applique point à l'homme retranché, mais bien à un plat tout entier, les matelots étant dans l'usage de partager leur vin avec celui de leurs camarades qui a encouru une punition ». Ils remplacent, dans le bidon, le quart du vin du retranché par un quart d'eau, et la distribution se fait comme à l'ordinaire. Ces avis si autorisés se résument en trois mots : illégitime, dangereuse et illusoire, telle est la peine du retranchement qui depuis longtemps devrait avoir disparu du code pénal de nos bâtiments.

On a cherché quelle privation pourrait lui être substituée ? Nous craindrions de sortir de notre rôle et d'encourir, sur un autre terrain que celui de l'hygiène, le reproche d'incompétence. Toutefois rappelons que Fonssagrives a proposé la suppression de tabac et proposons nous-même la privation de l'eau-de-vie du matin. Ce serait du moins un bénéfice pour la santé des retranchés. Plusieurs commandants ont adopté ce subterfuge. Il mérite d'être rendu obligatoire et réglementaire, jusqu'au jour où la ration d'eau-de-vie aura disparu elle-même de notre alimentation nautique.

Si de l'examen de chaque mode de punition on passe à l'examen du système tout entier, on peut dire qu'une discipline trop sévère est, à bord des navires, un élément dont l'hygiène a le devoir de signaler l'influence déprimante ; les quelques pages, très écourtées cependant, qui ont été consacrées à cette étude du régime moral des bâtiments, permettent de se rendre facilement compte de la vérité de ce fait. Aussi les capitaines doivent-ils s'efforcer de concilier, dans l'extrême limite du possible, les intérêts de l'hygiène et de l'humanité avec les exigences du service. Elles sont loin d'être incompatibles. Ce nous est un plaisir de citer, en terminant, ces quelques lignes d'un ordre du jour, émanant d'un des officiers généraux les plus en vue de la marine : «... Sur quelques bâtiments les punitions sont beaucoup trop nombreuses. Il y a un grand intérêt à attacher les hommes à leur navire et à faire qu'ils s'y trouvent bien ». Trop souvent punis, les hommes deviennent timides, s'habituent à ne plus avoir confiance en eux-mêmes, et cependant (nous citons encore le texte même de l'ordre du jour) « tout homme discipliné, zélé et possédant l'aptitude complète au service qui lui est commandé, peut se montrer fier d'être sous les drapeaux, quel que soit son grade. Il mérite l'estime de ses chefs, car il concourt dans la mesure de ses moyens, à la grandeur de la patrie ».

ARTICLE III. — ALIMENTS ET BOISSONS.

§ Ier. — Ration. – Aliments. – Repas.

Nous étudierons d'abord la ration considérée dans son ensemble en établissant le rapport qu'elle présente avec la statique de la nutrition chez des hommes, jeunes pour la plupart, vigoureux et soumis à un travail musculaire notable. Puis nous considérerons isolément chacun des groupes de substances et de principes alimentaires dont elle se compose. Enfin nous aurons à parler de l'eau, qui doit évidemment trouver sa place largement marquée dans ce chapitre de l'alimentation, car c'est surtout en hygiène navale que la question de l'eau potable acquiert un intérêt considérable.

L'étude des aliments doit être complétée par celle de leur mode de préparation. C'est là encore un de ces détails qui prennent à bord une valeur très grande, et du perfectionnement desquels peut découler une amélioration sensible non seulement du bien-être mais de la santé même des équipages.

I. La Ration. — 1° Ration de la marine française. — Toute personne embarquée, à quelque titre que ce soit (état-major, équipage, passagers, prisonniers de guerre ou condamnés), a droit à la nourriture. Il existe, pour le personnel embarqué, trois espèces de rations : la ration de *journalier*, la ration de *campagne* et la ration de *malade* ; auxquelles il faut joindre, à titre exceptionnel, la ration des *prisonniers de guerre* et des *condamnés* et enfin la ration spéciale attribuée à certains indigènes embarqués. Indépendamment de la ration il peut être alloué aux diverses tables, même à celles des passagers et des seconds-maîtres, jusqu'à un tiers en plus des denrées composant la ration, mais seulement sur les navires qui ne font pas un service permanent sur les rades de France. Les commandants en chef et les commandants peuvent modifier la ration par raison d'*hygiène* ou d'*économie*. Ces modifications peuvent consister dans des retranchements, lorsque la situation des approvisionnements l'exige. De pareilles mesures ne sont prises, cela va sans dire, qu'en cas d'urgence absolue et dans des circonstances tellement exceptionnelles aujourd'hui, qu'il n'y a presque plus lieu d'en tenir compte.

Dans les ports, les vivres sont fournis aux bâtiments par les magasins des subsistances. Toutes les substances qui en proviennent n'ont été acquises par l'Etat qu'après examens et analyses multiples et rigoureuses effectuées par des commissions et dans les laboratoires de la marine.

Elles offrent donc les meilleures garanties de salubrité, de bonne qualité, d'absence de fraude et de falsification.

Dans les pays étrangers, quand des achats sont nécessaires, ce qui est très fréquent (légumes, viande fraîche, etc.), les denrées sont examinées par une commission dont fait toujours partie le médecin-major du bâtiment.

Quand des vivres paraissent altérés, une commission, dont le médecin-major fait encore partie, les examine et au besoin prononce leur condamnation. Ils sont alors, suivant les cas, remis aux arsenaux si le navire est sur les côtes de France en rade, ou jetés à la mer s'il est au large.

Telles sont les principales règles administratives qui assurent à la fois et la délivrance des vivres et leur bonne qualité. Il nous faut examiner maintenant si la ration de la marine française répond suffisamment aux exigences d'une alimentation hygiénique. Le détail de cette ration figure dans les deux tableaux qui suivent :

Il y a, dans chacune des deux rations dites de journalier et de campagne, trois repas : le déjeuner, le dîner et le souper.

Le premier de ces repas est identique pour chacune des deux rations et pour tous les jours de la semaine. Il n'en est pas de même des deux autres repas qui sont différents en vivres de journalier et en vivres de campagne et varient aussi un peu, dans l'une et l'autre ration, suivant les jours de la semaine. Cette variété, plus apparente toutefois que réelle, répond, comme on le sait, à un véritable besoin de l'économie animale, besoin qui paraît général à toutes les espèces, au moins chez les mammifères.

A). *Ration de journalier.* — Etudions d'abord la ration de journalier, en prenant pour base de nos appréciations ces données, aujourd'hui banales et admises par tous, qu'un homme adulte, de poids et de taille moyens, élimine chaque jour : 1° 310gr de carbone (dont 250 par la respiration, et 60gr par les excrétions diverses); 2° 20gr d'azote, correspondant à 130gr de matière azotée, dont 95gr sont rejetés par les urines et 35 par les excréments solides, les mucus et exhalations cutanées, etc., etc.

Ces chiffres ont été calculés en supposant que l'homme adulte, de constitution moyenne, auquel ils se rapportent est soumis à un travail musculaire normal, sans excès ni fatigue. C'est le cas des matelots à bord. La somme des aliments ingérés doit donc représenter ce total et cette proportion de 310gr de carbone et de 20gr d'azote. C'est un minimum exigible, mais ce minimum ne doit être que modérément dépassé pour éviter les inconvénients et les dangers de l'alimentation surabondante.

Le déjeuner contient :

Pain d'équipage	250gr
Café	24
Cassonade	25

qui représentent respectivement : *en azote :* 4gr,80, 2gr,20, 0gr,45 ; soit

8gr,45 ; *en carbone :* 75gr, 15gr et 7gr,5 ; soit 97gr,5 ; *en graisse :* 5gr, 15gr et 0gr50 ; soit 6gr,50 (1).

Ainsi le premier repas du matin fournit aux hommes environ 117gr de carbone et 8gr d'azote (2).

Il y a trois types de dîner qui se composent de :

Dîner n° 1....	Pain....................	275gr	(Az. 3gr,30, carb. 85gr)
	Viande fraîche..........	300gr	(Az. 9 , carb. 35)
	Légumes verts (pour mémoire) (3)		
Dîner n° 2....	Pain....................	275gr	(Az. 3gr,30, carb. 85gr)
	Fromage...............	80	(Az. 4 , carb. 80) (4)
	Fayols................	60	(Az. 3 , carb. 36)
Dîner n° 3....	Morue.................	120gr	(Az. 6gr, carb. 20gr)
	Pain..................	275	(Az. 3 ,30, carb. 85)

Il y a seulement deux types de souper qui sont :

Souper n° 1...	Pain....................	275gr	(Az. 3gr,30, carb. 85gr)
	Pommes de terre fraîches.	400	(Az. 1 ,10, carb. 45)
	Légumes frais (pour mémoire)		
Souper n° 2...	Fayols................	100gr	(Az. 4gr,50, carb. 54gr)
	Pain..................	275	(Az. 3 ,30, carb. 85)
	Légumes verts (pour mémoire)		
	Légumes desséchés......	9	(Az. » carb. 8)

Cinq jours par semaine le dîner N° 1 se combine avec l'un ou l'autre des soupers. Les hommes ont donc ces jours-là une ration ainsi composée :

1er CAS..	*Déjeuner*............	Carbone.	117gr	Au total :
		Azote....	8 ,20	
	Dîner n° 1............	Carbone.	125gr	Carbone. 372gr
		Azote...	12 ,30	Azote... 24 ,90
	Souper n° 1...........	Carbone.	130gr	
		Azote....	4 ,40	
2e CAS..	*Déjeuner et dîner n° 1.*	Carbone.	242gr	Au total :
		Azote...	20 ,30	Carbone. 381gr
	Souper n° 2...........	Carbone.	139gr	Azote... 28 ,10
		Azote...	7 ,80	

Les deux autres jours de la semaine, la combinaison des repas donne les résultats qui suivent :

(1) La graisse est réductible en carbone en multipliant son chiffre par 2gr,5 environ. Il a été tenu compte de cette réduction dans les calculs suivants.

(2) Nous ne tenons pas compte de la petite quantité de carbone contenue dans les quelques centilitres d'eau-de-vie allouée pour ce repas. Elle est d'autant plus négligeable qu'il y a tout lieu de croire aujourd'hui que le carbone de l'alcool n'est pas comburé dans l'organisme.

(3) Les légumes verts ne sont pas indiqués en quantité, mais en valeur pécuniaire Chaque homme reçoit 0fr,02 centimes pour l'achat de ces légumes destinés à la confection du potage.

(4) Nous supposons cette ration de fromage fournie en Gruyère qui se rapproche le plus des espèces données à bord (Hollande et Comté). La somme de l'azote et du carbone dépasse le poids total du fromage à cause de la réduction en carbone de la graisse très abondante dans cette substance alimentaire.

Cas	Repas			Total
3e CAS	*Déjeuner*	Carbone	117gr	Au total :
		Azote	8	Carbone. 448gr
	Diner n° 2	Carbone	201gr	Azote... 22,70
		Azote	10,30	
	Souper n° 1	Carbone	130gr	
		Azote	4,40	
4e CAS	*Déjeuner et diner n° 2*	Carbone	218gr	Au total :
		Azote	18,30	Carbone. 357gr
	Souper n° 2	Carbone	139gr	Azote... 25,10
		Azote	7,80	
5e CAS	*Déjeuner et diner n° 3*	Carbone	222gr	Au total :
		Azote	17,30	Carbone. 352gr
	Souper n° 1	Carbone	130gr	Azote... 19,30
		Azote	4,40	
6e CAS	*Déjeuner et diner n° 3*	Carbone	222gr	Au total :
		Azote	17,30	Carbone. 361gr
	Souper n° 2	Carbone	139gr	Azote... 25,10
		Azote	7,80	

Aux chiffres qui précèdent il faut ajouter des assaisonnements qui comprennent du beurre, de l'huile d'olive et de la graisse de Normandie dans des proportions assez restreintes, il est vrai, mais qui n'en complètent pas moins les chiffres du carbone. Les quantités d'assaisonnements ont été calculées de façon à compenser l'infériorité relative de certains repas en substances hydrocarbonées. C'est ainsi qu'avec le dîner n° 3 on alloue 30gr de beurre ou 18gr d'huile d'olives, équivalent à une quantité notable de carbone ; tandis que le dîner n° 2 comporte seulement 5gr de beurre, 4gr d'huile ou 6gr de graisse de Normandie et que le dîner n° 1 ne comporte aucun assaisonnement. Chaque souper, au contraire, comprend un assaïsonnement de 10gr de beurre, 8gr d'huile d'olive ou 12gr de graisse de Normandie. Signalons seulement pour mémoire, les assaisonnements constants comme le poivre et le sel (10centigr et 22gr par jour) qui jouent un rôle tout différent de celui des autres assaisonnements.

Si l'on se rapporte aux chiffres qui nous ont servi de point de départ, de *postulatum* pour ainsi dire, on trouve que la ration est très suffisamment calculée. Deux seules combinaisons de repas semblent, au premier abord, ne pas représenter les quantités de carbone que nous avons considérées comme un minimum exigible. Les 4e et 5e cas examinés plus haut atteignent à peine 350gr de carbone. Mais si on y ajoute près de 40gr de carbone que représentent 30gr de beurre ou 18gr d'huile, on dépasse largement la quantité voulue. Il y aurait quelque intérêt à examiner aussi cette ration au point de vue du nombre de calories qu'elle peut fournir et à rapprocher ce nombre de celui que doit développer, en moyenne, un adulte jeune de constitution moyenne, soumis à un travail modéré. Impossible il y a encore peu d'années, ce calcul est devenu facile grâce à l'application des données de la thermochimie. Mais il nous semble sortir du cadre de cette étude qui est toute de pratique. Ce qu'un grossier calcul permet de constater, c'est que la ration de journalier que nous venons d'étudier peut très largement fournir les 4,300 à 4,500 calories qui sont la moyenne admise pour un homme dont la journée de 24 heures est assez également partagée en heures de travail et en heures de repos ou de sommeil.

B). *Ration de campagne.* — La ration de campagne est plus complexe que celle de journalier en raison de l'usage souvent nécessaire des conserves. Quelque soin qu'on ait d'embarquer, au départ, de la viande fraîche et des animaux vivants, les circonstances sont malgré tout fréquentes où cette ressource vient à faire défaut pour un temps plus ou moins long.

Des trois repas, c'est le dîner qui varie le plus. On en a adopté cinq types dont nous donnerons la composition. Le déjeuner diffère du déjeuner en journalier par la substitution du biscuit au pain ; des deux types de souper, un seul est différent de ceux que nous avons étudié plus haut. Au lieu des 250gr de pain du déjeuner en journalier, chaque homme reçoit 180gr de biscuit, c'est-à-dire un équivalent très approché de la quantité de carbone et d'azote de la demi-livre de pain. Quand on délivre du pain aux trois repas (chose malheureusement trop rare à la mer), la ration de pain est de 800gr en tout comme pour la ration de journalier, et ces 800gr sont repartis de la même façon.

Les dîners peuvent être considérés comme ayant à ce point de vue les valeurs suivantes :

Dîner n° 1....	Pain....	275gr	(Az. 3gr,40, carb. 85gr)
	Conserves de bœuf......	200	(Az. 9 , carb. 28)
	Fayols.....	60	(Az. 3 , carb. 36)
	ou Légumes desséchés...	18	(Az. » , carb. 16)

ce qui donne un total de 15gr d'azote et de 149gr de carbone pour le dîner composé de conserves et de fayols. Il est clair que le remplacement de ceux-ci par les 18gr de légumes desséchés dits « *mélange d'équipage* » (1) enlève une grande partie de sa valeur nutritive à ce dîner n° 1 puisqu'elle le réduit à 12gr d'azote et à 129gr de carbone. Ces derniers chiffres restent néanmoins satisfaisants.

Dîner n° 2....	Lard salé..............	225gr	(Az. 2gr,70, carb. 60gr)
	Fayols..	60	(Az. 3 , carb. 36)
	ou Légumes desséchés ..	18	(Az. » , carb. 16)
	Pain...........	275	(Az. 3 ,40, carb. 85)

Ce second type de dîner fournit, en supposant qu'il comprenne les fayols et non les légumes desséchés, 9gr d'azote, 181gr de carbone ; et dans le cas contraire 6gr d'azote seulement avec 160gr de carbone.

(1) Le « mélange d'équipage » est une julienne composée de légumes variés, coupés en lanières minces puis desséchés et pressés.
Ce mélange qui sert surtout à la confection des potages est agréable au goût et le hommes l'acceptent très volontiers.

Diner n° 3....

Pain..................	275gr	(Az. 3gr,40, carb. 85gr)
Viande fraîche..........	300	(Az. 9 , carb. 35)
Légumes verts (pour mémoire, 0 fr. 03 cent.)		
ou Légumes desséchés...	18	(Az. » , carb. 16)

soit en tout : 12gr,40 d'azote et 136gr de carbone.

Diner n° 4....

Pain..................	275gr	(Az. 3gr,40, carb. 85gr)
Fromage..............	80	(Az. 4 , carb. 80)
Fayols...............	60	(Az. 3 , carb. 36)

soit en tout : 10gr d'azote et 201gr de carbone.

Diner n° 5....

Pain..................	275gr	(Az. 3gr,40, carb. 85gr)
Sardines à l'huile.......	80	(Az. 4 ,80, carb. 45)
Fayols................	60	(Az. 3 , carb. 36)

soit en tout : 11gr,20 d'azote et 161gr de carbone.

Le troisième repas, le souper, ne comprend que deux types. L'un d'eux est identique avec le souper n° 2 de journalier. Il se compose comme lui de 100gr de fayols, de 9gr de légumes desséchés, ou de légumes verts pour lesquels est accordée une allocation de 0fr,01 centime par homme. Toutefois il est plus substantiel que le même souper en journalier à cause de 100gr de pain en plus (275gr au lieu de 175gr). Il faut donc ajouter 19gr,20 d'azote et 33gr de carbone que contiennent ces 100gr de pain à la valeur du souper de journalier. Cela porte ces chiffres à 7gr,80 d'azote et à 142gr de carbone (au lieu de 6gr,10 et de 109gr).

Le souper n° 2 de campagne se compose de :

Pain..........	275gr	(Az. 3gr,40, carb. 85gr)
Riz......................	80	(Az. 0 ,80, carb. 36)
Lard salé............... ...	80	(Az. 0 ,90, carb. 25)

C'est le moins riche de tous au point de vue nutritif : 146gr de carbone et et 5gr,10 d'azote. Quoiqu'il en soit, la somme de trois quelconques de ces repas assure largement l'alimentation du matelot.

Le déjeuner, à la mer comme en rade, lui fournit très approximativement 117gr de carbone et 8gr d'azote.

Les diners contiennent respectivement : 15gr, 9gr, 12gr,40, 10gr et 11gr,20 d'azote, et 149gr, 181gr, 136gr, 201gr et 161gr de carbone ;

Les soupers contiennent 7gr,80, 5gr,10 d'azote, 142gr et 117gr de carbone.

En supposant réunis dans la même journée les moins favorables de ces trois repas on trouve : 1° Au point de vue de l'azote :

Déjeuner..............	Azote 8gr	, carbone 117gr
Diner......................	Azote 10	, carbone 201
Souper.....................	Azote 5 ,10,	carbone 146
TOTAL....................	Azote 27gr,60,	carbone 464gr

2° Au point de vue du carbone :

Déjeuner.................	Azote 8gr	, carbone 117gr
Diner....................	Azote 12,40	, carbone 136
Souper...................	Azote 7,20	, carbone 142
TOTAL.....................	Azote 27gr,60	, carbone 395gr

Dans l'une comme dans l'autre combinaison, les quantités d'azote et de carbone contenues dans les aliments de la ration de campagne sont plus que suffisants pour donner satisfaction à la règle que nous avions prise pour point de départ et qui fixe à 20gr et à 310gr le chiffre exigible de ces deux corps dans l'alimentation d'un adulte soumis à un certain travail. Nous n'avons pas tenu compte dans l'examen de cette seconde ration des allocations en assaisonnements. Elles sont moins importantes que pour la ration de journalier et ne dépassent pas 8 grammes pour l'huile d'olives ni 12gr pour la graisse de Normandie. Le repas de viande fraîche et le repas de conserves de bœuf n'en comportent même pas du tout. Cette réduction est en rapport avec la très grande richesse de la ration de campagne comparée à celle de journalier. La plus riche combinaison de repas dans cette seconde ration donne 388gr de carbone et 20gr,20 d'azote, la plus pauvre atteint seulement 292gr de carbone avec 19gr d'azote.

La ration est complétée dans la marine française par des allocations de vin et d'eau-de-vie. L'eau-de-vie ou tafia se donne au déjeuner, à raison de 4 centilitres par homme. Le vin se donne, aux deux autres repas, à raison de 23 centilitres par homme et par repas, c'est-à-dire 46 centilitres par homme et par jour. Le vin est dit « vin de journalier ou vin de campagne » selon qu'il doit être consommé en rade ou à la mer. Le vin de campagne destiné à séjourner parfois longtemps dans la cale à travers des climats chauds et humides et à y supporter toutes les vicissitudes de la mer, les mouvements plus ou moins violents du navire est d'une qualité supérieure au vin journalier.

Il existe une autre ration, dite « ration des équipages à terre ». C'est celle qui est octroyée aux hommes des « dépôts des équipages » des cinq arrondissements maritimes qu'on appelait, il y a encore peu de temps, « les divisions des équipages de la flotte ». Nous n'avons rien dit de cette ration pour deux raisons. La première, c'est qu'elle intéresse très indirectement l'hygiène navale proprement dite, puisqu'elle est destinée à des hommes vivant à terre dans des conditions très analogues à celles des soldats dans les casernes. La seconde c'est qu'elle diffère très peu de la ration de journalier. Elle contient seulement la moitié de la quantité de vin de cette ration (23 au lieu de 46centil, c'est-à-dire que le vin est donné à un seul repas), et la quantité de café est réduite de 4gr (20gr de café au lieu de 24gr). Pour les autres allocations elle lui est identique. Il y a cependant une remarque à faire. Depuis peu d'années les « dépôts des équipages » sont autorisés à toucher la valeur représentative de la ration s'ils ne veulent toucher la ration elle-même en nature. Ils continuent à demander aux magasins des subsistances de la marine certaines denrées qu'ils y trouvent à meilleur compte, comme la viande fraîche et le pain, et d'autres dont la qualité y est mieux garantie, comme le vin et l'eau-de-vie. Ils achètent le reste au dehors. Cette manière de faire a donné de bons résultats, surtout au point de vue de la variété de l'alimentation. Or c'est un point qui laisse à désirer dans la marine. Bien que notre ration française puisse être considérée comme offrant une certaine variété d'aliments, il n'en est pas moins vrai que, pendant 6 jours de la semaine sur 7, le souper des équipages, en rade comme à la mer, se compose de fayols. Le Ministre de la Marine le faisait remarquer lui-même dans une circulaire en date du 4 mai 1888, dans laquelle, en signalant de récentes modifications introduites dans la nourriture des matelots, il appelait l'attention des préfets et des commandants sur les améliorations encore possibles. Et il ajoutait que ces six soupers de fayols par semaine n'empêchaient pas qu'une ou deux demi-soupes aux fayols ne figurassent encore aux repas de midi. Il est hors de doute qu'il est indispensable de changer cet état de choses, et il n'apparaît pas qu'il y ait de réelles difficultés à le faire.

2° Ration des marines étrangères. — Malgré des différences apparentes dans leur composition, les rations des marines étrangères ont été calculées de telle sorte qu'elles ne s'éloignent pas très sensiblement de la nôtre, si on les compare au point de vue de leur valeur alibile, de leur contenance en azote et carbone ou, d'une façon moins abstraite, eu égard à leur contenance en matières albuminoïdes, en hydrates de carbone et en graisse. La ration française, cependant, dépasse de beaucoup les autres par la quantité de graisse qu'elle comporte. Elle est la plus pauvre en légumes, mais elle offre une assez grande variété d'aliments.

Toutefois c'est la ration allemande qui tient le premier rang sous ce rapport ; nulle part ailleurs la diversité des menus n'est plus grande. Or on ne peut nier que ce soit un grand avantage. La ration anglaise offre la plus forte proportion d'albumine, et par suite, d'azote. C'est donc la plus riche, la valeur alibile aussi bien que la valeur vénale d'une ration se mesurant très exactement à sa teneur en substances azotées. Cependant cet avantage est racheté par une très faible proportion de graisse. C'est une cause réelle sinon d'infériorité, au moins d'atténuation de mérite. Car la désassimilation de l'albumine dans l'organisme est en proportion de l'apport de ces mêmes matières. Elles jouent, jusqu'à un certain point le rôle « d'excitateurs de la dénutrition ». Les graisses et les hydrates de carbone tempèrent cette destruction d'albumine, au point de permettre à l'organisme d'en fixer une partie. Il y a donc intérêt à ce que le rapport de la graisse et des albuminoïdes soit assez élevé, comme cela arrive dans la ration française.

Voici d'ailleurs la composition des rations dans les principales marines :

A cette alimentation, déjà si riche, il faut ajouter 4[lit],53 de bière. Il en résulte que le poids moyen de la ration anglaise atteint 5[kg].740. La contenance est de 31[gr] d'azote et de 580[gr] à 600[gr] de carbone. Il y entre seulement 30[gr] de graisse. Elle est donc bien plus nourrissante qu'aucune des autres rations de marins.

Ration de la marine anglaise.

		Équivalents en	
		Azote.	Carbone.
A) par jour.			
Biscuit..........	566gr	15gr,50	300gr
ou Pain frais.......... . .	680	11	238
Sucre....................	57	»	37 ,40
Chocolat.......	28 ,35	0 ,40	15
Thé......................	7 ,08	»	»
B) par semaine.			
Farine d'avoine..........	85gr	1 ,60	35
Moutarde............. ..	14	»	»
Poivre	7	»	»
Vinaigre.................	1/4 de pinte		
C) journellement (si possible).			
Viande fraîche...........	453gr,5	18	50
Légumes...	226	1 ,5	45 à 50
C) alloué quand les vivres frais ne peuvent être employés.			
1° CHAQUE DEUX JOURS.			
Viande salée............	453gr,40	20 ,40	55
Farine	255 (1)	4	95
Graisse.................	21 ,25 (1)	0 ,25	17
Raisins.................	42 ,5 (1)	0 ,30	12
2° CHAQUE JOUR INTERMÉDIAIRE.			
Conserve de viande.......	340gr	15	50
Conserve de pommes de terre	113	(?)	(?)
ou { Riz....	56 ,69	0 ,60	26
ou { Cons. de pom. de terre	56 ,69	(?)	(?)
ou Riz..................	113	1 ,20	52
ou { Farine... / Graisse.. / Raisins.. }	comme ci-dessus.		

Chaque homme reçoit par jour un demi-litre de vin. Pour la soupe il est alloué, pour l'achat de légumes verts, la valeur de 7 centimes. Le Vendredi-Saint et la veille de Noël la viande est remplacée par une quantité proportionnelle de morue avec les ingrédients nécessaires à la cuisson.

Cette ration est sensiblement moins riche que la ration française et anglaise. Elle n'offre pas une grande variété d'aliments et les menus sont

(1) Pour la confection du Pudding national.

d'une régularité vraiment monotone, qui n'atteint pas, cependant notre étonnant chiffre de six soupers de fayols sur sept.

Ration de la marine autrichienne (1).

1° RATION AU MOUILLAGE.

		LUNDI	MARDI	MERCREDI	JEUDI	VENDREDI	SAMEDI	DIMANCHE
Déjeuner.	Pain	175	175	175	175	175	175	175
	Farine	»	26	»	26	»	26	26
	Graisse	»	10	»	10	»	10	10
	Café	20	»	20	»	20	»	»
	Sucre	25	»	25	»	25	»	»
Diner....	Pain	350	350	350	350	350	350	350
	Viande fraîche.	210	210	210	210	210	210	210
	Riz	90	»	90	»	90	»	90
	Pois	50	»	50	»	50	»	50
	Pâtes	»	90	»	90	»	90	»
	Fayols	»	50	»	50	»	50	»
Souper..	Pain	175	175	175	175	175	175	175
	Pomm. de terre	»	210	»	210	»	210	»
	Fayols	150	»	150	»	150	»	150
	Oignons	10	10	10	10	10	10	10
	Graisse de porc	»	»	20	»	»	»	20
	Huile	20	55	»	55	20	55	»

2° RATION A LA MER.

		LUNDI	MARDI	MERCREDI	JEUDI	VENDREDI	SAMEDI	DIMANCHE
Déjeuner.	Biscuit	130	130	130	130	130	130	130
	Café	20	20	20	20	20	20	20
	Sucre	25	25	25	25	25	25	25
Diner...	Biscuit	260	260	260	260	260	260	260
	Bœuf (conserve)	250	»	»	250	»	»	»
	Porc (conserve)	»	230	»	»	»	230	»
	Viande fraîche.	»	»	250	»	250	»	250
	Pois	50	»	»	»	»	50	»
	Pois décortiqués	»	»	50	»	50	»	»
	Fayols	»	50	»	50	»	»	50
	Farine	»	90	»	90	»	90	»
	Oignons	10	10	10	10	10	10	10
	Graisse de porc	20	20	20	20	20	20	20
	Riz	90	»	90	»	90	»	90
Souper...	Biscuit	130	130	130	130	130	130	130
	Fromage	»	70	»	70	»	»	70
	Fayols	150	»	150	»	150	150	»
	Oignons	10	»	10	»	10	10	»
	Graisse	20	»	»	»	20	»	»
	Huile	20	»	»	20	»	20	20

(1) Elle admet 3 rations distinctes : ration à terre; ration en rade; ration à la mer. Nous laisserons de côté la ration à terre, comme nous l'avons fait à propos de la ration française et pour les mêmes motifs.

Comme boisson chaque homme reçoit encore un demi litre de vin. Il faut reprocher à cette ration de donner du biscuit aux trois repas à l'exclusion du pain. Nous expliquerons ce reproche en faisant l'étude des divers aliments dont se compose la nourriture des matelots.

Somme toute, la ration autrichienne fournit :

1° A LA MER.		2° AU MOUILLAGE.	
150 à 160gr	d'albuminoïdes.	150gr	d'albuminoïdes.
48 à 58	de graisse.	35 à 40gr	de graisse.
500 à 575	d'hydrocarbonés.	500 à 550	d'hydrocarbonés.

Si l'on compare ces chiffres à ceux proposés par Voit pour l'alimentation des adultes soumis au travail moyen (albuminoïdes 118gr, graisse 56gr, hydrocarbonés 500gr), on acquiert la certitude que la ration autrichienne est suffisante, mais qu'elle reste bien près de la limite minimum et qu'elle est loin d'offrir ainsi la grande élasticité de celles que nous avons exposées précédemment.

Ration de la marine allemande.

1° RATION AU MOUILLAGE.

	LUNDI	MARDI	MERCREDI	JEUDI	VENDREDI	SAMEDI	DIMANCHE
Pain	750	750	750	750	750	750	750
Beurre	65	65	65	65	65	65	65
Café	15	15	15	15	15	15	15
Thé	3	3	3	3	3	3	3
Bœuf frais	»	400	»	»	400	»	»
Porc id	250	»	»	250	»	250	»
Mouton id	»	»	400	»	»	»	400
Riz	»	»	»	»	150	»	»
Pois	»	»	»	»	»	300	»
Fayols	»	»	300	»	»	»	»
Farine	250	»	»	250	»	»	»
Pruneaux	100	»	»	»	100	»	100
Pommes de terre	»	1.500	»	»	»	»	1.500
Sucre	30	»	»	»	30	»	30

Lorsqu'au lieu de viande fraiche, il est délivré, afin d'en faire une consommation plus rapide, de la viande de conserve, il revient par homme 450gr de viande salée ou 340gr de conserve de bœuf. Si cette distribution de viande salée a lieu le jour où la ration comprend du riz, on y ajoute 50gr de pruneaux et 15gr de sucre. Cette ration au mouillage est très riche, puisqu'elle contient 160gr d'albumine, 82gr de graisse et 750gr d'hydrocarbonés. Elle présente l'immense avantage d'une très grande diversité de menus. L'usage de trois sortes de viandes de boucheries lui constitue une supériorité hygiénique incontestable.

La ration à la mer n'est pas moins heureusement combinée, à l'exception des trois jours où le pain frais est entièrement remplacé par le biscuit.

Il est vrai que le biscuit fait totalement défaut pendant les quatre autres jours. Malgré cela nous préférons notre système de mélange quotidien de biscuit et de pain frais.

2° RATION A LA MER.

	LUNDI	MARDI	MERCREDI	JEUDI	VENDREDI	SAMEDI	DIMANCHE
Pain frais	750	»	750	»	750	»	750
Biscuit	»	500	»	500	»	500	»
Beurre	65	65	65	65	65	65	65
Café	15	15	15	15	15	15	15
Thé	3	3	3	3	3	3	3
Bœuf salé	»	»	»	430	»	»	»
Porc salé	250	250	»	»	»	250	»
Conserve de porc	»	»	250	»	»	»	»
Conserve de bœuf	»	»	»	»	340	»	340
Riz	»	»	»	»	150	»	»
Pois jaunes	»	»	»	»	»	300	»
Pois gris	»	»	»	300	»	»	»
Farine froment	250	»	250	»	»	»	»
Pruneaux	100	»	100	»	»	»	»
Pommes de terre de conserve	»	»	»	»	»	»	200
Choucroute	»	500	»	»	»	»	»
Sucre	30	»	30	»	»	»	»

Le beurre est en barils et en conserves. On ne touche à ce dernier que quand l'autre est épuisé. Une très bonne mesure consiste dans la réduction de la ration de pain ou de biscuit et de celle de pommes de terre, pendant les grandes chaleurs et dans les régions tropicales. Le pain est ramené de 750 à 500^{gr}, les pommes de terre de 1.500 à 1.000^{gr}. L'économie qui en résulte sert à l'achat d'une quantité proportionnelle de légumes frais. La ration de mer de la marine allemande contient :

1° POUR LES JOURS GRAS.		2° POUR LES JOURS MAIGRES.	
133^{gr}	d'albuminoïdes.	127^{gr}	d'albuminoïdes.
78	de graisse.	60	de graisse.
667	d'hydrocarbonés.	535	d'hydrocarbonés.

Ration de la marine des États-Unis (1). — Elle se rapproche de celle de la marine anglaise par la distribution quotidienne du biscuit, en moindre quantité il est vrai. Le pain frais y fait défaut. Elle manque de toute boisson fermentée ; mais elle compense cette lacune par la libéralité avec laquelle le café et le thé sont accordés (32^{gr} de café et 8^{gr} de thé par jour). Dans la marine française, la plus riche sous le rapport du café,

(1) Tableau emprunté à l'*Hygiène navale* de Fonssagrives, 2e édit., 1887, page 801. Nous avons réduit en grammes les 0 lit. 23 de fèves.

cette substance n'est allouée qu'à raison de 24gr à bord, et de 20gr dans les « dépôts des équipages » à terre. Le thé y fait complètement défaut.

Dans les marines allemande et autrichienne on donnera par jour, 15gr de café seulement et 3gr de thé.

Tableau de la ration des États-Unis.

	LUNDI	MARDI	MERCREDI	JEUDI	VENDREDI	SAMEDI	DIMANCHE	TOTAL par semaine.
Biscuit	435	435	435	435	435	435	435	3.045
Bœuf	»	373	»	»	373	»	»	746
Porc	373	»	373	»	»	373	»	1 119
Viande conservée.	»	»	»	279	»	»	279	558
Farine	»	186	»	»	186	»	»	372
Riz	»	»	»	»	»	»	186	186
Fruits secs	»	»	63	»	63	»	»	126
Pickles	»	»	125	»	»	125	»	250
Sucre	66	66	66	66	66	66	66	462
Thé	8	16	8	8	8	8	8	64
Café	32	32	32	32	32	32	32	224
Cacao	32	32	32	32	32	32	32	224
Beurre	»	»	»	64	»	»	64	128
Pommes de terre desséchées	»	»	»	64	»	64	»	128
Julienne pressée	»	»	»	»	»	32	»	32
Fèves	300	»	300	300	»	300	»	1.200
TOTAL par jour.	1.216	1.140	1.434	1.280	1.195	1 199	1.102	

3° *Ration de malades et ration d'exception.* — Avant de quitter l'étude de la ration en général il nous faut dire quelques mots de la ration de malades et des rations d'exception.

La Ration de malades peut être divisée en un certain nombre de portions : portion entière, trois quarts, demies et quarts de portion, et enfin soupe. Pour chacune d'elle des allocations différentes ont été déterminées. Le médecin a donc un grand choix à faire au point de vue des quantités d'aliments qu'il veut prescrire aux hommes mis aux vivres d'hôpital. Les subtances qui composent ces vivres sont :

a). *Le pain frais* de malade (de 375gr pour la portion entière à 50gr pour la soupe).

b). *Le vin de campagne* (de 27 à 7 centilitres). Sur prescription spéciale du médecin-major, on peut délivrer du vin de campagne embarqué en bouteilles ; dans ce cas, les délivrances varient seulement entre 13 et 7 centilitres. Les malades à la portion entière ou aux trois quarts de portion ne peuvent en aucun cas recevoir de ce vin.

c). *Du sucre et du café* en mêmes quantités que dans la ration ordinaire. Le sucre peut être du sucre cristallisé au lieu de cassonade.

d). *De la viande fraîche de bœuf,* qui est généralement préparée sous forme de grillade. Il est alloué 250gr par homme et par repas. Mais les quantités à donner aux malades doivent être pesées une fois la viande cuite et désossée, et varient de 140gr à 60gr.

e). *Des conserves de bœuf et de volaille*, les premières sont délivrées aux chiffres de 140, 105 et 90 grammes. Les secondes réservées pour les demies et les quarts de portion se donnent aux chiffres de 90 et 60gr.

f). *Des conserves de pois et de haricots verts* réservées aussi pour les demies et les quarts de portions (de 150 à 100gr.

Toutes ces conserves sont de bonne qualité, agréables au goût et acceptées avec plaisir. Elles ne sont d'ailleurs délivrées qu'en l'absence de vivres frais.

g). *Des aliments légers : lait concentré*, 25 centilitres ; *chocolat*, 30gr. ; *pruneaux* (de 100 à 70gr) ; *tapioca*, 30gr ; *gelée de coings* et *gelée de pommes*, 45 grammes.

h). *Des assaisonnements* (Beurre ou saindoux (15gr) ou *graisse de Normandie* (10gr) ou *sucre en pains* (15gr).

i). *Des vins fins* de *Banyuls*, de *Bordeaux* et de *Marsala* dont le médecin détermine la quantité pour chaque cas.

j). *Des vivres frais* de toute nature, *légumes*, *volailles*, *poisson*, *fruits*, etc..., qui sont achetés dans les ports et les relâches sur la demande du médecin-major et suivant les quantités indiquées par lui.

Ajoutons à cela que les différentes tables du bord, commandant et officiers, se font un plaisir de faire bénéficier les malades de la variété et de la délicatesse plus grandes de leurs mets, aussi souvent que cela est utile. Aussi l'alimentation des malades à bord est-elle vraiment plus que satisfaisante. Sous ce rapport l'hygiène n'a aucun désir à formuler. Les seuls cas, — combien exceptionnels d'ailleurs — où ces heureuses conditions viendraient à manquer, sont de ceux que les hasards de la mer et des campagnes peuvent sans doute tenir toujours en réserve, cas de force majeure qu'aucune prévision ne peut embrasser, contre lesquels aucune puissance humaine ne peut garantir, mais desquels la rareté même, de plus en plus grande, permet, en réalité, de ne tenir aucun compte.

Les rations d'exception, n'offrent, on le comprend, qu'un intérêt secondaire. Elles sont de plusieurs sortes. On a manifesté plusieurs fois le désir de voir la ration se modifier suivant la provenance des équipages. Il est de toute évidence que sur les bâtiments de guerre où l'équipage est formé d'hommes des provenances les plus diverses, il est impossible de multiplier les types de ration. C'est là un rêve sans grande consistance, un désir dont le motif est louable, mais dont la justification hygiénique nous paraît bien difficile. Ici encore la règle *Ne quid nimis* est applicable ; les revendications utiles sont assez nombreuses et assez malaisément satisfaites pour qu'on n'éparpille pas ses demandes. Il n'y a pas à se préoccuper de la provenance des équipages. Il peut être utile en revanche de tenir compte de la nature de la campagne. Entre la navigation sous les tropiques et les voyages dans les régions glacées du Groenland et du Spitzberg, comme celui qu'exécutait récemment la *Manche*, comme ceux que font, chaque année nos croiseurs, en Islande et à Terre-Neuve, la différence est de celles qui comportent un genre de vie tout autre. De même que des délivrances spéciales d'effets d'habillement ont été jugées nécessaires, on a également apporté à la ration quelques modifications louables.

Aux bâtiments en mission à Terre-Neuve, ou naviguant dans les mers boréales et australes, au-delà du 50° degré de latitude Nord, ou du 40°, en hiver, et du 45°, en été, degré de latitude Sud, la ration est supplémentée de 80gr de pain ou de 50gr de biscuit. De plus, les commandants peuvent faire délivrer aux hommes quittant un quart de nuit, par gros temps, une boisson chaude avec 4 centilitres de spiritueux et 15gr de cassonade par homme. Aux bâtiments qui font la station de Terre-Neuve il est alloué, en outre de la ration, 1 kilogr. de beurre ou 600gr d'huile d'olive par homme pour toute la campagne.

Aux bâtiments de la station d'Islande, par homme et pour toute la durée de la campagne, il est alloué 30gr de thé, 2 litres de spiritueux, 1 kilogr. de sucre en pain, 2 kilogr. de beurre ou 1.200gr d'huile d'olive.

Telles sont les allocations concernant les navigations dans les climats froids. On est entré, en les adoptant, dans une bonne voie. Mais il faut faire mieux encore et en arriver à la ration spéciale. Les Hollandais seuls ont franchement résolu le problème en adoptant une ration ordinaire et une ration tropicale. Les Anglais, moins avancés que nous encore, se sont contentés, malgré les demandes du Dr Rattray, auteur d'un consciencieux travail sur la ration de leur marine, d'allouer un supplément de 50gr de biscuit, dès que le bâtiment a dépassé le 50° degré de latitude Sud ou Nord.

Nous le répétons, tout cela est insuffisant. Si l'on considère quel abîme sépare les productions alimentaires naturelles des régions glacées et celles des Tropiques : d'un côté, des poissons à la chair grasse et huileuse, du gibier abondant, la viande et le lait du renne ; de l'autre, des fruits sucrés, la moins azotée et la moins grasse des céréales, on ne peut pas admettre qu'il soit physiologique de se nourrir de la même manière sous le cercle polaire et sous l'équateur.

Or si à nos équipages des transports de l'Extrême-Orient, à ceux des bâtiments stationnant dans les eaux de la basse Cochinchine, du Sénégal, du Gabon, de la Guyane, de Mayotte, de Madagascar et de Nossi-Bé, il est donné 10gr de café et 4gr de thé, 10gr de sucre cassonade et 25 millilitres de tafia, pouvant être remplacés par 12gr de café et 12gr,50 de sucre cassonade destinés à la confection d'une boisson hygiénique ; à Tahiti, en Nouvelle-Calédonie, aux Antilles, dans l'Inde, pays très chauds aussi et dont la salubrité n'est pas toujours irréprochable, il n'est rien accordé.

Il n'y a guère à le regretter, vu l'insuffisance des modifications que nous venons d'énumérer. Nous ne disons point qu'elles sont inutiles; mais nous demandons autre chose. On a déjà fait beaucoup pour l'amélioration de la ration. Les dates si rapprochées des derniers décrets qui la concernent (1874-1880-1888) disent assez la sollicitude qu'on apporte à perfectionner sans cesse la nourriture des matelots. C'est une raison de plus pour signaler à la bienveillance toujours vigilante de l'autorité maritime les desiderata qu'on peut faire disparaître. Aucune autre question ne laisse une plus grande latitude, une plus grande liberté d'action au médecin et à l'administration, parce que aucune autre ne soulève moins d'incompatibilités entre les exigences militaires et celles de l'hygiène. Toutes deux s'y meuvent très à l'aise et les questions budgétaires elles-mêmes n'y ajoutent aucune difficulté sérieuse. Il ne s'agit, en effet, que de changements à faire et non d'additions à apporter.

La ration se modifie aussi suivant les travaux ou les professions. Le personnel en instruction, les instructeurs et les mousses des bâtiments-écoles ont un supplément de 75gr de pain, un repas de viande de plus par semaine et du vin de campagne à la place du vin de journalier. Les apprentis et instructeurs de l'école de canonnage ont du lard salé avec légumes le vendredi et un supplément de vin pendant la période des exercices. Le personnel de la machine en service devant les feux, dans la machine, dans les soutes et dans les canots à vapeur, a droit à 23 centilitres de vin, 200gr de pain ou 145gr de biscuit pour le 1er quart de chaque jour ; 250gr de pain ou 180gr de biscuit pour les autres quarts. Ils reçoivent aussi, par jour, une boisson hygiénique composée avec 10gr de café, 12gr,50 de cassonade et 12 millilitres et demi de tafia. Quand la machine a fonctionné toute la journée, chaque homme de son personnel reçoit au souper 60gr de lard salé ou 50gr de conserves de bœuf, ou 80gr de viande fraiche. Le personnel des torpilleurs jouit du bénéfice des mêmes allocations.

Pour terminer, signalons, à titre de renseignement, que certains indigènes des pays chauds, en particulier les laptots embarqués sur les bâtiments de la station locale du Sénégal, les indigènes embarqués sur les navires de la division navale de l'Atlantique sud et les chauffeurs arabes ont également droit à une ration spéciale. Ces cas sont trop exceptionnels pour que nous entrions dans le détail de toutes les modifications qu'ils entraînent (1).

Si nous nous sommes attardés à la description des diverses rations envisagées dans les principales marines, à la mer, en rade et même jusque dans leurs exceptions de climat, de personnel ou de travail, c'est qu'il

(1) Voir *Bulletin officiel*, du 25 août 1886, p. 332 : et une dépêche manuscrite du 22 janvier 1883. Nous n'avons pas signalé la ration de boulimie, supprimée depuis quelques années, avec beaucoup de raison.

est peu de questions aussi importantes en hygiène navale et qui offrent autant de prise à l'action efficace des médecins. Résumons donc très rapidement les diverses données qui la concernent.

Envisagées au point de vue de la statique nutritive, de leur teneur en principes élémentaires, toutes les rations que nous avons passées en revue se rapprochent très sensiblement de la ration théorique telle qu'elle a été fixée par les travaux de Dumas, Liebig, Boussingault, Forster, Voit, Beaunis, etc., etc. Toutes dépassent plus ou moins le minimum déterminé par ces savants. La ration anglaise seule paraît s'en éloigner dans des proportions qui ne sont peut-être pas loin d'être exagérées. La ration française est également éloignée de cet excès et du défaut contraire. A cet égard elle est excellente.

Les proportions dans lesquelles les divers principes doivent concourir à la composition d'une nourriture saine et suffisante sont à peu près observées dans toutes les marines. Ici encore les Anglais pèchent par un léger excès des matières albuminoïdes et, par suite, de l'azote, tandis qu'ils ont une proportion relativement faible de matières grasses. Nous avons déjà fait ressortir cette défectuosité. Les autres marines ne s'éloignent guère les unes des autres sous ce rapport. La nôtre se distingue par une plus grande richesse en graisse ; à supposer qu'il y eût quelque excès sous ce rapport, il serait moins grave que celui concernant l'albumine et l'azote, mais hâtons-nous de dire qu'il n'en est rien.

Une considération non moins importante que celle qui précède, est l'évaluation du poids ou du volume de la somme d'aliments ingérés chaque jour. Le volume est difficile à calculer, mais il est en rapport assez constant avec le poids pour qu'on puisse l'apprécier d'après cette dernière donnée et la substituer à lui.

La ration française pèse en moyenne.......	1kgr,457
La ration anglaise..........................	2 571 (1)
La ration des Etats-Unis	1 240
La ration autrichienne.....................	1 115
La ration allemande.........................	1 370

Ici encore nous voyons toutes les marines se rapprocher du poids moyen très acceptable de 1.250 à 1.300gr. Un pareil poids ne peut former qu'un volume restreint et, à aucun des trois repas l'estomac ne risque d'être surchargé, distendu, ni menacé pour la suite de dilatation. La ration de la marine anglaise, cependant, fait encore exception et on hésite à regarder comme favorable à l'hygiène du tube digestif cette masse énorme de 2kgr et demi d'aliments, que 4lit,53 de bière portent au chiffre de 6kgr !!

(1) En défalquant le poids de la bière qui est de 4 kilog. Or ce liquide contient une très forte proportion de substances alibiles, il exige une véritable digestion, et son volume n'est pas négligeable.

Le poids de la ration, la proportion des substances qui la composent ne sont pas tout dans l'appréciation de sa valeur. La variété des aliments et des repas ne sont pas un élément négligeable. Et, malheureusement, c'est la pierre d'achoppement de la nourriture des équipages. On a vu plus haut que six repas du soir sur sept comportent, dans la marine française, des fayols. On comprend que les hommes les acceptent sans enthousiasme. Est-ce à dire qu'il y ait lieu de regretter le temps où ce légume alternait avec les pois, les fèves ou gourganes? La monotonie pour être moins apparente n'en était pas moins réelle, comme elle l'est dans les marines allemande et autrichienne où la variété ne dépasse pas l'usage des fayols, des pois décortiqués et des pois non décortiqués pour l'une ; des pois gris, des pois jaunes et des fayols pour l'autre. Il faut avouer néanmoins que l'emploi du riz, des pâtes, des pruneaux apportent dans les menus une certaine diversité supérieure certainement à notre décourageante uniformité. Les Allemands ont un autre avantage très sérieux : Au lieu de ne délivrer que de la viande de bœuf, ils donnent à tour de rôle du mouton, du porc et du bœuf. Nous aurions beaucoup à gagner à les imiter à cet égard.

La solution du problème est, à la vérité, moins aisée qu'on ne l'imaginerait à première vue. Mais pour être grande la difficulté n'est pas insurmontable. Nos matelots n'aiment pas le riz ! c'est sur leurs réclamations que pois, lentilles et gourganes ont été supprimés. Le ministre, dans sa circulaire déjà citée du 3 mai 1888, réclame l'avis des commandants, sollicite leurs propositions, appelle très vivement leur attention sur ce point. De cet ensemble d'efforts et de bonnes volontés, quelque chose d'utile doit sortir. Déjà, en 1891, après l'inspection générale de l'escadre, le vice-amiral commandant en chef exprimait le désir que toute la viande ne fût pas employée à la confection de la soupe et que, chaque jour, on réservât la part d'un certain nombre d'hommes pour la faire cuire au four ou en ragoût, en établissant un roulement entre tous les hommes d'un équipage. Malheureusement les cuisines de bord ne sont pas disposées de manière à permettre la généralisation de cette excellente mesure. Il est facile de remédier dans l'avenir à cet inconvénient, en modifiant le modèle de cuisines d'équipage actuellement en service. « Variété plus encore que quantité telle doit être la formule du problème que la bromatologie nautique laisse à résoudre » (1).

II. Les éléments de la ration. — A la plus complète des définitions imaginées par les auteurs pour caractériser les aliments, il manque, s'il s'agit de l'aliment nautique, deux termes très importants, en dehors desquels la plus nutritive des substances ne saurait entrer dans l'approvisionnement du navire. Ces termes sont : l'*inaltérabilité* aussi complète

(1) FONSSAGRIVES, *Hygiène navale*, p. 789.

que possible ; la *réduction* relative du volume, dont l'*aménagement* facile est la conséquence. De là, en partie, la prépondérance marquée qui a été attribuée, dans toutes les rations maritimes, aux substances d'origine végétale. Celles-ci se divisent en deux grandes classes : Les *céréales* et les *légumineuses*. Les premières fournissent ces deux aliments primordiaux, le pain et le biscuit ; les secondes font la base des repas dont la viande, fraîche ou de conserve, est exclue. Dans cette seconde classe nous demandons l'autorisation de faire figurer le riz. L'excuse de cette grosse hérésie botanique est dans le mode d'utilisation de cette céréale, qui la rapproche tout naturellement des graines de légumineuses vraies, pois et haricots. Comme eux elle est employée, en nature, à la confection de soupes ou de ragoûts, et jamais sous forme de farine ou de fécule.

1° *Farine. Pain. Biscuit.* — *La farine* des différentes espèces de blé est seule employée dans l'alimentation nautique. Leur provenance de blés durs, tendres ou demi-tendres n'a pas d'intérêt pour l'hygiène. Elle n'a d'autre conséquence que de modifier le blutage auquel on les soumet. Celui-ci varie de 20 à 33 p. 100. La farine, destinée à la confection du pain de journée, est blutée à 20 p. 100 ; celle destinée à la confection du pain en campagne l'est à 30 p. 100. Ce degré élevé se justifie par la nécessité de mettre les farines dans les meilleures conditions de conservation. Or le son, qui représente le périsperme, contient une très grande quantité de substances azotées très altérables dont le mélange avec la farine ne peut que hâter sa fermentation.

Cette nécessité est regrettable à deux égards : elle constitue une perte sèche de matières alibiles très importantes — c'est le côté économique de la question — ; elle enlève au pain une grande partie des résidus dont la présence est si utile au bon fonctionnement de la digestion, — c'est le point de vue hygiénique — et il nous touche encore plus que l'autre. Mais ici, comme sur tant d'autres points, les exigences absolues et irréductibles de l'existence maritime laissent place aux regrets seulement et non à la discussion ni aux changements.

Le blutage est encore poussé plus loin pour la farine destinée à la confection du biscuit. Il est de 25 p. 100 pour les blés durs et de 33 p. 100 pour les blés tendres dont le périsperme est beaucoup plus épais. C'est que le biscuit est appelé à se conserver pendant bien plus longtemps encore que les farines. Les médecins, appelés à faire partie des commissions d'achat à l'étranger, doivent connaître les caractères organoleptiques d'une farine de bonne qualité. Elle est d'un blanc légèrement jaunâtre et d'un éclat vif. Au toucher elle est sèche, pesante, adhérente aux doigts où elle forme une couche mince d'un contact très velouté. Une farine au toucher plus ou moins rugueux est de mauvaise qualité ou falsifiée. Mélangée à de l'eau elle en absorbe un peu plus du tiers de son poids et forme une pâte longue et élastique. Son odeur est très spéciale, sa saveur se rapproche de celle de la colle de pâte. Le microscope indique seul avec précision la nature et les proportions des mélanges frauduleux qu'on peut y introduire. Il n'entre pas dans le cadre de cet ouvrage de les décrire.

Même très blutée, la farine reste trop facilement altérable et elle rencontre justement, à bord, les conditions les plus favorables à son altération : la chaleur et l'humidité. De là le grand intérêt de son mode de conservation à bord.

Il a été proposé divers systèmes d'emmagasinement : caisses ou barils doublés de tôle, caisses en tôle, caisses démontables proposées par Fonssagrives, compression énergique réduisant la farine en briques de dimensions à peu près égales aux briques ordinaires. Disons de suite que la compression n'a pas donné de bons résultats. Les insectes attaquent aussi facilemeut la farine comprimée que l'autre, elle est d'une manipulation fatigante et la panification se fait mal.

Deux genres de récipients sont actuellement en usage : 1° les *quarts* ou barils en bois, d'une contenance de 100^{kgr}, où la farine est fortement tassée ; 2° les boîtes en zinc d'une contenance variable, de cinq grandeurs différentes, combinées de manière à ce qu'on puisse faire rentrer les boites les unes dans les autres quand elles sont vides, et à réaliser ainsi le minimum d'encombrement (1). Ces petites caisses ne sont point en usage depuis assez longtemps pour qu'on puisse en apprécier exactement la valeur. Elles semblent très satisfaisantes *à priori*. Les quarts en bois donnent également de bons résultats, et on peut dire que les pertes en farine avariée sont minimes. Toute farine avariée doit être, à moins de nécessité absolue, exclue de l'alimentation. Si on avait à en faire usage, il faudrait lui faire subir, dans le four, un étuvage à 60° environ. En la mélangeant avec de la magnésie blanche dans la proportion de 1 à 2^{gr} de magnésie pour 500^{gr} de farine, on arrive à la rendre panifiable. Il est à peine besoin d'ajouter que ce serait une bien pauvre ressource.

La farine n'est utilisée que sous forme de pain et de biscuit dans la marine française. D'autres marines l'utilisent sous forme de pâtes alimentaires, ou de mets entemporanés comme le *pudding* des Anglais. Ces deux manières d'employer la farine du blé sont excellentes à tous points de vue et, s'il est vrai qu'aucune d'elles ne soit comparable au pain au point de vue de la légèreté et de la salubrité, il n'est pas moins vrai, qu'il y a là une précieuse ressource pour varier le régime de nos marins dont nous déplorions plus haut l'excessive monotonie. Une soupe aux « lasagnes », un repas de macaroni, un de ces « *fars* » (2) si aimés

(1) Dépêche ministérielle du 21 octobre 1890. C'est la réalisation, pour un artifice différent, de l'idée émise par Fonssagrives dans la 2e édition de son *Hygiène navale*, p. 527.

(2) Le *far* se compose de farine de froment ou de sarrazin, non fermentée et cuite avec de l'eau et du beurre ou de la graisse. On emploie, comme condiments, le sucre pour la farine de froment, le sel pour celle de sarrazin.

des Bretons, ne remplaceraient-ils pas, avec le plus grand avantage, quelques-uns des six repas du soir invariablement composés de fayols? C'est un vœu que nous exprimons avec la plus vive insistance et non sans espoir de le voir se réaliser un jour.

Le pain est la base fondamentale de la nourriture des matelots français. Les autres marines ne l'ont pas fait entrer si copieusement dans la composition de leurs rations et surtout de leurs rations de campagne. On a vu que les Autrichiens n'ont pas de pain à la mer. Ils ne mangent que du biscuit. Les Allemands, sur sept jours, ont quatre jours de pain et trois jours de biscuit. Les Américains des États-Unis n'ont jamais de pain, ni à la mer, ni au mouillage, ce que Wilson de Philadelphie, dans son hygiène navale, déplorait tristement en écrivant : « *Hard biscuit is a very poor substitute for bread* ». En France, au mouillage, le pain figure aux trois repas et le biscuit est totalement exclu de l'alimentation. A la mer, depuis bientôt vingt ans, le pain est obligatoire à deux repas ; le biscuit ne figure qu'au déjeuner, encore les commandants ont-ils la faculté, dont ils usent souvent, de le remplacer par du pain à ce repas du matin. Tant il est vrai que les réformes les plus impossibles en apparence finissent par paraître simples et naturelles! En 1863, une commission dont Fonssagrives, si ardent et si courageux défenseur de tout ce qui concerne l'hygiène navale faisait partie, était appelée à statuer sur l'opportunité de délivrer, à la mer, deux repas de pain (1). En présence de difficultés en apparence insurmontables et que le célèbre hygiéniste lui-même ne pouvait s'empêcher de faire ressortir, la commission s'était bornée à demander qu'on laissât aux commandants la latitude de remplacer le pain par le biscuit au deuxième repas.

On voit quels progrès ont été réalisés depuis ! Il y a encore un pas à faire dans la même voie. Le pain doit être rendu réglementaire aux trois repas. Le biscuit est devenu presque inutile. Les campagnes sont beaucoup moins longues qu'autrefois ; les traversées surtout s'effectuent avec une extrême rapidité. Le combustible ne saurait plus faire défaut et le système de four aujourd'hui en usage permet la cuisson facile et indéfinie du pain à bord. Ce n'est qu'à titre de réserve exceptionnelle, comme substance facilement transportable et de conservation prolongée, que le biscuit doit être embarqué. Pour une expédition rapide à terre, pour une exploration pouvant durer quelques jours, son utilité restera toujours incontestable. Mais on peut dire que sa consommation journalière est désormais une erreur. Il faut noter, à l'appui de la réforme plus complète que nous proposons, l'avantage qu'il y a, au point de vue de l'encombrement, à remplacer la presque totalité du biscuit par une équivalente quantité de farine.

(1) Le décret du 20 juillet 1860 sur la ration ne concédait qu'un seul repas de pain par jour, à la mer.

La quantité de pain de la ration française est considérable, 800gr dont 600 en pain d'équipage et 200 en pain d'une quantité un peu supérieure, dit pain de malades. Il est destiné à être mis dans le potage. On a récemment augmenté de 50gr l'ancienne ration de 750gr qui était à notre avis très suffisante. Tout le monde ne peut pas manger un aussi gros volume de cet aliment et il s'en perd beaucoup que les hommes jettent à la mer après le repas. C'est un abus et une perte très regrettable. D'un autre côté on objecte avec raison à une réduction du chiffre adopté qu'un assez grand nombre de matelots sont doués d'un puissant appétit auquel les quantités réglementaires se suffisent à peine. Cela est vrai et autrefois on avait admis pour ceux-là une ration spéciale, dite de boulimie, dont la concession autorisée sur l'avis du médecin-major a donné lieu à des inconvénients qui l'ont fait supprimer. Sans demander qu'on la rétablisse, nous pensons qu'il est possible de concilier à la fois les intérêts de l'Etat et ceux des matelots. Le moyen n'est pas de nous. Il a été proposé jadis par Fleury et paraît digne d'être pris en considération. La ration serait un peu diminuée et, à chaque plat (1) on donnerait une ou deux rations supplémentaires, « de manière qu'il en reste toujours après le repas. Ces restes de pain proprement coupés seraient ramassés avec soin dans un petit sac portant le numéro du plat ». On les porterait à la cambuse et ils formeraient un appoint de la distribution du repas suivant.

Le pain de journalier fourni, sur les rades de France par les magasins des subsistances, est pétri à la mécanique. Ce procédé a sur le pétrissage à bras, le triple avantage de la rapidité, de l'homogénéité et surtout de la propreté. Le travail particulièrement pénible et fatigant dont il dispense les hommes, qui n'ont qu'à surveiller la marche de la machine, mérite aussi d'être pris en considération. Pour toutes ces raisons on peut s'étonner que le pétrissage manuel n'ait pas encore disparu des navires où il serait si aisé de le remplacer. Quand on songe qu'il existe sur certains cuirassés d'escadre jusqu'à 70 ou 75 machines différentes, on cherche en vain les raisons qui s'opposent à l'addition d'une petite pétrisseuse de dimensions appropriées à l'effectif de l'équipage. Les espérances qu'avaient fait naître à cet égard, les usages de plus en plus multipliés de la vapeur, ne se sont point encore réalisées, pas plus que d'autres applications hygiéniques de la force motrice si largement disponible sur les steamers, applications concernant le blanchissage du linge, le chauffage, la ventilation, l'assèchement, etc... Puisse ce renouvellement du vœu qui les concerne en hâter l'avènement sans doute prochain (2).

(1) On donne le nom de *plat* à chaque groupe de huit hommes désignés pour manger à la même table. Ce terme désigne aussi l'ensemble des ustensiles, assiettes, gobelets, etc., qui servent à chaque groupe.

(2) En août 1879 une circulaire ministérielle a prescrit l'inscription sur les feuilles d'armement de *pétrisseuses* mécaniques, en spécifiant qu'elles ne seraient délivrées que sur l'ordre spécial du Ministre. Seuls jusqu'à présent les transports de Calédonie (qui n'effectuent

Le levain dont on se sert est du levain de pâte, fourni par les subsistances la veille du départ pour la mer, et conservé pendant toute la durée d'une traversée. Sur les rades autres que celles des ports militaires et à l'étranger, le levain qui doit servir pour la traversée suivante est donné par le fournisseur. La pâte est confectionnée à l'eau douce : on a essayé, pour économiser le sel dont la dépense est de 500gr de sel pour 1.500gr de farine, de mélanger l'eau de mer à l'eau douce dans une certaine proportion. On a attribué au pain fabriqué de la sorte une certaine action laxative très propre à combattre la constipation habituelle aux personnes qui vivent à bord. Nous avons parfois mangé de pareil pain sans avoir rien remarqué qui justifiât cette opinion. Mais il est constant que la panification, très satisfaisante au début, ne tarde pas à devenir défectueuse. Le levain perd promptement ses propriétés et la pâte ne lève plus. On n'obtient qu'un produit lourd, compacte, moins digestible et qui joint à tous ces défauts une certaine amertume de goût peu agréable. C'est une pratique à déconseiller (1).

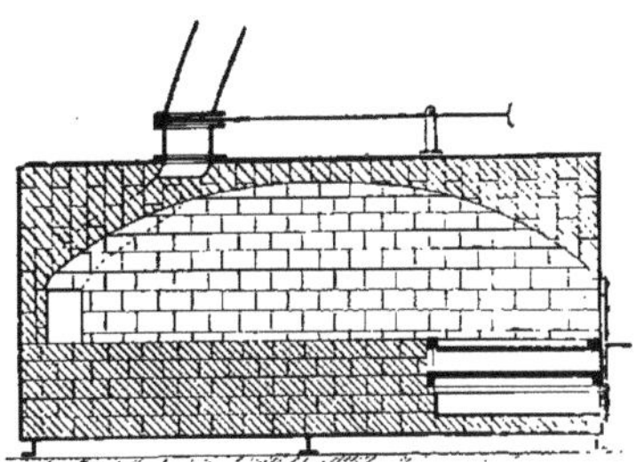

Fig. 52. — Coupe de four actuellement en usage dans la marine.

Plusieurs systèmes de fours ont été imaginés, depuis le torréfacteur de Sochet, cylindre horizontal tournant autour de son axe dans une enveloppe où la flamme le léchait, jusqu'au four Carville et à celui actuellement en usage. C'est un appareil très simple, véritable four de boulanger à sole plate et à voûte surbaissée construite en briques, enfermée dans une enveloppe métallique en tôle. On le chauffe au bois ou au charbon de terre. Le chauffage au bois se fait comme dans les fours ordinaires en faisant brûler le combustible sur la sole même. Pour le chauffage à la houille, qui n'a lieu que si le bois vient à faire défaut, une grille très creuse est disposée sur l'avant du four, près de la bouche, au-dessus d'un cendrier. Les flammes lèchent l'intérieur de la voûte et la fumée s'échappe par le tuyau qui s'ouvre à son sommet. La cuisson du pain est habituellement satisfaisante avec cet appareil. Le reproche qu'elle justifie assez souvent est celui d'être poussée trop loin. La croûte acquiert alors une épaisseur trop grande et la mastication en devient fatigante. Ce défaut est d'ailleurs moins grave que l'insuffisance de cuisson. Le pain trop cuit

pas plus d'un voyage par an), et les nouveaux transports de Cochinchine en sont pourvus. On en a obtenu de bons résultats. Ces essais si réduits et si prolongés laissent subsister presque entiers le regret et le vœu que nous formulons.

(1) Il y aurait peut-être à étudier les moyens de fournir aux bâtiments des cultures pures de levure, pour rajeunir le levain qui s'altère assez rapidement à bord. Cette question est assez difficile à résoudre actuellement ; mais il y a lieu d'espérer qu'on y réussira.

est plus facile à digérer et plus nourrissant, puisque sous le même poids il contient moins d'eau. Une surveillance attentive accoutume promptement les boulangers du bord à bien régler le chauffage du four et le pain qu'ils fabriquent est, somme toute, de très bon pain.

Le pain est un aliment de conservation difficile. Des moisissures s'y développent assez vite, et si quelques-unes des mucédinées qui les produisent, telles que le *Penicillium glaucum*, ne paraissent pas sérieusement nuisibles, d'autres, comme l'*oïdium aurantiancum* ou *aureum* et l'*ascophora* ou *Rhizopus nigricans* peuvent déterminer de très graves accidents. Fort heureusement le pain n'est guère fabriqué qu'au fur et à mesure des besoins. Il est toujours consommé frais, moins de 48 heures après sa sortie du four. Dans ces conditions l'hygiène n'a rien à redouter d'altérations qui n'ont pas le temps de se produire.

Le *biscuit* fort anciennement connu et d'usage courant, dans notre marine tout au moins, depuis plus de quatre siècles, est une sorte de pain très plat, sans levain, privé d'eau par la cuisson aussi complètement que possible et fabriqué avec de la farine blutée à un très haut degré. Le biscuit de bonne qualité présente les caractères suivants : « sa surface extérieure est d'un roux clair brillant ; la pellicule qui en forme l'écorce est adhérente aux parties sous-jacentes ; il est sec, sonore, ne présente aucune vermoulure, ne fournit pas de poussière quand on le fragmente ; sa cassure est schistoïde, uniformément blanche, sans macules ; il est dur et fragile à la fois ; est exempt d'odeur ou de goût de moisissures ; sa saveur est franchement panaire ; il s'imprègne facilement de salive ; forme pâte aisément et ses morceaux surnagent quand on les jette dans l'eau » (Fonssagrives).

Pour être de conservation indéfinie le biscuit n'en est pas moins exposé, sous l'influence de la chaleur et de l'humidité, à de certaines altérations, parmi lesquelles les moisissures et surtout le développement des insectes occasionnent des déchets considérables. Aussi l'intérêt qui s'attache à son mode d'emmagasinement est-il de premier ordre. Aux ateliers des subsistances, dès qu'il est retiré du four, on le dépose, encore chaud, dans de grandes soutes dont les parois sont enduites de brai et qu'on assèche préalablement avec des brasières. Il est ensuite enfermé dans des barriques bien closes ou dans des caisses solides à joints hermétiques. Malgré ces précautions on a dû, sur certains navires comme les torpilleurs, où la chaleur et l'humidité sont excessives, ou bien encore pour des envois à l'extérieur, recourir à l'usage de caisses métalliques, mode de logement qui est d'ailleurs usité dans le commerce. Les résultats très satisfaisants ont amené le Ministre de la marine (1) à généraliser cette mesure. Le biscuit sera désormais, aussitôt après sa fabrication, logé dans des caisses rectangulaires en zinc qui seront de cinq grandeurs différentes, de façon

(1) Dépêche du 21 octobre 1890. *Bulletin officiel* 1890, 2e trimestre, page 527.

à pouvoir s'emboîter les unes dans les autres. Il y aura deux séries de ces caisses, pour les grands et les petits bâtiments. Cette innovation, trop récente encore pour être en pleine voie d'exécution, est une très heureuse conquête de l'hygiène navale. C'est que les altérations du biscuit, comme celles de la farine d'ailleurs, ne se bornent pas toujours à le rendre susceptible de causer de légers troubles des voies digestives, elles vont jusqu'à diminuer sa valeur alibile. Ce sont surtout les insectes qui, en absorbant pour eux sa substance nutritive, en font un aliment insuffisant ; mais les moisissures elles-mêmes qui se développent exclusivement aux dépens de ses matériaux azotés, ne lui laissent bientôt plus que l'amidon et ajoutent ainsi un danger de plus à celui qui résulte de leur présence même dans le tube digestif. A moins de nécessité absolue le biscuit moisi ou vermoulu doit être condamné. Son chauffage à 100° et au-dessus arrête les progrès du mal mais sans y remédier. Ce serait, au pis aller, une ressource extrême dans un de ces cas qu'il n'est presque plus permis de prévoir aujourd'hui.

Le mode de fabrication du biscuit, la question encore controversée de la supériorité du pétrissage mécanique ou manuel de la pâte dont seront formées ses galettes, les machines destinées à les débiter et à y imprimer le nom du port et la date de fabrication, tout cela ne rentre pas dans le cadre de cette étude et il ne nous reste qu'à apprécier la valeur hygiénique de cet aliment. Nous avons déjà laissé entrevoir que nous ne considérions le biscuit que comme un aliment de nécessité. Sa consistance en rend la mastication pénible et offensante pour les dents. Nous lui attribuons volontiers une part de responsabilité dans le mauvais état, jadis si habituel, de la dentition des marins, et dans la restriction de plus en plus en plus grande de son emploi nous voyons une des causes de l'amélioration très sensible de cet état de choses. Mal mastiqué, le biscuit ne peut qu'être insuffisamment imprégné de salive, alors que sa composition, très riche en amidon, rendrait cette imprégnation si utile ; il est mal aéré; sa saveur est plutôt fade, parce que la farine dont il est fait n'a pas subi, comme la croûte du pain, la torréfaction qui en développe l'arôme ; il est beaucoup moins riche que le pain en substances azotées, à cause de l'épuration très poussée de la farine destinée à sa confection ; il représente donc une moindre valeur alibile. Enfin, c'est un aliment insolite, pour lequel l'immense majorité des matelots n'ont aucune accoutumance antérieure à leur entrée au service et auquel aucun d'eux ne reviendra une fois rentré dans ses foyers. C'est plus de raisons qu'il n'en faut pour n'attribuer au biscuit que la valeur d'un aliment d'exception. Il a été autrefois l'aliment nautique par excellence et a rendu aux navigations lointaines, ne fût-ce qu'en les faisant possibles, des services de premier ordre. Les conditions de l'existence maritime ont été, depuis lors, non pas modifiées, mais transformées, renouvelées de fond en comble et les exigences presque constantes auxquelles répondait le biscuit n'existent plus ou sont devenues des exceptions infiniment rares. Qu'on le réserve pour ces circonstances exceptionnelles et, qu'en dehors d'elles, le pain devienne, à la mer comme en rade, la base des trois repas. Nous formulerions volontiers ainsi ce desideratum : Les commandants, au lieu d'être *autorisés* à remplacer, lorsqu'ils le jugent *possible*, le biscuit du déjeuner par du pain, devraient seulement pouvoir, lorsque cela serait *nécessaire*, remplacer le pain du déjeuner par du biscuit. L'aliment frais doit être la règle, l'aliment de conserve l'exception. Le biscuit c'est du pain de conserve.

Le pain et le biscuit sont les seuls produits de la farine de blé qui soient utilisés dans la marine française. Nous avons dit, qu'au point de vue de la variété de l'alimentation il serait utile de les employer sous d'autres formes (pudding, macaroni, etc...), comme le font d'autres marines. Quelques essais dans ce sens devraient être tentés.

Les *fécules* trouvent assez logiquement à la fin de cette étude une place mieux justifiée que partout ailleurs, place que leur très minime importance dans la ration nautique fera également très modeste.

Des deux fécules de riz et de manioc, qui faisaient partie, il y a quelques années, de la ration des malades, la seconde seule a subsisté dans les approvisionnements de vivres d'hôpital, malgré la préférence que Fonssagrives avait accordée à la fécule de riz. Le manioc est plus utile en vérité. Sous forme de tapioca, il sert à composer des potages légers ou des entremets très goûtés. Il a acquis droit de cité et les médecins de la marine ne pourraient plus souffrir d'être privés, pour leurs malades, de cette ressource alimentaire précieuse, qu'aucune autre fécule ne remplacerait.

2° *Légumes frais et secs. — Conserves de légumes.* — Les légumes sont utilisés de deux façons pour la nourriture des équipages : ou bien ils servent à la confection du potage et deviennent, au déjeuner, l'accessoire du repas de viande ; ou bien ils constituent le fond même et la substance du repas du soir. C'est sous cette forme qu'ils intéressent le plus sérieusement l'hygiène navale. En suivant leur ordre d'importance dans la ration nautique, on rencontre au premier rang les fayols.

Les *fayols* (haricots) font partie du groupe d'aliments fournis par la famille des légumineuses. Seules les substances d'origine animale ont un équivalent nutritif supérieur. Leur proportion de matières azotées varie de 24 p. 100 (pois jaunes) à 25,50 p. 100 (haricots blancs ordinaires) et à 30,80 p. 100 (féverolles) ; l'amidon, la dextrine, le sucre, en un mot les matériaux hydrocarbonés, y figurent pour 50 à 60 p. 100 ; ils contiennent de 1,50 à 3 p. 100 de matières grasses, et de 2,50 à 3,50 de sels minéraux parmi lesquels les phosphates sont très abondants. Si à ces qualités nutritives si remarquables on ajoute la facilité de conservation et une sapidité appréciée de presque tout le monde, on comprendra que les légumes féculents soient profondément entrés dans les habitudes de la vie maritime.

Il n'est pas indifférent de savoir comment on les prépare. On les fait cuire à l'eau, avec du sel et un assaisonnement gras composé de 8gr d'huile d'olive, ou 12gr de graisse de Normandie, ou 8gr de cette graisse avec 10gr de gelée de viande pour 100gr de fayols. Il en résulte une sorte de potage dont le bouillon soigneusement séparé des fayols est versé sur du pain. Les haricots sont ensuite mangés tels quels ; 5 à 8gr de vinaigre, par homme, complètent l'assaisonnement de ce repas.

Les *pommes de terre*, exclues de la ration à la mer à cause de leur encombrement considérable, de l'odeur qu'elles dégagent en masse et surtout de leur conservation difficile, sont données, au mouillage, à trois des repas du soir. Il est utile, pour permettre de bien apprécier l'importance réelle de cet aliment dans la ration nautique, de faire observer que le nombre des jours de mer est, en moyenne, notablement inférieur à celui des jours de rade et que la ration de journalier est bien plus fréquemment donnée que celle de campagne. Les 400gr de pommes de terre accordés par homme et par repas sont accompagnés du même assaisonnement gras et la préparation est la même que pour les fayols. Les pommes de terre ne contiennent que 1,30 p. 100 de matières albuminoïdes et seulement 25 à 30 p. 100 de substances hydrocarbonées ; pour représenter l'équivalent en azote du repas fait avec 100gr de fayols, il faudrait en donner 1.950gr (1) ; pour représenter seulement l'équivalent en carbone il en faudrait encore donner de 800 à 900gr. Elles constituent donc un repas peu substantiel, quoique d'un gros volume. Ce sont deux mauvaises conditions de l'hygiène digestive. Il ne faut rien exagérer toutefois. Combinés avec l'un ou l'autre des trois dîners de journalier, les repas de pommes de terre fournissent une proportion suffisante de carbone et d'azote, tout en restant très au-dessous des autres combinaisons de ces dîners avec le souper de fayols (2).

La pomme de terre a l'avantage d'être un légume frais, et ceux-ci sont trop rares dans les diverses rations pour n'être point accueillis, là où on les rencontre, avec la plus grande faveur. On ne peut que regretter l'impossibilité de les employer à la mer. En outre, c'est un mets très familier aux matelots et qu'ils aiment. Son maintien dans l'alimentation maritime paraît assuré pour l'avenir.

Le riz ne figure qu'à un seul des repas de la semaine, à la mer. Il n'entre pas dans la ration de journalier. Cela restreint beaucoup son importance d'autant qu'il n'est qu'une sorte d'accompagnement à 80gr de lard salé. Ce souper, peu aimé des matelots, au moins en ce qui concerne le riz lui-même, est un des moins substantiels. Ni le riz, ni le lard ne sont riches en matières azotées et les quantités qui en sont

(1) Dans la marine allemande on s'est rapproché très sensiblement de ce chiffre théorique en portant à 1.500 gr. le poids de la ration de pommes de terre. Voir plus haut *Ration des marins étrangers*.

(2) Voir plus haut *Ration de journalier*.

données ne contiennent, en y comprenant le pain, que 6gr d'azote au maximum. La grande proportion d'amidon du riz ne compense pas cette infériorité. C'est, en outre, un aliment peu sapide que des artifices de cuisine doivent relever, mais la soupe au riz des équipages ignore ces artifices. Sans doute c'est un inconvénient d'ordre inférieur ; il n'en constitue pas moins un élément d'appréciation.

Le petit nombre des repas de riz qu'il arrive aux marins de faire pendant la durée d'une campagne, ne justifie pas de développements plus étendus. Disons seulement qu'il y aurait lieu de porter à 100gr par homme le chiffre actuel de 80gr qui est insuffisant. Les Anglais en accordent 113gr ; les Autrichiens 90, les Allemands 150, les Américains des États-Unis 186.

Les légumes herbacés ne sauraient constituer à eux seuls une alimentation suffisante, et cependant leur utilité est telle que rien ne saurait les remplacer. Voici en quels termes M. Gabriel Pouchet a résumé leur action (1). « Ils permettent de varier la composition du régime et d'associer, dans de justes proportions les matériaux riches en principe azotés à ceux dans lesquels prédominent les hydrates de carbone et les sels minéraux ; ils permettent d'introduire dans l'économie des sels alcalins et surtout alcalino-terreux (sels de calcium et de magnésium à acides organiques) dont l'organisme a besoin, soit pour sa constitution, soit à titre d'adjuvant, et qu'il ne rencontre pas dans les viandes, les légumineuses ou les céréales, ou qui ne s'y trouvent qu'en proportions fort insuffisantes ». Nulle part ces vérités n'ont reçu de plus éclatante démonstration que dans la vie maritime, où les longues navigations d'autrefois, les voyages de découvertes réalisaient, sur une vaste échelle, les conditions de la privation absolue de légumes frais avec la rigueur de véritables expériences. C'était l'époque des grandes épidémies de scorbut, dont on retrouvait encore, il y a peu d'années, les derniers cas isolés sur les transports de la Nouvelle-Calédonie, quand les traversées duraient cent-dix et cent-vingt jours, sans relâches, et que les légumes frais faisaient défaut pendant plusieurs semaines (2).

Les diverses rations, de rade ou de mer, ont très sagement prévu cette nécessité et on a vu qu'une somme d'argent est allouée pour l'achat de légumes. L'état variable des ressources que les marchés locaux peuvent offrir sous ce rapport justifient pleinement la substitution de cette allocation, dont le bord tire le meilleur parti possible, à une détermination quantitative, en poids ou en nombre, de la portion revenant à chaque homme.

Le chiffre de l'allocation est de 3 centimes dans les ports, en journalier et de 4 centimes à la mer. Cette différence répond à la plus grande

(1) *Encyclopédie d'hygiène*, tome II, p. 252.
(2) Voir à ce sujet le chapitre IV de ce travail.

cherté probable de ces denrées, en dehors des rades de nos arsenaux militaires. Pour cent hommes d'équipage le détail du bord dispose donc de 3 à 4 francs par jour. Sur les grands navires de cinq à six cents hommes c'est une somme de 15, 18 ou 25 francs qui, chaque jour, peut être employée à ces achats. On s'en tient généralement aux légumes destinés à la confection du potage de viande. Ce sont les choux, les carottes, les navets et les poireaux. La quantité qu'on peut s'en procurer pour les sommes indiquées ci-dessus est assez grande pour qu'il soit possible de distraire le quart ou le cinquième de cet argent, que le détail du bord conserve pour d'autres usages. Nous y reviendrons tout à l'heure. Voici, calculée avec l'approximation que la matière comporte, la quantité de légumes que le système permet d'avoir pour cent hommes : choux, 30^{kgr} ; carottes, 4^{kgr} ; navets, 3^{kgr} ; poireaux, 1,5 à 2^{kgr}, soit 38 à 40^{kg} en tout. Ces chiffres sont très satisfaisants ; chaque homme reçoit en moyenne 400^{gr} de légumes frais par jour. Il n'y a plus à se préoccuper ici de la contenance en azote et carbone. Elle est assurément très faible, mais on a vu, qu'elle ne fait aucunement défaut à la ration dont l'équivalent nutritif est aussi élevé que la plus stricte exigence peut le désirer. Ce n'est donc pas comme un appoint à la ration qu'il faut considérer les légumes, c'est au point de vue du rôle spécial que nous avons résumé en quelques lignes. A ce rôle il convient même d'en ajouter un second non moins utile. Ces végétaux frais agissent à titre de condiments, par leur sapidité, leur arôme. Ils aiguisent l'appétit, et excitent toutes les sécrétions digestives, en même temps que leurs résidus assez abondants agissent, à leur tour, sur la contractilité intestinale généralement paresseuse à la mer.

La partie de l'allocation spéciale qui chaque jour est réservée et économisée par le détail du bord, sert à d'autres achats. De temps en temps et à tour de rôle, différents groupes de l'équipage reçoivent des mets sortant de l'ordinaire uniformité de leurs repas. C'est de la charcuterie, un ragoût de veau ou de mouton, parfois quelque salade monstre dont on les régale. Ces extras sont forcément rares, les denrées qui y figurent pourraient, exceptionnellement il est vrai, présenter moins de garanties de salubrité que les éléments réglementaires de la ration et, pour ce motif, nous serions tentés de regretter cette déviation d'une faible partie de l'allocation pour légumes, si ceux-ci n'étaient pas suffisants en quantité ; or nous avons vu qu'ils le sont. Au-delà de la quantité qui en est fournie, ils seraient perdus, gaspillés, jetés à la mer, et mieux vaut encore utiliser comme on le fait la part représentative de ce superflu. Peut-être l'utiliserait-on mieux encore en l'employant à acheter chaque jour de la salade, qui serait donnée au repas du soir, le moins appétissant de tous, sinon à l'équipage entier, du moins à un certain nombre de plats. L'hygiène et le goût des matelots y trouveraient assurément leur compte.

Cette question des végétaux frais nous amène à dire deux mots d'un usage général dans toutes les marines, usage très apprécié des équipages et dont un peu de surveillance évite sans peine les abus ou les inconvénients possibles. Il s'agit de l'autorisation donnée à de petits marchands de venir s'installer à bord, depuis neuf ou dix heures du matin jusqu'à cinq ou six heures du soir, pour y vendre fruits, légumes, épicerie, boisson, etc., etc. La seule boisson admise est la limonade gazeuse. Nous n'en parlons que pour mémoire et à cause de l'intérêt qu'il pourrait y avoir à l'interdire pendant certaines épidémies si on n'était pas sûr de la qualité de l'eau avec laquelle elle est fabriquée. Les fruits et légumes sont très achetés par les hommes, témoignant ainsi du besoin instinctif qu'ils en éprouvent. Le médecin-major est chargé, dès l'arrivée de ces marchands, d'inspecter toutes leurs denrées et ils ne peuvent commencer à les vendre qu'après en avoir reçu de lui l'autorisation. Cette garantie est de toute sûreté et ne laisse vraiment subsister que les avantages d'une coutume dont la santé des équipages se trouve bien, qui est pour eux une source de petits plaisirs et de petites douceurs et à laquelle ils sont très attachés. On n'en saurait douter, lorsqu'appelé à contrôler la qualité de ces marchandises; on est obligé, pour s'en approcher, de fendre les rangs déjà pressés des matelots, avides, avant même que l'étalage ne soit achevé, d'en supputer les richesses et d'y faire leur choix.

Les légumes de conserve ne sont pas très employés. Cela tient sans doute à leur prix élevé. Si l'on ne tient pas compte des tables de l'état-major, dont l'hygiène alimentaire est affranchie de toutes les difficultés où se débat celle des équipages et qui n'ont guère à souffrir que d'un excès de richesse, les seuls légumes conservés admis dans les marines européennes sont les pommes de terre desséchées, le mélange d'équipage (julienne pressée) qui entrent, les premières, dans la ration anglaise, le second, dans la ration française. En outre, à titre de vivres d'hôpital, il est embarqué, sur nos bâtiments, des haricots verts et des pois verts conservés par immersion (procédé Appert), des pommes tapées, des pruneaux, de la gelée de coings et de pommes (1).

Les pommes de terre des Anglais, comme notre mélange d'équipage, sont préparées par le procédé Chollet et Masson qui consiste, après avoir desséché les légumes à l'étuve, à les comprimer hydrauliquement et à les débiter ensuite, au moyen de la scie, en tablettes de poids et de dimensions voulues. La conservation de ces légumes séchés est parfaite, leur encombrement est réduit au minimum. Leur valeur nutritive théorique n'est pas au-dessous de la valeur d'une quantité correspondante des mêmes légumes frais, puisque ils n'ont perdu que leur eau de végétation. La

(1) Nous faisons rentrer les fruits dans ce paragraphe consacré aux légumes, comme nous avons fait rentrer le tapioca dans le paragraphe consacré aux farines, et pour la même raison de ne pas multiplier outre mesure les subdivisions sans importance.

cuisson la leur rend facilement. Leur sapidité, leur arôme ne sont pas notablement inférieurs à ces mêmes qualités à l'état frais. Leur cuisson est facile ; les hommes les acceptent avec plaisir. Ils ne le cèdent donc aux légumes frais que par ces différences difficilement appréciables, un peu mystérieuses qui distinguent les qualités des substances vivantes de celle des tissus qui ont cessé de vivre (1). Il faut se féliciter qu'après de longues expériences et des essais multiples on ait enfin adopté cette *julienne* qui fait de très bons potages maigres pour les soupers de l'équipage. En revanche il est regrettable que les pommes de terre n'aient pas trouvé chez nous l'accueil que leur a fait la marine anglaise, et on doit désirer de les voir prendre, plus tard, la place d'un ou deux repas de haricots.

Ce genre de conserves par dessication et pression ne donne lieu à aucune précaution spéciale d'hygiène. Il n'en est pas de même des légumes conservés par immersion et enfermés dans des boites soudées. La qualité de l'étamage et la coloration des végétaux peuvent être une source de dangers. Dans la marine ces dangers sont rendus illusoires par le soin avec lequel sont faites, dans les laboratoires de nos hôpitaux, les analyses de toute substance achetée par l'Etat. L'étamage des boîtes est vérifié, le liquide où plongent les légumes est soumis à l'examen et si l'un ou l'autre paraissent suspects, la fourniture est refusée. Aucune crainte ne peut subsister, ni aucun doute, sur la salubrité de ces aliments d'exception réservés aux malades et dont la consommation est extrêmement restreinte.

Très restreint aussi, mais non moins utile et précieux parfois, est l'usage des pommes et des pruneaux, ainsi que celui des gelées de pommes et de coings. Ce qui précède sur l'étamage des boîtes de légumes est applicable à ces gelées renfermées comme eux dans des récipients métalliques soudés.

3° *Viandes fraîches et conserves de viande.* — Le bœuf, le mouton, le porc sont utilisés à l'état de viandes fraîches pour la nourriture des marins. Le bœuf et le porc sont seuls employés en conserve pour le même usage. La marine française n'a pas adopté le principe de faire alterner ces diverses viandes suivant les jours de la semaine. En ration de journalier c'est toujours du bœuf qu'elle distribue. A la mer les grands navires n'embarquent qu'exceptionnellement d'autres animaux, et seuls les petits bâtiments, dont l'équipage très restreint mettrait trop de

(1) Le mélange est formé de : choux, 15 p. 100 ; carottes, 25 p. 100 ; pommes de terre, 35 p. 100 ; navets, 5 p. 100 ; riz, 10 p. 100 ; assaisonnements (poireaux, oignons, panais, céleri), 10 p. 100. Il est déposé en tablettes de 3 kil. 200 logées en boîtes de fer-blanc bien étamé, suffisamment fortes et parfaitement soudées. Les légumes sont préservés du contact du métal par une garniture de papier non collé, blanc ou gris-bleu. Les légumes doivent être de la dernière récolte. La cuisson doit en être parfaite en une heure.

temps à consommer une grande masse de viande, prennent des moutons vivants (1).

L'importance de cet aliment au point de vue nutritif, les questions de contagion, de transmission de certaines maladies que soulève son usage, la difficulté de conserver à bord, pendant un temps prolongé, des animaux vivants dans un bon état de santé, tout cela justifie les soins et l'attention que les médecins navigants doivent apporter à cette partie de l'hygiène de leurs bâtiments.

Les trois sortes de viande que nous avons nommées diffèrent légèrement sous le rapport de leur constitution élémentaire. Celle de bœuf est de beaucoup la plus azotée (3,5 à 4 p. 100 d'azote), le porc vient ensuite (2,5 à 3 p. 100), le mouton est très inférieur aux précédents (1,5 à 1,8 p. 100); cependant chez les moutons âgés, cette proportion peut aller jusqu'à 2,5 et même 3 p. 100 d'azote. Il n'en est pas tout à fait de même du carbone. C'est la viande de porc qui en contient le plus (jusqu'à 64 p. 100 y compris l'hydrogène transformé en carbone), c'est le bœuf qui en contient le moins (50 à 55 p. 100), le mouton tient le milieu entre les deux avec 55 à 60 p. 100 de carbone. Eu égard à la plus grande facilité qu'il y a à faire entrer dans la composition des rations une grande quantité de carbone qu'une grande quantité d'azote, c'est ce dernier élément qui doit être pris surtout en considération quand il s'agit d'apprécier la valeur alimentaire de la substance azotée par excellence, de la viande. C'est le bœuf qui est par conséquent le plus convenable pour l'alimentation nautique. Il l'est encore pour sa digestibilité facile, sa sapidité plus franche, et pour sa grande supériorité dans la confection du bouillon qui est à peu près la seule manière d'employer la viande à bord.

En rade, lorsque la viande, préalablement abattue et dépecée à terre, est apportée par le fournisseur, la commission dont le médecin-major fait partie n'a qu'à s'assurer de l'état de fraicheur et de la salubrité des quartiers tout détaillés qui sont soumis à son examen. L'aspect des tranches musculaires, la coloration vive et brillante, la consistance ferme, élastique, l'absence de toute odeur désagréable indiquent une viande de bonne qualité et fraîchement tuée. Il est bien rare qu'on ait à refuser la viande présentée par les fournisseurs qui savent avec quel soin ces examens sont pratiqués. Mais, si la viande est saine, elle ne présente pas toujours les caractères de la viande dite de choix, celle qui provient d'animaux soumis à l'engraissement et dont la chair a cette apparence

(1) Suivant les ressources de certaines relâches, suivant la valeur vénale des diverses viandes de boucherie, le règlement autorise, afin de varier la nourriture, à remplacer le bœuf par du mouton ou du porc, à condition que cette mesure ne soit pas onéreuse pour le Trésor. Dans les mêmes conditions, il autorise l'application de la valeur de la ration de 300 gr. de bœuf à l'achat de volailles. Cette élasticité du règlement est excellente en principe. On en use peu en pratique, surtout pour la volaille.

marbrée très appétissante qui la fait préférer à juste titre. Si cela n'était regrettable qu'au point de vue de la sensualité, il y aurait à peine lieu de le signaler. Mais en ces matières, la satisfaction du goût est loin d'être indifférente. « Il faut préférer, a dit Hippocrate, une nourriture et une boisson un peu moins bonnes, mais plus agréables, à de meilleures, mais plus désagréables ». Or les animaux engraissés ont une chair plus grasse, à fibrine moins résistante, à matières collagènes plus abondantes et de mastication plus facile. Ce dernier point prend encore plus de valeur de ce fait que la viande est toujours cuite à l'eau et que le bouilli gagnerait beaucoup à être plus tendre, plus succulent et moins sec.

Dans les rades des ports militaires, la viande est fournie par le service des subsistances qui achète les bœufs sur pied et les tue à l'abattoir de la marine, installé dans de bonnes conditions de propreté et d'aération. La fraîcheur de la viande fournie par les subsistances, tuée au fur et à mesure des besoins et distribuée de suite aux bâtiments, est toujours parfaite. Cette viande a aussi l'avantage d'être directement embarquée dans les canots des navires qui doivent la consommer, au lieu de subir d'abord des trajets plus ou moins longs en voiture ou en chemin de fer. Le transport de la viande, tant par terre que dans les canots, devrait être plus soigné qu'il ne l'est. A terre dans les charrettes ou dans les wagons, les quartiers sont empilés à même les planches, sans la protection d'une toile qui les isolerait du bois où on ne sait quelles autres substances ont pu séjourner antérieurement. Dans les canots, les viandes reposent sur une large toile épaisse qu'on nomme *prélart* et sont recouvertes d'une seconde toile.

La propreté de ces prélarts n'est pas toujours très minutieuse. Ils seraient avantageusement remplacés par des toiles imperméables que le sang ni la graisse ne souilleraient, que les liquides n'imprégneraient pas et qu'une éponge mouillée suffirait à nettoyer parfaitement. Adopter ce genre de toiles et imposer aux fournisseurs, pour le transport par terre, l'usage de toiles blanches de l'absolue propreté desquelles les commissions s'assureraient en prenant livraison des fournitures, c'est une amélioration pressante à apporter à cette partie du service des vivres.

Les animaux embarqués vivants à bord, pour y être abattus au cours d'une traversée, soulèvent les questions les plus intéressantes. Le choix des animaux à prendre, leur emplacement et leur nourriture, leur abattage, la conservation de leur viande, etc., etc..., tels sont les principaux points qui doivent attirer l'attention des capitaines et des médecins.

Le volume, l'embonpoint, l'état luisant et fourni du poil, l'intégrité de la peau facile à plisser, non adhérente aux parties sous jacentes, exempte de nodosités et de tumeurs, l'humidité et la fraîcheur des narines, la vivacité de l'œil, l'attention éveillée à ce qui se passe autour de lui, la réponse rapide aux appels, aux excitations, tel est l'ensemble de caractères qui permettra toujours de reconnaître la santé parfaite d'un animal à acheter. Mais, en dehors d'un état de maladie réel, la peau peut avoir perdu son aspect normal. Les poils peuvent avoir disparu par place, être desséchés, hérissés, rares, sans que l'animal soit atteint d'aucune affection, et uniquement parce qu'il a souffert pendant plus ou moins longtemps de privations ou de fatigues, comme cela arrive souvent lorsqu'ils ont eu à effectuer un long trajet. Il est donc important que le médecin de la marine puisse reconnaître les maladies du bétail transmissibles à l'homme et dont l'existence constatée doit faire refuser l'animal qui en est atteint. Ce sont : le *charbon*, la *fièvre aphteuse*, la *peste bovine*, la *tuberculose* et les *affections parasitaires*.

a). Le *charbon* se caractérise par du gonflement, de l'adénie ou des tumeurs de la surface cutanée. Le nez, la bouche, l'anus, la vulve et le fourreau laissent écouler des liquides sanguinolents. Chez le mouton, la compression des narines donne lieu instantanément à une émission d'urine sanglante, ce qui a fait donner au charbon, dans quelques pays, le nom de *pissement de sang*. Mais l'évolution du mal, qui foudroie surtout les sujets de l'espèce bovine, est si rapide, qu'il serait absolument exceptionnel qu'un animal atteint du charbon pût être présenté dans un lot, pour une fourniture à la marine. Si, à bord, un cas venait à être constaté, l'animal doit être immédiatement jeté à la mer, sans abattage préalable, à cause de l'extrême danger de l'inoculation par le sang et les instruments tranchants.

b). La *fièvre aphteuse* est une maladie infectieuse, virulente, contagieuse et inoculable, caractérisée par l'apparition de phlyctènes à la bouche, aux pieds, aux mamelles, etc... Elle atteint surtout le bœuf et le mouton. Le porc n'en est pas exempt. Aux symptômes habituels de l'état fébrile se joint l'apparition d'ecchymoses, de taches qui deviennent vésiculeuses puis s'ulcèrent. Il faut les rechercher sur les régions où la peau est le plus mince et le plus glabre, aux trayons, au périnée, aux parties génitales.

La fièvre aphteuse est transmissible à l'homme. Les poils, le sang, le lait et les excréments sont les agents du contage qui peut avoir lieu, soit par inoculation directe, soit par ingestion de matières contaminées, comme le lait. Mais la viande des animaux aphteux n'est pas insalubre, et leur lait, bouilli, cesse de l'être. C'est donc au point de vue de l'inoculation directe par contact que ces animaux sont dangereux et, à ce titre, ils doivent être rejetés.

c). La *tuberculose*, à moins d'être très avancée, auquel cas l'animal amaigri, squelettique, la peau à peu près dégarnie de poils est atteint d'un jetage immonde et d'une toux incessante, ne se traduit que par des symptômes obscurs. C'est la toux, rare d'ailleurs, sèche et sifflante, assez facile à provoquer par la compression du larynx ou de la trachée, qui mettra sur la voie du diagnostic et fera un devoir au médecin d'examiner les organes splanchniques, lorsqu'un animal ayant présenté ces signes sera abattu à bord. Les lésions anatomiques ne laissent aucun doute dans l'esprit.

La tuberculose des bovidés est inoculable à l'homme. Elle lui est transmissible par le lait cru et l'ingestion de tissus tuberculeux crus. Certainement l'idée ne viendrait à personne d'ingérer de pareils tissus, même après cuisson. Mais le suc musculaire, le jus de viande a paru, dans plusieurs expériences, être suspect. Le médecin appelé à apprécier l'opportunité de condamner la viande d'un animal reconnu tuberculeux ne saurait mieux faire que de s'inspirer des dispositions d'un arrêté ministériel du 28 juillet 1888, sur la matière... « Art. 3. — Les viandes provenant d'animaux tuberculeux seront exclues de la consommation :

1° Si les lésions sont généralisées, c'est-à-dire non confinées exclusivement dans les organes viscéraux et leur ganglions lymphatiques ;

2° Si les lésions, bien que localisées, ont envahi la plus grande partie d'un viscère, ou se traduisent par une éruption sur les parois de la poitrine ou de la cavité abdominale.

. . . .

Art. 4. — L'utilisation des peaux n'est permise qu'après la désinfection ».

Cette dernière recommandation a son utilité à bord où les peaux des animaux sont conservées dans du sel, en barils, pour être vendues ensuite au profit du détail. Cette simple salure des peaux tuberculeuses ne garantissant pas leur innocuité ultérieure, il y a lieu de les faire jeter à la mer.

En recommandant les dispositions ci-dessus comme suffisantes à donner toute garantie, nous devons signaler toutefois que le Congrès de la tuberculose s'est montré plus exigeant et a demandé la saisie totale de la viande de tout animal tuberculeux. En tous cas, si le médecin croyait devoir autoriser la consommation de la chair musculaire, il devrait interdire l'emploi d'aucun des débris, cervelle, rognons, gras double, etc...

d). L'*actinomycose*, rare ou douteuse chez le mouton, fréquente chez le bœuf et le porc, se caractérise par une tumeur des mâchoires, principalement du maxillaire inférieur, tumeur qui s'abcède, se fistulise, s'ulcère et se recouvre de fongosités. Chez les bovidés, l'affection peut aussi se localiser à la langue où elle se traduit par des nodosités de volume et de consistance variable, d'apparence tuberculiforme. La transmissibilité à l'homme est assez généralement admise, sans preuves bien évidentes. Elle a lieu par inoculation directe, et peut-être par l'ingestion de la viande. Aucune réglementation de police n'existant sur la matière, le médecin de la marine appelé à décider de l'utilisation d'une pareille viande reste libre de son appréciation. Nous n'hésiterions pas à en autoriser la consommation, le cas échéant, en recommandant une cuisson bien complète.

e). La *ladrerie* du porc, occasionnée par le *cysticercus cellulosæ*, détermine chez l'homme où se complète l'évolution de ce cysticerque, le *tœnia solium*. Celle du bœuf, due au *cysticercus bovis*, détermine l'apparition du *tœnia inerme* (1).

Chez le porc elle ne se traduit que par des symptômes très variables selon les points du corps où se développent les cysticerques. Le seul signe pathognomonique, c'est la présence des cysticerques sur les muqueuses du frein et de la base de la langue, aux conjonctives et au voisinage de l'anus.

Chez le bœuf il en est, d'ailleurs, absolument de même.

L'affection se transmet par l'ingestion des viandes ladres. Mais la cuisson même peu prolongée détruit sûrement le cysticerque. Avec nos habitudes culinaires, la viande de porc, toujours mangée très cuite, ne peut inspirer aucune crainte. Il n'en est pas de même du bœuf qu'on s'accoutume de plus en plus à manger saignant. Aussi serait-il prudent, en présence d'un bœuf ladre, de s'assurer de la cuisson complète de la viande, surtout de celle servie aux différentes tables, car, pour l'équipage, l'ébullition de quatre heures qu'on lui fait subir pour la confection du bouillon, la rend absolument inoffensive.

f). La *trichinose* ne se traduit que par des symptômes très obscurs rendant le diagnostic presque impossible. C'est au microscope qu'il faut examiner la viande pour y découvrir les kystes. A bord on ne songerait sûrement pas à cette recherche. En France, la prophylaxie de l'affection ne perd rien à toutes ces difficultés, grâce à la longue cuisson que nous faisons subir à la viande de porc. D'ailleurs les équipages ne consomment que du porc salé très complètement, ce qui est un moyen prophylactique tout aussi sûr que la cuisson (2).

L'emplacement que les animaux doivent occuper à bord est facile à déterminer. Il n'en peut exister qu'un seul : c'est le pont. Il n'est pas besoin de faire ressortir quelle cause active et redoutable d'infection, de malpropreté, d'insalubrité ne tarderait pas à devenir leur séjour en un étage fermé et couvert du bâtiment. Ce n'est point sans quelque étonnement peut-être qu'on verra, non pas discuter, mais même soulever ici

(1) Le Dr Talayrach, médecin en chef de la marine, a constaté nettement le rapport direct entre la présence du cysticerque du tœnia inerme dans la chair des bœufs donnée à son équipage et l'*apparition* du tœnia chez les hommes qui le composaient. Ses recherches continuées en Syrie pendant plusieurs mois, ont fait l'objet d'une communication à l'Académie de médecine dans la séance du 28 septembre 1877.

(2) Un animal malade peut avoir été embarqué par erreur ou inadvertance. Il est bon, par conséquent, de connaître les caractères des viandes non saines. Leur odeur, dite *de fièvre*, ressemble à celle de l'haleine des fébricitants, elle s'accentue surtout à la section de certains muscles comme les adducteurs de la cuisse. Les muscles sont d'aspect sale et gris, ternes, sanieux, le tissu cellulaire est infiltré de liquides ou de gaz, la graisse est terne, diffluente, humide. Certaines viandes ont une odeur ammoniacale, urineuse, décelant la mort par affections urémiques D'autres, à odeur de beurre rance, paraissent tout particulièrement dangereuses. Tels sont les principaux caractères des viandes malsaines, Il faut y ajouter leur consistance moins ferme et leur coloration *rose* rappelant celle du bœuf à demi cuit.

une pareille question. Elle a son utilité cependant. Il y a peu d'années encore, l'un de nous accomplissait une de ces longues traversées autour du monde, sur un vaisseau dont la batterie basse, *hermétiquement fermée à la mer*, renfermait une cinquantaine de bœufs qu'on n'en sortait pas, même pour les abattre. On peut se figurer quelle pouvait être l'atmosphère d'un pareil lieu. La disparition désormais complète de ces vieux navires, celle très prochaine, sans doute, de ce genre de traversées, permettent d'espérer que de pareilles imprudences ne seront plus commises. Si les animaux doivent, et cela devient de plus en plus rare, séjourner longtemps à bord, il est simple de leur confectionner à faux frais un abri.

Si brillant que soit à l'embarquement l'état de santé des animaux, il périclite très vite. La nourriture en est la cause. Du foin sec et comprimé, parfois de la paille hachée, constitue le plus souvent toute leur alimentation. L'eau même leur est parcimonieusement distribuée, économie très excusable jadis mais qui ne se défend plus. Les mouvements violents du navire ne sont pas sans avoir quelque influence sur le mauvais état de santé des bœufs embarqués. Nous disons « des bœufs » : c'est qu'en effet les porcs et les moutons s'accomodent fort bien de la vie de bord. La sobriété et l'endurance du mouton, la voracité du porc omnivore, à qui les détritus des cuisines font des régals abondants, expliquent cette différence. Quoi qu'il en soit, on voit régulièrement maigrir les bœufs seuls et, quand la longueur d'une traversée prolonge outre mesure leur séjour à la mer, ils tombent épuisés, couverts d'abcès et d'ulcères au point que la chair de beaucoup d'entre eux doit être condamnée. Il n'y a guère de remède à cet état de choses. L'encombrement considérable qu'ils occasionnent s'opposera toujours à l'embarquement des fourrages verts. Mais ne pourrait-on pas, pour les navigations d'une certaine durée, se munir d'un approvisionnement de son, qu'on mélangerait à la boisson des animaux ? L'avantage qu'on en pourrait retirer ne justifie-t-il pas un essai dans ce sens ?

Les déjections des animaux doivent être fréquemment enlevées, et la partie du navire qu'ils occupent très minutieusement et très abondamment lavée. Un emplacement sur le pont permet seul de bien assurer ces indispensables nettoyages. Un ou plusieurs hommes, suivant le cas, sont désignés pour soigner les bestiaux. On trouve facilement parmi les matelots d'anciens domestiques de ferme habitués à ces soins et qui s'y consacrent très volontiers.

Il n'y a rien à dire des autres animaux (volailles, lapins, etc.) qui, embarqués toujours en petit nombre, pour le seul usage des tables, n'intéressent l'hygiène du navire que dans des proportions tout à fait restreintes.

L'*abatage* est opéré par un boucher de profession, qu'on a des chances de rencontrer dans tout équipage nombreux. A son défaut, un homme de bonne volonté s'improvise boucher et ne tarde pas à s'acquitter fort bien de ces fonctions. Les bœufs sont assommés d'un coup de massue, puis la section des carotides est pratiquée, de manière à ce que les vaisseaux soient tout à fait dégorgés et la viande parfaitement exsangue. L'insufflation du tissu cellulaire (1), le battage de la peau, l'habillage, tout cela est pratiqué à la manière habituelle. Avant que les abats ne soient jetés à la mer, le médecin doit examiner non seulement les quartiers mais les organes splanchniques. Cette inspection est surtout utile au point de vue de la prophylaxie de la tuberculose. On a vu plus haut quelle est la conduite à tenir en pareil cas.

Toutes les parties du corps n'ont pas, chez le bœuf, la même valeur nutritive, ni la même sapidité. Entre les morceaux du collet, les côtes, l'aloyau, le gîte à la noix, etc., il y a des différences notables, puisque l'azote, qui est de 2,15 p. 100 dans la queue, atteint 5,10 p. 100 dans le gîte à la noix ; puisque la graisse va de 1,28 p. 100 dans les rognons, à 9,60 p. 100 dans le faux-filet. Ces différences sont beaucoup moins tranchées chez le porc et le mouton. Il n'y a guère lieu d'en tenir compte que pour les fournitures de viande tuée faites à terre, en exigeant que la proportion des quartiers de derrière soit égale à celle des quartiers de devant. Quand les animaux sont tués à bord on ne fait pas attention à la partie où sont prises les portions dues à chaque plat. Voici ce qui se passe : les morceaux de choix, le filet d'abord, l'aloyau, le faux-filet sont distribués alternativement à toutes les tables jusqu'à concurrence du poids qui leur en revient. Puis les quartiers sont découpés en un nombre de morceaux égal à celui des plats de l'équipage et on s'efforce de les faire de valeur équivalente. On les pèse alors et on complète le poids réglementaire que chacun d'eux doit avoir, en y ajoutant des morceaux pris dans les parties les moins appréciées (collet, jarret, côtes), de manière que chaque plat de huit hommes ait une quantité très sensiblement égale de belle viande, d'os et de déchets. Quant à la distribution aux plats des parts qui leur reviennent, elle a lieu au hasard et c'est le hasard qui se charge d'établir et d'assurer entre tous le roulement des divers morceaux.

Les abats comprennent la cervelle, les poumons, le cœur, le foie, les rognons et l'estomac. Ils n'entrent jamais dans la composition de la ration, et ne sauraient former l'appoint de la quantité à livrer par les fournisseurs. Mais quand les animaux sont tués à bord les débris sont, à titre de supplément, accordés aux tables qui en font la demande. La cervelle et les rognons sont toujours utilisés, le gras double moins souvent, le foie et le cœur plus rarement encore. Les abats rouges et, parmi les abats blancs, la cervelle sont des aliments très riches, contenant

(1) Cette insufflation, dont les données de la bactériologie ont pu faire suspecter l'innocuité, n'est jamais à craindre à la mer où la pureté de l'air est parfaite.

de 18 à 26 p. 100 de matières azotées. Mais, si l'on en excepte la cervelle et les rognons, ce sont des mets peu agréables par leur dureté et leur sécheresse (cœur et foie de bœuf) leur consistance spongieuse et leur insipidité (poumons). La ration de viande est assez large en elle-même pour qu'on ne regrette pas de les voir abandonner, d'autant plus que ces organes splanchniques sont le terrain de prédilection de beaucoup d'affections transmissibles, et que leur emploi peut constituer un danger dès qu'il n'est pas très exactement surveillé.

La conservation de la viande à l'état frais est facile dans nos climats. On se contente de la suspendre à l'air libre en la recouvrant d'une enveloppe de toile ouverte par en bas, qui permet le renouvellement de l'air à la surface de la viande, tout en la protégeant contre le dessèchement rapide qu'amènerait un trop vif courant d'air et qui la met aussi à l'abri des souillures possibles par la poussière, les escarbilles, etc., etc... Ce mode de protection est simple, mais la propreté de la toile en contact avec la viande peut ne pas être irréprochable et mieux vaudrait employer à cet usage une toile métallique fine qui serait seulement tendue au-dessus de la viande comme un auvent.

Dans les pays chauds, la viande se gâte beaucoup plus vite ; en moins de 24 heures elle est parfois perdue pour la consommation. Le seul moyen d'y parer, c'est la conservation dans la glace que les grands paquebots seuls peuvent se permettre. Les autres moyens : l'arrosage d'une étamine tendue au-dessus des morceaux à maintenir frais, leur immersion dans une baille d'eau, après les avoir enfermés dans un sac imperméable, sont tout au plus des palliatifs insuffisants. De grands navires, destinés au transport des viandes d'Amérique en Europe ont réalisé la production du froid avec le plus grand succès et ont pu fournir, à la consommation de l'ancien continent, des viandes venues de la Plata en parfait état de fraîcheur. On produit très facilement le froid par la détente de l'air comprimé. Pourquoi ne pas disposer sur tous les navires à vapeur un compartiment destiné à recevoir la viande fraîche et dans lequel une petite pompe de compression enverrait de l'air comprimé à la pression voulue. Déjà sur un très grand nombre de bâtiments de combat ces pompes existent ainsi que des accumulateurs destinés au chargement de l'appareil moteur des torpilles automobiles. Déjà on a songé à utiliser l'air comprimé pour rafraîchir certains compartiments comme les soutes à poudre. Il serait simple d'appliquer le même système à une caisse renfermant les quartiers d'animaux à préserver par le froid. C'est l'affaire de quelques mètres de tuyautage à construire. L'intégrité de la viande, qui représente la partie vraiment substantielle de la nourriture des équipages, vaut bien qu'on fasse quelque effort pour l'assurer (1).

(1) Pour cette question de l'application de froid produit par l'air comprimé à la conservation des viandes, voir l'*Encyclopédie d'hygiène*, t. II, p. 851.

Les *conserves de viande* jouent un rôle très important dans l'alimentation à la mer. Encore que les conditions actuelles de la navigation aient amoindri ce rôle, il n'en mérite pas moins d'éveiller les préoccupations de l'hygiène au double point de vue de la substance même à conserver et du récipient où cette substance est enfermée.

Beaucoup de procédés ont été tentés pour arriver à fournir à la marine des conserves de bon goût et inaltérées dans leurs propriétés nutritives. Ils ont été abandonnés presque tous à juste titre. La solution du problème n'admet qu'une seule formule : mettre mécaniquement les substances animales à l'abri des germes et des ferments. Aussi l'emploi des antiseptiques, essayé pour la marine de 1819 à 1837, est-il un contre sens parce qu'il détruit, parce qu'il supprime ce qui est la condition même de la fonction alimentaire, l'altérabilité ; sans compter l'innocuité souvent douteuse de l'antiseptique employé, sans compter aussi son inefficacité au moins relative puisque, parmi ceux qui sont peu ou pas toxiques, la plupart n'ont d'activité que vis-à-vis de certains ferments.

La *dessication*, qui joue un grand rôle dans la conservation des viandes chez certains peuples, et dont le type des produits est la *carne secca* et le *pemmican* d'Amérique, ne figure plus parmi les procédés auxquels la marine emprunte des aliments. Les essais d'une poudre de viande faits à la fin du siècle dernier, à Rochefort, sur de malheureux forçats dont le directeur du service de santé Lefèvre a raconté la lamentable histoire, l'insuccès moins lugubre mais aussi absolu des tablettes de bouillon et de gélatine, l'insignifiance des pastilles d'osmazôme, friandise plutôt qu'aliment au dire de Payen, telles sont les seules traces qu'aient laissé dans notre flotte les applications de la dessication aux conserves de substances animales. Et cependant c'est à ce procédé plus qu'à aucun autre qu'appartient l'extrait ou gelée de viande qui figure dans le tableau de la ration à la mer ou en rade, mais qui n'est embarqué que pour les malades, et dont on n'emploie pour l'équipage que les flacons déclassés, qui ont fait longtemps campagne et qu'on veut à tout prix consommer.

Bien que les imprimés du « service des vivres » fassent mention distincte de l'*extrait de viande* dont la dose est de 3^{gr} pour une soupe de 250^{gr}, et de la *gelée de viande* dont la dose est de 30^{gr} pour la même quantité de liquide, il n'existe en réalité à bord que de la gelée de viande, contenue en bouteilles de 100 et de 250^{gr}. C'est un liquide brun, onctueux, sans viscosité, à odeur de viande exempte d'empyreume, agréable au goût et donnant un bouillon très acceptable. C'est à Rochefort qu'on le fabrique. La gelée de viande est identique au bouillon concentré ou extrait de viande de Liebig. Exempte comme lui de gelatine et de corps gras, elle ne représente qu'une somme infiniment minime de principes nutritifs. S'il est vrai, d'après les expériences de Chevreul, que 500^{gr} de cet extrait contiennent à peine 50^{gr} de matières albuminoïdes solubles, on voit ce qu'en peuvent contenir les 30^{gr} destinés à la confection d'un potage. Il reste comme un moyen facile d'obtenir un breuvage aromatique, agréable, stimulant, utile faute de mieux dans l'alimentation des malades, mais rien de plus. La dose de ces extraits ne peut en effet être portée très haut, à cause de la forte proportion de sels minéraux et surtout de chlorure de potassium qu'ils contiennent et qui les rendraient promptement toxiques.

La salaison était employée jadis en France pour la viande de bœuf et celle de porc. D'autres marines ont persisté dans l'emploi du bœuf salé. La nôtre n'utilise plus que le lard salé, très supérieur au bœuf dont la chair était sèche, dure, coriace, sans saveur et peu digestible. Le lard salé est au contraire un excellent aliment. La saumure n'agit pas sur lui comme sur les fibres de la viande de bœuf que la graisse n'enrobe pas et qui se laissent pénétrer par la solution de sel marin en lui cédant en revanche une très grande quantité de matières extractives, de substances albuminoïdes alibiles, d'acide phosphorique et de potasse.

La saumure se prépare en faisant dissoudre dans de l'eau la quantité de sel marin nécessaire pour que le mélange pèse 25° à l'aréomètre Gibert. On ajoute à cette solution une petite quantité de nitrate de potasse qui n'a d'autre but que de conserver à la chair musculaire sa couleur rosée. Il existe un procédé empirique de préparer la saumure à bord, où l'on ne possède pas les moyens de constater la densité du liquide. On met dans l'eau, en commençant la préparation, un œuf ou mieux une pomme de terre, qui remonte à la surface quand la densité voulue est atteinte.

Le lard salé de bonne qualité doit être blanc et la chair musculaire rose vermeil ; il ne doit présenter aucune trace de rancidité.

On distingue le gros et le petit lard. Le premier auquel les matelots préfèrent de beaucoup le second, n'est pas entremêlé de couches musculaires. C'est de la graisse pure et simple. Le petit lard au contraire contient une proportion variable de viande qui le rend plus appétissant, plus sapide et moins indigeste. Il y aurait lieu de décider que cette sorte sera seule admise dans la ration de mer.

De ces deux procédés, dessication et salaison, relève une conserve dont il est difficile de ne pas dire un mot à cette place, bien qu'il s'agise non plus de viande, mais de poisson. Nous voulons parler de la morue salée et séchée au soleil qui fait partie de la ration de journalier où elle figure une fois par semaine, au dîner du vendredi. Tout le monde connaît et beaucoup apprécient cette conserve excellente dont la consommation augmente sans cesse (1). Son mode de préparation par immersion préalable et macération dans l'eau de chaux, en retenant dans la chair l'acide phosphorique à l'état de phosphate de calcium et en empêchant en partie

(1) Son usage a plusieurs fois donné lieu sur les bâtiments à des accidents plus ou moins graves dûs à une altération putride contre laquelle le plus simple examen suffit à prémunir. Le rouge de morue a paru aussi communiquer à la chair où il se développe des propriétés nuisibles.

la déperdition de quelques autres sels, la rend supérieure à la morue verte conservée dans la saumure. On en ferait un repas tout à fait irréprochable en l'associant aux pommes de terre. Ce serait facile puisqu'elle est délivrée seulement en journalier, dans les rades, là où on pourrait se procurer très aisément les pommes de terre.

La *chaleur* et le *froid* sont les meilleurs procédés de conservation des substances alimentaires. Le froid ne peut être appliqué aux objets qui nous occupent, parce qu'il faut maintenir indéfiniment l'abaissement de température jusqu'au moment de la consommation de la conserve.

La chaleur au contraire a permis de doter les bâtiments d'une conserve tout à fait remarquable, l'*endaubage*, qui est un véritable bienfait pour l'alimentation des équipages à la mer. Il figure dans la ration au dîner 3 fois par semaine, à défaut de viande fraîche.

L'endaubage peut se consommer froid ou subir la cuisson, être préparé en ragoûts ; de toutes manières il est agréable à manger. Il est en boîtes d'une contenance de 1 à 5^{kgr}. Exceptionnellement il peut en exister de 10 et de 15^{kgr} qui devraient être radicalement supprimées. La stérilisation de pareilles masses de viande exige, pour être parfaite jusqu'au centre même de la boîte, une action très prolongée de la chaleur. Or le chauffage prolongé des substances alimentaires en altère profondément la valeur alibile (1). Après des essais de conserves anglaises et australiennes, la marine est revenue à celles qu'elle fabrique elle-même au port de Rochefort par le procédé Fastier. Elles sont faites de viande de première qualité parfaitement fraîche au moment de la mise en boîtes, coupées en gros morceaux, sans os ni parties basses, sans légumes, sans viande ou substances étrangères autres que la graisse et la gelée provenant de la cuisson. Celle-ci s'opère dans une solution de chlorure de calcium chauffée à 121° ; quand elle a été suffisante on obture d'une goutte de soudure le trou qui, pendant la cuisson, est ménagé pour l'échappement de la vapeur, sur le couvercle de la boîte. Depuis peu de temps, l'atelier de Rochefort a cessé de fonctionner et l'endaubage est de nouveau acheté au commerce. Ce nouvel état de choses n'est peut-être pas définitif et on est en droit de désirer qu'il ne le devienne pas. La qualité des conserves fabriquées dans un atelier où la marine en surveillait elle-même la confection, où l'examen de viande était rigoureux, la pureté de l'étamage parfaite, était plus assurée qu'elle ne peut l'être par des achats au commerce, malgré la rigueur avec laquelle on pourra tenir à l'exécution précise des clauses du marché. C'est pour cette raison que le département de la marine a toujours tenu à la fabrication, dans ses arsenaux, de toutes les matières touchant à l'alimentation des marins ; le pain dans

(1) Les grandes boîtes ont aussi l'inconvénient de rester plus longtemps en vidange. Or toute boîte ouverte doit être consommée très promptement sous peine d'être altérée et rendue dangereuse. Aussi est-il prescrit, dans la marine, de ne jamais utiliser de conserves dont les boîtes auraient été ouvertes depuis plus de 24 heures.

tous les ports, le biscuit à Brest et Toulon ; la choucroute à Brest et à Cherbourg ; le vinaigre et les conserves à Rochefort ; la graisse de Normandie à Cherbourg, etc., etc... L'importance des conserves de bœuf pour la nourriture des équipages en campagne, le grand intérêt hygiénique attaché à la bonne préparation de ces substances, le danger de leurs altérations, justifient amplement, pour elles, la même sollicitude.

Les conserves de volailles, destinées à l'alimentation des malades, provenaient du même atelier de Rochefort où elles se fabriquaient comme les conserves de bœuf et en même temps qu'elles. Les mêmes considérations leur sont applicables. Elles constituent une ressource très précieuse, supérieure, après quelques semaines de traversée, aux volailles vivantes, maigres, décharnées, lamentables qui dépérissent dans leurs cages.

Du procédé Appert il faut encore rapprocher la confection d'une autre conserve animale, les sardines à l'huile provenant des usines établies sur les côtes de Bretagne. Elles doivent être de bonne fabrication, préparées avec de l'huile d'olive fraîche et de première qualité. Les boîtes doivent être parfaitement soudées et porter l'estampille de l'année de leur confection. C'est une des meilleures conserves de mer et les tables en font une consommation qui témoigne de l'excellence du produit. La quantité qui en revient à chaque homme est un peu faible, les 80^{gr} alloués par la ration ne représentent guère que trois sardines de grosseur moyenne. En tenant compte des déchets (arêtes, queues, nageoires) calculés par Payen pour des sardines préalablement étêtées, salées, séchées et enfin cuites et mises en boîte, on trouve que 80^{gr} de sardines donnent 16^{gr} de déchets. Sur les 64^{gr} de chair comestible qu'il reste, il y a 6^{gr},4 de matières minérales, ce qui réduit la ration de cet aliment à 57^{gr},6 de substance organique alibile.

Nous disions plus haut que les boîtes soudées employées au logement des conserves intéressaient vivement la santé des hommes, par le danger que peut leur faire courir la présence d'une certaine quantité de plomb dans l'étain de la soudure. Pour les conserves préparées pendant de longues années à l'arsenal de Rochefort ce danger n'existait pas. Tout l'étain employé était de l'étain fin soigneusement analysé avant d'être mis à la disposition des ouvriers. Pour les boîtes achetées à l'industrie, la sécurité est évidemment moins complète malgré la rigueur des analyses qui sont faites de l'étamage des boîtes. On n'en peut analyser qu'un très petit nombre choisies à titre d'échantillons dans le lot considérable d'une fourniture. Or, dans ce lot, n'a-t-il pas pu se glisser des boîtes d'une fabrication moins scrupuleuse ! Ce danger, s'il existait, serait surtout marqué pour les boîtes de sardines, où l'huile facilite si malheureusement la dissolution du plomb.

Les conserves altérées constituent un aliment éminemment dangereux. Les faits d'empoisonnement résultant de ces altérations sont trop nombreux pour qu'il soit nécessaire d'en rappeler quelques-uns. Contentons-nous de signaler celui qui fit, en 1884, l'objet d'une étude spéciale dans les *Archives de médecine navale.*

On a longtemps considéré la déformation des fonds des boites comme un signe certain que les conserves qu'elles renfermaient étaient avariées. Très certainement toute boîte dont le couvercle est devenu convexe peut être considérée comme une boîte où des gaz se sont développés et accumulés sous une certaine pression, c'est-à-dire comme une boîte dont le contenu est inutilisable. Mais il peut exister des fermentations putrides non accompagnées de dégagement sensible de gaz et qui rendent aussi l'usage des conserves très funeste à la santé. On ne doit donc se prononcer sur l'état de cette catégorie d'aliments qu'après les avoir examinés soigneusement, une fois les boîtes ouvertes. Et, vu la gravité des accidents, vu le grand nombre d'hommes qui pourraient en être victimes, toute boîte suspecte doit être impitoyablement condamnée. Il ne peut être ici question de plus ou de moins. La moindre altération sensible à l'œil ou à l'odorat suffit pour rendre obligatoire la condamnation et le jet à la mer.

4° Fromage, choucroute, condiments. — Le fromage est un aliment très riche en azote, d'un goût relevé, permettant l'ingestion d'une grande quantité de pain, d'une sapidité agréable et infiniment variée suivant les espèces. Cette dernière qualité, la variété, n'est pas à retenir pour les fromages qui figurent dans la ration de bord. Des exigences multiples, au premier rang desquelles il faut placer la durée de la conservation, ont forcément restreint le nombre des espèces à admettre dans les approvisionnements nautiques. Les fromages mous, frais ou salés, en devaient être exclus d'emblée. Parmi les autres, la marine française a adopté le fromage de Conté (fromage cuit) et celui de Hollande (crû à pâte ferme). Le dernier est préférable à l'autre au point de vue de la durée de sa conservation, et cela tient « à ce qu'il ne contient pas de composés organiques non azotés, tels que la lactose et l'acide lactique, qui sont les causes premières des altérations que subissent ces aliments abandonnés librement à l'air, ainsi qu'à sa texture compacte et à sa richesse en sel marin (1). » Le « Conté » contient 40 p. 100 d'eau et le Hollande 36 p. 100 seulement. Le premier renferme 3 p. 100 et le second 7 p. 100 de sels minéraux formés surtout de chlorure de sodium. Enfin celui-ci ne contient aucune substance organique non azotée, tandis que l'autre en renferme 1,50 p. 100. Leur valeur alibile est très peu différente, à part l'excès d'eau contenue dans le Conté. Ces 4 p. 100 d'eau en plus que présente ce dernier fromage sont remplacés dans le Hollande par des matières grasses et les sels. Les deux fromages n'ont pas exactement la même destination. Le fromage de Conté n'est délivré qu'avec la ration de journalier. Il n'est pas embarqué comme approvisionnement de campagne et, à la mer, les équipages ne consomment que le fromage de Hollande.

(1) *Encyclopédie d'hygiène*, t. II, p. 328.

Les altérations des deux sortes de fromage dont nous venons de parler sont infiniment rares, du moins en ce qui est des altérations par fermentation dues à l'action des micro-organismes. Plus fréquemment ils sont soumis à l'envahissement des acariens, dont l'action se limite à la croûte même. Il n'y a rien là qui puisse préoccuper l'hygiène.

La *choucroute* a été récemment supprimée de la ration française. Elle figure encore dans quelques rations étrangères. Celle en usage dans notre marine se confectionnait à Brest et à Cherbourg, avec des choux, dits *cabus*, coupés par tranche, déposés dans des cuves au milieu de couches de sel et de poivre mélangés à des clous de girofle et à des baies de genièvre. On les soumettait ensuite à une forte pression pour les dégager de leur eau végétale, puis on les logeait en barils de 35 à 40 litres où on faisait le plein avec du vinaigre blanc. Il revenait 20^{gr} de choucroute par homme six fois par semaine. On délivrait ces 120^{gr} en une seule fois comme complément de l'un des dîners de la semaine. Employée de la sorte la choucroute avait une utilité réelle et on peut en regretter la disparition. En petite quantité et rarement donnée, ainsi qu'il arrivait, la choucroute variait, sans inconvénients, la nourriture et complétait fort heureusement ces dîners du vendredi, composés de fromage ou de sardines à l'huile avec 60^{gr} de haricots, dont nous avons déjà signalé l'exiguité.

Les *achards* dont la délivrance alternait jadis avec celle de la choucroute sont seuls maintenus dans l'approvisionnement de campagne. Il en revient 7^{gr},50 par homme pour chacun des six dîners gras de la semaine. C'est une quantité sagement fixée. A cette dose, les achards, qui sont un condiment très relevé, ne peuvent exercer aucune action nuisible sur l'estomac et ils augmentent, non sans profit pour les fonctions digestives, l'appétit que déconcerterait parfois le peu de sapidité, la sécheresse et la monotonie de la viande quotidiennement bouillie. Les hommes les préfèrent de beaucoup à la choucroute, qu'ils ont vue disparaître sans regrets. Sans doute elle eût exigé, pour être mieux appréciée, une préparation culinaire impossible ou du moins difficile à bord. Nous n'en maintenons pas moins ce que nous disions plus haut. Les achards, au surplus, ne faisaient pas double emploi avec elle. Leur rôle est tout différent. Ils sont un condiment, la choucroute est un aliment. Aucun d'eux ne doit et ne peut remplacer l'autre. Ceux-ci sont parfaits comme excitants du goût au repas du matin, et à cet égard il y aurait lieu de les donner aussi bien avec les dîners de journalier qu'avec les dîners de campagne; l'autre était parfaite comme complément du dîner maigre du vendredi. Il est permis de souhaiter son rétablissement dans le sens que nous indiquons.

Les autres condiments ou assaisonnements adoptés par la marine ne donnent lieu à aucune considération hygiénique bien spéciale au milieu que nous étudions. Il suffira d'en faire une rapide revue.

Le *sel marin* figure dans la ration pour un chiffre de 24^{gr} par jour. La marine s'approvisionne aux salines de l'Océan qui donnent un sel plus gris, et à celles de la Méditerranée dont les produits, plus blancs, ont l'inconvénient de se dissoudre moins facilement. Le sel doit être de la dernière récolte, parfaitement sec, exempt de parties terreuses et de tous corps étrangers. Bien que le chiffre de 24^{gr} paraisse un peu fort à première vue, surtout pour les jours où figurent des repas de lard salé, l'expérience n'a, jusqu'à présent, révélé aucun inconvénient à cette richesse de l'alimentation en chlorure de sodium. En journalier il est attribué seulement 22^{gr} de sel par homme.

Le *vinaigre* est, comme le sel, un condiment délivré chaque jour à raison de 8^{mil} par homme pour la ration de campagne. En journalier il en est donné seulement 5^{mil} pour chaque souper, mais en une seule fois ; au déjeuner du vendredi, composé de morue, il en est encore attribué 3^{cent}. Ce liquide est préparé à Rochefort, dans un atelier où la température est maintenue entre 40° et 45°, par le procédé ordinaire qui consiste à mettre dans des barriques une certaine quantité de *vinaigre mère* et à les remplir avec du vin. En huit jours la transformation est achevée.

Il peut y avoir lieu de faire, au commerce, un achat de cet assaisonnement. Dans ce cas on exige qu'il provienne du vin, qu'il soit clarifié, bien soutiré, droit de goût, exempt du mélange de substances hétérogènes et d'acide minéral et de force à saturer 5 p. 100 de son poids de carbonate de soude sec et pur (1).

Le vinaigre entre encore dans l'alimentation, en petite quantité, avec les achards qui sont tous préparés avec ce liquide. Enfin, dans certains cas, il en est mélangé à l'eau de boisson sous le nom d'acidulage. L'action des condiments acides n'est pas suffisamment établie, pour qu'on puisse en approuver sans réserve la distribution fréquente et assez abondante. Beaucoup d'estomacs s'en trouvent mal, même lorsque l'ingestion en est modérée. C'est un point sur lequel l'attention des médecins et des commandants pourrait être attirée. L'affadissement du goût, la paresse des digestions dans les climats chauds valent-ils qu'on les combatte avec cette classe de condiments qui souvent ne flattent le goût que pour trahir l'estomac ?

Il en est de même (et l'usage en est encore moins modéré) dans les autres marines où les hommes reçoivent chaque jour deux ou trois centilitres de vinaigre. Nous n'y trouvons pas une raison suffisante pour innocenter absolument cette pratique. En matière d'hygiène, le consentement de tous ne doit pas toujours être considéré comme une loi.

La *moutarde* en graines de la première qualité du commerce, mélange de trois ou quatre variétés du genre *Brassica* (*sinapis arvensis*, *sinapis nigra* et *sinapis alba*), est extemporanément préparée à bord, par un procédé essentiellement militaire. La quantité voulue de graines (2^{gr} par

(1) *Traité d'administration de la Marine*, de Fournier et Neveu, t. II, p. 591.

homme) est jetée dans une baille suspendue à une cornière et dans laquelle on met un boulet. La baille est inclinée en tous sens jusqu'à ce que le projectile ait réduit toute la graine en poudre fine (1). Cette poudre est ensuite délayée soit avec de l'eau, soit avec du vinaigre. La moutarde ainsi préparée n'a qu'une saveur âcre sans parfum. Il n'est pas sans inconvénient de la préparer à l'eau à cause de l'énergie avec laquelle s'effectue, en présence de ce liquide, le dédoublement de la myrosine. Le vinaigre, en entravant ce dédoublement, atténue très notablement ce que la moutarde peut avoir d'irritant. Il faut donc exiger que ce condiment soit toujours préparé, à bord, avec du vinaigre. Les matelots en usent peu et ne l'aiment pas. On pourrait citer des navires où il n'en est jamais donné, parce que l'équipage n'en demande jamais.

Le *poivre*, dont Fonssagrives demandait il y a quinze ans que la ration fût portée de $0^{gr},15$ à $0^{gr},20$ ou $0^{gr},25$, a été au contraire diminué et réduit à $0^{gr},13$ à la mer, et à $0^{gr},11$ en rade. On exige qu'il soit de première qualité, exempt de toute graine étrangère et de récolte assez récente pour avoir gardé son arôme et son parfum. On peut dire de ce condiment que la généralisation de son emploi en a fait, en quelque sorte, une nécessité de l'alimentation. A ce titre il doit figurer dans la nourriture du matelot, mais vaut-il qu'on s'arrête à en discuter la quantité à quelques centigrammes près ?

Les *condiments gras* ne sont ainsi appelés que par un véritable abus de langage, car ce sont en réalité des aliments de haute importance. Ils ne figurent qu'en petite quantité à chaque repas, à titre d'auxiliaires pour la préparation des mets. On les désigne officiellement sous la rubrique « *assaisonnements* ». Ils comprennent l'*huile d'olive*, le *beurre* et la *graisse de Normandie*.

L'*huile d'olive*, dont la relation varie de 4 à 18^{gr} suivant le repas auquel elle est donnée, doit être pure, d'une saveur agréable, fraîche, limpide et sans dépôt. Elle est employée alternativement avec le beurre et la graisse de Normandie.

Le *beurre* ne figure que dans la ration de journalier. Celui qui est acheté pour les bâtiments par le service des subsistances doit être de bonne qualité, de fabrication récente, sans rancidité ni mauvais goût, de couleur uniforme, ferme, pétri avec soin, salé avec du sel blanc pilé. Il ne doit contenir que 10 p. 100 de sel et 12 p. 100 d'eau au maximum (2). Le beurre est, en principe, supérieur à l'huile en sa qualité de corps gras de provenance animale qui le rend plus digestible. Il plaît davantage à la grande majorité des équipages composée de Bretons et de Normands pour qui le beurre est un aliment en quelque sorte national. Malheureusement

(1) Telle est, en marine, la force des vieux usages que, sur les bâtiments actuels, où les projectiles cylindro-coniques ne permettraient plus ce mode de pulvérisation, il est embarqué spécialement pour cet usage, *un boulet rond*, à la charge du maître canonnier.

(2) *Traité d'administration de la Marine*, Fournier et Neveu, t. II, p. 586.

sa conservation si difficile, la rapidité avec laquelle il rancit dès que la température s'élève un peu, restreignent beaucoup son emploi. Lorsque le beurre a ranci, on arrive à lui rendre une partie de ses qualités en le malaxant, pendant un certain temps, dans de l'eau contenant une petite quantité de bicarbonate de soude qui en sature les acides gras volatils.

Il existe quelques moyens de prolonger la conservation du beurre : le chauffage à une température de 100° pendant une heure ; la fusion suivie du coulage dans un intestin de bœuf recouvert d'huile ; le logement en petits pots de grès de 1 à 3^{kgr}, dans lesquels la surface du beurre est recouverte d'une couche de sel ; la salure à haute dose (à 1 pour 10 ou 1 pour 15 de sel), etc .. Aucun de ces moyens n'est d'une sécurité qui permette de l'employer en grand pour la conservation d'un approvisionnement complet de beurre à bord d'un navire ; seules les tables, qui n'en emploient que des quantités beaucoup moindres, pourraient en faire usage. Mais elles ont aujourd'hui, dans le beurre conservé en boîtes, une substance très supérieure à tous les produits des procédés qui viennent d'être indiqués. Nous avons vu de ces boîtes dont le contenu était encore excellent, sous la seule condition d'un lavage dans l'eau, quatre ans après le départ de France du bâtiment où elles avaient été embarquées. Ces conserves demeureront un condiment réservé aux tables privilégiées du bord. Elles pourraient cependant figurer dans la nomenclature des vivres d'hôpital. Il en faudrait trop peu pour que la question de prix fût un obstacle à l'adoption de cette libéralité.

La *graisse de Normandie*, proposée en 1866 par Fonssagrives comme assaisonnement réglementaire pouvant servir à la confection de potages maigres, a été définitivement adoptée en 1874. Elle se distribue avec les repas maigres de fayols, de morue et de pommes de terre (1). La préparation connue sous ce nom de graisse de Normandie, donne des potages d'un goût agréable assez relevé, infiniment supérieurs à ceux obtenus avec l'huile d'olive qui sont insipides. Les équipages, surtout ceux du Nord, ont un goût marqué pour cet assaisonnement. Il a l'avantage d'être d'une conservation presque indéfinie. Son introduction dans la nourriture des matelots a été une amélioration heureuse.

Le *sucre* de cassonade est alloué aux hommes à raison de 25^{gr} par jour, pour l'édulcoration du café et l'acidulage. C'est la seule espèce qui soit délivrée aux bâtiments de la marine française, à l'exception des bateaux naviguant dans le Nord, qui embarquent réglementairement du sucre en pains destiné à la confection du thé. Le sucre est embarqué en barils

(1) En voici la composition et le mode de préparation : dans 100 kilogr. de graisse (75 kilogr. de graisse de bœuf et 25 kilogr. de graisse de porc) on fait cuire, poireaux, 7 kilogr. ; oignon, 7 kilogr. ; carottes, 5 kilogr. ; céleri, 500 gr. ; ail, 50 gr.) ; basilic thym, laurier (ensemble 50 gr.). Quand la cuisson est achevée on coule la graisse à travers une passoire dans des vases en terre, et pendant le refroidissement on ajoute : poivre, 1 kilogr. ; muscade, canelle, girofle (ensemble, 1,200 gr).

contenant 100^{kgr} et, plus souvent, en sacs de 75 à 80^{kgr}. Sacs ou barils sont vidés au fur et à mesure des besoins dans les caissons en bois de la cambuse où on puise pour les distributions journalières. Le sucre roux grossier, très hygrométrique et si facilement transformé en pâte ou en sirop par l'humidité, est remplacé maintenant par une sorte plus perfectionnée qui se nomme *sucre cristallisé blanc*. Sa conservation est parfaite à bord et il ne subit plus cette sorte de fermentation qui altérait si fréquemment l'odeur et la saveur du sucre roux.

III. Utensiles de cuisine et de plat. — Préparation des aliments. — Repas. — 1° *Ustensiles.* — Les cuisines de l'équipage et celles des états-majors sont des fourneaux ordinaires se chauffant au charbon de terre. Chacune des tables a sa cuisine et son fourneau distincts. Mais tous ces petits locaux sont groupés en un même point du navire, séparés seulement par des cloisons en treillis de fil de fer qui assurent à la fois la libre circulation de l'air et la surveillance. Les cuisines ne sont pas placées au même endroit sur les différents types de navires, ni même sur les différents navires d'un même type. Les paquebots seuls sont arrivés sous ce rapport à une uniformité de plan très heureuse, puisqu'ils réservent aux cuisines la meilleure place qu'on puisse leur assigner à bord : le pont. Il faut que les navires de guerre arrivent à bénéficier du même avantage.

Les ustensiles de cuisine : chaudières, cuillers à soupe et écumoirs, etc.. , ainsi que les ustensiles de plat : assiettes, cuillers, fourchettes, gobelets, gamelles, etc..., tout est en tôle, en fer battu ou en bois. Le cuivre est banni de tout ce qui touche au matériel de table et cela vaut mieux, car s'il n'est pas responsable des accidents graves, mortels même qu'on l'accusait autrefois de produire, il peut cependant avec un étamage défectueux et au contact des substances grasses, occasionner des coliques, de la diarrhée, des vomissements. Aucun métal n'est supérieur au fer dont le seul inconvénient est de se rouiller si on néglige de l'entretenir minutieusement. Cet inconvénient n'est pas à redouter à bord d'un bâtiment de guerre, mais sur les navires de commerce il n'en est pas de même et il y a intérêt à posséder des ustensiles qui ne se rouillent pas trop facilement. La fonte émaillée est trop fragile, en revanche, la tôle émaillée serait excellente pour cet usage. Elle ne serait pas seulement utile pour les gros vases de la cuisine ; les objets de plats eux-mêmes devraient être ainsi. Ces objets de plats, qui sont tous en fer battu, comprennent :

1° Un plat, sorte de seau très large et très bas, muni d'une anse ; c'est la soupière où l'on verse à la cuisine la portion revenant aux huit hommes qui constituent un plat ;

2° Une cuiller à soupe ;

3° Huit assiettes creuses ;

4° Huit cuillers et huit fourchettes ;

5° Huit tasses ou gobelets d'une contenance de 340^{gr} environ ;

6° Un bidon à vin ;

7° Un mesure de 23^{cllit} et une de 4^{cllit} ;

8° Une boite où sont ramassés, entre les repas, ces divers ustensiles, sauf le plat lui-même et le bidon qui sont remis chaque fois à la cambuse.

Il va sans dire que la propreté de tous ces ustensiles est assurée par des inspections fréquentes, faites à l'improviste. Il y a cependant un regret et un désir à formuler, à propos de ce matériel. Le vase où sont versées les huit rations de vin d'un plat est en bois, complètement fermé, à l'exception d'un petit orifice circulaire percé sur la paroi supérieure du bidon. C'est par là qu'on l'emplit et qu'on le vide. C'est par là aussi qu'on le lave et par là toujours qu'on s'assure de son état de propreté intérieure. Ce qui sera dit plus loin à propos des barils de galère trouve naturellement son application ici, d'autant qu'il s'agit d'un liquide d'une valeur très grande au point de vue de la santé des hommes et dont l'altération est facile. On lave les bidons en y versant un peu d'eau chaude et, de loin en loin, un peu de tafia. C'est insuffisant. Il faut adopter d'autres récipients. La ration de huit hommes à un repas est de deux litres (exactement 184^{cllit}). Les vases destinés à la contenir n'ont pas besoin d'être volumineux et on pourrait, sans avoir à craindre trop de déchet, les choisir en verre ou en grès. Tout au moins devraient-ils être en métal et la tôle émaillée trouverait, ici, plus que partout ailleurs, un heureux emploi. L'important c'est qu'ils puissent s'ouvrir pour le lavage et pour le contrôle de leur propreté.

2° *Préparation des aliments.* – La préparation des aliments est simple. Pour tous, c'est la cuisson à l'eau qui a l'avantage de doubler, en quelque sorte, le rendement de la substance alimentaire, toutes les fois que l'eau dans laquelle celle-ci a bouilli peut être versée sur du pain pour constituer une soupe. De là, en partie, la grande faveur administrative des fayols. Il faut reconnaître que les hommes, en France du moins, tiennent beaucoup à la soupe. Un repas sans potage leur semblera toujours insuffisant. Cette sorte d'instinct a sa raison d'être. Le potage est un mets très hygiénique à beaucoup de points de vue, et devient un aliment de premier ordre quand il s'agit du bouillon de viande, de ce qu'on appelle vulgairement la soupe grasse. Il représente fort heureusement une part très importante de l'alimentation de nos équipages (1). La valeur d'un *maître coq* (2) s'apprécie à la qualité de la soupe qu'il prépare, car il y a plus que des nuances dans la qualité d'un potage que des denrées toujours identiques et un mode de préparation uniforme

(1) Il va sans dire qu'il ne s'agit pas ici du bouillon seul, dont le pouvoir nutritif est quasi nul, mais du pain trempé dans le bouillon, de cet ensemble où se trouvent si heureusement unies la plasticité de l'un et l'arôme de l'autre.

(2) C'est la dénomination officielle du cuisinier de l'équipage (*coquere*-cuire).

devraient rendre toujours égal à lui-même. Il n'est pas indifférent de dire comment on le fait. Les feux de la cuisine sont allumés dès 3 heures 1/2 du matin, la chaudière est remplie aussitôt et les portions de viande qui ont été découpées, pesées et embrochées dès la veille au soir, sont mises sur le feu en même temps que l'eau.

Les portions de viande ont été déposées, dans l'intervalle, dans des bailles en bois, vastes, solides, munies d'un couvercle bardé de fer et cadenassé. Il n'y a pas d'inconvénient à ce qu'il en soit ainsi, à condition que la propreté des bailles soit absolue. Néanmoins comme le bois s'imprègne facilement du suc de la viande que les lavages savonneux à la brosse ne lui enlèvent pas radicalement, il y aurait lieu de remplacer ces bailles par des caisses métalliques. D'une façon générale, le bois doit être proscrit de tout ce qui touche à l'aménagement des substances alimentaires, les barriques à vin et à eau-de-vie échappent seules à cette proscription.

Vers huit heures du matin la viande est cuite. Le liquide où elle a bouilli a été écumé à plusieurs reprises. On en retire alors la viande, qu'on remet dans les bailles jusqu'à l'heure du déjeuner, et on la remplace dans les chaudières par les légumes. Cette soupe n'est faite en deux fois, comme nous venons de le dire, que parce que les chaudières sont trop petites pour contenir à la fois toute l'eau, toute la viande et tous les légumes nécessaires ; le tout, pour un équipage de grand cuirassé, ne représente guère moins de 750^{kgr} en poids et un volume de 800 à 900^{lit} à cause de l'encombrement de légumes verts. La viande, pendant trois heures qu'elle reste dans les bailles, se refroidit, la graisse se fige. Elle devient à la fois moins sapide et un peu moins digestible. Le bouillon y perd aussi la quantité de principes volatils qu'une ébullition prolongée pendant trois heures entraîne parmi les flots de vapeur. C'est d'autant plus regrettable que l'arôme du bouillon est la première de ses qualités hygiéniques. En bonne règle, la préparation du bouillon ne doit pas durer plus de cinq heures. La viande doit être mise dans l'eau froide qui est portée ensuite à l'ébullition le plus rapidement possible. Les légumes doivent être mis dans la chaudière *une heure au plus tard* après le moment où l'ébullition a commencé. Dès que l'eau a bouilli, le feu, qu'on avait poussé activement doit être ralenti, de façon à maintenir seulement une ébullition modérée. La soupe doit être faite à *petit feu*, suivant l'expression vulgaire. On arriverait sans peine, croyons-nous, à augmenter le nombre ou les dimensions des chaudières de l'équipage jusqu'à permettre la cuisson simultanée de toutes les substances qui entrent dans la préparation du bouillon.

Remplacer les bailles en bois par des caisses en tôle émaillée ou, mieux encore, par des armoires grillagées, véritables garde-manger défendus par des toiles métalliques contre les insectes et les rongeurs, où les portions seraient suspendues à des cros ou posées sur des claies métalliques, ce serait compléter une très utile amélioration dans la préparation des aliments du matelot.

Est-ce trop d'exprimer un vœu encore? Les médecins navigants sont unanimes à souhaiter qu'on trouve le moyen de loger quelque part un tout petit fourneau, aussi réduit qu'on voudra, où l'infirmier puisse préparer le repas des malades qui ont un régime spécial. Dans les conditions actuelles on ne trouve souvent pas une place à leur concéder entre les chaudières de l'équipage et les casseroles des seconds-maîtres et, repoussé de toutes les places, l'infirmier-cuisinier fait en vain le tour du fourneau sans trouver où faire cuire un œuf et griller un beefsteack.

Nous ne reviendrons pas ici sur l'uniformité trop constante du régime alimentaire en marine. Nous avons signalé à propos de la ration le désir formulé par un vice-amiral ayant commandé en chef l'escadre de la Méditerranée, qui demandait qu'on fit pour les différents plats à tour de rôle, de la viande rôtie ou des ragoûts. Or on ne pourra le faire que quand on aura modifié le modèle actuel des cuisines d'équipage. Il y faut adapter des fours. L'armée de terre a la ressource de s'abonner, pour la cuisson des viandes, chez les boulangers qui avoisinent les casernes. La marine en est privée. Ce serait peu de chose d'installer de vrais fours dans nos fourneaux et on peut espérer de saluer prochainement ce progrès. Il est inutile d'ajouter que la plus exquise propreté devrait être exigée des cuisiniers et des aides. Leurs vêtements, leurs mains, les objets dont ils se servent devraient être absolument nets. Ce serait possible, sur les navires de guerre tout au moins, où les ustensiles de plats ne sont pas lavés à la cuisine. Mais l'installation des cuisines dans la batterie, en des endroits plus ou moins sombres, a le double inconvénient de rendre les souillures, à la fois, plus inévitables qu'au grand jour et, beaucoup moins apparentes, beaucoup moins choquantes. Sur le pont, les hommes se saliraient moins facilement et la surveillance de leur propreté serait merveilleusement faite. C'est un argument de plus, et non des moindres, en faveur du changement que nous préconisons.

3° *Repas.* — Les repas ont lieu : le déjeuner à 5 heures du matin en été ; à 5 heures 30 minutes en hiver. Les hommes le prennent assis par terre autour de la gamelle où les huit portions de café leur ont été versées. Le chef de plat distribue à chacun le boujaron, qui est aussitôt ingurgité, puis le pain ou le biscuit étant cassé en fragments dans les assiettes le café noir est versé dessus. Il n'y a rien à signaler au sujet de ce repas, la question de l'eau-de-vie bue à jeun devant être discutée plus loin.

Le dîner a lieu à 11 heures pour tout le monde au mouillage ; à la mer il commence à 10 h. ou 10 h. 30^{m} pour une bordée, à 11 h. 15 ou 11 h. 45^{m} pour l'autre.

Le souper, à la mer, a lieu de 4 h. 30 à 5 h. 15 pour une bordée ; de 5 h. 15 à 6 h. pour l'autre. Au mouillage tout le monde soupe à 5 h. en hiver, à 5 h. 45 en été. Ces heures sont un progrès sensible sur celles qui étaient réglementaires il y a encore peu d'années. On déjeunait à 5 h. du matin ; on dînait à midi après une longue demi-journée de travail et on soupait à 4 h. L'avancement du dîner a été une excellente mesure. Le repas du matin est léger, il succède à 11 h. de jeûne et doit suffire encore à 6 h. de travail. Le dîner n'en sera jamais trop rapproché : mais il est trop près du repas du soir. Il y aurait intérêt à reculer celui-ci, dût-on reculer avec lui et l'heure du coucher et l'heure du branle-bas du matin. Nous proposerions 6 h. comme une limite extrême pour le début du souper. C'est l'heure où l'on commence à moins souffrir de la chaleur dans les régions tropicales ; l'appétit serait plus ouvert, le repas moins pénible. Et puis, on n'a pas assez tenu compte que les hommes n'ont pas la nuit franche. Ils se lèvent et travaillent pendant 6 h. par nuit à la mer ; le repas pris à 4 h. 1/2 est déjà loin quand l'homme s'éveille à minuit pour prendre le quart. Les officiers mangent plus tard, prolongent davantage leur repas, et pourtant ceux qui font le quart de minuit à quatre heures du matin éprouvent toujours le besoin de souper pendant leur quart, ne fût-ce que d'une tasse de thé avec quelques biscuits. Il y a donc un sérieux avantage à compléter la mesure qui a déjà changé les heures de dîner.

Les deux repas principaux de la journée se prennent sur des tables en bois blanc, démontables, qui sont logées, pendant le jour, au plafond, entre les barrots ainsi que les bancs. Au moment des repas, tables et bancs sont disposés en abord, contre la muraille du bâtiment, et perpendiculairement à sa direction. Ils sont d'une admirable propreté que nous dirions volontiers excessive. En réalité elle est trompeuse, parce qu'elle est obtenue au prix d'un artifice. Pour ne point salir la blancheur immaculée de leurs tables, les hommes les recouvrent, au moment des repas, de morceaux de toile à voile ou de toile cirée hors de service, vieux, usés, coupés aux plis, qui leur servent pendant un temps dont personne ne saurait dire la durée. Ces toiles n'ont rien de réglementaire, leur possession comme leur usage est le produit de ce qu'on appelle en marine *le débrouillage*. Sur ces *nappes* étonnantes, le pain, le fromage, les fruits ou les légumes sont posés ; le sel y est écrasé du plat du couteau. Il faut y remédier à tout prix et, de deux choses l'une : ou bien obliger les hommes à manger à même le bois de leurs tables qui, bien briqué et lavé, n'en sera pas moins propre pour être un peu moins blanc ; ou bien, et ce serait préférable, donner à chaque table un dessus de toile cirée, qui serait réglementaire, dont l'entretien et la propreté seraient assurés, comme pour le reste, par les inspections des plats, où on le présenterait.

Pendant la durée du repas, les hommes ont le droit de causer pourvu que le bruit de leurs conversations reste contenu dans des limites convenables et que leurs causeries et leurs rires ne dégénèrent pas en désordre et en tumulte. La demi-heure qui suit le dîner leur est réservée comme une sorte de récréation, de temps de repos. Pendant tout cet intervalle il est prescrit, par le règlement, de ne les déranger qu'en cas d'urgence. Et l'on respecte cette prescription au point que les *honneurs* (1) ne sont point rendus aux officiers, de quelque grade que ce soit, lorsqu'ils montent à bord pendant le dîner de l'équipage. Ces traditions si bienveillantes, introduites dans la marine par le décret de 1850, y sont aujourd'hui solidement implantées et il n'y a plus lieu, pour en assurer la stricte observance, de rappeler avec Fonssagrives que « éluder cette prescription pour hâter un travail qui peut attendre ou devancer l'heure de l'armement d'un canot, serait déroger à la fois à l'humanité et à l'hygiène ».

§ II. — **Boissons**

Nous passerons en revue sous ce titre les boissons alcooliques, fermentées ou distillées, comprenant : le vin, la bière, les eaux-de-vie, et les boissons aromatiques : thé, café, chocolat. Quant aux acidulages leur place est dans le paragraphe de cette étude où nous nous occuperons de l'eau. Ils ne sont autre chose, en effet, que de l'eau *corrigée.*

1. **Boissons fermentées.** — 1° *Le vin.* — Les marines qui ont fait entrer le vin dans la composition de leurs rations trouvent dans la santé, l'entrain et la vigueur de leurs équipages une précieuse compensation aux sacrifices que cette libéralité leur impose. Les propriétés stimulantes, toniques (et on a ajouté « antiscorbutiques ») de cette boisson ont une influence puissante sur la santé des hommes ; sans compter que l'excitation cérébrale légère et de bon aloi déterminée par de petites quantités de vin, de provenance sûre, leur procure une certaine somme de plaisir réel. On n'en peut douter quand on voit le prix qu'ils attachent à ces 225^{gr} de vin, dont la privation à quelques repas est une des punitions qui les atteignent le plus, tandis qu'ils considèrent comme une récompense insigne de recevoir une double ration au déjeuner et au dîner.

La ration de vin dans la marine française est de 46^{centil} donnés par moitié au dîner et au souper. Les mousses et toutes les personnes embarquées au-dessous de 16 ans n'en reçoivent que 30^{centil}. Enfin les équipages à terre, dans les dépôts, n'en ont que 23^{centil}, donnés en une seule fois, au dîner. On a demandé que ces quantités fussent augmentées. Elles pourraient

(1) Quand un officier monte à bord, on met près de la coupée par laquelle il arrive un nombre d'hommes en rapport avec son grade : deux pour les officiers subalternes, quatre pour les officiers supérieurs, six pour les officiers généraux. De plus, quand ces derniers sont en tenue de service, on fait ranger la garde sur le pont. Tous ces honneurs ne se rendent pas pendant le dîner de l'équipage.

l'être sans inconvénient, et il y aurait un grand avantage à ce qu'elles le fussent si on supprimait en même temps le boujaron d'eau-de-vie du matin. Ce serait un fort bon moyen de faire accepter cette suppression si instamment réclamée par tous les médecins de la marine.

Les vins achetés pour la marine française sont de diverses provenances. Le Bordelais, la Saintonge, la Provence et le Languedoc en fournissaient seuls il y a encore peu d'années; aujourd'hui les vins d'Algérie sont également acceptés et on admet même que ceux d'entre eux dont la teneur en alcool est trop faible soient remontés par des coupages avec des vins d'Espagne. Il est embarqué aussi, pour les malades seulement, du vin de Banyuls; c'est à titre de médicament bien plutôt qu'à titre de boisson alimentaire et nous nous contenterons de l'avoir signalé (1).

Quelle qu'en soit la provenance, les vins achetés par la marine doivent remplir certaines conditions déterminées par un cahier des charges. Des examens très rigoureux, d'abord des échantillons présentés par les fournisseurs, ensuite d'autres échantillons prélevés par les agents des vivres et les diverses commissions sur les barriques livrées après achat, assurent la parfaite exécution des clauses du marché. Peu de denrées sont l'objet d'une sollicitude aussi grande. Les prescriptions ministérielles à ce sujet se succèdent, modifiant, suivant les progrès de la science et de l'hygiène, les prescriptions antérieures. C'est ainsi que la quantité de sulfate de potasse tolérée par la circulaire du 7 oct. 1881 était de 4gr, et qu'après la mémorable discussion de l'académie de médecine et le rapport de M. Marty sur le vinage et le plâtrage des vins, une nouvelle circulaire du 2 mars 1889 abaissa cette quantité à 2gr.

Les vins doivent être, en général, de la dernière récolte. Ils doivent avoir un goût franc, naturel et une coloration suffisante. Les coupages sont autorisés. Il en est de même du vinage fait avec des alcools de bonne qualité (2). Toute coloration artificielle est une cause absolue de refus. Il en serait de même, on l'a vu, si le sulfate de potasse dépassait 2gr par litre et si le poids de chlorure d'argent obtenu dans la recherche des chlorures dépassait 2gr. Cette quantité avait été fixée par une circulaire de 1888 et réduite ensuite à 1gr par dépêche du 2 mars 1889. Une nouvelle disposition en date du 17 septembre de la même année a rétabli le chiffre antérieur. Quant à l'extrait sec, aucune quantité n'est plus

(1) En outre du vin de Banyuls il est embarqué pour les malades, et cette fois à titre de boisson alimentaire, du vin de Bordeaux en bouteilles et du vin de campagne en bouteilles Satisfaction a été ainsi donnée au vœu exprimé par Fonssagrives (*Hyg. nav.*, 2e édit., p. 695. en note).

(2) La grande difficulté de se procurer des vins ayant le degré élevé d'alcool exigé par les marchés de la marine (12° p. 100), oblige à accepter le vinage La marine elle-même vine encore les vins destinés à la navigation dans les pays chauds, et les ramène ainsi à 13 p. 100 d'alcool. Le vinage fait par la marine dans les meilleures conditions de sincérité et de probité devrait être toujours fait avec des eaux-de-vie, produit plus naturel et plus sûr que les trois-six.

fixée. Ce point est laissé à l'appréciation des commissions qui ont à rapprocher de la dose d'extrait sec trouvée à l'analyse, les autres qualités du vin examiné. Les raisons qui ont amené le ministre à s'en remettre ainsi au jugement des commissions peuvent se résumer ainsi : 1° l'extrait sec est normalement très variable dans des vins par ailleurs naturels et d'excellente qualité : il pourrait y avoir, de ce chef, refus de vins cependant très bons ; 2° l'extrait sec insuffisant en quantité dans un vin donné, peut y être ramené très facilement au chiffre voulu par l'addition de substances qui entrent normalement dans sa composition ; il pourrait y avoir, de ce chef, acceptation de vins dont cette fraude masquerait la défectuosité. Ces raisons sont fort judicieuses.

Aucune autre exigence précise n'est formulée dans le cahier des charges. L'appréciation de l'acidité exprimée en $So^4 H^2$, celle de la glycérine, des matières réduisant la liqueur cupro-potassique exprimées en glycose, sont laissées aux pharmaciens chargés des analyses. Mais le dosage de l'alcool, la recherche des matières colorantes et celle de l'extrait sec suffisent pour affirmer la provenance naturelle du vin. Or c'est cela qui est important.

Les vins consommés par les équipages offrent, comme on vient de le voir, toutes les garanties de qualité qu'on est en droit d'en exiger. Il reste à prendre les mesures de conservation nécessaires pour empêcher qu'ils ne s'altèrent pendant leur séjour dans les magasins des subsistances et dans les cales des navires.

Autrefois, dans les magasins, le vin était logé dans les barriques mêmes où il avait été livré par les fournisseurs. Ces barriques étaient disposées en séries dans des caves vastes, très aérées, où la circulation entre les rangées de tonneaux devait être constamment et largement assurée, pour permettre la pratique des deux opérations principalement destinées à conserver le vin : le *soutirage* et l'*ouillage*. Le soutirage devait s'effectuer deux fois par an. Il avait pour but de ne pas laisser le vin séjourner sur la lie. Les conditions où on le pratiquait étaient exactement celles appliquées dans le commerce et que l'expérience a démontrées être utiles. Elles n'offrent du reste rien qui soit spécial à la marine. L'ouillage consistait à faire le plein des barriques où l'évaporation et le coulage avaient occasionné des pertes. Tous les quinze jours ou tous les mois, suivant les cas, on procédait à la vérification de la contenance des pièces et en même temps qu'on complétait plusieurs d'entre elles on s'assurait, pour toutes, de l'occlusion hermétique de la bonde.

Quand on avait à embarquer du vin, on conduisait jusqu'au navire désigné, sur des chalands, le nombre de pièces nécessaires et là le vin subissait un transvasement qui le mettait d'emblée dans de mauvaises conditions de conservation. Dans la cale à vin des bâtiments il existait d'autres pièces, dites *pièces d'armement*, inamovibles et c'est dans celles-là qu'il fallait faire passer le vin. Ce transvasement s'opérait à l'aide d'une manche en cuir terminée à sa partie supérieure par un vaste entonnoir de même matière. La barrique à vider était disposée au-dessus de cet entonnoir, et le vin coulait dans la manche dont l'autre bout était introduit dans la bonde d'une pièce d'armement. Le contact prolongé de l'air, celui surtout du cuir si difficilement nettoyé de ce long tuyau, altéraient le vin, lui communiquaient un goût très désagréable. Ce n'était point la seule défectuosité de ce *modus faciendi*. Les pièces d'armement étant inamovibles dans la cale, il fallait en retirer avec une pompe la quantité de vin nécessaire aux distributions. Ce vin était donc transvasé de la cale dans le charnier de la cambuse où il se piquait parfois du jour au lendemain, du matin au soir. On saisit, sans peine les nombreux inconvénients que présentaient ces transvasements et pompages successifs et le séjour dans le charnier dont la propreté, malgré toute la surveillance, laissait à désirer souvent. Tout cela a bien changé aujourd'hui (1).

Les conditions actuelles sont en quelque sorte l'envers de celles d'autrefois. C'est aux Subsistances qu'existent les analogues des pièces d'armement, les grands foudres inamovibles où est logé tout le vin acheté par la marine. C'est là que se font, avec beaucoup plus de sécurité pour la conservation du vin, les transvasements nécessaires. L'ouillage et le soutirage sont devenus inutiles. A bord, les pièces sont mobiles, on les monte de la cale à la cambuse, il n'y est plus pratiqué aucun transvasement.

Au fur et à mesure des fournitures de vin, les barriques sont vidées dans ces foudres, et c'est de là qu'on remplit les pièces destinées aux navires.

La mesure qui remplace les pièces fixes d'armement par des fûts mobiles est récente. Elle date du 3 mai 1888. Elle prescrit, toutes les fois que les emménagements le permettront, de *conserver le vin dans les pièces ayant servi à son embarquement*. Ces récipients doivent avoir un volume en rapport avec l'effectif de l'équipage, de manière à ne pas laisser trop longtemps les fûts en vidange. L'*usage du charnier devra être évité*. Les *barriques sont extraites de la cale*, mises en chantier dans la cambuse et le vin en est tiré au moyen d'un siphon introduit par la bonde. Le siphon qui sert à cet usage est un tube en caoutchouc amorcé à la bouche. Les inconvénients de ce procédé un peu primitif font désirer qu'on substitue un appareil moins grossier. Sur quelques navires on adapte à l'extrémité libre du siphon un robinet en cuivre. Cette disposition (qui n'a rien de réglementaire), est à déconseiller. Le laiton dont sont formées les clefs contient une grande pro-

(1) Sur quelques très petits bâtiments dont la forme ou les dimensions de la cale ne permettraient pas de loger un assez grand nombre de barriques ordinaires, il existe encore des pièces d'armement qui utilisent mieux l'espace. C'est le seul cas où les anciennes dispositions aient été conservées.

portion de zinc. Le passage du vin dissout une quantité, minime sans doute mais qui peut être dangereuse, des deux métaux constitutifs de l'alliage. C'est sous forme d'acétate de zinc et d'acétate de cuivre que la dissolution existe. Dans un vin blanc, acide et peu alcoolique, qui avait été tiré à l'aide d'une pareille clef et avait occasionné des accidents, on trouva, par litre, 47^{centigr} d'acétate de cuivre et 20^{centigr} d'acétate de zinc, représentant 16^{centigr} de cuivre et 7^{centigr} de zinc. Le vin rouge n'aurait pas un aussi grand pouvoir dissolvant, toutefois en présence du fait que nous venons de rappeler, il faut préférer l'usage de clefs en bois. Leur propreté est facile à entretenir par la simple immersion dans de l'eau durant l'intervalle des distributions.

Les fûts vides sont destinés à resservir, soit après leur remise aux subsistances en fin de campagne, soit au cours même d'une campagne quand des achats deviennent nécessaires et que, pour diverses raisons, on préfère loger le vin acheté dans les récipients qu'on possède plutôt que de le conserver dans ceux où il est fourni. Chaque fût doit donc être très soigneusement lavé et asséché. On doit y verser aussi la quantité d'eau-de-vie ou de tafia nécessaire pour le maintenir humide et remettre la bonde avec le plus grand soin. Ces précautions sont indispensables, d'abord à la conservation de la pièce elle-même, ensuite à la non altération du vin qui y sera de nouveau logé.

Les barriques en bois sont, jusqu'à présent, les seuls récipients adoptés pour le logement du vin (1). On leur a reproché beaucoup de défauts : d'altérer les vins en cédant, soit à l'eau, soit à l'alcool dont ils sont faits, quantité de substances, matières extractives, résines, sels, etc... ; de permettre, grâce à leur porosité, une évaporation qui représente un déchet ; d'admettre, en raison de la même propriété, l'accès d'une certaine quantité d'air, ce qui est une cause d'altération ; enfin, à cause de l'imperfection de leurs joints, de donner lieu à un coulage plus ou moins important. De tous ces inconvénients, le dernier seul est à retenir. Est-il de nature à faire substituer aux pièces en bois un autre genre de récipient, comme cela a été proposé ? Nous ne le pensons pas. Le verre, ni la poterie ne pouvant guère être mis en ligne de compte, il resterait à examiner les seuls récipients métalliques ; et, parmi ceux-ci, la tôle de fer seule, à la condition qu'elle fût recouverte d'un émail. Cet émail devrait être absolument exempt de plomb, inattaquable et résistant, non seulement aux variations de température, mais aux chocs et pressions si fréquents et souvent si énergiques à bord des bâtiments.

Cet ensemble de qualités paraît bien difficile à réunir et il ne semble

(1) Tout récemment, sur l'avis de la commission permanente de contrôle et d'armement, le ministre a décidé que le vin serait contenu, sur les torpilleurs, dans des touques en verre garnies d'osier. Ces récipients seront installés à bord à poste fixe et ne seront déplacés que pour le nettoyage. On se servira de petits barils pour le transport du liquide et les rations se feront au moyen d'un siphon en caoutchouc.

pas que la barrique en bois doive être bientôt détrônée par la pièce en tôle émaillée. Le Dr M. Nielly a proposé de remplacer les barriques par des jarres en grès fort, d'un hectolitre, cubiques, bouchées au liège, enveloppées de foin, faciles à arrimer et à nettoyer. Nous ne voyons pas que l'hygiène ait un intérêt même minime à cette substitution.

Elle en aurait un dans une amélioration des locaux où le vin est logé sur les navires. Les conditions où se trouve la cale à vin ont toujours été déplorables et le sont aujourd'hui plus que jamais. Elle est placée dans la cale avant, au-dessous de la cambuse avec laquelle elle communique par un panneau plein et étanche, ouvert seulement pour l'extraction des pièces et la visite du compartiment. L'aération est donc à peu près nulle. L'humidité y est très grande, les parois métalliques condensant la vapeur d'eau qui ruisselle de tous côtés. Enfin la température y atteint des degrés élevés par suite du voisinage très souvent immédiat, toujours très proche, de sources de chaleur comme le bouilleur Cousin ou les machines hydrauliques des tourelles et des pièces de gros calibre.

La nécessité de l'étanchéité des compartiments a empêché jusqu'ici d'assurer à celui qui nous occupe une ventilation efficace. Il sera facile d'y arriver par l'application du système d'aération qui a donné de si bons résultats sur le *Hoche*.

Si, malgré la valeur des dispositions nouvelles adoptées pour les manipulations du vin à bord, il venait à présenter quelque altération, il serait encore possible, à condition qu'elles fussent reconnues au début, de les corriger suffisamment pour que le vin pût être consommé sans répugnance et surtout sans inconvénients pour la santé des équipages.

Parmi ces altérations la plus importante est l'*acidité* due à la fermentation acétique.

L'addition au vin ainsi altéré, de tartrate neutre de potasse, dans la proportion de 200 à 300gr par pièce de 250lit, est un bon correctif et rend buvable un liquide qu'on eût été obligé de condamner. Rien n'est prévu à bord dans ce sens. Nous demandons qu'une certaine quantité de ce produit soit embarqué pour cet usage. C'est l'acidité des vins qui est la cause la plus fréquente de leur condamnation et il est des campagnes où les pertes qu'elle occasionne sont considérables. Fonssagrives cite le cas du transport le *Rhin*, où on dût condamner en une seule séance et jeter à la mer 30,000 à 35,000 litres de vin.

Le *goût de fût*, dû à des moisissures du tonneau, rend le vin presque impossible à boire. On le corrige en versant un litre d'huile d'olive par barrique et en agitant le mélange. Le vin doit être ensuite transvasé dans un autre récipient.

L'*état graisseux*, beaucoup plus rare, se corrige par l'addition de 15gr de tannin dans une barrique de 250lit. Rien ne serait plus facile que d'avoir à bord quelques paquets de cette substance. Quant à l'état trouble, on le fait très facilement disparaître par le collage. C'est à peine une altération, elle n'empêche pas de boire le vin ; elle le rend seulement moins agréable. Cette seule raison suffit, d'ailleurs, pour justifier le soutirage et la clarification, car en hygiène alimentaire, la satisfaction du goût est loin d'être indifférente.

2° *Tafia et eau-de-vie.* — Les marines française, anglaise, américaine et russe ont seules admis les alcools dans la composition de leur ration. Les Américains en ont reconnu les inconvénients et les ont supprimés depuis plusieurs années déjà. On a demandé qu'il en fût de même en France. Jusqu'à présent aucune mesure n'a été prise à cet égard. On a seulement diminué la quantité d'alcool allouée à chaque homme. Un décret du 12 juillet 1880 réduit de 6 à 4centil la ration d'eau-de-vie. En notifiant cette modification aux préfets maritimes, le ministre de la marine fait remarquer qu'elle est prise à la demande du Conseil supérieur de santé. Sur l'initiative de l'un de nous le Conseil avait déclaré que l'ingestion de 6centil d'alcool, le matin à jeun, ne pouvait être que préjudiciable à la santé des matelots. La réduction du tiers de la quantité jusqu'alors délivrée était déjà de nature à atténuer les dangers inhérents à cet usage ; mais ce n'est qu'un palliatif. Longtemps on a considéré l'alcool comme une sorte d'aliment, susceptible de se comburer dans les tissus en donnant lieu à la production d'acide carbonique et d'eau. D'un autre côté ses propriétés stimulantes incontestables, le coup de fouet qu'en reçoit temporairement tout l'organisme, la sensation de chaleur bienfaisante qui résulte de son ingestion, tout cela devait le faire considérer comme une substance éminemment utile aux marins, tout à fait propre à combattre aussi bien les refroidissements dus aux intempéries et à l'inclémence des climats du Nord, que la torpeur, la faiblesse, la dépression occasionnée par les chaleurs des régions torrides. Malheureusement c'était une hypothèse erronée.

Il y a de longues années déjà que Perrin, Ludger, pour ne citer qu'eux, ont démontré la non transformation de l'alcool ingéré et son élimination en nature (1). Son rôle alimentaire (si négligeable du reste à supposer qu'il fût vrai), est donc réduit à néant. L'alcool n'est pas un aliment. Reste son action sur le système nerveux. Celle-là n'est pas niable, mais elle s'accompagne d'autres effets dont la muqueuse stomachale en premier lieu, les vaisseaux ensuite, supportent les conséquences. Que reste-t-il des avantages reconnus à l'usage de l'eau-de-vie ? Rien de bon assurément et la manière dont on l'emploie dans la marine ne peut qu'en aggraver les méfaits. C'est au repas du matin, au premier

(1) Si l'on admet l'opinion différente, soutenue entre autres auteurs par Dujardin-Beaumetz et Bouchardat, que l'alcool est incomplètement brûlé, on est loin d'innocenter cet agent, dont on doit alors reconnaître l'action de rallentissement sur les autres combustions organiques par la soustraction d'oxygène qu'il opère aux dépens des globules du sang, la destruction de l'hémoglobine, etc. Cette hypothèse comme la précédente en condamne également l'usage.

déjeuner, à cinq heures et demie ou six heures, selon l'époque de l'année, que l'eau-de-vie est distribuée. Elle accompagne le café noir. C'est à jeun par conséquent que les matelots l'absorbent, dans l'état de vacuité absolue de l'estomac, dans des conditions parfaites pour assurer le contact intime et immédiat de l'alcool avec la muqueuse. Si, du moins, l'ingestion du boujaron n'avait lieu qu'après celle du café noir et du pain ou du biscuit qui complètent ce premier repas, l'usage dont nous faisons le procès, sans devenir recommandable, serait toutefois moins absolument pernicieux. Tant de prudence n'entrera jamais dans les habitudes des matelots. A peine leur a-t-on versé leurs 4^{centil} de tafia qu'ils les avalent d'un trait. Après cela seulement ils s'occupent de leur déjeuner.

Personne ne peut admettre, aujourd'hui où l'étude de l'alcoolisme est si bien et si minutieusement faite, où son histoire est connue même en dehors du monde médical et savant, l'innocuité de la pratique que nous venons de décrire pour des hommes qui la répètent quotidiennement pendant un minimum de trois années pour la plupart d'entre eux, pendant presque toute leur existence pour un très grand nombre d'autres. Et ce n'est pas tout. L'habitude prise à bord se continue à terre. L'alcool est devenu un besoin, les hommes ne peuvent plus se passer non pas de l'excitation modérée, louable, utile de l'alcool des boissons fermentées, mais de la sensation rude, de la brûlure âcre, de la stimulation violente de l'alcool distillé.

Aussi tous les médecins sont d'accord pour demander la suppression du boujaron de tafia. On peut très avantageusement le remplacer par l'augmentation de la ration de vin, qui serait portée à 68^{centil}, divisés en deux distributions de 34^{centil} chacune (1). Cette libéralité rendrait moins pénible à accepter la suppression de l'alcool auquel les matelots tiennent beaucoup. C'est une réforme d'une importance capitale à accomplir. L'hygiène l'appelle de tous les vœux.

Les approvisionnements de la marine se faisaient jusqu'en 1880, en eaux-de-vie de vin provenant de la Saintonge, de l'Angoumois et du Languedoc. La difficulté devenue de plus en plus grande de se procurer, dans le commerce, des alcools naturels et de bonne qualité a conduit le ministre à renoncer à l'eau-de-vie proprement dite et à la remplacer par du tafia d'origine sûre et garantie. Le tafia est une liqueur provenant de la distillation du jus de canne à sucre. Il vient des colonies où l'on cultive la canne et notamment de la Martinique. Il doit avoir une force de 52 degrés à la température de 15°. Sa conservation, est-il besoin de le dire? n'exige aucun soin particulier. On l'extrait chaque jour, pour les

(1) Cette augmentation du vin aurait soulevé jadis une sérieuse objection à cause de la difficulté de loger à bord des approvisionnements trop considérables. Aujourd'hui la rapidité des traversées, la facilité de se procurer partout dans les ports de relâche, ou d'y faire expédier du vin, ne permet plus de s'arrêter sérieusement devant cette difficulté.

besoins de la consommation, des barils où il est contenu. Comme boisson alcoolique, le tafia actuellement délivré aux équipages, offre toutes les qualités requises : il est limpide, son goût est franc et agréable.

On a vu que la ration en avait été réduite à 4^{centil} (1). Mais les navires faisant campagne dans les climats du Nord, en Islande, à Terre-Neuve, embarquent une quantité supplémentaire de tafia dont nous avons donné les chiffres plus haut à propos des rations d'exception. Ce supplément est destiné à la confection de boissons chaudes et aromatiques (thé, grog). Voilà le véritable et le seul rôle que le tafia dût jouer à bord. C'est comme médicament, préventif tout au moins, qu'il devrait être employé. Constamment il arrive que des hommes ont eu à déployer une force exagérée, à subir des fatigues excessives, à rester exposés au froid, à la pluie, aux coups de mer ; parfois c'est l'équipage tout entier que des circonstances graves et difficiles de navigation ont obligé à subir toutes ces causes de dépression de l'organisme. Alors une distribution partielle ou générale de rhum aurait une utilité vraiment très grande. Mais il faut le faire disparaître de la ration. En attendant que ce desideratum soit réalisé, les médecins et les commandants accueilleront avec la plus grande faveur les demandes des hommes qui désirent remplacer leur eau-de-vie par un quart de vin. Il y aura également profit, en attendant la réforme radicale plus ou moins éloignée encore, à modifier la mesure disciplinaire qui prive les hommes d'un certain nombre de rations de vin, en remplaçant cette suppression par celle du tafia. Cela est permis et se fait sur quelques bâtiments.

3° *Cidres, Bière.* — Il suffira de peu de mots pour ces deux boissons dont la première n'a été jamais que très exceptionnellement employée par la marine française, et dont l'autre n'est utilisée que par les Anglais. L'une et l'autre ont un défaut capital : c'est la grande quantité qu'il en faut donner. (On a vu que les Anglais admettent dans leur ration 4^{lit} et demi de bière). A côté de ce défaut elles en ont un autre non moins sérieux : la difficulté de leur conservation. Le cidre surtout s'altère avec une facilité et une rapidité déplorables. La bière, plus riche en alcool, constitue cependant, grâce à sa composition même, un véritable milieu de culture pour les germes susceptibles de l'altérer. Le cidre tout sain et hygiénique qu'il soit, n'est ni assez riche en principes alibiles pour représenter une valeur alimentaire réelle, ni assez riche en alcool ou en tanin pour représenter une boisson vraiment tonique. Il n'en est pas de même de la bière. Elle est égale ou supérieure au vin pour ses propriétés nutritives ; elle contient moins d'alcool que lui, ce qui peut être un avantage ; l'acide carbonique toujours abondant qu'elle dissout favorise la digestion ; les

(1) Cette diminution avait été compensée par l'augmentation du café et du sucre. C'était fort sage et très suffisant. Mais la suppression complète ne serait efficacement remplacée que par l'augmentation de la ration de vin, et cela, à tous les points de vue.

principes amers du houblon la font stomachique et tonique : elle contient une grande quantité de matières extractives, des sels, des phosphates, etc. Mais il n'en est ainsi que des bières soigneusement et consciencieusement préparées. Aussi n'accordons-nous aucune importance à ces liquides fabriqués avec du malt pulvérisé, du jus épaissi de moût, pas plus qu'à ces fausses bières appelées *sapinettes*, faites d'eau et de mélasse fermentées et aromatisées avec des copeaux ou des branches de sapin et des baies de genévrier. Les unes et les autres peuvent être de très bonnes boissons d'exception, que des circonstances spéciales rendraient utiles ; mais rien au-delà. Leur seule valeur est celle d'expédients précieux, et nous n'avons pas à nous en préoccuper ici davantage.

II. **Boissons aromatiques.** – *Café, thé, chocolat.* — Il y a soixante-dix ans que le café a été introduit dans la ration du matelot, réalisant sur le déjeuner au biscuit trempé dans du vin ou de l'eau-de-vie, un progrès, une amélioration considérables. Celui en usage dans la marine provient des colonies françaises et étrangères et du Brésil. On exige qu'il soit sain, sec, de bonne odeur, bien dépouillé, exempt de grains avariés et de corps étrangers. Il est, de plus, soumis à toutes les épreuves nécessaires pour permettre de reconnaître sa bonne qualité. Ces épreuves, comme les autres, sont faites aux laboratoires de chimie et de pharmacie des hôpitaux maritimes, dans des conditions de haute probité et de compétence absolue.

On a beaucoup loué la valeur nutritive du café, en partant de cette donnée que ses graines contiennent une notable quantité de substance azotée. Mais on perdait de vue que cet aliment entre pour quelques grammes à peine dans l'alimentation journalière. Dans les 25^{gr} que la ration en accorde pour le déjeuner, il n'y a pas tout à fait 3^{gr} de corps azotés. Se placer à ce point de vue pour envisager l'utilité et le bénéfice que l'alimentation des équipages retire du café, c'est ne voir que le très petit côté de la question. Les propriétés physiologiques de cette boisson, l'action qu'elle exerce sur le système nerveux et, par lui, sur tous les grands appareils organiques, sur la circulation, sur la digestion, sur les excrétions, ont une toute autre importance que l'apport d'une quantité négligeable d'azote.

De quelque manière qu'on essaie d'expliquer les effets si remarquables du café, la sensation d'alacrité, de vigueur, de bien-être qu'il produit, l'augmentation de l'énergie musculaire, l'apaisement de la faim ; qu'on admette un rôle antidéperditeur, un rôle d'épargne, ou seulement une sorte d'action dynamogène sur les éléments du cerveau et de la moëlle, le résultat n'en est pas moins évident et certain. Comme il est prouvé, d'autre part, que cette excitation nerveuse n'est pas suivie de la dépression consécutive à l'emploi d'autres substances telles que l'alcool, qu'il n'en peut découler aucune cause de fatigue ou d'épuisement, il est clair que l'emploi du café, dans les proportions que la marine a fixées, présente uniquement des avantages. A bord, plus que partout ailleurs, il en est ainsi. N'oublions pas que les hommes font, à tour de rôle, les quarts de nuit, qui conduisent une partie de l'équipage à se coucher à deux ou quatre heures du matin pour se relever à cinq heures et demie ou six heures (cela peut arriver, à la mer, un jour sur deux). Le dîner n'a lieu qu'à onze heures et c'est depuis le lever jusqu'au moment de ce repas que se fait tout le travail pénible ; le lavage, le fourbissage, les corvées diverses, les inspections de personnel ou de matériel. L'infusion de café chaude et sucrée n'est-elle pas admirablement appropriée à ces circonstances spéciales ! Rien ne peut la remplacer et la turlutine (panade de biscuit au beurre), malgré sa teneur en carbone et en azote, est loin de valoir le café, que les équipages honorent d'une préférence marquée.

Les matelots ont l'habitude de verser le café brûlant sur le pain ou le biscuit qu'ils ont cassé en menus morceaux dans leur assiette de fer battu. Cette manière de le prendre mélangé à un aliment comme le pain est parfaite. Il n'en est pas tout à fait de même de l'ingestion du café noir pur, faite à jeun, et non accompagnée d'un aliment quelconque. Les officiers ont souvent le tort de le boire ainsi, soit pendant les longues heures d'un quart de nuit pénible, soit le matin au réveil à titre de premier déjeuner et comme moyen d'attendre le repas d'onze heures. Or les contractions stomachales que provoque le café, si utiles à la digestion lorsqu'on le prend à la fin d'un repas, sont au contraire fâcheuses dans l'état de vacuité de l'estomac ; elles arrivent jusqu'à produire des tiraillements, des crampes douloureuses. Cela arrive d'autant plus facilement que l'abus vient vite. Il n'est pas rare de voir des officiers que leur service oblige à se lever très tôt et à se donner beaucoup de mouvement, boire jusqu'à trois et quatre tasses d'une infusion très concentrée. Il est utile de leur signaler non pas les dangers, ce serait un bien grand mot, mais les inconvénients sérieux de cette imprudence.

La valeur du café comme élément de la ration nautique s'est encore accrue depuis que sa préparation a été perfectionnée par l'adoption des percolateurs. Ces instruments ne remplacent pas, cela va sans dire, l'habile tour de main d'un cuisinier soigneux, mais quelle supériorité ils présentent sur les manipulations auxquelles se livrait le maître-coq, avec la plus magnifique indifférence et le plus beau dédain du goût des matelots !

Le café est embarqué en sacs, on doit le conserver dans la partie la plus sèche de la cambuse, sous peine de le voir s'échauffer promptement. Il ne doit être grillé que pour peu de jours à la fois. La conservation de son arôme est à ce prix. La torréfaction demande à en être soigneusement surveillée, pour qu'elle ne dépasse pas le degré où toute la valeur sapide et odorante de la graine est atteinte. Enfin on ne doit moudre que ce qui est nécessaire à la consommation de chaque jour. L'heure très matinale à laquelle il faut commencer la préparation du café (1) oblige à faire cette mouture la veille. La poudre qui en provient est immédiatement mise dans le filtre du percolateur, dont l'occlusion est assez bien assurée pour que le goût de l'infusion n'en soit pas sensiblement altéré.

Le *thé* ne fait pas partie de la ration normale. Il est seulement donné aux navires qui font des campagnes dans les climats rigoureux. La quantité en est fixée par homme pour toute la durée de la campagne. L'usage du thé, sous ces latitudes élevées, est excellent. Sa valeur hygiénique serait établie par ce seul fait qu'un grand nombre de millions d'hommes en font une consommation habituelle et qu'il est surtout estimé, parmi les peuples de race caucasique, par ceux qui vivent dans des pays humides, où les brouillards sont fréquents et le froid prolongé : Russes, Anglais, Américains du Nord. Stimulant, comme le café, mais avec une énergie moindre, favorisant les fonctions digestives, réconfortant par les principes qu'il contient et par la température même à laquelle on a l'habitude de boire son infusion, le thé est une des boissons les plus utiles. Il ne se substituerait pas avantageusement au café comme base d'un repas ; en revanche le café ne le remplacerait pas comme cordial, dans les circonstances limitées et spéciales où son emploi a été prévu. Aussi peut-on, avec raison, s'étonner et regretter à la fois que le thé n'ait été donné qu'aux bâtiments de la station d'Islande. Ceux de Terre-Neuve, ceux qui naviguent dans les mers Australes, atteignant et dépassant, au sud des grands caps, le 50e degré de latitude, n'en ont pas moins besoin. Or, à ceux-là, le règlement accorde soit seulement un supplément de pain ou de biscuit, soit un supplément de tafia ou de sucre, soit du beurre ou de l'huile. Ces allocations sont bien comprises, mais elles ne sauraient tenir lieu du thé. Nous le verrions de grand cœur prendre, dans ces suppléments, la place du tafia par exemple. Et pour la campagne d'Islande elle-même il y aurait un bénéfice évident, pour la santé des hommes, à supprimer, à diminuer, tout au moins, les deux litres de tafia accordés par homme pour la durée de la campagne, et à augmenter la quantité de thé. Le règlement de 1850 l'avait fixée à 65gr. Aujourd'hui elle a été réduite de plus de moitié et n'est plus que de 30gr. C'est manifestement insuffisant. Les matelots anglais reçoivent 8gr de thé par jour. Il est vrai qu'ils n'ont pas de café, mais ils ont en revanche 30gr de chocolat. Il y a donc lieu de revenir au chiffre de 1850, sinon de le dépasser. On pourrait, prenant comme base du calcul la quantité de 1gr par jour et par homme, fixer à 100gr la quantité totale à embarquer pour chaque homme de l'équipage et pour toute la durée de la campagne qui ne dépasse pas de beaucoup trois mois. Pour les bateaux faisant le tour du monde, on se baserait facilement sur la durée présumée du séjour du

(1) C'est entre 3 heures 1/2 et 4 heures 1/2 du matin, suivant les dimensions des percolateurs, que doit avoir lieu l'allumage du feu.

bâtiment dans les grandes mers Australes au-dessous d'un parallèle à déterminer, et cette même base de 1gr par jour servirait à l'établissement du calcul. La dépense serait compensée par la suppression des suppléments de tafia.

Le *chocolat* ne figure que dans la ration de malades (1). Il est plutôt un aliment qu'une boisson aromatique. Sa richesse en matières grasses (45 à 55 p. 100 suivant les espèces de cacaos) et en principes albuminoïdes (17 à 20 p. 100 d'albumine) en font une substance de premier ordre. Pour le déjeuner du matin il ne le céderait point au café. Mais il n'est pas entré comme ce dernier dans les habitudes de l'alimentation populaire en France et, à ce titre, nos équipages ne l'accepteraient peut-être pas avec la même faveur. Lorsqu'exceptionnellement du chocolat leur est donné, comme cela arrive aux malades traités à l'infirmerie, ils le prennent avec un vif plaisir ; mais la nouveauté et la rareté de l'aliment n'ont-elles pas la plus grande part dans cette appétence et celle-ci résisterait-elle chez nos matelots français à l'usage quotidien de cette boisson un peu grasse, à l'arôme sans doute délicat et subtil, mais plus fait pour des palais raffinés que pour le goût un peu fruste des marins ? (2)

III. **L'eau potable à bord.** — De tout temps l'approvisionnement de l'eau a été au premier rang des problèmes que soulève la vie maritime ; aucune préoccupation n'a jamais été plus grave. Il suffit pour s'en rendre compte de songer, d'une part à l'extrême importance du rôle alimentaire de l'eau, de l'autre aux multiples difficultés en présence desquelles on se trouve, soit pour déterminer les quantités de ce liquide à embarquer, en prévision des circonstances si variées qui peuvent mettre en défaut les calculs les plus précis et les plus complets, les évaluations les mieux faites de la durée probable d'une campagne ou d'une traversée, soit pour loger à bord ces quantités toujours considérables, soit enfin pour en assurer la conservation, la pureté, l'innocuité.

La question s'est simplifiée, à coup sûr, depuis la seconde moitié de ce siècle, lorsque la généralisation de la vapeur eut abrégé les traversées et qu'elle eut permis surtout de faire entrer définitivement dans la pratique l'usage de l'eau distillée. Mais une population encore considérable de marins continue à faire, sur des navires à voiles, des navigations longues et lointaines et, pour les vapeurs eux-mêmes, tels événements peuvent survenir qui les obligent à recourir aux anciennes ressources. Rien n'est donc de peu d'importance dans cette étude de l'eau potable sur les bâtiments. Elle comprendra : 1° l'*approvisionnement* de l'eau qui

(1) Nous ne parlons en ce moment que de la ration française, car on a vu que les Anglais l'ont fait entrer dans l'alimentation quotidienne de leurs matelots.

(2) Les espèces commerciales embarquées pour les malades sont le chocolat Ménier et le chocolat de la Compagnie coloniale, produits excellents et aromatisés dont le prix de revient ne permettrait pas de les adopter pour la nourriture de tout un équipage.

se divise lui-même en : *récolte* de l'eau douce naturelle et *distillation* de l'eau de mer ; 2° la *conservation* de l'eau et sa *correction*. Enfin nous aurons à examiner en terminant le mode de *distribution* de l'eau pour les divers usages, alimentaires ou autres, auxquels elle est destinée (1).

1° *Approvisionnement de l'eau.* — Les navires s'approvisionnent : a) au port de départ, b) en cours de campagne, soit dans des ports de relâche, soit à des plages, plus ou moins éloignées de toute agglomération civilisée, soit en pleine mer en recueillant de l'eau de pluie.

a). Dans les ports. — Les navires s'approvisionnent à des fontaines établies sur les quais, alimentées par la même eau que la canalisation de la ville, ou bien à des réservoirs munis de prises d'eau, établis spécialement par l'administration des ports et qu'on nomme des aiguades. Souvent dans ce cas les bâtiments ne vont pas directement s'approvisionner à l'aiguade. L'eau leur est apportée par des réservoirs flottants, les *citernes*, petits navires de 100 à 200 tonneaux qui, une fois remplis, accostent les navires où doit se faire le transvasement (2).

Les citernes qui apportent aux bâtiments l'eau dont elles se sont chargées pour eux étaient autrefois des navires en bois, mâtés en goëlettes, dont tout l'intérieur, formant un vaste réservoir d'eau, était tapissé d'un enduit de brai, de soufre et de suif qu'on renouvelait tous les trois ou quatre ans. Elles ont presque complètement disparu aujourd'hui. Le port de Brest en possède seul encore quelques échantillons. On les a remplacées par des citernes en tôle que l'on remorque jusqu'au navire auquel elles sont destinées. Quelques-unes d'entre elles sont munies d'une petite machine à vapeur qui leur permet de se déplacer sans secours extérieur et d'actionner des pompes qui activent et facilitent le transvasement. Lors de la construction des premières citernes en tôle, on avait revêtu leurs parois intérieures d'un enduit analogue à celui des anciens réservoirs en bois. On y a renoncé avec raison ; il ne servait qu'à donner mauvais goût à l'eau.

Le séjour de l'eau dans ces réservoirs flottants demande de la surveillance. Les cavités qui la contiennent doivent rester hermétiquement closes et ne s'ouvrir que pour le nettoyage intérieur. Comme sur tous les navires, l'équipage des citernes se fait une fête de profiter du séjour à l'aiguade pour laver son linge. Des mesures doivent être prises pour que ce lavage ne s'effectue pas sur le pont mais à terre, que les seaux qui y servent ne soient pas plongés ensuite dans le réservoir et que le linge soit bien complètement essoré avant d'être mis au sec sur les bittes, sur les panneaux

(1) Pour tout ce qui concerne l'histoire de l'eau en général, sa composition, son analyse, ses qualités, etc., etc. Nous renvoyons au travail de M. A. Gauthier dans le 2e volume de l'*Encyclopédie d'hygiène*, p. 340 à 408.

(2) Cette question a été traitée avec tous les détails nécessaires dans la thèse de A. Lefèvre, de Rochefort, sur les moyens d'approvisionnement, de conservation et de distribution de l'eau d'alimentation à bord des navires de la marine impériale. Paris, 1869.

ou claire-voies, ou hissé sur les cartahus, pour éviter que l'eau du rinçage ne puisse s'égoutter dans l'intérieur et venir souiller celle destinée aux équipages.

b). *En campagne.* — Les bâtiments de guerre ne s'approvisionnent, pour ainsi dire, jamais ailleurs que dans des ports munis d'aiguades. Or toutes sont installées dans des conditions, sinon parfaites, au moins suffisantes et présentant de réelles garanties de salubrité. Si, par un hasard qu'il est même trop minutieux de prévoir, l'approvisionnement venait à s'épuiser au cours d'une traversée, leur appareil évaporatoire leur permet de se procurer une eau parfaite, à l'abri de tout soupçon de souillure. En aucun cas ils n'auraient à la demander aux ressources de ruisseaux, lagunes, ou puits inconnus. On ne va plus « faire de l'eau à la plage ». Les grands paquebots et, en général, les bâtiments à vapeur du commerce, dont les absences sont bien moins longues et les traversées bien plus courtes que celles des navires de guerre, ont encore moins besoin que ceux-ci de renouveler, en dehors des ports, le plein de leurs caisses. Toutefois, comme nous l'avons dit, un nombre encore assez grand de long-courriers à voiles restent exposés aux hasards, aux lenteurs des voyages, à la durée excessive des campagnes. Les baleiniers, perdus aux latitudes extrêmes, errent pendant de longs mois sur l'Océan, sans relâcher, ou relâchant seulement sur des côtes désertes, dans des baies inhabitées. Ceux-là doivent encore souvent « faire de l'eau ». Deux choses sont à considérer dans ce mode d'approvisionnement : le choix de l'eau, son transport.

Le transport a toujours lieu au moyen des embarcations du bord. C'est à la chaloupe que revient ce rôle, en raison de sa capacité plus grande. L'eau peut y être apportée avec des seaux, ou conduite dans une manche en toile ou en cuir, avec ou sans le secours d'une pompe, suivant les cas. L'emploi de la manche est le meilleur procédé. Dans les canots l'eau est mise en *grenier* ou mise en *outre*. La première méthode consiste à la verser purement et simplement dans le fond de l'embarcation, avec les parois de laquelle elle est en contact immédiat. Les hommes, au retour, lorsqu'ils nagent assis à leurs bancs, y ont les jambes plongées jusqu'au genou. Il y a là des causes de souillures sur lesquelles il n'est pas besoin d'insister. Ç'a été un grand progrès d'imaginer ces outres en toile, ayant les formes de l'embarcation qu'elles doivent remplir et où l'eau est à l'abri des malpropretés du canot lui-même et de celles de l'équipage. Il reste, mais beaucoup moins marqué que dans le premier cas, l'inconvénient du mélange de l'eau de mer. Le moindre clapotis projette des embruns dans ces chaloupes lourdement chargées qui s'élèvent mal à la houle. On ferait disparaître cette cause d'altération en remplaçant la toile à voile dont sont faites les outres, par un tissu imperméable. Le temps, toujours très court, pendant lequel l'eau doit rester au contact de l'outre ne lui permettrait de contracter aucun mauvais goût et on ne serait pas exposé à ne ramener à bord qu'un liquide saumâtre.

Les eaux auxquelles les bâtiments peuvent avoir à recourir sont de diverses origines. Nous les diviserons en : *Eaux météoriques*, *eaux du sol* (parmi lesquelles nous distinguerons les eaux courantes et les eaux stagnantes) et enfin *eau distillée*.

A. Eaux météoriques. — *Eau de pluie*, *de neige*, *de glace*. — Le danger de l'usage des eaux pluviales a frappé les observateurs de tous les temps. Ce n'est point la trop minime quantité de matières salines, ni l'ammoniaque et les composés oxygénés de l'azote qu'elle contient qui lui donnent son insalubrité. Les matières organiques, les poussières, les microbes dont elle se charge pendant la traversée de l'atmosphère en font la mauvaise qualité. De là sa putréfaction facile, de là aussi les accidents consécutifs à son ingestion répétée. Une fois emmagasinée dans les caisses de la cale à eau, à l'abri du renouvellement de l'air et à l'abri de la lumière, elle est susceptible de s'améliorer par la mort de tous ces germes et le dépôt de leurs dépouilles au fond des réservoirs ; mais ce serait courir des risques et ajouter une cause d'infection à toutes celles contre lesquelles on a sans cesse à lutter à bord. Pour ces raisons et malgré la pureté relative de la pluie qui tombe à une grande distance des côtes, on ne doit en user qu'en cas d'absolue nécessité. L'eau de pluie n'en est pas moins toujours recueillie à bord avec soin et reconnaissance. Elle est en effet parfaite comme eau de lavage, à cause même de sa pureté presque absolue au point de vue chimique. Autant pour la propreté personnelle des matelots que pour celle de leur linge, ce sera un grand profit que de récolter dans les bailles à lavage l'eau de ces pluies torrentielles des tropiques, d'en emplir les caisses vides et de la distribuer ensuite, sans compter, pour les ablutions corporelles et le lavage des vêtements.

Les eaux de neige et de glace ne sont pas récoltées sous forme d'eau déjà liquide et s'écoulant en torrents à travers les escarpements des hautes vallées. C'est ainsi que l'utilisent les habitants des montagnes ; mais les marins récoltent la neige et la glace elles-mêmes et les font liquéfier à bord. Le peu d'air que contiennent les eaux de montagnes avant d'avoir assez longtemps coulé à la surface du sol, est encore réduit dans le liquide provenant de la fusion directe des glaçons. Il est facile de les aérer ensuite par le battage. Mais si elles ne manquent plus d'air, elles restent dépourvues de sels. Des blocs de glace détachés de la banquise même et fondus à bord sont tout à fait dépourvus de salure. L'usage d'une pareille eau détermina des accidents dans l'équipage de Cook. Il signale, entre autres, un gonflement des glandes du cou. Fonssagrives rappelle, à ce sujet, que les engorgements ganglionnaires cervicaux sont fréquents à Terre-Neuve pendant la saison froide où l'on ne fait usage que de l'eau provenant de la fonte des glaces.

Les eaux de montagne, partout où on les a étudiées, se sont montrées assez riches en microbes pour qu'il ne soit pas possible de négliger le rôle de ces organismes. Ces études de microbiologie ont surtout été faites dans les pays à goître, là où autour des massifs recouverts de neiges éternelles existent des régions très peuplées, s'étendent de vastes étendues de pays cultivés et habités. L'eau qui se condense sur ces sommets glacés a entraîné avec elle les impuretés des couches atmosphériques qu'elle a traversées à l'état de nuages et de brouillards.

On peut se demander s'il en est de même en ces parages désolés des hautes latitudes, d'où la vie est presque absente. Les résultats auxquels est arrivé Schmelch qui n'a trouvé que deux microbes par centimètre cube dans la glace du Jostedlasbrü (Norvège) (1) fait prévoir une grande pureté de la glace des banquises polaires. Cette question, d'ailleurs, a plus d'intérêt scientifique que d'utilité pratique, car l'usage des eaux de neige est absolument exceptionnel et ne serait jamais regardé par un capitaine de bâtiment que comme une ressource ultime. Quand on en est là le nombre des microbes, la proportion des matières salines et la quantité des gaz dissous n'ont plus à entrer en ligne de compte.

Aucune eau météorique n'est donc à employer comme eau de boisson. Elles sont en revanche, excellentes pour le lavage et la propreté corporelles.

B. Eaux du sol. — *Eaux courantes.* — *Eaux stagnantes.* — Les eaux du sol ont une toute autre importance et demandent à être choisies avec soin. Les meilleures sont les eaux courantes, sources, ruisseaux et rivières. Les eaux stagnantes sont loin d'avoir la même valeur ; celles des puits, étangs et marais, sont les seules que leurs qualités permettent d'utiliser. Les sources occupent le premier rang des eaux vives par leur pureté, leur fraîcheur, l'égalité de leur température, leur aération et surtout par l'absence de microbes. On sait qu'il suffit d'une épaisseur de 2 mètres de terre pour empêcher l'arrivée des germes dans la nappe souterraine. Si les sources où l'on doit s'approvisionner sont déjà captées, les conditions ne laissent rien à désirer, on est certain qu'il existe, à proximité, un centre de population plus ou moins important, et ce sera là une mine précieuse de renseignements, sans compter les déductions qu'on pourra tirer de l'aspect même des habitants, de leur vigueur, de leur santé apparente, etc. Dans le cas contraire, c'est au ruisseau formé par l'écoulement de la source qu'il faudra puiser. Fonssagrives a décrit en ces termes la disposition idéale que doivent présenter ces sortes d'aiguades. Le ruisseau doit courir « sur un fond sablonneux ou caillouteux, à bords creusés à pic et dénués d'arbres qui puissent y laisser tomber leurs feuilles, germes d'une corruption inévitable, ou leurs fruits à propriétés parfois toxiques... » ; ils doivent être interrompus « par des barrages établis de distance en distance,

(1) *Encyclopédie d'hygiène*, tome II, p. 390.

constituant des cascades en petit, très propres à augmenter l'aération de l'eau, à la rendre plus vive ». A mesure que se multiplieraient les conditions s'éloignant de ce tableau si parfait, les eaux deviendraient de moins en moins bonnes. L'examen des plantes ou des animaux susceptibles de se développer et de vivre dans le ruisseau ou la source dont on recherche la valeur peut fournir des renseignements. Le cresson de fontaine, les épis d'eau, les véroniques ne se rencontrent que dans les eaux excellentes; les roseaux, les cigües, les joncs, les nénuphars habitent au contraire celles de la plus mauvaise qualité; de même pour les mollusques, à ce point qu'on pourrait, d'après Gérardin, caractériser la valeur d'une eau par l'espèce de mollusques qui y vit. Il est bien établi, du moins, qu'aucun de ces animaux n'habite les eaux infectes.

L'intérêt de savoir reconnaître la nature géologique des terrains d'où proviennent sources et ruisseaux, serait aussi très grand. La composition chimique de l'eau et ses qualités alimentaires sont en rapport étroit avec la texture des roches d'où elle sort. L'eau des terrains granitoïdes ou quartzeux est froide ou très froide, ce qui serait plutôt un avantage à bord où elle s'échauffera toujours trop vite. Elle est très pure, trop pure même, à peine aérée si elle n'a longtemps couru sur le sol. Elle contient des silicates et de la silice libre dont l'action sur les dents n'est pas absolument innocente. Celle des roches calcaires recouvertes de peu de terre végétale aura dissous, parfois avec excès, du carbonate neutre de chaux, des chlorures, quelques sulfates. Les meilleures sources proviennent des terrains secondaires; elles sont fraîches, légères, aérées, sans matières organiques, caractérisées surtout par le bicarbonate calcique qui leur donne un goût agréable. Si les eaux ont traversé des couches altérables ou solubles, elles sont chargées de sulfate de chaux, de fer, d'alumine, etc... Quand la pluie s'est écoulée à travers des terrains riches en humus et en état de décomposition active, les sources qui en résultent pourront contenir une grande quantité de matières organiques, de sulfates et devenir impotables ou dangereuses. Armand Gautier, à qui nous avons emprunté les données qui précèdent, a résumé ainsi la valeur relative des différentes sources : « Celles qui sortent des couches géologiques secondaires et tertiaires, et jaillissent sur le versant et au pied des montagnes de moyenne élévation, constituent généralement une boisson saine, fraîche et agréable. Elles ont sur toutes les autres l'avantage d'une composition et d'une température à peu près constantes. Les sources des terrains gypseux, salés, anthraciteux, pyriteux ou trop riches en humus, celles qui proviennent d'infiltrations superficielles et celles qui sortent des terrains quaternaires les plus modernes, ne constituent généralement pas de bonnes eaux potables ».

Les rivières et les fleuves ne sauraient inspirer la même confiance. En raison de la longueur variable mais toujours grande de leur trajet, ils ont traversé des terrains très divers; une végétation plus ou moins touffue a encombré leurs rives et souillé leur courant de ses détritus; des villages, des villes se sont fondés sur leurs bords, portant parfois à l'extrême leur contamination. Aucune fixité de composition, si ce n'est une constante richesse en matières organiques, une valeur toujours très suspecte au point de vue de leur teneur en germes infectieux, telle est la caractéristique de la plupart des cours d'eau de quelque importance. Hâtons-nous de dire que les rivières où des navires pourraient avoir à s'approvisionner, en dehors des grands ports de relâche, ne présentent pas le plus souvent cette importance. Ce sont, en général, de très grands ruisseaux plutôt que des rivières. La végétation est puissante, il est vrai, sur leurs rives, mais les villages des naturels y sont clairsemés. La souillure de leurs eaux est loin d'atteindre le degré où elle constituerait un inconvénient sérieux. On peut les recueillir en toute sûreté, à la seule condition de s'éloigner assez de leur embouchure pour éviter tout mélange avec l'eau salée de la mer.

Les *eaux stagnantes* sont, dans les pays chauds plus que partout ailleurs, une boisson dangereuse. On sait aujourd'hui que leur ingestion suffit à donner certaines affections, comme la fièvre paludéenne, la dysenterie, la fièvre jaune, etc... Il n'existe aucun doute sur la nocuité parfois redoutable des eaux de la Cochinchine et du Cambodge prises dans les *arroyos*, et de celles des *marigots* de la côte d'Afrique qui rendent malades les indigènes eux-mêmes. Déjà dans nos pays tempérés de l'Europe centrale, l'eau des marais et des étangs, toujours suspecte, devient parfois la cause d'accidents graves. Que penser de ces marais des zones torrides où à toutes les causes de souillure vient s'ajouter l'action d'une température implacable qui transforme l'eau de ces étangs, de ces marigots, de ces marais en le plus actif des milieux de culture ?

Comme les eaux météoriques, et plus qu'elles encore, les eaux stagnantes sont à rejeter dans les pays chauds. Elles ne peuvent constituer qu'un expédient d'extrême nécessité. Les moyens d'épuration dont on dispose sur les navires les laisseront suspectes quand même. L'ébullition seule les rendrait acceptables, si les dispositions matérielles et le chiffre de l'équipage rendaient pratique l'application de ce mode de stérilisation.

Aujourd'hui, si l'on excepte les bateaux d'un très faible tonnage qui ne font que la navigation côtière et sont sûrs de trouver partout une eau saine et de bonne qualité, tous les navires à voile et à vapeur ne devraient boire que de l'eau distillée. Les chaudières de la machine motrice pour les uns, des appareils spéciaux pour les autres, permettent de faire bénéficier tous les équipages du bienfait de cette grande conquête de l'hygiène.

C. Eau distillée. — Elle doit être étudiée en elle-même et dans ses moyens de production.

Lorsqu'on en était encore à la période des essais timides, on trouvait de grands inconvénients à son emploi. Il ne faut pas perdre de vue que l'époque à laquelle nous faisons allusion est distante de nous de plus d'un siècle, que la vapeur était encore éloignée du moment où elle allait transformer de fond en comble le monde de l'industrie et de la navigation et que, dans les conditions si défectueuses des installations maritimes de ce temps-là, on avait quelque raison de se demander s'il était prudent de placer dans la cale d'un navire une machine encombrante, produisant une chaleur énorme, constituant un perpétuel et imminent danger d'incendie, tout cela pour ne produire qu'une eau désagréable au goût, souvent saumâtre parce que les coups de roulis et de tangages projetaient parfois dans le serpentin l'eau de la cucurbite. Malgré tout, les avantages de l'eau distillée, pure, claire, limpide étaient proclamés par les équipages eux-mêmes qui la préféraient de beaucoup à l'eau des barriques. Quand on songe à ce que pouvait être cette dernière eau, il y a cent ans, on s'explique cette préférence. Des bénéfices d'une autre nature devaient s'ajouter aux bienfaits hygiéniques de la distillation de l'eau de mer pour l'aider à gagner sa cause. Elle devait diminuer l'encombrement de l'approvisionnement d'eau ; supprimer les difficultés et même les dangers du ravitaillement aux aiguades ; permettre une navigation plus directe, plus rapide, plus avantageuse.

Cette cause n'a été gagnée cependant que vers la seconde moitié de ce siècle. Elle l'est si bien aujourd'hui que l'hygiène peut se montrer exigeante, proscrire toute autre eau dont les qualités ne seraient pas parfaites ou la sécurité absolue, demander qu'on renonce à cet antique procédé des chaloupes allant à la plage avec ou sans outre ; réclamer aussi l'usage plus copieux de l'eau douce, non plus comme eau de boisson mais pour le lavage des hommes, de leurs vêtements, de leur linge, de leur literie ; le demander même pour la propreté de certains étages reculés des bâtiments, où le peu d'accès de l'air entretient, avec les briquages à l'eau de mer, une humidité incroyable.

Pour juger aujourd'hui de la salubrité de l'eau distillée, il n'est plus besoin de se reporter aux expériences faites dans les premières années de ce siècle, sur les forçats des bagnes de Brest, Rochefort et Toulon. Ces malheureux soumis pendant un mois au régime exclusif de cette eau de boisson, supportèrent victorieusement l'épreuve. Leur santé n'en reçut aucune atteinte appréciable. Les observations faites sur eux-mêmes, vers la même époque, par des médecins ou des pharmaciens de la marine donnèrent des résultats non moins satisfaisants et, contre ces faits, aucune théorie, aucun raisonnement à priori, aucune considération, aucune prévention d'ordre chimique ne prévalurent. Mais que sont ces preuves, que sont les appréciations presque unanimement favorables des premiers rapports de campagne, en présence de cette universelle expérience réalisée de nos jours avec un succès qui ne s'est jamais démenti ? Les navires de toutes les nations, bâtiments à voiles et à vapeur, de guerre et de commerce, font usage de l'eau distillée, soit dans les cuisines distillatoires, pour les bateaux à voiles, soit dans des condenseurs alimentés par la vapeur des machines motrices, pour les steamers.

Un reproche grave a cependant été fait aux appareils distillatoires. A. Le Fèvre a montré qu'ils pouvaient offrir un danger par les quantités de plomb ou de cuivre qu'ils cèdent à l'eau. Le cuivre peut être laissé de côté. C'était une vue toute théorique ; il ne s'est pas confirmé qu'il pût amener des accidents. Il n'en est pas de même du plomb. Nous n'insisterons pas sur cette question de l'empoisonnement saturnin à bord des bâtiments. Depuis que cet empoisonnement ne fait plus de doute pour personne, des mesures et des précautions ont été prises qui en ont rendu le danger presque illusoire. Et il eût suffi de le signaler comme un de ces fléaux disparus qui ne peuvent plus inspirer de craintes, si de temps en temps, on n'entendait encore parler de rares et, d'ailleurs, légers accidents dont la persistance justifie l'éveil également constant de la sollicitude de l'hygiène. Ce n'est plus l'étamage qui les occasionne. Il est toujours pratiqué à l'étain fin ; ce ne sont plus les tuyaux en plomb, ils ont disparu entièrement de ce genre d'appareils. C'est dans les joints de ces tuyaux qu'il faut chercher la cause des cas exceptionnels de saturnisme (1). Beaucoup sont faits encore au minium ou à la céruse ; nous l'avons dit et critiqué plus haut. Tous les joints des conduits d'eau distillée et de la vapeur destinée à sa production devraient être désormais faits au carton d'amiante. Ce mélange d'amiante et de coton est une substance tout à fait inoffensive dont l'emploi se généralise heureusement et s'étendra prochainement aux joints même des tuyaux de vapeur de toutes les machines motrices et auxiliaires. Et ce sera un grand progrès réalisé en hygiène navale.

Un autre reproche, beaucoup moins sérieux, bien que des hommes d'une grande valeur lui aient autrefois accordé quelque importance, c'est la pureté chimique excessive, presque absolue de l'eau distillée : ni air, ni sels dissous ; une inertie absolue à tous les réactifs. L'air, on le lui rend facilement, nous verrons plus loin avec quelle simplicité. Les sels, il serait facile aussi de les lui donner et Fonssagrives toujours préoccupé de cette question avait, dès 1850, appelé l'attention sur l'avantage qu'il y aurait à salifier l'eau distillée (2). Vingt-cinq ans plus tard, dans la 2e édition de son *Traité d'hygiène navale*, il revenait à la charge et écrivait : « J'ai insisté et j'insiste encore sur la nécessité de cette addition dont l'importance ne semble pas avoir été appréciée

(1) Tout récemment encore le docteur Cantellauve, dans son rapport sur la campagne du *Troude* en Orient (1891-1892), signalait quelques cas d'empoisonnement plombique dus à cette cause. Quand un joint au minium ou à la céruse a été fait, l'eau garde pendant 8 à 10 jours la saveur douceâtre caractéristique.

(2) Il proposait, prenant pour base l'analyse d'une eau de rivière excellente, d'ajouter par mètre cube d'eau distillée un paquet de sels assortis, contenant : 4 gr. 8 de Na cl., 3 gr. 4 de SO^4Na^2, 48 gr. de Co^3Ca et 14 gr. de Co^3Na.

chez nous, mais que la marine russe a rendue obligatoire sur ses bâtiments....... Tout prétexte de récrimination sera ainsi enlevé aux quelques esprits chagrins qui voient avec peine cette innovation prendre pied dans la marine, et qui attribuent encore à l'eau distillée, dont un usage exclusif, pendant plusieurs années, nous a démontré, pour notre compte, l'innocuité absolue, des inconvénients illusoires et des périls imaginaires ». L'absence de toute matière saline n'est-elle pas un de ces périls imaginaires dont Fonssagrives parlait avec quelque ironie?

Le goût de l'eau distillée a été incriminé, à juste titre, dans certaines circonstances. Cet inconvénient était dû surtout à son mélange avec des acides gras formés dans les condenseurs à surface. Les bouilleurs en usage aujourd'hui presque partout, qui n'empruntent la vapeur des chaudières motrices que pour vaporiser de l'eau directement puisée à la mer, ont fait disparaître cet inconvénient. Un pharmacien en chef, professeur de chimie à l'Ecole de médecine de Brest, avait employé pour le combattre une solution de chaux au 1,000[e] placée dans un réservoir entre le filtre et le réfrigérant Perroy. L'eau distillée traversait la caisse d'eau de chaux où les acides gras se saponifiaient. Ce procédé assez compliqué comme dispositif, n'a pas fait fortune. Nous avons fait entendre qu'il était devenu inutile.

La température de l'eau distillée, au moment où elle se déversait dans les caisses de la cale, était toujours très élevée avec les anciens appareils, Le thermomètre n'indiquait pas moins de 70° ou 80° pour ce liquide dont plusieurs centaines de litres s'accumulaient en l'espace de 24 heures dans les réservoirs situés tout au fond du bâtiment, immédiatement contre la carlingue. Une épaisse buée s'en dégageait avec une chaleur intolérable. Cette double cause d'insalubrité n'était pas sans compenser quelque peu les avantages hygiéniques, par ailleurs immenses, de l'eau distillée. Comme les autres, cet inconvénient est devenu presque nul. L'eau arrive aux caisses à une température à peine supérieure à celle de la mer où elle a été puisée. Dans un travail sur l'hygiène d'un cuirassé nouveau, l'un de nous a signalé ce peu d'excès de chaleur, qui ne s'était jamais traduit par des différences supérieures de 4° ou 5° à la température de l'eau extérieure.

Reste-t-il quelque reproche dont la pratique de la distillation à bord des navires ait encore besoin d'être lavée? Un seul à notre avis : elle coûte quelque argent. C'est la seule raison qui en limite encore l'emploi, en fasse restreindre la distribution, conduise à maintenir, dans bien des cas où elle est au moins inutile, cette ancienne coutume des chaloupes envoyées *à l'eau* dont nous avons indiqué les désavantages multiples. Aussi accepterions-nous très volontiers qu'on essayât d'entrer dans la voie dont Armand Gautier a émis l'idée (1), de substituer la congélation

(1) *Encyclopédie d'hygiène*, tome II, p. 368. Fonssagrives avait déjà presque suggéré ce moyen, mais sans y insister. *Hyg. nav.*, p. 673.

à la vaporisation pour la transformation de l'eau salée en eau potable. Il est probable qu'on y arriverait plus économiquement. Le produit ainsi obtenu serait-il supérieur à l'autre ? Est-il vrai que l'action de la chaleur « altère toujours un peu » l'eau distillée ? Les chlorures de sodium et de calcium et les nitrates qui persistent dans la glace en petite quantité n'auraient-ils aucun inconvénient ? Enfin, au point de vue bactériologique, le liquide provenant de la congélation présenterait-il toujours et partout toutes garanties ? On ne peut, pour le moment, que poser ces questions. Mais, l'importance de l'augmentation des ressources des navires en eau douce est telle qu'il faut désirer voir mettre cette question à l'étude le plus promptement possible. Si elle devait être un jour résolue dans le sens de la substitution du froid à la chaleur, quels avantages ne retireraient pas les équipages qui naviguent dans les pays chauds, c'est-à-dire l'immense majorité des marins, de la possibilité d'avoir toujours à leur disposition et en abondance une eau très fraîche, si utile pour la conservation des forces digestives. Et la fusion de la glace destinée à être bue ne pourrait-elle pas être utilisée pour produire, dans certains cas, un abaissement de la température de certains locaux du bord ? Ce ne sont là que des hypothèses, mais il nous semble qu'elles valent bien qu'on tente d'en faire des réalités.

Nous avons à donner maintenant des indications sur les appareils servant à la production de l'eau distillée sur les bâtiments, en nous bornant à ceux aujourd'hui en usage. Ils sont de trois sortes. Les uns servent à la fois à la distillation et à la cuisson des aliments : ce sont les cuisines distillatoires. Les autres ne servent qu'à la distillation et empruntent aux chaudières de l'appareil moteur du bâtiment la vapeur qui doit se condenser dans leur réfrigérateur. Les derniers empruntent aussi la vapeur aux grandes chaudières, non plus pour la condenser, mais comme source de chaleur destinée à vaporiser, dans des récipients spéciaux nommés bouilleurs, l'eau de la mer qui n'a aucun contact avec la vapeur des chaudières.

Aujourd'hui les cuisines distillatoires sont en usage sur quelques bâtiments de commerce seulement. Elles sont de dimensions restreintes, solides, et donnent une sensible économie de combustible, puisqu'elles rendent 7^{kgr} d'eau distillée pour 1^{kgr} de charbon consommé.

Les bouilleurs actuels qui ne produisent que de l'eau distillée, sans cuire en même temps les aliments, n'ont pas un rendement supérieur et, pour eux comme pour les cuisines Peyre et Rocher, on compte une moyenne de 7 tonneaux d'eau par tonne de charbon. La disposition de ces cuisines est assez simple. Qu'on suppose une caisse quadrangulaire en tôle, divisée en trois étages par deux cloisons horizontales. L'étage inférieur contient les foyers et le four, l'étage moyen contient l'eau de mer à distiller, l'étage supérieur contient les chaudières où cuisent les aliments et que la vapeur entoure. De chaque côté de ce fourneau sont disposés les réfrigérants que parcourt un serpentin. La partie supérieure des réfrigérants forme encore un espace distinct où d'autres chaudières sont disposées. L'eau du réfrigérant, une fois échauffée par la condensation, peut être renvoyée dans la caisse du fourneau. L'économie de combustible résulte de cet artifice.

Peu d'années après l'apparition des cuisines distillatoires, la marine adopta un nouvel appareil applicable, comme le précédent, sur tous les types de navires, à voile ou à vapeur, mais où la distillation de l'eau n'était plus combinée à la cuisson des aliments. Ces nouvelles chaudières ont été appliquées d'abord sur la *Bretagne*, le plus beau spécimen de l'ancienne flotte de combat. Elles ont été employées pendant de longues années, jusqu'au remplacement définitif des anciens vaisseaux à voiles faisant les transports de condamnés à la Nouvelle-Calédonie (types *Tage*, *Loire, Fontenoy*) par les nouveaux transports mixtes à voiles et à vapeur (*Magellan*, *Calédonien*).

Mais l'emploi de la distillation de l'eau de mer pour l'alimentation, les ablutions et le lavage sur un navire à équipage nombreux n'est réalisable que grâce aux appareils qu'empruntent aux chaudières motrices du bâtiment l'énorme quantité de vapeur que celles-ci peuvent leur fournir. Pendant longtemps c'est la vapeur même de l'eau contenue dans ces chaudières qui se condensait pour devenir eau potable. L'installation était d'une grande simplicité. Un tuyau partant du coffre à vapeur de la chaudière aboutissait à un petit réfrigérant, disposé comme tous les condenseurs de la marine. La vapeur pénétrait dans une caisse remplie de tubes où coulait de l'eau. Elle circulait entre ces tubes sur les parois desquels elle se refroidissait, puis se collectait au fond de la caisse où elle était recueillie.

Cette manière de faire a été possible jusqu'au jour où les condenseurs à surface ont remplacé les condenseurs par mélange. Dans la condensation par mélange, la vapeur qui a circulé dans les cylindres et actionné les pistons ne retourne pas à la chaudière, dont l'eau reste indemne de tout mélange avec des corps gras. Dans la condensation par surface, au contraire, la vapeur qui a émulsionné, à son passage à travers tous les organes du mécanisme moteur, une grande quantité de graisse, est recueillie après sa transformation en eau et renvoyée aux chaudières par des pompes. De là une souillure telle que le produit de la distillation de l'eau, ainsi mélangée à toutes les huiles et aux graisses, ne fournit qu'un liquide empyreumatique, détestable au goût et malsain. On y a remédié en adoptant les bouilleurs que nous allons décrire.

Le plus employé de tous est le bouilleur Cousin. Puis vient le bouilleur Mouraille, modification pure et simple du précédent. Enfin, le bouilleur Normandy employé en Angleterre est en usage sur l'un de nos grands torpilleurs, le *Coureur*. Leur principe général est le suivant : de l'eau amenée directement de la mer dans un réservoir est chauffée par de la vapeur empruntée aux grandes chaudières, mais qui n'a aucun contact avec elle et retournera ensuite aux chaudières. L'eau du réservoir se

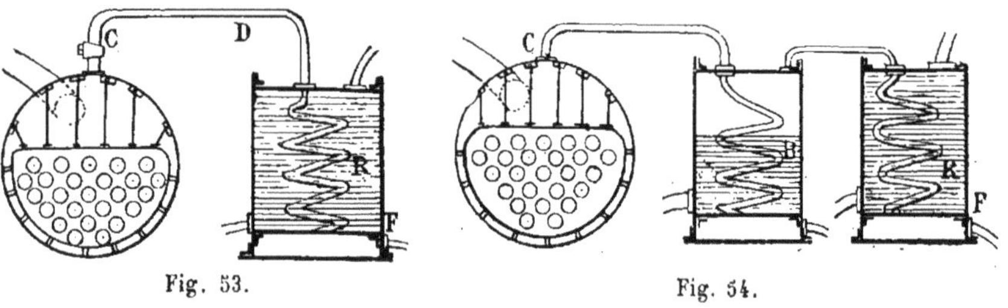

Fig. 53.

Fig. 54.

vaporise, se condense et c'est d'elle que provient l'eau potable dont on disposera à bord.

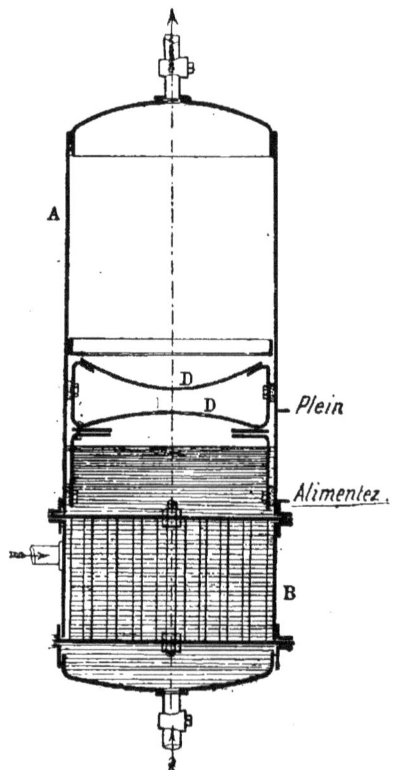

Fig. 55. — Schéma du bouilleur Cousin.

Les schémas suivants feront comprendre sans peine la différence des deux procédés.

Dans le premier cas la vapeur, prise en C dans la chaudière principale, vient directement, par le tuyau D, se condenser dans le réfrigérant R (fig. 53). Il est clair que si cette chaudière est grasse et souillée, l'eau refroidie qui s'écoulera en F sera de mauvaise qualité.

Si au contraire la vapeur prise en C ne sert qu'à échauffer l'eau du réservoir B, sans se mélanger à elle (fig. 54), et que ce soit cette dernière qui se condense en R pour s'écouler en F vers les caisses à eau de la cale, on sera forcément à l'abri de tous les inconvénients que nous avons signalés.

Le bouilleur Cousin (1) se compose d'un cylindre en tôle terminé par des calottes sphériques (fig. 55). Il comprend deux compartiments bien distincts. L'un, A, occupe la presque totalité du cylindre et se divise en deux parties très

(1) Pour les détails de la construction et du fonctionnement de ces appareils, voir : GUILLAUME, *Machines auxiliaires en usage dans la marine*. Paris, Challamel aîné, 1887, 2 vol. de texte et 2 vol. d'atlas.

inégales de dimension, réunies par une série de tubes. L'autre, B, beaucoup moins volumineux, n'occupe que l'espace compris entre les tubes et leurs plaques de tête. Le premier compartiment contient de l'eau jusqu'à un certain niveau. Le second est réservé à la vapeur qui doit échauffer le contenu du compartiment A.

Celui-ci est muni, un peu au-dessus du niveau de l'eau, de deux diaphragmes D, percés de trous et destinés à empêcher les projections du liquide à vaporiser dans l'orifice de sortie de la vapeur à condenser, qui est placé à la partie supérieure de l'appareil. La vapeur se rend par là au réfrigérant dont nous parlerons plus loin.

L'installation est complétée par une caisse, où se rend l'eau provenant de la condensation de la vapeur utilisée au chauffage du bouilleur. Cette eau impropre aux usages alimentaires (on a vu plus haut pour quelle raison), peut être avantageusement employée au lavage du linge, ou être envoyée dans les caisses du lavabo des chauffeurs. On peut aussi la renvoyer au condenseur des machines d'où elle retourne aux chaudières. Cela ne devrait point avoir lieu. Cette eau devrait toujours être emmagasinée pour des usages hygiéniques. On a vu à propos de la propreté corporelle et de celle du linge que la distribution de l'eau douce à bord est trop parcimonieuse pour qu'on puisse dédaigner les ressources accessoires comme celle offerte par le bouilleur Cousin. Il est vrai que l'eau des chaudières subit des pertes incessantes, nombreuses, et qu'on est obligé de s'ingénier pour les réparer (1). Mais il existe un moyen très sûr d'y arriver. C'est l'emploi des bouilleurs secondaires, que l'usine Mouraille, de Toulon, a eu l'ingénieuse idée de disposer sur le trajet de la vapeur qui va du bouilleur principal au réfrigérant. Les bouilleurs secondaires, que nous n'avons pas à décrire parce qu'ils cessent d'appartenir au domaine de l'hygiène, et qui reposent d'ailleurs sur le même principe que les autres, ont un double avantage au point de vue hygiénique : ils permettent l'utilisation de l'eau provenant de la vapeur des chaudières ; ils enlèvent à la vapeur de l'eau du bouilleur, une partie déjà notable de son calorique et lorsqu'elle arrive au réfrigérant, celui-ci peut l'amener à un degré de température très inférieur à ce qu'on avait obtenu jusqu'ici. Nous avons signalé plus haut que l'écart thermométrique entre l'eau de la mer et celle qui s'écoule après la distillation était à peine de quelques degrés.

MM. Mouraille et Cie ont modifié la disposition intérieure du bouilleur Cousin, dans le but d'activer la circulation de l'eau dans l'appareil et, par suite, d'en augmenter le rendement, en empêchant les entraînements d'eau plus efficacement encore que dans le précédent système. Les tubes de la chambre B sont plus petits et plus nombreux, ce qui augmente la

(1) Cette considération a une importance réelle sur les navires, nombreux aujourd'hui, dont l'appareil évaporatoire ne peut être alimenté qu'avec de l'eau douce.

surface de chauffe. De plus, au centre du cylindre existe un tube très volumineux T, terminé par un évasement conique C, en forme d'entonnoir, dont le bord libre s'élève un peu au-dessus du niveau de l'eau (fig. 56).

L'espace vide, au-dessus du liquide, présente à la place des deux diaphragmes du bouilleur Cousin, un cône renversé, dont l'orifice est beaucoup moins grand que l'ouverture du cône inférieur. Cet appareil fonctionne de la manière suivante : L'ébullition est beaucoup plus vive dans des petits tubes que dans le tube central, et se traduit par des bouillonnements énergiques qui projettent l'eau de la circonférence contre le cône renversé supérieur d'où elle retombe dans le tube central. Il se crée un courant continu et rapide entre le liquide extérieur au tube central et ce tube lui-même. Les avantages en vue desquels cette modification a été apportée au système Cousin, n'ont rien qui les rattache directement à l'hygiène. Mais tout progrès fait, en quelque sens que ce soit, dans la production de l'eau distillée à bord des navires, a une valeur telle et une si grande influence sur la santé des équipages que nous pouvons considérer le bouilleur Cousin comme inférieur désormais et devant être remplacé par le Mouraille. C'est pour cette raison que nous avons signalé et décrit une modification peu importante par elle-même.

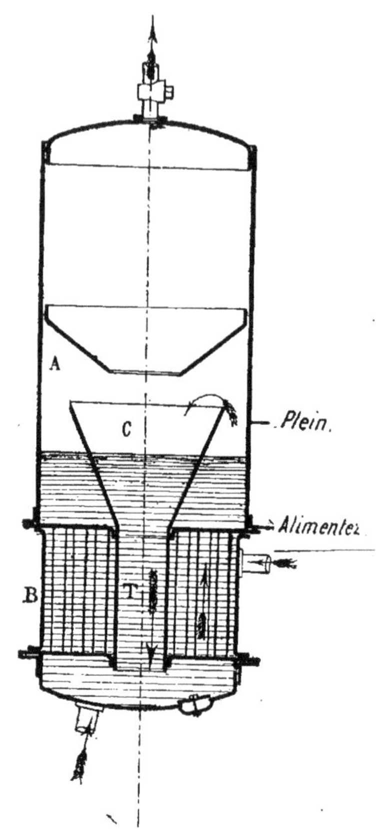

Fig. 56. — Schéma du bouilleur Mouraille.

Le bouilleur *Normandy* est formé de la réunion, en un même appareil, de l'évaporateur et du condenseur. Ce sont deux cylindres en cuivre rouge aux deux extrémités desquels sont brasées des collerettes en bronze boulonnées sur des bâtis de même métal, dont l'inférieur est disposé de manière à former des coquilles pour la couronne des tubes d'évaporation et des tubes de condensation. Dans le cylindre évaporateur E, la vapeur arrive par le conduit C qui la mène à travers la coquille en bronze B, dans la couronne des tubes T. L'eau à évaporer entoure ces tubes et la coquille B, et en dépasse un peu le niveau. La vapeur produite se rend par le tube H dans le cylindre réfrigérateur R, disposé entièrement comme le premier, sauf la longueur des tubes qui occupent ici presque toute la longueur du cylindre (fig. 57).

Tels sont les principaux appareils employés de nos jours dans la marine pour la production de l'eau distillée. A tous ces appareils, sauf à celui de Normandy qui a son condenseur spécial, le même réfrigérant est adopté presque partout, même dans les marines étrangères. Tous aussi

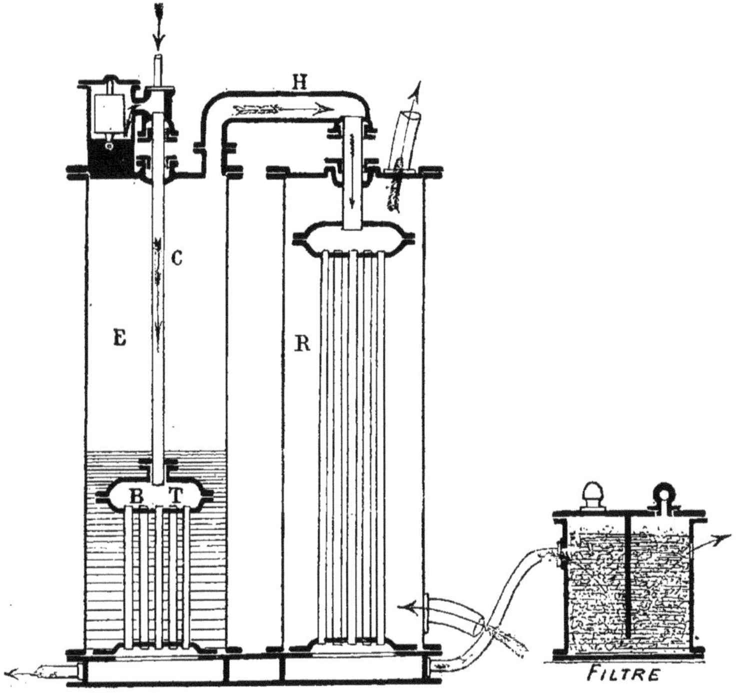

Fig. 57. — Bouilleur de Normandy.

sont munis d'aérateurs et de filtres interposés l'un entre le bouilleur et le réfrigérant, l'autre entre le réfrigérant et la caisse. Il nous reste à en dire rapidement quelques mots.

Nous ne nous occuperons que du réfrigérant *Perroy* et du condenseur *Fraser*.

Le réfrigérant Perroy se compose d'une caisse parallélipipédique en tôle zinguée, dans laquelle se trouve placé un appareil tubulaire, formé de tubes en cuivre rouge étamés à l'extérieur et à l'intérieur. Ils sont superposés en 10 groupes de deux rangées horizontales chacune. Le groupe inférieur n'a qu'une rangée. La circulation de la vapeur dans ces tubes est déterminée par des coquilles en bronze réunies de telle que la vapeur parcourt successivement les 10 groupes de tubes, de haut en bas, comme le montre la figure 58.

Le dernier groupe de tubes, à la partie inférieure, communique avec une tubulure munie d'un robinet qui conduit l'eau condensée au filtre. En sens inverse de la vapeur, c'est-à-dire de bas en haut, circule l'eau froide, empruntée à la mer par un tuyau garni d'une crépine. Elle monte dans le réfrigérant en vertu de la différence de densité entre la mer et l'eau de l'appareil à laquelle la vapeur a cédé en condensant une

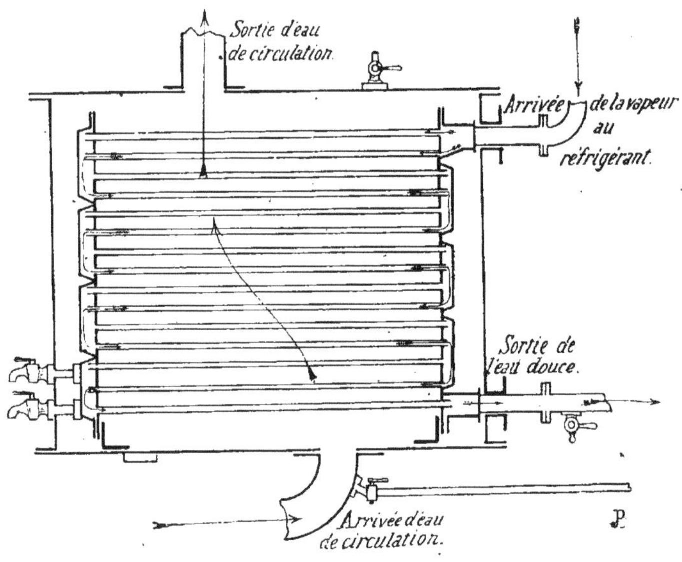

Fig. 58. — Condenseur Perroy.

grande quantité de calorique. Elle passe entre les tubes directement, sans être astreinte à suivre le chemin compliqué qu'on a tracé à la vapeur. La marche en sens inverse de l'eau froide et de la vapeur a l'avantage d'abaisser au minimum la température du liquide qui sort du réfrigérant, puisqu'elle oppose une eau de plus en plus froide, à une vapeur de moins en moins brûlante. A la fin de sa course, quand la vapeur n'a presque plus de chaleur à céder, elle traverse la région de l'appareil où le liquide réfrigérant est au degré le plus bas.

Dans le fonctionnement de l'appareil, on s'arrangeait de manière à ce que le thermomètre, à la sortie, ne dépassât pas 35°. Il était difficile d'avoir mieux quand l'eau des chaudières motrices venait elle-même se condenser directement. Mais on a vu que dans les appareils où elle n'est employée que pour évaporer d'autre eau, les résultats au point de vue que nous envisageons, sont devenus meilleurs. Cela tient à ce que l'eau des bouilleurs se vaporise à un degré inférieur à celui que présente la vapeur même des chaudières.

Le condenseur Fraser a été essayé en 1885, sur le *Mytho*, concurremment avec celui de Perroy. Il ne lui est point supérieur sous le rapport du degré de chaleur que présente l'eau qui en sort, mais la visite et la réparation de ses différentes pièces se feraient avec plus de facilité. Il réunit les 3 parties, aérateur, réfrigérant et filtre dans le même appareil. L'aérateur est placé à côté du robinet d'admission de la vapeur, le filtre est dans le socle même du système. La partie intermédiaire constitue le condenseur. C'est un cylindre de fonte dans lequel six autres cylindres en laiton, de rayons inégaux, sont disposés concentriquement les uns aux autres. Les lames de laiton étamées sur leurs deux faces sont ondulées en spirale pour multiplier leur surface. Elles sont réunies deux à deux par des couronnes en bronze, de manière à former 3 anneaux et un espace central tubulaire, dans lesquels arrive l'eau de circulation. Celle-ci entre par la paroi inférieure et s'écoule par en haut, comme dans le réfrigérant Perroy (fig. 60).

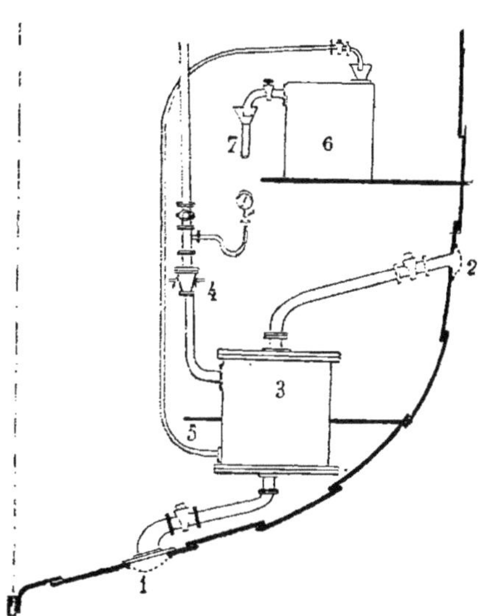

Fig. 59. — Système Perroy, schéma d'ensemble.
1. entrée de l'eau de mer ; — 3. condenseur ; — 2. sortie de l'eau de mer ; — 4. arrivée de la vapeur ; — 5, sortie de l'eau condensée ; — 6. filtre.

L'*aérateur Fraser* diffère aussi de ceux employés généralement et qui consistent en deux cônes emboîtés l'un dans l'autre suivant la disposition représentée dans la figure 61.

La vapeur arrive par le tuyau A. En arrivant dans le cône C dont elle traverse le sommet avant d'entrer dans le condenseur, elle détermine une tendance au vide du côté de la base de ce cône. Si les deux robinets R et R' sont ouverts, il s'y produira un appel d'air, dont l'énergie sera en fonction de la rapidité du courant de vapeur et du degré d'ouverture des robinets. Dans la moitié supérieure du cône, eau et vapeur se mélangeront intimement, traverseront ensemble les tubes ou les anneaux des condenseurs et à mesure que la vapeur se condensera et que l'eau produite ira en se refroidissant davantage, l'air s'y dissoudra. C'est ainsi que l'eau distillée est corrigée du grand défaut qui seul pourrait la rendre lourde manière et indigeste, puisque l'absence de sels n'a aucun inconvénient dans les conditions d'alimentation ordinaire des marins. Ce système d'aération est simple, il donne de bons résultats. On a calculé que chaque litre d'eau douce avait été en contact avec vingt litres d'air. Nous ne savons quels résultats a donnés à cet égard le système d'aération de Fraser. Voici comment il est disposé.

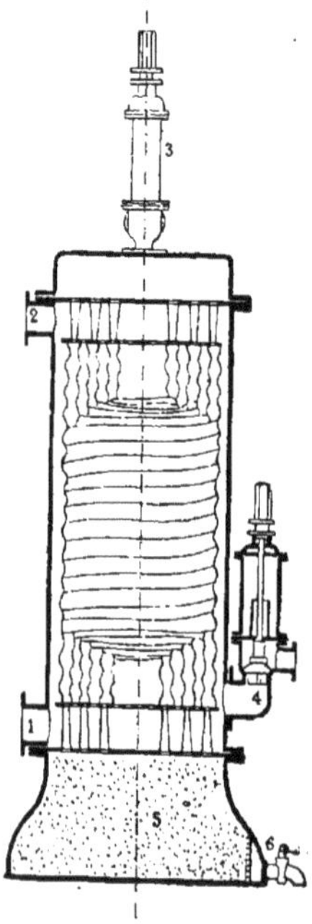

Fig. 60. — Condenseur Fraser.

Autour de l'extrémité inférieure du robinet d'admission de la vapeur se visse un cylindre dont la cloison intérieure porte de petits évidements 1, 1, masqués ou démasqués par le jeu d'un diaphragme D percé de trous, 2, 2, et qui se manœuvre d'en dehors. Une aiguille, 3, indique à l'extérieur l'ouverture ou la fermeture des trous. Le passage de la vapeur en R R' entraîne l'air qui entre par l'orifice O et va se mélanger à elle en passant par les trous juxtaposés de la couronne et du diaphragme (fig. 62).

Les filtres sont tous au charbon et au noir de fumée. Leur disposition générale est la même. Ce sont des caisses où des cloisons incomplètes fixées alternativement au couvercle et au fond de la boîte, obligent l'eau à descendre et à remonter plusieurs fois avant de pouvoir s'écouler au dehors. Le nombre des cloisons est variable suivant les dimensions du filtre

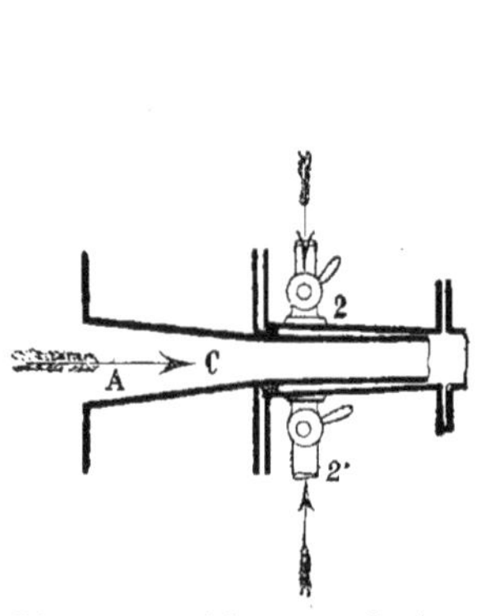

Fig. 61. — Aérateur ordinaire

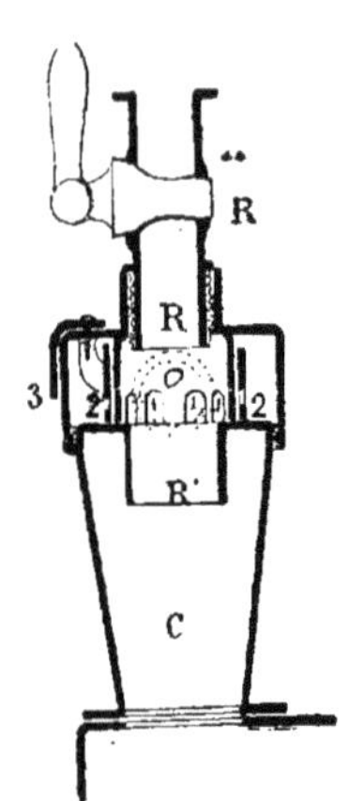

Fig. 62. — Aérateur Fraser.

et la quantité d'eau dont les contacts avec la substance filtrante se trouvent ainsi prolongés et multipliés. Le bouilleur type Normandy du

Coureur n'a qu'une cloison à son filtre (voir fig. 57). Le filtre du condenseur Fraser n'en présente aucune. C'est une simple caisse placée sous les anneaux de condensation qui s'y ouvrent directement. La vapeur liquéfiée sur les cannelures des tôles gondolées tombe à même le charbon dont elle est remplie.

Nous n'insisterons pas davantage ici sur la question des filtres en hygiène navale ; c'est un sujet auquel nous aurons bientôt l'occasion de revenir.

2° *Conservation de l'eau.* — Si l'on excepte les bâtiments caboteurs naviguant toujours à proximité des côtes, et peut-être quelques navires faisant la grande pêche, on peut dire que nulle part on ne se sert plus des barriques comme moyen d'emmagasinement de l'eau à bord. Les inconvénients graves des récipients en bois n'ont plus à être exposés et démontrés. Contentons-nous d'indiquer les précautions que doivent prendre les navires qui ne sont pas encore munis de caisses métalliques. Attendre patiemment que l'eau ait *pourri trois fois* suivant l'expression consacrée par les marins, c'est un procédé où le goût peut se déclarer satisfait, mais non l'hygiène. Le *brayage* extérieur des tonneaux est une bonne condition en ce sens qu'elle empêche toute action nuisible du récipient sur son contenu, mais il n'a aucune influence sur une bonne conservation du liquide lui-même. Le charbonnage des barriques est dans le même cas, agit de la même manière et n'assure qu'une préservation temporaire. Le soufrage vaut mieux et voici comme il doit être pratiqué : du soufre est brûlé dans un tonneau dans lequel on verse ensuite de l'eau jusqu'à concurrence du quart de sa contenance totale ; on brûle de nouveau du soufre et on ajoute une quantité d'eau égale à la première ; on procède ainsi jusqu'à ce que le récipient soit plein. On verse alors de l'acide sulfurique à raison de vingt gouttes par décalitre. L'eau ainsi emmagasinée se conserve bien. Sa saveur est très légèrement aigrelette, mais on s'habitue facilement à ce petit inconvénient. Ce goût acidulé est en tout cas moins désagréable que celui laissé par l'addition d'oxyde de manganèse dans la proportion de 1^{gr} pour 150^{lit}, suivant le procédé proposé par Perrinet, qui donnait une saveur âcre et astringente. A cela près ce traitement de l'eau par le manganèse est inoffensif, plus facile, plus simple et plus expéditif que le soufrage. Il est d'une efficacité réelle au point de vue de la conservation de l'eau comme le démontra l'expérience faite au port de Brest en 1822. Quatre barriques ayant subi le charbonnage intérieur furent remplies d'eau et deux d'entre elles seulement furent additionnées de peroxyde de manganèse. Après trente-quatre mois, l'eau de ces deux barriques était pure et bonne à boire ; dans les deux autres elle était putréfiée.

L'introduction des caisses à eau a été un progrès si grand qu'il a suffi de peu d'années pour qu'elles aient remplacé les barriques dans toutes les marines militaires. Leur seul inconvénient est de coûter cher et de s'user très vite. Le contact de l'eau oxyde, en effet, promptement la tôle, et la rouille sous forme d'une bouillie ocreuse se dépose au fond des caisses. On a calculé que cette oxydation leur fait perdre en moyenne huit à neuf kilogrammes de leur poids, chaque année. Cette raison et peut-être aussi la crainte qu'une eau très chargée d'oxyde de fer ne fut pas sans inconvénient pour la santé des hommes avaient très vite conduit à rechercher des enduits dont l'application sur les parois internes des caisses empêchât le contact immédiat de l'eau et de la tôle : mastic de *Lédéan*, peinture de *Da Olmi*, mastic des *fontainiers*, mastic de *Lebas*, tous ces enduits donnèrent promptement la preuve de leur inefficacité. Keraudren en 1830 eut l'idée, étrange pour un hygiéniste de sa valeur, de proposer de les doubler en plomb. Dix ans plus tard, moins mal inspiré cette fois, il en conseillait le zi..guage. Nous n'entrerons pas dans le détail des controverses qu'a soulevées cette question résolue tantôt dans le sens d'une innocuité absolue, tantôt dans un sens diamétralement opposé. Quoi qu'il en soit, le zinguage n'a pas été définitivement adopté par la marine. Il retarde à peine l'usure des caisses et est lui-même, au contact de l'eau, transformé en hydrate d'oxyde de zinc qui se dépose, comme la rouille, au fond du liquide. Pas plus que la rouille, d'ailleurs, il n'est dangereux pour la santé. Combien de citernes sont alimentées par des pluies recueillies sur des toitures et dans des tuyaux en zinc ! Combien de villes où les réservoirs mêmes destinés à contenir l'eau d'alimentation, sont en zinc. L'un de nous a vécu pendant deux années à Nouméa à l'époque où, avant l'achèvement de la conduite d'eau, on ne consommait que de l'eau de pluie tombée sur des toitures de zinc et recueillie dans de grands réservoirs cylindriques en zinc, sans que jamais on ait eu à observer le moindre accident attribuable à l'usage de cette eau. L'hygiène est donc désintéressée dans la question du zinguage des caisses. Il n'est pas besoin d'ajouter que, pour être le meilleur mode d'emmagasinement de l'eau à bord, les caisses en tôle ne la mettent cependant pas à l'abri des altérations auxquelles elle est sujette, et qui s'y développeraient, comme ailleurs, si l'eau avait été récoltée dans des conditions défavorables (1).

Les caisses ont la forme de parallélipipède complet ou tronqué, de façon à pouvoir s'adapter facilement aux formes du navire. C'est dans la cale qu'on les arrime toujours et, autant que possible, dans la cale avant. Elles sont, en général, à proximité de la cale au vin et partagent malheureusement les conditions si défectueuses que nous avons signalées à ce propos. La chaleur seule toutefois leur est préjudiciable ; d'abord par l'activité qu'elle peut apporter à l'altération de l'eau, ensuite par la température à laquelle l'eau s'élève, perdant d'emblée une de ses qualités

(1) Un intéressant travail de M. le pharmacien principal Baucher, inséré dans la *Revue maritime* (février 1895) explique par la fixation des microbes sur le fer, l'action favorable des caisses sur la conservation de l'eau. Nous ne pouvons entrer ici dans le développement d'une théorie séduisante, mais non encore démontrée.

les plus utiles non moins que les plus agréables : la fraîcheur. Sur les navires actuels, sur les navires de guerre, surtout, où presque toute la partie immergée du bâtiment est occupée par des machines, des chaudières, des tuyaux de vapeur, il paraît difficile qu'il en soit autrement.

La cale à eau exige des soins et un entretien assidus. Les caisses doivent être toujours fermées, tant pour éviter l'action de l'air et de la lumière que pour les garantir contre la chute dans leur cavité de poussières, de détritus, d'insectes ou de rats. Elles doivent être nettoyées à fond une fois tous les deux mois environ. Lorsque on s'approvisionne à la fois en eau distillée et en eau d'aiguade, il faut veiller à ce que les mêmes caisses soient toujours réservées à la même sorte d'eau. Il est clair que de l'eau distillée introduite dans un réservoir qui aura longtemps contenu de l'eau de source ou de ruisseau ou dans lequel il en resterait encore une certaine quantité perdrait, par cela même, la sécurité absolue qui en fait toute la valeur au point de vue de la transmission des maladies. C'est un point d'une importance capitale dont on ne se préoccupe pas assez. Il est bon d'appeler de ce côté l'attention des capitaines et la sollicitude des médecins (1).

3° *Correction de l'eau.* — On dispose, pour corriger l'eau dont les qualités semblent douteuses, de moyens nombreux qui répondent, chacun, à des indications différentes.

Nous ne nous arrêterons pas aux *moyens chimiques*, généralement assez difficiles à employer. Ils sont peu pratiques à bord pour deux raisons : On n'a pas sous la main les substances qui seraient nécessaires — on n'a pas les moyens de préciser les indications de leur emploi. La cabine d'un médecin de la marine n'est pas le laboratoire d'un chimiste. Il ne faut pas sortir des exigences possibles. Empiriquement on pourra parfois conseiller l'alunage, à raison de 10 à 15^{ctgr} par litre d'eau à épurer.

Les *moyens mécaniques* comprennent le repos, l'aération, la filtration.

a.) Le repos clarifie l'eau par la chute lente, au fond des vases, des particules qu'elle tenait en suspension. Le seul avantage qu'on ait à en retirer n'offre pas de valeur hygiénique ; c'est de rendre moins pénible au goût l'ingestion d'un liquide rendu moins épais ou moins trouble.

b). Le battage ne trouverait d'emploi, en marine, que pour des eaux provenant de la fusion des glaces, puisque l'eau distillée s'aère automatiquement pendant la distillation même. Quant à l'efficacité du battage ou de l'insufflation pour épurer une eau infecte, on a pu y croire jusqu'à ces dernières années. Les progrès de la bactériologie nous ont rendu trop exigeants désormais pour qu'on puisse sérieusement conseiller ce procédé.

c). La filtration vaut mieux, bien qu'on sache aujourd'hui que la sécurité offerte par les meilleurs filtres est toute relative.

(1) Un tuyautage spécial devrait être affecté exclusivement aux caisses à eau distillée. Ce progrès vient d'être réalisé sur deux croiseurs récemment construits, le *Bugeaud* et le *Chasseloup-Laubat*.

Presque toute l'eau consommée sur les bâtiments est filtrée deux fois : d'abord au moment de sa distillation, puis immédiatement avant d'être bue. Nous avons rapidement décrit plus haut les filtres interposés entre le réfrigérant et les caisses à eau. Il n'y a pas lieu d'insister plus longuement sur ceux que doit traverser l'eau destinée à la consommation de chaque jour. L'État fournit aux tables de petites fontaines-filtres en grès, où la filtration s'opère à travers une pierre lithographique. C'est un excellent filtre au point de vue des microbes qu'il retient efficacement. Il n'y a pas lieu de le remplacer par les appareils plus perfectionnés, à bougies filtrantes, d'une efficacité peut-être plus rigoureuse, mais d'un entretien difficile, et auxquels la négligence ou la brutalité des domestiques de l'office, chargés de les nettoyer, enlèveraient bientôt toute valeur (1).

Ne pas recommander pour l'usage des tables, les filtres de porcelaine, c'est les rejeter implicitement pour le service de l'équipage en général. On les a adoptés il y a quatre ans pour l'Ecole navale, établie sur le *Borda* en rade de Brest, à la suite de quelques cas de fièvre typhoïde attribués à l'eau de l'aiguade des *Quatre-Pompes*. Jusqu'à présent on s'est beaucoup loué de leur usage. Nous ne nions pas la réalité de leur influence sur le très bon état sanitaire de l'Ecole. Mais nous pensons que le *Borda* est dans des conditions très spéciales et qu'on peut employer là avec succès des appareils qui, peut-être, sur d'autres navires, exposeraient à des mécomptes. Ce navire est immobile sur les quatre ancres qui le fixent à son poste de rade ; il n'est point encombré ; tout y est au large et surtout l'équipage y est choisi avec le plus grand soin. Tout ce qui touche à l'hygiène de cette pépinière des officiers de notre marine est surveillé avec un soin minutieux et une recherche des détails qui ne serait pas de mise ailleurs. En d'autres termes, des instruments délicats comme sont les bougies de Chamberland qu'une fêlure rend dangereuses, ne nous semblent pas faits pour l'usage courant des navires. Les pierres lithographiques ont un débit trop lent pour être employées en dehors des tables particulières du bord.

Pour l'eau de l'équipage on se sert d'un filtre au charbon animal, constitué par un vase en fer battu de 60 à 80^{lit} de capacité, rempli à moitié de gros fragments de charbon d'os. Au-dessus du charbon, une toile d'amiante est tendue qui retient les premières impuretés. Ces filtres sont placés à poste fixe à la partie supérieure des charniers où l'eau n'arrive, théoriquement, qu'après les avoir traversés. En vérité ces filtres s'encombrent promptement. Leur débit est très lent et les hommes, pressés de boire, ou bien les enlèvent au moment de remplir les charniers, ou bien perforent, lacèrent et arrachent la toile d'amiante.

(1) M. A.-J. Martin a bien résumé dans la *Gazette hebdomadaire de médecine et de chirurgie* (N° du 10 septembre 1892, les difficultés du nettoyage de ces filtres et leur danger dans certains cas.

Le mal n'est pas grand si l'eau distribuée a été distillée ; il le serait à peine davantage s'il s'agissait d'une eau prise à terre. La filtration, si l'on en excepte l'emploi de la pierre lithographique et des bougies poreuses dont, nous l'avons dit, l'emploi n'est pas pratique pour l'équipage, ne donne aucune sécurité réelle. Le noir animal très fin retient les microbes sans doute, mais pendant une quinzaine de jours seulement. Il dépouille aussi l'eau de plusieurs sels métalliques, entre autres ceux du plomb, mais quel hygiéniste voudrait donner un bill d'innocuité à une eau plombifère filtrée sur un pareil filtre ? Pouchet, dans une étude publiée en 1891 dans la *Revue d'hygiène* (1) exprimait ce doute sur la valeur de la filtration en des termes bien saisissants : « Pour mieux peindre, écrivait-il, l'appréhension qui subsiste.... je dirai que l'on consentirait difficilement à boire une *eau souillée expérimentalement au moyen de germes de maladies infectieuses et épurée seulement à l'aide du meilleur des procédés de filtration* ».

Cela ne suffit-il pas pour réduire à presque rien l'importance de ce mode d'épuration des eaux, très utile pour changer une eau sale en eau propre, insuffisant pour faire une eau saine avec une eau malsaine. Dès lors l'hygiène navale peut se désintéresser presque complètement de cette question. Il ne s'agit pas de trouver la meilleure manière de filtrer l'eau à bord ; il s'agit de ne boire à bord qu'une eau qui n'ait pas besoin d'être filtrée. La distillation fournit cet eau. Pour les quelques navires qui ne peuvent jouir de cette ressource, pour les quelques cas où elle peut manquer, qu'on emploie un filtre quelconque, puisqu'il n'y en existe pas de parfait. Nous recommandons celui de l'ingénieur Frédéric Kreger de Vienne, dit *mikromembran-filter*, qui est employé à Pola par la marine autrichienne. Il en existe des modèles qui peuvent filtrer jusqu'à 500^{lit} à l'heure (2). Sa construction est simple et ses résultats valent ceux des meilleurs filtres.

C'est aux *moyens physiques*, c'est à la chaleur qu'il faut recourir pour épurer sûrement l'eau de boisson. Nous avons déjà étudié en détail un de ses modes d'emploi, la distillation. Elle exige des appareils, une installation plus ou moins compliquée que tous les bateaux ne possèdent pas.

Il n'en est point de même de l'*ébullition*, facile à réaliser partout, et dont les résultats ne sont pas moins sûrs. La question de l'emploi de l'eau bouillie en alimentation est récente, (3) et déjà dans bien des cas

(1) POUCHET, *Étude critique des procédés d'épuration et de stérilisation des eaux de boisson* (*Revue d'hygiène*, 1891).

(2) *Traité d'hygiène navale* de M. le docteur PLUMERCH (Voir compte-rendu *in Arch. de méd. navale*, t. LXVIII, p. 85.

(3) L'action de l'ébullition pour détruire les matières organiques est évidemment connue depuis fort longtemps et Fonssagrives la signalait en 1866. Mais on était loin alors et même beaucoup plus tard de songer à en généraliser l'emploi.

elle a reçu, des faits mêmes, une réponse favorable. Elle s'est posée, entre autres, à Brest où, au dire du Dr Danguy des Déserts, médecin en chef de la marine, on lui a dû l'extinction d'une épidémie de fièvre typhoïde qui sévissait depuis longtemps dans la caserne de l'infanterie de marine. Elle s'est posée il y a quelques années en escadre à propos des craintes qu'inspirait la propagation possible du choléra sur les côtes de la Méditerranée : les torpilleurs n'ont pas d'appareil distillatoire, et le ministre s'était inquiété de savoir si l'ébullition de l'eau douce leur offrirait des garanties équivalentes à celles de l'eau distillée que les cuirassés auraient pu leur fournir. On pourrait la retrouver plus importante encore, se généralisant à tous les bâtiments, l'eau bouillie se substituant partout à l'eau distillée, soit qu'on arrive à la trouver hygiéniquement supérieure, car elle contient tous ses sels et peut reprendre tout son air, soit qu'elle coûte moins cher, etc..., etc... Cette dernière hypothèse ne se réalisera probablement pas. Il n'en reste pas moins vrai qu'il est à souhaiter que les cuisines de l'équipage soient disposées de manière qu'il soit possible d'y faire, au besoin, bouillir toute l'eau de boisson. Sur les bâtiments qui, pour une raison ou pour une autre, n'ont pas d'eau distillée, l'eau des caisses, pour peu qu'elle fût suspecte, ne devrait être bue que bouillie. Ce serait bien supérieur aux meilleurs filtres. Dans tous les cas la marine devrait avoir dans ses arsenaux, pour le service des bâtiments en réserve et des divisions, des stérilisateurs d'eau par la chaleur, du système de Geneste et Herscher, qui seraient mis en service aux premières menaces de contamination des eaux.

La *réfrigération*, qui n'est point un mode d'épuration de l'eau, en est du moins un correctif précieux et mérite d'être signalée. La température de l'eau s'élève souvent à près de 30° dans les cales des navires qui voyagent sous les tropiques. L'usage de ce liquide tiède, fade, pénible à boire n'est pas pour restaurer les forces digestives toujours languissantes dans ces contrées. Sans aller aussi loin, on peut trouver de l'eau presque aussi chaude sur les bâtiments de combat qui naviguent en été sur les côtes de la Méditerranée. Les officiers seuls et les maîtres peuvent se soustraire à l'ennui d'ingurgiter ce liquide peu rafraîchissant. L'usage de la glace qu'ils peuvent avoir à bord dans des glacières, assez rudimentaires il est vrai mais suffisantes à la conserver pendant 7 ou 8 jours, leur permet de boire frais. Si la traversée est plus longue, ils ont la ressource des alcarazas suspendus dans le courant d'air d'un sabord ou d'une claire-voie ; c'est moins sûr, mais c'est une ressource encore. L'équipage n'a rien de pareil et boit cette eau sans saveur qui ne rafraîchit pas. Certes, dans l'état actuel, il est impossible qu'il en soit autrement, mais on peut espérer qu'il n'en sera pas toujours ainsi. A propos des conserves alimentaires, nous avons vu qu'il était maintenant facile de refroidir par l'air comprimé des espaces clos ; on va refroidir ainsi des soutes à poudre. Rien ne sera plus facile que de prolonger jusqu'à la cale à eau la canalisation nécessaire à l'amenée du gaz comprimé. Déjà, en 1857, Carré, frère de l'inventeur de la glacière à circulation d'ammoniaque, a émis la pensée qu'on pourrait, à bord des navires, en utilisant le chlorure de sodium desséché, abaisser la température de certains endroits et la maintenir à + 5° ou + 6°. Ce rêve est réalisable aujourd'hui, par d'autres moyens il est vrai. Faire bénéficier la cale à eau de l'avantage de cette réfrigération constante, ce sera rendre aux marins un signalé service et augmenter leur bien-être dans des proportions que seuls soupçonnent ceux qui ont subi le régime écœurant de l'eau tiède.

Dans une étude sur « l'eau à bord des navires » (1) A. Lefèvre, en déplorant que le rafraîchissement de l'eau pour tout un équipage fût pour longtemps impossible, demandait au moins qu'on dotât l'hôpital d'un petit appareil à congélation de l'eau. Son vœu a été partiellement exaucé. L'appareil de Carré est donné aujourd'hui à certains bâtiments, aux transports de Nouvelle-Calédonie et de Cochinchine, aux navires portant pavillon d'un contre-amiral ou d'un capitaine de vaisseau chef de station. Très utiles dans certains cas pour le traitement des malades, ces glacières n'ont rien à voir avec l'hygiène de l'équipage.

Il nous reste, pour en finir avec cette question des correctifs de l'eau, à dire deux mots de l'addition qu'on y fait de certaines substances dont le goût et les propriétés ont pour but de l'amender. Ce procédé et le mélange qui en résulte ont reçu en marine le nom d'*acidulage*, encore que les acides ne soient point les seules substances employées.

Toutefois, c'est au vinaigre qu'on s'est adressé d'abord pour atténuer ou masquer le mauvais goût de l'eau, car l'acidulage n'eut, au commencement, ni d'autre but ni d'autres prétentions. La boisson ainsi obtenue ne valait pas mieux que celle qu'on corrigeait ; sa saveur restait désagréable et sa salubrité plus que douteuse. Le vinaigre a fait place successivement au café noir et au tafia. Aujourd'hui il est délivré, suivant les saisons et les campagnes, 25^{mlit} de tafia par homme et par jour ; la quantité représentée par la somme de toutes les allocations individuelles est versée dans les charniers dont nous parlerons tout à l'heure. Les mécaniciens ont droit, en toute saison, par chaque journée de fonctionnement de la machine, à une allocation plus importante qui comprend 10^{gr} de café, 11^{gr} de sucre et 12^{gr} de tafia. Aucune disposition n'étant prévue pour le mode d'emploi de cette allocation, le personnel de la machine a l'habitude de s'en servir pour préparer du *gloria* et c'est, à notre avis, la meilleure manière d'en faire usage. Ils flattent ainsi un petit appétit de sensualité et la satisfaction qu'ils y trouvent ne peut qu'ajouter à l'effet tonique de la boisson. Nous n'attachons, par ailleurs, à l'acidulage, aucune importance et il suffit d'en faire mention.

(1) A. Lefèvre, *Etude sur l'eau d'alimentation à bord des navires*. Thèse, Paris, 1869.

La seule boisson acidule employée en marine, le *lime-juice* n'est pas une boisson alimentaire, c'est une sorte de médicament, prophylactique du scorbut, dont on trouvera l'histoire dans un chapitre suivant. Il en est de même du rhum ou du café quininés, qui ont été délivrés, comme prophylactiques des fièvres paludéennes, au Sénégal et à Madagascar. Ajoutons, en ce qui concerne ce dernier liquide, que les hommes n'ont jamais pu le boire à cause de son horrible amertume !

4° *Distribution de l'eau.*— Sur les petits navires, l'eau est puisée dans les caisses à l'aide de seaux ou de gobelets, quelquefois à l'aide d'une pompe à main. On en remplit des *barils de galère* (1) qui sont ensuite transportés dans les différents endroits (cuisines, offices, postes d'équipage) où l'eau sera consommée. Sur les grands bâtiments, c'est une pompe aspirante et foulante, mue par la machine, qui prend l'eau dans les caisses et, à travers un tuyautage métallique en fer, l'amène à des points déterminés où des robinets permettent de la recueillir. Il y a un robinet au-dessus des marmites de la cuisine de l'équipage, un autre à l'hôpital, d'autres au-dessus de chacun des *charniers* où les hommes viennent se désaltérer, etc... Ces robinets ne s'ouvrent qu'à des heures déterminées, pour laisser écouler une quantité d'eau strictement calculée. Dans l'hôpital même il n'est pas rare que le robinet soit condamné d'une façon constante, dans la crainte que l'eau n'y soit gaspillée, comme si ce n'était pas la première condition de l'hygiène des malades et des blessés de pouvoir disposer d'une grande quantité d'eau. Dans ce cas l'eau est apportée à l'hôpital dans les barils de galère. C'est de la même manière qu'elle est distribuée aux cuisines des tables et aux offices ; pour les chambres des officiers elle est versée dans des brocs qui sont la propriété personnelle de chacun.

Il y a deux grosses améliorations à apporter à ce mode de distribution : supprimer les barils de galère ; supprimer les charniers. Les uns et les autres sont un dernier vestige des récipients en bois auxquels on a renoncé depuis près d'un siècle. Les barils ajoutent au défaut de la substance même dont ils sont formés, l'inconvénient de ne pouvoir être lavés soigneusement. Par leur bonde étroite, l'état de leurs parois intérieures ne peut être vérifié et, quelque mal qu'on se donne pour vernir, fourbir et faire reluire la face externe de leurs douvelles et leurs cercles d'acier ou de cuivre poli, leur contenu n'en est pas mis pour cela à l'abri des souillures auxquelles l'expose un nettoyage forcément incomplet. Dans un autre ordre d'idées, il faut remarquer que le baril de galère rempli de liquide représente un poids fort lourd et un fardeau incommode qui rend difficile et peut faire dangereuse la circulation, dans les échelles, des hommes chargés de les transporter. Pour ces deux raisons ils doivent

(1) On nomme ainsi de petits barils plats sur une partie de leur circonférence, ce qui permet de les déposer en divers points du navire sans les exposer à être roulés par ses mouvements plus ou moins violents.

disparaître. Un supplément de canalisation aboutissant à des robinets libéralement disposés dans tous les endroits où il est nécessaire d'avoir de l'eau sous la main, simplifierait le service et supprimerait les inconvénients du récipient en bois. Pour les embarcations et pour les corvées d'hommes envoyées pendant quelques heures à terre en service, on remplacerait avantageusement ces mêmes barils par des vases métalliques, en tôle émaillée par exemple, d'une forme et d'une contenance qui seront facilement déterminées, même avec cette condition imposée que l'intérieur puisse être facilement nettoyé à fond et visité.

Le *charnier* est un vase en bois en forme de tronc de cône, à grande base inférieure. Il est surmonté d'un filtre qui a été décrit plus haut, et porte, près de son fond, un robinet d'écoulement, à portée duquel est fixé à l'aide d'une petite chaînette un gobelet en fer battu. La contenance et le nombre des charniers est en rapport avec l'effectif. Sur un cuirassé d'escadre il y en a 6 d'une contenance de 200lit chacun. La présence du filtre qui empiète sur la capacité du charnier réduit ce chiffre à 150lit environ. Parfois on est obligé de remettre à l'arsenal une partie de ces récipients dont on ne trouve pas l'emplacement sur ces bâtiments si encombrés. Il arrive qu'on soit obligé d'en loger dans le faux-pont où ils sont inutilisés parce que le tuyautage d'eau douce n'y arrive pas et aussi parce que leur mise en service y entretiendrait trop d'humidité. Ainsi, sur un bâtiment muni de 6 charniers, il se peut que deux seulement soient mis en service et, comme ils n'y sont mis qu'à tour de rôle, une semaine sur deux chacun, pour permettre de les nettoyer successivement et de les réparer si besoin était, il en résulte que cinq ou six cents hommes ont à leur disposition un seul robinet et un seul gobelet. Il faut voir, par les chaudes journées de l'été, après le repas du soir, les matelots se presser en foule autour de l'unique réservoir, attendant leur tour de boire dans le court intervalle de temps qui sépare le souper de l'inspection aux postes de combat, pour bien comprendre que cette tradition du charnier est de celles qu'il faut détruire. Que dire de ceux de ces appareils où l'on buvait au siphon, au risque de propager, par les suçoirs en buis où tant de bouches s'appliquaient, toutes les affections transmissibles dont les germes pullulent dans cette cavité naturelle? (1) Ceux-ci, heureusement, ont à peu près disparu. Il doit en être de même des autres. Presque tous les médecins de la marine le demandent instamment et depuis longtemps. Tout récemment, en escadre, on a proposé leur remplacement par des filtres Pasteur, et le *Courbet* en a un, qui distribue de l'eau saine à son équipage, mais en quantité insuffisante. Nous avons dit que nous ne tenions point aux filtres. Ce par quoi nous voudrions voir remplacer le

(1) Dans ces charniers à siphons il n'y avait pas de robinet. On aspirait l'eau par six ou huit embouts de buis fixés dans la paroi, vers l'orifice supérieur, et qui se continuaient dans l'intérieur avec des tubes de plomb d'abord, puis plus tard de verre, de fer blanc et de bois dont l'extrémité venait s'ouvrir à quelques centimètres du fond.

charnier en bois qui n'a qu'un robinet, c'est par des fontaines en métal émaillé ou étamé, multiples, distribuées en plusieurs régions du bâtiment, ayant deux ou trois clefs d'écoulement chacune. Ce n'est qu'une affaire de développement du tuyautage. Sur nos derniers types de combat, on en est à plusieurs kilomètres de tuyaux de toute espèce, et l'idée d'en ajouter quelques dizaines de mètres ne serait pas une objection sérieuse à l'amélioration proposée. Elle est de celles qui touchent de plus près au bien-être et à la santé des hommes.

Cette transformation dans les habitudes un peu sommaires de la vie à bord se complèterait bien heureusement par une mesure libérale, mainte fois réclamée : la libre consommation de l'*eau de boisson*. Les équipages n'abuseraient certainement pas du privilège qu'on leur octroierait, pas plus qu'ils n'en abusent aujourd'hui sur les bâtiments où le charnier est rempli aussitôt qu'il est vide. La distillation de l'eau est incompatible avec un rationnement que nécessitait jadis un approvisionnement limité et relativement restreint, mais que rien ne justifie plus maintenant.

CHAPITRE III

LA MER ET L'ATMOSPHÈRE MARITIME

Nous avons étudié, dans les deux chapitres précédents, le navire et le marin qui l'habite, nous allons nous occuper dans celui-ci du troisième élément de l'hygiène navale, du milieu dans lequel ils se meuvent tous deux. Nous analyserons successivement les conditions pélagiennes et climatériques auxquelles les gens de mer sont soumis par le fait de leur profession.

ARTICLE 1er. — OCÉANOGRAPHIE.

L'étude de la mer est vieille comme la navigation, mais l'*Océanographie* est une science moderne, parcequ'elle repose sur des données qui n'ont pu être recueillies que de nos jours et à la faveur d'instruments de précision que l'industrie contemporaine a seule pu créer.

La mer s'étudie avec des sondes, des thermomètres, des aréomètres, des mesureurs de courants, des bouteilles à recueillir les eaux profondes et ces instruments si simples en apparence présentent en réalité de grandes difficultés d'exécution. Ce matériel est aujourd'hui très complet et très spécial. Nous ne pouvons pas nous arrêter à le décrire ni même à en examiner les différentes parties; mais il importe à l'hygiéniste de connaître les faits que ces moyens d'expérimentation ont permis de découvrir (1).

§ 1er. — Étendue et volume de la mer.

La mer, d'après les observations les plus récentes, couvre un peu moins des trois quarts du globe. Krümmel donne les chiffres suivants, pour le rapport entre l'étendue des terres et celle des Océans :

Surface continentale........... 142,000,000 de kil².
Surface océanique............. 368,000,000 —

ce qui donne le rapport de 1 à 2,606 (2).

Ces chiffres sont très approximatifs, parce qu'on ne connaît pas la disposition et l'étendue relative des terres et des mers dans les régions polaires, où 23 millions de kilomètres carrés sont encore inexplorés (6 millions autour du pôle Nord, 17 millions autour du pôle Sud); mais ils doivent se rapprocher sensiblement de la vérité.

La terre et l'eau sont massées d'une façon irrégulière de chaque côté de l'équateur. Les terres occupent beaucoup plus de surface dans l'hémisphère Nord que dans l'hémisphère Sud. Si l'on considère un hémisphère ayant pour pôle un point situé dans le détroit du Pas-de-Calais, il comprendra la plus grande partie des terres du globe. On le désigne, pour ce motif, sous le nom d'*hémisphère tellurique*, par opposition avec l'autre, l'*hémisphère maritime*, qui contient la majeure partie des mers du globe. C'est pour cette raison que la température est plus basse dans ce dernier, à latitude égale et que l'étendue des glaces polaires y est plus considérable.

La disposition respective des continents des îles et des mers est extrêmement irrégulière. La configuration des côtes l'est également. Elles sont découpées de la façon la plus bizarre, et leur pénétration réciproque a la plus grande influence sur la température et le climat des différents pays.

Sous le rapport de leurs dimensions et de leurs formes, les mers ont été divisées en *océans* et en *mer dépendantes*. Les océans ou mers indépendantes sont les cinq grandes étendues d'eau communiquant entr'elles

(1) Pour la partie historique et technique de cette science nouvellle : Voyez M. J. THOULET, *Océanographie*, Paris, 1890.

(2) O KRÜMMEL, *Der Ozean*, 1886.

par de larges ouvertures et qui constituent à elles seules, la presque totalité de la nappe d'eau qui couvre le globe. Les mers dépendantes ne forment, dans leur ensemble, que 68 pour 1.000 de la nappe océanique. On les divise en *méditerranées* et en *mers en bordure*. Chacune de ces variétés se divise à son tour en deux classes : les mers intérieures communiquant avec les océans par un détroit et les mers fermées par des îles. Les unes et les autres sont en forme de cuvette, de sorte que le détroit par lequel elles débouchent dans l'Océan est moins profond que leur centre.

Ces divisions donnent lieu à la classification suivante :

I. — OCÉANS OU MERS INDÉPENDANTES.		1° Océan Pacifique. 2° Océan Atlantique. 3° Océan Indien. 4° Océan Antarctique. 5° Océan Arctique.
II. — MERS DÉPENDANTES.	A. Méditerranées.......	1° Mers intérieures (Exemple : Méditerranée d'Europe). 2° Mers fermées par des îles (Exemple : mer des Caraïbes).
	B. Mers en bordure....	1° Mers intérieures (Exemple : Mer Rouge. 2° Mers fermées par des îles (Exemple : Mer du Japon).

L'étude des mers comprend leur surface, leur lit et la masse des eaux qui les forment. La surface de cette immensité liquide a la forme d'une calotte sphérique et présente dans son ensemble, une très grande régularité comme aspect et comme niveau. Aussi l'a-t-on prise de tout temps comme point de repère des nivellements terrestres, comme plan uniforme de pression barométrique normale. Toutefois, la stabilité et l'uniformité du niveau océanique n'est pas aussi absolue qu'on le croyait autrefois. Indépendamment des variations dues aux marées, aux vents, aux courants susceptibles de le modifier d'une façon passagère, il subit des oscillations variables en des points souvent très rapprochés ; mais ces différences sont trop minimes pour que l'hygiène puisse en tenir compte.

Le fond des mers, envisagé dans son ensemble, est convexe comme sa surface ; une différence de 5 à 6 mille mètres ne modifie que bien faiblement la forme générale de semblables étendues. Il est cependant très accidenté. Il présente de longues vallées sinueuses, des creux profonds, de vastes plateaux, des montagnes s'élevant, tantôt en crêtes continues, parfois sous la forme de pics escarpés dont le sommet s'élève au-dessus des eaux et constitue des îles ou des rochers dénudés. Toutefois, ces irrégularités ne peuvent pas se comparer au relief des continents. Les contours du sol sous-marin sont plus atténués, les pentes plus adoucies.

Plusieurs causes tendent à produire ce résultat. Les débris minéraux que les agents atmosphériques détachent sans cesse du sol sont charriés par les fleuves, arrivent à la mer et s'éparpillent sur le lit océanique dont ils usent même les aspérités, lorsqu'ils sont transportés par un courant violent à de faibles profondeurs, comme cela arrive sur le plateau du Blacke, au sud-est des États-Unis, lequel est érodé par le Gulfstream. Le plus souvent, ils se bornent à combler les dépressions et à les remplacer par des surfaces planes, car, au sein des eaux, il suffit de chocs très légers pour étaler les talus de matériaux meubles. Les secousses si fréquentes des tremblements de terre fourniraient une explication suffisante du phénomène, mais ce qui contribue encore davantage à la régularité du relief sous-marin, c'est que le fond de la mer n'est pas, comme les montagnes terrestres, constamment érodé par les eaux courantes. Rien ne semble troubler le calme éternel des profondeurs, tandis que le relief continental est sculpté par les météores aériens, pluie, vent, grêle, par les alternatives du froid et du chaud, par la gelée qui désagrège les roches les plus résistantes (1).

La connaissance du fond des mers présente encore de grandes lacunes. Les seules régions qui aient été explorées d'une manière suffisante sont l'Océan du Nord, l'Atlantique Nord, la mer des Antilles et le golfe du Mexique. Il reste encore bien des travaux à accomplir dans l'Atlantique Sud, l'Océan Indien et le Pacifique Sud. Aussi ne peut-on apprécier que très approximativement la surface totale du lit des Océans. On l'évalue à 354.062.350 kilomètres carrés. La colonne liquide interposée entre ces deux surfaces et qui constitue la masse des eaux océaniques, ne peut pas être calculée d'une manière plus exacte que l'étendue de ces surfaces elles-mêmes. Elle est évaluée par Krümmel à 1.347.874.850 kilomètres cubes. L'épaisseur de la couche qu'elle forme est extrêmement variable.

La profondeur moyenne de l'ensemble des océans est estimée par Krümmel à 3.440 mètres. Les plus grands fonds se trouvent dans l'Océan Pacifique. Des erreurs de sondage ont fait attribuer à ce bassin, ainsi qu'à celui de l'Atlantique, des profondeurs très exagérées. Tels sont les chiffres de 9.000, 12,000 et même 15,140 mètres trouvés dans l'Atlantique par le *Hérald* et le *Congress*. Ces erreurs tenaient d'une part à la pression de la mer sur des lignes de gros volume qui s'incurvaient sous cet effort, de l'autre à l'inclinaison que prenaient ces lignes, pendant l'immersion, le navire continuant toujours à se déplacer quelque peu. Depuis qu'on se sert de fil d'acier d'un très petit volume et d'une grande résistance, la pression de l'eau est presque nulle, l'immersion est extrêmement rapide (2) et ces deux causes d'erreur se trouvent écartées.

(1) M. J. Thoulet, *Océanographie*, Paris, 1890, p. 108.

(2) Le fil d'acier du sondeur dont M. Alph. Milne-Edwards s'est servi pendant la campagne du *Travailleur*, en 1881, mesurait environ trois millimètres de circonférence, pesait moins de 7 kilogr. au kilomètre et possédait une résistance à la rupture de 140 kilogr. On ne chargeait pas le sondeur au-delà de 23 kilogr. et on obtenait une vitesse de déroulement

Il est reconnu aujourd'hui que les plus grands fonds de la mer ne dépassent pas en creux le relief des plus hautes montagnes et que ceux du Pacifique correspondent aux sommets de l'Hymalaya. On a mesuré, avec une précision très suffisante, des profondeurs de 7.681 mètres dans la mer de Java. Elles ne dépassent pas 6.584 dans l'Océan Atlantique et c'est dans la mer des Caraïbes qu'elles atteignent ce chiffre.

§ II. — Couleur et phosphorescence.

La mer reflète la coloration du ciel dont elle est le miroir. Dans les régions du Nord, où le soleil est habituellement voilé par les nuages, elle est verte, grisâtre et triste comme le climat. Au large, dans l'Océan, quand le temps est beau et qu'elle est un peu agitée, elle est d'un gris d'ardoise. Dans la Méditerranée c'est un bleu d'azur plus ou moins foncé suivant l'état du ciel et la profondeur de l'eau, mais toujours d'une teinte ravissante. Il en est de même dans les régions intertropicales, lorsque le ciel est pur. Près des côtes et sur les bas-fonds, l'eau est d'un vert plus ou moins foncé.

Le professeur Tyndall explique, de la façon suivante, ces différentes nuances de coloration. L'eau, dit-il, absorbe et éteint tous les rayons du spectre solaire, mais progressivement. Ce sont les rayons rouges qui sont les premiers attaqués et les premiers éteints. A mesure que le rayon solaire pénètre plus profondément, l'orangé suit le rouge, le jaune suit l'orangé, puis le vert et le bleu disparaissent quand l'eau est assez profonde. Le rayon solaire s'éteindrait complètement si l'eau était d'une densité constante et sans matières étrangères en suspension. L'eau paraîtrait alors aussi noire que de l'encre. La couleur indigo de la mer tient à la même cause que celle de la voûte céleste. Le bleu du ciel est dû, d'après Tyndall, à d'innombrables bulles de vapeurs d'eau flottant dans l'atmosphère et qui, par suite de leur infinie petitesse, ne peuvent réfléchir que les rayons ayant, comme le bleu, une très courte longueur d'onde. Il en est de même du bleu de la mer. D'après les expériences qu'il a faites, d'abord sur le lac Léman et ensuite sur la Méditerranée, aux environs de Nice, l'eau de la mer, sous une certaine épaisseur, est toujours bleue, à cause de l'absorption de rayons à grande longueur d'onde par des particules solides, même incolores, tandis que les rayons bleus très courts sont réfléchis.

Les conditions ne sont plus les mêmes lorsque l'eau est salie par le

de 175 mètres par minute ce qui permettait d'atteindre en 20 minutes, un fond de 3.500 mètres. (Rapport sur les travaux de la Commission chargée par le Ministre de l'Instruction publique d'étudier la faune sous-marine, dans les grandes profondeurs de la Méditerranée et de l'Océan Atlantique, par Alph. Milne-Edwards, membre de l'Institut).

sable ou la vase du fond. Les rayons vert, jaune, orangé, rouge sont alors réfléchis inégalement et en partie. En se mariant au rayon bleu fondamental, il produisent les teintes verdâtres que présente la mer près du rivage (1). La couleur du fond, vue par transparence, produit les mêmes effets quand la couche est peu profonde. Un sable jaunâtre donne à la mer un reflet vert; mais si le sable est d'un jaune éclatant, la mer paraît elle-même jaune, parceque la teinte est à peine verdie par le bleu de l'eau. Ainsi la mer est rouge à l'embouchure du Hoang-Ho, à cause de la couleur particulière du sédiment déposé par ce fleuve. Un fond rouge fera paraître la mer orangée, si la couleur du fond est éclatante et si celui-ci n'est pas trop bas. Dans la baie de Loango, les eaux sont rouges comme si elles étaient mêlées à du sang et l'on s'est assuré que cette teinte dépend de la nature du fond qui est vaseux et rougeâtre lui-même. On observe la même couleur et pour les mêmes raisons, à l'embouchure de l'Amazone. Le commandant Cialdi, attribue la couleur verte de l'Océan, aux vases remuées par les vagues.

Les substances minérales en suspension sont rouges, jaunes, verdâtres ou blanches. Dans ces trois derniers cas, elles offrent des gammes de tous les verts, car le blanc lui-même, étant vu par transparence et par suite de l'absorption, donne du jaune qui, mélangé à la nuance bleue propre à la mer, produit du vert (2).

Les matières organiques agissent d'une façon analogue. Dès 1848, H. Sainte-Clair-Deville (3) et en 1861, M. Wittstheïn (4), avaient cru reconnaître, par l'analyse chimique, que les eaux brunes ou jaunes renferment plus de matières organiques que les eaux vertes et celles-ci plus que les eaux bleues. M. W. Spiring s'en est assuré par une expérience décisive. Lorsqu'il remplissait un tube de cinq mètres d'une eau qui n'avait pas été convenablement distillée, elle paraissait bleue au moment où il venait de la verser; mais il s'y développait peu à peu des algues invisibles et l'eau prenait une teinte verte augmentant avec le temps et qui ne tardait pas à revenir au bleu, lorsqu'on y ajoutait une solution de bichlorure au 1/10.000, laquelle tuait les végétaux microscopiques. L'eau restait indéfiniment bleue, si on y ajoutait le bichlorure dès le début (5).

M. Camille Dareste, a fait des recherches sur la coloration accidentelle des eaux de la mer et il a reconnu que ces teintes, d'un aspect quelquefois très riche, sont dûes à l'accumulation de végétaux ou d'animaux microscopiques et quelquefois d'une matière amorphe mal déterminée. Parmi ces végétaux, ceux qu'on rencontre le plus souvent sont le *tricodesmium erythreum* (mer Rouge et mer de Chine) le *tricodesmium Hindsii* (Brésil,

(1) P. TYNDALL, *Couleur de l'eau de la mer* (*Revue scientifique*, 1892).
(2) J. TOULET, *Océanographie*, *loc. cit.* p. 380.
(3) *Annales de chimie et de physique*, 3, t. XXIII, p. 32, 1848.
(4) *Vierteljahrescrift für praktische pharmacie*, X, 332, 1861.
(5) W. SPIRING, *La couleur des eaux*. (*Revue scientifique*, 3e série, XXXI, 161, 1883).

côte occidentale de Guatemala) et le *protococcus Atlanticus*. Cette dernière algue, observée à l'embouchure du Tage, par MM. Turrel, chirurgien-major de la *Créole* et Freycinet, lieutenant de vaisseau du même navire, a été soumise en 1846, à l'examen de l'Académie des sciences. M. Montagne qui l'a étudiée, a reconnu qu'elle était si petite que 40.000 individus mis à côté l'un de l'autre, couvriraient à peine un millimètre carré. Elle appartient au genre *protococcus*, de la classe des *phycées*. C'est cette algue qui colore les eaux de la mer Rouge (1).

M. Dareste signale comme pouvant aussi produire des colorations spéciales de la mer : 1° certains crustacés de l'ordre des Lapipodes décrits sous le nom de *lerochidus australis* (Plata, Chili, sud du Cap de Bonne-Espérance) ; 2° certains décapodes macroures, les *grimolen Durvillii* (côtes de l'Amérique du Sud) ; 3° des noctiluques, des biphores d'espèce inconnue, trouvés par Quoy et Gaymard au sud du cap de Bonne-Espérance ; 4° des larves mal déterminées, mais appartenant probablement à des annélides ou à des ptéropodes (Banc des Aiguilles, Chili) (2).

Leclancher, médecin de la marine, a eu l'occasion de constater, deux fois et dans des parages différents, un phénomène de coloration pélagique qu'il attribue à des animaux microscopiques et qui consiste dans une sorte de peinture d'ocre rouge et de vermillon détrempés couvrant la mer par bancs immenses et jusqu'à l'horizon. Cette couche, plus épaisse à la surface, était constituée par de petits globules rouges, arrondis, enveloppés d'une légère couche d'une substance albumineuse et ressemblant à des œufs de poisson. Il s'exhalait de ces bancs colorés une odeur analogue à celle de la vase des ports de la Manche, lorsque la mer se retire (3). De Tessan a vu dans l'Océan Pacifique, en allant de Valparaiso au Callao, la mer prendre tout à coup une teinte vert olive foncé, par 1620^{m} de fond. La drague rapporta une quantité considérable de vase verte ténue, impalpable, sans odeur sensible, mais qui, soumise à la calcination, répandait l'odeur très accentuée des matières organiques en combustion et laissait une cendre d'un gris blanchâtre (4). M. Pouchet a observé de son côté que les organismes qui flottent dans les eaux, lui communiquent une couleur différente suivant leur espèce. Les pêches au filet fin donnent des dépôts brunâtres avec certains copépodes et mollusques, bleus d'azur avec d'autres et roses avec une troisième variété de ces mêmes copépodes. Souvent leur coloration change selon qu'ils sont vivants ou morts ; enfin leur abondance est plus ou moins considérable, suivant l'état de calme ou d'agitation de la mer, la présence de

(1) MONTAGNE, Compte-rendu de l'*Académie des Sciences*, 1846, t. XIII, p. 914.

(2) FONSSAGRIVES, *Traité d'hygiène navale*, *loc. cit.*, p. 472.

(3) LECLANCHER, Rapport sur la campagne de la *Favorite* (1841-1844), Collection du port de Brest.

(4) DE TESSAN, Relation physique du voyage de la *Vénus* en 1836-1839.

courants qui les poussent à la surface ou les dirigent vers le fond. La coloration change également avec la température et suivant l'angle que les rayons lumineux font avec l'horizontale.

En résumé, la couleur propre de l'eau de mer est bleue. Par transmission elle absorbe les rayons du côté bleu et renvoie ceux du côté rouge. Par diffusion, elle renvoie des rayons bleus. Les matières dissoutes donnent des colorations variables dans la gamme du jaune, du vert ou du brun. La teinte est encore fonction des variables suivantes : la profondeur de l'eau, la teinte du fond, l'intensité de la lumière du ciel, la hauteur du soleil au-dessus de l'horizon, la température, la salinité qui font varier l'indice de réfraction de l'eau, l'agitation de la surface et la direction des vagues par rapport à l'observateur, la nature, la dimension et la quantité des matières minérales ou végétales en suspension, la présence d'animaux microscopiques et les mouvements qui leur sont imprimés par la mer et par l'atmosphère (1).

Un certain nombre de mers ont reçu des noms tirés de leur coloration. La mer *Jaune* doit sa teinte aux boues du Hoang-ho ; le golfe Persique ou mer *Verte* des Orientaux doit sa couleur à des animalcules; le Kuro-Sewo, fleuve *noir* des Japonais, contraste par son bleu foncé avec la nuance de la mer Jaune ; la mer *Blanche* doit son nom aux neiges et aux glaces qui la recouvrent pendant une partie de l'année. La mer *Vermeille* est teinte en rouge par de petites coquilles pourprées abondantes sur ses rivages ; la mer *Rouge* est colorée par des bancs de coraux et la mer *Noire* est assombrie par les nuages qui la couvrent et les tempêtes qui la bouleversent.

Un phénomène remarquable et qui se rattache à l'optique de la mer est celui de la grotte d'azur de l'île de Capri. L'ouverture en est extrêmement étroite. Il faut se baisser pour y entrer dans un batelet. A l'intérieur elle est vaste. L'eau y est profonde et d'une couleur d'un bleu laiteux, si tendre, si doux à l'œil qu'on ne peut se lasser d'en admirer la nuance azurée, lorsque le mouvement naturel de la mer ou l'agitation causée par un nageur la font scintiller et déterminent les jeux de lumière les plus différents au sein de la masse liquide. Cette coloration s'explique aisément. La lumière n'arrive dans la grotte qu'après avoir traversé l'eau et parcouru un long trajet horizontal. Elle a par conséquent pris la teinte azurée de la mer, en lumière transmise d'autant plus éclatante que le soleil resplendit à l'extérieur et que l'eau est surtout limpide dans ses couches superficielles (2).

Nous avons dit plus haut que tous les rayons du spectre solaire étaient successivement absorbés par les nappes liquides. Il arrive par conséquent une limite au-delà de laquelle règne une obscurité profonde. Cette limite

(1) J. THOULET, *Océanographie* (*loc. cit.*), p. 383

(2) J. THOULET, *Océanographie* (*loc. cit.*), p. 384.

dépend de la transparence de l'eau. Celle de la mer varie suivant une foule de conditions parmi lesquelles, il faut placer en première ligne, son degré de pureté. Tous les navigateurs ont signalé l'extrême transparence des eaux de l'Océan Pacifique et la facilité avec laquelle on distingue les bancs de coraux à de grandes profondeurs, tandis que dans certaines mers boueuses, c'est à peine s'il est possible d'apercevoir le fond à quelques mètres de la surface.

La transparence de la mer a été étudiée par Bérard, le P. Secchi, le commandant Cialdini, MM. Wolf, Luksch, Forel et par les savants de la commission nommée par la Société de Genève. Nous ne rendrons pas compte de ces recherches parce qu'elles n'ont aucune utilité pour l'hygiène, nous nous bornerons à en indiquer brièvement les principaux résultats. Elles ont conduit à établir les lois suivantes :

1° La lumière diffuse se propage à une distance approximativement double de celle à laquelle on cesse d'apercevoir nettement un point lumineux.

2° Les limites de la visibilité nette et diffuse varient avec la limpidité de l'eau et augmentent avec l'intensité de la lumière, mais bien moins rapidement que cette dernière. La lumière électrique s'aperçoit à une plus grande profondeur que celle d'une lampe modérateur, mais non pas dans le rapport de l'énorme différence d'intensité lumineuse.

3° Des différences notables se produisent dans la limite d'extinction suivant qu'on se sert de lumière rouge, verte ou bleue.

4° Les rayons les plus refrangibles étant plus fortement interceptés par un milieu trouble que les rayons de courte longueur d'onde, un objet paraît jaune orangé ou rouge à mesure qu'on se rapproche davantage de la limite de la visibilité nette.

5° Le maximum de distance obtenu par la Commission génevoise pour une lampe électrique munie d'un régulateur Burgin a été de 38.5 pour la vision nette et de 82.8 pour la lumière diffuse.

La lumière solaire pénètre à une beaucoup plus grande profondeur. MM. Folet, Sarasin ont constaté dans la Méditerranée, au large du Cap Ferrat et par des profondeurs variant de 400 à 1,400 mètres, au mois de mars, au milieu du jour et par un beau temps, que les dernières lueurs de l'éclairage diurne s'arrêtent à 400 mètres de la surface. Au-delà, c'est l'obscurité profonde et au fond des mers c'est l'immobilité complète, le silence absolu et l'éternelle nuit. Les abîmes de l'Océan ne sont éclairés que par la faible lueur des animaux phosphorescents qui les habitent. Anthozoaires, ophiures, hydroïdes, crustacés et poissons errant et cherchant leur nourriture, à travers des forêts de gorgoniens qui deviennent eux-mêmes lumineux par l'agitation des courants ou par d'autres causes. Le prince de Monaco, dans ses pêches de haute mer, a employé, pour attirer les animaux, des lampes électriques immergées à de grandes profondeurs et M. Fol s'est servi, dans le même but, de matières phosphorescentes dont la lumière moins éblouissante paraît agir avec plus d'efficacité (1).

Les animaux phosphorescents ne se bornent pas à éclairer le fond des mers, ils en illuminent parfois la surface. Tout le monde connaît le phénomène de la phosphorescence de la mer, car il se produit dans toutes les régions du globe, même dans la mer du Nord et dans la Baltique, par les nuits d'été chaudes et orageuses ; mais il ne se manifeste dans toute sa splendeur que dans les régions intertropicales. Dans ces parages, le navire poussé par les vents alizés semble cheminer au milieu d'une mer d'argent, lumineuse et scintillante. Il soulève des flots d'étincelles et laisse derrière lui un sillon de lumière qui se prolonge au loin sur sa trace. Sur les rades des contrées équatoriales, les avirons des canots soulèvent des gerbes d'étoiles qui brillent un instant et s'éteignent pour faire place à de nouveaux points lumineux. Plus la nuit est noire et plus la phosphorescence est intense.

On a longtemps attribué ce phénomène à la présence du phosphore dans les eaux et c'est de là que lui vient son nom ; puis on a supposé qu'il résultait d'un développement d'électricité causé par le frottement des particules d'eau les unes contre les autres. On sait aujourd'hui qu'il résulte de la présence d'animalcules. On en connaît dans l'Océan plus de cent espèces qui manifestent cette propriété. Tantôt l'émission de la lumière est continue, tantôt elle est intermittente : le plus souvent la lueur est blanche ; mais parfois elle prend une teinte bleue, verte, jaune ou rouge, comme chez les alcyonnaires ; elle cesse toujours après la mort des individus.

Le phénomène de la mer de lait est également produit par la présence d'animalcules au sein des eaux Océaniques. Il est très fréquent dans l'Océan Indien. La mer semble être transformée jusqu'à l'horizon en une immense plaine couverte de neige et éclairée par une lueur crépusculaire. Cette coloration n'est visible que la nuit ; elle apparait soudainement, disparaît au lever de la lune et, pendant la durée du phénomène, l'horizon est nettement délimité contrairement à ce qui a lieu quand la mer est phosphorescente. L'aspect laiteux de la mer est dû à des animalcules dont la longueur varie entre $0^{mm},1$ et $0^{mm},2$.

§ III. — Température.

La mer doit être étudiée, sous ce rapport, à sa surface et dans ses profondeurs. De ces deux notions, la première est celle qui intéresse le plus l'hygiène ; aussi commencerons-nous par elle. La température de la mer est déterminée dans son ensemble par l'insolation et varie suivant

(1) J. TOULET, *Océanographie*, (*loc. cit.*), p. 400.

une foule de conditions dont les principales sont : la latidude, les vents dominants, la conductibilité de l'eau, les courants marins et le voisinage des glaces polaires.

Les rayons du soleil ne pénètrent guère dans l'eau au-delà d'une centaine de mètres et, comme l'eau est très mauvaise conductrice de la chaleur, si la mer était absolument immobile, il est probable que la température de cette couche serait en rapport constant avec celle de la saison ; mais les vagues dont les mouvements se font sentir profondément, brassent sans cesse les eaux froides et les eaux chaudes; en outre les particules d'eau de la surface s'évaporent sous l'action de la chaleur solaire, elles deviennent plus salées, par conséquent plus lourdes et descendent en transportant avec elles une certaine quantité de chaleur.

I. **Surface.** — La température de la mer, observée à sa surface, diminue de l'équateur aux pôles, d'abord assez lentement entre les tropiques et ensuite plus rapidement à mesure qu'on s'élève en latitude; mais la diminution est loin d'être régulière; elle est influencée par les conditions que nous avons énumérées plus haut. C'est ainsi qu'à latitude égale, la surface d'un point quelconque d'un Océan est d'autant plus froide qu'il est en communication plus ouverte avec les mers glaciales. C'est de là que vient la différence qui existe entre les deux hémisphères, relativement à la température de la mer. Les portions de l'Atlantique et du Pacifique situées dans l'hémisphère Nord sont protégées contre les glaces arctiques par le rapprochement des continents américain et asiatique, le peu de largeur du détroit de Behring et la présence du seuil sous-marin qui rejoint, par une ligne continue, le nord de l'Ecosse, les Shetland, les îles Féroë et l'Islande, tandis que les parties de ces Océans qui sont dans l'hémisphère Sud sont en rapport immédiat avec la zone glaciale beaucoup plus étendue qui entoure le pôle antarctique.

Les courants marins exercent également une grande influence sur la chaleur des Océans et sur celle de l'atmosphère qui les couvre, ainsi que nous le montrerons tout à l'heure.

Les températures de la mer à sa surface et dans toute son étendue sont comprises entre + 32° et — 3°,67 point de congélation moyenne de l'eau salée; l'intervalle est donc de 36°. Les deux régions les plus chaudes sont situées l'une sur la côte de l'Amérique du Sud, entre Cayenne et le Para, l'autre sur la côte Occidentale d'Afrique entre Freetown et Cape-Coast-Castle, toutes deux au nord de l'Equateur. Les plus fortes températures après celles-là, se rencontrent dans la mer des Antilles, le golfe du Mexique, la mer Rouge, le golfe Persique, le golfe du Bengale, la mer de Chine, les petites mers de la Malaisie et le vaste bassin qui s'étend à l'est des Philippines. La plus haute température enregistrée par le *Challenger* a été de 31°,1 le 21 octobre 1874, dans la mer des Célèbes, et la plus basse — 2°,8 par 65° de latitude Sud, dans le voisinage d'*icebergs*.

La température moyenne de la surface de l'Atlantique, envisagée dans son ensemble, est de 20°,7, celle de l'Atlantique Sud de 17° seulement. On est moins bien renseigné pour le Pacifique et pour l'Océan Indien, cependant, on peut affirmer que la surface de l'Atlantique Nord est plus chaude que celle du Pacifique Nord, et celle de l'Atlantique Sud plus froide que celle du Pacifique Sud. Dans la zone tropicale, l'Océan Indien est la mer la plus chaude et l'Atlantique la mer la plus froide (1).

Comme la partie orientale des Océans est parcourue, jusqu'à 45°, par des vents et des courants venant du Nord, pendant que les régions occidentales sont soumises à des courants d'eau et d'air venant de l'Equateur, toutes choses égales d'ailleurs, on doit s'attendre à trouver des températures plus basses à l'Est qu'à l'Ouest. Pendant l'hiver, la différence de température entre la côte du Maroc et les Bermudes situées à la même latitude, est de plus de 10 degrés. On trouve aussi, dans une même région, des différences locales très sensibles produites par les courants. Ces différences atteignent, dans l'Atlantique, 10 et 15 degrés à la hauteur de la Nouvelle-Ecosse, entre les eaux du *Gulf-Stream* et celles du courant froid qui suit la côte d'Amérique.

La température de la mer présente à sa surface une *variation diurne;* elle est plus basse le matin et atteint son maximum le soir. Cette variation est petite et, en pleine mer, elle ne dépasse pas deux ou trois dixièmes de degré. Elle augmente près des côtes et sur les hauts fonds, où elle peut en été s'élever à un ou deux degrés. Elle présente également une variation annuelle, suivant la saison; mais, comme elle met longtemps à se réchauffer et à se refroidir, son minimum thermique arrive à la fin de l'hiver, en février sous nos latitudes et son maximum à la fin de la saison chaude, en été pour nos régions.

La variation annuelle est très faible sous l'Equateur; elle augmente avec la latitude et atteint, dans l'Atlantique Nord, 5 degrés environ (2).

La masse des eaux de l'Océan est lente à se refroidir comme à s'échauffer, aussi n'obéit-elle pas avec la même facilité que l'air, aux influences extérieures; elle ne présente pas ces oscillations brusques, ces grands écarts de température qu'un simple changement dans la direction du vent suffit pour imprimer à l'atmosphère. Cela tient à ce que la chaleur spécifique de l'eau est beaucoup plus considérable que celle de l'air, que la surface de l'Océan réfléchit une grande partie de la chaleur incidente et qu'une autre partie, servant à produire l'évaporation, n'est pas employée à élever la température de la masse liquide. L'air au contraire possède une mobilité extrême. Toute portion échauffée se déplace aussitôt et est remplacée par une portion plus froide. Le brassage

(1) J. Thoulet, *Océanographie* (*loc. cit.*), p. 305.

(2) Teisserenc de Bort, *Atlas de météorologie maritime*, publié à l'occasion de l'exposition maritime internationale du Havre, Paris, 1887.

opéré par les vents est très rapide et très intime. La mer est donc l'agent régulateur de la climatologie du globe. Entre la surface de l'eau et la couche d'air immédiatement supérieure, les différences considérables de température ne peuvent pas persister, et l'équilibre est bien plus stable au-dessus des mers qu'au-dessus des continents.

L'eau de la surface est, en général, plus chaude d'un degré environ que la couche d'air qui la recouvre immédiatement. On n'a de données précises à ce sujet que pour l'Atlantique. Dans sa partie équatoriale, entre 20 degrés Nord et 10 degrés Sud, aux environs du Cap de Bonne-Espérance, il a été étudié sous ce rapport par le *Meteorogical Office* de Londres; dans sa partie nord, entre la Manche et les Açores, il est connu par les travaux du *Deutsche Seewarte* de Hambourg; enfin, pour la partie sud, par ceux de l'Institut météorologique des Pays-Bas à Utrecht. Les observations relatives aux mers polaires et à l'Océan Indien quoique nombreuses ne sont pas suffisamment dignes de foi. On peut dire qu'entre la latitude de 50 degrés Nord et de 50 degrés Sud, dans les Océans ouverts, l'eau est plus chaude que l'air; mais l'inverse a lieu, dans certaines circonstances, au-dessus des courants froids ou bien dans le voisinage d'*icebergs*. Les saisons exercent aussi leur influence; car, d'après Toynbee, qui a recueilli et discuté 25.000 observations se rapportant à l'Atlantique Nord, dans cette portion d'Océan, l'air est plus froid que la mer en automne, plus chaud en été et de température égale au printemps.

La température observée au thermomètre n'a rien de commun avec la sensation que procure le contact de l'air et celui de l'eau. En quelque saison et dans quelque pays qu'on se plonge dans l'eau, on la trouve plus froide que l'air; mais cela tient à la conductibilité beaucoup plus grande qui fait qu'elle soustrait à nos organes une quantité de calorique plus considérable.

II. Température de la mer dans les couches profondes. — On sait depuis Aristote que la mer est plus chaude à sa surface que dans ses profondeurs; mais ce n'est que de nos jours et grâce aux progrès de l'industrie scientifique qu'on est parvenu, à l'aide d'instruments de précision, à déterminer la température des différentes couches d'une manière positive. La description de ces instruments et l'exposé des recherches auxquelles ils ont servi ne sont pas de notre ressort, les profondeurs de la mer échappant, comme nous l'avons dit, à la compétence de l'hygiène, aussi résumerons-nous, en quelques mots, tout ce qui a été écrit là-dessus, en renvoyant aux ouvrages spéciaux pour le détail des faits et des observations :

James Ross avait déclaré que la température du fond des mers ne descendait pas au-dessous de + 4 degrés qui est comme on le sait la température de l'eau distillée à son maximum de densité; mais on a reconnu que pour l'eau de mer, ce maximum correspondait à une température beaucoup plus basse et qu'elle pouvait descendre jusqu'à 0 degré. On peut établir d'une manière générale que la température des Océans decroît quand la profondeur augmente. Dans l'Atlantique, le fond est inférieur de 6 degrés à la surface ; mais, sur cet Océan, il existe une zone qui s'étend de la côte de l'Amérique, à la hauteur des Bermudes, jusqu'à l'Europe, sur une largeur de 900 à 1.200 lieues, où la différence atteint 7 degrés et même 8 degrés dans la partie centrale. Près des côtes de l'Europe, elle dépasse 10 degrés. La température de l'eau près du fond est très basse dans la partie ouest de l'Atlantique Nord et presque partout inférieure à 2 degrés, atteignant même 0 degré, près du Cap Saint-Roques. Elle est un peu plus élevée dans la partie orientale où elle se maintient, dans son ensemble, au-dessus de 2 degrés.

§ IV. — **Mouvements.**

La mer, avons-nous dit, est loin de partager l'extrême mobilité de l'atmosphère qui la couvre ; elle est cependant animée de mouvements variés qui mêlent les eaux, en égalisent la température, renouvellent les surfaces et animent les grandes solitudes de l'Océan. Ces mouvements sont de deux ordres, les uns sont réguliers et s'exercent sur de grandes masses, ce sont les marées et les courants, les autres ne sont que de légers plis à la surface, ce sont les vagues et la houle.

1. **Marées.** — Les eaux de l'Océan se soulèvent et s'abaissent, deux fois par jour, par un mouvement régulier d'oscillation. Elles montent pendant environ six heures, couvrent les plages qu'elles avaient abandonnées, remplissent les ports demeurés à sec et remontent dans le lit des fleuves à des distances souvent considérables. C'est ainsi que lorsque la mer refoule le courant de l'Amazone qui se fait sentir jusqu'à 600 kilomètres des côtes, le flot qui s'y engouffre roule comme une montagne sur la surface unie de ses eaux et remonte jusqu'au dessus d'Obidos à plus de 800 kilomètres de l'embouchure. Ce majestueux phénomène porte dans le pays le nom de *pororoca*. Le mouvement d'ascension est le *flux* ou *marée montante*.

Après un temps de repos inappréciable, qui constitue la *haute mer* ou mer étale, les eaux commencent à descendre comme elles sont montées. C'est le *reflux*, *marée descendante* ou *jusant*. Ce double mouvement se reproduit deux fois par jour, pendant le temps qui s'écoule entre deux passages consécutifs de la lune au méridien, ou dans un jour lunaire ; or, comme la moyenne du jour lunaire est de $24^h,50^m,5$, les marées subissent un retard quotidien de $50^m,5$. L'intervalle moyen entre deux pleines mers consécutives est donc de $12^h,25^m$. La basse mer intermédiaire ne tient pas le milieu entre ces deux pleines mers, parce que les eaux ne mettent pas le même temps à monter et à descendre. Ainsi, par exemple, au Havre, la mer met $2^h,8^m$ de plus à descendre qu'à monter; la même chose a lieu à Boulogne. A Brest, la différence est seulement de 16^m.

Les plus grandes marées ont lieu vers les syzygies, ou les nouvelles et pleines lunes, les plus petites marées vers les quadratures, ou les premiers et derniers quartiers (1).

Ce sont en effet les actions simultanées du soleil et de la lune sur les eaux de la mer qui produisent les marées composées qu'on observe dans les ports. L'effort combiné que les attractions de ces deux astres exercent sur la masse mobile de ces eaux, varie chaque jour, suivant leur position respective. A la nouvelle lune ils agissent dans la même direction, et le mouvement imprimé est la somme des deux marées partielles. Il en est de même à la pleine lune. Ainsi, vers les syzygies, la haute mer lunaire correspond à la haute mer solaire; mais, vers les quadratures, les deux astres agissent dans des directions rectangulaires : la haute mer lunaire correspond à la basse mer solaire et le mouvement opéré est la différence des deux marées partielles. Entre les syzygies et les quadratures, l'action du soleil tend plus ou moins à accroître la marée lunaire.

La hauteur des marées varie avec les déclinaisons du soleil et de la lune et avec les distances de ces astres à la terre. Elle est d'autant plus grande que la lune et le soleil sont plus rapprochés de la terre et plus près du plan de l'équateur. Aussi, les marées les plus fortes arrivent-elles aux équinoxes, quand la lune est périgée et très voisine de l'équateur, et les plus faibles aux solstices, quand la lune est apogée, avec une grande déclinaison. Les vents, causes principales des irrégularités du mouvement de la mer, produisent dans les marées des variations accidentelles.

Toutes les mers ne sont pas soumises au mouvement des marées. Dans la Méditerranée, elles sont très faibles, et il y a beaucoup de parages dans le Grand Océan et même dans l'Atlantique où elles se font peu sentir. Ces grandes oscillations régulières qui s'opèrent deux fois par jour, ont une grande influence sur l'hygiène des localités qui les subissent. C'est un puissant moyen d'assainissement pour les ports. Elles les lavent complètement deux fois par jour, et entraînent au large les détritus et les immondices qu'y déversent les populations des villes maritimes. Le *tout à la mer* est sans inconvénient grave dans les ports à marée, parce que le jusant emporte et disperse les immondices dans l'immensité des eaux de l'Océan.

Il en est tout autrement dans les ports sans marée. Les détritus, les

(1) *Annuaire du Bureau des Longitudes;* calcul de l'heure de la pleine mer.

excréments s'accumulent dans des bassins dont l'eau n'est pas renouvelée; ils s'y déposent et forment sur le fond une couche épaisse, molle, infecte. Lorsqu'on y plonge une gaffe ou un aviron, on voit monter à la surface des bulles de gaz presqu'aussi larges que celles que l'hélice des bateaux à vapeur fait jaillir de la Seine au-dessous du point où elle reçoit les eaux d'égout du grand collecteur de la ville de Paris.

Les eaux de ces bassins immobiles sont infectes et leur puanteur se répand sur les quais qui les bordent. Il suffit de se promener, par une belle soirée d'été, sur ceux de Toulon et du vieux port à Marseille, pour sentir ces émanations et pour comprendre tout ce que cette atmosphère a d'insalubre et de menaçant pour la population qui la respire ; il suffit de consulter les tables de mortalité de ces grandes villes maritimes, de calculer ce qu'elles perdent par les maladies infectieuses pour se convaincre que ces miasmes délétères ne se bornent pas à affecter l'odorat d'une manière désagréable, ainsi que le soutiennent les indigènes de ces localités.

Les marées ont aussi leur inconvénient, c'est celui de laisser à découvert, en se retirant, de grandes étendues de vases molles, profondes, imprégnées des détritus de la ville, et qui ne sauraient être inoffensives. Toutefois, comme elles sont lavées deux fois par jour et qu'elles ne se dessèchent pas, elles sont moins dangereuses que les dépôts stagnants dont nous parlions tout à l'heure, que ces bassins convertis par le temps en vastes fosses d'aisances. Il est inutile de dire que les équipages des navires qui y sont mouillés en subissent l'influence au même titre que les habitants de la ville et paient le même tribut aux maladies infectieuses.

II. **Courants.** — Les grands courants marins sont également d'une haute importance en hygiène. Ils font varier, dans des proportions considérables, les conditions météorologiques des régions dont ils baignent les côtes. Ces fleuves qui sillonnent les mers, selon l'expression de Humboldt, sont mis en mouvement par des causes différentes de celles qui déterminent les courants atmosphériques. On a cru longtemps qu'ils obéissaient aux mêmes lois. Cette doctrine avait pour elle l'autorité de Humboldt et compte encore des adhérents parmi les savants qui s'occupent d'océanographie. Pour eux, l'échauffement inégal de la masse des eaux sous l'équateur et près des pôles leur imprime deux directions générales opposées. L'une porte les eaux chaudes vers les hautes latitudes, l'autre ramène les eaux froides vers l'équateur (1). Indépendamment des courants qui règnent à la surface, il en existe de profonds qui marchent en sens contraire, les eaux froides descendant par leur poids au-dessous de celles dont la température est plus élevée.

(1) Alexandre de Humboldt, *Cosmos*, traduit par H. Faye, première partie, p. 362, 1847.

Les partisans de cette doctrine invoquent en sa faveur l'expérience suivante de W.-B. Carpenter : Il remplit d'eau jusqu'au bord un baquet de verre rectangulaire et de forme allongée. A l'une des extrémités est fixée une barre métallique qui repose sur la surface de l'eau dans une partie de sa longueur et dépasse le bord du baquet par l'autre extrémité. On chauffe celle-ci avec une lampe à alcool. A l'autre bout du vase de verre, on met un morceau de glace qui flotte sur la surface. L'eau est ainsi chauffée et refroidie sur deux points opposés de sa surface, comme la masse des eaux océaniennes.

Les choses ainsi disposées, l'expérimentateur verse à l'extrémité refroidie du baquet quelques gouttes d'une liqueur bleue, et à l'autre, quelques gouttes d'une liqueur rouge. Il voit alors une véritable circulation s'établir. L'eau teinte en bleu et refroidie plonge directement, suit le fond du vase, remonte à l'extrémité échauffée et revient sur ses pas, en suivant la surface du liquide, tandis que la liqueur rouge suit d'abord la surface en se dirigeant vers le point refroidi puis plonge comme l'autre et continue le même circuit.

Cette expérience n'a pas la valeur qu'on lui attribue. D'abord elle se fait avec de l'eau douce ; puis on opère avec un très petit vase où la masse d'eau est peu considérable, comparée à la source de chaleur et à la source de froid. Avec une grande nappe d'eau salée, des actions calorifiques lentes et une grande évaporation, le résultat ne serait pas le même : il pourrait être inverse. Si les choses se passaient dans les eaux océaniques comme dans l'expérience de Carpenter, on la verrait se porter en masse et directement de l'équateur vers les pôles, par un mouvement uniforme, en se déviant légèrement et en sens inverse, dans les deux hémisphères, sous l'influence des vents alizés. Or, il n'en est rien. On a a reconnu quelques grands courants passant, comme des fleuves, au milieu des eaux immobiles ; mais la masse ne se déplace pas tout entière et ces courants eux-mêmes ne se dirigent pas en droite ligne vers les pôles.

En réalité, les causes des courants marins ne sont pas les mêmes que celles des vents. L'action du soleil est prédominante dans le mouvement de circulation de l'air, qu'il échauffe et dilate en diminuant sa densité. Ce n'est pas la même chose sur la mer ; le soleil la chauffe par le haut, la dilatation est très faible et par contre sa densité augmente en même temps que son degré de salure. Les influences sont donc contraires, dans le cas de la mer, tandis qu'elles sont concordantes dans le cas de l'air. Aussi tout porte à croire que l'action du soleil est secondaire dans la production des courants marins. L'influence prépondérante est l'impulsion continue et permanente des alisés du N.-E. et de S.-E. qui impriment à la surface des eaux un mouvement concordant avec le leur. A cette cause prépondérante, il faut ajouter l'influence de la rotation de la terre qui dévie, à droite de leur direction, les courants dans l'hémisphère nord et à gauche dans l'hémisphère sud.

La théorie de l'échauffement n'est pas mieux démontrée pour les courants profonds. « On croit généralement, dit Thoulet, que les eaux » froides, venant des régions polaires, se rendent au fond des Océans » vers les régions équatoriales, lorsque la topographie du fond des mers » leur permet un libre passage. Cette existence d'un courant froid marchant lentement et sans cesse des pôles vers l'équateur le long du lit » des Océans, pour remonter vers la surface sous les latitudes basses a » été admis par Boguslawski qui donne même à cette couche glacée » une épaisseur de 3.600 mètres (1); mais elle n'est pas admise par » tous les océanographes. Racine démontre l'existence d'un courant » ramenant continuellement les eaux de fond vers les tropiques et les » forçant à remonter verticalement à l'équateur, malgré leur basse température et malgré l'énorme pression des couches sus-jacentes. Il ne » faut pas oublier que le fond des Océans est formé par une succession » de cuvettes de formes variables, séparées les unes des autres par des » seuils. Si donc un courant froid de fond se dirigeait des pôles vers » l'équateur, ses eaux ne tarderaient pas à remplir les parties profondes » du lit océanique et, ces cavités une fois remplies, il n'existe aucune » raison pour que leurs eaux enfermées en équilibre parfait de température, se missent en mouvement. Tout au plus, le courant passerait-il par dessus la nappe de ces eaux immobiles » (2).

Il y a une autre raison pour que les mers, dans leurs mouvements, n'obéissent pas d'une manière constante à l'influence de la température. C'est l'évaporation qui se passe à leur surface. Le soleil les échauffe et en vaporise une partie. La couche la plus superficielle devient ainsi plus dense, et par conséquent plus lourde ; elle descend à un niveau inférieur et fait place à une couche nouvelle qui subit la même concentration et descend à son tour. Cet effet est très marqué, dans les mers fermées comme la Méditerranée où l'eau prise dans les fonds est notablement plus salée que celle qu'on puise à la surface. L'évaporation y est tellement active, qu'elle ne peut être compensée par l'apport des fleuves qui se jettent dans son sein. Elle rend à l'atmosphère, sous forme de vapeurs, une quantité d'eau qui représente trois fois le volume du débit de ces fleuves et, sans le tribut que lui verse incessamment l'Océan Atlantique, elle deviendrait comme la mer Morte. Le niveau de celle-ci va baissant toujours. Il est maintenant à 430 mètres au-dessous de celui de la Méditerranée. La densité de ses eaux est de 1,245 ; elles contiennent 206 grammes de sel par litre (3).

La communication de la Méditerranée avec l'Océan Atlantique s'oppose

(1) Georg von BOGUSLAWSKI, *Handbuch der Ozeanographie*, t. I, p. 243.

(2) THOULET, *De quelques objections à la théorie de la circulation verticale profonde de l'Océan* (Comptes rendus de l'Académie des sciences, t. CX, p 324.

(3) Benjamin ROUX, 1er pharmacien en chef de la marine. *Analyse de l'eau de la mer Morte* (*Archives de médecine navale*, 1864, t. I, p. 93).

à cette concentration. Elle reçoit, par le détroit de Gibraltar, un courant de surface dont la vitesse est de trois milles à l'heure, tandis que ses eaux devenues plus lourdes et plus salées s'écoulent dans l'Océan, en suivant le lit du détroit. Ce courant a été constaté directement par les sondages et par les analyses qui ont montré à Wollaston la différence de salure et de densité qui existe entre les couches profondes et les couches superficielles; mais il a été démontré d'une façon plus évidente encore. Un brick coulé par un corsaire, dans le détroit, a été retrouvé quelque temps après échoué sur la côte de Maroc, à plus de douze milles dans l'Ouest du point où il avait disparu sous les eaux, et par conséquent, dans une direction contraire à celle du courant qui entre de l'Océan dans la Méditerranée (1).

Parmi les grands courants océaniens, le plus anciennement connu, le mieux défini et le plus important pour la climatologie européenne, c'est le *Gulf Stream*. Il a été reconnu au XVIe siècle par Anghiera et bien étudié depuis par Humfrey Gilbert. « C'est au sud du Cap de Bonne-
» Espérance, dit de Humbold, (2) qu'il faut chercher l'origine et les
» premières traces de ce courant : de là, il pénètre dans la mer des
» Antilles, parcourt le golfe du Mexique, débouche par le détroit de
» Bahama, puis se dirigeant du S.-S.-O. au N.-N.-E., il s'éloigne de plus
» en plus du littoral des Etats-Unis, s'infléchit vers l'Est au banc de
» Terre-Neuve et va frapper les côtes de l'Irlande, des Hébrides et de la
» Norwège où il porte des graines tropicales (*mimosa scandens*, *girilan-
» dina bonduc, dolichos urens*). Son prolongement du N.-E. réchauffe les
» eaux de la mer et exerce sa bienfaisante influence jusque sur le climat
» du promontoire septentrional de la Scandinavie. A l'Est du banc de
» Terre-Neuve, le Gulf-Stream se bifurque et envoie, non loin des Açores,
» une seconde branche vers le Sud. C'est là que se trouve la *mer des
» Sargasses*, immense banc formé de plantes marines (*fucus natans*),
» l'une des plus répandues parmi les plantes sociales de l'Océan) dont
» l'imagination de Christophe Colomb fut si vivement frappée et
» qu'Oviédo nomme *praderias de yerva* (plaines de varecs). Un nombre
» immense de petits animaux marins habitent ces masses toujours
» verdoyantes, transportées ça et là par les brises tièdes qui règnent
» dans ces parages » (3).

Ce courant est d'une puissance considérable. « Il est un fleuve dans

(1) De Rochas, Article *Mer* du *Dictionnaire encyclopédique des sciences médicales*, t. VIII, p. 7.

(2) L'origine du Gulf-Stream n'est pas au Sud du Cap, comme le dit de Humboldt. Le mouvement des eaux ne commence d'une façon bien marquée que dans le Golfe de Guinée au sud des îles Saint-Thomas et Annobou. Il traverse alors l'Atlantique sous le nom de courant équatorial, et est formé aussi bien par les eaux de l'Atlantique Nord qui descendent vers le sud le long de la côte orientale, que par celles de l'Atlantique Sud.

(3) De Humboldt, *Cosmos* (*loc. cit.*), 1re partie, p. 362.

» l'Océan, dit Maury ; dans les plus grandes sécheresses, jamais il ne » tarit; dans les plus grandes crues, jamais il ne déborde, ses rives et » son lit sont des couches d'eau froide entre lesquelles coulent, à flots » pressés, des eaux tièdes et bleues. Nulle part dans le monde il » n'existe un courant aussi majestueux. Il est plus rapide que l'Amazone, » plus impétueux que le Mississipi et la masse de ces deux fleuves ne » représente pas la millième partie du volume d'eau qu'il déplace » (2). Il ne développe toutefois cette vitesse et cette impétuosité qu'à sa sortie du canal de la Floride. Il s'en échappe, sous la forme d'un immense courant de 50 kilomètres de large sur 100 mètres de profondeur, avec une vitesse de 6 kilomètres à l'heure et une température de 30 degrés. (3) De là il s'étale, se ralentit et ne se distingue plus que par la température de ses eaux. En traversant l'Atlantique pour se porter vers l'Europe, c'est surtout à l'impulsion des vents qu'il obéit.

Le *Gulf-Stream* se distingue des eaux environnantes par sa couleur bleu-foncé et sa température. Dans le canal de Bahama, elle est de 27 degrés et, près du 35e degré Nord alors qu'il s'est déjà étalé et qu'il a perdu sa vitesse, elle est encore de 22°. Une branche du *Gulf-Stream*, désignée sous le nom de *courant de Rennel*, s'en détache vers le milieu de l'Atlantique et coule vers le golfe de Gascogne et l'Espagne où sa température moyenne diffère peu de celle de l'air; puis il descend vers les Canaries et les îles du Cap-Vert, pour rejoindre le courant équatorial. Ce dernier que nous avons vu être l'origine du Gulf-stream a été reconnu par Christophe Colomb pendant son troisième voyage. On lit en effet » dans son livre de loch : « Je tiens pour certain que les eaux de la mer » se meuvent, comme le ciel, de l'est à l'ouest (las aguas van con los » cielos) c'est-à-dire selon le mouvement apparent du soleil, de la lune et » de tous les astres » (3).

Le *courant équatorial* prend son origine dans le fond du golfe de Guinée et marche vers l'ouest, comme les alizés dans cette région. Il se divise à une certaine distance de l'Amérique. Une partie suit la côte et forme le *courant de la Guyane* qui remonte vers le nord et pénètre dans le golfe du Mexique en formant le *Gulf-Stream*.

Eu résumé les cartes de courants dressées en 1890 par le service hydrographique de la marine, et les expériences faites par le prince de Monaco avec son yacht l'*Hirondelle* (4) prouvent d'une manière certaine que le

(1) MAURY, *Physical geography of the Sea*, 1861.

(2) M. E. DUCLAUX, *Cours de physique et de météorologie*, professé à l'Institut astronomique, Paris, 1891, p. 227.

(3) DE HUMBOLDT, *Cosmos (loc. cit.)* 1re partie, p. 361.

(4) Le prince de Monaco a communiqué, en 1891, à l'Académie des sciences, une carte dressée d'après les expériences qu'il venait de faire à bord de l'*Hirondelle*, sur les courants de l'Atlantique Nord. Il avait lancé sur différents points de cette mer 1675 flotteurs dont 226 lui ont été renvoyés par les gouvernements des pays où ces flotteurs avaient atterri. L'étude

mouvement des eaux superficielles de l'Atlantique Nord forme un immense tourbillon dont la circulation a lieu de gauche à droite, autour d'un centre situé dans l'ouest des Açores.

La région centrale de ce tourbillon, forme une sorte de bassin dans lequel les eaux restent calmes et s'y encombrent d'une végétation vigoureuse de fucus. C'est la *mer des Sargasses*, dont nous avons déjà parlé. Le surplus des eaux qui alimentent ce tourbillon, s'échappe vers le Nord de l'Europe, en longeant les côtes d'Irlande, d'Ecosse et de Norvège.

Quand à l'Atlantique Sud, on y rencontre d'abord la partie Sud du courant équatorial qui, en abordant la côte d'Amérique, se bifurque pour former d'une part le *Gulf-Stream* comme nous l'avons vu et d'autre part, le *courant du Brésil* qui marche parallèlement à la côte. Son lit qui a six ou sept degrés de largeur se tient à 250 ou 300 milles du rivage.

Ce courant rencontre, près des côtes de la Patagonie, des eaux froides venant des régions polaires antarctiques, en sorte que l'on observe, dans les régions où se font ces contacts, des transitions de température de 10 degrés à 15 degrés. Les eaux froides, marchant dans la direction des vents dominants de l'ouest, atteignent le Cap de Bonne-Espérance où elles abaissent beaucoup la température (1).

Dans l'Océan Pacifique, on trouve des courants d'un plus long parcours, mais moins bien connus. C'est d'abord le courant de *Tèssan,* ou *Fleuve Noir* ou *Kuro-Siwo* qui forme, au nord de l'équateur, un immense circuit fermé, dont Formose et les Sandwich occupent les points extrêmes. Il attiédit les côtes du Japon et du Kamtchatka aussi bien que les côtes occidentales de l'Amérique du Nord et va réchauffer les eaux polaires par une branche qu'il envoie à travers le détroit de Behring. Au sud, il se mêle au *courant équatorial* du Pacifique, s'insinue avec lui entre les îles de l'Océanie et va se refroidir au contact des eaux du courant polaire antarctique.

Ces fleuves d'eau chaude ont, pour antagonistes et pour compensateurs, les courants froids qui sillonnent les mers dans les deux hémisphères, et qui, provenant du voisinage des pôles, vont rafraîchir les côtes des régions torrides. C'est ainsi que le courant froid antarctique qui baigne le Cap Horn et le Cap de Bonne-Espérance, envoie dans l'Océan Pacifique, une branche qui porte le nom de *courant de Humboldt*. Elle baigne les côtes du Chili et du Pérou, et s'infléchit ensuite vers l'ouest pour mêler ses eaux à celles du *courant équatorial* de l'hémisphère Sud. Le même

de leur parcours lui a permis de vérifier l'existence du tourbillon au centre duquel se trouve la Mer des Sargasses et de mesurer la vitesse des courants dans les différents points de l'Océan Atlantique. Entre les Açores, la France et la Norvège, elle est de 3 milles 97 par jour ; entre les Açores, la France, le Portugal et les Canaries de 5 milles 18. Le courant fait 10 milles 11 par 24 heures, des Canaries aux Antilles et aux Bermudes et 6 milles 42 dans la moitié orientale de l'arc qui s'étend des Bermudes aux Açores.

(1) M. E. Duclaux, *Cours de physique et de météorologie* (*loc. cit.*), p. 238.

courant antarctique, arrivé à la hauteur du Cap de Bonne-Espérance, remonte en partie le long de la côte occidentale d'Afrique et, dans le voisinage de l'équateur, il traverse l'Atlantique de l'est à l'ouest, pour aller se mêler au *courant équatorial sud*.

Les courants froids arctiques sont plus bornés dans leurs parcours, plus profonds et moins bien étudiés que les précédents. Ils s'échappent des mers polaires, par deux points opposés. L'un descend par le détroit de Behring et se bifurque à sa sortie, pour aller baigner, d'une part la côte ouest de l'Amérique russe et s'arrêter devant la digue que représente la chaîne des îles Aléoutiennes, de l'autre pour longer la côte est du Kamtchatka, contourner la mer d'Okhotck et refroidir les côtes de la Mantchourie et de la Corée. A l'opposite, un courant semblable sort de la mer de Baffin, suit la côte d'Amérique et descend jusqu'à la Floride où il rencontre le *Gulf-Stream* sortant du canal de Bahama. Une autre branche va baigner la côte occidentale du Groenland ; enfin plus au nord un autre courant contourne le Spitzberg, sillonne la mer de Barentz et va baigner les côtes de la Nouvelle-Zemble. Ces courants, en les complétant par la pensée, forment dans leur ensemble un double circuit qui, dans l'hémisphère nord tourne dans le sens des aiguilles d'une montre et tourne en sens inverse dans l'hémisphère sud.

Les courants sont les régulateurs de la température des côtes. Ce sont eux qui déterminent les différences profondes qui séparent les *climats* marins des *climats* continentaux et qui font que des pays situés sous des latitudes égales subissent des influences météorologiques complètement différentes. C'est au *Gulf-Stream* que les côtes occidentales de l'Europe doivent la tiédeur humide de leur climat. C'est à lui que l'Irlande, l'Angleterre, la Bretagne doivent leurs vertes campagnes et leur flore particulière, où les fuschias, les camélias, les myrtes, les chamœrops vivent et fleurissent en pleine terre et passent, sans abri, les hivers doux et pluvieux qui font le charme mélancolique de ces contrées, tandis que, sous la même latitude, les côtes des États-Unis subissent les froids les plus rigoureux et que l'île de Terre-Neuve est entourée de glaces, comme le Spitzberg, pendant tout l'hiver. Le courant de *Tessan* produit des effets analogues dans l'Océan Pacifique ; il réchauffe les côtes du Japon et celles de l'Amérique russe, tandis que le courant sorti du détroit de Behring refroidit la Mantchourie, la Corée et, comme il est arrêté par la digue des îles Aléoutiennes, on comprend pourquoi les côtes de la Corée ont un climat plus rigoureux que celles de la Californie. Il y a, entre les deux hémisphères cette différence que dans celui du Sud, les courants froids baignent les côtes occidentales et les courants chauds les côtes orientales, tandis que c'est précisément l'inverse pour l'hémisphère Nord (1).

(1) FONSSAGRIVES, article *Climat* du *Dictionnaire Encyclopédique des sciences médicales*, 1875, 1re série, t. XVIII, p. 29.

III. **Vagues et houle.** — Les ondulations locales et passagères ont autant d'importance pour l'hygiène navale que les grands déplacements dont il a été question jusqu'ici. Ces derniers modifient le climat des contrées que les navires fréquentent ; ils peuvent retarder ou accélérer leur marche ; ils sont parfois la cause d'erreurs dans la direction et peuvent même amener des naufrages ; mais ils ne sont pas sentis par les équipages des bâtiments que le courant emporte tranquillement à sa surface, tandis que les vagues et la houle causent à bord de grandes perturbations.

Les mouvements rapides, brusques qu'elles impriment aux navires sont les causes du mal de mer, exposent à des accidents, à des chutes, nuisent parfois à l'aération en forçant à fermer les hublots et les sabords et augmentent l'humidité du navire, lorsqu'ils sont assez prononcés pour que la mer déferle sur le pont ou y projette des embruns.

La hauteur des vagues est considérable dans certaines mers. Elle a été l'objet d'évaluations variant de 5 à 33 mètres ; aussi l'Académie des Sciences, lorsqu'elle traça le programme pour le voyage d'exploration de la *Bonité*, comprit-elle cette question au nombre de celles qu'il s'agissait d'étudier. On se souvient en effet de la discussion qu'elle souleva il y a cinquante ans, au sein de l'Académie entre Arago et Dumont d'Urville. Ce dernier affirmait avoir vu, sur les acores du banc des Aiguilles, des lames d'une hauteur de 80 à 100 pieds (27 à 33 mètres) (1). Arago niait la possibilité du fait. Il soutenait qu'une hauteur de 6 à 8 mètres mesurait la plus grande élévation à laquelle les vagues peuvent atteindre et s'appuyait sur le maximum de 7m,50 résultant des observations faites pendant le voyage de circumnavigation de la *Vénus*.

La vérité paraît se rapprocher davantage de l'opinion d'Arago que de celle de Dumont d'Urville. M. E. Bertin, ingénieur des constructions navales, en rapprochant les observations faites par Missiessy sur le *Sylphe* et le *Cerf* naviguant de conserve, de celles qu'a recueillies l'amiral Paris, à bord de la *Minerve* et du *Dupleix*, estime que les vagues de 8 mètres de hauteur sont peu fréquentes, celles de 12 mètres très rares et qu'on peut fixer à 16 mètres l'élévation maximum qu'elles peuvent très exceptionnellement atteindre (2).

La longueur des lames dépend surtout du fond. C'est sur le banc des Aiguilles, qu'on observe les ondulations les plus prolongées. Les plus longues que Dumont D'Urville ait mesurées avaient 120 mètres. L'amiral Paris en a également mesuré de 120 mètres et M. Duhil de Benazé, à bord de l'*Astrée*, en 1870, en a vu de 160.

L'intervalle qui sépare les lames est en raison directe de leur longueur

(1) DUMONT D'URVILLE, *Voyage au pôle Sud*, 1842, t. II, p. 7 et 192.

(2) E. BERTIN, *Note sur l'étude expérimentale des vagues* (*Revue maritime et coloniale* 1874, t. XI, p. 171).

et inverse de leur vitesse. D'après les nombreuses observations faites par l'amiral Paris, on peut fixer un maximum de durée de $8^{sec},20$ et un minimum de $4^{sec},90$. Le maximum a été observé dans le Pacifique Ouest et le minimum dans la zone des alisés de l'Atlantique. Toutefois l'amiral Mottez en a mesuré qui avaient 23 secondes et J. Clarke en a vu de 28. Ce sont là des cas insolites. La vitesse des fortes vagues varie de 15 à 20 mètres par seconde.

Les vagues hautes et longues qui courent sur la mer comme des collines et qu'on voit venir de loin, ne se rencontrent que sur les grands Océans et sur les bas-fonds. C'est au voisinage des deux grands caps de l'hémisphère Sud qu'on rencontre les plus grosses lames. Le cap de Bonne-Espérance a sous ce rapport une réputation méritée. Au contraire les mers de peu d'étendue, comme la Méditerranée, ont des lames courtes, rapides, se succédant à de très petits intervalles et qui fatiguent plus les navires et les équipages que les ondulations plus puissantes, mais moins brusques des grands Océans.

La houle est l'état d'ébranlement de la mer qui succède aux coups de vents et qui précède le calme. Ce sont de grandes ondulations qui parcourent sa surface sans la déchirer, sans y produire d'écume. Elles résultent des soulèvements occasionnés par les vents qui ont cessé de souffler sur le point même où elles existent, ou qui règnent encore à de grandes distances de ce point. La houle devient de moins en moins prononcée à mesure que le calme se prolonge et finit par cesser tout à fait. Lorsqu'elle est très forte, elle imprime des mouvements de roulis très lents mais très étendus aux navires qui y obéissent sans résistance, parce qu'ils ne sont plus soutenus par le vent. L'amplitude du roulis d'un navire dépend de la hauteur de son métacentre, lequel est le pivot du mouvement de pendule que décrit le navire. Plus la distance qui le sépare du centre de gravité est grande et plus les oscillations de ce pendule sont étendues. Les constructeurs de navires tiennent compte de cette loi pour atténuer le roulis des navires destinés à transporter des passagers. Les grands cuirassés d'aujourd'hui roulent très peu parce que le métacentre et le centre de gravité sont peu distants. Des expériences faites sur deux cuirassés, il résulte que l'angle maximum du roulis sur ces navires est de 25°,1 en moyenne sous le vent et de 19°,4 au vent. Quand il fait calme, qu'il n'y a plus que de la houle, le roulis donne des deux côtés des angles égaux. (1)

(1) *Du roulis du navire* (*Naval science*, July 1872, traduit par Risbec, in *Revue maritime et coloniale*, 1874, t. XLI, p. 665).

§ V. — Composition et analyse de l'eau de mer

Les premières recherches sur la composition de l'eau de mer ont été faites au siècle dernier et résumées par Bergmann (1). Longtemps après, Marcet reprit cette étude et constata les différences assez faibles qui existent dans la composition qualitative et quantitative de l'eau des mers (2). En 1851, dans son cours élémentaire de chimie (3), Regnault en donna une analyse basée sur l'examen de 88 échantillons recueillis dans l'Océan sous différentes latitudes. Quatorze ans après Forchammer (de Copenhague) analysa 180 échantillons pris à de grandes profondeurs et publia les résultats, qu'il avait obtenus dans un mémoire intitulé : *On the composition of sea water, in the différent parts of the Océan* (4).

Ces recherches suffisent complètement à l'hygiène ; mais elles manquent de précision en ce qui concerne l'eau recueillie à de grandes profondeurs parce qu'on n'avait pas alors de moyens de s'en procurer à l'état de pureté parfaite. La chimie de la mer a profité, comme les autres parties de son étude, des perfectionnements que les progrès de l'industrie ont permis de réaliser dans la confection des appareils (5), des procédés plus rigoureux de la chimie contemporaine et enfin de l'intervention de l'analyse spectrale qui a permis à M. Dieulafait de reconnaître des millioniêmes de gramme de bore, de lithine, de cuivre et de zinc, dans le produit de l'évaporation d'un centimètre cube d'eau de la Méditerranée (6). Les gaz de l'eau de mer ont aussi donné lieu à d'intéressants travaux.

I. **Corps simples.** — A l'aide de ces différents moyens d'investigation, on est arrivé jusqu'à présent à constater dans l'eau de mer, la présence de 32 corps simples : l'*oxygène*, l'*hydrogène*, le *chlore*, le *brome*, l'*iode*, le *fluor*, le *soufre*, le *phosphore*, l'*azote*, le *carbone*, le *silicium*, le *bore*, l'*argent*, le *cuivre*, le *plomb*, le *zinc*, le *cobalt*, le *nickel*, le *fer*, le *manganèse*, l'*aluminium*, le *magnésium*, le *calcium*, le *strontium*, le *baryum*, le *sodium*, le *potassium*. On a pu en outre déceler, dans l'Océan, la présence de l'*arsenic*, du *cœsium*, du *rubidium* et de l'*or* ; il y a lieu de croire qu'on y trouvera aussi du *cadmium*, du *thallium* et de l'*indium* (7). On peut dire d'une manière générale, que

(1) BERGMANN, *Opuscula physica et chimica*, Upsalac. 1779.

(2) MARCET, *Phil.*, Crans, 1822.

(3) REGNAULT, *Cours élémentaire de chimie*, Paris, 1851, t. II, p. 193.

(4) PHIL, Trans, 155, 1865.

(5) Ces appareils sont décrits et figurés dans l'*Océanographie* de J. THOULET, p. 197 et suivantes.

(6) DIEULAFAIT, *Annales de chimie et de physique*, 5e série, 1877 à 1880.

(7) J. THOULET, *Océanographie* (*loc. cit.*), p. 206.

tous les corps simples doivent se rencontrer dans l'eau de mer. Dès l'origine du monde, l'eau a lavé l'atmosphère et s'est emparée de tous les éléments qu'elle contenait à l'état de vapeur. Depuis que s'est établie la circulation qui transforme incessamment, par évaporation, l'eau salée en eau douce et qui rend celle-ci à la mer sous forme de pluie ou d'eau fluviale, il s'opère un lavage continuel des corps solubles de la croûte terrestre et une concentration dans le bassin Océanique. Cette élaboration ne se fait pas aujourd'hui avec la même énergie qu'aux premiers temps de la constitution du globe ; mais elle est encore assez active, parcequ'il n'est, pour ainsi dire, aucun minéral terrestre qui ne soit soluble dans une quantité d'eau suffisante (1).

Les analyses infinitésimales dont nous venons de parler intéressent les sciences pures et notamment la géologie ; quant à l'hygiène elle peut se contenter de connaître les sels qui figurent dans l'eau de mer en proportion suffisante pour agir sur l'économe.

II. **Sels minéraux.** — D'après les recherches les plus récentes, la densité moyenne de l'eau de mer est de 1,0258. Elle renferme pour un litre de liquide :

Chlorure de sodium	30gr,183
— de magnésium	3 302
Sulfate de magnésie	2 541
Sulfate de chaux	1 760
Carbonate de chaux	1 117
Bromure de sodium	0 570
Chlorure de potassium	0 518
Oxyde de fer	0 003
TOTAL	39gr,994

L'analyse qui précède a été faite par Usiglio, sur de l'eau de mer prise à un mètre de profondeur, dans la Méditerranée, au large de Cette (2). Elle donne un degré de salinité plus élevé que les analyses qui l'ont précédée. Il est vrai qu'il s'agit de l'eau de la Méditerranée qui est riche en sels minéraux. Toutes les mers n'ont pas en effet le même degré de salinité. La plus chargée est la mer Morte qui renferme 61 grammes de sels par litre, la mer Rouge vient ensuite avec 43 grammes, la Méditerranée avec 39, l'Océan avec 36 et enfin la Baltique qui ne renferme que 5 grammes de sels minéraux ; de sorte qu'entre la mer la plus salée et la plus douce le rapport est de 12 à 1.

Il y a de plus des différences locales dans une même mer. C'est ainsi que, dans la zone de calmes qui se rencontre sous l'équateur et qui est

(1) J. THOULET, *Océanographie* (*loc. cit.*), p. 208.
(2) *Annales de chimie et de physique*, 1849.

connue par ses pluies torrentielles, l'eau de la mer est moins salée que dans les régions voisines de l'Océan. A l'embouchure des grands fleuves comme l'Amazone et le Mississipi l'eau est presque douce. L'influence du courant de l'Amazone se fait sentir jusqu'à 200 lieues au large et la salure de l'Océan est diminuée dans tout le rayon où elle s'exerce; Darwin dit avoir trouvé l'eau douce le long du bord, sur le versant occidental des Andes Patagonniennes, pendant toute une traversée faite le long du rivage après un hiver très pluvieux. Dans les régions polaires, la fonte des neiges produit le même effet pendant l'été et l'absence d'évaporation vient s'y joindre pendant le reste de l'année. En somme, la salinité de la mer est soumise aux lois suivantes :

1° La teneur de la mer en sels augmente à mesure qu'on s'avance des côtes vers la haute mer, par suite de l'afflux des eaux douces provenant des fleuves;

2° La teneur en sels de l'eau de mer est maximum dans les deux zones des vents alizés, minimum dans la région des calmes équatoriaux et va en diminuant lorsqu'on s'élève vers les hautes latitudes ;

3° La teneur en sels dans les Océans et dans les mers isolées dépend du degré de l'évaporation et de la quantité des précipitations aqueuses. Elle est en relations avec les courants régnant à la surface et dans les profondeurs. C'est un facteur important de la circulation océanique.

L'eau de mer est légèrement alcaline. Il suffit pour s'en assurer de verser une solution de tournesol dans deux verres contenant l'un de l'eau de mer et l'autre de l'eau distillée pour observer une notable différence de teinte. On peut aussi constater cette alcalinité légère à l'aide de la solution alcoolique d'acide rosolique ou en la traitant par l'aurine. (1)

III. **Matières organiques**. — Indépendamment des principes minéraux, l'eau de mer renferme des matières oaganiques. La proportion en est très faible dans l'eau prise à distance suffisante des côtes pour être à l'abri des souillures qui en proviennent. M. Schmelck a trouvé qu'en moyenne 100$^{cent^3}$ d'eau de mer décoloraient 0^{gr},0005 de permanganate de potasse, ce qui correspond à 0^{gr},0025 de matières organiques, quantité inférieure à celle de la plupart des eaux de puits et d'un grand nombre d'eaux de source.

IV. **Gaz**. — Les gaz que renferme l'eau de mer sont ceux qu'on trouve dans l'atmosphère, c'est-à-dire l'oxygène, l'azote et l'acide carbonique. L'air y pénètre mécaniquement et s'y dissout. Sa composition n'est pas la même que dans l'atmosphère. L'eau de mer possède pour l'oxygène un coefficient d'absorption plus fort que pour l'azote, aussi l'air qu'elle dissout est-il plus riche en oxygène, ce qui est éminemment favorable

(1) DISTMAR, *Chemistry*, vol. 1, p. 228.

à la respiration des êtres marins. La proportion de ce gaz, par rapport à l'azote, varie avec la température et la profondeur. Il est en moyenne pour l'Océan, de 33,9 p. 100 d'oxygène et de 66.1 p. 100 d'azote. Entre 70 et 80 de latitude Nord la proportion p. 100 d'oxygène est de 35,64. Le maximum constaté est de 36,7 et le minimum de 31,1.

En ce qui concerne la profondeur, la quantité d'oxygène diminue en descendant jusqu'à 550 mètres où elle est de 32,5 p. 100. Au-delà, la proportion demeure à peu près constante. Ce fait a été constaté par M. Tornoë (1) pour les hautes latitudes de l'hémisphère Nord et par Buchanan pour celles de l'hémisphère Sud (2).

Indépendamment de ces causes générales, la proportion d'oxygène obéit à des influences locales telle que l'action du soleil sur les eaux de la surface et les autres combinaisons chimiques qui s'opèrent au sein des Océans. La proportion de l'azote est constante ; son inertie chimique explique l'uniformité de sa distribution.

L'eau de mer, d'après les expériences de M. Tornoë, renferme environ 52 milligrammes d'acide carbonique par litre.

V. **Sédiments.** — L'étude des dépôts marins se poursuit avec activité depuis quelques années ; mais comme elle n'intéresse pas l'hygiène, nous serons très brefs sur tout ce qui la concerne.

Ces sédiments sont composés de débris organiques et de détritus minéraux. Les premiers sont d'origine animale ou végétale. Les animaux dont les débris couvrent le fond des mers sont presque tous des *rhizopodes*, des *éponges* et des *ptéropodes*. Parmi les végétaux, on trouve surtout des *diatomées*, des *cocolithes* et des *rhabdosphères*. Ces êtres vivent principalement dans les eaux supérieures de l'Océan et, après leur mort, leurs restes tombant par le fait de la pesanteur, vont s'accumuler au fond et y forment d'immenses dépôts en rapport avec leur nombre incalculable. C'est ainsi que les diatomées dont il faut plus d'un million pour peser un gramme, forment d'immenses dépôts en Sicile, à Zante, à Oran. Ehrenberg a évalué à 64,000^{m3} le volume de ces organismes déposés depuis un siècle dans le port de Wismar, sur la Baltique.

Les éléments minéraux qui entrent dans la composition des sédiments marins sont des composés chimiques définis, semblables à ceux qui forment les roches qu'on aperçoit à la surface des continents. Ils sont arrachés aux rivages par les vagues qui les battent et les désagrègent sans cesse ; ils sont portés aux Océans par les fleuves qui charrient des quantités énormes de sable, de vase, de cailloux détachés des montagnes par les agents atmosphériques ; ils y tombent enfin sous forme de poussière que les vents recueillent sur leur parcours et transportent parfois à

(1) TORNÖE, *The Norwegian Nosth-Atlantic,* Expédition 1876-78.
(2) BUCHANAN, *Nature*, XVI, 255 ; *Journal of the chimica, Soc. London,* V, 190, 1878.

de grandes distances, ainsi que cela arrive par exemple pour le sable impalpable qui provient du Sahara et qui tombe sur le pont des navires passant au large.

L'atmosphère renferme, en tout temps des quantités très notables de poussières de nature diverse qui finissent par tomber dans les Océans. M. Gaston Tissandier a calculé qu'une couche d'air de cinq mètres d'épaisseur prise sur l'ensemble de la ville de Paris, ne contient pas moins de 1.350 kilogrammes de matières pulvérulentes. Le même auteur a trouvé que la dimension des grains constituant ces poussières, variaient entre $0^{mm},01$ et $0^{mm},001$. Elles contiennent de 25 à 34 p. 100 de matières organiques et de 75 à 66 p. 100 de matières minérales (1).

Les pluies de poussières terrestres sont, ainsi que nous l'avons dit, fréquentes dans l'Atlantique, au large du Sahara entre les îles du Cap Vert et le Cap Blanc. Leur couleur est rouge; elles sont chassées par les alizés du nord-est et on en a recueilli à 300 milles de terre. Le Sahara envoie également ses poussières sur le versant nord de la Méditerranée.

Les poussières qui tombent sur la mer Jaune, en Chine, sont constituées par les grains du lœss de cette contrée. C'est à elles, ainsi qu'aux sédiments de même nature charriés par le fleuve Jaune, que cette mer doit son nom.

Les volcans projettent aussi d'énormes quantités de matières pulvérulentes qui se retrouvent dans les dépôts marins, autour des îles volcaniques. Une éruption du Coseguina, volcan de l'Amérique centrale, recouvrit de cendres une superficie évaluée à quatre millions de kilomètres carrés et la masse vomie n'était pas inférieure à cinquante millions de mètres cubes. En 1815, le Tambora, dans l'île de Sumatra, distribua ses cendres sur une surface de terre et de mer supérieure à celle de l'Allemagne et, d'après Junghuhn, la quantité totale des matières rejetées était de 318 kilomètres cubes. Le Krakatau, en 1883, a couvert de ses cendres une surface de 827 kilomètres carrés. M. Verbeek, l'ingénieur hollandais qui a étudié ce phénomène, évalue à 18 kilomètres cubes la masse des matières rejetées (2).

§ VI. — **Faune et flore maritimes**

La mer renferme dans son sein une innombrable quantité d'êtres vivants. Une vie exubérante s'agite jusque dans ses profondeurs. Toutefois, la faune y est plus riche que la flore, son domaine est plus étendu, ses espèces plus variées.

(1) Gaston TISSANDIER, *Les poussières de l'air.*

(2) R. D. M. WERBEEK, *Krakatau*, publié par ordre de Son Excellence le gouverneur des Indes néerlandaises, Batavia, Imprimerie de l'État, 1886.

I. **Flore.** — Les plantes ne peuvent vivre que dans les milieux où pénètre la lumière et ne dépassent pas la limite de 200 mètres au plus. Leur distribution en surface dépend des conditions physiques de salinité, de courants et surtout de la température que présente le milieu ambiant. Ainsi, les *diatomées* se plaisent dans les eaux froides, tandis que les *oscillariées* sont des plantes des régions tropicales. Les bas-fonds donnent naissance à de véritables forêts formées de longues herbes marines. Plus au large, ce sont de grands bancs de fucus, que les courants et les vagues ont détachés et dont les rameaux sont soulevés jusqu'à la surface, par leurs cellules gonflées d'air.

II. **Faune.** — La faune n'est pas enserrée dans de si étroites limites. Il était admis autrefois que toute vie animale cessait à 500 mètres de la surface et, lorsque la sonde rapportait des êtres vivants de profondeurs plus considérables, on supposait qu'ils avaient été accrochés en route par la ligne. Cette erreur n'a été dissipée qu'à l'époque où l'établissement de la télégraphie sous-marine mit dans la nécessité d'étudier de plus près le fond des mers. Le naturaliste Wallich qui accompagnait en 1860 le *Bull-Dog* chargé de tracer la route du câble télégraphique entre l'Europe et l'Amérique, recueillit, dans les parages de Terre-Neuve, des astéries vivant à 1.260 brasses de profondeur. Quelques temps après, le câble immergé entre Bône et la Sardaigne se rompit par un fond de 1.200 brasses et, sur les fragments qu'on en rapporta, M. Alph. Milne-Edwards constata la présence de polypiers et de coquilles colorées, malgré la profondeur de ces abimes. On reconnut alors la nécessité de se livrer à de nouvelles études.

Les premières explorations zoologiques furent faites par les États-Unis, sous l'initative du *Coast and geogetic Survey* à bord du *Corwin* en 1867, et du *Bibb* en 1868 ; elles furent continuées en 1871 et 1872 sur le *Hassler* et plus tard par les navires de l'Etat attachés au service des pêches. Les Anglais firent leur expédition du *Lightning* en 1868, et les Norvégiens exécutèrent leurs trois campagnes du *Vöringen*. La France a puissamment contribué à cette étude par les quatre expéditions du *Travailleur* et du *Talisman* exécutées de 1880 à 1883, sous la direction de M. Alph. Milne-Edwards. Le prince de Monaco, de son côté, s'est livré aux mêmes recherches à bord de son yacht l'*Hirondelle* et les a fait connaître, lors de l'Exposition universelle de 1889 et dans ses communications à l'Académie des sciences ainsi qu'au Congrès international de zoologie (1). Il les continue aujourd'hui à bord de son nouveau yacht la *Princesse Amélie*. Il faut donc aujourd'hui distinguer la faune des côtes de celle des mers profondes.

(1) Prince Albert DE MONACO, *Recherche des animaux marins*. Progrès réalisés sur l'*Hirondelle*, dans l'outillage spécial. Extrait du compte rendu des séances du Congrès international de zoologie, Paris, 1889.

1° *Faune des rivages.* — La grande majorité des animaux marins comestibles se tient le long des côtes. Les poissons sont surtout nombreux au voisinage des ports et de l'embouchure des fleuves, parce qu'ils y trouvent en plus grande abondance les éléments de leur alimentation. Leur nombre est toujours en raison directe de ceux-ci. La prodigieuse fécondité de ces espèces fait qu'il y a toujours un excédent de naissances et que le développement des embryons est déterminé par la proportion de substances nutritives qu'ils trouvent dans les eaux. La mer renferme autant de poissons qu'elle peut en nourrir ; c'est pour cela qu'ils grouillent dans certains parages et qu'il en est d'autres où on en trouve à peine. Au large, on ne rencontre que les poissons migrateurs. Les lois qui président à leur déplacement, les trajets qu'ils suivent et les mobiles auxquels obéit leur instinct sont encore imparfaitement connus. On se livre pourtant avec ardeur depuis quelques années à cette étude si importante au point de vue de la pêche, cette industrie qui fait vivre plus d'un million d'hommes et qui contribue à nourrir le reste ; mais c'est un intérêt industriel plutôt qu'hygiénique et nous n'avons pas à nous en occuper.

Indépendamment des poissons et des cétacés qui habitent ses couches superficielles, la mer nourrit des myriades de petits animaux qui sont la proie des grands. La plupart d'entr'eux sont hyalins et transparents, ce qui les rend presqu'invisibles, quand ils ne sont pas en grandes masses et leur permet d'échapper à leurs ennemis ; d'autres sont de la même couleur que le milieu qui les entoure et sont préservés de la même façon. Ainsi dans les Sargasses de l'Atlantique Nord, on trouve de petits poissons, des crustacés et des mollusques qui y vivent. Comme ils sont nuancés de brun, de jaune et de vert, leur aspect se confond avec celui des plantes qui leur servent de refuge.

Les animaux pelagiens craignent en général la lumière : la nuit, ils se rapprochent de la surface pour s'enfoncer dès que le soleil apparaît. Indépendamment de ces oscillations diurnes, ils émigrent parfois au fond, pendant des périodes plus ou moins longues et d'autres fois ils apparaissent brusquement pour produire les phénomènes de coloration et de phosphorescence dont nous avons parlé plus haut.

2° *Faune profonde.* — Les animaux qui vivent au fond des mers sont de petite dimension, si on les compare aux grandes espèces qui en sillonnent la surface. Ils s'en distinguent aussi par leur organisation qui s'est mise en rapport avec leur milieu. Celui-ci est caractérisé par la haute pression, l'obscurité, le calme complet et l'uniformité de température qui y règnent.

Les poissons des abîmes se distinguent par une atrophie plus ou moins complète des organes de la locomotion ; les os sont devenus poreux, les écailles ont disparu et la fibre musculaire s'est atrophiée sous l'influence de la pression énorme à laquelle ils sont soumis. Lorsqu'ils sont pêchés à des profondeurs considérables, non seulement ils sont morts longtemps avant d'arriver à la surface ; mais les gaz de la vessie natatoire, en se dilatant, ont repoussé l'estomac jusqu'au point de faire saillie hors de la bouche, les yeux sont chassés de leurs orbites, et l'animal est asphyxié.

Le docteur Regnard a étudié les phénomènes qui ont lieu lorsqu'on soumet à de très fortes pressions les poissons de la faune superficielle. A 100 atmosphères ils ne semblent pas incommodés ; à 200, ils sont un peu engourdis ; à 300 ils sont mourants ; à 400 ils sont morts et dans un état de rigidité caractéristique. On a trouvé des poissons à 5.000 mètres, mais leur constitution diffère de celle des précédents, par l'absence de vessie natatoire et probablement aussi par la composition du sang. Les poissons des profondeurs sont toujours de couleur sombre, noirs ou gris. Pour pouvoir se guider dans ces ténèbres, la plupart d'entr'eux sont phosphorescents ou émettent des lueurs jaunes, verdâtres, lilas ; d'autres fois, l'animal est muni d'appareils spéciaux, de plaques phosphorescentes placées au-dessous des yeux ou sur les parties latérales du corps. D'autres sont pourvus de longs tentacules, sortes d'antennes ou de filaments très minces, quelquefois lumineux, qui sont de véritables organes d'exploration.

Les crustacés sont répandus dans toute l'étendue des mers, depuis la surface jusque dans les plus grandes profondeurs. Certains d'entre eux ont des yeux atrophiés ou même absents, d'autres ont des yeux bien conformés et phosphorescents. Les mollusques des abîmes sont parfois aussi privés d'organes de la vue. Leurs coquilles sont petites, minces, fragiles, de couleur pâle. Les coquilles des bivalves sont délicatement sculptées ; leurs tissus sont très mous et incapables de produire des mouvements prompts et énergiques. Les autres classes d'animaux qui habitent les profondeurs des Océans sont représentées par des annélides, des échinodermes, des astéries, des méduses, des coralliaires.

La question de savoir si, dans la zone intermédiaire aux deux faunes, il n'en existe pas une troisième a été récemment l'objet d'une controverse. Murray et Studer croient à l'existence de cette faune intermédiaire ; ils pensent même qu'elle a ses espèces propres et qui ne présentent rien de commun avec les deux autres ; M. Alexandre Agassiz est d'un avis opposé. Les recherches qu'il a faites à bord du *Blake*, puis sur l'*Albatros*, l'ont conduit à la conclusion suivante : « En mer ouverte, la faune pélagique » ne descend pas au-dessous de 200 brasses et se localise par conséquent » dans les limites où la lumière et la chaleur sont susceptibles de pro- » duire quelques variations dans l'état physique des eaux. Il n'y a pas, » ajoute-t-il, de faune pélagique intermédiaire entre ce niveau et le fond ; » enfin les espèces abyssales restent confinées près du fond et celles » qui sont nageuses ne paraissent pas s'en éloigner à une distance » supérieure à cent brasses (1). »

(1) L'expédition scientifique de l'*Albatros*. Trois lettres de M. Alexandre Agazziz (*Revue générale des sciences pures et appliquées*, N° du 20 novembre 1891.)

L'étude des animaux qui vivent au fond des mers est intéressante au point de vue de la zoologie, parce qu'elle montre à l'aide de quelles transformations les êtres organisés parviennent à vivre dans des conditions autres que celles pour lesquelles ils avaient été créés ; mais elle est sans importance pour l'hygiène et nous ne nous y arrêterons pas plus longtemps.

ARTICLE II. — ATMOSPHÈRE MARITIME

La mer couvre, comme nous l'avons vu, près des trois quarts de la surface du globe, l'atmosphère maritime a donc environ trois fois le volume de l'atmosphère terrestre ; mais aucune ligne de démarcation ne les sépare et les vents établissent entre elles des échanges continuels. A terre les courants sont interrompus et déviés par les accidents de terrain ; l'air y est modifié, dans sa température, par la réflexion inégale du sol et dans sa composition par les émanations qui s'en dégagent ; ses propriétés sont éminemment variables. L'air de la mer, au contraire, est d'une homogénéité parfaite ; aucun obstacle n'entrave ses mouvements ; il est en contact avec un élément partout identique, rien n'en trouble la pureté et cette condition, jointe à son humidité et à sa densité plus grandes, constitue ses qualités dominantes. Cette homogénéité, toutefois, ne s'observe qu'au large. Le long des côtes, l'atmosphère est soumise aux mêmes influences qu'à terre et varie avec les localités. Ces considérations sont de la plus haute importance en hygiène navale.

§ Ier. — Météorologie pélagienne

I. **Température.** — Elle est plus uniforme sur mer que sur les continents, plus élevée dans les pays froids, plus basse dans les pays chauds. Entre les tropiques la différence est, d'après Humboldt, de 2°,2. La mer a plus de capacité pour le calorique et moins de pouvoir rayonnant que le sol. La circulation et le renouvellement de l'air y sont plus faciles ; aussi les variations annuelles et diurnes y sont-elles moins prononcées. Dans les régions équatoriales, la différence entre le maximum et le minimum d'un même jour est de 5 à 6 degrés sur le continent, tandis qu'en mer elle n'excède guère deux degrés. Indépendamment de ces causes générales, la température de la mer est soumise à l'action des courants marins qui déterminent des différences considérables à latitude égale, ainsi que nous l'avons montré dans l'article précédent.

Si l'atmosphère maritime est plus constante et n'est pas exposée à ces grands écarts qu'on observe dans celle des continents, en revanche, elle est soumise à des variations plus brusques, plus fréquentes, qui sont dues à son extrême mobilité. En mer, l'air n'est presque jamais en repos ; il y vente plus fort et plus souvent qu'à terre et le moindre changement dans la direction de la brise suffit pour abaisser tout à coup la température dans toute la zone où elle fait sentir son action. Ces perturbations soudaines, ces refroidissements instantanés sont bien plus redoutables pour les valétudinaires que les changements réguliers qu'ils ressentent à terre et contre lesquels il est facile de les prémunir par cela même qu'ils sont prévus. On n'a pas assez tenu compte de ces variations subites, dans l'appréciation des avantages que le climat marin peut avoir pour les malades.

II. **Electricité, ozone.** — L'atmosphère maritime est moins chargée d'électricité que l'atmosphère terrestre. C'est en se rapprochant des côtes qu'on rencontre les orages ; on s'est même demandé si jamais le tonnerre s'est fait entendre à 500 ou 600 lieues des côtes. En revanche, il y a des zones voisines du littoral où il gronde très fréquemment, à la côte d'Afrique par exemple, où pendant les tornades, l'air est traversé par une telle profusion d'étincelles électriques qu'elles provoquent la combinaison de l'oxygène et de l'azote, qu'il se forme de l'acide azotique et que la pluie qui tombe à torrents sur les navires, est assez acide pour donner une coloration rougeâtre à la paille des chapeaux (1).

La situation électrique de l'atmosphère se traduit parfois, à bord des navires, par un phénomène lumineux que les marins de l'antiquité désignaient sous le nom de *Castor* et *Pollux* et que les matelots de nos jours appellent *feu Saint-Elme*. Ces feux mobiles qui voltigent dans les nuits orageuses à la cime des mâts, à l'extrémité des vergues, et qui ne peuvent causer ni explosion, ni incendies, constituent un phénomène fort rare.

Il n'en est pas de même des *aurores boréales*. Il y a des parages où on jouit tous les soirs de ce curieux spectacle. Ce sont également des phénomènes électriques, car M. Lemström a pu les reproduire artificiellement, en garnissant le sommet d'une montagne, dans les régions polaires, d'un vaste réseau de fils de cuivre présentant vers le ciel un grand nombre de pointes (2).

L'air marin est plus riche en ozone si l'on s'en rapporte aux recherches de l'amiral Fitz-Roy. « Jusqu'à présent, dit-il, les faits semblent démontrer » que l'ozone se rencontre surtout au voisinage de la mer et que les » vents qui soufflent du large en contiennent davantage. En comparant » les notes prises sur différents points de la côte d'Angleterre, on

(1) Fonssagrives, *Traité d'hygiène navale* (*loc. cit.*), p. 494.
(2) M. E. Duclaux, *Cours de physique et de météorologie professé à l'Ecole agronomique* (*loc. cit.*), p. 436.

» remarque que les vents qui donnent les indications les plus fortes sont » ceux qui ont passé sur la mer la plus voisine et la plus étendue. Le » lieutenant Chimino a reconnu qu'aux Hébrides et sur la côte N.-O. de » l'Ecosse, il y en avait plus que partout ailleurs, et notamment plus que » sur le grand Océan. Le capitaine hollandais Jansen et le docteur » Nitchell, d'Edimbourg, sont arrivés aux mêmes résultats. Dans les » recherches qu'ils ont faites dans l'Inde, sur l'Océan Atlantique et à » Alger, ils ont trouvé qu'en mer et loin des côtes, l'air était très riche » en ozone ; que, sur le rivage, les montagnes exposées au vent du large » en présentaient plus que les vallées ; que l'air des villes et des localités » de l'intérieur en contenaient très peu. Les observateurs ont eu recours » aux méthodes indiquées par le docteur Moffatt et le professeur Schœn- » bern (1) ».

Les observateurs français ne sont pas arrivés aux mêmes conclusions. Jacolot a fait en pleine mer, à bord de la *Saône*, des expériences qui l'ont conduit à des résultats presque négatifs. Les docteurs Zandick et Dutroulau, observant sur les bords de la Manche et dans des conditions presque identiques, ont obtenu des indications sensiblement différentes. Leurs recherches ont eu lieu à la même époque, pendant les étés de 1862 et de 1863 ; ils se sont servis des mêmes instruments, et tandis que Zandick ne constatait à Dunkerque que 3,7 en moyenne en 1862 et 2,8 en 1863, Dutroulau notait à Dieppe 8 pour la première de ces époques et 8,2 pour la seconde. Cette question de météorologie maritime appelle, on le voit, de nouvelles recherches.

III. **Humidité, pluies et brouillards.** — L'atmosphère maritime, envisagée dans son ensemble, est plus humide que l'atmosphère terrestre et cela se comprend, puisqu'elle est partout en rapport avec une masse liquide sur laquelle l'action du soleil s'exerce sans obstacle et sans intermédiaire. Toutefois, sous l'influence de conditions locales, l'air atteint parfois à terre un degré d'humidité qu'il ne présente jamais au large sous la même latitude. C'est ce qui arrive à la surface des lacs, des marais, des plaines inondées et ce que démontrent les brouillards épais qui les recouvrent et la sensation de froid humide qu'on ressent quand on s'en approche. Cet effet est dû à l'immobilité des couches atmosphériques maintenues en repos par les montagnes et les forêts voisines. Il tient aussi à ce que l'eau douce dégage plus de vapeur que l'eau salée. Kaemtz a constaté que l'eau de mer prise à diverses températures, n'émet jamais que la quantité de vapeur fournie par une masse d'eau distillée de même volume plus froide de 3°,5.

La vapeur d'eau, comme la température sur laquelle elle se règle, est plus uniformément répartie dans l'atmosphère maritime. Elle est comme

(1) Fitz-Roy, *The Weath book*, 2e édition, 1867, p. 87.

à terre d'autant plus abondante que la température est plus élevée et varie également suivant la saison, l'heure de la journée et la direction du vent. Elle présente son maximum sous les tropiques et il n'est pas rare de l'y voir atteindre le degré de saturation.

C'est également dans les mers des régions équatoriales qu'on observe des pluies torrentielles dont on n'a aucune idée sous nos latitudes. La zone de calme intermédiaire aux vents alisés des deux hémisphères en est le siège de prédilection. Là le ciel est habituellement couvert et semble se fondre en eau, aussi les marins ont-ils donné à cette région le nom de *pot au noir*. Les pluies tropicales sont en général aussi courtes qu'elles sont abondantes ; dans l'intervalle, le ciel reprend tout son éclat ; mais ces alternatives entretiennent l'atmosphère dans un état d'humidité excessive.

Dans les mers du Nord, l'humidité se traduit sous une autre forme. Ce sont des brumes épaisses aussi nuisibles à la santé que dangereuses pour la navigation. On les rencontre surtout le long des côtes. Keraudren expliquait leur production par la rencontre des deux atmosphères maritime et terrestre. La véritable cause est le refroidissement brusque d'un courant d'air saturé d'humidité, lequel précipite à l'état liquide toute la vapeur d'eau en excès et la rend visible. Ce phénomène est presque constant dans certains parages. Le banc de Terre-Neuve est de ce nombre. Il est presque constamment recouvert d'une brume épaisse dans laquelle les navires qui pêchent la morue sur le banc sont constamment enveloppés et, comme ces parages sont parcourus par les grands transatlantiques qui passent au milieu de tous ces navires avec leur terrible vitesse, il en résulte souvent des abordages dont le bateau à vapeur s'aperçoit à peine. On ne le sait que plus tard, en faisant le compte des navires qui ne sont pas rentrés au port. Les brumes du banc de Terre-Neuve sont dues à ce que le courant d'air chauffé par le *Gulf-Stream* y rencontre l'air froid des courants polaires. Elles sont très persistantes et recouvrent parfois des surfaces énormes.

IV. **Densité.** — La densité de l'atmosphère maritime est supérieure à celle de l'air qu'on respire à terre parce que le niveau de la mer est au-dessous de celui des continents. Elle n'est pas, comme on l'a cru longtemps, la même sur tous les points du globe. Elle varie avec la longitude et la latitude, mais dans des limites très restreintes. Si l'on réunit les observations faites, pendant plusieurs années, sur un grand nombre de points, de façon à obtenir la valeur moyenne de la pression en chacun de ces points, soit pour l'année, soit pour les derniers mois en particulier, on voit, ainsi que l'a montré Maury, que la pression barométrique varie avec la latitude d'une manière analogue dans les deux hémisphères de façon que, si l'on considère le phénomène dans son ensemble, on trouve :

1° Une zone de faible pression (vers 758^{mm}) près de l'équateur ;

2° Une zone de fortes pressions (vers 766^{mm}) vers 35° Nord et Sud ;

3° Deux zones de faibles pressions (vers 758^{mm}) vers 55° Nord et Sud ;

4° Une pression légèrement ascendante de ces zones vers les pôles.

En étudiant la répartition de la pression dans les différents mois, on reconnaît que ces zones ne restent pas fixes, mais qu'elles se déplacent suivant la déclinaison du soleil (1).

Tels sont les résultats généraux obtenus par Maury. Les observations qui ont été faites depuis ont permis d'étudier avec beaucoup plus de détails la répartition des pressions. En étudiant les cartes des Isobares moyennes, tracées pour chaque saison, on reconnaît qu'il existe, sur les grands continents, des centres de haute pression en hiver, et des centres de basse pression en été. Sur les Océans, au contraire, il existe toujours, dans les environs des tropiques, des centres de hautes pressions ou anticyclones, sortes d'Ilots qui se déplacent plus ou moins avec les saisons, et autour desquels se meuvent les mouvements cycloniques secondaires. Quant à l'influence de la longitude, elle dépend de la position des Ilots de haute pression sur la mer. Kiemtz avait avancé qu'à latitude égale la colonne barométrique est plus élevée de 3^{mm},50 sur l'Océan Atlantique que dans le Pacifique (2) mais ces observations ne sont pas exactes. En été la pression moyenne est plus forte sur le Pacifique que sur l'Atlantique.

Les oscillations diurnes s'observent également à la surface de la mer et varient avec la latitude. Elles diminuent en se rapprochant des pôles et cessent à partir du 74e degré Nord.

En somme, ces différences ne dépassent pas 8 millimètres ; elles sont par conséquent insignifiantes lorsqu'on les compare à celles que déterminent à terre les moindres changements dans l'altitude. L'homme de mer est constamment soumis à la pression atmosphérique la plus élevée qui soit, et subit en tout temps l'influence tonique et plastifiante de ce milieu. Le mineur seul supporte une colonne d'air plus lourde, mais cet air chaud, confiné, vicié par les émanations de tout genre, n'a pas les propriétés vivifiantes de celui qui souffle en liberté sur les grandes plaines des Océans.

V. **Vents et tempêtes.** — La mer est la patrie du vent. C'est là qu'il évolue, sans rencontrer d'obstacle, sur d'immenses étendues et qu'il déploie toute sa violence. C'est aussi sur les Océans que se vérifient les grandes lois de la climatologie et qu'on observe les perturbations redoutables désignées suivant les régions sous les noms d'*ouragans*, de *cyclones*, de *typhons*.

Les calmes complets sont rares sur l'immensité des mers ; il vient

(1) TEISSERENC DE BORT, *Atlas de météorologie maritime* (*loc. cit.*), p. 6.

(2) L.-J. KAEMTZ, *Cours complet de météorologie*, Paris, 1858, p. 260.

presque toujours une fraîcheur de quelque part, et le vent qui souffle en tempête sur l'Océan n'arrive souvent qu'à l'état de brise légère à l'intérieur des continents.

Tant que les navires n'ont pas eu d'autre moteur, les vents ont constitué la grande préoccupation et la principale étude du marin. Arriver par l'observation à savoir quelle est leur direction habituelle dans les différents parages, afin de bien diriger sa route, prévoir les tempêtes, les grains, les sautes de vent, constituaient alors les connaissances les plus précieuses et l'habileté pratique des capitaines expérimentés. Aujourd'hui la navigation s'est affranchie du joug de l'atmosphère, elle s'en est rendue indépendante. Le vent n'est plus pour elle qu'un obstacle et souvent un danger. Cependant les études anémologiques n'ont jamais été poussées avec plus d'ardeur. Grâce à la rapidité des communications électriques, à la simultanéité des observations sur les différents points du globe, à la masse de documents que le nombre toujours croissant des navires a permis de réunir, on a pu tracer certaines règles générales autour desquelles viennent se grouper les faits particuliers. La prévision du temps qui n'est encore qu'une sorte de divination, qu'une notion vague, empruntée le plus souvent à l'instinct des animaux, et se traduisant par quelques formules empiriques, doit devenir un jour la déduction positive de lois scientifiquement démontrées.

A. Direction des vents (1). - Les anciens nous ont légué la connaissances des vents de la Méditerranée. Celle des alizés des deux hémisphères, des moussons de l'Inde nous a été révélée par les grands navigateurs du seizième siècle et les observateurs modernes ont à peu près complété la carte anémographique du globe.

Les résultats auxquels ont donné lieu ces observations, bien que ne constituant pas encore une théorie générale de la circulation, sont importants. Il est essentiel d'en donner un aperçu :

Lorsqu'on étudie le tracé des Isobares, tant sur les cartes simultanées que sur les cartes de moyennes, on reconnaît l'existence de zones de haute et basse pression, qui suffisent à expliquer tous les mouvements de l'atmosphère.

Une dépression ou cyclone (fig. 63) est constituée par une partie centrale, correspondant au minimum barométrique, autour de laquelle les Isobares se disposent d'abord en courbes enveloppantes qui ont plus ou moins la forme d'un cercle ou d'une ellipse déformés. Un peu plus loin, les Isobares s'ouvrent et ne font plus partie de la dépression proprement dite. La pression va naturellement en croissant du centre à la périphérie.

(1) Tout ce qui a trait à la direction des vents, ainsi qu'aux ouragans et aux cyclones est la reproduction d'une note qui nous a été remise par M. Georges Simart, chef de la Météorologie nautique au service hydrographique de la marine.

Une zone de haute pression ou anticyclone (fig. 64) est constituée au contraire par une partie centrale correspondant à un maximum barométrique autour duquel les Isobares sont disposées, comme pour les dépressions, en courbes enveloppantes et fermées, mais qui correspondent à des hauteurs barométriques diminuant du centre à la périphérie.

Cela posé, il existe une relation déterminée entre la direction des Isobares et celle du vent : elle résulte en grande partie de ce fait, vérifié et démontré, que tout vent tend à être dévié vers sa droite dans l'hémisphère Nord et vers sa gauche dans l'hémisphère Sud. Cette loi, formulée pour la première fois par Buys-Ballot, dans toute sa généralité, s'énonce de la manière suivante :

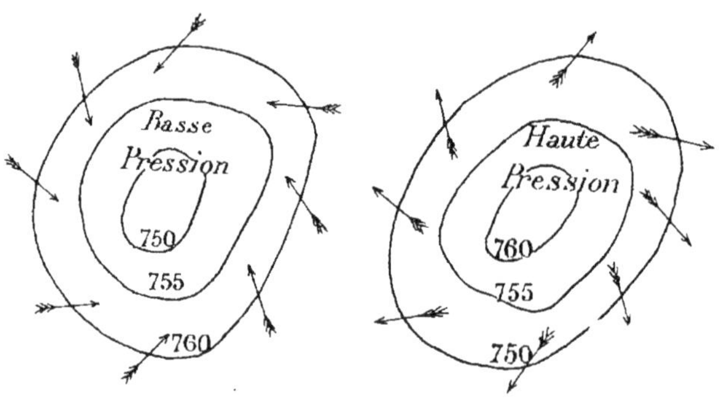

Hémisphère Nord

Fig. 63. Fig. 64.

Dans l'hémisphère Nord, tournez le dos au vent : le baromètre sera plus bas à votre gauche qu'à votre droite. Dans l'hémisphère Sud, c'est le contraire qui a lieu.

De là on conclut qu'autour d'une dépression, le vent tourne en sens inverse des aiguilles d'une montre, dans l'hémispbère Nord et dans le même sens dans l'hémisphère Sud; qu'autour d'un centre de haute pression au contraire, le vent tourne dans le sens des aiguilles d'une montre dans l'hémisphère Nord et en sens inverse dans l'hémisphère Sud.

A cette loi très générale, il faut ajouter les règles suivantes :

Autour des dépressions et à la hauteur du sol, le vent est sensiblement convergent, d'autant plus que la latitude est plus basse, tandis qu'il est divergent dans la partie supérieure de l'atmosphère, ainsi que le prouvent les observations de M. A. Hildebraudson.

Autour des maxima barométriques ou anticyclones, les vents forment au contraire un tourbillon divergent à la base et convergent à la partie supérieure.

La conclusion de ces règles semble être, manifestement que, dans une dépression, le mouvement de l'air est ascendant, et qu'il est descendant dans les anticyclones. C'est ce que tendent à prouver les expériences du R. P. Deschevreus à l'observatoire de Sika-Wé en Chine. Au moyen d'un instrument ingénieux, le clino-anémomètre, il a constaté, dans un cyclone, un mouvement ascendant de l'air, avec une vitesse verticale de 10 kilomètres à l'heure et une inclinaison de 6° environ ; dans les anticyclones le mouvement mesuré fut descendant. Citons enfin les études et expériences de M. C. Weyher sur les tourbillons, trombes et cyclones, reproduits artificiellement, et qui ne sont pas moins concluantes. Cependant nous devons ajouter que ces résultats sont encore l'objet de nombreuses controverses.

Nous avons étudié dans ce qui précède les dépressions et les anticyclones en eux-mêmes, nous allons nous occuper maintenant de leur répartition à la surface du globe.

L'observation et l'étude raisonnée des cartes du temps ont établi qu'il existe sur le globe un certain nombre de *centres d'action de l'atmosphère*, causés par les inégalités thermiques. et qui correspondent à des aires permanentes ou périodiques à long intervalle, de basse et de haute pression, ainsi que nous l'avons dit précédemment. Ainsi, dans notre hémisphère, il existe en hiver un maximum sur l'Atlantique, dit des Açores, sur le Pacifique ou des Sandwich, au centre de l'Asie et au centre de l'Amérique du Nord. Les minima se trouvent à l'Equateur et en Islande. Pendant l'été les maxima des grands continents deviennent des minima, tandis que les maxima et les minima des Océans persistent. Les cartes Isobares moyennes, janvier et juillet, de l'Atlas de M. Teisserenc de Bort, indiquent cette répartition.

Ces centres d'action oscillent journellement, se déforment, peuvent même se dédoubler momentanément; mais ils n'en constituent pas moins comme la base, la charpente de la circulation générale : Lorsqu'on leur applique la loi de Buys-Ballot, ils donnent la direction moyenne du vent dans chaque région, ainsi que le prouvent d'une manière surabondante, les cartes de vents de Maury et celles plus récentes de Brault.

Dans les endroits où ces centres d'action sont le plus accusés, ont le plus de permanence, ils indiquent même le régime véritable des vents : Les vents alizés, les moussons, leur changement avec les saisons, sont ainsi complètement expliqués.

Si l'on compare maintenant ce champ permanent d'action aux cartes simultanées journalières, on reconnait qu'il est constamment sillonné par des dépressions mobiles qui donnent lieu à des vents tourbillonants plus ou moins violents. Ces dépressions prennent naissance en général dans les centres d'action minima ; le baromètre y est encore plus bas ; elles se déplacent assez rapidement, entraînées par la circulation générale ; elles paraissent se mouvoir autour des centres d'action de haute pression conformément aux lois de Buys-Ballot, semblables à une avalanche qui contourne en tourbillant les pentes d'une montagne. Dans leur route, elle se segmentent ; tantôt au contraire deux dépressions peuvent s'attirer et finalement se confondre.

Aussi, dans nos régions, ces dépressions, qui peuvent avoir une étendue considérable et qui souvent ont eu pour origine un cyclone tropical, se meuvent en contournant, de l'Ouest à l'Est, le bord Nord du maximum des Açores et vont se perdre dans le minimum d'Islande. C'est à leur passage que nous devons la succession des vents de S.-O. et de N.-O., qui prédominent sur nos côtes. On comprend, par ce qui précède, comment l'Amérique peut nous signaler souvent plusieurs jours à l'avance les dépressions qui, partant de ses côtes, se dirigent vers nous.

B. Ouragans, cyclones et typhons. – Les tempêtes qui, sous le nom d'ouragans, de cyclones et de typhons éclatent dans les mers équatoriales ne sont autre chose que des dépressions barométriques mobiles du genre de celles dont nous venons de parler et qui présentent les mêmes caractères généraux : Isobares concentriques plus ou moins circulaires ou elliptiques, vent convergent et tournant en suivant la loi de Buys-Ballot, mouvement de translation très accusé. Elles se distinguent des dépressions ordinaires parce qu'elles sont plus profondes, moins étendues, mais d'une violence extrême.

Ces redoutables phénomènes ont été étudiés avec le plus grand soin depuis une cinquantaine d'années, et bien qu'ils n'aient pas une marche absolument régulière, on a pu, pour chaque région, formuler un certain nombre de règles dont voici le résumé :

1° *Origine et mouvement de progression des cyclones.* — D'une manière générale, les cyclones prennent naissance dans les régions de l'atmosphère où les mouvements généraux sont les plus accusés et les plus réguliers, puis ils suivent dans leur progression les mouvements de l'atmosphère au milieu de laquelle ils sont plongés. Il en résulte que, dans les grands Océans, ils doivent contourner l'anticyclone permanent dont nous avons parlé précédemment. Ils décrivent ainsi une sorte de parabole dont le sommet est entre le 25° et le 30° de latitude dans les deux hémisphères. Mais cette courbe moyenne peut être singulièrement déformée par la présence des terres, et elle change souvent complètement d'aspect dans les régions à moussons.

Dans l'Atlantique Nord on rencontre quelquefois des cyclones auprès des îles du Cap Vert, au milieu des alizés, de juin à octobre, et qui courent en général de l'E. S.-E. à l'O. N.-O. Mais c'est surtout dans le voisinage des Antilles et du golfe du Mexique qu'ils prennent naissance. On en a observé 355 depuis 300 ans. La saison la plus favorable s'étend de juillet à octobre, maximum en août 20 p. 100, mais il n'existe pas un mois de l'année où l'on n'ait constaté leur présence, minima en janvier 1,5 p. 100. Ils prennent généralement naissance au Sud et à l'Ouest des Antilles, ils passent au Nord, au Sud ou sur ces îles, et s'infléchissent ensuite pour longer la côte d'Amérique et aller mourir dans la dépression du Nord.

Dans l'Atlantique Sud, il n'y a pas à proprement parler de cyclones tropicaux ; mais plus au Sud, par 40° de latitude, dans la région des grands vents d'Ouest bien établis, on rencontre des dépressions profondes qui ont un caractère cyclonique marqué.

Dans l'Océan Indien septentrional, les cyclones se produisent presque toujours au changement de mousson. On en rencontre dans le golfe du Bengale surtout en mai, juin, octobre et novembre (115 en 139 ans). Ils se forment en général dans le voisinage des îles Andaman, et, suivant la saison, viennent assaillir la terre à Madras, ou dans les environs de Chettagony à l'embouchure du Gange.

Dans la mer Arabique on en a observé 62 en 25 ans ; souvent, ils ne sont que le prolongement des cyclones qui ont leur origine dans la mer du Bengale et traversent la presqu'île de l'Hindoustan. Mais plusieurs prennent naissance entre les Laquedives et les Maldives et remontent ensuite la côte en atteignant Bombay. Rarement ils entrent dans le golfe d'Aden, où ils étaient à peu près inconnus avant le terrible ouragan de juin 1885, qui causa la perte du *Renard*, de l'*Augusta* et de plusieurs bâtiments de commerce.

Dans l'Océan Indien méridional, ils prennent naissance au sud du 7° ; il y en a toute l'année, mais ils sont surtout communs en janvier, février et mars. Ils décrivent des paraboles assez régulières mais dont l'ouverture est très variable. Maurice, Bourbon et la côte Est de Madagascar sont souvent atteints. Ils s'engouffrent même quelquefois dans le canal de Mozambique.

Dans les mers de Chine, où les cyclones portent le nom de typhons, ces ouragans sont moins communs que dans l'Océan Indien. Ils ont surtout lieu de juin à octobre (58 en septembre sur 214 observations en 85 ans), mais leur présence a été signalée pendant tous les mois de l'année. Presque tous paraissent prendre naissance à l'E. ou au S.-E. des Philippines, quelques-uns dans la mer de Chine même, mais ce sont les moins dangereux. Pendant la mousson de N.-E., ils n'existent que dans le Sud ; leur trajectoire, qui est presque une ligne droite Est à Ouest, peut même s'infléchir vers le Sud. Pendant la mousson de S.-O. ils décrivent à peu près des arcs de paraboles dont la position des sommets varie entre l'île d'Hainan et l'Est de Formose. Ils peuvent atteindre alors la Corée et le Japon.

Dans l'Océan Pacifique sud, les cyclones ont surtout lieu en été, on les rencontre depuis les îles Pomotou jusqu'à la côte d'Australie. L'arc de leur parabole est beaucoup plus régulier. Enfin, comme dans l'Atlantique sud et dans l'Océan Indien Austral, on rencontre au Sud du 35°, dans la région des vents d'Ouest bien établis, des dépressions qui ont le caractère cyclonique.

2° *Forme des cyclones et direction du vent.* — Les cyclones étant des dépressions, il n'y aurait que peu de choses à dire sur un sujet déjà traité, si l'une des théories, actuellement en discussion, celle des vents circulaires, tangents aux Isobares, n'avait pour les navigateurs des conséquences désastreuses. Tous les navigateurs, tous les savants qui ont étudié de visu ces redoutables phénomènes, Vinès, Sprung, Dechevreus, Dorberck, Meldrum sont unanimes à condamner cette théorie. Il faut admettre que les vents ont une direction franchement centripète, sauf peut-être dans la région avoisinant immédiatement le Centre. Cette convergence est d'ailleurs plus ou moins prononcée suivant les mers et la position de

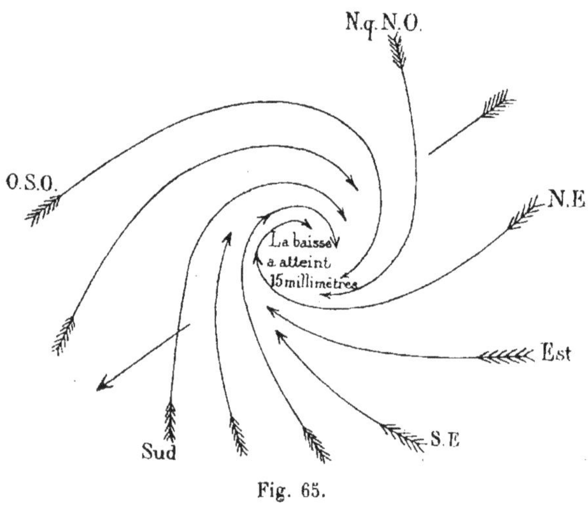

Fig. 65.

l'observateur par rapport au centre. Considérons, comme exemple, un cyclone de l'Océan Indien (fig. 65). Par rapport à la trajectoire de son centre indiquée par la flèche, il est divisé en deux bords, un bord dangereux celui qui est à gauche, dans lequel la vitesse de translation s'ajoute à la vitesse de rotation, un bord maniable dans lequel la vitesse de translation se retranche, où les vents sont peut-être moins violents, mais dans lequel surtout il est plus facile de s'éloigner du centre. Dans le demi-cercle dangereux, les vents font avec l'Isobare un angle qui varie de 60° à 30°, tandis qu'il semble être de 30° à 20° dans le demi-cercle maniable. En Chine, les résultats des observations ont été les mêmes; l'angle de la direction du vent avec l'Isobare varie de 50° à 10°. Il n'est donc plus possible d'admettre que le vent souffle circulairement ; un bâtiment qui manœuvre, en partant de cette hypothèse, s'expose aux plus grands désastres.

3° *Signes précurseurs et pronostics.* — Le plus sûr avertissement de l'approche d'un cyclone est dans le baromètre ; mais l'apparence du temps, la forme et la direction des nuages constituent aussi des indices certains. Le plus souvent on constate une hausse anormale du baromètre, avec temps clair et chaud. Des cirrus en forme de plumes précèdent quelquefois sa venue de cinq ou six jours. Puis, l'horizon est envahi dans la direction où se trouve le centre, par une masse de nuages compacte de couleur sombre et rougeâtre ; le baromètre commence à baisser ; sous l'influence d'une humidité croissante, l'air devient oppressif, en même temps que le ciel prend une apparence menaçante et vaporeuse ; bientôt il est couvert d'une couche épaisse de nimbus, le baromètre baisse de plus en plus, le vent fraîchit à chaque instant avec des grains violents. Si le bâtiment se trouve sur la route du cyclone, la convergence des vents d'abord très franche, diminue graduellement ; la pluie devient torrentielle et le vent souffle alors si violemment qu'aucune voile ne peut y résister ; mais on ne remarque souvent ni tonnerre ni éclairs. Plus près du centre encore le vent tombe complètement, le ciel s'éclaircit, le baromètre atteint son minimum et le thermomètre son maximum. Aucun bâtiment ne passe dans le calme central sans y faire des avaries majeures, bien heureux quand il peut en sortir ; mais alors la mer est terrible, venant de tous les bords. Puis au bout d'un temps plus ou moins long, le vent reprend d'une direction opposée, avec une violence égale et le baromètre remonte. Enfin, lorsque l'on est sorti du rayon d'action du cyclone, le ciel se dégage et on *voit* le cyclone qui poursuit sa route sous la forme d'un épais et noir rideau de nuages aux lueurs cuivrées.

La baisse barométrique est toujours marquée mais variable. Dans le cyclone reçu par l'*Amazone* dans les Antilles, ce bâtiment a vu son baromètre varier de 22^{mm} en 1 heure, et de 49^{mm} en 3 heures, avec une variation totale de $66^{mm},5$ en 24 heures. On a constaté une hauteur de 711^{mm}. Dans l'Océan Indien, à l'observatoire météorologique de False-Point, le 22 septembre 1885, le baromètre est tombé en 2 h. 30 de 742,5 à 691,7. Dans les mers de Chine (28 septembre 1880), il est tombé de 753 à 684 en 4 heures.

Variable aussi est le diamètre des ouragans et leur vitesse de translation. Peu considérable au début, le diamètre d'un cyclone va généralement en augmentant, surtout sur la seconde partie de son parcours, où il arrive souvent qu'il se segmente en deux ou trois tourbillons de moindre importance. Dans les Antilles, le diamètre au début atteint 100 ou 150 milles au plus, et celui du calme central de 7 à 15 milles. La limite des vents violents atteint ensuite 190 milles, mais le phénomène peut faire sentir son action jusqu'à 750 milles. Dans l'Océan Indien, le diamètre qui est de 50 à 60 milles au début, semble être de 100 à 200 milles, tant qu'il marche dans l'*O*. de 300 à 500 dans le voisinage de la Réunion, de 600 à 700 plus au Sud. Dans les mers de Chine, le rayon d'action paraît être plus considérable, on admet qu'on peut être prévenu de l'approche d'un ouragan à 500 milles de son centre, son diamètre étant d'environ 150 milles, avec une partie centrale de 4 à 30 milles.

La vitesse de translation est aussi variable, avons-nous dit ; assez lente au début, elle s'accroît d'abord, se ralentit au sommet de la courbe, et augmente de nouveau lorsque le cyclone se trouve sur sa deuxième branche. Ainsi le cyclone de septembre 1875 aux Antilles avait au début, en se dirigeant vers l'*O.* une vitesse de 11 à 13 milles, qui descendit à 4 ou 5 milles au sommet, pour augmenter ensuite, dans le mouvement vers l'*E.* jusqu'à 36 milles à l'heure. Les tempêtes qui traversent l'Atlantique ont en moyenne une vitesse de 14 milles à l'heure. Dans le golfe du Bengale la vitesse est de 8 à 9 milles. Dans l'Océan Indien, elle n'est guère que de 5 à 10 milles sur la première branche, et ne dépasse pas 13 milles sur la seconde. Enfin, dans les mers de Chine, la vitesse de translation varie de 5 à 17 milles suivant la latitude, de 11° à 32°. Plus au Nord elle peut atteindre 36 milles.

La vitesse même du vent est d'autant plus grande qu'on est plus près du centre sauf dans ce centre même où, avons-nous dit, il fait presque calme. On prétend que dans certains ouragans leur violence dépasse 60 mètres à la seconde ; on comprend les terribles effets des masses d'air animées d'un pareil mouvement. La violence des cyclones est irrésistible. Les navires qui se trouvent pris dans ce tourbillon coulent ou sont jetés à la côte ; les arbres sont déracinés, les maisons renversées, les toitures sont emportées. On a vu des grilles de fer tordues, arrachées, des canons soulevés et transportés à grande distance. On montre encore à la Basse-Terre un énorme palmier qui a été percé de part en part, par une poutre, dans l'ouragan légendaire du 10 octobre 1780, celui qui engloutit un convoi de 50 navires français transportant 5.000 hommes de troupes et escortés par deux frégates, qui renversa presque toutes les maisons de la Martinique, de Sainte Lucie, de la Dominique, de Porto-Rico et fit périr plus de vingt mille personnes.

Cet ouragan est le plus violent dont on ait gardé la mémoire ; mais il s'en produit souvent qui occasionnent des désastres sérieux sans compromettre l'existence d'une colonie. C'est ainsi que, le 29 avril 1892, il a passé sur l'île Maurice, un typhon qui a détruit une partie de la ville de Port-Louis, renversé le collège royal, vingt-quatre églises et chapelles, beaucoup de sucreries, et détruit la moitié des récoltes. 1,200 personnes ont été tuées, 4,000 ont été blessées. Le baromètre baissa, dans l'espace d'une heure, de 27c,95. La vitesse du vent atteignit, disent les journaux qui ont rapporté le fait, la vitesse de 60m à la seconde.

VI. **Composition de l'air marin.** — L'air marin ne diffère de celui qu'on respire à terre que par son extrême pureté. Sa composition est la même. Les différences qu'on a cru remarquer dans les proportions réciproques de l'oxygène, de l'azote et de l'acide carbonique sont trop insignifiantes et trop contestables pour qu'on puisse y attacher quelqu'importance. Les recherches les plus suivies qui aient été faites dans cette direction sont dues à B. Lewy. Les premières remontent à 1842. Elles avaient été exécutées d'après les procédés de Dumas et Boussingault, et avaient produit ce résultat singulier que les quantités d'oxygène contenues dans l'air marin étaient notablement inférieures à celles de l'air du continent. Les expériences avaient paru tellement concluantes à Dumas, qu'en rendant compte du travail de B. Lewy à l'Académie des sciences, il en tirait les conclusions suivantes : « L'air de la mer est donc moins » oxygéné et la différence est tellement constante et tellement considé» rable qu'il n'y a pas lieu de supposer la moindre erreur. Cette différence » de composition paraît bornée à une tranche d'air voisine de la mer, » puisqu'à la côte et à une hauteur de 35 pieds, elle est la même qu'à » terre (1) ».

B. Lewy reprit le cours de ses recherches neuf ans plus tard. Cette fois elles eurent pour théâtre et pour terme de comparaison, le Nouveau-Monde et l'Océan Atlantique. Ce ne fut plus au procédé de Dumas et de Boussingault que l'auteur eut recours ; mais à celui de Regnault et Reiset qui consiste à analyser l'air par les volumes. Dans le compte-rendu qu'il adressa à l'Académie des sciences, il n'était plus question des différences signalées dans ses premiers travaux. Les expériences faites au niveau de la mer et celles qu'il avait exécutées à 3,000 mètres d'altitude, lui avaient donné les mêmes résultats ; l'air pris à la Nouvelle-Grenade, à Bogota et sur l'Atlantique à 400 lieues des côtes, lui avait présenté la même composition. Ces recherches l'avaient en même temps conduit à la découverte d'un fait nouveau ; elles lui avaient permis de reconnaître que la composition de l'air marin varie avec les heures de la journée, que le jour il renferme plus d'oxygène et plus d'acide carbonique que la nuit, ainsi que le constate le tableau suivant :

AIR RECUEILLI SUR L'OCÉAN ATLANTIQUE, LE MÊME JOUR ET PAR LE MÊME VENT, A 400 LIEUES DES CÔTES.

Première épreuve. — 3 heures du matin.		*Deuxième épreuve. — 3 heures du soir.*	
Acide carbonique	3.346	Acide carbonique	5.420
Oxygène	2.096.139	Oxygène	2.106.099
Azote	7.900.515	Azote	7.888.481
	10.000.000		10.000.000

La différence est donc, sur 10,000 volumes, de 2,074 pour l'acide carbonique et de 9,960 pour l'oxygène (2). Elle tient à ce que, pendant

(1) Cette dernière analyse avait porté sur de l'air pris au château de Kronborg, à 12 lieues de Copenhague, sur le bord de la mer et à 35 pieds au-dessus de son niveau (*Comptes-rendus de l'Académie des sciences*, 1842, t. XIV, p. 379).

(2) B. LEWY, Rapport sur les collections faites dans la Nouvelle-Grenade (*Comptes-rendus de l'Académie des sciences*, 1851, t. XXXIII, p. 374).

le jour, les rayons solaires font dégager une partie des gaz que la mer tient en dissolution et qui renferment plus d'oxygène et d'acide carbonique que l'atmosphère.

En somme toutes ces analyses prouvent que l'air est à peu de chose près le même sur quelque point du globe qu'on l'étudie. L'atmosphère maritime n'est remarquable que par sa pureté. Elle renferme pourtant quelques particules salines. Tous les navigateurs ont remarqué que, lorsqu'on se promène sur le pont d'un navire et qu'il vente bonne brise, on perçoit au bout d'un certain temps une saveur manifestement salée, lorsqu'on se passe la langue sur les lèvres. Il se dépose dans les mêmes conditions sur tous les objets une poudre blanche qui n'est autre chose que du sel marin provenant de l'évaporation des gouttelettes d'eau de mer soulevées par le sillage ou pulvérisées par la brise. Ces particules salines sont emportées par le vent à une grande distance et élevées à une hauteur assez considérable, ainsi que Gilbert d'Hercourt s'en est assuré par des expériences directes. C'est à cette salure de l'air marin qu'on a voulu faire jouer un rôle dans la cure de la phthisie, alors qu'on considérait le chlorure de sodium comme une sorte de spécifique de cette affection. Nous reviendrons sur ce sujet en parlant de la valeur thérapeutique de l'air marin.

L'atmosphère maritime observée à grande distance des côtes est *aseptique*, d'une manière presque absolue. Le docteur Miquel l'a constaté, en examinant des récoltes faites sur des bourres de coton de verre, dans le cours de voyages sur la Méditerranée et l'Atlantique à bord de la *Gironde*, du *Cambodge*, du *Saïd* et de l'*Amazone* et rapportées par le commandant Moreau et le Dr Planty-Mauzion. L'examen de ces échantillons l'a conduit aux conclusions suivantes qui ont été confirmées depuis par un médecin de la marine allemande, le Dr Fischer, dans une campagne aux Antilles :

Au large, l'air de la mer ne renferme véritablement pas de micro-organismes. Il a fallu dix mètres cubes d'air pour fournir de 4 à 6 germes cultivables. En s'approchant des côtes le nombre augmente. A une distance de moins de 100 kilomètres, on en trouve de 6 à 45 par mètre cube, suivant que le vent vient de terre ou du large. La mer engloutit tous les germes. Ils y tombent par leur poids ou y sont poussés par les vents et, quand elle les tient, elle ne les rend plus. L'air des paquebots au départ renferme plus de bactéries que l'atmosphère maritime, mais la ventilation nautique les fait vite disparaître. Ceux qui sont produits par la vie de bord ne compensent pas cette destruction et, à tous les moments de la traversée, l'atmosphère des paquebots est cent fois moins riche en bactéries que celle des habitations parisiennes (1). Au large en un mot, l'air marin est aseptique et c'est là ce qui explique le succès des opérations

(1) MIQUEL, *Des organismes microscopiques de l'air de la mer.*

qu'on pratiquait à bord alors même qu'on n'y observait pas les règles de l'antisepsie chirurgicale.

§ II. — **Qualités hygiéniques de l'atmosphère maritime.**

L'air marin, lorsqu'on le respire loin des côtes, est salubre et vivifiant. Incessamment agité par la brise et rafraîchi par elle, inondé de lumière, pur d'émanations nuisibles, il est plus sain que l'atmosphère des villes, plus tonique, plus stimulant que celui des campagnes et même que l'air des montagnes puisqu'il joint à une pureté égale, une densité bien supérieure. En revanche, l'humidité dont il est imprégné, les brumes qui l'obscurcissent parfois, les variations de température brusques et continuelles le rendent quelque peu agressif pour les constitutions débiles et impressionnables, surtout pour les personnes dont la poitrine réclame des ménagements.

Au voisinage des côtes et sur le littoral, les propriétés hygiéniques de l'air marin ne sont plus les mêmes. Elles dépendent de l'exposition, de la hauteur et de la direction des collines qui bordent la plage et qui l'abritent plus ou moins complètement contre les vents régnants ; elles tiennent également à la constitution du sol, à la végétation qui le couvre, aux sables, aux vases qu'on peut y rencontrer. Toutes ces conditons font varier d'un point à un autre la climatologie des localités maritimes. L'air est doux, humide, tempéré, quand la brise vient du large ; il est glacial lorsqu'elle a passé sur des cimes neigeuses, sec, brûlant, chargé de poussières, lorsqu'elle a traversé des plaines de sable chauffées par le soleil, délétère au voisinage des marais. Dans les régions intertropicales, on rencontre, à chaque instant, sur le littoral, d'immenses marécages où des détritus animaux et végétaux se putréfient dans un mélange d'eau douce et d'eau salée. Ces foyers d'infection se rencontrent surtout à l'embouchure des fleuves. Les miasmes pestilentiels qui s'en dégagent sont transportés à de grandes distances et vont vicier au loin l'atmosphère maritime. Les navires mouillés dans le voisinage, ceux qui stationnent dans ces dangereux parages, sont décimés par les redoutables endémies des pays chauds dont les germes s'élaborent dans ces marais empestés.

Il est impossible, on le voit, d'assigner des caractères généraux à l'atmosphère du littoral. Il n'y a aucun rapport entre l'air humide, froid, brumeux, tourmenté par les vents qu'on respire sur les côtes de la Manche et l'atmosphère tiède, limpide, lumineuse et calme qui baigne le rivage de la Méditerranée. De Fréjus à Menton, c'est un véritable enchantement et quand on sait choisir sa localité, quand on plante sa tente au fond d'une baie abritée du mistral, à l'ombre des pins et des orangers, on peut s'en tenir là. Il n'y a pas de point sur la terre où il soit plus doux de vivre et plus facile de se bien porter. L'atmosphère maritime n'en constitue pas tout le charme ; il est certain pourtant que le séjour au bord de la mer impressionne l'économie d'une manière spéciale et qu'il offre aux valétudinaires des avantages qu'ils ne rencontrent pas ailleurs. Il agit tout à la fois sur le moral et sur le physique ; il repose la pensée et imprime à toutes les fonctions une activité nouvelle. Il convient aux constitutions apauvries, épuisées par les excès ou les fatigues intellectuelles ; il constitue un excellent remède contre la cachexie des grandes villes. Cependant les gens à système nerveux très impressionnable, les névropathes ne peuvent pas toujours le supporter. Il les stimule trop fortement ; il leur donne une sorte de petite fièvre et les empêche de dormir. Le bruit du vent, la mobilité incessante de la mer les fatigue. A ces natures de sensitive, il faut le calme, le silence et l'ombre des grands bois. En revanche, les tempéraments lymphatiques, les strumeux, les scrofuleux s'y trouvent à merveille. On sait quels résultats splendides on obtient, chez les petits scrofuleux, dans les *Sanatoria* qui se sont élevés depuis quelques années sur nos plages et qui se multiplient sous l'impulsion bienfaisante de l'Œuvre des Hôpitaux marins.

Pouvons-nous espérer qu'on guérira quelque jour la phthisie pulmonaire dans ces résidences, comme on y guérit aujourd'hui la tuberculose locale ? Il serait encore bien téméraire de le prétendre et cependant il y a, dans cette direction, une lueur vers laquelle on peut marcher. L'air de la mer a toujours été réputé comme salutaire aux phthisiques. Les anciens lui prêtaient des vertus mystérieuses. Gilchrist invoquait encore, dans le siècle dernier (1751), l'influence bienfaisante des vapeurs balsamiques et sulfureuses dont son imagination l'avait doué ; Amédée Latour attribuait son efficacité aux particules salines dont il a été question plus haut ; aujourd'hui on se borne à compter sur son extrême pureté.

Depuis la découverte du bacille de la tuberculose, on a changé de manière de voir au sujet de sa prophylaxie. Après avoir promené les phthisiques de l'équateur jusqu'aux confins des régions polaires, on en était venu, dans ces dernières années, à les envoyer dans les montagnes, à des altitudes de 1,500 à 1,800 mètres et à les y laisser passer l'hiver. Les stations de Davos, de Moritz, de Salmaden, ont été pendant quelque temps fort à la mode ; mais on s'est aperçu que le froid rigoureux qui règne dans ces régions alpestres ne convient pas à tous les poitrinaires et qu'il en faisait périr bon nombre. On a fait alors cette réflexion bien naturelle qu'il n'est pas nécessaire de monter aussi haut pour trouver un air pur et tranquille et on a créé des *sanatoria* dans lesquels les malades vivent au grand air, étendus sur des chaises longues et bien emmaillottés pour ne pas se refroidir, où ils passent la nuit dans des chambres dont les fenêtres sont entr'ouvertes.

Il paraît qu'on obtient de magnifiques résultats de ce genre de vie. Eh bien ! s'il en est ainsi, si la pureté de l'air est la première condition à rechercher, pourquoi ne pas la demander à l'atmosphère maritime qui a de plus l'avantage de la pression ? pourquoi n'espérerait-on pas obtenir des guérisons semblables dans les hôpitaux marins, en s'y entourant des mêmes précautions ? Peut-être même sera-t-il permis un jour d'épargner aux malades le supplice de l'emmaillottement.

TABLE DES MATIÈRES

CONTENUES DANS LE SEPTIÈME VOLUME

LIVRE VII

HYGIÈNE MILITAIRE

Par M. Viry.

CHAPITRE PREMIER

HYGIÈNE MILITAIRE EN GÉNÉRAL

CHAPITRE II

RECRUTEMENT

CHAPITRE III

HABITATION DU SOLDAT

HABITATION PERMANENTE

HABITATION TEMPORAIRE

CHAPITRE IV

ALIMENTATION DU SOLDAT

CHAPITRE V

VÊTEMENT ET ÉQUIPEMENT DU SOLDAT

CHAPITRE VI

PROPRETÉ DU CORPS ET DU LINGE DE CORPS

CHAPITRE VII

DE L'ÉDUCATION MILITAIRE

CHAPITRE VIII

PROPHYLAXIE HYGIÉNIQUE DES PRINCIPALES MALADIES DU SOLDAT

CHAPITRE IX

HYGIÈNE DU CHAMP DE BATAILLE

LIVRE VIII

HYGIÈNE NAVALE

Par MM. Jules ROCHARD et Denis BODET.

CHAPITRE PREMIER

LE NAVIRE

CHAPITRE II

L'ÉQUIPAGE

CHAPITRE III

LA MER ET L'ATMOSPHÈRE MARITIME

Saint-Brieuc — Imprimerie Francisque Guyon, rues Saint-Gilles et de la Préfecture.

ENCYCLOPÉDIE D'HYGIÈNE

ET DE

MÉDECINE PUBLIQUE

Directeur : Dr Jules ROCHARD

INSPECTEUR GÉNÉRAL DU SERVICE DE SANTÉ DE LA MARINE EN RETRAITE
PRÉSIDENT DE L'ACADÉMIE DE MÉDECINE
DU CONSEIL D'HYGIÈNE PUBLIQUE ET DE SALUBRITÉ DE LA SEINE
GRAND OFFICIER DE LA LÉGION D'HONNEUR

COLLABORATEURS

MM. ARNOULD, BERGERON, BERTILLON, BROUARDEL, Léon COLIN, DROUINEAU, Léon FAUCHER, GARIEL, Armand GAUTIER, GRANCHER, LAYET, LEROY DE MÉRICOURT, A.-J. MARTIN, Henry MONOD, NAPIAS, NOCARD, POUCHET, PROUST, DE QUATREFAGES, RICHARD, RICHE, Eugène ROCHARD, STRAUSS, VALLIN, VIRY.

L'hygiène a pris, depuis quelques années, une importance et une extension considérables. Ce n'est plus une annexe de l'art de guérir, c'est une science à part, qui a pour objet tout ce qui intéresse la santé publique et pour représentants tous ceux qui sont chargés de la sauvegarder. En élargissant son terrain, elle a développé ses moyens d'action. Elle a maintenant ses sociétés et ses congrès, ses journaux et ses revues. Chacune de ses branches a été l'objet de traités spéciaux ; mais nous n'avons pas de livre embrassant l'hygiène, dans son ensemble, avec tous les développements qu'elle comporte aujourd'hui. Un pareil ouvrage ne peut guère être rédigé par un seul homme. Le sujet est trop vaste et le terrain trop changeant. Le travail collectif et simultané permet seul de présenter un tableau complet de l'hygiène contemporaine, dans un temps assez court pour que les différentes parties concordent entre elles. Ce sont là des raisons qui nous ont décidés à publier l'ouvrage que nous offrons au public.

Les nations étrangères nous ont devancés. Les États-Unis, l'Angleterre, l'Allemagne, ont depuis longtemps des Encyclopédies d'hygiène qui traduisent fidèlement l'état de la science sanitaire dans leurs pays. Ces publications ne sont toutefois que des collections de monographies qui n'ont aucun lien entre elles, qui manquent d'harmonie et d'unité. Celle que nous publions sera rédigée d'après un plan tracé à l'avance et accepté par tous les collaborateurs qui ont bien voulu s'associer à cette œuvre, et dont la compétence et le mérite sont également reconnus. De cette façon, l'ouvrage présentera, dans son ensemble, la méthode, l'homogénéité indispensables à toute œuvre didactique, et chacune des parties sera traitée par l'auteur qui s'en sera le plus spécialement occupé.

L'*Encyclopédie d'hygiène et de médecine publique* se composera de dix livres distribués de la façon suivante :

TOME PREMIER

LIVRE I. **Hygiène générale**. — Chap. I. *Introduction anthropologique*, par M. DE QUATREFAGES. — Chap. II. *Démographie*, par M. J. BERTILLON. — Chap. III. *Climatologie*, par MM. LEROY DE MÉRICOURT et EUGÈNE ROCHARD. — Chap. IV. *Pathogénie*, par M. JULES ROCHARD. — Chap. V. *Épidémiologie*, par M. LÉON COLIN. 1 vol. in-8, avec 45 figures intercalées dans le texte et 1 planche (fascicule 1 à 5), 1890 .... 17 fr. 50

TOME DEUXIÈME

LIVRE I. Chap. V. *Épidémiologie*, par M. LÉON COLIN. — Chap. VI. *Épizooties* (maladies des animaux transmissibles à l'homme), par MM. NOCARD et LECLAINCHE.

LIVRE II. **Hygiène alimentaire**. — Chap. I. *Aliments*, par M. GABRIEL POUCHET. — Chap. II. *Eaux potables*, par M. ARMAND GAUTIER. — Chap. III. *Boissons*, par M. RICHE — Chap. IV. ART. II. *Théorie de l'alimentation*, par M. GABRIEL POUCHET. 1 vol. in-8, avec 45 figures intercalées dans le texte (fascicule 6 à 11), 1890 .... 20 fr.

TOME TROISIÈME

LIVRE III. **Hygiène urbaine**. — Chap. I, *Villes en général*, par M. ARNOULD. — Chap. II. *Voie publique*, par M. ARNOULD. — Chap. III. *La ville souterraine*, par M. JULES ROCHARD. — Chap. IV. *Habitations*, par MM. LÉON FAUCHER, RICHARD. — Chap. V. *Etablissements publics*, par MM. JULES ROCHARD, VALLIN, GARIEL. 1 vol. in-8, avec 125 fig. intercalées dans le texte, 1891 (fascicule 12 à 16) .... 17 fr. 50

TOME QUATRIÈME

LIVRE III. Chap. V. *Établissements publics*, par MM. JULES ROCHARD, VALLIN — CHAP. VI. *Eclairage des villes*, par M. GARIEL.

LIVRE IV. **Hygiène rurale,** par M. GUSTAVE DROUINEAU. — CHAP. I. *Population rurale*. CHAP. II. *La terre*. — CHAP. III. *Habitations*. — CHAP. IV. *Hameaux et villages*. — CHAP. V. *Hygiène du paysan*. — CHAP. VI. *Morbidité rurale*. — CHAP. VII. *Culture et travail*. — CHAP. VIII. *Etat moral et intellectuel*. 1 vol. in-8, avec 67 fig. intercalées dans le texte (fascic. 17 à 22). 20 fr. 50

TOME CINQUIÈME

LIVRE V. **Hygiène hospitalière et assistance publique**, par M. Henri NAPIAS. — CHAP. I. *Assistance publique en général*. — CHAP. II. *Protection et assistance de l'enfance*. — CHAP. III. *Hôpitaux et hospices*. — CHAP. IV. *Assistance externe*. — CHAP. V. *Aliénés*. — CHAP. VI. — *Assistances diverses*. — CHAP. VII. *De la désinfection*, par A.-J. MARTIN. 1 vol. in-8, avec 108 fig. intercalées dans le texte, 1893 (fascicules 23 à 27). 17 fr. 50

TOME SIXIÈME

LIVRE VI. **Hygiène industrielle,** par M. LAYET. — CHAP. I. *Les établissements industriels considérés au point de vue de l'hygiène du voisinage*. — CHAP. II. *L'hygiène industrielle considérée au point de vue du milieu professionnel*. — CHAP. III. *L'hygiène industrielle considérée au point de vue de l'action toxique délétère ou infectieuse des produits employés ou dégagés pendant les opérations*. — CHAP. IV. *L'hygiène industrielle considérée au point de vue des accidents de machines*. — CHAP. V. *L'hygiène industrielle considérée au point de vue du travail individuel*. — CHAP. VI. *L'hygiène industrielle considérée au point de vue de la responsabilité et de l'assurance en matière d'accidents de travail et de morbidité professionnelle*. 1 vol. in-8, avec 155 fig. intercalées dans le texte (fascic. 28 à 32). 18 fr.

TOME SEPTIÈME

LIVRE VII. **Hygiène militaire,** par M. VIRY.

LIVRE VIII. **Hygiène navale,** par MM. JULES ROCHARD et Dr BODET.

TOME HUITIÈME

LIVRE IX. **Hygiène infantile,** par M. BERGERON.

LIVRE X. **Hygiène internationale et administrative.** — 1re partie, par MM. BROUARDEL et PROUST. — 2e partie, par M. HENRI MONOD.

L'*Encyclopédie d'hygiène et de médecine publique* paraîtra par fascicules de dix feuilles, et comprendra environ huit volumes in-octavo raisin, de 800 pages en moyenne. Indépendamment de la table des matières qui sera annexée à chaque volume, une table alphabétique très détaillée sera placée à la fin de l'ouvrage pour faciliter les recherches.

AVIS. — *Depuis le 1er juillet 1889, il paraît chaque mois un fascicule de dix feuilles avec figures et planches ; les fascicules 1 à 32 sont en vente.*

Prix de chaque fascicule (1 à 33) .... **3 fr. 50**
Prix du fascicule 11 .... **2 fr. 50**
Prix du fascicule 22 .... **3 fr.** »
Prix du fascicule 32 .... **4 fr.** »
Souscription à forfait à l'ouvrage complet .... **150 fr.** »

Saint-Brieuc. — Imprimerie Francisque GUYON, rues Saint-Gilles, 4, et de la Préfecture, 18.

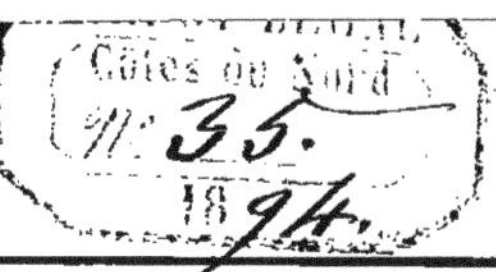

ENCYCLOPÉDIE D'HYGIÈNE

ET DE

MÉDECINE PUBLIQUE

Directeur : Dr JULES ROCHARD

COLLABORATEURS : MM. ARNOULD, BERGERON, BERTILLON, BROUARDEL LÉON COLIN
DROUINEAU, LÉON FAUCHER, GARIEL, ARMAND GAUTIER
GRANCHER, LAYET, LE ROY DE MÉRICOURT, A.-J. MARTIN, HENRI MONOD
NAPIAS, NOCARD, POUCHET, PROUST
DE QUATREFAGES, RICHARD, RICHE, EUGÈNE ROCHARD, STRAUSS, VALLIN, VIRY

TOME SEPTIÈME

Avec figures intercalées dans le texte

34e FASCICULE

PARIS
ANCIENNE MAISON DELAHAYE
L. BATTAILLE ET Cie, ÉDITEURS
PLACE DE L'ÉCOLE-DE-MÉDECINE
1894

ENCYCLOPÉDIE D'HYGIÈNE

ET DE

MÉDECINE PUBLIQUE

Directeur : Dr Jules ROCHARD

INSPECTEUR GÉNÉRAL DU SERVICE DE SANTÉ DE LA MARINE EN RETRAITE
PRÉSIDENT DE L'ACADÉMIE DE MÉDECINE
DU CONSEIL D'HYGIÈNE PUBLIQUE ET DE SALUBRITÉ DE LA SEINE
GRAND OFFICIER DE LA LÉGION D'HONNEUR

COLLABORATEURS

MM. ARNOULD, BERGERON, BERTILLON, BROUARDEL, LÉON COLIN, DROUINEAU, LÉON FAUCHER, GARIEL, ARMAND GAUTIER, GRANCHER, LAYET, LEROY DE MÉRICOURT, A.-J. MARTIN, HENRY MONOD, NAPIAS, NOCARD, POUCHET, PROUST, DE QUATREFAGES, RICHARD, RICHE, EUGÈNE ROCHARD, STRAUSS, VALLIN, VIRY.

L'hygiène a pris, depuis quelques années, une importance et une extension considérables. Ce n'est plus une annexe de l'art de guérir, c'est une science à part, qui a pour objet tout ce qui intéresse la santé publique et pour représentants tous ceux qui sont chargés de la sauvegarder. En élargissant son terrain, elle a développé ses moyens d'action. Elle a maintenant ses sociétés et ses congrès, ses journaux et ses revues. Chacune de ses branches a été l'objet de traités spéciaux ; mais nous n'avons pas de livre embrassant l'hygiène, dans son ensemble, avec tous les développements qu'elle comporte aujourd'hui. Un pareil ouvrage ne peut guère être rédigé par un seul homme. Le sujet est trop vaste et le terrain trop changeant. Le travail collectif et simultané permet seul de présenter un tableau complet de l'hygiène contemporaine, dans un temps assez court pour que les différentes parties concordent entre elles. Ce sont là des raisons qui nous ont décidés à publier l'ouvrage que nous offrons au public.

Les nations étrangères nous ont devancés. Les États-Unis, l'Angleterre, l'Allemagne, ont depuis longtemps des Encyclopédies d'hygiène qui traduisent fidèlement l'état de la science sanitaire dans leurs pays. Ces publications ne sont toutefois que des collections de monographies qui n'ont aucun lien entre elles, qui manquent d'harmonie et d'unité. Celle que nous publions sera rédigée d'après un plan tracé à l'avance et accepté par tous les collaborateurs qui ont bien voulu s'associer à cette œuvre, et dont la compétence et le mérite sont également reconnus. De cette façon, l'ouvrage présentera, dans son ensemble, la méthode, l'homogénéité indispensables à toute œuvre didactique, et chacune des parties sera traitée par l'auteur qui s'en sera le plus spécialement occupé.

L'*Encyclopédie d'hygiène et de médecine publique* se composera de dix livres distribués de la façon suivante :

TOME PREMIER

LIVRE I. **Hygiène générale.** — Chap. I. *Introduction anthropologique*, par M. DE QUATREFAGES. — Chap. II. *Démographie*, par M. J. BERTILLON. — Chap. III. *Climatologie*, par MM. LEROY DE MÉRICOURT et EUGÈNE ROCHARD. — Chap. IV. *Pathogénie*, par M. JULES ROCHARD. — Chap. V. *Épidémiologie*, par M. LÉON COLIN. 1 vol. in-8, avec 45 figures intercalées dans le texte et 1 planche (fascicule 1 à 5), 1890 .... 17 fr. 50

TOME DEUXIÈME

LIVRE I. Chap. V. *Épidémiologie*, par M. LÉON COLIN. — Chap. VI. *Épizooties* (maladies des animaux transmissibles à l'homme), par MM. NOCARD et LECLAINCHE.

LIVRE II. **Hygiène alimentaire.** — Chap. I. *Aliments*, par M. GABRIEL POUCHET. — Chap. II. *Eaux potables*, par M. ARMAND GAUTIER. — Chap. III. *Boissons*, par M. RICHE — Chap. IV. ART. II. *Théorie de l'alimentation*, par M. GABRIEL POUCHET. 1 vol. in-8, avec 45 figures intercalées dans le texte (fascicule 6 à 11), 1890.......................... 20 fr.

TOME TROISIÈME

LIVRE III. **Hygiène urbaine.** — Chap. I, *Villes en général*, par M. ARNOULD. — Chap. II. *Voie publique*, par M. ARNOULD — Chap. III. *La ville souterraine*, par M. JULES ROCHARD. — Chap. IV. *Habitations*, par MM. LÉON FAUCHER, RICHARD. — Chap. V. *Etablissements publics*, par MM. JULES ROCHARD, VALLIN, GARIEL. 1 vol. in-8, avec 125 fig. intercalées dans le texte, 1891 (fascicule 12 à 16) .... 17 fr. 50

TOME QUATRIÈME

LIVRE III. Chap. V. *Établissements publics*, par MM. JULES ROCHARD, VALLIN — CHAP. VI. *Eclairage des villes*, par M. GARIEL.

LIVRE IV. **Hygiène rurale,** par M. GUSTAVE DROUINEAU. — CHAP. I. *Population rurale*. CHAP. II. *La terre*. — CHAP. III. *Habitations*. — CHAP. IV. *Hameaux et villages*. — CHAP. V. *Hygiène du paysan*. — CHAP. VI. *Morbidité rurale*. — CHAP. VII. *Culture et travail*. — CHAP. VIII. *Etat moral et intellectuel*. 1 vol. in-8, avec 67 fig. intercalées dans le texte (fascic. 17 à 22). 20 fr. 50

TOME CINQUIÈME

LIVRE V. **Hygiène hospitalière et assistance publique,** par M. Henri NAPIAS. — CHAP. I. *Assistance publique en général*. — CHAP. II. *Protection et assistance de l'enfance*. — CHAP. III. *Hôpitaux et hospices*. — CHAP. IV. *Assistance externe*. — CHAP. V. *Aliénés*. — CHAP. VI. — *Assistances diverses*. — CHAP. VII. *De la désinfection*, par A.-J. MARTIN. 1 vol. in-8, avec 108 fig. intercalées dans le texte, 1893 (fascicules 23 à 27). 17 fr. 50

TOME SIXIÈME

LIVRE VI. **Hygiène industrielle,** par M. LAYET. — CHAP. I. *Les établissements industriels considérés au point de vue de l'hygiène du voisinage*. — CHAP. II. *L'hygiène industrielle considérée au point de vue du milieu professionnel*. — CHAP. III. *L'hygiène industrielle considérée au point de vue de l'action toxique délétère ou infectieuse des produits employés ou dégagés pendant les opérations*. — CHAP. IV. *L'hygiène industrielle considérée au point de vue des accidents de machines*. — CHAP. V. *L'hygiène industrielle considérée au point de vue du travail individuel*. — CHAP. VI. *L'hygiène industrielle considérée au point de vue de la responsabilité et de l'assurance en matière d'accidents de travail et de morbidité professionnelle*. 1 vol. in-8, avec 155 fig. intercalées dans le texte (fascic. 28 à 32). 18 fr.

TOME SEPTIÈME

LIVRE VII. **Hygiène militaire,** par M. VIRY.

LIVRE VIII. **Hygiène navale,** par MM. JULES ROCHARD et Dr BODET.

TOME HUITIÈME

LIVRE IX. **Hygiène infantile,** par M. BERGERON.

LIVRE X. **Hygiène internationale et administrative.** — 1re partie, par MM. BROUARDEL et PROUST. — 2e partie, par M. HENRI MONOD.

L'*Encyclopédie d'hygiène et de médecine publique* paraîtra par fascicules de dix feuilles, et comprendra environ huit volumes in-octavo raisin, de 800 pages en moyenne. Indépendamment de la table des matières qui sera annexée à chaque volume, une table alphabétique très détaillée sera placée à la fin de l'ouvrage pour faciliter les recherches.

AVIS. — *Depuis le 1er juillet 1889, il paraît chaque mois un fascicule de dix feuilles avec figures et planches ; les fascicules 1 à 32 sont en vente.*

Prix de chaque fascicule (1 à 34).......................... **3** fr. **50**
Prix du fascicule 11.......................... **2** fr. **50**
Prix du fascicule 22.......................... **3** fr. »
Prix du fascicule 33.......................... **4** fr. »
Souscription à forfait à l'ouvrage complet.......................... **150** fr. »

Saint-Brieuc. — Imprimerie Francisque GUYON, rues Saint-Gilles, 4, et de la Préfecture, 18.

ENCYCLOPÉDIE
D'HYGIÈNE
ET DE
MÉDECINE PUBLIQUE

Directeur : Dr JULES ROCHARD

COLLABORATEURS : MM. ARNOULD, BERGERON, BERTILLON, BROUARDEL LÉON COLIN
DROUINEAU, LÉON FAUCHER, GARIEL, ARMAND GAUTIER
GRANCHER, LAYET, LE ROY DE MÉRICOURT, A.-J. MARTIN, HENRI MONOD
NAPIAS, NOCARD, POUCHET, PROUST
DE QUATREFAGES, RICHARD, RICHE, EUGÈNE ROCHARD, STRAUSS, VALLIN, VIRY

TOME SEPTIÈME

Avec figures intercalées dans le texte

35e FASCICULE

PARIS
ANCIENNE MAISON DELAHAYE
L. BATTAILLE ET Cie, ÉDITEURS
PLACE DE L'ÉCOLE-DE-MÉDECINE

1894

ENCYCLOPÉDIE D'HYGIÈNE

ET DE

MÉDECINE PUBLIQUE

Directeur : Dr Jules ROCHARD

INSPECTEUR GÉNÉRAL DU SERVICE DE SANTÉ DE LA MARINE EN RETRAITE
PRÉSIDENT DE L'ACADÉMIE DE MÉDECINE
DU CONSEIL D'HYGIÈNE PUBLIQUE ET DE SALUBRITÉ DE LA SEINE
GRAND OFFICIER DE LA LÉGION D'HONNEUR

COLLABORATEURS

MM. ARNOULD, BERGERON, BERTILLON, BROUARDEL, Léon COLIN, DROUINEAU, Léon FAUCHER, GARIEL, Armand GAUTIER, GRANCHER, LAYET, LEROY DE MÉRICOURT, A.-J. MARTIN, Henry MONOD, NAPIAS, NOCARD, POUCHET, PROUST, DE QUATREFAGES, RICHARD, RICHE. Eugène ROCHARD, STRAUSS, VALLIN, VIRY.

L'hygiène a pris, depuis quelques années, une importance et une extension considérables. Ce n'est plus une annexe de l'art de guérir, c'est une science à part, qui a pour objet tout ce qui intéresse la santé publique et pour représentants tous ceux qui sont chargés de la sauvegarder. En élargissant son terrain, elle a développé ses moyens d'action. Elle a maintenant ses sociétés et ses congrès, ses journaux et ses revues. Chacune de ses branches a été l'objet de traités spéciaux ; mais nous n'avons pas de livre embrassant l'hygiène, dans son ensemble, avec tous les développements qu'elle comporte aujourd'hui. Un pareil ouvrage ne peut guère être rédigé par un seul homme. Le sujet est trop vaste et le terrain trop changeant. Le travail collectif et simultané permet seul de présenter un tableau complet de l'hygiène contemporaine, dans un temps assez court pour que les différentes parties concordent entre elles. Ce sont là des raisons qui nous ont décidés à publier l'ouvrage que nous offrons au public.

Les nations étrangères nous ont devancés. Les États-Unis, l'Angleterre, l'Allemagne, ont depuis longtemps des Encyclopédies d'hygiène qui traduisent fidèlement l'état de la science sanitaire dans leurs pays. Ces publications ne sont toutefois que des collections de monographies qui n'ont aucun lien entre elles, qui manquent d'harmonie et d'unité. Celle que nous publions sera rédigée d'après un plan tracé à l'avance et accepté par tous les collaborateurs qui ont bien voulu s'associer à cette œuvre, et dont la compétence et le mérite sont également reconnus. De cette façon, l'ouvrage présentera, dans son ensemble, la méthode, l'homogénéité indispensables à toute œuvre didactique, et chacune des parties sera traitée par l'auteur qui s'en sera le plus spécialement occupé.

L'*Encyclopédie d'hygiène et de médecine publique* se composera de dix livres distribués de la façon suivante :

TOME PREMIER

LIVRE I. **Hygiène générale**. — Chap. I. *Introduction anthropologique*, par M. DE QUATREFAGES. — Chap. II. *Démographie*, par M. J. BERTILLON. — Chap. III. *Climatologie*, par MM. LEROY DE MÉRICOURT et EUGÈNE ROCHARD. — Chap. IV. *Pathogénie*, par M. JULES ROCHARD. — Chap. V. *Épidémiologie*, par M. LÉON COLIN. 1 vol. in-8, avec 45 figures intercalées dans le texte et 1 planche (fascicule 1 à 5), 1890 .... 17 fr. 50

TOME DEUXIÈME

LIVRE I. Chap. V. *Épidémiologie*, par M. LÉON COLIN. — Chap. VI. *Épizooties* (maladies des animaux transmissibles à l'homme), par MM. NOCARD et LECLAINCHE.

LIVRE II. **Hygiène alimentaire**. — Chap. I. *Aliments*, par M. GABRIEL POUCHET. — Chap. II. *Eaux potables*, par M. ARMAND GAUTIER. — Chap. III. *Boissons*, par M. RICHE — Chap. IV. ART. II. *Théorie de l'alimentation*, par M. GABRIEL POUCHET. 1 vol. in-8, avec 45 figures intercalées dans le texte (fascicule 6 à 11), 1890.. 20 fr.

TOME TROISIÈME

LIVRE III. **Hygiène urbaine**. — Chap. I, *Villes en général*, par M. ARNOULD. — Chap. II. *Voie publique*, par M. ARNOULD. — Chap. III. *La ville souterraine*, par M. JULES ROCHARD. — Chap. IV. *Habitations*, par MM. LÉON FAUCHER, RICHARD. — Chap. V. *Etablissements publics*, par MM. JULES ROCHARD, VALLIN, GARIEL. 1 vol. in-8, avec 125 fig. intercalées dans le texte, 1891 (fascicule 12 à 16) .... 17 fr. 50

TOME QUATRIÈME

LIVRE III. Chap. V. *Établissements publics*, par MM. JULES ROCHARD, VALLIN — CHAP. VI. *Eclairage des villes*, par M. GARIEL.

LIVRE IV. **Hygiène rurale**, par M. GUSTAVE DROUINEAU. — CHAP. I. *Population rurale*. CHAP. II. *La terre*. — CHAP. III. *Habitations*. — CHAP. IV. *Hameaux et villages*. — CHAP. V. *Hygiène du paysan*. — CHAP. VI. *Morbidité rurale*. — CHAP. VII. *Culture et travail*. — CHAP. VIII. *Etat moral et intellectuel*. 1 vol. in-8, avec 67 fig. intercalées dans le texte (fascic. 17 à 22). 20 fr. 50

TOME CINQUIÈME

LIVRE V. **Hygiène hospitalière et assistance publique**, par M. Henri NAPIAS. — CHAP. I. *Assistance publique en général*. — CHAP. II. *Protection et assistance de l'enfance*. — CHAP. III. *Hôpitaux et hospices*. — CHAP. IV. *Assistance externe*. — CHAP. V. *Aliénés*. — CHAP. VI. — *Assistances diverses*. — CHAP. VII. *De la désinfection*, par A.-J. MARTIN. 1 vol. in-8, avec 108 fig. intercalées dans le texte, 1893 (fascicules 23 à 27). 17 fr. 50

TOME SIXIÈME

LIVRE VI. **Hygiène industrielle**, par M. LAYET. — CHAP. I. *Les établissements industriels considérés au point de vue de l'hygiène du voisinage*. — CHAP. II. *L'hygiène industrielle considérée au point de vue du milieu professionnel*. — CHAP. III. *L'hygiène industrielle considérée au point de vue de l'action toxique délétère ou infectieuse des produits employés ou dégagés pendant les opérations*. — CHAP. IV. *L'hygiène industrielle considérée au point de vue des accidents de machines*. — CHAP. V. *L'hygiène industrielle considérée au point de vue du travail individuel*. — CHAP. VI. *L'hygiène industrielle considérée au point de vue de la responsabilité et de l'assurance en matière d'accidents de travail et de morbidité professionnelle*. 1 vol. in-8, avec 155 fig. intercalées dans le texte (fascic. 28 à 32). 18 fr.

TOME SEPTIÈME

LIVRE VII. **Hygiène militaire**, par M. VIRY.

LIVRE VIII. **Hygiène navale**, par MM. JULES ROCHARD et Dr BODET.

TOME HUITIÈME

LIVRE IX. **Hygiène infantile**, par M. BERGERON.

LIVRE X. **Hygiène internationale et administrative**. — 1re partie, par MM. BROUARDEL et PROUST. — 2e partie, par M. HENRI MONOD.

L'*Encyclopédie d'hygiène et de médecine publique* paraîtra par fascicules de dix feuilles, et comprendra environ huit volumes in-octavo raisin, de 800 pages en moyenne. Indépendamment de la table des matières qui sera annexée à chaque volume, une table alphabétique très détaillée sera placée à la fin de l'ouvrage pour faciliter les recherches.

AVIS. — *Depuis le 1er juillet 1889, il paraît chaque mois un fascicule de dix feuilles avec figures et planches ; les fascicules 1 à 35 sont en vente.*

Prix de chaque fascicule (1 à 35)........................ **3 fr. 50**
Prix du fascicule 11.. **2 fr. 50**
Prix du fascicule 22.. **3 fr.** »
Prix du fascicule 32.. **4 fr.** »
Souscription à forfait à l'ouvrage complet.................. **150 fr.** »

Saint-Brieuc. — Imprimerie Francisque GUYON, rues Saint-Gilles, 4, et de la Préfecture, 18.

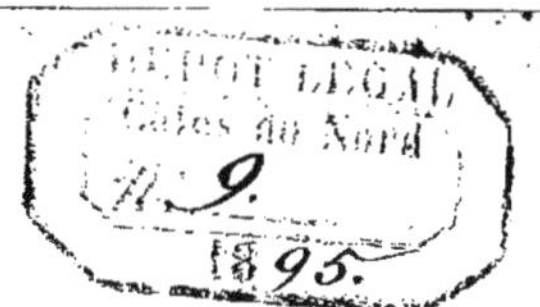

ENCYCLOPÉDIE D'HYGIÈNE ET DE MÉDECINE PUBLIQUE

Directeur : Dr JULES ROCHARD

COLLABORATEURS : MM. ARNOULD, BERGERON, BERTILLON, BROUARDEL Léon COLIN
DROUINEAU, Léon FAUCHER, GARIEL, Armand GAUTIER
GRANCHER, LAYET, LE ROY DE MÉRICOURT, A.-J. MARTIN, Henri MONOD
NAPIAS, NOCARD, POUCHET, PROUST
DE QUATREFAGES, RICHARD, RICHE, Eugène ROCHARD, STRAUSS, VALLIN, VIRY

TOME SEPTIÈME

Avec figures intercalées dans le texte

36e FASCICULE

PARIS
ANCIENNE MAISON DELAHAYE
L. BATTAILLE et Cie, ÉDITEURS
PLACE DE L'ÉCOLE-DE-MÉDECINE

1895

ENCYCLOPÉDIE D'HYGIÈNE
ET DE
MÉDECINE PUBLIQUE

Directeur : Dr Jules ROCHARD

INSPECTEUR GÉNÉRAL DU SERVICE DE SANTÉ DE LA MARINE EN RETRAITE
MEMBRE DE L'ACADÉMIE DE MÉDECINE
DU CONSEIL D'HYGIÈNE PUBLIQUE ET DE SALUBRITÉ DE LA SEINE
GRAND OFFICIER DE LA LÉGION D'HONNEUR

COLLABORATEURS

MM. ARNOULD, BERGERON, BERTILLON, BROUARDEL, Léon COLIN, DROUINEAU, Léon FAUCHER, GARIEL, Armand GAUTIER, GRANCHER, LAYET. LEROY DE MÉRICOURT, A.-J. MARTIN, Henry MONOD, NAPIAS, NOCARD, POUCHET, PROUST, DE QUATREFAGES, RICHARD, RICHE, Eugène ROCHARD, STRAUSS, VALLIN, VIRY.

L'hygiène a pris, depuis quelques années, une importance et une extension considérables. Ce n'est plus une annexe de l'art de guérir, c'est une science à part, qui a pour objet tout ce qui intéresse la santé publique et pour représentants tous ceux qui sont chargés de la sauvegarder. En élargissant son terrain, elle a développé ses moyens d'action. Elle a maintenant ses sociétés et ses congrès, ses journaux et ses revues. Chacune de ses branches a été l'objet de traités spéciaux ; mais nous n'avons pas de livre embrassant l'hygiène, dans son ensemble, avec tous les développements qu'elle comporte aujourd'hui. Un pareil ouvrage ne peut guère être rédigé par un seul homme. Le sujet est trop vaste et le terrain trop changeant. Le travail collectif et simultané permet seul de présenter un tableau complet de l'hygiène contemporaine, dans un temps assez court pour que les différentes parties concordent entre elles. Ce sont là des raisons qui nous ont décidés à publier l'ouvrage que nous offrons au public.

Les nations étrangères nous ont devancés. Les États-Unis, l'Angleterre, l'Allemagne, ont depuis longtemps des Encyclopédies d'hygiène qui traduisent fidèlement l'état de la science sanitaire dans leurs pays. Ces publications ne sont toutefois que des collections de monographies qui n'ont aucun lien entre elles, qui manquent d'harmonie et d'unité. Celle que nous publions sera rédigée d'après un plan tracé à l'avance et accepté par tous les collaborateurs qui ont bien voulu s'associer à cette œuvre, et dont la compétence et le mérite sont également reconnus. De cette façon, l'ouvrage présentera, dans son ensemble, la méthode, l'homogénéité indispensables à toute œuvre didactique, et chacune des parties sera traitée par l'auteur qui s'en sera le plus spécialement occupé.

L'*Encyclopédie d'hygiène et de médecine publique* se composera de dix livres distribués de la façon suivante :

TOME PREMIER

LIVRE I. **Hygiène générale**. — Chap. I. *Introduction anthropologique*, par M. DE QUATREFAGES. — Chap. II. *Démographie*, par M. J. BERTILLON. — Chap. III. *Climatologie*, par MM. LEROY DE MÉRICOURT et EUGÈNE ROCHARD. — Chap. IV. *Pathogénie*, par M. JULES ROCHARD. — Chap. V. *Épidémiologie*, par M. LÉON COLIN. 1 vol. in-8, avec 45 figures intercalées dans le texte et 1 planche (fascicule 1 à 5), 1890 .... 17 fr. 50

TOME DEUXIÈME

LIVRE I. Chap. V. *Épidémiologie*, par M. LÉON COLIN. — Chap. VI. *Épizooties* (maladies des animaux transmissibles à l'homme), par MM. NOCARD et LECLAINCHE.

LIVRE II. **Hygiène alimentaire**. — Chap. I. *Aliments*, par M. GABRIEL POUCHET. — Chap. II. *Eaux potables*, par M. ARMAND GAUTIER. — Chap. III. *Boissons*, par M. RICHE. — Chap. IV. ART. II. *Théorie de l'alimentation*, par M. GABRIEL POUCHET. 1 vol. in-8, avec 45 figures intercalées dans le texte (fascicule 6 à 11), 1890.......... 20 fr.

TOME TROISIÈME

LIVRE III. **Hygiène urbaine**. — Chap. I, *Villes en général*, par M. ARNOULD. — Chap. II. *Voie publique*, par M. ARNOULD. — Chap. III. *La ville souterraine*, par M. JULES ROCHARD. — Chap. IV. *Habitations*, par MM. LÉON FAUCHER, RICHARD. — Chap. V. *Établissements publics*, par MM. JULES ROCHARD, VALLIN, GARIEL. 1 vol. in-8, avec 125 fig. intercalées dans le texte, 1891 (fascicule 12 à 16) .... 17 fr. 50

TOME QUATRIÈME

LIVRE III. Chap. V. *Établissements publics*, par MM. JULES ROCHARD, VALLIN — CHAP. VI. *Éclairage des villes*, par M. GARIEL.

LIVRE IV. **Hygiène rurale,** par M. GUSTAVE DROUINEAU. — CHAP. I. *Population rurale*. CHAP. II. *La terre*. — CHAP. III. *Habitations*. — CHAP. IV. *Hameaux et villages*. — CHAP. V. *Hygiène du paysan*. — CHAP. VI. *Morbidité rurale*. — CHAP. VII. *Culture et travail*. — CHAP. VIII. *État moral et intellectuel*. 1 vol. in-8, avec 67 fig. intercalées dans le texte (fascic. 17 à 22). 20 fr. 50

TOME CINQUIÈME

LIVRE V. **Hygiène hospitalière et assistance publique**, par M. Henri NAPIAS. — CHAP. I. *Assistance publique en général*. — CHAP. II. *Protection et assistance de l'enfance*. — CHAP. III. *Hôpitaux et hospices*. — CHAP. IV. *Assistance externe*. — CHAP. V. *Aliénés*. — CHAP. VI. — *Assistances diverses*. — CHAP. VII. *De la désinfection*, par A.-J. MARTIN. 1 vol. in-8, avec 108 fig. intercalées dans le texte, 1893 (fascicules 23 à 27). 17 fr. 50

TOME SIXIÈME

LIVRE VI. **Hygiène industrielle,** par M. LAYET. — CHAP. I. *Les établissements industriels considérés au point de vue de l'hygiène du voisinage*. — CHAP. II. *L'hygiène industrielle considérée au point de vue du milieu professionnel*. — CHAP. III. *L'hygiène industrielle considérée au point de vue de l'action toxique délétère ou infectieuse des produits employés ou dégagés pendant les opérations*. — CHAP. IV. *L'hygiène industrielle considérée au point de vue des accidents de machines*. — CHAP. V. *L'hygiène industrielle considérée au point de vue du travail individuel*. — CHAP. VI. *L'hygiène industrielle considérée au point de vue de la responsabilité et de l'assurance en matière d'accidents de travail et de morbidité professionnelle*. 1 vol. in-8, avec 155 fig. intercalées dans le texte (fascic. 28 à 32). 18 fr.

TOME SEPTIÈME

LIVRE VII. **Hygiène militaire,** par M. VIRY (fasc. 33, 34, 35 parus).

LIVRE VIII. **Hygiène navale,** par MM. JULES ROCHARD et Dr BODET (fasc. 35, 36 parus).

TOME HUITIÈME

LIVRE IX. **Hygiène infantile,** par M. BERGERON.

LIVRE X. **Hygiène internationale et administrative.** — 1re partie, par MM. BROUARDEL et PROUST. — 2e partie, par M. HENRI MONOD.

L'*Encyclopédie d'hygiène et de médecine publique* paraîtra par fascicules de dix feuilles, et comprendra environ huit volumes in-octavo raisin, de 800 pages en moyenne. Indépendamment de la table des matières qui sera annexée à chaque volume, une table alphabétique très détaillée sera placée à la fin de l'ouvrage pour faciliter les recherches.

AVIS. — *Depuis le 1er juillet 1889, il paraît chaque mois un fascicule de dix feuilles avec figures et planches ; les fascicules 1 à 36 sont en vente.*

Prix de chaque fascicule (1 à 36)..........	**3 fr. 50**
Prix du fascicule 11..........	**2 fr. 50**
Prix du fascicule 22..........	**3 fr.** »
Prix du fascicule 32..........	**4 fr.** »
Souscription à forfait à l'ouvrage complet..........	**150 fr.** »

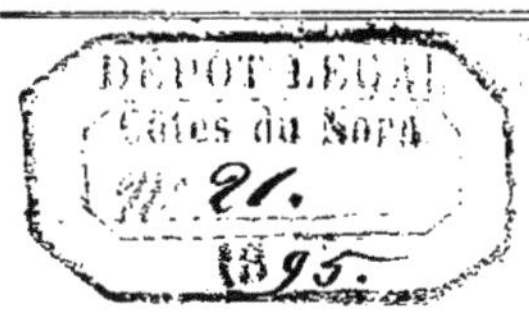

ENCYCLOPÉDIE

D'HYGIÈNE

ET DE

MÉDECINE PUBLIQUE

Directeur : Dr JULES ROCHARD

COLLABORATEURS : MM. ARNOULD, BERGERON, BERTILLON, BROUARDEL LÉON COLIN
DROUINEAU, LÉON FAUCHER, GARIEL, ARMAND GAUTIER
GRANCHER, LAYET, LE ROY DE MÉRICOURT, A.-J. MARTIN, HENRI MONOD
NAPIAS, NOCARD, POUCHET, PROUST
DE QUATREFAGES, RICHARD, RICHE, EUGÈNE ROCHARD, STRAUSS, VALLIN, VIRY

TOME SEPTIÈME

Avec figures intercalées dans le texte

37e FASCICULE

PARIS
ANCIENNE MAISON DELAHAYE
L. BATTAILLE ET Cie, ÉDITEURS
PLACE DE L'ÉCOLE-DE-MÉDECINE

1895

ENCYCLOPÉDIE D'HYGIÈNE
ET DE
MÉDECINE PUBLIQUE

Directeur : Dr Jules ROCHARD

INSPECTEUR GÉNÉRAL DU SERVICE DE SANTÉ DE LA MARINE EN RETRAITE
MEMBRE DE L'ACADÉMIE DE MÉDECINE
DU CONSEIL D'HYGIÈNE PUBLIQUE ET DE SALUBRITÉ DE LA SEINE
GRAND OFFICIER DE LA LÉGION D'HONNEUR

COLLABORATEURS

MM. ARNOULD, BERGERON, BERTILLON, BROUARDEL, Léon COLIN, DROUINEAU, Léon FAUCHER, GARIEL, Armand GAUTIER, GRANCHER, LAYET. LEROY DE MÉRICOURT, A.-J. MARTIN, Henry MONOD, NAPIAS, NOCARD, POUCHET, PROUST, DE QUATREFAGES, RICHARD, RICHE, Eugène ROCHARD, STRAUSS, VALLIN, VIRY.

L'hygiène a pris, depuis quelques années, une importance et une extension considérables. Ce n'est plus une annexe de l'art de guérir, c'est une science à part, qui a pour objet tout ce qui intéresse la santé publique et pour représentants tous ceux qui sont chargés de la sauvegarder. En élargissant son terrain, elle a développé ses moyens d'action. Elle a maintenant ses sociétés et ses congrès, ses journaux et ses revues. Chacune de ses branches a été l'objet de traités spéciaux ; mais nous n'avons pas de livre embrassant l'hygiène, dans son ensemble, avec tous les développements qu'elle comporte aujourd'hui. Un pareil ouvrage ne peut guère être rédigé par un seul homme. Le sujet est trop vaste et le terrain trop changeant. Le travail collectif et simultané permet seul de présenter un tableau complet de l'hygiène contemporaine, dans un temps assez court pour que les différentes parties concordent entre elles. Ce sont là des raisons qui nous ont décidés à publier l'ouvrage que nous offrons au public.

Les nations étrangères nous ont devancés. Les États-Unis, l'Angleterre, l'Allemagne, ont depuis longtemps des Encyclopédies d'hygiène qui traduisent fidèlement l'état de la science sanitaire dans leurs pays. Ces publications ne sont toutefois que des collections de monographies qui n'ont aucun lien entre elles, qui manquent d'harmonie et d'unité. Celle que nous publions sera rédigée d'après un plan tracé à l'avance et accepté par tous les collaborateurs qui ont bien voulu s'associer à cette œuvre, et dont la compétence et le mérite sont également reconnus. De cette façon, l'ouvrage présentera, dans son ensemble, la méthode, l'homogénéité indispensables à toute œuvre didactique, et chacune des parties sera traitée par l'auteur qui s'en sera le plus spécialement occupé.

L'*Encyclopédie d'hygiène et de médecine publique* se composera de dix livres distribués de la façon suivante :

TOME PREMIER

LIVRE I. **Hygiène générale**. — CHAP. I. *Introduction anthropologique*, par M. DE QUATREFAGES. — CHAP. II. *Démographie*, par M. J. BERTILLON. — CHAP. III. *Climatologie*, par MM. LEROY DE MÉRICOURT et EUGÈNE ROCHARD. — CHAP. IV. *Pathogénie*, par M. JULES ROCHARD. — CHAP. V. *Épidémiologie*, par M. LÉON COLIN. 1 vol. in-8, avec 45 figures intercalées dans le texte et 1 planche (fascicule 1 à 5), 1890 .... 17 fr. 50

TOME DEUXIÈME

LIVRE I. CHAP. V. *Épidémiologie*, par M. LÉON COLIN. — CHAP. VI. *Épizooties* (maladies des animaux transmissibles à l'homme), par MM. NOCARD et LECLAINCHE.

LIVRE II. **Hygiène alimentaire**. — CHAP. I. *Aliments*, par M. GABRIEL POUCHET. — CHAP. II. *Eaux potables*, par M. ARMAND GAUTIER. — CHAP. III. *Boissons*, par M. RICHE. — CHAP. IV. ART. II. *Théorie de l'alimentation*, par M. GABRIEL POUCHET. 1 vol. in-8, avec 45 figures intercalées dans le texte (fascicule 6 à 11), 1890................ 20 fr.

TOME TROISIÈME

LIVRE III. **Hygiène urbaine**. — CHAP. I, *Villes en général*, par M. ARNOULD. — CHAP. II. *Voie publique*, par M. ARNOULD — CHAP III. *La ville souterraine*, par M. JULES ROCHARD. — CHAP. IV. *Habitations*, par MM. LÉON FAUCHER, RICHARD. — CHAP. V. *Établissements publics*, par MM. JULES ROCHARD, VALLIN, GARIEL. 1 vol. in-8, avec 125 fig. intercalées dans le texte, 1891 (fascicule 12 à 16) .... 17 fr. 50

TOME QUATRIÈME

LIVRE III. CHAP. V. *Établissements publics*, par MM. JULES ROCHARD, VALLIN — CHAP. VI. *Éclairage des villes*, par M. GARIEL.

LIVRE IV. **Hygiène rurale**, par M. GUSTAVE DROUINEAU. — CHAP. I. *Population rurale*. CHAP. II. *La terre*. — CHAP. III. *Habitations*. — CHAP. IV. *Hameaux et villages*. — CHAP. V. *Hygiène du paysan*. — CHAP. VI. *Morbidité rurale*. — CHAP. VII. *Culture et travail*. — CHAP. VIII. *État moral et intellectuel*. 1 vol. in-8, avec 67 fig. intercalées dans le texte (fascic. 17 à 22).. 20 fr. 50

TOME CINQUIÈME

LIVRE V. **Hygiène hospitalière et assistance publique**, par M. Henri NAPIAS. — CHAP. I. *Assistance publique en général*. — CHAP. II. *Protection et assistance de l'enfance*. — CHAP. III. *Hôpitaux et hospices*. — CHAP. IV. *Assistance externe*. — CHAP. V. *Aliénés*. — CHAP. VI. — *Assistances diverses*. — CHAP. VII. *De la désinfection*, par A.-J. MARTIN. 1 vol. in-8, avec 108 fig. intercalées dans le texte, 1893 (fascicules 23 à 27).. 17 fr. 50

TOME SIXIÈME

LIVRE VI. **Hygiène industrielle**, par M. LAYET. — CHAP. I. *Les établissements industriels considérés au point de vue de l'hygiène du voisinage*. — CHAP. II. *L'hygiène industrielle considérée au point de vue du milieu professionnel*. — CHAP. III. *L'hygiène industrielle considérée au point de vue de l'action toxique délétère ou infectieuse des produits employés ou dégagés pendant les opérations*. — CHAP. IV. *L'hygiène industrielle considérée au point de vue des accidents de machines*. — CHAP. V. *L'hygiène industrielle considérée au point de vue du travail individuel*. — CHAP. VI. *L'hygiène industrielle considérée au point de vue de la responsabilité et de l'assurance en matière d'accidents de travail et de morbidité professionnelle* 1 vol. in-8, avec 155 fig. intercalées dans le texte (fascic. 28 à 32).. 18 fr.

TOME SEPTIÈME

LIVRE VII. **Hygiène militaire**, par M. VIRY. — CHAP. I. *Hygiène militaire en général*. — CHAP. II. *Recrutement*. — CHAP. III. — *Habitation du soldat*. — CHAP. IV. *Alimentation du soldat*. — CHAP. V. *Vêtement et équipement du soldat*. — CHAP. VI. *Propreté du corps et du linge de corps*. — CHAP. VII. *De l'éducation militaire*. — CHAP. VIII. *Prophylaxie hygiénique des principales maladies du soldat*. — CHAP. IX. *Hygiène du champ de bataille*.

LIVRE VIII. **Hygiène navale**, par MM. JULES ROCHARD et Dr BODET. — CHAP. I. *Le navire*. — CHAP. II. *L'équipage*. — CHAP. III. *La mer et l'atmosphère maritime*. 1 vol. in-8°, avec 126 figures intercalées dans le texte (fascicules 33 à 37).......... 17 fr. 50

TOME HUITIÈME

LIVRE IX. **Hygiène infantile**, par M. BERGERON.

LIVRE X. **Hygiène internationale et administrative**. — 1re partie, par MM. BROUARDEL et PROUST. — 2e partie, par M. HENRI MONOD.

L'*Encyclopédie d'hygiène* paraît par fascicules de dix feuilles, et comprendra huit volumes in-8°, de 800 pages en moyenne. Indépendamment de la table des matières annexée à chaque volume, une table alphabétique très détaillée sera placée à la fin de l'ouvrage pour faciliter les recherches.

Prix de chaque fascicule (1 à 37)........................ **3 fr. 50**
Prix du fascicule 11........................ **2 fr. 50**
Prix du fascicule 22........................ **3 fr. »**
Prix du fascicule 32........................ **4 fr. »**
Souscription à forfait à l'ouvrage complet........................ **150 fr. »**

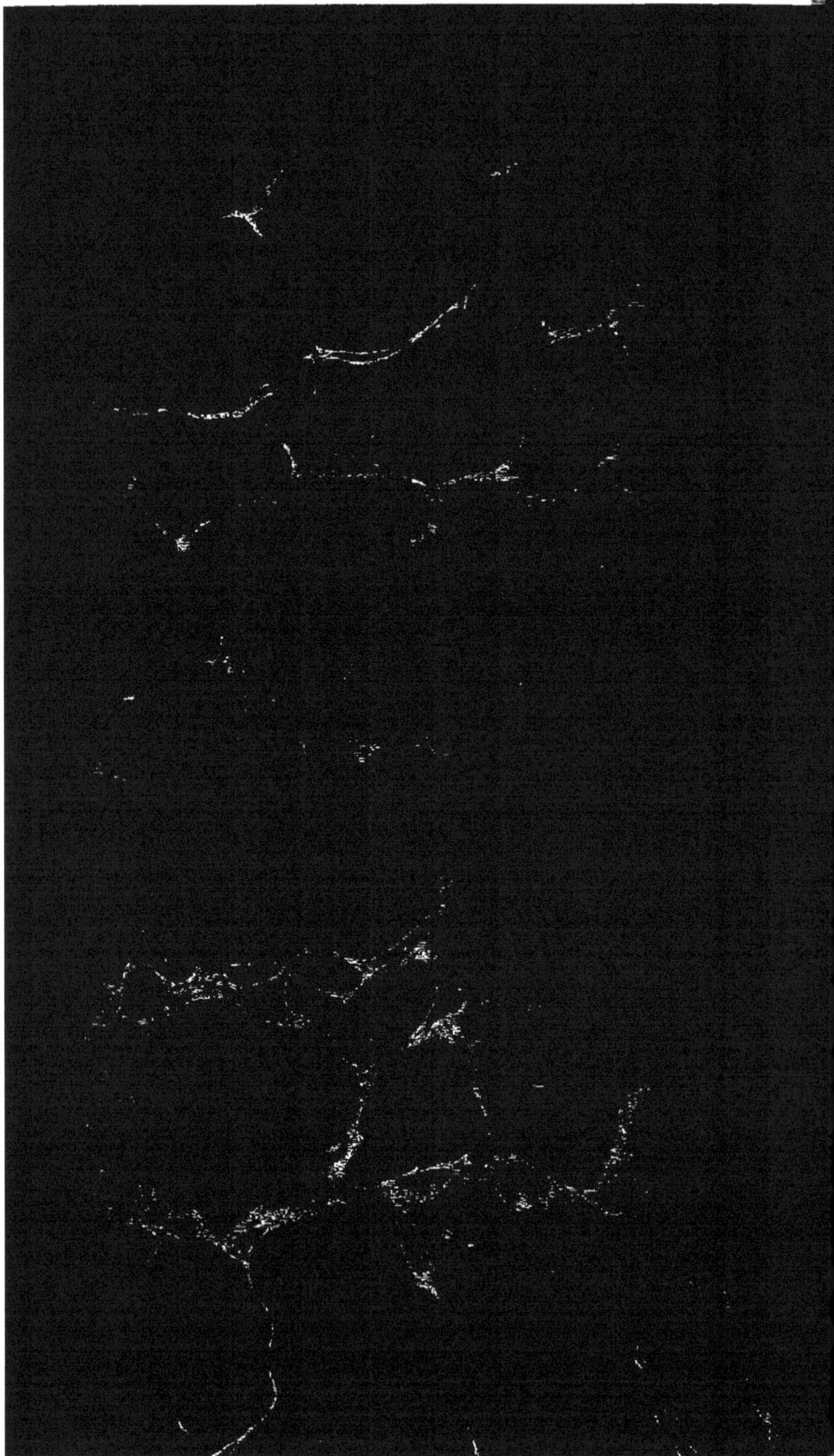

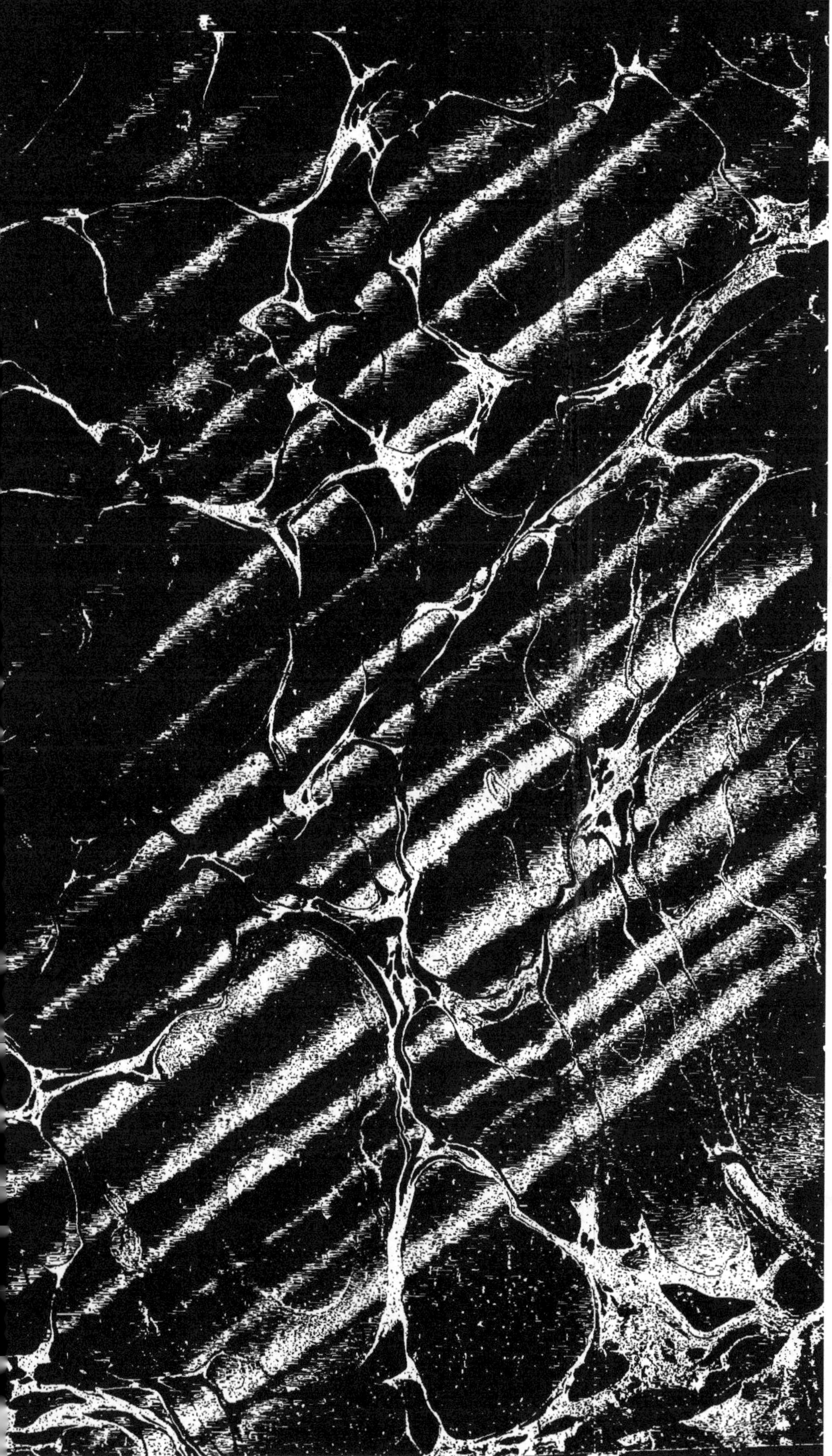

www.ingramcontent.com/pod-product-compliance
Ingram Content Group UK Ltd.
Pitfield, Milton Keynes, MK11 3LW, UK
UKHW020146250726
13967UKWH00002B/897

9 782012 46069